Kurzlehrbuch

Anatomie
und Embryologie

Ulrike Bommas-Ebert
Philipp Teubner
Rainer Voß

Fachbeiräte:
Volker Krahn

Jürgen Rienäcker

Jürgen Rude

2., aktualisierte und erweiterte Auflage

225 Abbildungen
47 Tabellen

Georg Thieme Verlag
Stuttgart · New York

Ulrike Bommas-Ebert
Schützenstraße 4
35039 Marburg

Dr. med. Philipp Teubner
Schröderstraße 38
69120 Heidelberg

Rainer Voß
Parkstraße 27
49080 Osnabrück

Fachbeiräte:
Dr. med. Volker Krahn
Dr. rer. nat. Jürgen Rienäcker
Dr. med. Dipl.-Biol. Jürgen Rude
Anatomisches Institut
Universität Mainz
55099 Mainz

Zeichnungen: Medical Art, Gudrun und Adrian Cornford, Reinheim

Klinische Fälle als Kapiteleinstiege:
Lehrbuchredaktion Georg Thieme Verlag
mit Fachbeirat Dr. med. Johannes-Martin Hahn
Layout: Künkel u. Lopka, Heidelberg
Umschlaggestaltung: Thieme Verlagsgruppe

Die Deutsche Bibliothek –
CIP-Einheitsaufnahme

Ein Titeldatensatz für diese Publikation ist bei der Deutschen Bibliothek erhältlich.

© 2005, 2006 Georg Thieme Verlag
Rüdigerstraße 14
D-70469 Stuttgart
Unsere Homepage: http://www.thieme.de

Printed in Germany

Satz: Hagedorn Kommunikation, Viernheim
gesetzt auf 3B2

Druck: Grafisches Centrum Cuno GmbH & Co. KG, Calbe

ISBN 3-13-135532-8   1 2 3 4 5 6
(ISBN-13: 9783131355324)

Vorwort zur 2. Auflage

Wir freuen uns sehr, dass das Kurzlehrbuch Anatomie bereits mit der ersten Auflage eine so große und positive Resonanz gefunden hat. Das Konzept eines *kurzen* und kompakten *Kurz*lehrbuchs wurde von den Studierenden mit sehr guten Rückmeldungen angenommen – dafür möchten wir uns an dieser Stelle ganz herzlich bei den Studierenden (und natürlich allen anderen Lesern) bedanken, insbesondere für so manche Anregungen die uns zu weiteren Verbesserungen inspiriert haben. DANKE!!!

Des Weiteren gilt unser Dank natürlich auch wieder ganz besonders dem Georg Thieme Verlag, diesmal insbesondere Frau Marianne Mauch und Frau Karin Hauser, die diese neue Auflage mit viel Engagement und Offenheit gegenüber Änderungswünschen begleitet haben.

Wir wünschen natürlich auch mit dieser Auflage allen Studierenden nicht nur viel Erfolg beim Lernen und den Prüfungen, sondern auch viel Spaß in der Prüfungsvorbereitung (denn den braucht man schließlich auch, um durchzuhalten und effektiv zu lernen)!!!!

Ulrike Bommas-Ebert
Philipp Teubner
Rainer Voß

Vorwort zur 1. Auflage

Liebe Leserin, lieber Leser!

Brauchen die Studentinnen und Studenten noch ein weiteres Anatomiebuch auf dem Markt? Das haben wir uns gefragt - und wir finden: Ja!

Oftmals kauft man sich als „unbedarfter Anfänger in der Anatomie" zunächst ein umfangreiches Standardwerk. Dann stellt man fest, dass es aufgrund der Komplexität und der vielen Details in diesem Fach schwierig ist, einen Überblick zu gewinnen und „den roten Faden" zu finden. Auch für die effiziente Vorbereitung kurz vor der Prüfung ist ein großes Standardwerk nicht immer hilfreich.

Mit dem vorliegenden Kurzlehrbuch möchten wir den Einstieg in die Anatomie und die Prüfungsvorbereitung für dieses Fach möglichst angenehm und effektiv gestalten.

Das Medizinstudium ist bei uns Autoren noch nicht allzu lange her - jedenfalls nicht so lange, dass wir uns nicht mehr an die typischen Herausforderungen der Anatomie erinnern. Da wir zudem neben unserer klinischen Arbeit im Krankenhaus seit vielen Jahren und regelmäßig in Repetitorien Studentinnen und Studenten in Anatomie unterrichten, sind uns die typischen Schwierigkeiten und Probleme beim Erlernen gerade komplexer Themen bekannt.

Ziel war somit, ein Kurzlehrbuch zu erstellen, das viel Wert auf didaktische Übersicht, verständliche Schemata und Abbildungen legt, denn all dies kann oftmals eine Menge Text ersetzen. Im Text sollen der **Lerncoach** und ein **Check-up** am Ende des Kapitels den Leser an die Anatomie systematisch heranführen und ihn zielgerichtet begleiten. Zahleiche didaktische Hinweise im Text wie zum Beispiel **Merke** und **Beachte** ermöglichen es dem Leser, den Fokus auf das Wesentliche zu lenken und die prüfungsrelevanten Inhalte zu erkennen.

Wir freuen uns sehr, dass der Georg Thieme Verlag in Hinblick auf unsere didaktischen Vorstellungen, aber auch bezüglich Gliederung, Abbildungen und Schemata so entgegenkommend war. Wir haben viel Arbeit und Liebe in unser Buchprojekt gesteckt und hoffen, dass das Buch Freude am Erlernen der Anatomie hervorruft, die Examensvorbereitung effektiver und angenehmer macht und das Einprägen der Fakten für die Prüfung erleichtert.

Unser Dank gilt allen, die uns beim Erstellen des Buches mit Rat und Tat zur Seite gestanden haben. Außerdem gilt der Dank unseren „Anatomie-Lehrern" an den anatomischen Instituten in Düsseldorf, Gießen, Heidelberg und Marburg. Sie haben die Faszination des Faches an uns heran getragen.

Ebenso danken wir den Fachbeiräten dieses Buches Dr. Volker Krahn, Dr. Jürgen Rienäcker und Dr. Jürgen Rude vom anatomischen Institut in Mainz.

Ganz besonders herzlich möchten wir uns bei Dr. Eva-Cathrin Schulz und bei Dr. Christina Schöneborn vom Georg Thieme Verlag bedanken. Sie haben die Entstehung des Buches begleitet und sowohl durch gute und intensive Betreuung als auch durch konstruktive Kritik wesentlich zur Fertigstellung des Buches beigetragen.

Wir wünschen allen Studenten viel Spaß beim Lernen und vor allem viel Glück und Erfolg bei den Prüfungen!

Marburg, Heidelberg und Gießen (August 2004)

Ulrike Bommas
Philipp Teubner
Rainer Voß

Abkürzungen

A. = Arteria
Aa. = Arteriae
Art. = Articulatio
Ggl. = Ganglion
Lig. = Ligamentum
Ligg. = Ligamenta
M. = Musculus
mm. = musculorum
Mm. = Musculi

N. = Nervus
n. = nervi
Ncl. = Nucleus
Nn. = Nervi
Proc. = Processus
R. = Ramus
Rr. = Rami
V. = Vena
Vv. = Venae

Inhalt

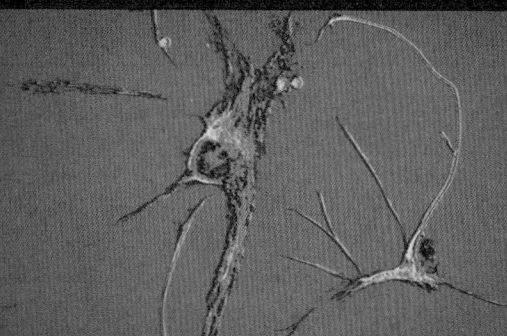

Allgemeine Anatomie

Das Herz auf dem rechten Fleck

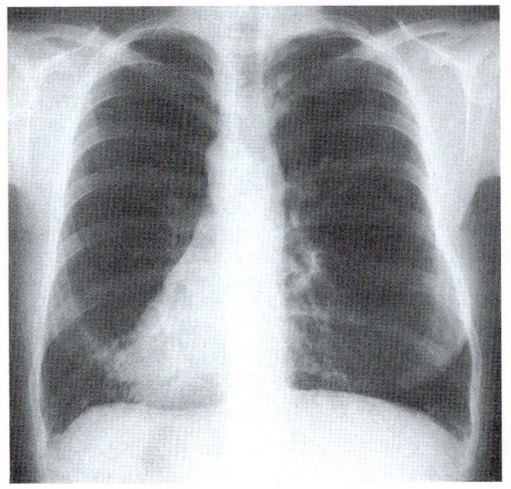

Kartagener-Syndrom:
Das Röntgenbild zeigt den Situs inversus.

„Ärzte ohne Anatomie gleichen Maulwürfen", besagt eine alte Ärzteweisheit. Denn ohne gute Kenntnisse der Anatomie kann kein Arzt sinnvoll arbeiten. In diesem Lehrbuch werden Sie mehr über den menschlichen Körper erfahren – und in den Fallgeschichten, die den einzelnen Kapiteln vorangestellt sind, einige Krankheiten kennen lernen, die Ihnen im klinischen Studienabschnitt wieder begegnen werden. Doch kein Mensch ist wie der andere, es gibt Varianten, die die Ärzte verwirren, ohne deshalb gleich pathologisch, d. h. krankhaft, zu sein. Einen solchen Fall stellen wir Ihnen in unserer ersten Kasuistik vor.

Ungesundes Klima?

Dr. Blum versteht kein Wort von dem, was die Patientin erzählt. Zum Glück hat die junge Türkin eine Freundin mitgebracht, die gut Deutsch spricht. Die 28-Jährige habe ständig Husten mit Auswurf, erklärt die Dolmetscherin. Sie sei vor einem halben Jahr nach Deutschland gekommen, und seitdem sei es, wohl durch das nasskalte Wetter, immer schlimmer geworden. Sie habe zwar auch in der Türkei recht häufig schlimme Erkältungen gehabt, aber das Klima in Deutschland bekomme ihrer Freundin gar nicht.

Die Patientin sieht wirklich nicht gesund aus. Ihre Augen glänzen fiebrig, sie ist blass und apathisch. Ab und zu muss sie husten, und Dr. Blum sieht, dass diese Hustenanfälle ihr Schmerzen bereiten.

Selbst das Atmen scheint ihr schwer zu fallen. Das ist vermutlich keine banale Bronchitis mehr, sondern eine handfeste Pneumonie (Lungenentzündung).

Falsch herum!

Der Arzt zückt sein Stethoskop und beginnt, die Patientin abzuhören. Wie vermutet hört er klingende Rasselgeräusche über der Lunge, das Zeichen einer Infiltration, d. h., in der Lunge haben sich große Mengen Sekret angesammelt. Aber etwas irritiert den Arzt. Auf der rechten Thoraxseite sind die Herzgeräusche viel besser zu hören als links. Erst als er die Patientin weiter untersucht und die Leber abtasten will, kommt ihm ein Verdacht ...

Am nächsten Morgen, als der Famulant Jan in die Praxis kommt, wedelt Dr. Blum mit einem Röntgenbild. „Was sieht man hier?", fragt er grinsend. Jan hängt das Röntgenthoraxbild an den Leuchtschirm. „Eine Pneumonie", antwortet er. Auf den Lungenflügeln sieht er weiße Flecken, die in der Radiologie Verschattungen genannt werden. „Richtig!" ruft der Arzt, „aber Sie haben das Bild falsch aufgehängt." Dr. Blum hat recht: Die Schrift auf dem Bild ist seitenverkehrt. Zögernd dreht Jan das Bild um – das Herz ist nun auf der rechten Seite. „Die Patientin hat einen Situs inversus", klärt der Arzt den verwirrten Studenten auf: Brust- und Baucheingeweide sind bei der Patientin spiegelbildlich verlagert.

Eine Laune der Natur

Ein Situs inversus ist eine sehr seltene Laune der Natur. Dr. Blums Patientin leidet an dem (ebenfalls sehr seltenen) Kartagener-Syndrom, bei dem neben einem Situs inversus unter anderem die Flimmerhärchen (Zilien) der Bronchialschleimhaut gestört sind. Diese Zilien sollen normalerweise eingeatmete Fremdkörper und Bakterien nach draußen befördern. Die funktionsgestörten Flimmerhärchen beim Kartagener-Syndrom kommen dieser Aufgabe nur unzureichend nach. Folge sind vermehrte bronchiale Infekte bis hin zur Lungenentzündung – wie bei der jungen türkischen Patientin.

Zum Glück kann man eine Pneumonie meist gut behandeln. Dr. Blum verschreibt ein Antibiotikum, rät der Patientin, viel zu trinken und sich körperlich zu schonen. Die Röntgenbilder legt Dr. Blum auf seinen Schreibtisch. Er will sie seinen Kollegen zum nächsten Internistenstammtisch mitbringen.

1 Allgemeine Anatomie

1.1 Die Körperachsen und die Körperebenen

Lerncoach

Um sich in der Anatomie zu orientieren ist es wichtig, sich mit Lagebeziehungen, Körperebenen und -achsen vertraut zu machen. Prägen Sie sich vor allem die Begriffe zur Orientierung am Stamm, z. B. kranial und kaudal, wie Vokabeln ein.

Um sich an der Körperoberfläche orientieren zu können, unterscheidet man verschiedene Körperachsen und Körperebenen (**Abb. 1.1**). Die **Hauptachsen** sind:

- **Sagittalachse** (Pfeilachse): Sie verläuft wie die Pfeilnaht des Schädels (Sutura sagittalis) von hinten nach vorne durch den Körper.

- **Transversalachse** (Horizontalachse): Sie zieht quer durch den Körper von einer zur anderen Seite.
- **Longitudinalachse** (Vertikalachse): Längsachse des Körpers, die von oben nach unten durch den Körper verläuft.

Ebenso werden die **Körperebenen** definiert.

- **Sagittalebene:** alle Ebenen, die parallel zur Sagittalachse verlaufen (die in der Mitte des Körpers gelegene Sagittalebene wird auch als Medianebene bezeichnet)
- **Transversalebene:** alle Ebenen, die quer durch den Körper verlaufen (parallel zur Transversalachse)
- **Frontalebene:** alle Ebenen, die parallel zur Stirn (Os frontale) ausgerichtet sind.

Weitere Begriffe zur Orientierung bezüglich Lage und Richtung am Stamm bzw. an den Extremitäten sind in **Tab. 1.1** und **Tab. 1.2** aufgeführt.

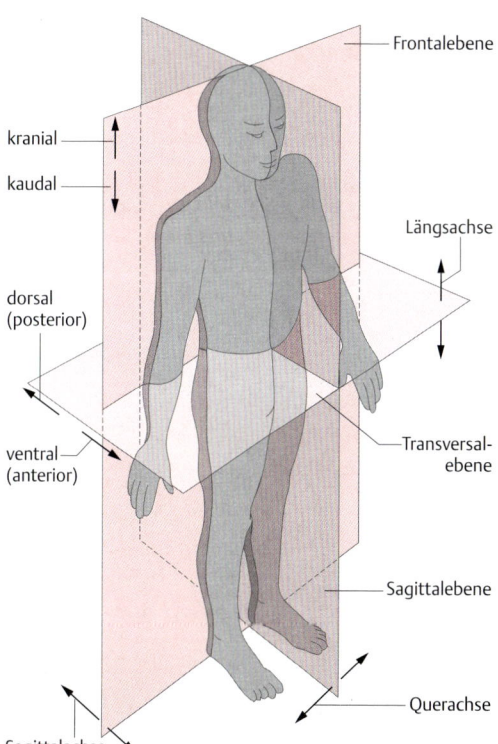

Abb. 1.1 Hauptebenen und Hauptachsen am Körper

Tab. 1.1

Begriffe zur Orientierung am Stamm	
Begriff	**Bedeutung**
kranial	zum Kopf hin
kaudal	zum Steiss hin
superior	nach oben
inferior	nach unten
ventral	zur Bauchseite
dorsal	zur Rückseite
anterior	nach vorne
posterior	nach hinten
medial	zur Mitte
lateral	zur Seite

Tab. 1.2

Begriffe zur Orientierung an der Extremität	
Begriff	**Bedeutung**
proximal	zum Rumpf hin
distal	vom Rumpf weg
ulnar	zur Ulna hin (Kleinfingerseite)
radial	zum Radius hin (Daumenseite)
fibular	zur Fibula hin (Kleinzehenseite)
tibial	zur Tibia hin (Großzehenseite)
dorsal	Hand- bzw. Fußrücken
palmar = volar	Handinnenfläche
plantar	Fußsohle

Klinischer Bezug

Skoliose: Unter dem Begriff „Skoliose" versteht man eine fixierte Seitausbiegung der ansonsten nur lordotisch und kyphotisch (nach vorn bzw. nach hinten, vgl. S. 161) gebogenen Wirbelsäule. Häufig sind die Wirbelkörper fehlrotiert und strukturverändert (**Abb. 1.2**). Hierdurch kommt es zur so genannten einseitigen Buckelbildung, da die Rippen mit den Wirbeln gedreht werden. Die Seitneigung des betroffenen Wirbelsäulenabschnitts gilt es zu korrigieren mittels Korsett oder ggf. operativ durch knöcherne Versteifung der Wirbelkörper untereinander bzw. Einbringen von Korrekturstäben und -haken.

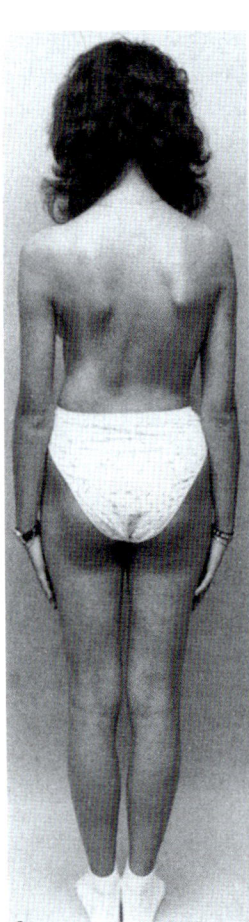
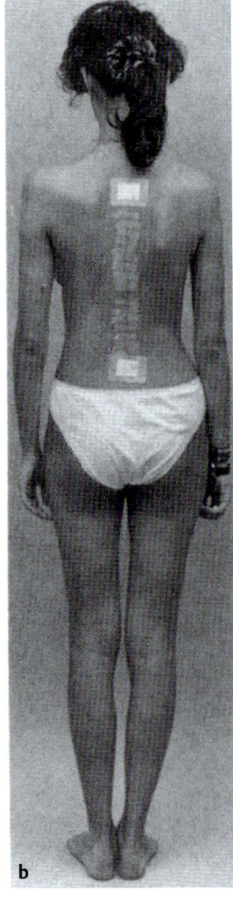

Abb. 1.2 Thorakal rechtskonvexe Skoliose (a) klinischer Befund präoperativ und (b) postoperativ

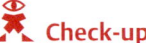 **Check-up**
✔ Wiederholen Sie die Hauptachsen und Hauptebenen des Körpers.

1.2 Die Gewebe

 Lerncoach
In diesem Kapitel werden die Grundlagen der Histologie kurz besprochen. Sie sollen jedoch eher zur Wiederholung dienen. Wenn Sie sie zum ersten Mal lernen, sollten Sie ein Histologiebuch verwenden.

1.2.1 Der Überblick

Man unterscheidet folgende Grundgewebearten:
- Epithelgewebe
- Binde- und Stützgewebe
- Muskelgewebe
- Nervengewebe.

Jedes Organ besteht aus verschiedenen Grundgewebearten, die spezifischen Zellen für organspezifische Leistungen heißen **Parenchym**. Des Weiteren weisen Organe in der Regel auch ein **Stroma** auf, es besteht aus interstitiellem, nerven- und gefäßhaltigem **Bindegewebe**.

In **Tab. 1.3** sind einige wichtige histologische Begriffe aufgeführt.

1.2.2 Das Epithelgewebe

Das Epithelgewebe wird je nach seiner Lokalisation unterteilt in:
- Oberflächenepithel
- Drüsenepithel
- Sinnesepithel.

Es entsteht aus den 3 Keimblättern (s. S. 46):
- aus dem Ektoderm: Epidermis, Mund- und Nasenhöhlenepithel
- aus dem Mesoderm: Endothel und Mesothel
- aus dem Entoderm: Epithel des Magen-Darm-Kanals und des Schlundes.

1.2.2.1 Die Epithelarten
Die Oberflächenepithelien

Oberflächenepithelien haben in erster Linie Barriere- und Transportfunktion. Das Epithel kann einschichtig oder mehrschichtig, zwei- oder mehrreihig, verhornt oder unverhornt sein (**Tab. 1.4**). Alle Epithelien liegen einer Basalmembran auf.

Tabelle 1.3

Wichtige histologische Begriffe

Begriff	Bedeutung
Aplasie	Fehlen eines Organs
Atrophie	einfach: Zellgröße nimmt ab numerisch: Zellzahl nimmt ab
Degeneration	Teilschäden von Zellen, z. B. Einlagerung von Fett in Organzellen = fettige Degeneration
Hyperplasie	Organvergrößerung durch Zunahme der Zellzahl
Hypertrophie	Zellvergrößerung ohne Zellvermehrung
Hypoplasie	unvollständige Organentwicklung, zu wenige Zellen
Metaplasie	reversible Umwandlung eines differenzierten Gewebes in ein anderes differenziertes Gewebe z. B. durch entzündliche chemische oder mechanische Reize (z. B. Rauchen)
Nekrobiose	langsames Absterben des Gewebes (sog. intermediäres Nekrosestadium) mit irreversiblen Kern- und Protoplasmaänderungen

Begriff	Bedeutung
Nekrose	Gewebstod
Apoptose	programmierter Untergang der Zelle, wird durch genetische Informationen der betroffenen Zelle direkt reguliert
Plasmodium	vielkernige Zytoplasmaeinheit, durch Kernteilung ohne Zellteilung entstanden
Proliferation	Zellwachstum, auch Zellwucherung über normales Wachstum hinaus, z. B. bei Karzinomen
Regeneration	Ersetzen von Gewebsverlusten durch Gewebsneubildung, möglich z. B. bei Blutzellen, Epidermis, Haaren, Uterusschleimhaut; nicht möglich bei Nervenzellen, Herz- und Skelettmuskelzellen, Knorpelzellen
Zelldifferenzierung	Spezialisierung der Zellen

Tabelle 1.4

Schema und Beispiele für die einzelnen Epithelarten

Bezeichnung		Schema	Beispiel
einschichtig	platt		Kornea (hinteres Endothel), Endothel
	kubisch = isoprismatisch		Pankreas (Ausführungsgang)
	zylindrisch = hochprismatisch		Niere (Sammelrohr), Gastrointestinaltrakt (Darmepithel)
mehrschichtig	platt/unverhornt		Kornea (vorderes Hornhautepithel) GI-Trakt (Ösophagus), Vagina
	platt/verhornt		Epidermis
	kubisch-zylindrisch (selten)		Embryonalentwicklung
mehrreihig (alle Zellen haben Kontakt zur Basalmembran)	zylindrisch		Nebenhoden Respirationstrakt
Übergangsepithel = Urothel	Basalzellen, Intermediärzellen, Superfizialzellen		ableitende Harnwege (Harnleiter, Harnblase, Harnröhre)

- **einschichtiges Epithel**
  - Plattenepithel: geschlossene Schicht platter Zellen (z. B. Alveolarepithel, Endothel, Mesothel)
  - isoprismatisches Epithel: Zellen sind gleich hoch und breit, besitzen einen zentralen Kern (z. B. Nierentubuli)
  - hochprismatisches Epithel: die Zellkerne sind längsoval und liegen basal, häufig tragen die Zellen einen Bürstensaum (z. B. Darmschleimhaut)
- **mehrschichtiges Epithel**
  - mehrschichtiges unverhorntes Plattenepithel (z. B. Schleimhaut der Mundhöhle, Hornhautepithel)
  - mehrschichtiges verhorntes Plattenepithel (Epidermis der Haut)
- **zwei- und mehrreihiges Epithel**
  - zweireihiges Epithel mit oder ohne Stereozilien (z. B. Samenleiter, Drüsenausführungsgänge)
  - mehrreihiges hochprismatisches Epithel mit Kinozilien = Flimmerepithel (z. B. Atemwege).
- **Übergangsepithel** (Urothel): es ist überwiegend mehrschichtig und kleidet die ableitenden Harnwege aus. Die Zellen können sich je nach Dehnungszustand umlagern.

MERKE

Mehr*schichtig* meint, dass mehrere Lagen von Zellen aufeinander liegen. Mehr*reihig* meint, dass zwar alle Zellen auf der Basalmembran aufsitzen, aber unterschiedlich weit nach kranial ragen, sodass mehrere Reihen entstehen.

Bei mehrschichtigen Epithelien richtet man sich bei der Klassifizierung nach der Zellform in der oberflächlichsten Schicht: Finden sich dort z. B. platte Zellen, liegt ein Plattenepithel vor.

Die Drüsenepithelien
Die Drüsen sind Verbände besonders **differenzierter Epithelzellen**. Sie können spezifische Stoffe (Sekrete) bilden und abgeben. Die Drüsen lassen sich zunächst in zwei große Gruppen einteilen: **Exokrine Drüsen** geben ihre Sekrete direkt oder über Ausführungsgänge an innere oder äußere

Körperoberflächen ab. Die Sekretionsausschüttung erfolgt durch die Kontraktion sog. Myoepithelzellen. Diese Zellen liegen den sekretorischen Drüsenzellen unmittelbar an. **Endokrine Drüsen** geben ihr Sekret (Hormone) meist an Blutgefäße ab.
Man unterscheidet
- nach der Art des **Sekrets:** seröse, muköse und gemischte Drüsen
- nach der Art der **Sekretabgabe:** holokrin, apokrin, merokrin/ekkrin
- nach der **Form** der Drüsen: einfach, gewunden, verzweigt bzw. tubulär, azinös, alveolär
- nach der **Lage** zum Oberflächenepithel: intraepitheliale oder extraepitheliale Drüsen.

Die Sinnesepithelien
Sinneszellen sind **speziell differenzierte Epithelzellgruppen**, die spezifische Reize aufnehmen können. Sie kommen z. B. in der Haut (Mechanosensoren), am Auge und im Hörorgan vor (s. S. 505, 513).

1.2.2.2 Die Oberflächendifferenzierungen
An den Oberflächen der Epithelzellen kann man zwischen Kinozilien, Stereozilien und Mikrovilli unterscheiden.

Die Kinozilien
Kinozilien sind 5–10 µm lange, aktiv bewegliche (Kinesis = Bewegung) Zellfortsätze, die der Zelle die Bewegung in eine bestimmte Richtung ermöglichen. Im Inneren bestehen sie aus einem charakteristischem System von Mikrotubuli ($9 \times 2 + 2$ Tubuli). Diese entstehen basal aus dem so genannten Basalkörperchen (= Kinetosom).

MERKE

Geißeln haben die gleiche Struktur wie Kinozilien, kommen beim Menschen jedoch nur an Spermien vor (s. S. 38).

Die Stereozilien
Stereozilien sind 4–10 µm lang und unbeweglich. Sie gleichen ansonsten in ihrem Aufbau den Mikrovilli. Als spezielle Oberflächenstrukturen von Sinneszellen können sie der Aufnahme von Reizen dienen (z. B. im Innenohr, s. S. 517), außerdem kommen sie am Ductus epididymidis und Ductus defe-

Tabelle 1.5

Aufbau der Haut		
Schicht		**Charakteristika**
Epidermis	Stratum corneum	Hornschicht, platte, kernlose Zellen
	Stratum lucidum	nur in der Leistenhaut*
	Stratum granulosum	Zellen noch kernhaltig
	Stratum germinativum	
	– Stratum spinosum	Stachelzellen, Desmosomen, Langerhans-Zellen, Keratinozyten (als kernhaltige Zellen, die zu kernlosen Hornhautschuppen modifiziert werden)
	– Stratum basale	Melanozyten, Mastzellen, Merkel-Zellen (antigenpräsentierende Zellen, zählen zum mononukleären Phagozytosesystem)
Corium (Dermis, Lederhaut)	Stratum papillare	Kapillarschlingen zur Wärmeregulation, Meissner-Tastkörperchen
	Stratum reticulare	kollagene und elastische Fasern, Duft- und Schweißdrüsen
Subkutis		Vater-Pacini-Körperchen

*Leistenhaut: kommt an Handteller und Fußsohle vor, unbehaart, keine Talgdrüsen; (Felderhaut: bedeckt den größten Teil des Körpers, besitzt Haare, Schweiß- und Talgdrüsen)

rens vor. Der erstgenannte Typ hat Bewegungssensorfunktion, der andere Typ übernimmt wahrscheinlich Aufgaben der Resorption und Sekretion (Ruheplatz für Spermien).

Neben den steifen gibt es also auch die flexiblen Stereozilien, d. h. Stereozilien sind entweder starr oder flexibel, aber nicht eigenbeweglich.

Die Mikrovilli

Bei den **Mikrovilli** handelt es sich um $0,5–1$ μm lange, fingerförmige Ausstülpungen des Plasmalemm, die der Oberflächenvergrößerung der Zelle dienen. Besonders dicht sind sie im Dünndarm und im proximalen Tubulus der Niere zu finden, lichtmikroskopisch imponieren sie als Bürstensaum. Manche Mikrovilli enthalten Aktin und Myosin und können sich aktiv verkürzen oder verlängern.

1.2.2.3 Der Aufbau der Haut

Die Haut setzt sich aus einem epithelialen Anteil und einem bindegewebigen Anteil zusammen (**Tab. 1.5**).

Die **Hautanhangsgebilde** sind Derivate der Epidermis. Hierzu zählen die Haare und Nägel sowie die Hautdrüsen (Talg- und Schweißdrüsen und ihre Sonderform, die Duftdrüsen). Auch die Brustdrüse (Mamma) ist ein Hautanhangsorgan (s. S. 172).

1.2.3 Das Bindegewebe

Das Bindegewebe bildet das Grundgerüst **(Stroma)** der Organe, in dem die organspezifischen Zellen **(Parenchym)** eingelagert sind. Hauptfunktionen des Bindegewebes sind die Formgebung und Stabilisierung von Organen und Gewebe, sowie die Speicherung von Wasser und Fett und die Immunabwehr.

Man unterscheidet folgende Arten von Bindegewebe:

- **Mesenchym** (embryonales „Bindegewebe", eigentlich Stammzellgewebe)
- **gallertiges Bindegewebe** (in Nabelschnur)
- **retikuläres Bindegewebe** (v. a. in sekundären lymphatischen Organen und im Knochenmark [nicht im Thymus]); es gibt fließende Übergänge zum lockeren Bindegewebe
- **Fettgewebe**
- **kollagenes Bindegewebe**
  - lockeres Bindegewebe (z. B. Stroma aller epithelialen Organe)
  - straffes Bindegewebe: geflechtartig (z. B. Organkapseln) oder parallelfaserig (z. B. Sehnen, Bänder).

1.2.3.1 Die ortsständigen Bindegewebszellen

Fixe, ortsansässige Bindegewebszellen bilden verschiedene Interzellularsubstanzen (Grundsubstanz und Bindegewebsfasern). Zu den ortsständigen Bindegewebszellen zählen:

- **Fibroblasten:** Sie haben einen großen Zellkern und einen langgestreckten Zellleib. Sie sind für die Bildung der sog. Matrix-Bestandteile zuständig (u. a. Neusynthese von Bindegewebsfasern). Fibroblasten sind in der Fasersynthese im wachsenden Bindegewebe sehr aktiv.

- **Fibrozyten:** ausdifferenzierte Fibroblasten. Es handelt sich um spindelförmige Zellen mit kleinem Kern. Synthetisch sind sie weniger aktiv als die Fibroblasten, gelegentlich bezeichnet man sie auch als Fibroblasten im Ruhestadium.
- **Retikulumzellen:** Sie sind noch pluripotent und können zum einen als fibroblastische Zellen den weitmaschigen, dreidimensionalen Zellverband in retikulären Organen des Lymphsystems (z.B. Milz, Lymphknoten) sowie im Knochenmark bilden, zum anderen als histiozytäre Retikulumzellen phagozytieren. Retikulumzellen weisen einen großen, ovalen Zellkern auf, können sich in freie Bindegewebszellen umwandeln und sich amöboid bewegen, wenn sie einen entsprechenden Reiz empfangen. Sie können sich an bestimmten Stellen auch in Fettgewebszellen umwandeln (aber dann nicht mehr amöboid wandern). Gemeinsam mit anderen phagozytierenden Zellen bilden sie das **MPS (mononukleäres Phagozyten-System)** (alter Ausdruck: RES = retikulo-endotheliales System, RHS = retikulo-histiozytäres System).

1.2.3.2 Die freien Bindegewebszellen

Freie Bindegewebszellen kommen in Spalten und Räumen des Bindegewebes und im Blut vor, sie dienen der Immunabwehr. Es handelt sich um ursprünglich aus dem Blut eingewanderte Zellen. Hierzu zählen:

- **Mastzellen:** Sie kommen vor allem in Gefäßnähe vor. Es handelt sich um polymorphe (vielgestaltige) Zellen mit vielen Granula (Vesikeln). Durch IgE, für das sie Rezeptoren haben, werden sie zur Ausschüttung von Histamin, Heparin oder Chondroitinsulfat und ECF (chemotaktischer Faktor zur Anlockung von eosinophilen Granulozyten) stimuliert.
- **Histiozyten:** Sie sind die sog. „Fresszellen" oder (Gewebs-) **Makrophagen** mit der Fähigkeit zur Phagozytose (für feste Stoffe) und Pinozytose (für flüssige Substanzen), außerdem synthetisieren sie lysosomale Enzyme. Histiozyten ruhen zeitweise im Gewebe und können durch einen Reiz, beispielsweise eine Entzündung, stimuliert werden. Sie bewegen sich dann amöboid zum entzündeten Gebiet. Makrophagen leiten sich von den Monozyten ab.

- **Leukozyten: Granulozyten**, **Lymphozyten** (vgl. S. 23)
- **Plasmazellen:** Sie haben einen radspeichenartigen Kern, viel RER, und sog. Russell-Körperchen (= Eiweißvakuolen). Sie entstehen nach einem Antigenkontakt aus B-Lymphozyten. Im Blut können sie nur bei einer Infektion mit Röteln nachgewiesen werden. Ihre Aufgabe besteht in der Bildung von Immunglobulinen, d.h. Antikörpern.

1.2.3.3 Die Interzellularsubstanz

Die **Interzellularsubstanz** (Extrazellulärmatrix = EZM bzw. ECM) besteht vor allem aus Fasern und der sog. **Grundsubstanz**, die sich wiederum im Wesentlichen aus Makromolekülen wie Glykosaminoglykanen (GAG, z.B. Chondroitinsulfat, Hyaluronan = Hyaluronsäure alt: Mukopolysaccharide) und Proteoglykanen (PG: GAG + Eiweiß, z.B. Aggrecan, Versican) zusammensetzt. Sie hat dadurch eine hohe Wasserbindungsfähigkeit, was zu einem Quelldruck führt. Außerdem gibt es Anker-, Brücken- und Adaptorproteine, die u.a. Verbindungen mit den Fasern haben und außerdem Regulationsfunktion wahrnehmen (z.B. Fibronectin).

MERKE

Unterscheide die einzelnen Ebenen:
Kollagenmolekül (Biochemie) – Mikro- bzw. Kollagenfibrillen (Elektronenmikroskopie: nm-Bereich) – Kollagenfaser (Lichtmikroskopie: µm-Bereich). Durch die Anordnungen auf höheren Ebenen können sich andere Eigenschaften ergeben.

1.2.3.4 Die Fasern des Bindegewebes
Die kollagenen Fasern
Die **kollagenen Fasern** im lockeren Bindegewebe haben im lichtmikroskopischen Bild meist einen gewellten, haarförmigen Verlauf. Im elektronenmikroskopischen Bild zeigen die Fibrillen eine periodische hell-dunkle Querstreifung. Die Fasern setzen sich aus verschiedenen Kollagentypen (Molekülen) zusammen. Unterschiedliche Stellen des Körpers weisen ein bestimmtes Typenmuster auf, wobei oft ein Typ überwiegt:

- **Typ I:** 90%; kommt in Sehnen, Faszien, Knochen, der Haut (Corium), im Dentin und in Faserknorpel vor. Die parallele Anordnung der Fasern und ihre Quervernetzung verleiht diesen Geweben Zugfestigkeit. Eine scherengitterförmige Anordnung führt zu einer gewissen Elastizität.
- **Typ II:** In hyalinem und elastischem Knorpel sowie im Glaskörper des Auges. Die bogenförmige Anordnung der Fasern verleiht diesen Geweben Druckfestigkeit.
- **Typ III:** Lockeres Bindegewebe, kommt in Haut (Corium), Gefäßwänden und im Stroma innerer Organe vor, es dient auch der Umhüllung von Zellen und Gefäßen. Die gitterförmig angeordneten retikulären Fasern (auch **Retikulinfasern** genannt) verleihen den Zellverbänden, die eingehüllt werden, Stabilität.
- **Typ IV:** Nur in der **Basalmembran**. Die netzartige Struktur der Fasern dient als Fundament anderer Zellverbände.

Die anderen Typen von Kollagenfasern (ca. 20) sind oft Hilfskollagene und fungieren z. B. als Abstandshalter oder Gerüstbildner.

MERKE

Kollagene Fasern sind zugfest.

Die elastischen Fasern
Die **elastischen Fasern** haben lichtmikroskopisch meist eine unregelmäßige Anordnung. Im elektronenmikroskopischen Bild sind sie globulär (Elastin) und fibrillär (Fibrillin) aufgebaut und zeigen keine Querstreifung (im Gegensatz zu Kollagen und retikulären Fasern). Sie kommen beispielsweise im Ohrknorpel, der Epiglottis und der Aorta vor.

MERKE

Elastische Fasern sind reversibel dehnbar.

Die Aorta kann sich im Anfangsteil elastisch ausweiten (v. a. in der Systole) und anschließend (in der Diastole) wieder in den Ursprungszustand zurückkehren. Dies bezeichnet man als „**Windkesselfunktion** der Aorta" (vgl. S. 299). (Windkessel kommen in Dampfmaschinen und Heizungsanlagen zur Druckstabilisierung vor.)

Die retikulären Fasern
Die **retikulären Fasern** bilden ein dichtes, dreidimensionales, netzartiges Stützgerüst, daher auch der Name (Synonyme sind Gitterfasern oder Retikulinfasern). Sie sind Fasern, die v. a. aus Kollagen Typ III (s. o.) aufgebaut sind. Sie kommen beispielsweise in lymphatischen Organen, Arterienwänden und in der Leber vor.

MERKE

Retikuläre Fasern kommen vor allem in lymphatischen Organen vor.

1.2.4 Das Stützgewebe
Das Stützgewebe geht aus dem embryonalen Bindegewebe (Mesenchym) hervor und ist für die Knorpel- und Knochenentstehung verantwortlich. Man unterscheidet verschiedene Arten von Stützgewebe:
- **Knorpelgewebe**
  - Faserknorpel
  - hyaliner Knorpel
  - elastischer Knorpel
- **Knochengewebe**
  - Zahnbein (= Dentin)
  - Skelettknochen.

1.2.4.1 Das Knorpelgewebe
Knorpelgewebe setzt sich aus Knorpelzellen (Chondrozyten) und Interzellularsubstanz (Matrix) zusammen. Das Knorpelgewebe selbst ist **gefäßfrei**, es wird meist von einer gefäß- und nervenreichen Bindegewebsschicht bedeckt: dem **Perichondrium**. Die Knorpelzellen entwickeln sich aus dem embryonalen Bindegewebe in folgender Reihenfolge: Aus den Mesenchymzellen werden zunächst Prächondroblasten, dann **Chondroblasten**. Aus dieser Mutterzelle (= Chondroblast) bildet sich die „isogene Gruppe" oder auch das „Chondron" (kleinste funktionelle Einheit) mit 2–8 Zellen, den **Chondrozyten**. Die Chondrozyten sind von Knorpelkapseln umgeben, um die wiederum eine faserarme Zone liegt, der Knorpelhof (= Territorium). Die **Chondrone** sind eingebettet in Knorpelgrundsubstanz (Wasser, Glykane, Fasern; keine Gefäße und Nerven) und werden durch Diffusion durch

das Perichondrium, das den Knorpel überzieht, ernährt.

Man unterscheidet verschiedene Knorpelarten: hyaliner Knorpel, Faserknorpel und elastischer Knorpel.

Der hyaline Knorpel
Hyaliner Knorpel ist die häufigste Knorpelart, sie enthält sehr viele zellreiche Chondrone und maskierte kollagene Fasern Typ II, welche mit Hyaluronsäure und Aggrecan – dem typischen Proteoglykan des hyalinen Knorpels – vernetzt ist (hyalin = glasiges Aussehen durch maskierte, unsichtbare Kollagenfasern). Dieser Knorpel ist nicht regenerationsfähig. Er kommt unter anderem bei der Knochenentwicklung (Epiphysenfuge), in den Trachealspangen, im Nasenknorpel, an den Oberflächen der Gelenke und an den Rippenansätzen vor.

Der elastische Knorpel
Der **elastische Knorpel** hat zellärmere Chondrone, aber viele elastische Fasern. Der hohe Faseranteil verursacht die gelbliche Farbe. Er ist von Perichondrium umhüllt und kommt z. B. in der Ohrmuschel, im äußeren Gehörgang, in der Tuba auditiva und der Epiglottis vor.

Der Faserknorpel
Faserknorpel besteht im Wesentlichen aus Typ-I-Kollagenfasern und besitzt nur wenige Chondrone, aber viele Fasern. Er hat kein Perichondrium, da er direkt mit dem Bindegewebe verbunden ist. Er kommt im Ansatz von Sehnen und Bändern, im Discus intervertebralis (hier: typisches Fischgrätenmuster) und in den Menisci des Kniegelenks sowie in der Symphyse vor.

1.2.5 Das Knochengewebe
Der Knochen ist ein dynamisches druck-, zug- und biegungsfestes Gewebe, welches seinen Aufbau den wechselnden Belastungen anpassen kann. Zudem verfolgt er das Prinzip der Leichtbauweise und erreicht eine Gewichtsersparnis durch seine typische Trabekelstruktur, die nach den Hauptspannungslinien (Trajektorien) ausgerichtet sind.

Die Zellen des Knochens sind die **Osteozyten, Osteoblasten und Osteoklasten**. Die inneren Knochenflächen werden vom Endost überzogen, außen ist der Knochen mit Ausnahme der Gelenkflächen vom Periost (Knochenhaut) umgeben. Die einzelnen Bestandteile bilden unterschiedliche Arten von Knochengewebe aus (s. u.).

1.2.5.1 Der Aufbau
Knochengewebe ist aufgrund der Kollagenfasern sehr **zugfest** und – vor allem wegen der gespeicherten Mineralsalze – auch sehr **druckfest**. Seine Interzellularsubstanz besteht zu 35 % aus organischen und zu 65 % aus anorganischen Bestandteilen. Die anorganischen Bestandteile bestehen wiederum zu 80 % aus Calciumphosphat, zu 10 % aus Calciumcarbonat und zu 10 % aus Magnesiumphosphat.

> **MERKE**
>
> Knochengewebe enthält 99 % des Körpercalciums und 75 % des Körperphosphats.

Die Grundsubstanz des Knochens, das **Osteoid**, besteht v. a. aus Kollagen und Proteoglykanen. Die Zellen des Knochengewebes sind die Osteoblasten, die Osteozyten und die Osteoklasten.

Osteoklasten und Osteoblasten dienen dem Aufbau und dem Umbau des Knochens (Remodelling). Die Steuerung ihrer Aktivität erfolgt hormonell und mechanisch (u. a. Calcitonin, Parathormon, körperliche Betätigung).

An jedem Knochen kann man zwei verschiedene Bauformen unterscheiden. Die **Kompakta** ist die homogen erscheinende Rindenschicht (Kortikalis) des Knochens. Die **Spongiosa** ist ein Gitternetz aus dünnen Platten und Bälkchen (Trabekeln) im Inneren des Knochens. Dazwischen befindet sich das Knochenmark.

Die Osteoblasten
Osteoblasten stammen von Mesenchymzellen ab und sind durch Zytoplasmaausstülpungen miteinander verbunden. Sie produzieren Prokollagen (das dann extrazellulär zu Tropokollagen prozessiert wird) und Glykosaminoglykane (GAG) und Proteine, geben sie nach außen ab und „mauern" sich so langsam ein. Diese Osteoblasten heißen Osteozyten.

Die Osteozyten

Osteozyten sind ältere Osteoblasten, die von der neuen Generation überlagert werden. Der durch die Osteoblasten gebildete Bohrkanal wächst somit von außen nach innen. Sie produzieren keine Grundsubstanz mehr, liegen in **Lakunen** und stehen über Zytoplasmafortsätze in den Knochenkanälchen mit Gap junctions zur Ernährung und zum Stoffaustausch untereinander in Verbindung. Auf diese Weise lagert sich mit jeder Generation eine neue Knochenschicht auf.

Die Osteoklasten

Die **Osteoklasten** entstammen auch aus pluripotenten Bindegewebszellen (Mesenchymzellen) und leiten sich von monozytären Zellen ab. Sie bilden **mehrkernige Riesenzellen**, die die Knochensubstanz resorbieren. Durch die von ihnen produzierten Stoffe wie Salzsäure und Enzyme (z. B. Kollagenasen) wird der Knochen aufgelöst und abgebaut. Stimuliert werden sie direkt von Osteoblasten (RANK-RANKL-System), die wiederum von Parathormon stimuliert werden. Die Osteoklasten befinden sich in von ihnen selbst gebildeten Abbauhöhlen, den **Howship-Lakunen**.

MERKE

Osteo**b**lasten **b**auen, Osteo**k**lasten **k**lauen Knochen.

1.2.5.2 Die Knochenbildung

👁 Achten Sie nachfolgend vor allem auf die grundsätzlichen Unterschiede zwischen den beiden Knochenbildungsformen.

Die desmale Ossifikation

Die **desmale Ossifikation** geht von Ossifikationsinseln aus, wobei die Osteoblasten Osteoid (Grundsubstanz mit Kollagenfibrillen) **produzieren**. Aus dem Osteoid entsteht so durch Mineralisation (v. a. Calcium- und Phosphationen) **Geflechtknochen** (s. u.). Dieser wandelt sich durch Osteoklasten- und Osteoblastentätigkeit in **Lamellenknochen** um (s. S. 13) (direkte Knochenbildung aus Bindegewebe).

Die chondrale Ossifikation

Bei der chondralen Ossifikation findet eine **indirekte Knochenbildung** statt, da zuerst hyaliner Knorpel entsteht, der erst später zum Knochen umgebaut wird. Dabei handelt es sich dann um eine desmale Ossifikation. Die chondrale Knochenbildung von außen nennt man perichondrale, von innen enchondrale Ossifikation. Ein Schema der chondralen Ossifikation ist in **Tab. 1.6** dargestellt.
Perichondrale Ossifikation: Bei der perichondralen Ossifikation handelt es sich um eine **Knochenbildung (desmal-chondral) an der Oberfläche** eines Schaftteils (Diaphyse) eines Knorpelmodells. Sie beginnt beim Röhrenknochen an der Diaphyse mit der Ausbildung einer Knochenmanschette aus dem Perichondrium, das dann zum Periost wird. Die Vergrößerung führt zum Dickenwachstum. Durch die Verschlechterung der Ernährung im Innern des Knorpels kommt es zu einer Hypertrophie und Degeneration (heute: Apoptose) des Knorpels (Blasenknorpel). Dies führt zum Einsprossen von Blutgefäßen und Mesenchymzellen und ermöglicht nun die enchondrale Ossifikation.

Tabelle 1.6

Schema der enchondralen Ossifikation in der Wachstumsplatte (Epiphysenfuge)	
zeitlicher Ablauf	**Besonderheiten**
Epiphyse (Abb. 1.3)	ungerichteter, hyaliner Knorpel
Reservezone	
Säulenknorpel	Wachstum – Mitosezone – gerichtetes Längenwachstum
Blasenknorpel	Transformation – Verschlechterung der Ernährung – Längenwachstum
Eröffnungszone	Ossifikation – Apatitablagerung – Apoptose der Knorpelzellen
Markhöhle	Umbau – Eindringen von Blutgefäßen über Foramina nutricia – mitgebrachte Mesenchymzellen differenzieren zu weiteren Osteoblasten und Osteoklasten und funktionieren den Knorpel zu Knochen um – am Ende steht ein spongiöses Knochenwerk mit Bindegewebs- und Knochenmarkzellen in den Zwischenräumen

Enchondrale Ossifikation: Bei der enchondralen Ossifikation wird vorhandener **Knorpel von innen abgebaut** und durch Knochen ersetzt. Der Vorgang beginnt mit dem Abbau des Knorpels durch Chondroklasten (≙ Osteoklasten) und dem Aufbau durch Osteoblasten, die durch Blutgefäße vom Periost aus eingewandert sind. Der entstandene primäre Markraum gibt Platz für das Knochenmark. An der Epiphyse beginnt dieser Prozess etwas später (Blutgefäße sind im Knorpel schon vorhanden). Das Wachstum erfolgt von einem Ossifikationszentrum zentrifugal zur Peripherie. Die diaphysäre Wachstums-(Ossifikations)front trifft sich später mit der epiphysären in der Wachstumsplatte (Epiphysenfuge = Metaphyse). Längenwachstum ist hier bis zum Verschluss möglich (**Abb. 1.3**, **Tab. 1.6**).

MERKE

Desmale Ossifikation: Mesenchym → Geflechtknochen → Lamellenknochen.
Chondrale Ossifikation: Mesenchym → Knorpel → Geflechtknochen → Lamellenknochen.

Klinischer Bezug

Osteoporose: Bei der Osteoporose nimmt die Knochensubstanz ab bedingt durch ein Missverhältnis zwischen Bildung und Resorption beim Knochenumbau (d. h. es wird mehr Knochen ab- als aufgebaut). Die Ursachen sind sehr unterschiedlich, z. B. Nachlassen der endokrinen Funktionen des Eierstocks, Medikation mit Kortison. Im Röntgenbild ist die Verminderung der Knochenmasse erst ab einer Abnahme der Knochenmasse um ca. 30 % erkennbar. Die Patienten klagen über Knochenschmerzen und Körpergrößenabnahme. Es kommt zu Frakturen ohne adäquates Trauma. Die symptomatische Therapie besteht in der Supplementierung mit Calcium und Vitamin D, außerdem gibt es verschiedene Medikamentenklassen, die z. B. die Osteoklasten hemmen (Bisphosphonate) oder die Osteoblasten stimulieren (Fluoride).

1.2.5.3 Die Knochenarten
Der Geflechtknochen
Geflechtknochen entsteht primär durch Ossifikation, d. h. bei Knochenneubildung entsteht immer erst Geflechtknochen. Man findet keine Osteone (s. u.) und keinen geordneten Faserverlauf. Geflechtknochen findet sich z. B. in der Pars petrosa des Os temporale, den Zahnalveolen sowie an den Sehnenansatzstellen der Knochen.

Reservezone

Zone des Säulenknorpels

Zone des Blasenknorpels

Zone des Knorpelabbaus und der Knochenbildung

perichondrale Knochen-Manschette

verkalktes Osteoid

Osteoblasten   unverkaltes Osteoid

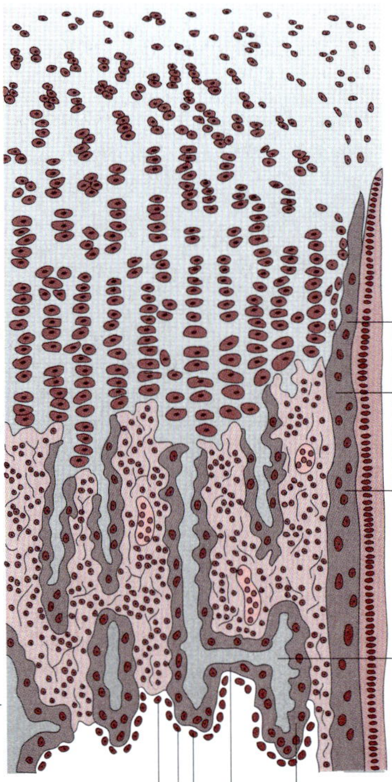

Abb. 1.3 Schema der enchondralen Ossifikation in der Wachstumsplatte (Epiphysenfuge)

Der Lamellenknochen

Lamellenknochen entsteht **sekundär aus Geflechtknochen** durch belastungsabhängigen Umbau (z. B. Kompakta der Röhrenknochen). Baueinheit des Lamellenknochens ist das **Osteon** (Havers-System). Typisch sind konzentrische Lagen von Kollagenfasern und Osteozyten (Speziallamellen) um einen Längskanal (Zentralkanal = Havers-Kanal) in 3–20 Schichten. Die zuführenden Blutgefäße verlaufen im rechten Winkel zum Zentralkanal eines Osteons innerhalb der sog. Volkmann-Kanäle (Versorgungskanäle für den Knochen). Einzelne Osteozyten liegen in Lakunen und sind durch Canaliculi untereinander verbunden. Durch den dynamischen Umbau werden Osteonreste erzeugt (Schaltlamelle). Außen und innen, d. h. zur Markhöhle hin, befindet sich eine den ganzen Knochen umgebende Generallamelle.

1.2.6 Das Fettgewebe

Fettgewebe besteht aus den Fettzellen **(Adipozyten)**. Sie synthetisieren und speichern Fett. Fettzellen besitzen auf ihrer Oberfläche Rezeptoren, die auf Hormone ansprechen und die Aufnahme und Abgabe von Fett regulieren.

Man unterscheidet weißes und braunes Fettgewebe.

1.2.6.1 Das weiße Fettgewebe

Die Zellen des **weißen Fettgewebes** haben einen Durchmesser von ca. 100–200 µm. Sie sind **univakuolär** und im Paraffinschnitt optisch leer. Typisch ist ein **flacher, randständiger Zellkern**. Die Aufgaben des weißen Fettgewebes bestehen im Ersatz von abgestorbenen oder sich zurückbildenden Gewebe (z. B. bei der Thymusinvolution), in der Energiespeicherung (z. B. im Unterhautfettgewebe) und als Baufett (beispielsweise in der Orbita oder im Nierenlager).

1.2.6.2 Das braune Fettgewebe

Die Zellen des **braunen Fettgewebes** haben einen Durchmesser von 25–50 µm und sind **plurivakuolär**. Typisch ist ein runder, eher mittig gelegener Zellkern. Das braune Fettgewebe hat einen starken Kapillaranschluss und ist sympathisch innerviert. Seine Aufgabe ist die zitterfreie Wärmeproduktion, besonders in der Embryonalzeit. Die braune Farbe

beruht auf dem hohen Gehalt an Mitochondrien. Beim Erwachsenen kommt es nur an wenigen Stellen vor (z. B. im Mediastinum, in der Axilla, am Nacken).

1.2.7 Das Muskelgewebe

Muskelgewebe ist zur **Kontraktion** fähig. Verantwortlich für diese Eigenschaft sind die **Myofibrillen**, die aus Aktin- und Myosinfilamenten bestehen. Man unterscheidet drei Arten von Muskelgewebe: Skelett- und Herzmuskulatur (quergestreift) sowie die glatte Muskulatur. Quergestreifte Muskulatur ist willkürlich innerviert, glatte Muskulatur ist unwillkürlich innerviert, d. h. ihre Bewegungen können durch den Willen nicht beeinflusst werden.

Die einzelnen Muskelfasern werden von Hüllstrukturen umgeben:

- **Endomysium:** Primärbündel, umschließt eine Muskelfaser
- **Perimysium:** Sekundärbündel, umfasst Muskelfasern zu einem funktionellen Bündel
- **Epimysium:** Tertiärbündel, bindegewebige Umhüllung eines gesamten Muskels.

MERKE

Muskelfaser (= Zelle!): Lupe
Myofibrillen (Filamentbündel): Lichtmikroskopie
Myofilamente (Aktin, Myosin): Elektronenmikrokospie.

1.2.7.1 Die quergestreifte Skelettmuskulatur

Die Skelettmuskulatur erscheint durch die geordnete Anordnung von Fibrillen im Lichtmikroskop **quergestreift**. Die einzelnen Muskelfasern können mehrere Zentimeter lang sein. Lichtmikroskopisch ist die Skelettmuskelfaser durch viele (bis zu 100) **randständige Zellkerne** charakterisiert. Zentral liegen die Myofibrillen. Den Myofibrillenabschnitt zwischen zwei Z-Scheiben bezeichnet man als **Sarkomer** (**Tab. 1.7, Abb. 1.4**).

MERKE

Die Muskelfaser ist ein Synzytium, d. h. es handelt sich um vielkernige Zellen, die durch Fusion mehrerer einkerniger Zellen entstanden sind.

1

Tabelle 1.7

Aufbau eines Sarkomer

Name	Besonderheiten
Z-Scheibe	**Z**wischenscheibe Aktinfilamente sind hier befestigt, sie bilden die Begrenzung der Sarkomere
I-Bande	**i**sotrop, heller Bereich nur Aktinfilamente die I-Bande verkürzt sich bei Muskelkontraktion
A-Bande	**a**nisotrop, dunkler Bereich in polarisiertem Licht Myosinfilamente und Aktinfilament
H-Streifen	**H**ensen-Streifen ausschließlich Myosinfilamente
M-Streifen	**M**ittelstreifen verbindet und positioniert die Myosinfilamente

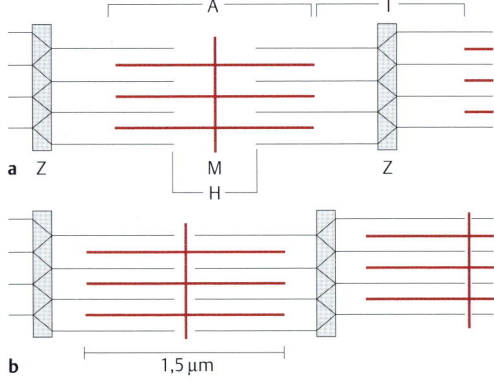

grau = Aktinfilamente   rot= Myosinfilamente

Abb. 1.4 Zwei Sarkomere mit Myofilamenten: (a) vor Kontraktion, (b) nach Kontraktion

Nach Schädigung der Skelettmuskelfaser erfolgt die Regeneration über teilungsfähige, sogenannte **Satellitenzellen**, die mit der Muskelfaser fusionieren.

MERKE

Das sarkoplasmatische Retikulum der Skelettmuskulatur ist eine Sonderform des glatten endoplasmatischen Retikulums. Funktion ist die Speicherung von Ca^{2+}-Ionen. Einstülpungen (Tubuli) des Sarkolemms (= Plasmalemm der Skelettmuskelfaser) bringen die Erregung ins Zellinnere, die zur Ca-Ausschüttung aus dem sarkoplasmatischen Retikulum (SR; synonym: endoplasmatisches Retikulum = ER) führt.

👁👆 **Prägen Sie sich den Aufbau eines Sarkomer und die Anordnung der Myofilamente gut ein – in der Physiologie werden Sie diese Grundlagen häufig benötigen.**

1.2.7.2 Die quergestreifte Herzmuskulatur

Die **quergestreifte Herzmuskulatur** besteht aus ein- bis zweikernigen Zellen mit dazwischen liegendem gefäßreichen lockeren Bindegewebe (s. S. 284). Der **Kern** der Zellen befindet sich **zentral**, umgeben von einem myofibrillenfreien Hof. Herzmuskelzellen sind verzweigt in mehrere Zellausläufer und stehen mittels Haftkomplexen in Verbindung, diese Haftkomplexe nennt man Disci intercalares **(Glanzstreifen)**, sie bestehen aus Desmosomen (zuständig für die mechanische Kopplung) und aus Gap junctions (zuständig für die Erregungsfortleitung durch elektrische und metabolische Kopplung).

1.2.7.3 Die glatte Muskulatur

Die **glatte Muskulatur** enthält ebenfalls Aktin und Myosin, jedoch nicht in regelhafter Anordnung (keine Querstreifung, daher die Bezeichnung „glatt"). Jede der spindelförmigen Muskelzellen hat einen einzigen **zentral gelegenen Zellkern**. Die Erregung erfolgt meist durch Schrittmacherzellen oder vegetative Nervenfasern. Die Weiterleitung erfolgt durch Gap junctions. Glatte Muskulatur kommt u. a. im Muskelschlauch des Gastrointestinaltraktes, Gefäßwänden, Ureter, Harnblase, Uterus, Samenleiter, Prostata, Vesica seminalis, Bronchien und am Auge (M. dilatator pupillae und M. sphincter pupillae) vor.

1.2.8 Das Nervengewebe

Das Nervengewebe besteht aus zwei Zellarten, den Nervenzellen **(Neurone)** und den Hüll- und Füllzellen **(Gliazellen)**. Man unterscheidet außerdem das zentrale Nervensystem (ZNS), zu dem Gehirn und Rückenmark gezählt werden, und das periphere Nervensystem.

1.2.8.1 Die Nervenzelle (Neuron)

Nervenzellen sind aufgebaut aus dem **Perikaryon** (Zellkörper), den **Dendriten** (Fortsätzen) und dem **Axon** (Fortsatz zur Weiterleitung des Aktionspotenzials). Sie kommunizieren untereinander mittels Synapsen, dabei handelt es sich um eine Platte am

1

Ende des Axons, an der die Transmitter ausgeschüttet werden und an der häufig Dendriten anderer Nervenzellen ansetzen.
Nervenzellen sind nicht mehr mitosefähig; sie sind daher auf Regeneration durch Reparatur angewiesen (dies erklärt z.T. den hohen Stoffwechsel der entsprechenden Syntheseorganellen: Mitochondrien, endoplasmatisches Retikulum, Golgi-Apparat).

Das Perikaryon (Soma)
Das **Perikaryon** stellt den Zellkörper dar (Soma), der einen bläschenförmigen Kern, einen Nukleolus, viel raues endoplasmatisches Retikulum und den Golgi-Apparat enthält. Ebenso enthält er die Nissl-Substanz (syn. Nissl-Schollen = raues endoplasmatisches Retikulum und freie Ribosomen).

Die Dendriten
Dendriten sind multiple, verzweigte Zellfortsätze, welche Erregungen aufnehmen und sie in Richtung Perikaryon weiterleiten. Sie vergrößern die Zelloberfläche erheblich (z.B. 100fach bei einer Purkinje-Zelle). Im somanahen Dendritenbereich findet sich ebenfalls Nissl-Substanz.

Das Axon (Neurit)
Das **Axon** dient der Erregungsfortleitung. Pro Nervenzelle existiert nur ein Axon. Es beginnt am **Ursprungskegel** (Axonhügel), der frei ist von Nissl-Substanz, und kann eine Länge von bis zu 1 m erreichen. Gefüllt ist das Axon mit Neurofilamenten (Intermediärfilamenten) und Mikrotubuli. Der Stofftransport kann in zwei Richtungen erfolgen: anterograd erfolgt ein Vesikel- und Nährstofftransport in Richtung Synapse, retrograd ein Transport Richtung Perikaryon. Am Ende verzweigt sich das Axon und bildet die Synapsen.

MERKE

Die Dendriten leiten die Erregung zum Perikaryon hin (afferent, meist kurz), das Axon leitet die Erregung vom Perikaryon weg (efferent, meist lang). Bei ähnlicher Morphologie spricht man von einem dendritischen Axon.

Die Synapsen
Synapsen sind **spezialisierte Kontaktstellen**, die die **Erregungsübertragung** von Neuronen auf andere Zellen auf verschiedene Arten ermöglichen. Der Mensch besitzt v.a. chemische Synapsen (z.B. mit Acetycholin als Transmitter), die die Erregung in eine Richtung oder auch in beide Richtungen (reziproke Synapse) weiterleiten. Die Synapsen enthalten Mitochondrien und Vesikel, die Transmitter speichern. Der Transmitter wird dann an der präsynaptischen Membran ausgeschüttet und diffundiert durch den Spalt an die Rezeptoren der postsynaptischen Membran. Dies führt dann meist zu einem Aktionspotenzial und somit zur Weiterleitung der Erregung.
Je nach ihrer Anheftungsstelle an den anderen Nervenzellen bezeichnet man Synapsen als axo-dendritisch, axo-somatisch oder axo-axonal.
Die Membranen der Synapse werden durch Filamente verknüpft. (Die Rezeptoren werden durch intrazytoplasmatische Ankerproteine am Ort gehalten.)

Die verschiedenen Nervenzelltypen
Nach morphologischen Gesichtspunkten kann man folgende Arten von Nervenzellen unterscheiden:
- **multipolare Nervenzelle:** häufigste Form, besitzt zahlreiche Dendriten und ein Axon
- **bipolare Nervenzelle:** selten, kommt v.a. in sensorischen Organen (Ggl. spirale, Bulbus olfactorius oder Retina) vor, besitzt einen Dendriten und ein Axon
- **pseudounipolare Nervenzelle:** die Zelle hat einen Fortsatz, der sich nach kurzem Verlauf aufzweigt (in der Regel zum einen in Richtung ZNS und zum anderen in Richtung Peripherie). Pseudounipolare Nervenzellen kommen vor allem in sensiblen Ganglien (Spinalganglien) vor und entstehen aus bipolaren Nervenzellen.
- **unipolare Nervenzelle**: v.a. in der Retina (Photorezeptoren, s.S. 511).

1.2.8.2 Die Neuroglia
Die Neuroglia sind die **Hüll- und Stützzellen** des Nervensystems. Sie stammen entwicklungsgeschichtlich aus der Neuralleiste für das periphere Nervensystem und aus dem Neuralrohr für das ZNS (s.S. 54).

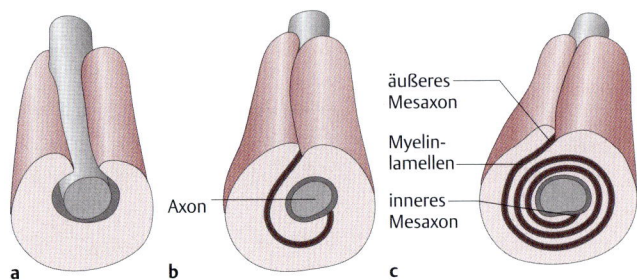

äußeres Mesaxon
Myelin-lamellen
Axon
inneres Mesaxon

a   b   c

Abb. 1.5 Markscheidenbildung: Das Axon legt sich an die Schwann-Zelle. An der Stelle, wo sich die Membranen der Schwann-Zelle bei der Einfaltung berühren, entsteht das Mesaxon

Die Neuroglia des peripheren Nervensystems
Das Axon wird von einer Hülle umgeben, bei markhaltigen Nervenfasern ist dies die Markscheide. Gebildet wird die Markscheide von **Schwann-Zellen** (= Lemnozyten) (**Abb. 1.5**). Das Mesaxon stellt die Umschlagfalte der Zellmembran einer Schwann-Zelle dar. Das Anfangssegment (Initialsegment) des Axons ist markscheidenfrei. In gleichmäßigen Abständen wird die Markscheide durch Einschnürungen unterbrochen, die sog. **Ranvier-Schnürringe**. Die Basalmembran ist hier aber nicht unterbrochen. Im Bereich der Schnürringe verlassen Nervenäste (Kollateralen) das Axon. Außerdem gibt es noch die sog. Mantel- oder **Satellitenzellen**, sie liegen um die Perikarya der Ganglienzellen herum.

Die Neuroglia des ZNS
Man unterscheidet folgende zentrale Gliazellen:
- **Astrozyten:** Sie haben ein sternförmiges Aussehen und sind an der Blut-Hirn-Schranke beteiligt (s. S. 495) indem sich ihre Zellfortsätze („Gefäßfüßchen") um die Kapillaren im Gehirn legen. Des Weiteren ernähren sie die Neurone und entsorgen die Transmitter. Man unterscheidet protoplasmatische Astrozyten mit wenigen Fortsätzen und fibrilläre Astrozyten mit vielen langen Fortsätzen. Bei krankhaften Veränderungen im ZNS bilden sie Narben.
- **Oligodendrozyten:** Sie bilden die Markscheiden des ZNS. Ein Oligodendrozyt umfasst mit seinen Fortsätzen 50 Axone.
- **Pituizyten:** Sie sind Gliazellen, die nur in der Neurohypophyse (Hypophysenhinterlappen) lokalisiert sind
- **Mikrogliazellen** (Hortega-Zellen): Sie sind sehr beweglich und können phagozytieren (Makrophagen des ZNS). Man unterscheidet ruhende und aktivierte Mikrogliazellen. (Als **Makroglia** werden Astrozyten, Oligodendrozyten und Pituizyten zusammengefasst. Manchmal werden auch nur die Astrozyten zur Makroglia gezählt).
- **Ependymzellen:** Diese iso- bis hochprismatischen Zellen kleiden die Ventrikel und den Zentralkanal aus.

1.2.8.3 Der periphere Nerv
Die Nervenfasern im peripheren Nervensystem sind zu Bündeln zusammengefasst, dazwischen befindet sich **Endoneurium**. Ein Bündel wird vom **Perineurium** umhüllt. Mehrere Bündel bilden einen Nerv, der vom **Epineurium** umgeben ist.
Im histologischen **Querschnitt** des peripheren Nervs zeigen sich Axone verschiedener Größe mit ihrer markhaltigen Hülle, marklose Nervenfasern und dazwischen Bindegewebe. Man spricht hier von einem gemischten Nerv, da markhaltige und marklose Fasern gemeinsam vorkommen.

MERKE

Zellkerne in Querschnitten eines peripheren Nervs sind entweder Fibroblasten oder Zellkerne der Schwann-Zellen.

Histologischer **Längsschnitt** des peripheren Nervs: Die Axone erscheinen hier wellig, bei markhaltigen Axonen sind **Ranvier-Schnürringe** (Ranvier-Knoten) sichtbar. Zwischen zwei Ranvier-Knoten befinden sich die **Internodien**, außerdem sind die sog. **Schmidt-Lantermann-Einkerbungen** (Myelininzisuren: Zytoplasma zwischen den Lamellen der Schwann-Zellen, sog. nicht kompaktes Myelin, mit vielen Nexus zum Stoffaustausch) zu erkennen.

Differenzieren Sie immer zwischen einem Axon, einer Nervenfaser (+ Axonscheide + Basalmembran) und einem Nerv.

Die Regenerationsvorgänge nach Durchtrennung einer Nervenfaser
Nach Durchtrennung einer Nervenfaser unterscheidet man, vom Perikaryon aus gesehen, einen distalen (= peripheren) und einen proximalen (= zentralen) Nervenfaseranteil. Im distalen Stumpf der Nervenfaser geht das distale Axonsegment sowie die Markscheide zugrunde (absteigende oder anterograde Degeneration, **Waller-Degeneration**).
Am proximalen Ende kommt es zur aufsteigenden (retrograden) Degeneration. Das Perikaryon schwillt an, der Kern wird zum Zellrand verdrängt, es kommt zur Chromatolyse. Die Schwann-Zellen teilen sich nun und bilden sog. Büngner-Bänder und damit eine Leitschiene. Anschließend wachsen der distale und der proximale Anteil wieder zusammen. Die Axone und damit der Nerv regenerieren sich aus dem zentralen Anteil heraus.

1.2.8.4 Das Spinalganglion
Das **Spinalganglion** ist ein sensibles Ganglion mit pseudounipolaren Nervenzellen und ist im Foramen intervertebrale innerhalb der Hüllen des Rückenmarks lokalisiert (Duratasche). Kennzeichen von Spinalganglien sind auffällig große, runde Nervenzellen sowie ein heller, großer Zellkern mit kräftig gefärbtem Nukleolus. Im Zytoplasma befindet sich Nissl-Substanz und eventuell Lipofuszin. Charakteristischerweise sind Spinalganglien von Kapselgewebe umgeben. Die Nervenzellen des Spinalganglions sind meist von einem Kranz aus Mantelzellen umgeben. Die Mantelzellen selbst enthalten kleine dunkle Kerne.

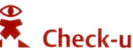
MERKE

Im Spinalganglion findet keine Umschaltung statt. Hier liegen lediglich die Zellkörper der Nervenzellen zusammen an einem Ort.

Check-up
✔ Wiederholen Sie die verschiedenen Gliazellen, sie sind für das Verständnis der Neuropathologie von großer Bedeutung.
✔ Machen Sie sich noch einmal den Ablauf der chondralen und enchondralen Ossifikation klar.

1.3 Die allgemeine Anatomie des Nervensystems

Lerncoach
Sie lernen in diesem Kapitel die Grundelemente des Nervensystems kennen. Diese Begriffe werden im Kapitel ZNS (S. 425) später wieder aufgegriffen und verwendet. Prägen Sie sich daher die hier aufgeführten Grundlagen gut ein.

1.3.1 Der Überblick
Abb. 1.6 zeigt einen allgemeinen Überblick über den Aufbau des Nervensystems.

1.3.2 Das zentrale Nervensystem (ZNS)
Zum zentralen Nervensystem zählen Gehirn und Rückenmark. Das **Gehirn** besteht aus einer äußeren **grauen Schicht**, der Rinde **(Kortex)**, und einer innen gelegenen **weißen Schicht**, dem Mark **(Medulla)**. Außerdem gibt es noch innere graue Anteile, die viele Nervenzellkörper (Perikaryen) enthalten, man bezeichnet sie als **Ganglien** oder **Nuclei** (Kerne).

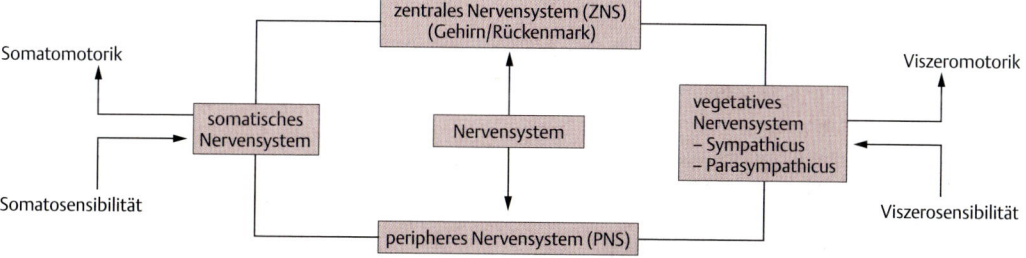
Abb. 1.6 Allgemeiner Aufbau des Nervensystems

Das **Rückenmark** hat äußere weiße Anteile und innere graue Anteile, d. h. im Vergleich zum Gehirn sind die **Schichten umgekehrt** angeordnet.

1.3.3 Das periphere Nervensystem
1.3.3.1 Die Gliederung des peripheren Nervensystems
Zum peripheren Nervensystem gehören alle durch den Körper ziehenden Nerven, man unterteilt sie in **12 Hirnnervenpaare** (sie haben örtlich gesehen ihren Ursprung im Gehirn, ziehen aber in die Peripherie) und in **31–33 Spinalnervenpaare** (sie haben ihren Ursprung im Rückenmark; funktionell können Impulse auch zum ZNS geleitet werden):
- Ein- und Ausgang der Hirnnerven: Kerne der grauen Substanz des Gehirns
- Ein- und Ausgang der Spinalnerven: graue Substanz des Rückenmarks, jeder Mensch besitzt 8 Zervikal-, 12 Thorakal-, 5 Lumbal-, 5 Sakral- und 1–3 Kokzygealnervenpaare. Die 8 Zervikalnervenpaare kommen dadurch zustande, dass zwischen Schädel und dem 1. Halswirbel die Zählung mit 1 und nicht mit 0 beginnt.

Die Spinalnerven
Die paarigen Spinalnerven entstehen durch Vereinigung von Fasern aus der vorderen (efferente Fasern) und der hinteren (afferente Fasern) Rückenmarkwurzel und verlassen den Wirbelkanal durch die Foramina intervertebralia. Durch die vordere Wurzel (**Radix anterior** oder motoria) erreichen die efferenten motorischen Fasern die Peripherie, durch die hintere Wurzel (**Radix posterior** oder sensoria) treten die afferenten sensiblen Fasern ein, dort befindet sich auch das **Spinalganglion**. Nach dem Durchtritt durch das Foramen intervertebrale teilt sich der sehr kurze Spinalnerv in folgende Äste auf (Abbildung s. S. 121).
- **R. anterior** (= R. ventralis): sensible und motorische Innervation der seitlichen und vorderen Rumpfwand
- **R. posterior** (= R. dorsalis): sensible und motorische Innervation des Rückens
- **R. communicans** albus et griseus: Fasern des vegetativen Nervensystems zum und vom Grenzstrang
- **R. meningeus:** innerviert sensibel die Hirn- und Rückenmarkshäute.

1.3.3.2 Die weitere Unterteilung der Nerven
Die weitere Unterteilung der Nerven erfolgt nach ihrer Funktion. Man unterscheidet:
- sensible, afferente Nerven (sensorisch = speziell sensibel, z. B. Hören)
- motorische, efferente Nerven.

MERKE

Afferent bedeutet: zum ZNS hin ziehend;
efferent bedeutet: vom ZNS weg ziehend.

Des Weiteren unterscheidet man ein **somatisches (animalisches) Nervensystem** für die Verbindung zwischen Körper und Umwelt und ein **vegetatives (autonomes) Nervensystem** für die Innervation der inneren Organe. Die Nervenfasern des animalischen und vegetativen Nervensystems kann man unterteilen in:
- somato-afferent (auch: somatosensibel): Erregungsleitung von Rezeptoren zum ZNS
- somato-efferent (auch: somatomotorisch): Erregungsleitung vom ZNS zu den Muskeln
- viszero-afferent (auch: viszerosensibel): Erregungsleitung von den inneren Organen zum ZNS
- viszero-efferent (auch: viszeromotorisch): Erregungsleitung vom ZNS zu den inneren Organen.

1.3.3.3 Die Nervenleitungsgeschwindigkeit
Wie schnell eine Nervenfaser den Eingangsimpuls weiterleitet, hängt vom Durchmesser des Axons und der Myelinscheide ab. Die Leitungsgeschwindigkeit ist umso höher, je größer der Durchmesser des Axons und je dicker die Myelinscheide ist. Die Einteilung der Nervenfasern ist in **Tab. 1.8** gezeigt.

Klinischer Bezug

Demyelinisierende Erkrankungen: Es gibt eine ganze Reihe von Erkrankungen, die mit einem Abbau der Markscheiden einhergehen. Bekanntestes Beispiel ist die multiple Sklerose, bei der es zum Auftreten multipler Entmarkungsherde im ZNS kommt ($\rightarrow$ Vernarbung $\rightarrow$ Verhärtung = Sklerose). Häufige Symptome sind Sensibilitätsstörungen, Sehstörungen und Blasenfunktionsstörungen. Die Ursache ist nicht sicher bekannt, vermutlich handelt es sich um einen autoimmunologischen Prozess. Die Erkrankung verläuft

Tabelle 1.8

Einteilung der Nervenfasern

Gruppen-bezeichnung	Kennzeichen	Durchmesser	Leitungsgeschwindigkeit	Beispiel
A – Aα – Aβ – Aγ – Aδ	lange Internodien, markhaltig	große Durchmesser 10–20 µm 7–15 µm 4–8 µm 3–5 µm	hohe Geschwindigkeit 60–120 m/s 40–90 m/s 30–45 m/s 5–25 m/s	Efferenzen zu extrafusaler Muskelfaser Afferenz aus Muskelspindel Hautafferenzen (Berührung) Efferenzen zu intrafusalen Muskelfasern Hautafferenzen (Temperatur)
B	kürzere Internodien, markhaltig	geringe Durchmesser, 1–3 µm	mittlere Geschwindigkeit, 3–15 m/s	präganglionäre vegetative Fasern
C	marklos	kleine Durchmesser, 0,3–1 µm	langsame Geschwindigkeit, 0,5–2 m/s	postganglionäre vegetative Fasern, Hautafferenzen (Schmerz)

meist in Schüben, die Therapie erfolgt mit Interferon, einem Zytokin (Botenstoff zwischen Zellen).

Check-up

✔ **Wiederholen Sie den Aufbau des Spinalnervs.**

1.4 Die allgemeine Anatomie des Kreislaufsystems

Lerncoach

Verdeutlichen Sie sich beim Lesen des folgenden Kapitels vor allem den grundsätzlichen Aufbau der Gefäßwände von Venen und Arterien.

1.4.1 Der Überblick

Herz und Blutgefäße bilden die Organe des Blutkreislaufs, wobei man Arterien, Venen und Kapillaren unterscheidet. Hauptfunktion des Blutkreislaufs ist der Transport. Es ist ein Kreislauf mit 2 Pumpen (rechtes und linkes Herz). Man unterscheidet einen großen Körperkreislauf und einen kleinen Lungenkreislauf (ausführliche Beschreibung s. S. 282). Weiterhin wird das Lymphgefäßsystem zum Kreislauf gerechnet. Es wird auf S. 302 besprochen.

1.4.2 Die Blutgefäße

Man unterteilt die Blutgefäße, je nach ihrer Flussrichtung, in **Arterien** und **Venen**. Arterien ziehen vom Herzen weg in die Peripherie, Venen ziehen aus der Peripherie zum Herzen hin. **Arterielles**

Blut ist definitionsgemäß sauerstoffreich, **venöses Blut** sauerstoffarm. Normalerweise befindet sich arterielles Blut in Arterien und venöses Blut in Venen. Ausnahmen stellen der Lungenkreislauf (s. S. 275) und die Plazentagefäße des Embryos dar. Damit Blutgefäße im Sinne der Kreislaufregulation ihren Querschnitt verändern können, werden sie von adrenergen, sympathischen Fasern versorgt. Diese efferenten Fasern des Sympathikus werden im Grenzstrang umgeschaltet und regulieren den Muskeltonus der Gefäße (s. S. 417).

1.4.3 Die Histologie der Blutgefäße

Die Wände von Arterien und Venen sind prinzipiell gleich aufgebaut. Man unterscheidet folgende 3 Schichten:

- Tunica intima **(Intima)**: besteht aus dem Endothel und einer subendothelialen Bindegewebsschicht
- Tunica media **(Media)**: besteht aus glatten Muskelzellen und elastischen bzw. kollagenen Fasern, die vorwiegend zirkulär angeordnet sind
- Tunica externa **(Adventitia)**: Bindegewebsschicht, enthält kollagene und elastische Fasern, Fibroblasten, Blutgefäße, Nerven.

Zwischen Intima und Media bzw. Media und Adventitia kann jeweils eine Membrana elastica interna bzw. externa liegen.

In **Tab. 1.9** sind die histologischen Unterschiede zwischen Venen und Arterien noch einmal verdeutlicht.

Man unterscheidet außerdem Arterien vom elastischen Typ und vom muskulären Typ. Zu den **Arterien vom muskulären Typ** zählen die mittleren

Tabelle 1.9

Histologische Unterschiede zwischen Arterien und Venen

	Arterie	Vene
Tunica intima (Intima)	– Endothel (sog. intrazelluläre Stressfasern) – subendotheliale Bindegewebs-schicht (Lamina propria) – Membrana elastica interna	– Endothel Intimaduplikatur = Klappen bei größe-ren Venen – wenig Bindegewebe – unvollständige Membrana elastica interna
Tunica media (Media)	– ringförmige Schicht glatter Muskulatur – elastische Fasernetze (= Membranae fenestrae)	– bei kleinen Venen nicht vorhanden – bei größeren Venen nur schwach aus-gebildet – besteht v. a. aus netzartig ver-knüpften Muskel-fasern mit kollage-nem Bindegewebe und elastischem Material
Tunica externa (Adventitia)	– Membrana elas-tica externa – adventitielles Bindegewebe mit kollagenen Fasern	– bei Venen breiter als bei Arterien – aus lockerem kolla-genem Bindege-webe mit elasti-schen Fasernetzen und Muskelfasern

und kleineren Arterien (z. B. A. radialis, A. femoralis, A. tibialis). Die Media enthält dicht gepackte glatte Muskelzellen.

Arterien vom elastischen Typ sind vor allem die großen herznahen Gefäße (Aorta, A. pulmonalis, A. carotis). Sie besitzen eine sehr dicke Media mit dicht gepackten elastischen Fasernetzen.

Die **Arteriolen** sind die letzte Station vor den Kapil-laren (präkapillar), sie besitzen keine Adventitia, da sie meist schon im Organ liegen. Sie dienen u. a. der Blutdruckregulation.

Im histologischen Präparat erscheinen die Venen wegen ihrer geringen Wanddicke zu-sammengedrückt, wohingegen die Arterien meist einen rundlichen Querschnitt aufweisen.

Venenklappen sind taschenförmige Aussackungen der Intima, die in das Lumen der Vene hineinragen. Sie kommen vor allem in den Venen der oberen und unteren Extremität vor. Sie haben Ventilfunktion

Tabelle 1.10

Wichtige Bezeichnungen der Blutgefäße

Name	Definition
Anastomose	Verbindung zwischen Arterien, Venen oder Lymphgefäßen
Drosselvenen	venöse Gefäße, können Blut stauen, z. B. in den Corpora cavernosa (s. S. 381)
Endarterie	ohne Anastomose oder Kollaterale, z. B. Herz
Kollateral-kreislauf	Umgehungskreislauf
Plexus	Geflecht von Venen, Lymphgefäßen oder Nerven
Sinus (wörtl. Bucht, Tasche)	erweitertes Mikrogefäß (s. S. 343 Milz) Ausbuchtung nach Klappen (Aorta) venö-ser Blutleiter (s. S. 499 Sinus durae matris)
Sinusoide	sehr weite Kapillaren, z. B. Leber
Sperrarterie	kann Lumen durch Muskelkontraktion vollständig verschließen

für den Blutfluss, d. h. sie erlauben nur den Fluss in Richtung Herz.

Die arteriovenöse Kopplung
In der Regel liegen zwei Begleitvenen und eine tie-fer gelegene Arterie zusammen. Durch das Adven-titia-Bindegewebe sind diese Strukturen fest mit-einander verbunden, so dass die arterielle Puls-welle die Venenlumina einengt und somit die venöse Blutsäule bewegen kann. Dieser Mechanis-mus dient – wie auch die Venenklappen oder auch die Muskelpumpe – dem Rücktransport des venösen Blutes zum Herzen.

1.4.3.1 Die Kapillaren
Das Blut durchläuft nacheinander Arterien, Arterio-len, Kapillaren, Venolen und Venen. Die Kapillaren bilden ein stark verzweigtes Netzwerk (Kapillar-bett), hier gibt das Blut Sauerstoff und Nährstoffe ans Gewebe ab und nimmt Kohlendixod und Stoff-wechselprodukte auf.

Kapillaren haben einen Durchmesser von 5–15 µm und einen dreischichtigen Aufbau:
- **Endothelzellen** (platt, ovoider Zellkern):
  - geschlossen (kontinuierlich): in der Blut-Hirn-Schranke. Ausnahmen: neurohämale Organe wie z. B. am Hypophysenstiel (Infundibulum = Eminentia mediana, s. S. 442) und in der Rautengrube (Area postrema, s. S. 448)

- gefenstert mit (Speichen-)diaphragma: im Plexus choroideus (s. S. 493)
- gefenstert ohne Diaphragma: Nierenglomeruli (s. S. 350), Lebersinusoide (s. S. 334)
- lückenhaft (diskontinuierlich): Milz-Sinus, Anfänge der Lymphkapillaren
- **Basalmembran** (Basallamina im Elektronenmikroskop)
- **Perizyten** (flache, kontraktile Zellen mit langen verzweigten Ausläufern). Keine durchgehende Schicht!

MERKE

Blutkapillaren kommen in fast allen Organen vor (Ausnahmen: Kornea, Augenlinse und Knorpel).

Klinischer Bezug

Arteriosklerose: Bei der Arteriosklerose kommt es zu einer krankhaften Veränderung der Arterien mit Verhärtung, Elastizitätsverlust und Lumeneinengung. Ursächlich sind zahlreiche Faktoren, u. a. Bluthochdruck, hohe Blutfettwerte, Diabetes mellitus, familiäre Belastung oder Stress. Die Arteriosklerose hat zahlreiche schwerwiegende Folgen, so kann sie z. B. bei Befall der Herzkranzgefäße (sog. KHK = koronare Herzkrankheit) einen Herzinfarkt verursachen.

 Check-up
- ✔ Wiederholen Sie die unterschiedlichen Kapillartypen und wo sie vorkommen.
- ✔ Verdeutlichen Sie sich noch einmal die Unterschiede des Wandaufbaus von Arterien und Venen.

1.5 Die allgemeine Anatomie des Immunsystems

 Lerncoach
Das folgende Kapitel enthält viele Überschneidungen mit den Kapiteln Physiologie, Biochemie und Histologie, dies können Sie zum fächerübergreifenden Lernen nutzen.

1.5.1 Der Überblick
Man unterscheidet primäre lymphatische Organe, die der Bildung und Reifung der Immunzellen dienen, von sekundärem lymphatischen Organen, in denen die Auseinandersetzung der Immunzellen mit den Fremdstoffen stattfindet.
Folgende Organe und Gewebe werden zum **primären lymphatischen System** gerechnet:
- Knochenmark
- Thymus (lymphoepithelial aufgrund der Entwicklung, s. S. 47)

Zum **sekundären lymphatischen System** zählen:
- lymphoepitheliale Organe (aufgrund der Nähe zum Epithel): Tonsilla palatina, Tonsilla pharyngea(lis), Tonsilla tubaria mit Seitensträngen, Tonsilla lingualis, (s. S. 135)
- (schleim-)haut-assoziiertes lymphatisches Gewebe (z. B. MALT = mucosa associated lymphatic tissue: v. a. Peyer-Plaques im Dünndarm)
- lymphoretikuläre Organe: Lymphknoten, Milz (s. S. 342)

1.5.2 Die Strukturen des lymphatischen Systems
1.5.2.1 Die Lymphknoten
Lymphknoten **(Nodi lymphoidei)** sind ca. 2–30 mm groß (teilweise sogar bis zu 1 cm groß) und bohnenförmig. Sie filtern mit der Lymphe transportierte Bakterien, Viren, Tumorzellen und Zelltrümmer heraus und bauen sie ab.
Der Lymphknoten wird von einer **Organkapsel** umschlossen bestehend aus Kollagenfasern (auch mit elastischen Fasern und gelegentlich mit glatten Muskelzellen). Von der Kapsel zum Inneren ziehen Trabekel (Bindegewebe) mit Blutgefäßen. Zwischen den Trabekeln liegt retikuläres Bindegewebe, das in **Rinde** (Kortex, B-Zone), **Parakortikalzone** (Parakortex, T-Zone) und **Mark** (Medulla) unterteilt wird (**Abb. 1.7**):
- Die **Rinde** besteht aus Lymphozyten, die sich zu ringförmigen Lymphfollikeln **(Sekundärfollikeln)** zusammenlagern und hauptsächlich aus B-Lymphozyten bestehen. Der Follikel ist aufgebaut aus einem Randwall und einem Reaktionszentrum („Keimzentrum").
- T-Lymphozyten befinden sich hauptsächlich in der **parakortikalen Zone** (d. h. zwischen Rinde und Mark). Dieser Parakortex enthält postkapil-

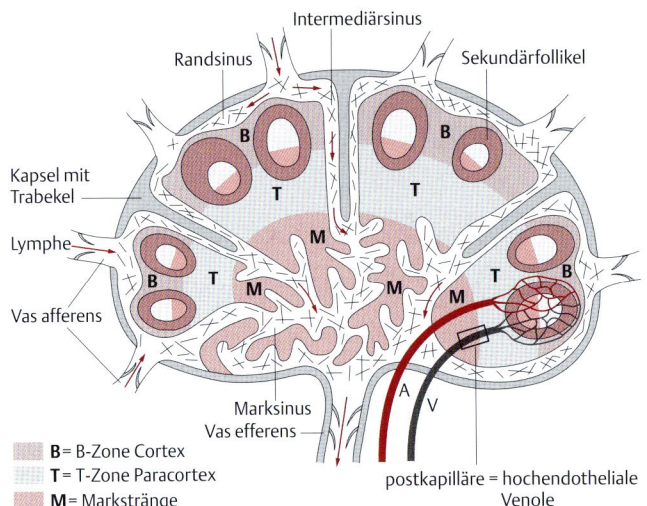

B = B-Zone Cortex
T = T-Zone Paracortex
M = Markstränge

postkapilläre = hochendotheliale Venole

Abb. 1.7 Schema eines Lymphknotens

lare Venolen, die aufgrund ihres iso- bis hochprismatischen Endothels auch als hochendotheliale Venolen (high endothelian venules: HEV) bezeichnet werden. Hier können Lymphozyten von der Blutbahn in die Lymphbahn (bzw. in den Lymphknoten) aufgrund spezieller Adhäsionsmoleküle an der Gefäßwand übertreten (Diapedese).

- Das **Mark** liegt unterhalb der Rinde und am Hilum, es besteht v. a. aus strangförmig angeordneten Retikulum-, Plasmazellen und Makrophagen. Es enthält keine Lymphfollikel. Hier ist auch die Speicherung von Kohlepartikeln (z. B. Tätowierung, Luftverschmutzung) möglich.

In den Lymphknoten werden die antigenspezifischen B-Lymphozyten vermehrt und in Plasmazellen umgewandelt, zudem werden B-Gedächtniszellen ausgebildet.

MERKE

Die Antikörper bildenden Plasmazellen finden sich am häufigsten in den Marksträngen.

Mehrere Gefäße führen an der konvexen Seite Lymphe an den Lymphknoten heran **(Vasa afferentia)**. Am Hilum verlässt die Lymphe den Lymphknoten über die **Vasa efferentia**.

1.5.2.2 Thymus s. S. 294

1.5.2.3 Milz s. S. 342

1.5.2.4 Dünndarm s. S. 313

1.5.3 Die Abwehrmechanismen des Organismus

1.5.3.1 Die unspezifische Abwehr

Die **unspezifische Abwehr** setzt sich aus einem zellulären und einem humoralen Anteil zusammen. Der **zelluläre Teil** umfasst Makrophagen, Monozyten und Granulozyten. Zum **humoralen Teil** gehören u. a. das Enzym Lysozym, das Zellwände von Bakterien spalten kann und das Komplementsystem. Hierbei handelt es sich um eine Gruppe von Proteinen, deren kaskadenartige Aktivierung zur Abtötung von Bakterien und anderen Zellen führt. Im Gegensatz zur spezifischen Abwehr erkennt die unspezifische Abwehr Antigene unspezifisch. Um die Erreger völlig zu eliminieren, arbeiten unspezifische und spezifische Abwehr zusammen.

1.5.3.2 Die spezifische Abwehr

Die **spezifische Abwehr** kann bestimmte Oberflächenmerkmale von Fremdkörpern direkt erkennen und eine gezielte Abwehrreaktion dagegen auslösen. Die Träger der spezifischen Immunantwort sind die **Lymphozyten**. Es gibt T-Lymphozyten und B-Lymphozyten. Die Funktion der spezifischen

Abwehr ist die Erkennung körperfremder spezifischer Antigene. Gegen diese Antigene werden von Plasmazellen (s. S. 25) Antikörper gebildet, die sich spezifisch gegen das Antigen richten **(Antigen-Antikörper-Reaktion)**. Gemeinsam mit der unspezifischen Abwehr werden die Antigene dann unschädlich gemacht.

Eine weitere wichtige Rolle sowohl bei der spezifischen als auch bei der unspezifischen Immunantwort spielt der **Major Histocompatibility Complex MHC**. Diese Moleküle kommen auf fast allen Körperzellen vor und werden zusammen mit den Fremdantigenen präsentiert. Der MHC-Komplex ist entscheidend für die Unterscheidung zwischen Fremd- und Eigenmaterial. Der MHC-Komplex kommt in 2 Formen vor:

- **MHC Klasse I**: in der Membran aller kernhaltigen Zellen
- **MHC Klasse II**: auf professionellen, Antigen präsentierenden Zellen (APZ), die mit T-Helfer Zellen interagieren: B-Lymphozyten. Makrophagen, interdigitierende dendritische Zellen usw.

Klinischer Bezug

Schutzimpfungen (Immunisierung): Unter Immunisierung versteht man das Ausbilden einer spezifischen Immunantwort auf bestimmte Antigenreize und die darauf folgende Gedächtnisbildung. Man kann diesen Erstkontakt mit dem Antigen durch Schutzimpfungen vorwegnehmen. Bei der aktiven Immunisierung gibt man abgeschwächte Antigene, auf die der Körper dann mit Antikörper- und Gedächtniszellenbildung reagiert. Bei der passiven Immunisierung werden spezifische Antikörper direkt zugeführt, ohne dass der Körper sie selbst bilden muss (humorale Immunität). Der Schutz hält hier nur solange an, bis die Antikörper wieder abgebaut sind. In der Regel wird bei Verdacht auf Kontakt passiv geimpft, d. h. zur Prophylaxe, da keine Zeit mehr für eine aktive Immunisierung besteht. Eine andere Indikation für die Antikörpergabe wäre eine Immunschwäche. (Antikörper sind ein „Abfallprodukt" der Erythrozytenkonzentrat-Herstellung).

 Check-up

✔ **Rekapitulieren Sie den Aufbau eines Lymphknotens.**
✔ **Machen Sie sich die grundlegenden Unterschiede zwischen der spezifischen und unspezifischen Abwehr klar.**

1.6 Blut und Knochenmark

 Lerncoach

Das Thema Blut ist wichtig für die klinische Tätigkeit und wird gerne geprüft, prägen Sie sich daher die einzelnen Blutzellen und ihre Funktion gut ein.

1.6.1 Der Überblick

Blut besteht aus dem Plasma, das u. a. Proteine und Elektrolyte enthält, und den Blutzellen. Nachfolgend sind die durchschnittlichen Werte im normalen Blutbild eines Erwachsenen aufgeführt (Bezugsgröße meist 1 mm^3 = 1 µl. Beachte: Die Werte sind Durchschnittswerte. Außerdem gibt es Alters- und Geschlechtsunterschiede):

- Erythrozyten: 5 Mio/µl
  - Hämatokrit (Hkt): 50%
  - Hämoglobin: 15 g/dl
- Leukozyten: 5000/µl
  - neutrophile Granulozyten: 3000/µl (60%)
  - Lymphozyten: 1500/µl (30%)
  - Monozyten: 300/µl (6%)
  - eosinophile Granulozyten: 150/µl (3%)
  - basophile Granulozyten: < 50/µl (1%)
- Thrombozyten: 300 000 /µl

MERKE

Leukozytenarten in abnehmender Häufigkeit: Never let monkeys eat bananas (60–30–6–3–1).

1.6.2 Die einzelnen Blutzellen

1.6.2.1 Die Erythrozyten
(Mann 4,5–6,3 Mio/µl; Frau 4,2–5,5 Mio/µl)
Die **Erythrozyten** (rote Blutkörperchen) sind **kernlose**, runde Scheiben mit einem **Durchmesser** von 7,5 µm. Sie besitzen keine Mitochondrien und enthalten das Hämoglobin, das Sauerstoff reversibel binden kann. Ihre Lebensdauer beträgt 100–120 Tage. Jugendliche Erythrozyten nennt man Retiku-

lozyten (*nicht* verwechseln mit den Retikulum-zellen der lymphatischen Organe). Überalterte Erythrozyten werden vor allem in der Milz, aber auch in der Leber und im Knochenmark abgebaut und von Phagozyten (Makrophagen) beseitigt.

Der Abbau der Erythrozyten („Blutmauserung")
Überalterte Erythrozyten werden vor allem in der Milz von Phagozyten beseitigt, da sie durch ihre Steifigkeit auffallen. Das Hämoglobin wird zu Häm und Globin zerlegt. Das Globin wird wieder dem Aminosäurestoffwechsel zugeführt. Das Eisen des Häms wird in der Milz in Form von Hämosiderin oder Ferritin gespeichert. Das Porphyrin des Häms wird zu Bilirubin verstoffwechselt und nach Glukuronidierung über die Galle ausgeschieden. Wird zur Neubildung von Erythrozyten Eisen benötigt, gelangt es mithilfe des Transportproteins Transferrin wieder ins Knochenmark.

1.6.2.2 Die Leukozyten (Erwachsener 3 000–11 000/µl; Kinder 5 000–13 000/µl)
Zu den weißen Blutkörperchen **(Leukozyten)** zählen Granulozyten, Monozyten und Lymphozyten. Sie sind Zellen des Immunsystems. Die Bezeichnung Granulozyt kommt durch das Vorhandensein der zahlreichen Granula im Zytoplasma zustande.

Die neutrophilen Granulozyten
Je nach Alter liegen stab- oder segmentkernige **neutrophile Granulozyten** vor (55–70%). Sie treten insbesondere bei unspezifischen Entzündungsreaktionen auf. Ihre Granula enthalten neben saurer Phosphatase und Proteasen auch Lysozym, dessen Funktion in der Andauung der Zellwand von Bakterien besteht. Außerdem bilden sie Laktoferrin, das Eisen bindet, welches Bakterien zum Wachstum benötigen. Sie sind zur Phagozytose fähig, d. h. sie können Bakterien und Gewebetrümmer „auffressen" (Eiter besteht aus verfetteten, „vollgefressenen" Granulozyten). Angelockt werden sie durch Chemotaxis, am Ort der Entzündung angekommen verlassen sie die Blutbahn. **Chemotaxis** bedeutet, dass die neutrophilen Granulozyten durch chemische Signalstoffe (= Entzündungsmediatoren, z. B. Interleukin 2) an ihren Wirkungsort herangelockt werden.

Die eosinophilen Granulozyten
Eosinophile Granulozyten (2–4%) sind etwas größer als die neutrophilen Granulozyten und haben einen zweigelappten Zellkern (Hantelform). Im Elektronenmikroskop zeigen die Granula in ihrem Inneren das sog. „Internum". Es besteht aus dem MBP (major basic protein; wirkt antiparasitär). Eosinophile Granulozyten dienen vor allem der Abwehr von Parasiten, außerdem kommen sie gehäuft bei allergischen Erkrankungen vor wie z.B. Asthma bronchiale.

Die basophilen Granulozyten
Die **basophilen Granulozyten** (0–1%) sind kleiner als die neutrophilen Granulozyten. Im Mikroskop zeigen sich intensiv blauschwarz gefärbte (basophile) Granula gefüllt mit Histamin, Heparin und Bradykinin. Basophile Granulozyten besitzen außerdem einen Rezeptor für das Fc-Fragment des IgE. Man findet diese Zellen nur sehr selten im Gewebe, sie sind den Mastzellen ähnlich („Mastzellen des Gefäßsystems", vgl. S. 8). Sie können aber ebenfalls wie die eosinophilen Granulozyten zum Ort einer allergischen Reaktion auswandern.

Die Monozyten
Monozyten (2–8%) sind die größten Leukozyten. Sie wandern nach wenigen Stunden der Zirkulation aus dem Gefäßsystem aus und heißen dann **Gewebsmakrophagen** (= Histiozyten) oder bekommen Eigennamen je nach Spezialisierung (z. B. Kupffer-Stern-Zellen der Leber). Im elektronenmikroskopischen Bild sieht man viele Mitochondrien, unterschiedliche Phagosomen und Lysosomen. Im Lichtmikroskop zeigt sich ein schuhförmiger oder nierenförmiger, einzelner Zellkern (mononukleärer Phagozyt).

Die Lymphozyten
Lymphozyten (25–40%) sind Zellen der spezifischen Immunabwehr. Ihr Zellkern füllt bis auf einen schmalen Saum die gesamte Zelle aus. Man unterscheidet kleine (am häufigsten, 6–10 µm), mittelgroße und große Lymphozyten (10–15 µm). Funktionell gibt es **T- und B-Lymphozyten** sowie **Natürliche Killerzellen** (NK-Zellen). Nur ein kleiner Anteil der Lymphozyten befindet sich kurzzeitig

im Blut, die anderen halten sich in den lymphatischen Organen und im Interstitium auf.

Die Bildung der Lymphozytenvorläuferzellen erfolgt im Knochenmark, die vorläufige Ausreifung der B-Lymphozyten ebenfalls. Die Reifung der T-Lymphozyten findet im Thymus statt (s. S. 294).

MERKE

Nur etwa 1 % der Lymphozyten befinden sich im Blut, die restlichen 99 % befinden sich im Gewebe.

Die Plasmazellen

Plasmazellen entstehen aus B-Lymphozyten. Ihre Aufgabe ist die Antikörper-Produktion (Immunglobuline) daher enthalten sie viel raues endoplasmatisches Retikulum zur Proteinsynthese. Typisch ist ihr Radspeichenkern: er kommt durch die charakteristische Anordnung von Euchromatin (aktiv und nicht anfärbar) sowie Heterochromatin (kondensiert, anfärbbar und inaktiv) zustande.

Die Thrombozyten

Thrombozyten (150 000–350 000 /µl) entstehen aus Megakaryozyten im Knochenmark durch Zytoplasmaabschnürung und sind im Grunde keine echten Zellen, sondern Bruchstücke (Fragmentozyten). Sie sind deshalb kernlos. Thrombozyten wirken an der Blutgerinnung mit, zum einen durch Ausschüttung von Stoffen wie Serotonin (aus dem Hyalomer → Vasokonstriktion) und zum anderen durch Ausschüttung von Stoffen wie Fibrin (→ Aggregation). Typisch sind histologisch das Hyalomer (heller Randbereich) und das Granulomer (dunkler Zentralbereich mit Mitochondrien und Ribosomen) sowie ein Randring aus Mikrotubuli.

1.6.3 Das Knochenmark

Das kindliche Knochenmark ist **rotes Knochenmark** und kommt in den Markräumen aller Knochen vor. Beim Erwachsenen findet sich in den Diaphysen der Knochen vor allem **gelbes Knochenmark** (= Fettmark). Das Verhältnis von rotem Knochenmark zu Fettmark ist beim Erwachsenen annähernd gleich, rotes Knochenmark befindet sich in den kurzen und platten Knochen sowie in den Epiphysen von Röhrenknochen. Das gelbe Knochenmark ist nor-

malerweise nicht an der Blutbildung beteiligt, es kann aber bei erhöhtem Platzbedarf das Fett rasch abgeben.

Die Blutbildung beginnt ab der 3. Embryonalwoche in Form von Blutinseln im Mesenchym der Dottersackwand und dauert bis zum Ende des 3. Monats an. Dann erfolgt die Blutbildung in der Leber und Milz (sog. „hepato-lienale Phase"). Überlappend erfolgt ab dem 5. Schwangerschaftsmonat die Bildung von Blutzellen im roten Knochenmark (sog. **medulläre Periode**). Hier werden rote und weiße Blutzellen sowie Thrombozyten aus pluripotenten Stammzellen **(Hämozytoblasten)** gebildet (**Abb. 1.8**). Am Ende der Schwangerschaft ist das Knochenmark normalerweise der einzige Bildungsort der so genannten myeloischen Blutzellen (v. a. Erythroblasten und Myeloblasten).

Aus den pluripotenten Stammzellen entstehen durch mitotische Teilung und differenzierte Zellteilung unipotente, spezifische Vorläuferstufen für die Erythropoese, Thrombopoese, Granulopoese und Monozytopoese sowie die Lymphopoese. Über verschiedene Zwischenstufen entstehen die reifen Blutzellen.

Klinischer Bezug

Polycythaemia vera: Bei der Polycythaemia vera kommt es zu einer autonomen Proliferation aller drei Blutzellreihen im Knochenmark, d. h. Erythropoese, Thrombopoese und Leukopoese. Hierbei ist vor allem die Erythropoese gesteigert. Die Patienten leiden unter verschiedenen Symptomen wie z. B. starker Gesichtsrötung, Juckreiz, Schwindel, Kopfschmerzen und Ohrgeräuschen. Die Laborwerte zeigen eine erhöhte Anzahl an Erythrozyten, Leukozyten und Thrombozyten, ebenso sind Hämoglobinwert und Hämatokrit erhöht. Die Therapie der Wahl besteht in regelmäßigen Aderlässen und der Gabe von α-Interferon, einem Zytokin (Botenstoff zur Kommunikation zwischen den Zellen).

Check-up

✔ **Wiederholen Sie die Verteilung der Zellen im Blut und die spezifischen Aufgaben der Leukozyten.**

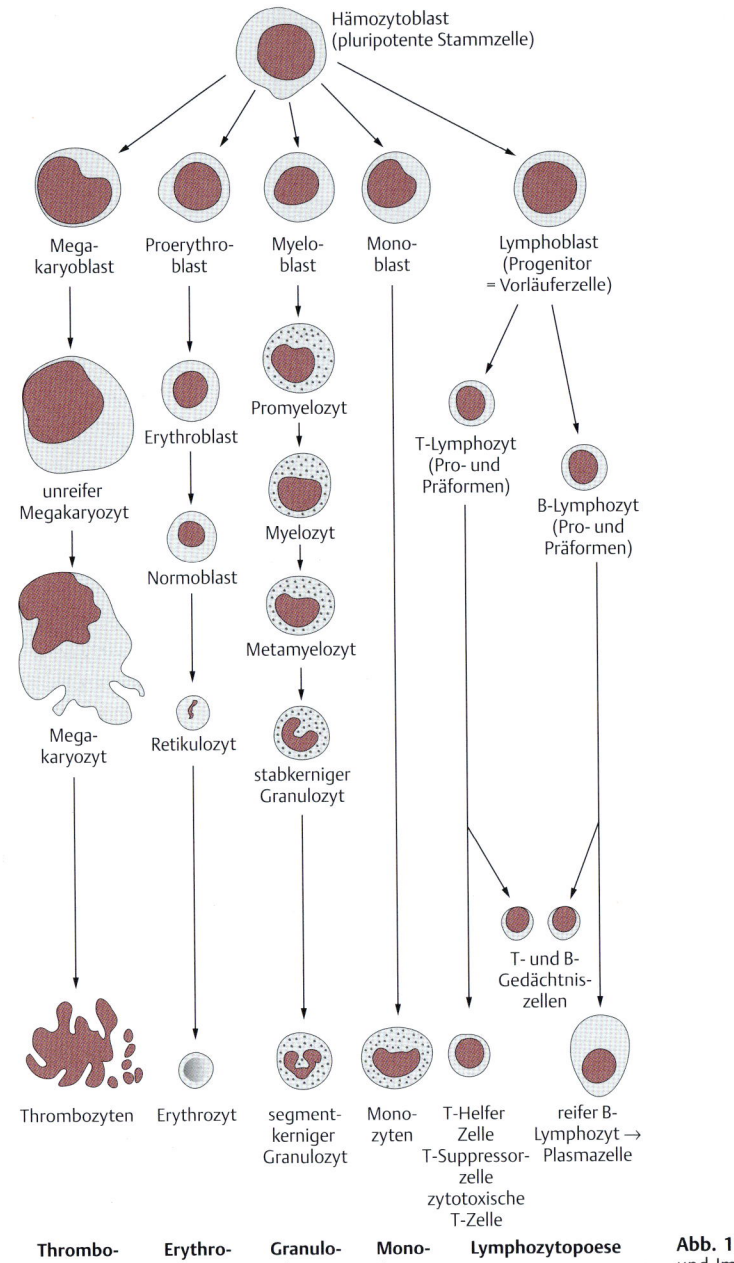

Abb. 1.8 Hämatopoese: Bildung der Blut- und Immunzellen aus Stammzellen

1.7 Die allgemeine Anatomie des Bewegungsapparates

Lerncoach

Im folgenden Kapitel geht es um den grundsätzlichen Aufbau des Bewegungsapparates. Achten Sie dabei auf die unterschiedlichen Gelenkformen und ihre Achsen (Anzahl und Lage), dann können Sie sich die Freiheitsgrade (Bewegungsmöglichkeiten) des jeweiligen Gelenks herleiten.

1.7.1 Die Knochen

Knochen bestehen makroskopisch aus einer Rindenschicht (Kortikalis) aus kompakten Knochen (Kompakta) und einer Innenschicht (Spongiosa). Außerdem kann man anhand des Aufbaus verschiedene Knochentypen unterscheiden (Tab. 1.11).

Tabelle 1.11

Charakteristika verschiedener Knochen		
	wo?	**Aufbau**
lange Knochen	Röhrenknochen der Extremitäten	– Enden: Epiphysen – Schaft: Diaphyse (+ Markhöhle) – dazwischen: Metaphysen (Zone des Längenwachstums) – Markhöhle mit gelbem Knochenmark im Bereich der Diaphyse – dicke Kompakta – spärliche, feine Spongiosa
kurze Knochen	Wirbelkörper, Hand- und Fußwurzel	– keine Markhöhle, aber rotes Mark – dünne Kortikalis – fachwerkartige Spongiosa
platte Knochen	Schädeldach, Rippen	– keine Markhöhle, aber rotes Mark – feste Kompakta – derbe Spongiosa (im Schädeldach sog. Diploë)

1.7.2 Die Gelenkverbindungen

1.7.2.1 Die Bandgelenke (Juncturae fibrosae)

Als Bandgelenk bezeichnet man zwei gegeneinander bewegliche Knochen, die durch Bindegewebe miteinander verbunden sind. Eine weitere Einteilung erfolgt in:

- **Syndesmose** (Hauptform): bindegewebige Verbindung (kollagenes oder elastisches Bindegewebe), die den am Gelenk beteiligten Knochen noch etwas Spiel lässt; beispielsweise an Ulna und Radius, Tibia und Fibula.
- **Gomphosis:** besondere Form einen Bandgelenkes, es kommt nur in der Articulatio dento-alveolaris der Zähne vor ($\rightarrow$ Zahnbeweglichkeit)
- **Sutura** (Naht): straffe Verbindung von zwei Knochen durch Bindegewebe, beispielsweise im Bereich des Schädels
- **Synostose** (Junctura ossea): Skelettverbindungen, bei denen das ursprüngliche Füllgewebe zwischen zwei Knochen durch Knochengewebe ersetzt wird, z.B. bei den Schädelnähten (Suturen, s. S. 90).

1.7.2.2 Die Knorpelgelenke (Juncturae cartilagines)

Als Knorpelgelenk bezeichnet man ein Gelenk, in dem zwei (wenig) gegeneinander bewegliche Knochen durch zwischen ihnen liegenden Knorpel verbunden sind. Eine weitere Einteilung erfolgt in:

- **Synchondrose** (Hauptform): Verbindung zweier Knochen durch hyalinen Knorpel, beispielsweise zwischen Manubrium oder Xiphoid am Sternum
- **Symphyse:** Knochenverbindung z.B. an der Schambeinfuge. Enthält mehr Bindegewebe.

Band- und Knorpelgelenke werden auch als Synarthrosen bezeichnet.

MERKE

Der Begriff Arthrose hat in Anatomie und Pathologie eine unterschiedliche Bedeutung.

1.7.2.3 Die synovialen Gelenke (Diarthrosen)

Die synovialen Gelenke bestehen aus zwei Gelenkanteilen mit einem Knorpelüberzug, sie weisen einen Gelenkspalt, eine Synovialis (Gelenkinnenhaut, die eine visköse Flüssigkeit = Synovia sezerniert, um das Gelenk zu „schmieren") und eine Gelenkkapsel um das Gelenk herum auf. Zu den synovialen Gelenken gehören beispielsweise Schulter- Hüft-, Knie- und Handgelenk.

MERKE

In einem dreidimensionalen Raum hat ein freier Körper maximal 6 Freiheitsgrade: 3 für Bewegungen um Achsen (Rotationen) und 3 für Bewegungen entlang von Achsen (Translation). Da Gelenkpartner nicht ganz frei sind, haben sie normalerweise 3 oder weniger Freiheitsgrade.

Anhand ihrer Freiheitsgrade kann man die synovialen Gelenke weiter unterteilen in (**Abb. 1.9**):

- **Dreiachsige Gelenke:** Kugelgelenk, bestehend aus einem kugelförmigen Gelenkkopf und einer Gelenkpfanne. Bewegungen um die drei Hauptachsen sind möglich. Es bestehen drei Freiheitsgrade. Beispiele sind das Schultergelenk, die Fingergrundgelenke (MCP-Gelenke) II-IV sowie das Humeroradialgelenk. Eine Sonderform ist das Nussgelenk, wie z.B. das Hüftgelenk: da der Hüftkopf zu 2/3 in der Pfanne liegt, ist seine Beweglichkeit als Kugelgelenk deutlich eingeschränkt.
- **Zweiachsige Gelenke:** Es hat nur zwei Freiheitsgrade, man unterscheidet folgende Formen:
  - Ellipsoidgelenk (Eigelenk): z.B. proximales Handgelenk, eine Rotation um die Längsachse ist nicht möglich
  - Sattelgelenk: am Daumen, zwischen Os trapezium und Os metacarpale I
  - Drehscharniergelenk: z.B. am Kniegelenk.
- **Einachsige Gelenke:** Es hat nur einen Freiheitsgrad.
  - Scharniergelenk (quer liegende Achse): Humeroulnargelenk
  - Radgelenk (längs verlaufende Achse): Radioulnargelenk
- **Ebenes Gelenk:** Hat ebenfalls ein bis zwei Freiheitsgrade (Bewegungen an Achse entlang). Beispiel: Wirbelgelenke an der HWS.

1.7.3 Die Skelettmuskeln

1.7.3.1 Form- und Strukturmerkmale

Der Skelettmuskel besteht aus vielen kontraktilen Muskelfasern (= Zellen) (s.S. 13). jede einzelne Muskelfaser ist umgeben von einer zarten Bindegewebshülle, dem **Endomysium**. Mehrere Muskelfasern zusammen genommen bilden das sog. Primärbündel – die funktionelle Einheit eines Skelettmuskels.

Mehrere Primärbündel werden vom **Perimysium**, einer kräftigen bindegewebigen Umhüllung, zusammengefasst. Letztlich wird der Muskel gegenüber der Faszie durch ein **Epimysium** außen abgegrenzt. Dieses bindegewebige „Fachwerk" am Muskel beinhaltet zudem die Muskelspindeln (s. u.).

Am Muskel unterscheidet man i.d.R. die proximal gelegene (fixe) Anheftungsstelle als **Ursprung**, die distal gelegene (mobile) bzw. entgegengesetzte Befestigung als **Ansatz**.

1.7.3.2 Die Muskelspindeln

Muskelspindeln sind in der Lage, die Länge (Dehnung) eines Skelettmuskels zu messen. Sie spielen eine wichtige Rolle bei der Tiefensensibilität (Stellung der Gelenke). Sie besitzen spindelförmige Bindegewebskapseln, die modifizierte quergestreifte Muskelfasern enthalten (intrafusale Fasern). Die intrafusalen Fasern werden in Kernsack- und Kernkettenfasern unterteilt. Afferente Erregungen aus den Muskelspindeln gelangen über (Ia) Aα-Fasern in die zugehörigen Perikarya im Spinalganglion, efferent werden die Muskelspindeln von Fasern der Aγ-Motoneurone des Vorderhorns innerviert. Muskelspindeln enthalten neuromuskuläre Synapsen (Transmitter: Acetylcholin).

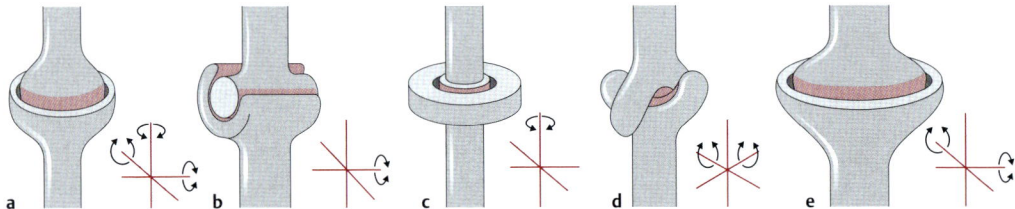

Abb. 1.9 Klassifikation der Gelenke: (a) Kugelgelenk; (b) Scharniergelenk; (c) Drehgelenk; (d) Sattelgelenk; (e) Eigelenk

1.7.4 Sehnen und Aponeurosen

Sehnen sind die Anheftungsbrücken eines Muskels am Skelett und bestehen aus **kollagenen Faserbündeln**. Die einzelnen Sehnenfasern bilden meist einen Fiederungswinkel in Bezug auf den Muskel und verlaufen meist **spitzwinklig**, dies erhöht den physiologischen Querschnitt des Muskels. **Aponeurosen** sind Sehnenplatten, die breitflächig am Skelett ansetzen.

Ebenso wie die Muskelfasern werden auch Sehnenfasern von Bindegewebshüllen zu Bündeln in steigender Ordnung zusammengefasst. **Das Peritendineum** ermöglicht die Abgrenzung und Verschieblichkeit der Bündel untereinander. In diesem „Bindegewebsmantel" und an den Kollagenfasern selbst liegen die Mechanosensoren (u.a. Golgi-Sehnenorgane).

1.7.5 Faszien, Schleimbeutel und Sehnenscheiden

Faszien sind bindegewebige Blätter, die als Muskelfaszien den Muskelbauch umschließen. Als bindegewebige dickere Septen unterteilen sie zudem Muskelgruppen in funktionelle Kompartments, z.B. in eine Extensoren- und Flexorenloge (s. S. 250). Sie hüllen außerdem die Gruppen und den gesamten Körper ein. In der Klinik werden auch andere Bindegewebsplatten Faszien genannt.

Schleimbeutel (Bursae synoviales) liegen zwischen den Gelenken und den sie umgebenden Sehnen und Muskeln sowie unter der Haut. Sie besitzen ein Stratum fibrosum und ein Stratum synoviale, das Synovialflüssigkeit sezerniert und wirken so-

mit als Gleitlager. Zum Teil kommunizieren die Schleimbeutel mit dem Gelenkspalt und können dann bei Gelenkerkrankungen ebenfalls befallen sein.

Als **Sehnenscheide (Vagina tendinis)** bezeichnet man die sog. „Gleitröhre" einer Muskelsehne. Um widerstandsfreies Gleiten zu ermöglichen wird die Sehne von einer inneren Synovialschicht ummantelt. Aufgelagert findet sich dann eine äußere Synovialschicht mit einer zuzsätzlichen bindegewebigen Schicht, die mit dem Knochen einen osteofibrösen Kanal bilden kann. In einer Sehnenscheide befindet sich als „Schmierflüssigkeit" die **Synovialflüssigkeit**. Sehnenscheiden findet man an funktionellen Stellen, wie z.B. an den Gelenken.

Klinischer Bezug

Bursitis: Als Bursitis wird eine Entzündung des Schleimbeutels bezeichnet. Ursachen können z.B. chronische Reizungen oder eine vermehrte Inanspruchnahme bei einer ungewohnten Tätigkeit sein. Typische klinische Zeichen sind Rötung, Überwärmung und eine schmerzhaft eingeschränkte Beweglichkeit des Gelenks, an dem der Schleimbeutel die Muskelsehnen polstert. Häufig betroffen sind das Ellenbogen- und das Kniegelenk.

Check-up
✔ **Wiederholen Sie nochmals die unterschiedlichen Gelenkformen und ihre Freiheitsgrade.**

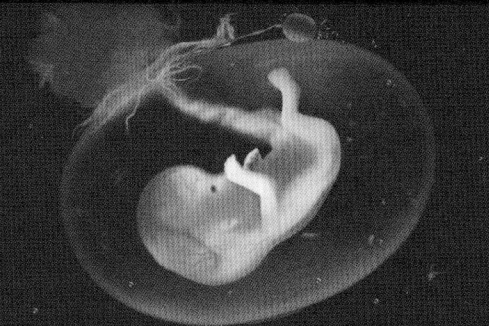

Allgemeine und spezielle Embryologie

Ein Entwicklungsfehler

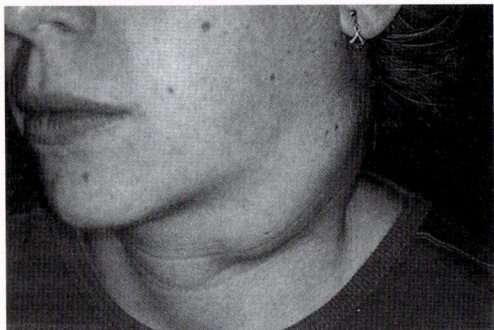

Laterale Halszyste: Befund bei Inspektion.

Aus einem Ei und einer Samenzelle entwickelt sich ein neuer Mensch, eine unglaubliche – und auch unglaublich komplizierte – Entwicklung. Kein Wunder, dass dabei manchmal etwas schief geht. So können sich homologe Chromosomen in der Meiose nicht voneinander trennen, Folge kann z. B. eine Trisomie 21 (Down-Syndrom) sein. Verschließt sich das Neuralrohr nicht, wird das Kind mit einem „offenen Rücken" (Spina bifida) geboren. Bis vor 40 Jahren war das damals erhältliche Schlafmittel Thalidomid (Contergan) eine häufige Ursache angeborener Fehlbildungen der Extremitäten, wenn es von den Müttern während der Schwangerschaft eingenommen wurde. Auch bei Martina ist in der Embryonalentwicklung ein kleiner Fehler passiert: Ein Schlundbogen hat sich nicht richtig zurückgebildet. Mehr über Schlundbögen, Ektoderm und Entoderm, Neuralrohr und Darmrohr erfahren Sie im folgenden Kapitel.

Krebsverdacht!

Seit gestern Abend macht Martina K. sich Sorgen. Auf einem Geburtstagsfest hat sie erfahren, dass ihre Freundin Claudia Krebs hat, genauer gesagt, Morbus Hodgkin, einen Tumor des lymphatischen Systems. Angefangen hat bei Claudia alles mit einem geschwollenen Lymphknoten am Hals. Und genauso eine Schwellung hat Martina auch! Die 21-jährige Krankenpflegeschülerin hat noch in derselben Nacht in ihrem Lehrbuch nachgeschlagen. Und dort stand, dass auch jüngere Menschen an diesem Tumor erkranken und geschwollene Lymphknoten am Hals oft das erste Symptom sind. Nun, am Sonntagmorgen beim Frühstück tastet sie voller Sorgen immer wieder die Schwellung an ihrem Hals ab. Zum Glück ist der Knoten in den letzten Jahren nicht gewachsen. Martina beschließt, am nächsten Tag ihren Stationsarzt Dr. Solms darauf anzusprechen.

Olive im Hals

Nach der Visite bittet Martina Dr. Solms, ins Schwesternzimmer zu kommen. Dort schildert sie dem Arzt ihr Problem. Dieser untersucht Martina und tastet einen glatten Tumor am Vorderrand des M. sternocleidomastoideus, der etwa so groß ist wie eine Olive. Weitere Schwellungen findet Dr. Solms nicht. Er beruhigt die Krankenpflegeschülerin: Wenn sie die Schwellung am Hals schon länger habe, sei es unwahrscheinlich, dass es ein Morbus Hodgkin ist. Zur Sicherheit hält der Arzt am Nachmittag den Schallkopf des Sonographiegerätes auf den Hals. Dabei sieht er eine echoarme Raumforderung, also ein ovales, fast völlig schwarzes Gebilde. Ein Lymphknoten ist das nicht, sondern vermutlich eine Zyste, d. h. ein flüssigkeitsgefüllter Raum.

Reste des Schlundbogens

Aber wie kommt so eine Zyste in meinen Hals, fragt sich Martina. Der Arzt erklärt, dass vermutlich in der embryonalen Entwicklung etwas schief gelaufen sei. In der Embryonalphase entwickelt sich der Hals aus den Schlund- oder Kiemenbögen. Manchmal bilden sich diese Schlundbögen nur unvollständig zurück. Dann können sich laterale Halszysten entwickeln, d. h. flüssigkeitsgefüllte Räume vor dem M. sternocleidomastoideus in Höhe des Kehlkopfes. Es können auch Fisteln entstehen, also kleine Gänge mit Verbindung zur Haut oder in den Rachenraum.
Auf Dr. Solms Rat hin stellt sich Martina in der HNO-Klinik vor. Dort wird der Hals nochmals genau untersucht. Auch die HNO-Ärzte sind davon überzeugt, dass es sich um eine laterale Halszyste handelt. Die Schwellung ist also harmlos. Dennoch empfehlen die Ärzte Martina, die Zyste gelegentlich entfernen zu lassen, da sie sich infizieren könne. Martina vereinbart einen OP-Termin in vier Monaten. Sie ist so erleichtert, nicht an Krebs erkrankt zu sein, dass ihr die Operation keine Angst macht.

2 Allgemeine und spezielle Embryologie

Als allgemeine Embryologie wird die Keimzellentwicklung sowie die Entwicklung der Plazenta, der Keimblätter und der Höhlen des Embryos bezeichnet. Die spezielle Embryologie befasst sich mit der Entwicklung der jeweiligen Organe, wobei für das IMPP die Entwicklung der Organe nicht zum Kapitel „Embryologie" gehört, sondern zu den Kapiteln der einzelnen Organe – so ist die Herzentwicklung beispielsweise Bestandteil des Kapitels „Brustsitus". Damit beim Lernen der Embryologie nicht ständig zwischen einzelnen Kapiteln hin- und hergeblättert werden muss, ist die gesamte Embryologie in einem Kapitel zusammengefasst. Ziel dieses Kapitels ist es, die Embryologie möglichst einfach und kompakt darzustellen.

Da die Embryologie viele neue Begriffe, zum Teil auch mehrere Bezeichnungen für eine Struktur bereithält, befindet sich am Ende dieses Buches ein embryologisches Glossar, um das Lernen und die Wiederholung zu erleichtern.

MERKE

Im Anhang auf S. 523 finden Sie ein Glossar mit den wichtigsten embryologischen Begriffen.

2.1 Die Keimzellentwicklung

Lerncoach

Die Entstehung der männlichen und weiblichen Keimzellen, insbesondere Details zu den Reifeteilungen, werden im Examen immer wieder gerne abgefragt, diese Inhalte sollten Sie sich daher gut einprägen.

2.1.1 Der Überblick

Die Keimzellen entwickeln sich aus undifferenzierten Urkeimzellen, die in der 3. Embryonalwoche in der Wand des Dottersacks entstehen. Die Urkeimzellen wandern von dort aus amöboid in die Gonadenanlagen in der Urogenitalfalte ein. Je nach Geschlecht entwickeln sich dort die Keimzellen in Oogonien oder Spermatogonien.

Die reife männliche Keimzelle wird als Spermium, die weibliche Keimzelle als Oozyte bezeichnet.

2.1.2 Die Entstehung der Keimzellen

Der Embryo entsteht aus den Keimzellen (Gameten): Eizellen und Spermien.

Aber auch die Keimzellen müssen sich im Embryo erst einmal entwickeln. Sie entstehen aus Zellen in der Dottersackwand. Der Dottersack ist ein flüssigkeitsgefülltes Säckchen, das bereits in der 2. Entwicklungswoche des Embryos entsteht (**Abb. 2.1**).

Aus der Dottersackwand wandern die Urkeimzellen amöboid durch den Bereich des späteren Bauchnabels in den Embryo ein und lagern sich den Gonadenanlagen an. In den Gonaden entwickeln sich die Keimzellen dann zu Oozyten und Spermatozyten weiter. Ihre von anderen Körperteilen unabhängige Entwicklung wird als Keimbahn bezeichnet. Zur Keimbahn zählen nicht nur die Zellen der Dottersackwand, die Urkeimzellen und die geschlechtsspezifischen Keimzellen (Oozyten [Eizellen] bzw. Spermatozyten und Spermien), sondern auch Zellen aus früheren Entwicklungsstadien, aus denen unter anderem Keimzellen entstehen (z. B. Morulazellen, Embryoblastenzellen).

2.1.3 Die Oogenese

Unter Oogenese versteht man die Entwicklung der Oogonien zu befruchtungsfähigen Eizellen. Dieser Vorgang findet im Ovar (Eierstock) statt (vgl. S. 387). Sind bei einem weiblichen Organismus die Urkeimzellen in der Gonadenanlage angekommen, differenzieren sie sich weiter zu Oogonien und teilen sich mitotisch. Ein Teil der Oogonien entwickelt sich wiederum zu primären Oozyten.

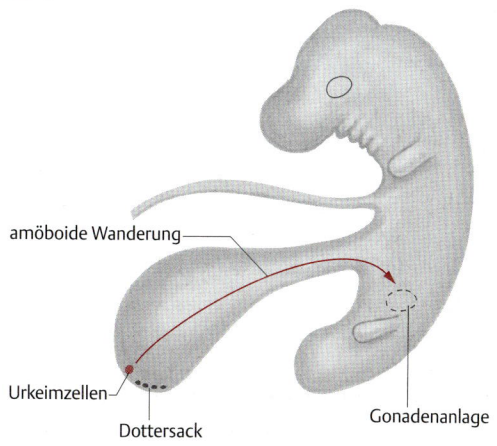

amöboide Wanderung

Urkeimzellen

Dottersack

Gonadenanlage

Abb. 2.1   Die Wanderung der Keimzellen

2.1.3.1 Vom Primordialfollikel zum Quartärfollikel

> **MERKE**
>
> Die Bezeichnung Follikel (Primärfollikel, Sekundärfollikel) beschreibt das histologische Aussehen des Follikelepithels und je nach Entwicklungsstadium auch das der Follikelhöhle in verschiedenen Entwicklungsstadien. Die Bezeichnung Oozyte gibt Aufschluss über den Chromosomensatz: Eine primäre Oozyte weist den doppelten, eine sekundäre Oozyte nur noch den halben Chromosomensatz auf.

Der Primordialfollikel

Zu Beginn der Eizellenentwicklung bildet eine **primäre** Oozyte mit dem sie umgebenden Epithel den **Primordialfollikel** (**Abb. 2.2**). Charakteristisch für den Primordialfollikel ist ein einschichtig plattes Follikelepithel und ein doppelter Chromosomensatz. Etwa in der 8. Entwicklungswoche (entspricht dem Übergang von der Embryonal- zur Fetalperiode, s. S. 51) beginnen die primären Oozyten mit der **ersten Reifeteilung (Meiose I)**. Nach der Prophase treten die Eizellen jedoch nicht in die Metaphase der Meiose ein, sondern schließen ein Ruhestadium an (Diktyotän). Initiiert wird die Ruhephase durch den Meiose-inhibierenden-Faktor (MIF), den die Follikelepithelzellen produzieren.

Dieses Ruhestadium kann viele Jahre andauern. Erst jeweils kurz vor dem Eisprung entwickelt sich ein Teil der Eizellen unter dem Einfluss von FSH (Follikel stimulierendes Hormon) weiter.

Im 5. Entwicklungsmonat besitzen weibliche Embryonen ca. 7 Millionen Eizellen. Eine große Anzahl davon degeneriert bis zur Geburt, es bleiben noch ca. 700 000 bis 2 Millionen übrig. Zu Beginn der Pubertät liegen nur noch 40 000 Eizellen vor, ca. 500 erreichen den Eisprung.

Der Primärfollikel

In der weiteren Entwicklung, die kurz vor der Pubertät beginnt, bildet sich um die primäre Oozyte ein einschichtig kubisches Epithel, man spricht nun von einem **Primärfollikel**. Um die Oozyte herum bildet sich bereits pränatal eine dickere Schicht aus Glykoproteinen, die **Zona pellucida** (Eihaut). In

diesem Stadium produzieren die Follikelepithelzellen bereits Östrogen.

Der Sekundärfollikel

Im weiteren Verlauf wird das Epithel mehrschichtig und wird dann als **Sekundärfollikel** bezeichnet. Im darauf folgenden Stadium entsteht ein flüssigkeitsgefüllter Hohlraum im Follikelepithel, die **Follikelhöhle** (Antrum folliculi). Mit der Ausbildung dieser Höhle entsteht der Tertiärfollikel oder **Graaf-Follikel**. Die Follikelepithelzellen, auf denen die Oozyte liegt, werden auch als **Cumulus oophorus** (Eihügel) bezeichnet. Da die Epithelzellen jetzt deutlich granuliert (aber noch nicht kapillarisiert) sind, werden sie auch **Granulosazellen** genannt.

Theca externa und Theca interna

Zwei Bindegewebsschichten umgeben den reifen Follikel: die **Theca externa** und die **Theca interna**. Die Theca interna ist die innere, gefäßreiche Zellschicht und wichtigste Quelle für Östrogene (Androgene), die Theca externa stellt die äußere fibröse Schicht dar.

Im weiteren Verlauf entsteht aus dem tertiären Follikel der „sprungreife" Follikel. Die primäre Oozyte **beendet die 1. Reifeteilung** kurz vor der Ovulation. Eine der beiden entstehenden Zellen ist die **sekundäre Oozyte**, die zweite wird zum Polkörperchen. Direkt im Anschluss (ohne DNS-Replikation) beginnt auch die 2. Reifeteilung (**Meiose II**); es folgt der Eisprung. Beendet wird die 2. Reifeteilung nur beim Eindringen des Spermienkopfes in die Eizelle (Imprägnation), also bei der Befruchtung der Eizelle.

> **MERKE**
>
> - Primärfollikel: einschichtiges Epithel
> - Sekundärfollikel: mehrschichtiges Epithel
> - Tertiärfollikel: Theca externa, Theca interna und Follikelhöhle

> **MERKE**
>
> Im histologischen Schnitt eines menschlichen Ovars liegen fast alle Eizellen als Primordialfollikel vor. Aus diesem Grund stammen histologische Präparate meist vom Ovar der Katze, dort sind alle Stadien parallel zu sehen.

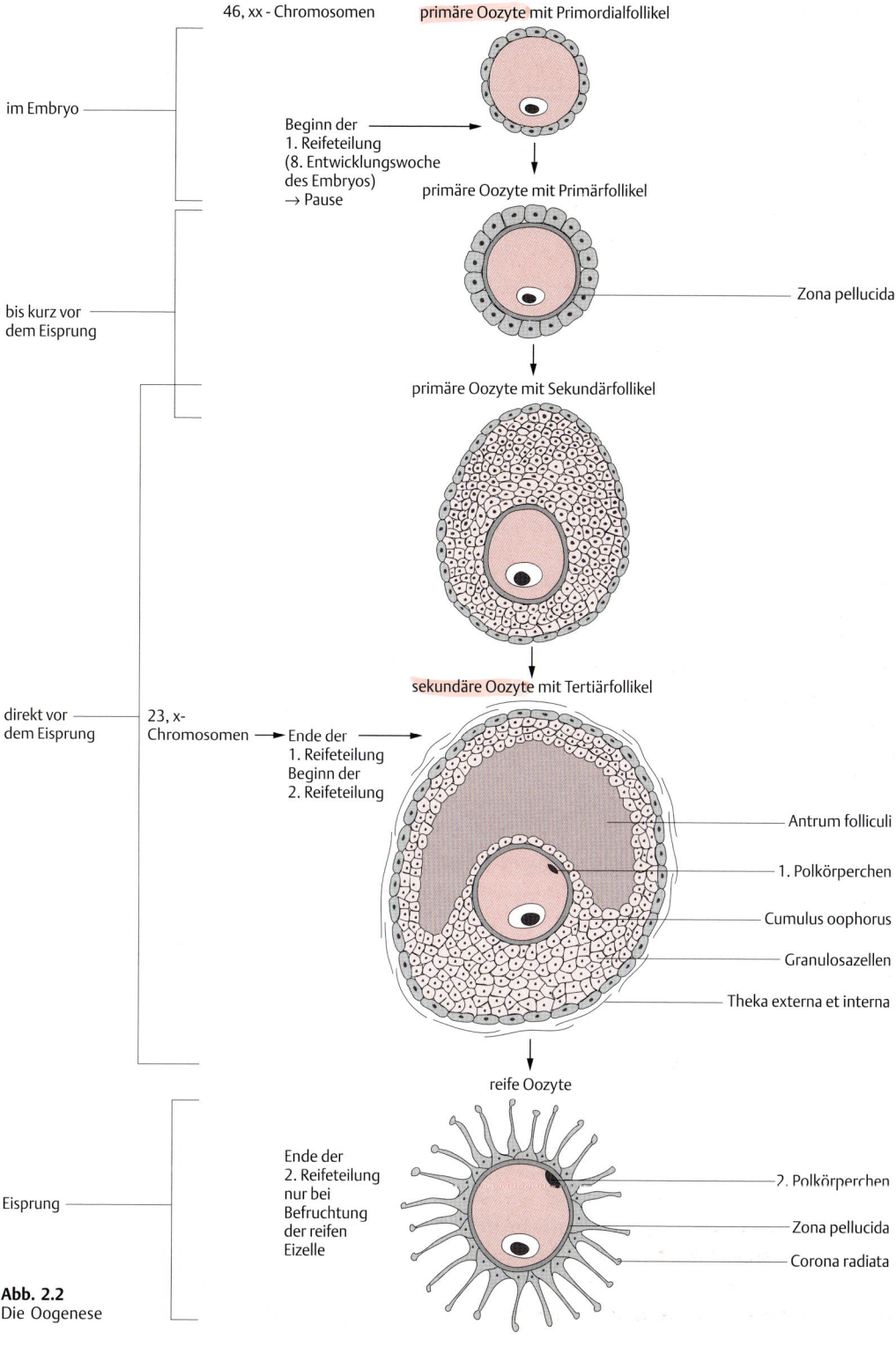

46, xx - Chromosomen   primäre Oozyte mit Primordialfollikel

im Embryo

Beginn der
1. Reifeteilung
(8. Entwicklungswoche
des Embryos)
→ Pause

primäre Oozyte mit Primärfollikel

bis kurz vor
dem Eisprung

Zona pellucida

primäre Oozyte mit Sekundärfollikel

direkt vor
dem Eisprung

23, x-
Chromosomen → Ende der
1. Reifeteilung
Beginn der
2. Reifeteilung

sekundäre Oozyte mit Tertiärfollikel

Antrum folliculi

1. Polkörperchen

Cumulus oophorus

Granulosazellen

Theka externa et interna

reife Oozyte

Eisprung

Ende der
2. Reifeteilung
nur bei
Befruchtung
der reifen
Eizelle

2. Polkörperchen

Zona pellucida

Corona radiata

Abb. 2.2
Die Oogenese

Eine primäre Oozyte bildet **eine** reife Eizelle. Aus den bei den Zellteilungen „übrig gebliebenen" Chromosomen entsteht jeweils ein **Polkörperchen**, welches sich in der Peripherie der Eizelle ablagert (**Abb. 2.2**).

> **MERKE**
>
> Die erste Reifeteilung beginnt in der 8. Entwicklungswoche, am Übergang der Embryonal- zur Fetalperiode. Sie wird erst Jahre oder Jahrzehnte später, nämlich kurz vor dem Eisprung beendet. Die zweite Reifeteilung beginnt direkt vor dem Eisprung, sie wird nur bei Befruchtung der Eizelle beendet.

2.1.3.2 Corpus luteum

Aus den im Ovar verbliebenen Follikelepithelzellen entsteht zunächst ein (durch Kapillareinsprossung) gut durchblutetes **Corpus rubrum** (hämorrhagicum), das sich innerhalb kurzer Zeit unter dem Einfluss von LH (luteinisierendes = gelbmachendes Hormon) (Rezeptoren: Theka interna) in das **Corpus luteum** umwandelt. Das Corpus luteum bildet **Progesteron**. Es stimuliert das Wachstum des Stratum functionale der Gebärmutterschleimhaut (s. S. 395) und bereitet die Uterusschleimhaut auf die Einnistung der befruchteten Eizelle vor. Das Corpus luteum, das in diesem Stadium auch **Corpus luteum menstruationis** genannt wird, produziert für ca. 10 Tage post ovulationem Progesteron. Wird der Gelbkörper nicht mehr benötigt, degeneriert er zum bindegewebigen **Corpus albicans**. Der Progesteronspiegel fällt ab und löst die Menstruationsblutung aus.

Progesteron hat also nicht nur die Aufgabe, den Aufbau der Uterusschleimhaut zu stimulieren, sondern es sorgt auch dafür, dass die Uterusschleimhaut nicht abgestoßen wird. Man kann es auch umgekehrt sagen: jede Regelblutung ist eine Progesteronentzugsblutung.

Die Degeneration des Corpus luteum wird in der Frühschwangerschaft durch die Produktion des Schwangerschaftshormons **HCG** (humanes Choriogonadotropin) durch den Trophoblasten verhindert. HCG stimuliert nun das Corpus luteum, das in diesem Stadium auch **Corpus luteum graviditatis** genannt wird, zur Fortsetzung der Progesteronproduktion (ab dem 4. Monat der Schwangerschaft produziert dann die Plazenta das Progesteron).

2.1.3.3 Die reife Oozyte

Beim Herauslösen der Eizelle aus dem Follikelepithel bleiben kleine Bindegewebsfäden und einzelne Zellen des Cumulus oophorus zurück, die die Eizelle strahlenförmig als **Corona radiata** umgeben. Auch zu Beginn der Tubenwanderung ist die Eizelle noch von der Corona radiata umgeben. Unterhalb der Corona radiata liegt die Zona pellucida um die Oozyte herum. Die Oozyte selbst enthält 23,X-Chromosomen und das Polkörperchen (**Abb. 2.2**). Beim Verlassen des Ovars beginnt die Eizelle mit der 2. Reifeteilung, die sie nur im Falle einer Befruchtung beendet.

2.1.3.4 Der weibliche Zyklus

Unter dem zyklischen Einfluss der Gonadotropine und der Sexualhormone reift jeden Monat ein befruchtungsfähiges Ei heran. Der Menstruationszyklus dauert im Durchschnitt 28 Tage (21–35 Tage). Er beginnt mit dem 1. Tag der Menstruationsblutung (= Tag 1), die ca. 2–6 Tage dauert. Der 1. Teil des Menstruationszyklus (Follikelphase) hat eine variable Dauer. Die 2. Phase (Lutealphase) beträgt normalerweise regelmäßig 14 Tage. Zwischen den beiden Phasen liegt der Eisprung.

LH wirkt auf Rezeptoren der Theka interna, sie bildet Androgene, durch Induktion von FSH wandeln die Granulosazellen sie zu Östrogen um.

> **Klinischer Bezug**
>
> **Hormonelle Kontrazeptiva:** Die Wirkung der oralen Kontrazeptiva („Pille") beruht auf der Hemmung des Feedback-Mechanismus in der Hypophyse (Hemmung der Ausschüttung von LH und FSH). Ohne FSH reift kein befruchtungsfähiges Ei heran, sodass es nicht zur Ovulation und folglich auch nicht zu einer Schwangerschaft kommen kann. Außerdem modifiziert und desynchronisiert die Pille den regelrechten Aufbau des Endometriums, die Zusammensetzung des Zervixschleims wird verändert und die Tubenmotilität gestört.

2.1.4 Die Spermatogenese und der Aufbau des Spermiums

2.1.4.1 Die Spermatogenese

Die Spermatogonien befinden sich vom Eintreffen in den Gonaden **bis zur Pubertät in einer Ruhephase**, erst dann beginnt die Differenzierung, zunächst in zwei unterschiedliche Typen: Spermatogonien vom **Typ A** stellen die Stammzellen dar, Spermatogonien vom **Typ B** bilden durch Teilung die Spermien.

Aus jeder Typ-B-Spermatogonie entsteht zunächst eine **primäre Spermatozyte**, aus dieser entstehen wiederum in der ersten mitotischen Teilung zwei **sekundäre Spermatozyten**. Auch beim Mann weist die **primäre** Spermatozyte den **doppelten**, die **sekundäre** Spermatozyte den **einfachen** Chromosomensatz auf. Aus den sekundären Spermatozyten wiederum entstehen durch eine weitere Teilung insgesamt **vier Spermatiden** mit haploidem Chromosomensatz (**Abb. 2.3**). Die Spermatiden enthalten bereits alle Zellorganellen des fertigen Spermiums, haben aber noch nicht dessen Form. Die Entwicklung von der B-Spermatogonie bis zur Entstehung der Spermatide bezeichnet man als **Spermatogenese.**

Im weiteren Verlauf der Entwicklung wandelt sich die Form der kugeligen Spermatiden zu der Form der fertigen Spermien mit Kopf und Schwanz. Diesen Prozess bezeichnet man als **Spermiogenese**.

Die Spermato- und die Spermiogenese finden in den Samenkanälchen (Tubuli seminiferi) statt. Die Zeitspanne, die für die Bildung eines Spermatozoons aus einer Spermatogonie benötigt wird, beträgt 64 Tage. 8–17 Tage erfordert die weitere Reifung und der Transport der Spermatozoen in den Speicher des Nebenhodens, daher geben manche Autoren auch eine Dauer von 80 Tagen an.

Von den **Tubuli seminiferi** gelangen die Spermien durch die mit unterschiedlich hohem Epithel ausgekleideten und stellenweise mit Kinozilien versehenen **Ductuli efferentes** in den mit Stereozilien besetzten Nebenhoden, den **Ductus epididymidis**. Dort werden sie für wenige Tage durch den niedrigen pH in ihrer Beweglichkeit gehemmt (Säurestarre) und dann entweder nach außen in den **Ductus deferens** abgegeben oder im Nebenhoden von Gewebsmakrophagen wieder abgebaut. Der Ductus deferens enthält keine Zilien mehr, sondern weist in seiner Wand 3 Muskelschichten auf, die dem zügigen Transport während des Geschlechtsverkehrs dienen.

Um die Motilität der Spermien zu steigern, ist der pH-Wert des Ejakulats basisch (s. S. 380). Das basische Sekret stammt von den Samenbläschen, das Prostatasekret besitzt einen sauren pH-Wert. Das Ejakulat enthält auch Fructose. Sie dient den Spermien zur Energiegewinnung. Die Fructose wird überwiegend von den Samenbläschen abgegeben.

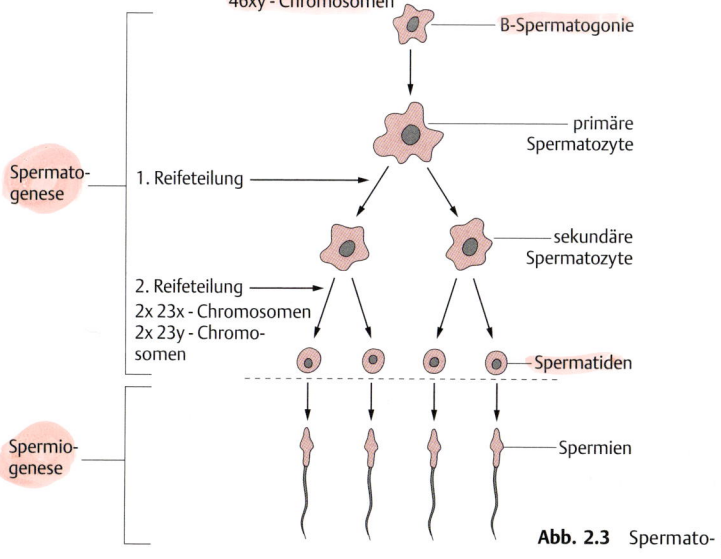

Abb. 2.3 Spermato- und Spermiogenese

2.1.4.2 Das reife Spermium

Ein reifes Spermium besteht aus Kopf und Schwanz, der Schwanz lässt sich wiederum in Hals, Mittel-, Haupt- und Endstück unterteilen (**Abb. 2.3**). Der **Kopf** ist abgeplattet und enthält neben 23 Chromosomen (haploider Chromosomensatz) auch das **Akrosom**. Das Akrosom liegt an der Spitze des Spermiums und enthält lysosomale Enzyme, die dem Spermium das Eindringen in die Eizelle ermöglichen.

Der Hals, der durch eine Basalplatte vom Kopf getrennt ist, bildet die bewegliche Verbindung zwischen dem Kopf und dem Rest des Schwanzes und enthält das Zentriol. Das sich an den Hals anschließende Mittelstück des **Schwanzes** weist als Achse eine Geißel in der für Mikrotubuli typischen 9 x 2 + 2-Struktur auf. Um die Achse herum liegen Spiralfäden mit vielen Mitochondrien. Das Hauptstück des Schwanzes enthält ebenfalls die Geißel, die hier nur noch von einer Faserscheide, aber nicht mehr von Mitochondrien umgeben ist. Das Endstück enthält nur noch die Geißel.

2.1.4.3 Fertilitätsstörungen

Die Befruchtungsfähigkeit der Spermien hängt u. a. von ihrer Anzahl und ihrer Beweglichkeit ab. Auch das Akrosom und die Zusammensetzung des Ejakulats (z. B. Fructosekonzentration) spielen eine Rolle. Das Ejakulat (2–6 ml, pH 7–7,8) enthält normalerweise 35–200 Mio Spermien/ml, 50 % davon sollten voll beweglich sein. Sind weniger als 20 Mio/ml vorhanden, liegt eine Oligozoospermie vor. Sind die Spermien unreif, handelt es sich um eine Azoospermie.

 Check-up

✔ **Machen Sie sich nochmals klar, wann die 1. und 2. Reifeteilung beginnen bzw. enden. Berücksichtigen Sie dabei die Unterschiede zwischen Mann und Frau.**

✔ **Wiederholen Sie den Aufbau einer reifen Eizelle und eines reifen Spermiums.**

✔ **Vergegenwärtigen Sie sich noch einmal die Funktion des Corpus luteum.**

2.2 Die Befruchtung und die Implantation

 Lerncoach

In diesem Kapitel lernen Sie einige neue Begriffe kennen, deren Definition Sie kennen sollten damit Sie die Vorgänge bei der Befruchtung und Implantation korrekt wiedergeben können (z. B. Akrosomenreaktion).

2.2.1 Der Überblick

Die Befruchtung der Oozyte erfolgt meist in der Ampulle des Eileiters ca. 6–12 h nach der Ovulation. Vor der Befruchtung durchläuft das Spermiun verschiedene Stadien. Nach der Kapazitation, einer Art Aktivierungsprozess, kommt es zur Akrosomreaktion, die den Weg des Spermiums durch die Corona radiata der Oozyte ermöglichen.

2.2.2 Die Befruchtung

Nach der Ovulation gelangt die Eizelle normalerweise in die Tube. Die Fimbrien an der Öffnung der Tube transportieren die Eizelle durch ihre Bewegungen in das Tubenlumen, genauer gesagt in das Infundibulum der Tube hinein. Durch die Zilien des Tubenepithels bzw. durch die Kontraktion der Tubenmuskulatur erfolgt dann der Transport in die Ampulle der Tube.

Die Kohabitation

Im Normalfall findet in der Ampulle auch die Befruchtung der Eizelle statt.

Bei der Kohabitation werden ca. 200–600 Millionen Spermien in das hintere Scheidengewölbe abgegeben. Sie bewegen sich überwiegend durch das Schlagen mit ihren Schwanzfäden fort. Die Muskelkontraktionen von Uterus und Tube unterstützen die Spermien bei ihrer Wanderung, sodass diese nur eine sehr kurze Zeit (vermutlich Minuten bis Stunden) für ihren Weg zum Befruchtungsort benötigen. Es kommen allerdings nur 300–600 Spermien in der Ampulle an. Die übrigen Spermien degenerieren und werden an Ort und Stelle abgebaut. Ein Teil der Spermien, die in der Ampulle angekommen sind, erreichen das Ende der Tuben und verlassen diese. Sie gelangen in der Regel in den Douglas-Raum (Excavatio rectouterina) und werden dort abgebaut.

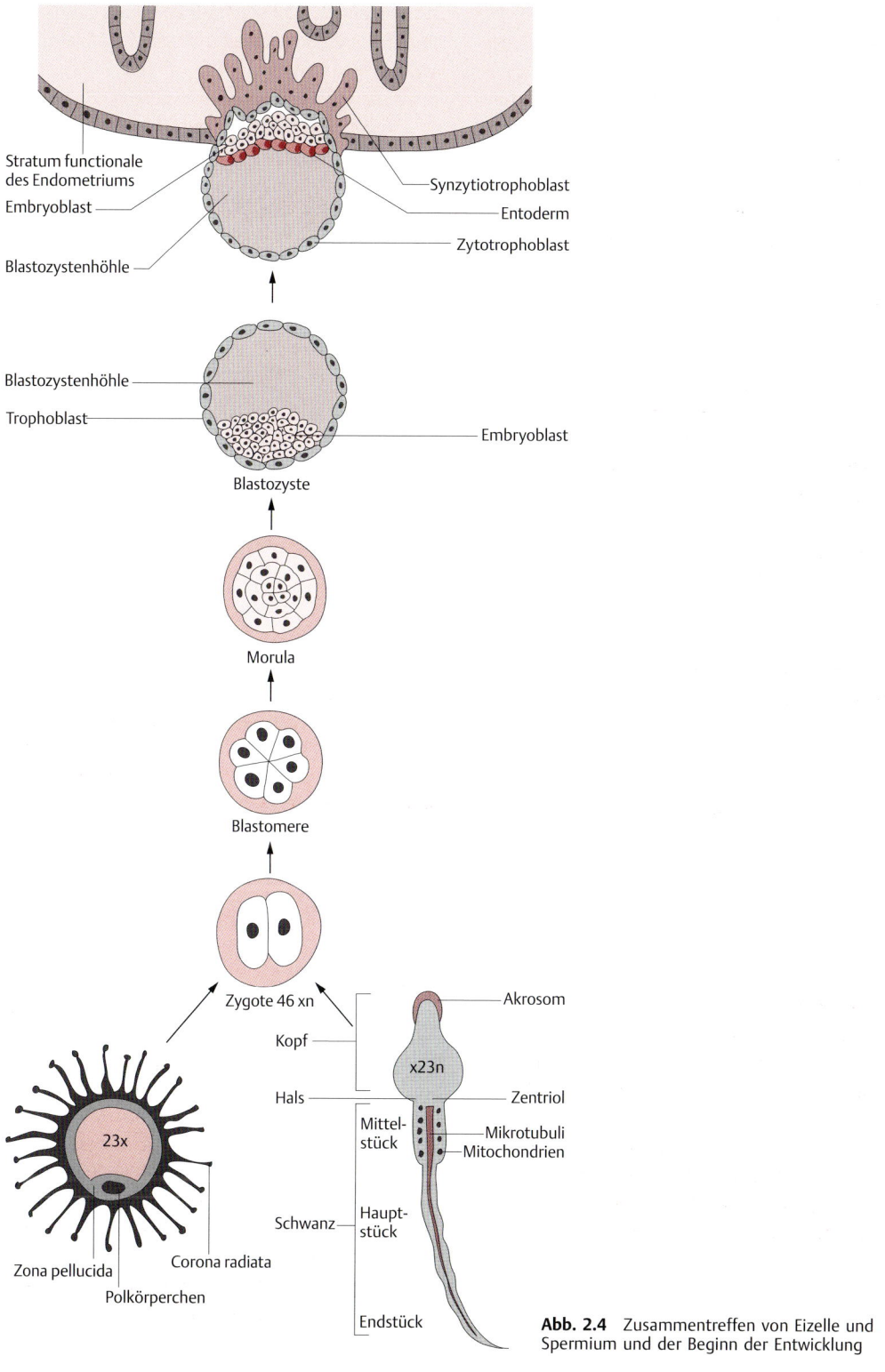

Stratum functionale des Endometriums
Embryoblast
Blastozystenhöhle
Synzytiotrophoblast
Entoderm
Zytotrophoblast

Blastozystenhöhle
Trophoblast
Embryoblast
Blastozyste

Morula

Blastomere

Zygote 46 xn
Kopf
x23n
Hals
Mittel-stück
Haupt-stück
Endstück
Schwanz

Akrosom
Zentriol
Mikrotubuli
Mitochondrien

23x
Zona pellucida
Corona radiata
Polkörperchen

Abb. 2.4 Zusammentreffen von Eizelle und Spermium und der Beginn der Entwicklung

Die Kapazitation

Eizellen müssen innerhalb von 12–14 h befruchtet werden, nach dieser Zeitspanne stirbt die unbefruchtete menschliche Eizelle ab. Die Mehrzahl der Spermien stirbt nach ca. 24 h ab, einige Spermien sind aber auch noch 3–4 Tage nach der Insemination befruchtungsfähig. Abgestorbene Keimzellen werden im weiblichen Organismus abgebaut. Treffen nun eine Eizelle und ein Spermium zusammen, so beginnt zunächst der Vorgang der Kapazitation, eine Art Aktivierungsprozess des Spermiums. Im Anschluss daran findet meist die Akrosomenreaktion statt, die das Eindringen des Spermienkopfes in die Eizelle (Imprägnation) einleitet. Zu diesem Zeitpunkt beendet die Eizelle ihre zweite Reifeteilung. Danach folgt eine Verschmelzung der Zellkerne von Spermium und Eizelle, es liegt nun wieder ein diploider Chromosomensatz vor. Die Zellteilung kann beginnen (**Abb. 2.4**).

Die Befruchtung im eigentlichen Sinne beginnt mit dem Zusammentreffen von Eizelle und Spermium und endet mit der Verschmelzung der Zellkerne. Dieser Vorgang dauert ca. 24 h.

Sobald das erste Spermium die Zona pellucida penetriert hat, wird diese Schicht undurchlässig für weitere Spermien. Da Eizellen immer 23,X-Chromosomen aufweisen, Spermien aber 23,X- oder 23,Y-Chromosomen haben können, wird das Geschlecht des Kindes durch das Spermium festgelegt.

2.2.3 Der Beginn der Entwicklung

Noch in der Tube beginnt die befruchtete Eizelle (Zygote) sich zu teilen. Das erste Stadium ist das Zweizellstadium. Aus der Zygote entstehen durch Teilung zwei Tochterzellen, die Blastomere. Durch weitere Furchungsteilungen bilden sich dann eine Vielzahl an Blastomeren (nach ca. drei Tagen 16 Blastomere). Die durch die Zellteilung entstehenden Zellen sind nach jeder Teilung kleiner als die Zellen aus welchen sie entstanden sind. Die kugelige Ansammlung aus Zellen, die noch kein Lumen aufweist, wird auch Morula genannt (lat. morus = Maulbeere). Am 4.–5. Tag beginnt sich in der Morula ein flüssigkeitsgefüllter Hohlraum auszubilden, die Blastozystenhöhle. Die so entstandene Struktur wird Blastozyste genannt. Ab diesem Stadium liegt keine Zona pellucida mehr vor. Hier las-

sen sich zum ersten Mal zwei Zelltypen unterscheiden, die eine unterschiedliche Differenzierung aufweisen (**Abb. 2.5**):

- Die peripheren Zellen der Blastozyste bilden den Trophoblast, aus ihm entsteht später die Plazenta.
- Die innere Zellmasse stellt den Embryoblasten (Keimscheibe) dar.

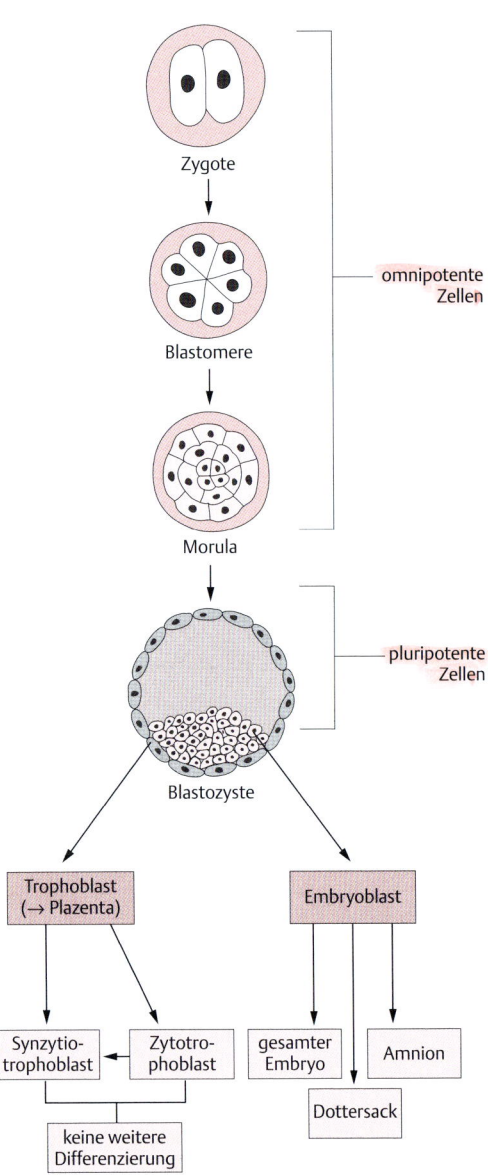

Abb. 2.5 Entstehung von Trophoblast und Embryoblast

Bis zum Blastozystenstadium waren die Zellen **omnipotent**, d. h. aus jeder einzelnen Zelle konnte **alles** entstehen – jedes beliebige Organ und jede beliebige Struktur.

Die Zellen der Blastozyste sind dagegen **pluripotent**, d. h. aus einem Teil der Zellen kann nur noch die Plazenta entstehen, aus den anderen Zellen nur die Organe und weiteren Strukturen des Embryos.

Die Blastozyste gelangt am 4.–5. Tag von der Tube in den Uterus. Die Blastozyste befindet sich ca. 2 Tage in der Uterushöhle. In dieser Zeit verliert sie die Zona pellucida. Nach ca. sieben Tagen beginnt die **Implantation** (Einnistung) der Blastozyste in den Uterus (s. u.). Da sie zuerst an der Hinterwand des Uterus vorbeikommt, nistet sich die Blastozyste am häufigsten dort ein.

2.2.4 Die Einnistung und der Beginn der Plazentaentwicklung

Sobald die Blastozyste in Kontakt mit dem Uterusgewebe kommt, beginnt die **Implantation**, d. h. die Einnistung in die Uterusschleimhaut. Die Zellen des Trophoblasten differenzieren sich in die beiden Zelltypen, die die Plazenta bilden: den **Synzytio-** und den **Zytotrophoblast**. Der Synzytiotrophoblast grenzt an der einen Seite direkt an das Uterusgewebe, die andere Seite grenzt an den Zytotrophoblast. Der Zytotrophoblast wiederum grenzt den Synzytiotrophoblast vom späteren Embryo ab (s. **Abb. 2.5**). Der Synzytiotrophoblast sezerniert lysosomale Enzyme, die es der Blastozyste ermöglichen, sich **komplett** in das Uterusgewebe einzunisten. Des Weiteren sezerniert er das Schwangerschaftshormon **HCG**, das für die Fortsetzung der Progesteronsekretion und damit auch für den Erhalt der Gebärmutterschleimhaut sorgt. Ungefähr ab dem mittleren Schwangerschaftsdrittel bildet der Synzytiotrophoblast dann auch selbst Progesteron.

Klinischer Bezug

Extrauteringravidität: Als Extrauteringravidität bezeichnet man die Einnistung der Blastozyste außerhalb des Uterus. Die häufigste Form ist die Eileiterschwangerschaft. Da sich die Tube nicht so stark dehnen kann, wie es das starke Wachstum der Zygote erfordert, kommt es entweder zu einem Abort oder zur Ruptur der Tube. Das Beschwerdebild variiert sehr stark und hängt u. a. von der Lokalisation und dem Alter der Schwangerschaft ab. Die Klinik reicht von völliger Symptomfreiheit über rezidivierende kolikartige Unterbauchschmerzen bis zum akuten Kreislaufschock. Das therapeutische Vorgehen richtet sich nach der Lokalisation, dem Entwicklungsstadium und dem klinischen Beschwerdebild. Die Schwangerschaft wird medikamentös oder operativ unterbrochen, wobei versucht wird, die Tube zu erhalten.

Klinischer Bezug

Postkoitalpille und RU 486: Kommt es zum ungeschützten Geschlechtsverkehr, so besteht die Möglichkeit, einer ungewollten Schwangerschaft durch die Einnahme der **Postkoitalpille** („Pille danach", „Morning-after-pill") entgegenzuwirken. Die erste Dosis muss innerhalb von 24–48 h nach dem ungeschützten Verkehr eingenommen werden, die zweite Dosis 12 h später. Die Postkoitalpille enthält, in viel höherer Dosis als „normale" Pillenpräparate, Östrogene und Gestagene und wirkt störend auf den Eitransport und die Frühentwicklung der Eizelle. Da dieses Medikament (z. B. Tetragynon) nur nidationshemmend und nicht abortiv wirkt, bestehen keine juristischen Bedenken gegen ihre Einnahme. Ihre Sicherheit beträgt ungefähr 99 %. Anders verhält es sich mit sog. **Antigestagenen** (z. B. RU 486). Sie hemmen kompetitiv Progesteron- und Glukokortikoidrezeptoren und lösen durch diesen Mechanismus einen Progesteronentzug mit nachfolgender Abstoßung des Stratum functionale der Uterusschleimhaut, ggf. auch mit der implantierten Blastozyste, aus. Dies wird juristisch als abortive Maßnahme bewertet.

 Check-up

✔ **Wiederholen Sie Schritt für Schritt, welche Vorgänge bei der Befruchtung und Einnistung ablaufen, z. B. der Beginn der Zelldifferenzierung.**

2.3 Die Plazenta

Lerncoach

Ziel dieses Kapitels ist es, eine Vorstellung von der anatomischen und topographischen Lage des Kindes im Uterus in verschiedenen Entwicklungsstadien zu vermitteln. Beachten Sie dabei, dass das ungeborene Kind während der gesamten Schwangerschaft komplett von Uterusgewebe umgeben ist, aber nur ein definierter Teil dieser Zellen als Plazenta bezeichnet wird.

2.3.1 Der Überblick

Die Plazentaentwicklung beginnt mit der Einnistung der Blastozyste in das Endometrium und der Differenzierung der Trophoblastzellen zu Synzytio- und Zytotrophoblast. Die Plazenta selbst besteht aus einem mütterlichen und einem embryonalen (bzw. fetalen) Anteil.

Das **Endometrium** besteht im Wesentlichen aus zwei Schichten: dem **Stratum functionale**, das bei der Regelblutung abgestoßen wird, und dem **Stratum basale**, das an das Myometrium grenzt und für die Regeneration der Uterusschleimhaut verantwortlich ist. Das Stratum functionale des Endometriums wird gelegentlich auch unterteilt in eine oberflächlich liegende **Zona compacta** (zu der auch das einschichtige Epithel gehört) und eine in der Mitte gelegene lockere **Zona spongiosa**, die im Wesentlichen die Drüsen und Gefäße enthält. Die Basalzellschicht heißt bei dieser Einteilung **Zona basalis**. Auf die Basalzellschicht folgt dann das Myometrium.

Die Blastozyste nistet sich in das Stratum functionale, genauer gesagt in die Zona compacta, ein und wird während der gesamten Schwangerschaft vollständig von Uterusgewebe umgeben.

2.3.2 Der Beginn der Plazentaentwicklung

Die Implantation erfolgt vollständig, d. h. die Blastozyste wird komplett vom Stratum functionale des Endometriums umgeben. Der Teil des Synzytio- und Zytotrophoblasten, der fingerförmig immer weiter in das Stratum functionale des Endometriums einwächst, bildet die spätere Plazenta (**Abb. 2.6**). Der Teil des Endometriums, der an diese fingerförmigen Fortsätze grenzt und somit sozusagen den mütterlichen Teil der Plazenta bildet, wird als **Decidua basalis** bezeichnet. Die Schicht des Endometriums, die die Blastozyste zum Uteruslumen hin abkapselt, wird als **Decidua capsularis** bezeichnet, sie bildet keinen Teil der Plazenta.

Nach der Implantation der Blastozyste finden einige Veränderungen im Endometrium statt: Aus den Stromazellen (Bindegewebszellen des Endometriums) entstehen große, mehrkernige Zellen, die **Deziduazellen** genannt werden und Glykogen und Lipide speichern. Unter dem Progesteroneinfluss kommt es außerdem zu Drüsen- und Gefäßveränderungen im Uterus.

Bis zum 12. Tag ernährt sich der Embryo ausschließlich durch Resorption von Stoffen des vom Synzytiotrophoblasten proteolytisch aufgelösten Endometriums **(histiotrophe Phase)**. In der 2. Woche erreicht der Synzytiotrophoblast die Kapillaren des Endometriums und bekommt so Kontakt zum mütterlichen Blutkreislauf. Der Übergang von der histiotrophen in die hämotrophe Phase (Aufnahme von Stoffen aus dem mütterlichen Blut) ist dann vollzogen und die Entwicklung des **uteroplazentaren Kreislaufs** eingeleitet.

2.3.3 Die reife Plazenta

Erst im 3.–6. Schwangerschaftsmonat entsteht allmählich die reife Plazenta. Sie hat einen Durchmesser von ungefähr 20 cm und wiegt ca. 500 g. Die dem Embryo zugewandte Seite der Plazenta wird von der **Chorionplatte** gebildet (**Abb. 2.7**). Sie besteht aus den Synzytio- und Zytotrophoblasten.

Von der Chorionplatte (Chorion frondosum) ziehen Plazentazotten in Richtung Endometrium. Diese Plazentazotten besitzen an ihrer Außenseite Synzytiotrophoblast, darunter folgt eine Schicht aus Zytotrophoblast. Im Laufe der Entwicklung sprossen in diese Zotten kindliche Kapillaren aus der Nabelschnur ein.

Einige Zotten ziehen als **Haftzotten** zum Endometrium, andere Zottenbäumchen flottieren frei im mütterlichen Blut. Zwischen den einzelnen Zotten liegen im **intervillösen Raum** die **Plazentasepten**. Die Plazentasepten unterteilen die Plazenta in einzelne Areale, die auch **Kotyledonen** genannt werden.

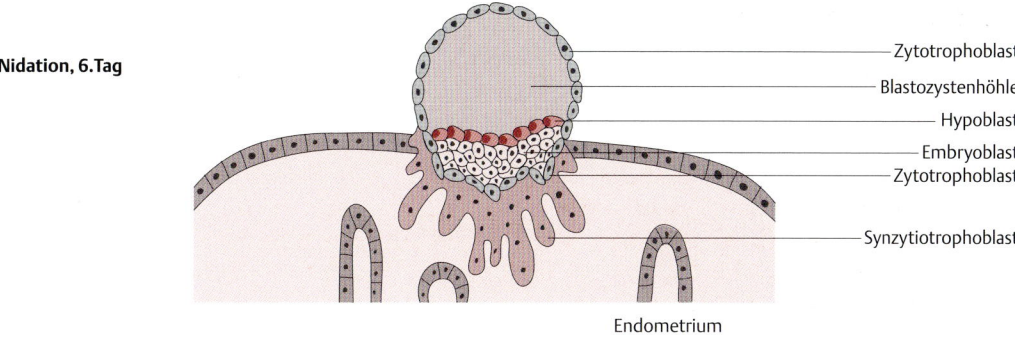

Nidation, 6.Tag — Zytotrophoblast — Blastozystenhöhle — Hypoblast — Embryoblast — Zytotrophoblast — Synzytiotrophoblast — Endometrium

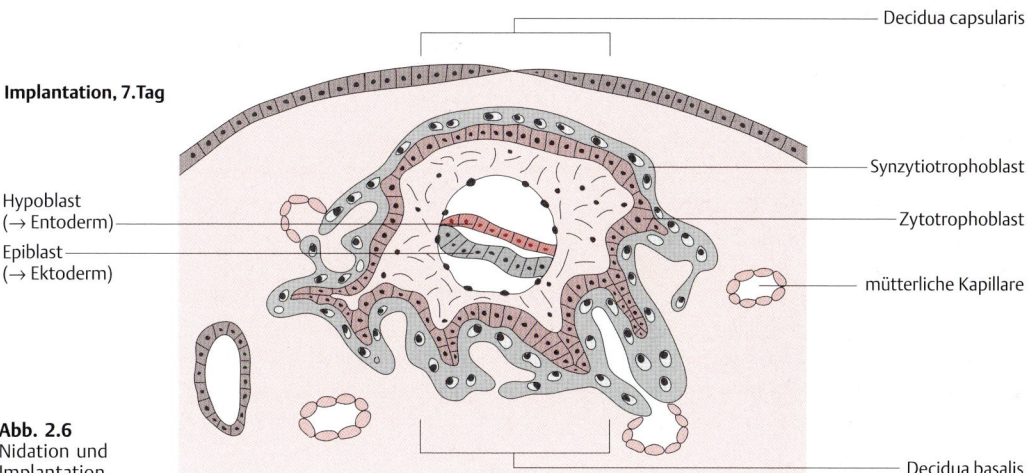

Implantation, 7.Tag — Decidua capsularis — Synzytiotrophoblast — Zytotrophoblast — mütterliche Kapillare — Hypoblast (→ Entoderm) — Epiblast (→ Ektoderm) — Decidua basalis

Abb. 2.6
Nidation und
Implantation

Die Basalplatte der Plazenta liegt auf der mütterlichen Seite und wird von der Decidua basalis gebildet. Während der Entwicklung der Plazenta entstehen durch die Freisetzung von lysosomalen Enzymen durch den Synzytiotrophoblasten etwa 200 eröffnete Arterien in der Basalplatte. Das mütterliche Blut tritt aus diesen Gefäßen in die Plazenta aus und umspült im intervillösen Raum die kindlichen Plazentazotten.

Zur Plazenta, die ja sozusagen die Lunge des Embryos darstellt, ziehen zwei Arterien (Aa. umbilicales) mit venösem Blut, von der Plazenta zum Herzen des Embryos zieht eine Vene (V. umbilicalis) mit arteriellem Blut.

2.3.4 Die Plazentazotten

Die Zotten der Plazenta passen sich den wachsenden Ansprüchen des ungeborenen Kindes an. Man unterscheidet verschiedene Zottengenerationen:

- Die Primärzotten der Plazenta (auch primäre Chorionzotten genannt) weisen eine äußere Schicht aus Synzytiotrophoblast auf, im Inneren befindet sich Zytotrophoblast (Abb. 2.7). Sie entstehen ab dem 13. Entwicklungstag.
- Ab dem 15. Tag wächst in das Zentrum der Primärzotte Bindegewebe ein, sie werden zu Sekundärzotten.
- Im weiteren Verlauf sprossen Gefäße in die Plazentazotten ein. Ab der 3. Entwicklungswoche besteht eine Verbindung zwischen den Gefäßen in den Zotten und den Nabelschnurgefäßen. Die

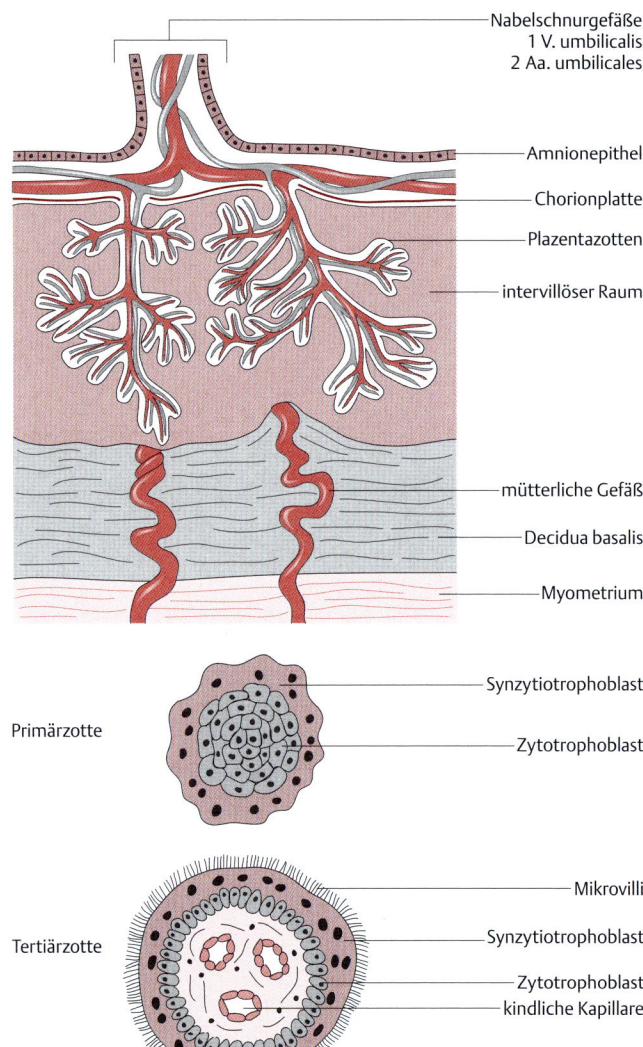

Nabelschnurgefäße
1 V. umbilicalis
2 Aa. umbilicales

Amnionepithel

Chorionplatte

Plazentazotten

intervillöser Raum

mütterliche Gefäß

Decidua basalis

Myometrium

Synzytiotrophoblast

Primärzotte

Zytotrophoblast

Mikrovilli

Synzytiotrophoblast

Tertiärzotte

Zytotrophoblast
kindliche Kapillare

Abb. 2.7 Reife Plazenta und Querschnitte durch die Plazentazotten

gefäßhaltigen Zotten bezeichnet man als **Tertiärzotten**.

Die Umhüllung der Zotten besteht in allen Stadien aus Zyto- und Synzytiotrophoblast. Der **Synzytiotrophoblast** liegt ganz außen an der Zotte. Er entsteht aus dem Zytotrophoblasten und bildet durch Zellverschmelzung ein echtes **Synzytium** mit vielen Zellkernen ohne Zellgrenzen, einzelne Schichten können also nicht unterschieden werden. An seiner Oberfläche weist der Synzytiotrophoblast zur Oberflächenvergrößerung **Mikrovilli** auf. Er kann **Hor-**

mone (wie HCG, Östrogen und Progesteron) und lysosomale **Enzyme** produzieren, ist außerdem amöboid beweglich und besitzt die Fähigkeit zur Phagozytose.

Die Zellen des **Zytotrophoblasten** (Langhans-Zellen, nicht zu verwechseln mit den Langerhans-Inselzellen des Pankreas) bilden eine Schicht (Langhans-Schicht) unterhalb des Synzytiotrophoblasten. In der Primärzotte liegen sie noch in **mehreren** Schichten vor, in der Tertiärzotte nur noch **einschichtig**. Ab der 2. Schwangerschaftshälfte ist die Schicht aus Zytotrophoblastenzellen nicht mehr durchgängig, sondern wird lückenhaft. Der Zytotrophoblast bleibt während der gesamten Schwangerschaft teilungsfähig.

2.3.5 Die Plazentaschranke

Der mütterliche und der kindliche Kreislauf sind streng voneinander getrennt. Die trennende Schicht wird als Plazentaschranke bezeichnet und vom Zottenepithel gebildet, also von Synzytio- und Zytotrophoblasten, dem Zottenstroma und dem Endothel der fetalen Blutkapillaren. Im 4. Monat besteht die Plazentaschranke nur noch aus dem Synzytium und dem Endothel.

Sauerstoff wandert durch Diffusion durch die Plazentaschranke. Im mütterlichen Blut ist er an das HbA, das adulte Hämoglobin, gebunden. Im Embryo liegt HbF, fetales Hämoglobin, vor. Die Sauerstoffaffinität von HbF ist wesentlich höher als die von HbA, sodass der Sauerstoff vom mütterlichen zum kindlichen Blut diffundiert. Durch eine erleichterte Diffusion können auch Glucose, Proteine und Fette zum Embryo gelangen. Mütterliches IgG kann die Plazentaschranke mittels Pinozytose passieren, die anderen Antikörper gelangen nicht hindurch. Im letzten Schwangerschaftsdrittel können jedoch aufgrund von physiologischen Einrissen in den Zottenkapillaren direkte Kontakte zwischen mütterlichen und kindlichen Zellen stattfinden, kindliche Zellen können dann in das mütterliche Blut übertreten.

2.3.5.1 Pränatale Diagnostik

Die Diagnostik von einigen Erkrankungen (z. B. Trisomie 21) ist in Deutschland durch die Untersuchung von Amnion- und Mesenchymzellen (aus dem Fruchtwasser) sowie von Chorionzotten mit Trophoblastenzellen (durch Biopsie gewonnen) möglich.

Klinischer Bezug

Rhesus-Inkompatibilität: Ist eine **rhesusnegative** Mutter mit einem **rhesuspositiven** Kind schwanger, so können durch die am Ende der Schwangerschaft entstehenden Einrisse in den Zottenkapillaren kindliche Zellen in das Blut der Mutter gelangen und dort die Bildung von Antikörpern (zunächst IgM, später IgG) gegen den Rhesusfaktor induzieren. Das erste Kind wird

hiervon nicht geschädigt. Wird diese Mutter nun aber **erneut** mit einem rhesuspositiven Kind schwanger, so können die plazentagängigen IgG-Antikörper der Mutter ins kindliche Blut übertreten und dort zur Zerstörung der kindlichen Erythrozyten führen. Dieses für das Ungeborene lebensbedrohliche Krankheitsbild mit Anämie und Ikterus bezeichnet man als **Morbus hämolyticus neonatorum.** Um dieser Situation vorzubeugen, spritzt man einer Mutter mit bekannter Rhesus-Inkompatibilität unmittelbar nach der Geburt ein Antiserum, das sich gegen den Rhesus-Faktor richtet. Die injizierten Antikörper sollen die kindlichen Erythrozyten, die ins mütterliche Blut übergetreten sind, zerstören, bevor das Immunsystem der Mutter auf sie reagieren kann.

 Check-up
✔ Machen Sie noch einmal den Aufbau von Synzytio- und Zytotrophoblast bzw. Decidua basalis und Decidua capsularis klar.
✔ Wiederholen Sie die verschiedenen Typen von Plazentazotten und ihre Besonderheiten.

2.4 Die Embryonalentwicklung

 Lerncoach
▬ Ziel bei der Erarbeitung dieses Kapitels sollte es sein, fundierte Grundkenntnisse über die Embryonalentwicklung und eine Vorstellung vom Aussehen des Embryos in seinen verschiedenen Entwicklungsstufen zu gewinnen. Für die meisten Prüfungen reicht dieses Wissen vollkommen aus.
▬ Merken Sie sich, welche Struktur bzw. welches Organ sich aus welchem Keimblatt entwickelt.

2.4.1 Der Überblick

Aus dem Embryoblasten entsteht während der Implantation zunächst eine zweiblättrige Keimscheibe, bestehend aus Hypoblast und Epiblast. In der weiteren Entwicklung bildet sich aus dem Epiblast der Primitivstreifen, aus dem das intra-

2

embryonale Mesoderm und das Entoderm hervorgehen. Jedes Blatt der jetzt dreiblättrigen Keimscheibe ist für die Bildung bestimmter Strukturen und Organe zuständig.

Zusammenfassend kann man sagen, dass sich im 1. Entwicklungsmonat das Keimblatt furcht, faltet und dreht. Im 2. Entwicklungsmonat entwickelt sich dann aus dem morphologisch veränderten Embryo die definitive Form des späteren Kindes. Am Ende des 2. Entwicklungsmonats sind keine Somiten (s. S. 46) mehr sichtbar, der Embryo hat (bei einer Scheitel-Steiß-Länge von ca. 30 mm) bereits Arme, Beine, Kopf und Augen.

2.4.2 Die Entstehung der Keimblätter

Aus dem sich in der Blastozyste entwickelnden Embryoblasten entsteht während der Implantation zunächst eine **zweiblättrige** Keimscheibe. Die beiden Blätter bezeichnet man auch als **Epiblast** und **Hypoblast**. Aus dem Epiblasten entstehen später vermutlich die drei Keimblätter des Embryos: das **Ektoderm**, das **Entoderm** und das **Mesoderm** sowie das Amnionepithel. Während der Entstehung der zweiblättrigen Keimscheibe entstehen auch die Amnionhöhle, das Chorion, der Haftstiel und der Dottersack. Der Dottersack entsteht aus dem Hypoblast. Der Embryo befindet sich während dieser Veränderungen in der 2. Entwicklungswoche.

2.4.2.1 Die Weiterentwicklung der Keimblätter

Bereits ab dem 16. Entwicklungstag liegt die dreiblättrige Keimscheibe (Ektoderm, Mesoderm und Entoderm) vor. Jedes Blatt ist für die Bildung bestimmter Strukturen und Organe zuständig.

2.4.2.2 Das Ektoderm

Aus dem **Ektoderm** entwickeln sich Dinge, die am Körper **außen** zum liegen kommen, z. B. die Epidermis, der Zahnschmelz, die Augenlinse, das Epithel in der Mundhöhle und auf der Zunge sowie das im äußeren Gehörgang, die Schweißdrüsen und die Milchdrüsen aber auch die Sinneszellen und das Nervensystem (man spricht hier auch vom **Neuroektoderm**), sowohl das zentrale als auch das periphere Nervensystem.

Zur Vereinfachung können Sie sich merken, dass alle Strukturen, die von außen mit dem Finger berührt werden können (und das Neuroektoderm) aus dem Ektoderm stammen.

2.4.2.3 Das Mesoderm

Aus dem Mesoderm entwickeln sich folgende Organe: Nieren, Keimdrüsen, Herz, Milz, Blut- und Lymphgefäße. Ansonsten entstehen aus dem **Mesoderm** die großen, überall **mitten** im Körper vorkommenden Strukturen: Bindegewebe, Knochen, Knorpel. Je nach ihrer topographischen Lage in der Keimscheibe kann man verschiedene **Abschnitte** des Mesoderms unterscheiden. Diese sind nachfolgend aufgeführt.

Das axiale Mesoderm

Das axiale Mesoderm liegt im Bereich der späteren Körperachse. Es bildet den Chordafortsatz und die **Chorda dorsalis**.

Das paraxiale Mesoderm

Das paraxiale Mesoderm liegt neben der Chorda dorsalis, also parallel zur Körperachse. Es weist ab der 3. Entwicklungswoche eine Segmentierung auf, d. h. rechts und links der Körperachse werden **würfelförmige Segmente (Somiten)** sichtbar. Zu Beginn (etwa am 20. Entwicklungstag) liegen 1–4 Somiten vor, am 30. Entwicklungstag 34–35 Somiten. Ab der 4. Entwicklungswoche entwickeln sich die Somiten weiter.

- Aus dem ventralen und medialen Anteil eines Somiten entsteht ein **Sklerotom**. Das Sklerotom wiederum entwickelt sich weiter zum embryonalen Bindegewebe, dem **Mesenchym**. Hieraus entwickelt sich u. a. die Wirbelsäule.
- Aus dem lateralen und dorsalen Teil der Somiten entsteht zum einen ein eher innen gelegenes **Myotom**, aus dem sich die Muskulatur des entsprechenden Segments entwickelt, sowie ein eher außen gelegenes **Dermatom**, aus dem sich die zugehörige Dermis entwickelt. Zu jedem Myotom und Dermatom entwickelt sich außerdem ein segmentaler Spinalnerv, der sich als Teil des Nervensystems aus dem Ektoderm entwickelt.

Das intermediäre Mesoderm
Das intermediäre Mesoderm befindet sich lateral neben dem paraxialen Mesoderm. Aus ihm entstehen sog. **Nephrotome**. Weiter kaudal entsteht aus den Zellen der sog. **nephrogene Strang**. Aus dem intermediären Mesoderm entstehen über verschiedene Zwischenstufen die Nieren (s. S. 78).

Die Seitenplatten (= laterales Mesoderm)
Die Seitenplatten befinden sich noch weiter lateral als das intermediäre Mesoderm und gehen in das viszerale und parietale Mesenchym über. Es bildet in der weiteren Entwicklung die primitive Leibeshöhle, das **intraembryonale Zölom**. Aus dem **parietalen Seitenplattenmesoderm** entstehen später das Bindegewebe der Leibeswand und das Brustbein. Aus dem **viszeralen Seitenplattenmesoderm** bilden sich die Bindegewebs- und die Muskelschichten für den Magen-Darm-Kanal.
Außerdem entsteht aus dem viszeralen und parietalen Mesoderm die Auskleidung von Perikard, Pleura- und Peritonealhöhle (Herzbeutel, Pleura und Peritoneum).

MERKE

Aus dem Mesoderm entstehen im Wesentlichen Strukturen, die überall im Körper vorliegen (Bindegewebe, Knochen, Knorpel, quergestreifte und glatte Muskulatur, Stammzellen der Erythro-, Myelo- und Lymphopoese, Endothel, Herz und Milz).

Außerdem gehen Nieren und Keimdrüsen sowie die Nebennierenrinde aus dem Mesoderm hervor.

2.4.2.4 Das Entoderm
Das **Ento**derm ist für die epitheliale Auskleidung von Darmrohr (s. S. 71), Dottersack und Allantois verantwortlich. Hiervon abgeleitete Strukturen sind:
- verschiedene parenchymatöse Organe **im** Körper (Schilddrüse, Tonsillen, Nebenschilddrüsen, Thymus, Leber, Pankreas)
- epitheliale Auskleidung des Respirationstraktes, des Magen-Darm-Traktes und der Gallenblase
- epitheliale Auskleidung von Harnblase und Harnröhre
- epitheliale Auskleidung der Paukenhöhle und Tuba auditiva.

2.4.2.5 Die Keimblätter am Ende der Entwicklung
Ist die Entwicklung der Körperform und der einzelnen Organe abgeschlossen, so liegt immer eine aus dem Mesoderm stammende Struktur zwischen einer Struktur aus dem Ektoderm und einer aus dem Entoderm.

2.4.3 Die morphologischen Veränderungen der Keimscheibe
2.4.3.1 Die Bildung des Primitivstreifens
Die ursprünglich glatte Keimscheibe verändert sich ab dem Ende der 2. Entwicklungswoche deutlich. Auf der Keimscheibe beginnt sich eine Rinne auszubilden, sie zieht von kaudal bis ungefähr zur Mitte der Keimscheibe nach kranial (**Abb. 2.8**). Diese Rinne wird **Primitivstreifen** genannt und ist ab dem 15.–16. Entwicklungstag deutlich zu sehen. Am kranialen Ende des Primitivstreifens (also in der Mitte der Keimscheibe) beginnt sich eine

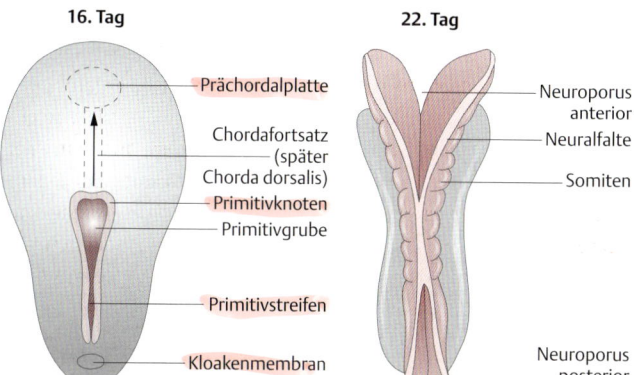

Abb. 2.8 Veränderungen der Keimscheibe

kugelförmige Erhebung, der **Primitivknoten**, auszubilden. Im Zentrum des Knotens ist eine kleine Einbuchtung sichtbar, diese wird als **Primitivgrube** bezeichnet.

Ektodermzellen auf der Oberfläche der Keimscheibe wandern auf den Primitivstreifen zu, ziehen im Bereich des Primitivstreifens nach kaudal zwischen Epiblast und Hypoblast und bilden das Mesoderm und das Entoderm. Das Mesoderm entsteht bei diesem Vorgang als zusätzliche Struktur, während das Entoderm die Lage des Hypoblasts einnimmt. Die Wanderung der Ektodermzellen nennt man **Invagination**.

2.4.3.2 Die Entwicklung der Chorda

Im Bereich der Keimscheibe liegt zentral im kranialen Teil eine weitere Zellansammlung, die man auch als **Prächordalplatte** bezeichnet. In diesem Bereich liegen auch nach der Invagination Entoderm und Ektoderm noch direkt aufeinander. Auf die Prächordalplatte bewegen sich Zellen des Mesoderms von kaudal nach kranial zu.

Bei ihrer Wanderung nach kranial bilden diese Zellen einen Strang aus Mesodermzellen, der auch ein Lumen aufweist. Dieser Wulst wird **Chordafortsatz** genannt. Der Chordafortsatz markiert die spätere Körperachse. Aus dem Chordafortsatz entwickelt sich nach dem Verschluss des Lumens die **Chorda dorsalis**. Sie dient als Leitstruktur für die Entstehung der Wirbelsäule und wird später durch diese ersetzt.

Im kaudalen Bereich der Keimscheibe liegen ebenfalls Ento- und Ektoderm noch direkt aufeinander. Dort bildet sich die **Kloakenmembran** aus. Hier entstehen später die Anal- und die Urogenitalregion. Am 16. Entwicklungstag entsteht hinter der Kloakenmembran eine kleine entodermale Ausstülpung (Divertikel), die sich in den Haftstiel (s. S. 50) hinein erstreckt: das **Allantois-Divertikel** (Allantois = Urharnsack) oder die Allantois.

Der **Canalis neurentericus** (Axialkanal) entsteht am 18. Entwicklungstag dadurch, dass der Boden des Chordafortsatzes mit dem darunter liegenden Entoderm verschmilzt. Dabei verschwindet das Lumen des Chordafortsatzes und es bleibt ein kleiner Kanal zurück, der vorübergehend den **Dottersack mit der Amnionhöhle** und nach dem Schluss des

Neuralrohrs die Darmrinne mit dem Neuralkanal **verbindet**. Dieser kleine Kanal wird Canalis neurentericus genannt. Es hat keine besonderen Aufgaben und bildet sich nach wenigen Tagen zurück.

MERKE

Obwohl der Name des „Canalis neurentericus" (Axialkanal) dies nahe legt, ist er nicht an der Entwicklung oder Entstehung des Nervensystems beteiligt.

Im weiteren Verlauf verändert die Keimscheibe ihre Form. Sie wird länger und kranial breiter aufgrund des starken Zellwachstums im Primitivknoten. Im Ektoderm entsteht in der 3. Entwicklungswoche die **Neuralplatte**. Sie liegt über dem Chordafortsatz und dem Primitivknoten und bildet die Basis für die Entwicklung des Nervensystems.

Im weiteren Verlauf richten sich die Ränder der Neuralplatte auf, sodass zunächst eine Neuralfalte, dann eine Neuralrinne und schließlich das **Neuralrohr** entstehen (s. **Abb. 2.11**). Der Verschluss der Neuralrinne zum Neuralrohr beginnt im Bereich des späteren Halses (etwa auf Höhe des 4. Somiten) und setzt sich nach kranial und kaudal fort. Am kranialen und am kaudalen Ende bleibt zunächst noch eine Öffnung bestehen, der **Neuroporus anterior** bzw. **posterior**. Die Öffnung verbindet das Lumen des Neuralrohrs mit der Amnionhöhle. Der Neuroporus anterior verschließt sich etwa am 25., der Neuroporus posterior am 27. Entwicklungstag.

Währenddessen beginnen sich im kranialen Bereich des Neuralrohrs bereits die **Hirnbläschen**, die die Grundlage für das definitive Gehirn bilden, auszuprägen. Aus dem **Neuralrohr** entsteht das **ZNS** und die für das ZNS typischen Zellen (z. B. Astrozyten, Oligodendrozyten, Ependymzellen, Pinealozyten).

In den Kanten der Neuralfalten liegen beidseits bereits die ektodermalen Zellen der **Neuralleiste**. Sie wandern amöboid aus dem Ektoderm (genauer gesagt aus der Übergangszone zwischen Neuralplatte und Oberflächenektoderm) in das darunter liegende Mesoderm. Die Neuralleiste ist die Basis für die Entstehung des **peripheren Nervensystems** (s. S. 54).

2.4.3.3 Die weitere Entwicklung der Keimscheibe

Ab dem 26. Entwicklungstag entstehen die **Schlundbögen** (Kiemen-, Pharyngeal-, Branchialbögen, s. S. 59) und die **Schlundtaschen** (Schlundfurchen), ab dem 22. Entwicklungstag Augenfurchen (die bis zum 28. Entwicklungstag zu Augenbläschen werden) und Ohrplakode. Auch die Arm- und Beinknospen sind zu diesem Zeitraum schon sichtbar (s. S. 52). Ebenfalls zu dieser Zeit, etwa am 28. Entwicklungstag, beginnt die Gesichtsentwicklung. Zunächst liegen die Augen noch lateral. Es existiert noch kein Oberkiefer, sondern nur ein Oberkieferwulst auf jeder Seite zwischen denen noch keine Verbindung besteht. Ebenfalls auf beiden Seiten befinden sich ein lateraler und ein medialer Nasenwulst, diese liegen beidseits lateral der späteren Lokalisation der Nase und umgeben ein Riechgrübchen. Etwa in der 6. Entwicklungswoche beginnt der physiologische Nabelbruch (s. S. 75).

In der **3. Woche** beginnt die **Abfaltung des Embryos.** Hierbei beginnt die zuerst flache Keimscheibe mit den 3 Keimblättern sich zu drehen und sich insbesondere lateral einzufalten. Dies führt u. a. zur Entwicklung des Darmrohrs, zur Verlagerung des Herzens und des Dottersacks, zur Nabelentwicklung und nicht zuletzt zur Ausbildung der leicht gekrümmten Körperform des Embryos am Ende der Embryonalentwicklung.

2.4.4 Die verschiedenen Höhlen des Embryos

In und um den Embryo herum entstehen im Lauf der Entwicklung verschiedene Hohlräume (**Abb. 2.9**). Bereits kurz nach der Einnistung der Blastozyste entwickelt sich die Blastozystenhöhle weiter. Sowohl an der Seite des Epiblast als auch an der Seite des Hypoblast entwickelt sich ein Hohlraum. Zum Uteruslumen hin, an der Seite des Hypoblast, entsteht ein großer Hohlraum, der **primäre Dottersack**. An der Seite des Epiblast, d. h. zur Decidua basalis gewandten Seite, entsteht die **Amnionhöhle** (die spätere Fruchtblase). Die Hohlräume nehmen zunächst im Verhältnis zur Keimscheibe zu. Um die Amnionhöhle, den primären Dottersack und die Keimscheibe herum bildet sich ein weiterer Hohlraum aus, das **extraembryonale Zölom** (extraembryonale Leibeshöhle). Zu diesem Zeitpunkt reißt der primäre Dottersack und der **sekundäre Dottersack** wird gebildet.

Während der Entstehung des extraembryonalen Zöloms persistieren zunächst noch weitere kleine Zysten als Reste des primären Dottersacks, sog. **Exozölzysten**, im extraembryonalen Zölom. Diese bilden sich jedoch bald zurück. Der Exozölzystenfreie Raum wird, nachdem das extraembyronale Mesoderm die Innenseite des Trophoblasten vollständig bedeckt hat (ungefähr ab dem 13. Entwicklungstag), nicht mehr extraembryonales Zölom, sondern **Chorionhöhle** genannt. Von der Keimscheibe aus zieht eine kompakte Struktur, der **Haft-**

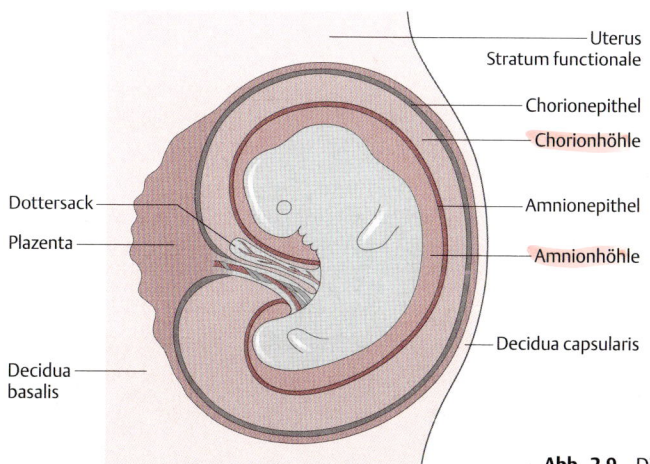

Uterus
Stratum functionale

Chorionepithel

Chorionhöhle

Dottersack

Plazenta

Amnionepithel

Amnionhöhle

Decidua capsularis

Decidua basalis

Abb. 2.9 Die verschiedenen Höhlen des Embryos

stiel, durch die Chorionhöhle an die Plazenta. Er ist eine Vorläuferstruktur der späteren Nabelschnur und enthält später die Nabelschnurgefäße.

Durch die Faltungen, Furchungen und Drehungen der Keimscheibe ändert sich die Lage der einzelnen Höhlen im 2. Entwicklungsmonat. Direkt um den Embryo herum liegt die Amnionhöhle. Das Amnionepithel, das die Amnionhöhle begrenzt, beginnt und endet im Bereich des Bauchnabels und der Nabelschnur. Im Bereich des Nabels zieht kaudal der Nabelschnur der Dottersack zwischen Amnion- und Chorionepithel in die Chorionhöhle. Der Canalis neurentericus (Axialkanal), die Verbindung zwischen Amnionhöhle und Dottersack, hat sich zu diesem Zeitpunkt schon lange wieder zurückgebildet. Um das Amnionepithel herum liegt die Chorionhöhle, die vom Chorionepithel ausgekleidet wird. Der Haftstiel, der ursprünglich in der Chorionhöhle liegt, ist die Grundlage für die Entwicklung der Nabelschnur. Mit der Ausbreitung der Amnionhöhle kommt es zu einer Einengung der Chorionhöhle. Nach dem 3. Monat ist die Chorionhöhle zugunsten der Amnionhöhle verschwunden und die Nabelschnur wird jetzt vom Amnionepithel bedeckt.

Der Allantoisgang entwickelt sich als lumenhaltige Struktur vom Bereich der späteren Harnblase bis in die Nabelschnur hinein. Im weiteren Verlauf sprossen auch embryonale Gefäße in die Nabelschnur ein. Als Rest des Allantoisgangs bleibt der Urachus bestehen (Urharngang), der die Harnblase mit dem Nabel verbindet. Beim Neugeborenen obliteriert der Urachus dann schließlich zum Lig. umbilicale medianum (s. S. 178).

Aus der Wand des sekundären Dottersacks wandern die Urkeimzellen in die Gonadenanlage ein. Des Weiteren besitzt die Wand des Dottersacks eine Verbindung zum primitiven Darmkanal, den Ductus omphaloentericus. In der 6. Entwicklungswoche verlagert sich ein großer Teil des Mitteldarms in das extraembryonale Zölom der Nabelschnur. Der Dottersack beginnt sich in der 3. Entwicklungswoche zurückzubilden, diesen Vorgang nennt man physiologischen Nabelbruch (s. S. 75).

Klinischer Bezug

Omphalozele: Eine Omphalozele (Nabelschnurbruch) ist eine Hemmungsmissbildung, die nach dem Abschluss des physiologischen Nabelbruchs auftritt. Bildet sich der sekundäre Dottersack nach dem physiologischen Nabelbruch und nach der Rückverlagerung des Mitteldarms in die Bauchhöhle unvollständig zurück, so persistiert ein flüssigkeitsgefülltes Säckchen im Bereich des Bauchnabels. Die Omphalozele kann Strukturen enthalten, die während des physiologischen Nabelbruchs aus der Bauchhöhle ausgetreten sind (Dünn- oder Dickdarmanteile, Mesenterium, Äste der A. mesenterica superior). Typischerweise treten diese Strukturen durch eine Lücke in der Bauchwand aus, die Muskulatur ist dehiszent und fehlt im Bruchsack. Eine Omphalozele kann operativ entfernt werden.

Etwa in der 7. Entwicklungswoche nehmen der Embryo und die Amnionhöhle (Fruchtblase) den Hauptteil des Raumes im Uterus ein. Die Chorionhöhle wird durch das Wachstum zusammengedrückt und verschwindet schließlich völlig, es bleibt nur das Chorionepithel bestehen. Im weiteren Verlauf ändern sich die verschiedenen Hohlräume um den Embryo herum kaum noch. Lediglich der Dottersack bildet sich ab der 12. Entwicklungswoche langsam zurück.

2.4.5 Die Entstehung von Zwillingen

Generell kann man zwischen ein- und zweieiigen Zwillingen unterscheiden, je nachdem, ob sie sich aus einer Eizelle, die von einem Spermium befruchtet wurde, oder aus zwei von zwei Spermien befruchteten Eizellen entwickelt haben. Einen Überblick gibt Tab. 2.1.

Check-up

✔ **Wiederholen Sie die Bedeutung der Begriffe Amnion- und Chorionhöhle, Allantoisgang und Canalis neurentericus.**

Tab. 2.1

Entstehung von Zwillingen	
eineiige Zwillinge (ca. 25 % der Zwillingsgeburten)	zweieiige Zwillinge (ca. 75 %)
Möglichkeiten der Entstehung	
– aus einer Zygote, vollständige Teilung in zwei Blastomere – Teilung des Embryoblasten in zwei Teile = Ausbildung von zwei Axialsystemen in einer Keimscheibe, dann oft gemeinsame Chorionhöhle	– gleichzeitige Ovulation von zwei Graaf-Follikeln – Graaf-Follikel mit zwei Eizellen
Merkmale	
– *evtl.* eigene Plazenta (kann auch gemeinsam sein) – eigene Amnionhöhle (nur in Ausnahmefällen gemeinsam) – *evtl.* eigene Chorionhöhle (kann auch gemeinsam sein)	– *eigene* Plazenta (kann aber mit der Plazenta des anderen Zwillings verschmelzen) – *eigene* Amnionhöhle – *eigene* Chorionhöhle
Genmaterial	
– identisch	– unterschiedlich
Beweis	
– Genmaterial, gemeinsame Amnion- oder Chorionhöhle	– Genmaterial

2.5 Die Einteilung der pränatalen Zeit

Lerncoach

Die jetzt folgenden Begriffe brauchen Sie, um sich orientieren zu können. Prägen Sie sich ein, dass sich alle Organe in der 2.–8. Woche entwickeln, danach findet nur noch die Organreifung statt.

2.5.1.1 Die Vorembryonalperiode

Die Vorembryonalperiode erstreckt sich vom 1.–7. Tag p. c. (post conceptionem, nach der Befruchtung) und bezeichnet den Zeitraum von der Befruchtung bis zur Einnistung der Eizelle.

2.5.1.2 Die Embryonalperiode

Die Embryonalperiode erstreckt sich von der 2. bis zur 8. Entwicklungswoche. In dieser Zeit erfolgt die Entwicklung der einzelnen Organe und der menschlichen Gestalt. Bei Fehlbildungen, die in dieser Phase entstehen, handelt es sich vor allem um Organ- und Extremitätenmissbildungen.

2.5.1.3 Die Fetalperiode

Die Fetalperiode dauert von der 9. Entwicklungswoche bis zur Geburt (normalerweise in der 38. Woche). In dieser Zeit findet die Organreifung statt. Das am langsamsten reifende Organ ist die Lunge (s. S. 269).

2.5.1.4 Der Unterschied zwischen Entwicklungs- und Schwangerschaftswochen

Die Bezeichnung Entwicklungs- bzw. Schwangerschaftswoche ist nicht synonym verwendbar. Embryologen sprechen normalerweise von **Entwicklungswochen**, wobei die erste Entwicklungswoche direkt nach der Befruchtung der Eizelle beginnt. Die Entwicklungswochen bezeichnen also das wirkliche Alter des Embryos. Will man nicht in Wochen, sondern in Tagen sprechen, so kann man auch von Tagen post conceptionem, also von Tagen nach der Befruchtung, sprechen.

Da die Frau aber selten den genauen Tag der Befruchtung angeben kann, rechnet der Gynäkologe zurück bis zum 1. Tag der letzten Menstruationsblutung. Man spricht dann von Tagen post menstruationem oder von Schwangerschaftswochen. Da zwischen der Menstruation und dem Eisprung (und damit auch bis zur Befruchtung) ungefähr 14 Tage liegen, entsprechen die Angaben in Schwangerschaftswochen den Entwicklungswochen plus zwei Wochen, es entspricht also die erste Entwicklungswoche der 3. Schwangerschaftswoche etc.

Check-up

✔ **Wiederholen Sie die einzelnen Perioden der pränatalen Zeit und ihre Dauer.**

2.6 Die Entwicklung der äußeren Körperform

Lerncoach

Um die Entwicklung der äußeren Körperform zu verstehen, machen Sie sich das Bauprinzip des Körpers klar. Der Körper

2

besteht im Wesentlichen aus mehreren Etagen, die jeweils drei Elemente beinhalten: Sklerotom (Knorpel, Knochen), Myotom (Muskulatur) und Dermatom (Haut).

2.6.1 Der Überblick

Knochen entstehen aus Mesenchym. In den meisten Fällen entsteht aus dem Mesenchym zunächst Knorpel, aus diesem entwickelt sich dann der Knochen (s. S. 10).

Die Wirbelsäule und die Rippen entstehen aus den sog. Sklerotomen („Bauelement" für Knorpel, Knochen), die in einen kranialen und kaudalen Anteil unterteilt werden. Im weiteren Verlauf verschmilzt der kaudale Teil des einen Sklerotoms mit dem darunter liegenden kranialen Teil des nächsten Sklerotoms. Es entsteht ein knorpeliges Wirbelkörpermodell (**Abb. 2.10**).

Die obere und untere Extremität entwickelt sich aus den sog. Extremitätenknospen als laterale Verdickung der Leibeswand, bestehend aus Mesenchym, welches von Ektoderm überzogen wird und an der Scheitelspitze zu einer Randleiste verdickt ist. Dann schnüren sich von den Knospen die sog. Hand- bzw. Fußplatte ab, die sich im weiteren Verlauf in fünf Segmente an der jeweiligen Hand- und Fußplatte, die späteren Finger und Zehen, aufteilen.

2.6.2 Die Wirbelsäule und die Leibeswand

Die Chorda dorsalis (s. S. 48) bildet das erste axiale Skelettelement. Neben der Chorda findet sich das paraxiale Mesoderm, das die Ursegmente (Somiten) mit Sklerotom (für die Ausbildung von Bindegewebe, Knorpel und Knochen), Myotom (für die Muskulatur) und Dermatom (für die Haut) bildet.

Die Wirbelsäule entsteht aus den Sklerotomen (s. S. 46), die in einen kranialen und kaudalen Anteil unterteilt werden. Die darin liegenden Mesenchymzellen wandern nach medial und lagern sich um die Chorda dorsalis herum, so dass eine „Mesenchymsäule" entsteht. Zwischen den Sklerotomen findet sich eine zellarme Zone in der Intersegmentalgefäße verlaufen.

Im weiteren Verlauf der Ausbildung der Wirbelsäule verschmilzt der kaudale Teil des einen Sklerotoms mit dem darunter liegenden kranialen Teil des nächsten Sklerotoms. Es entsteht ein knorpe-

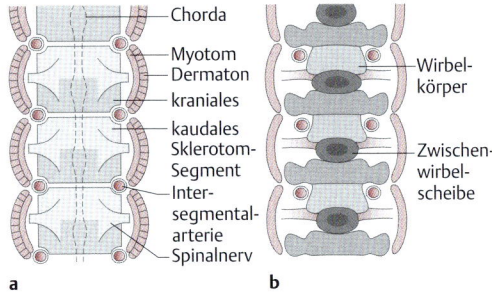

Abb. 2.10 Entwicklung der Wirbelsäule: (a) Somitengliederung, (b) endgültige Wirbelsäule

liges Wirbelkörpermodell. Die Verknöcherung beginnt mit der 12. Entwicklungswoche und endet zwischen dem 23. und 25. Lebensjahr. Zellen des kranialen Teils des Sklerotoms füllen den Zwischenwirbelraum auf und bilden so den Vorläufer der Zwischenwirbelscheibe. Aufgebaut ist dieser Discus aus einem gallertartigen Kern (Nucleus pulposus), sowie dem ihn umschließenden Faserring (Anulus fibrosus). Im Nucleus pulposus befindet sich der letzte Rest der Chorda dorsalis (**Abb. 2.10**).

Die Muskulatur der Rumpfwand entwickelt sich aus den Myotomen der jeweiligen Ursegmente. Durch den Zusammenschluss von benachbarten Sklerotomen zu einem Wirbel liegt das dazugehörige Myotom dazu versetzt vor.

Die Anlage der Rumpfmuskulatur erfolgt in zwei Systemen, die als dorsales Epimer und ventrales Hypomer bezeichnet werden (dorsales Epimer bedeutet, es liegt hinter dem Achsenskelett, ventrales Hypomer dementsprechend vor der Wirbelsäule) und für die Entwicklung der autochtonen Rückenmuskulatur (Epimer) und der ventralen Leibeswandmuskeln (Hypomer) wichtig sind.

2.6.3 Die obere und die untere Extremität

2.6.3.1 Das Skelett

Die obere und untere Extremität entwickelt sich aus den Extremitätenknospen, die am Anfang der 5. Entwicklungswoche an der seitlichen Rumpfwand sichtbar werden. Extremitätenknospen sind Ausstülpungen der lateralen Leibeswand. Sie bestehen aus Mesenchym, das von Ektoderm überzogen wird. Das Ektoderm ist an der Spitze zu einer Randleiste verdickt, die die Ausdifferenzierung zur Arm- und Beinanlage induziert. Zeitlich geht die Entwicklung der Armanlage der Ausbildung der Beinanlage um ca. 2 Tage voraus.

Im nächsten Schritt schnürt sich die Hand- bzw. Fußplatte von den Knospen ab. Dann tritt ein programmierter Zelltod einzelner Randleistenzellen ein, so dass sich nun fünf Segmente an der jeweiligen Hand- bzw. Fußplatte aufteilen. Die angelegten Finger- und Zehenstrahlen beinhalten zentral die Skelettelemente. Sie werden erst durch genetische Determinierung zu hyalinen Knorpelmodellen entwickelt (6. Entwicklungswoche), danach zu entsprechenden primären Knochenkernen (Finger- und Zehenknochen) in der Diaphyse ausgebildet (12. Entwicklungswoche) und schließlich enchondral verknöchert. Bis zum Erwachsenenalter finden sich an einzelnen Knochen noch die typischen Wachstumsfugen (Epiphysenfugen), die als Proliferationszonen für das Längenwachstum des Knochens von Bedeutung sind (s. S. 11).

2.6.3.2 Die Muskulatur

Die Muskeln der Extremitäten bilden sich aus den in die Extremitätenknospe eingewanderten Zellen der Myotome. Die Muskelzellen bilden dabei Gewebsblöcke, die sich in einen überwiegend ventralen Flexoren- und einen dorsalen Extensorenanteil gliedern lassen. Die letztendliche Lage wird durch Rotation erreicht – die Extremitätenanlagen rotieren nämlich in der 7. Entwicklungswoche, sodass die Muskelgruppen ihre typische spätere Lage erfahren:

- Die Armanlage rotiert um 90° nach außen, sodass die Daumen nach lateral zeigen, und die Muskelanlagen für die Extensoren auf der lateralen und hinteren Seite des Arms angelegt werden.
- Die Beinanlage rotiert um 90° nach innen, sodass die Extensoren ventral zum Liegen kommen und die Großzehen nach medial ausgerichtet sind.

2.6.3.3 Die Spinalnerven

Die ursprüngliche segmentale Gliederung der Extremitätenmuskulatur ist später nur noch anhand der Innervation durch die Nervenfasern des Armplexus nachzuvollziehen. Mit dem Wachstum der Extremitätenanlage treten die segmental angelegten Spinalnerven ebenfalls in diese Anlage ein und

bilden die „großen" Nerven für entsprechende Muskeln und Muskelgruppen (z. B. N. radialis für die Extensoren am Arm oder N. fibularis profundus für die Extensoren am Fuß).

Neben der motorischen Innervation sorgen die ursprünglichen Spinalnerven an der Extremität auch für die sensible Innervation. Die typischen Dermatome sind aufgrund des Längenwachstums der Extremitätenanlage zwar verändert, doch letztlich noch erkennbar.

Exemplarisch für die obere Extremität gilt hier, dass die kranial gelegenen Spinalnerven die präaxiale Oberfläche (also alles was oberhalb einer gedachten längsverlaufenden Mittellinie des Arms liegt), die kaudalen Spinalnerven die postaxiale Oberfläche versorgen. Die dazwischen gelegenen Spinalnerven versorgen die distalen Anteile des Arms.

2.6.4 Die Schädelknochen

Knochen entstehen aus Mesenchym. In den meisten Fällen entsteht aus dem Mesenchym zunächst Knorpel, aus diesem entwickelt sich dann der Knochen. Das Knorpelstadium wird jedoch von der Mehrzahl der Schädelknochen nicht durchlaufen. Schädelknochen entwickeln sich durch desmale oder chondrale Ossifikation (s. S. 11), je nach Entstehungsmechanismus spricht man von Desmocranium oder Chondrocranium. Zum Desmocranium zählt die Mehrheit der Schädelknochen, zum Chondrocranium nur Bereiche der Sella turcica, Teile des Os occipitale sowie Knochen um Auge, Ohr und Nase sowie das Os sphenoidale (außer der Ala major) und die Pars petrosa (vgl. S. 87).

Klinischer Bezug

Thalidomid (Contergan)-Syndrom: Bei der Entwicklung der äußeren Körperform kann es durch Einnahme von teratogenen Medikamenten bzw. bei Exposition der Mutter mit Chemikalien zu Fehlbildungen des Ungeborenen kommen. Von trauriger Berühmtheit ist hier der teratogene Effekt von Thalidomid (Contergan).

Thalidomid, ein Tranquilizer (Sedativum), wurde zur Behandlung von Schlaflosigkeit und Übelkeit bei Schwangeren in den Jahren 1950–1960 angewandt. Daraufhin beobachtete man ein gehäuftes Auftreten von Amelie und Meromelie (vollständiges bzw. teilweises Fehlen der Extremitäten) bei Kindern, deren Müttern in der frühen Schwangerschaft das Medikament verabreicht wurde. Etwa 7000 Kinder sind mit Thalidomidschäden geboren worden. Typische Fehlbildung ist die Phokomelie, d. h. eine seehundähnliche Verformung der Extremitäten. Außerdem wurden Missbildungen des Ohres, des Herzens sowie des Urogenital- und Verdauungstraktes beschrieben.

Nach der Aufdeckung des Zusammenhangs zwischen der Medikamenteneinnahme und den Fehlbildungen wurde im November 1961 das Medikament sofort aus dem Handel gezogen. Die Häufigkeit der Meromelie nahm daraufhin ab.

Check-up

✔ Machen Sie sich noch einmal klar, wie sich die Wirbelsäule aus den Sklerotomen entwickelt.

2.7 Die Blutbildung (Hämatopoese)

Ab der 2. Entwicklungswoche entstehen in der Hülle des Dottersacks die ersten Blutinseln. Blutinseln sind Zellansammlungen, die zwei Zelltypen erkennen lassen: die am Rand liegenden Angioblasten – die späteren Endothelzellen – und die zentral liegenden, eigentlichen Blutzellen, die sog. Hämozytoblasten. In diesen Blutinseln differenzieren sich die inneren Zellen zu Hämozytoblasten, den ersten Blutstammzellen (die äußeren Zellen werden zu Angioblasten, den Stammzellen für die Gefäßentwicklung). Gegen Ende des 2. Entwicklungsmonats wandern die Hämozytoblasten zur Leber und später auch in die Milz.

Etwa im 3. Entwicklungsmonat übernimmt die Leber dann die Hämatopoese. Dies führt dazu, dass zu diesem Zeitpunkt die Leber etwa 10 % des Körpergewichts ausmacht. Zwischen den Hepatozyten und den Gefäßwänden sitzen große Nester proliferierender Zellen, die Erythroblasten produzieren. Später ist auch die Milz an der Blutbildung beteiligt, das rote Knochenmark übernimmt die Hämatopoese allmählich ab dem 5. Entwicklungsmonat. Im Kindesalter findet sich das rote, Blut bildende Knochenmark auch noch in den Diaphysen

langer Knochen. Später im Erwachsenenalter findet man es nur noch in platten und kurzen Knochen und in den Epiphysen langer Knochen (Knochenmarkspunktionen finden daher an Sternum und Beckenknochen statt). Im Gegensatz zum roten Knochenmark, das HbA produziert, stellen Leber und Milz HbF her.

2.8 Die Entwicklung des zentralen und peripheren Nervensystems

Lerncoach

Verdeutlichen Sie sich anhand von Abb. 2.11 die Entwicklung des ZNS und PNS. Achten Sie außerdem auf die Hirnbläschen und ihre Weiterentwicklung (z. B. entstehen aus dem Prosencephalon das Telencephalon und das Diencephalon).

2.8.1 Der Überblick

Das Nervensystem entwickelt sich aus dem Ektoderm (s. S. 46), wobei verschiedene Einflussfaktoren, sog. Induktoren, dafür verantwortlich sind, dass sich die Gewebsanlage (Neuroektoderm) ausbildet. Das Neuroektoderm formt dann eine Neuralplatte. In der Mitte der Platte bildet sich eine Vertiefung (Neuralrinne), an den Rändern finden sich Aufwerfungen, die Neuralwülste und späteren Neuralfalten. Im Verlauf der Entwicklung wachsen die Neuralfalten aufeinander zu und verschmelzen miteinander, sodass die ehemalige Neuralrinne zu einem komplett umschlossenen Rohr geformt wird (Neuralrohr).

Das Gewebe der Neuralfalten liegt strangartig verdickt vor und senkt sich in die Tiefe ein. Die Neuralleistenzellen sind sog. emigrierte Neuroektodermzellen und liegen zuerst an der Grenze von Neuralplatte und Oberflächenektoderm. Im weiteren Verlauf mit der Einsenkung der Neuralplatte kommen die Neuralleistenzellen dann am Rand der Neuralrinne zu liegen. Bei der Vereinigung der Neuralfalten zum Neuralrohr wird das Neuralleistenmaterial ausgegliedert und liegt seitlich neben dem Neuralrohr. Aus dem Neuralrohr entwickelt sich das zentrale Nervensystem (ZNS), aus den beiden Neuralleisten entstehen die Anteile des peripheren Nervensystems (PNS). Die gesamten neuroektodermalen Strukturen werden schließlich wieder

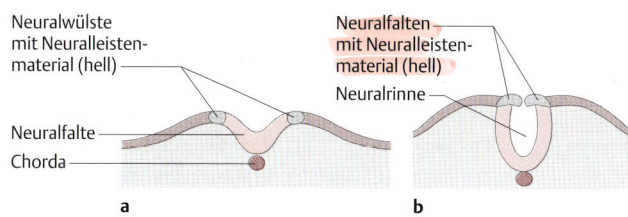

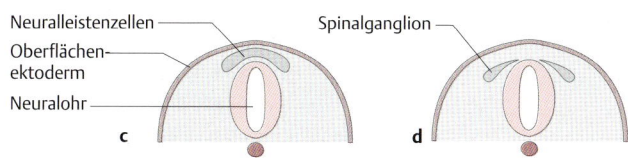

Abb. 2.11 Neuralabfaltung: (a) Bildung der Neuralfalten, (b) Bildung der Neuralrinne, (c) Bildung des Neuralrohrs, (d) Entwicklung der Neuralleistenzellen zu Spinalganglien und den sensiblen Ganglien der Hirnnerven

vom Oberflächenektoderm überzogen und bedeckt (**Abb. 2.11**).

2.8.2 Die Entwicklung des zentralen Nervensystems

Beim Verschluss der Neuralrinne zum Neuralrohr bleibt am kranialen und kaudalen Ende jeweils ein Bereich offen, der als Neuroporus anterior bzw. posterior bezeichnet wird.

Aus den kranialen Anteilen des Neuralrohrs entsteht die Gehirnanlage. Kaudal des Neuroporus anterior bilden sich am 28. Entwicklungstag die drei primären Hirnbläschen: das Prosenzephalon (Vorderhirn), das Mesenzephalon (Mittelhirn) und das Rhombenzephalon (Rautenhirn). Aus dem Prosenzephalon entwickeln sich in der 5. Entwicklungswoche das Telenzephalon (Endhirn) und das Dienzephalon (Zwischenhirn). Das Rhombenzephalon bildet das Metenzephalon (Nachhirn) und das Myelenzephalon (Markhirn) (**Tab. 2.2, Abb. 2.13**).

Der kaudale Anteil des Neuralrohrs bildet das Rückenmark (**Abb. 2.12**). Hier liegen um die Mitte des Neuralrohrs gelagert von innen nach außen:

- eine um den Zentralkanal ausgebildete Ependymzone
- dann die Zellen der späteren grauen Substanz in der Mantelzone
- schließlich die Zellfortsätze (Neuriten) der weißen Substanz in der Marginalzone (Randschleier).

Neben der topographischen Einteilung ist eine funktionelle Gliederung der embryologischen Rückenmarksanlage sinnvoll. Hier unterscheidet

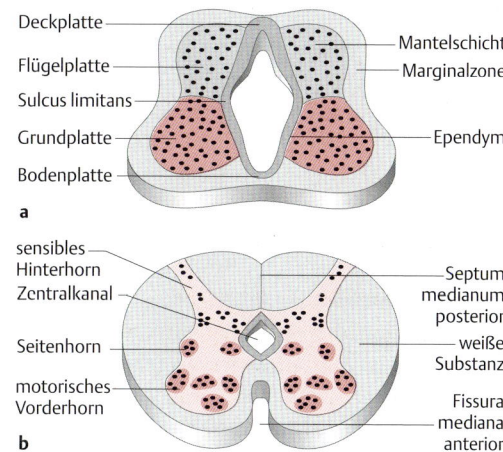

Abb. 2.12 Entwicklung des Rückenmarks

Tabelle 2.2

Entwicklung des ZNS

primäres Hirnbläschen	sekundäres Hirnbläschen	Elemente in Hirnabschnitten z. B.
Prosenzephalon	Telenzephalon (Großhirn)	Gyri, Sulci, Cortex cerebri
	Dienzephalon (Zwischenhirn)	Thalamus, Hypothalamus
Mesenzephalon	Mesenzephalon (Mittelhirn)	Ncl. ruber, Substantia nigra
Rhombenzephalon	Metenzephalon (Hinterhirn)	Pons, Cerebellum
	Myelenzephalon (Markhirn)	verlängertes Mark

2

man in der Mantelzone (= spätere graue Substanz) folgende Bereiche voneinander:

- dorsal in der Flügelplatte: **somato-afferente = sensible Anteile** (Hinterhorn, s. S. 466)
- ventral in der Grundplatte: **somato-efferente = motorische Anteile** (Vorderhorn, s. S. 466).

Zudem finden sich im Grenzbereich zwischen Flügelplatte und Grundplatte Zellen, die dem vegetativen System zuzuordnen sind. Die Flügelplatte beider Seiten wird durch die nervenzellfreie Deckplatte, die Grundplatte beider Seiten durch die nervenzellfreie Bodenplatte getrennt. Der **Sulcus limitans** trennt die Flügelplatte von der Grundplatte.

Das Neuralrohr differenziert sich also zum zentralen Nervensystem (Gehirn und Rückenmark) aus. Auch die für das ZNS typischen Zellen sind Abkömmlinge des Neuralrohrs, z. B. Oligodendrozyten, Astrozyten, Nervenzellen und Gliazellen. Aus dem **Hohlraum des Neuralrohrs** bilden sich die vier **Ventrikel**, der **Aquaeductus cerebri** sowie der **Canalis centralis** (= stellenweise obliterierter Zentralkanal im Rückenmark) und die diese Hohlräume auskleidenden Ependymzellen (s. S. 493).

Klinischer Bezug

Spina bifida: Die Spina bifida („gespaltenes Rückgrat") ist eine angeborene Fehlbildung des Rückenmarks. Diese Fehlbildungen kommen durch einen unvollständigen Neuralrohrschluss zustande, daher heißen sie auch Neuralrohrdefekte. Die Spina bifida kann je nach Ausprägung die Meningen, Wirbel, Muskeln und die darüberliegende Haut betreffen.

In der leichtesten Form (Spina bifida occulta) unterbleibt lediglich der Zusammenschluss der dorsalen Wirbelbögenanteile. Das Nervengewebe ist nicht betroffen, der knöcherne Defekt wird von Haut bedeckt. Die Spina bifida cystica ist durch eine Auswölbung der Meningen und der darüber liegenden Haut gekennzeichnet, man spricht hier auch von einer Meningozele. Ist zudem noch Rückenmark mit ausgestülpt, liegt eine Meningomyelozele vor. Ist der Neuralrohrverschluss ausgeblieben und das nicht geschlossene Rückenmark an der Körperoberfläche sichtbar, spricht man von einer Myeloschisis.

Typische Lokalisation einer Spina bifida ist die Lumbosakralregion. Die neurologischen Defizite nehmen mit dem Schweregrad der Fehlbildung zu.

Entsprechende Missbildungen (Dysraphien) findet man bei Verschlussstörungen im kranialen Bereich des Neuralrohrs in Form der Enzephalozele, Exenzephalie und des Anenzephalus.

2.8.3 Das periphere Nervensystem

Die beiden **Neuralleisten** bilden die Strukturen des peripheren Nervensystems und die dafür typischen Zellen, die Schwann-Zellen, sowie alle **afferenten Neurone des somatischen und vegetativen Nervensystems** und die Zellen des **APUD-Systems** (APUD = amino precursor uptake and decarboxylation cells). Es handelt sich um Zellen, die Aminosäurevorstufen aufnehmen und decarboxylieren, z. B. die Zellen des Nebennierenmarks, die aus Tyrosin erst Dopamin und dann Adrenalin und Noradrenalin bilden. Hierzu zählen unter anderem auch die chromaffinen Zellen der Paraganglien (Sympathikoblasten im Nebennierenmark und C-Zellen der Schilddrüse), die enteroendokrinen Darmzellen, die Zellen des Glomus caroticus (Chemorezeptoren) und die Melanoblasten.

Afferente Neurone der Neuralleiste sind:

- Pseudounipolare Neurone in sensiblen Ganglien der Spinal- und Hirnnerven
- Ganglienzellen des N. oculomotorius (III), N. trigeminus (V), N. facialis (VII), N. vestibulocochlearis (VII), N. glossopharyngeus (IX) und des N. vagus (X). (Beachte: kraniale sensorische Ganglien enthalten auch Zellen aus ektodermalen Plakoden)

Des Weiteren sind auch die Ganglienzellen des vegetativen Nervensystems Abkömmlinge der Neuralleiste. Dazu gehören:

- die paravertebralen Ganglien des Sympathikus
- die prävertebralen Ganglien im Brust- und Bauchbereich
- die parasympathischen Ganglien im Eingeweidebereich
- die chromaffinen Zellen des Nebennierenmarks
- die Mantel- und Gliazellen des peripheren Nervensystems.

Außerdem sind die Melanozyten (außer den Pigmentzellen der Retina und des ZNS) und das Mesektoderm Abkömmlinge der Neuralleiste.

 Check-up
✔ **Machen Sie sich nochmal klar, welche Strukturen sich aus dem Neuralrohr ausdifferenzieren.**
✔ **Wiederholen Sie die Abkömmlinge der Neuralleiste.**

2.9 Die Entwicklung des Auges

 Lerncoach
Die Entwicklung des Auges wird in Prüfungen insgesamt eher selten gefragt. Merken Sie sich, aus welchen Keimblättern das Auge entsteht.

2.9.1 Der Überblick
Entwicklungsgeschichtlich gesehen ist das Auge eine Ausstülpung des Gehirns. Der N. opticus und

die Retina haben daher statt Schwann-Zellen Oligodendrozyten. Aus dem ersten Hirnbläschen (Prosenzephalon) stülpen sich etwa in der 4. Entwicklungswoche die zwei Augenbläschen aus. Die Augenbläschen induzieren die Entwicklung der Augenlinse aus dem Ektoderm. Aus der inneren Schicht des Augenbläschens entsteht die Retina, aus der äußeren Schicht das Pigmentepithel. Das Augenbläschen entwickelt sich weiter zum Augenbecher, der auch einen Augenbecherstiel und eine Augenbecherspalte aufweist. In die Augenbecherspalte tritt zur Versorgung des gesamten Augeninneren die A. hyaloidea in die Augenbecherspalte ein. Sie versorgt auch die Linse und den Glaskörper des Embryos. Die A. hyaloidea wird während der weiteren Entwicklung zur A. centralis retinae. Sie versorgt dann nur noch die Retina. Die Augenbecherspalte schließt sich im Laufe der weiteren Entwicklung, der Augenbecherstiel wird zum N. opticus (**Abb. 2.13**).

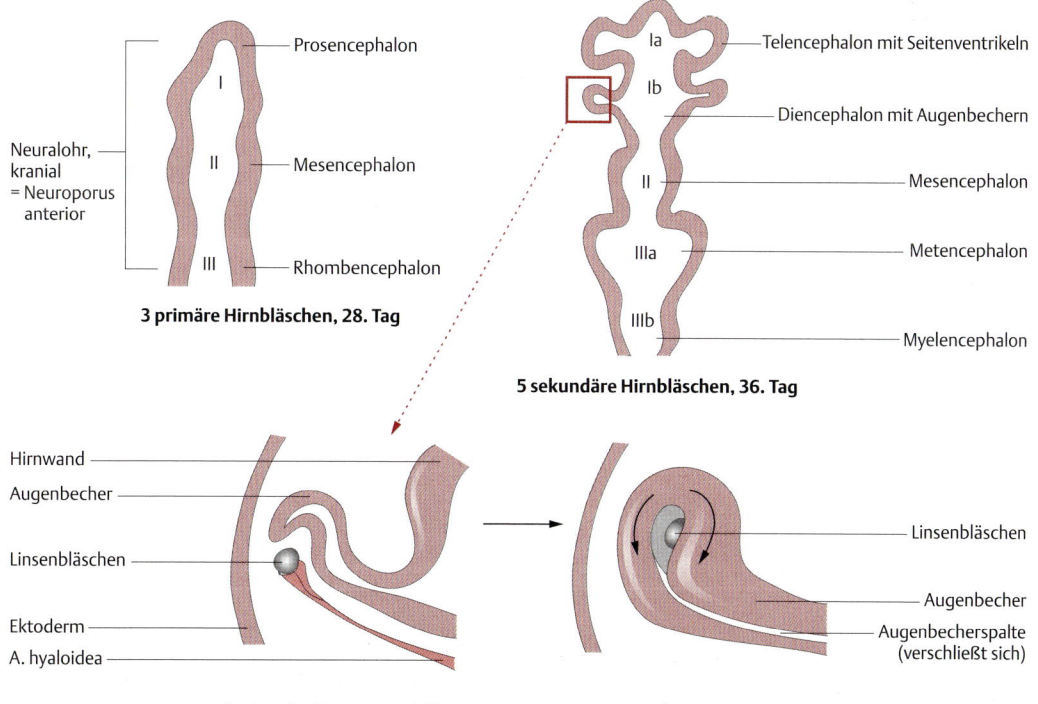

3 primäre Hirnbläschen, 28. Tag

- Prosencephalon
- I
- Neuralohr, kranial = Neuroporus anterior
- II — Mesencephalon
- III — Rhombencephalon

5 sekundäre Hirnbläschen, 36. Tag

- Ia — Telencephalon mit Seitenventrikeln
- Ib — Diencephalon mit Augenbechern
- II — Mesencephalon
- IIIa — Metencephalon
- IIIb — Myelencephalon

Beginn der Augenentwicklung ⟶ 6. Woche

- Hirnwand
- Augenbecher
- Linsenbläschen
- Ektoderm
- A. hyaloidea
- Linsenbläschen
- Augenbecher
- Augenbecherspalte (verschließt sich)

Abb. 2.13 Die Entwicklung des Augenbechers aus den Hirnbläschen

2.9.2 Die Augenlinse

Während der Entwicklung des Auges entsteht aus dem Oberflächenektoderm über dem Augenbläschen unter anderem eine **Linsenplakode**, die sich zunächst zu einem Linsengrübchen einstülpt. Dieses schnürt sich dann in der 5. Woche als **Linsenbläschen** vom Ektoderm ab. Hieraus entsteht später die Augenlinse.

2.9.3 Die Hornhaut

Die Hornhaut des Auges entsteht aus drei Anteilen: aus dem Ektoderm, aus mesenchymalem Stroma und aus dem Mesothel der vorderen Augenkammer.

2.9.4 Die Augenlider

Die Augenlider entstehen in der 7. Entwicklungswoche. Im Bereich des Gesichts stülpen sich auf jeder Seite zunächst zwei Hautfalten über die Augen. In der 10. Entwicklungswoche verkleben die beiden Hautfalten miteinander. Sie lösen sich erst im 7. Entwicklungsmonat wieder voneinander und bilden dann Ober- und Unterlid.

2.9.5 Die Retina

Die äußere Wand des Augenbechers differenziert sich zum Pigmentepithel aus. Aus dem inneren Anteil des Augenbechers entsteht die Pars optica und die Pars caeca retinae.

Klinischer Bezug

Iriskolobom: Normalerweise verschließt sich die Augenbecherspalte in der 7. Entwicklungswoche. Bleibt dies aus, so bleibt eine sichtbare Spalte in der Iris bestehen, das sog. Iriskolobom. Die Spalte kann sich nach dorsal durch das gesamte Auge fortsetzen. Das Sehvermögen wird je nach Ausprägung der Spalte mehr oder weniger stark beeinträchtigt.

Check-up

✔ Wiederholen Sie, aus welchen entwicklungsgeschichtlichen Anteilen die Strukturen des Auges entstehen.

2.10 Die Entwicklung des Ohres

Lerncoach
Die Entwicklung des Ohres wird in Prüfungen ebenfalls eher selten geprüft. Merken Sie sich vor allem, wie sich die Gehörknöchelchen entwickeln.

2.10.1 Der Überblick

Das Innenohr entsteht aus der sog. Ohrplakode. Diese stülpt sich in der 4. Entwicklungswoche zum Ohrbläschen ein und bildet Utriculus, Bogengänge und Ductus endolymphaticus, außerdem Sacculus und Corti-Organ. Das Mittelohr und die Paukenhöhle stammen von der 1. Schlundtasche ab, die Gehörknöchelchen vom 1. und 2. Schlundbogen (s. S. 59).

2.10.2 Das Innenohr

Die Entwicklung des Innenohrs beginnt beidseits lateral des Rhombenzephalons im Ektoderm. Ab dem 22. Entwicklungstag entsteht in diesem Bereich auf beiden Seiten je eine Verdickung des Oberflächenektoderms, die **Ohrplakode**. Im weiteren Verlauf stülpt sich die Ohrplakode nach innen ein und bildet das **Ohrbläschen**. Dieses Ohrbläschen entwickelt während der weiteren Entwicklung einen ventralen und einen dorsalen Anteil. Aus dem **ventralen** Anteil entstehen der **Sacculus**, der **Ductus cochlearis** und das Corti-Organ, aus dem **dorsalen** Anteil entstehen der **Utriculus**, die **Bogengänge** und der **Ductus endolymphaticus**. Die Entwicklung des Ductus cochlearis beginnt (durch Ausstülpung aus dem Sacculus) etwa in der 6. Entwicklungswoche, die zweieinhalb Drehungen des Ductus cochlearis sind aber erst am Ende des 8. Monats fertig ausgebildet. Die **Scala vestibuli** und die **Scala tympani** entwickeln sich ab der 10. Woche aus dem Mesenchym, das den Ductus cochlearis umgibt. Die **Bogengänge** stülpen sich ab der 6. Woche aus dem Utriculus aus.

2.10.3 Das Mittelohr

Das Mittelohr entsteht aus dem **Entoderm**. Die **erste Schlundtasche** ist die Basis für die Entwicklung der **Paukenhöhle** und der **Tuba auditiva**. Auch das Antrum mastoideum und ein Teil des Trommelfells stammen aus der ersten Schlundtasche (s. S. 62).

Die Gehörknöchelchen stammen aus den Schlundbögen: Hammer (Malleus) und Amboss (Incus) aus dem ersten Schlundbogen, Steigbügel Stapes) aus dem zweiten Schlundbogen.

Gegen Ende der Schwangerschaft entsteht durch die Ausdehnung der Paukenhöhle das Antrum mastoideum. Die Pneumatisierung des Mastoids erfolgt erst nach der Geburt im Lauf der ersten Lebensjahre.

2.10.4 Der äußere Gehörgang

Der äußere Gehörgang entwickelt sich aus dem Ektoderm der ersten Schlundfurche. Die epitheliale Auskleidung des äußeren Gehörgangs ist auch an der Bildung des Trommelfells beteiligt.

2.10.5 Das Trommelfell

Der nach außen gerichtete Teil des Trommelfells entsteht aus dem Ektoderm, der zur Paukenhöhle ragende Teil aus dem Entoderm. In der Pars tensa (straffer Teil des Trommelfells) liegt noch eine Schicht aus mesodermalem Bindegewebe.

Klinischer Bezug

Angeborene Taubheit: Durch hereditäre Ursachen oder exogene Einflüsse (z. B. Rötelnerkrankung der Mutter in der 7./8. Schwangerschaftswoche, Toxoplasmose, Diabetes mellitus) kann es zu Fehlbildungen des Labyrinths und der Gehörknöchelchen sowie des Trommelfells kommen. Die Kinder sind bei angeborener Taubheit in der Regel auch stumm (Taubstummheit).

2.10.6 Die Ohrmuscheln

Die Ohrmuschel entsteht aus sechs Auricularhöckern, die zunächst in der Umgebung der ersten Schlundfurche lokalisiert sind. Die Auricularhöcker vereinigen sich dann im Laufe der Entwicklung und bilden die Ohrmuschel. Die Anlagen der Ohrmuschel liegen in der unteren Halsregion, erst mit fortschreitender Entwicklung wandern sie nach kranial und nach lateral. Die Entwicklung der Ohrmuscheln ist sehr kompliziert und auch sehr individuell – sie sehen bei jedem Menschen anders aus.

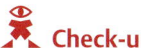 **Check-up**

✔ Machen Sie sich noch einmal klar, aus welchen entwicklungsgeschichtlichen Anteilen die Strukturen des Ohres entstehen.

2.11 Die Entwicklung von Kopf und Hals

 Lerncoach

Im folgenden Kapitel ist es für Sie besonders wichtig zu lernen, welche Strukturen aus welchen Schlundbögen und Schlundtaschen entstehen.

2.11.1 Der Überblick

Das Mesenchym, aus dem sich die Kopfregion entwickelt, stammt sowohl aus dem paraxialen und lateralen Mesoderm als auch aus der Neuralleiste und den Plakoden aus Ektoderm (vgl. S. 46).

Die Schädelbasis, die Gesichtshaut und die mimische Muskulatur stammen aus dem paraxialen Mesoderm. Das laterale Mesoderm ist für die Entwicklung der Kehlkopfregion (insbesondere der Ary- und Ringknorpel, s. S. 145) zuständig.

Aus der Neuralleiste entstehen unter anderem die Nerven des Kopfbereiches. Gemeinsam mit den ektodermalen Plakoden bildet die Neuralleiste die sensorischen Neurone des V., VII., X. und XII. Hirnnerven.

Etwa ab der 4. bis 5. Entwicklungswoche ändert sich das Oberflächenrelief in der Kopf-Hals-Region deutlich. Es bilden sich 5-6 Wülste aus, die so genannten Schlundbögen. Diese Bögen sind von *medial* durch Schlundtaschen voneinander getrennt. Auch an der *Außenseite* sind die Schlundbögen sichtbar voneinander getrennt, die trennenden Furchen werden Schlund- oder Branchialfurchen genannt. Zwischen den Schlundfurchen und den Schlundtaschen besteht keine Verbindung.

2.11.2 Die Schlundbögen, Schlundtaschen und Schlundfurchen

2.11.2.1 Die Entwicklung der Schlundbögen
Grundlage für die Entwicklung von Kopf und Hals sind die Schlundbögen. Sie heißen auch Branchialbögen oder Pharyngealbögen, in manchen Lehrbüchern werden sie auch Kiemenbögen genannt,

obwohl beim Menschen (im Gegensatz zu Fischen und Amphibien) weder in diesem noch in einem späteren Stadium Kiemen (Branchia) ausgebildet werden. Sie treten in der 4.–5. Entwicklungswoche auf.

Zunächst liegen **6 Schlundbögen** vor, wobei der 5. und 6. Bogen meist nur rudimentär vorhanden sind. Zu Beginn der Entwicklung ist jeder Schlundbogen identisch aufgebaut mit gleichen Anlagen. Ist jede Etage identisch aufgebaut (so wie beispielsweise auch beim Regenwurm), spricht man von einer **metameren Gliederung**: Jeder Schlundbogen besitzt zu Beginn einen mesodermalen Kern mit einer Knorpelspange, einer Muskelanlage, einem

Nerv aus Neuralleistenzellen und einer Arterie. Aber nicht alle Strukturen entwickeln sich weiter, die metamere Gliederung der Schlundbögen bleibt nur für ungefähr eine Woche bestehen.

Nach Abschluss der Entwicklung sind nur die Interkostalräume (mit ihren Muskeln, Gefäßen und Nerven), die Wirbelsäule und die autochthonen Rückenmuskeln noch metamer gegliedert (**Abb. 2.14**).

Vereinfachend können Sie sich merken, dass sich aus jedem Schlundbogen ein Hirnnerv entwickelt und auch die Muskeln, die dieser Hirnnerv innerviert. Die Regionen, die der Hirnnerv sensibel versorgt, stammen entsprechend

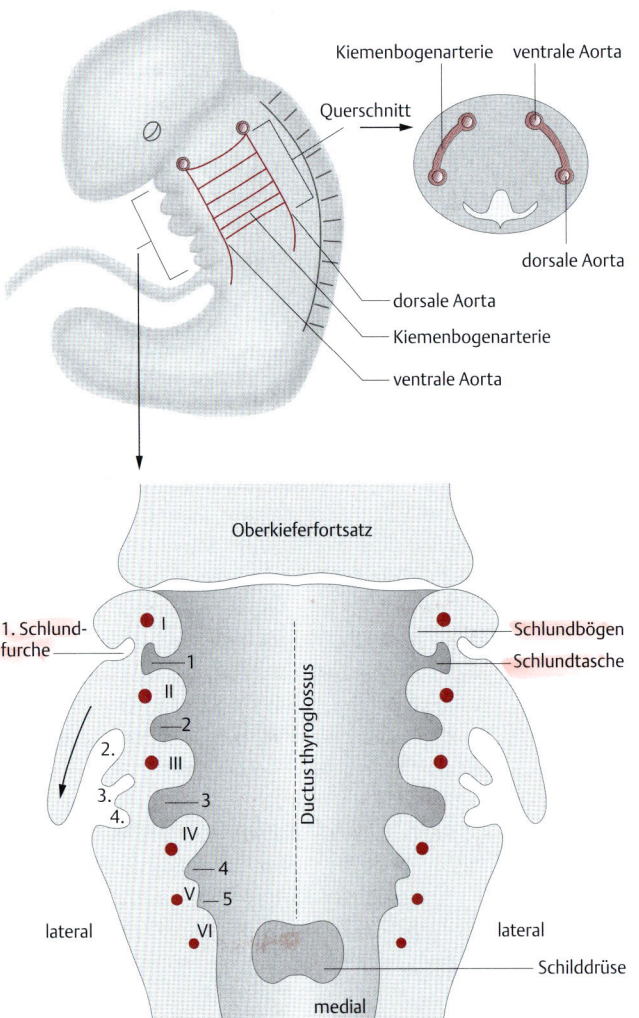

Abb. 2.14 Kopf-Hals-Region des Embryos in der 5. Entwicklungswoche: Entwicklung von Schlundbögen, Schlundfurchen und Schlundtaschen

auch aus diesem Schlundbogen. Alle Strukturen aus einem Schlundbogen liegen topographisch ungefähr auf einer Höhe.

2.11.2.2 Die Arterien der Schlundbögen

Die Arterien der Schlundbögen nennt man primitive Aortenbögen oder auch Schlundbogenarterien bzw. Kiemenbogenarterien. Sie entstehen aus dem Truncus arteriosus der embryonalen paarigen ventralen Aorta (s. S. 65). Die sechs Kiemenbogenarterien ziehen in den sechs Schlundbögen von ventral nach dorsal und verbinden die ventrale mit der dorsalen Aorta.

Alle Kiemenbogenarterien liegen zuerst paarig vor, im Verlauf entstehen aber auch unpaarige Gefäße aus ihnen und nicht aus allen Kiemenbogenarterien entwickelt sich ein definitives Gefäß.

- Die erste Schlundbogenarterie (1. Aortenbogen) bildet sich zum größten Teil zurück, lediglich ein sehr kleiner Teil ist an der Bildung der A. carotis externa und der A. maxillaris beteiligt.
- Die zweite Schlundbogenarterie (2. Aortenbogen) entwickelt während der Embryonalperiode eine A. stapedia, die sich im Laufe der Entwicklung vollständig zurückbildet und im Stapes ein Foramen zurücklässt.
- Die dritte Schlundbogenarterie (3. Aortenbogen) bildet, gemeinsam mit der dorsalen Aorta, die A. carotis interna. Auch ein kleiner Teil der A. carotis communis stammt aus der dritten Kiemenbogenarterie, der weitaus größere Teil hat aber seinen Ursprung in der ventralen Aorta.
- Aus der vierten Schlundbogenarterie (4. Aortenbogen) entstehen zwei unpaarige Gefäße. Aus der linken 4. Kiemenbogenarterie entsteht der definitive Aortenbogen, aus der 4. rechten Kiemenbogenarterie entwickelt sich der Truncus brachiocephalicus und ein Teil der A. subclavia.
- Die fünfte Schlundbogenarterie (5. Aortenbogen) ist häufig gar nicht angelegt, in den übrigen Fällen bildet sie sich schnell zurück.
- Auch die sechste Schlundbogenarterie (6. Aortenbogen) entwickelt sich rechts und links in unterschiedliche, unpaarige Gefäße. Aus der linken Kiemenbogenarterie entwickeln sich der Truncus pulmonalis und der Ductus arteriosus Botalli (der Umgehungskreislauf der Lunge,

s. S. 69), aus dem rechten Aortenbogen entsteht die A. pulmonalis.

Aus der paarigen ventralen Aorta entwickeln sich der größte Teil der A. carotis communis und die A. carotis externa. Aus der ebenfalls paarigen dorsalen Aorta entstehen ein Teil der A. carotis interna (ein anderer Teil stammt aus der 3. Kiemenbogenarterie) und die Aorta descendens.

2.11.2.3 Die Nerven und Muskeln der Schlundbögen

Vereinfachend kann man sagen, dass sich aus jedem Schlundbogen nicht nur ein Hirnnerv entwickelt, sondern auch die Muskeln, die dieser Hirnnerv efferent innerviert. Auch die Regionen, die der Hirnnerv sensibel durch afferente Fasern innerviert, stammen aus dem entsprechenden Schlundbogen. Des Weiteren liegen alle Strukturen, die aus einem Schlundbogen stammen, topographisch auch ungefähr auf einer Höhe.

Nachfolgend sind die wichtigsten Strukturen, die sich aus einem Schlundbogen entwickeln, zusammengefasst. Während die ersten beiden Schlundbögen und die aus ihnen entstehenden Knorpelstrukturen noch Eigennamen haben, ist dies bei den übrigen Schlundbögen nicht mehr der Fall.

Der I. Schlundbogen

Der I. Schlundbogen (= Mandibularbogen) bildet kein bleibendes Gefäß. Der ihm zugeordnete Nerv ist der N. trigeminus (V), sein erster Ast, der N. ophthalmicus (V_1) versorgt allerdings keine Abkömmlinge des ersten Schlundbogens. Die Muskulatur dieses Schlundbogens ist im Wesentlichen die Kaumuskulatur (M. masseter, M. temporalis, Mm. pterygoidei, M. digastricus [Venter anterior] M. mylohyoideus, M. tensor tympani, M. tensor veli palatini), die vom N. mandibularis (V_3), dem einzigen motorischen Trigeminusast, innerviert wird.

Auch Hammer und Amboss sowie ein Teil der Mandibula und der Maxilla stammen aus diesem Bogen (nicht jedoch der Steigbügel). Der Knorpel des ersten Schlundbogens, aus dem sich Hammer und Amboss entwickeln, wird auch Meckel-Knorpel genannt.

2

Der II. Schlundbogen
Der II. Schlundbogen (= Hyoidbogen) bringt ebenfalls kein definitives Gefäß hervor. Der Hirnnerv des II. Schlundbogens ist der N. facialis, somit ist die Muskulatur dieses Bogens zum einen die mimische Muskulatur, zum anderen der M. stapedius, der M. stylohyoideus und der M. digastricus (Venter posterior). Der Knorpel des zweiten Schlundbogens wird Reichert-Knorpel genannt. Aus ihm entwickeln sich der Steigbügel, der Processus styloideus (Os temporale) mit dem Lig. stylohyoideum sowie das Cornu minus und der obere Teil des Os hyoideums.

> **MERKE**
>
> Wird die Umgebung als zu laut empfunden, so wird über den N. facialis der M. stapedius innerviert, dieser kontrahiert sich und der Steigbügel verkantet sich im ovalen Fenster, dadurch wird der Schall leiser empfunden.

Der III. Schlundbogen
Dem III. Schlundbogen wird der N. glossopharyngeus (IX) zugeordnet. Das Gefäß des dritten Schlundbogens bildet den unteren Teil der A. carotis interna und einen kleinen Teil der A. carotis communis. Als Muskel entwickelt sich der M. stylopharyngeus. Aus den knorpeligen Anteilen dieses Bogens entwickeln sich das Cornu majus und der untere Teil des Os hyoideums.

Der IV., V. und VI. Schlundbogen
Der IV., V. und VI. Schlundbogen sind häufig miteinander verschmolzen, der V. und VI. sind sogar häufig nur rudimentär ausgebildet. Nur aus dem IV. und dem VI. Schlundbogen scheinen sich bleibende Strukturen zu entwickeln (hier sind sich die Autoren bis auf wenigen Ausnahmen weitgehend einig). Aus dem IV. Schlundbogen stammt der N. laryngeus superior. Aus dem rechten und dem linken IV. Schlundbogen entwickeln sich unterschiedliche definitive Gefäße: aus der linken Kiemenbogenarterie entsteht der Aortenbogen, aus der rechten der Truncus brachiocephalicus und ein Teil der A. subclavia. Die Muskeln, die sich aus dem IV. Schlundbogen entwickeln, sind der M. cricothyroideus, der M. levator veli palatini und der M. constrictor pharyngis.

Aus dem VI. Schlundbogen entwickeln sich im rechten und im linken Bogen ebenfalls unterschiedliche, unpaarige Gefäße. Aus der linken Kiemenbogenarterie entwickeln sich der Truncus pulmonalis und der Ductus arteriosus Botalli, aus dem rechten Aortenbogen entsteht die A. pulmonalis. Der Nerv des VI. Schlundbogens ist der N. laryngeus recurrens, er innerviert die inneren Kehlkopfmuskeln.
Sowohl der IV. als auch der VI. Schlundbogen bilden das Kehlkopfskelett (mit Ausnahme der Epiglottis, sie stammt aus einem Derivat des II. und IV. Schlundbogens).

Wenn Sie die Reihenfolge der Hirnnerven der einzelnen Schlundbögen beherrschen, können Sie sich die weiteren Bestandteile herleiten. Wichtig ist also, sich die Reihenfolge V, VII, IX und 2 mal X zu merken.

2.11.2.4 Die Schlundtaschen
Zwischen den sechs Schlundbögen befinden sich auf beiden Seiten fünf Schlundtaschen, die die einzelnen Bögen voneinander trennen. Ihre Auskleidung aus Entoderm entwickelt sich ebenfalls zu definitiven Strukturen weiter.

Die erste Schlundtasche
Die erste Schlundtasche bildet den Recessus tubotympanicus. Er umschließt die Gehörknöchelchen und bildet die Paukenhöhle, die Ohrtrompete (Tuba auditiva), das Trommelfell und das Antrum mastoideum. Die erste Schlundtasche verbindet sich außerdem mit der ersten Schlundfurche, diese ist für die Ausbildung des äußeren Gehörgangs verantwortlich.

Die zweite Schlundtasche
Die zweite Schlundtasche ist für die Bildung der Tonsilla palatina und der Fossa tonsillaris verantwortlich.

Die dritte Schlundtasche
Aus der dritten Schlundtasche entwickeln sich der Thymus und die Glandulae parathyroideae inferiores. Auf seiner Wanderung nach kaudal nimmt der Thymus die beiden Nebenschilddrüsen mit nach unten, sodass sie unterhalb der beiden Neben-

schilddrüsen aus der vierten Schlundtasche zu liegen kommen.

Die vierte Schlundtasche
Aus der vierten Schlundtasche entstehen die **Glandulae parathyroideae superiores**. Die oberen und unteren Nebenschilddrüsen überkreuzen sich also im Laufe der Entwicklung, was die hohe Variabilität ihrer Lage dorsal der Schilddrüse erklärt.

Die fünfte Schlundtasche
Die fünfte Schlundtasche bildet den sog. ultimobranchialen Körper der Schilddrüse. Dieser ist für die **Entstehung der C-Zellen der Schilddrüse** verantwortlich (s. S. 151).

2.11.2.5 Die Schlundfurchen
Von außen sind im Halsbereich des fünf Wochen alten Embryos **vier Schlundfurchen** sichtbar. Lediglich die **erste Schlundfurche** entwickelt sich zu einer definitiven Struktur weiter, sie **wird zum Meatus acusticus externus** (äußerer Gehörgang) **und zum äußeren Teil des Trommelfells**. Durch das starke Wachstum des zweiten Schlund*bogens* nach kaudal überlappt dieser die restlichen Schlundtaschen. Den so entstandenen Hohlraum nennt man auch **Sinus cervicalis**, dieser bildet sich im Laufe der weiteren Entwicklung wieder zurück.

Klinischer Bezug

Branchiogene Zysten: Durch das starke Wachstum des 2. Schlundbogens werden die 2., 3. und 4. Schlundfurche verschlossen. Erfolgt die Überdeckung durch den 2. Schlundbogen aufgrund einer Entwicklungsstörung nicht vollständig, so bleibt ein Fistelgang lateral am Hals bestehen. Der Fistelgang mündet in der Tiefe häufig in einer lateralen Halszyste (s. S. 32).

2.11.3 Die Entwicklung der restlichen Kopfregion
2.11.3.1 Die Gesichtswülste und die Entwicklung der Nase
In der 4. Entwicklungswoche treten mehrere Gesichtswülste (Fortsätze an Stirn, Oberkiefer, Unterkiefer, lateral und medial der späteren Nase, **Abb. 2.15**) auf. In der Mitte des Gesichts liegt eine **Riechplakode**, die sich in der 5. Woche zur Riechgrube einsenkt. Über dieser Riechgrube schließen sich nach und nach der Stirnfortsatz, der laterale und der mediale Nasenwulst zur Nase, der Oberkieferwulst bildet die Maxilla und die Wangenknochen. Die **Gesichtswülste** entwickeln sich lateral am Gesicht und wachsen nach medial aufeinander zu, bis sie schließlich **miteinander verschmelzen**.

Der Stirnfortsatz bildet nicht nur die Stirn, sondern auch die Nasenwurzel und den medialen und lateralen Nasenwulst. Der Oberkieferfortsatz bildet die Wangen und die lateralen Anteile der Oberlippe. Der mediale Nasenwulst (aus dem Stirnfortsatz) entwickelt sich weiter zum Philtrum (medialer Teil der Oberlippe), zur Nasenspitze und zum Nasenrücken. Der laterale Nasenwulst (ebenfalls aus dem Stirnfortsatz) entwickelt sich zu den Nasenflügeln weiter, der Unterkieferfortsatz zur Unterlippe.

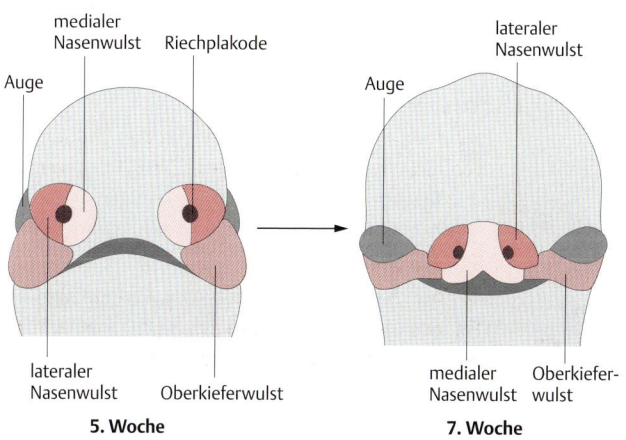

Abb. 2.15 Entwicklung der Gesichtswülste in der 5. und 7. Entwicklungswoche

2.11.3.2 Die Mundhöhle

Die Mundbucht, bzw. das Epithel, das sie auskleidet, wird aus Ektoderm gebildet. Die Mundbucht stülpt sich von außen ein, die Strukturen im Mund (Zähne, Zunge) entwickeln sich aus allen drei Keimblättern.

2.11.3.3 Die Zunge

Die erste Anlage der Zunge entwickelt sich in der 4. Entwicklungswoche des Embryos. Das Epithel der Zungenschleimhaut stammt im vorderen Bereich aus dem Ektoderm, im Bereich der Papillae vallatae und der Zungenwurzel aus dem Entoderm. Die Zunge entsteht aus zwei lateralen Zungenwülsten, einem medialen Höckerchen (Tuberculum impar) sowie einem Hypobranchialhöcker. Das mesodermale Gewebe für diese Wülste stammt aus dem 1.–4. Schlundbogen.

Während der Entwicklung der Zunge verschmelzen die beiden lateralen Zungenwülste und bilden die vorderen zwei Drittel der Zunge. Am Übergang von den vorderen zwei Dritteln zum hinteren Drittel entsteht der Sulcus terminalis. Das hintere Drittel entwickelt sich aus dem Mesoderm des 2., 3. und 4. Schlundbogens. Die Zungenmuskeln entwickeln sich im Wesentlichen aus den okzipitalen Somiten (Einwanderung von Myoblasten, s. S. 134).

2.11.3.4 Die Zähne

Das Äußere der Zähne stammt aus dem Ektoderm, das Innere aus dem Mesoderm, die Grenze stellen der Zahnschmelz (aus Ektoderm) und das Dentin (aus Mesenchym) dar (vgl. S. 137).

2.11.3.5 Der Gaumen

Der primäre Gaumen ist ein Teil des Zwischenkiefersegments, welches aus den beiden medialen Nasenwülsten hervorgeht (s. o.). In der 6. Woche entwickeln sich aus den Oberkieferwülsten zwei Gaumenplatten, die in der 7. Woche (nachdem sich die Zunge nach kaudal verlagert hat) horizontal aufeinander zuwachsen, miteinander verschmelzen und so den sekundären Gaumen bilden. Bei unzureichender Verschmelzung auf einer oder beiden Seiten entstehen Lippenspalten und Gaumenspalten.

2.11.3.6 Der Pharynx

Wie der gesamte Verdauungstrakt stammt auch der Pharynx aus dem primitiven Darmkanal, genauer gesagt aus seinem proximalen Teil, dem Vorderdarm (s. S. 71) im Bereich zwischen Rachenmembran und Lungenknospe. Die Pharynxmuskulatur entstammt dem 3.–6. Schlundbogen.

2.11.4 Die Entwicklung der Schilddrüse

☞ **Dieser Abschnitt ist zwar kurz, wird aber gerne in Prüfungen gefragt, die Erarbeitung lohnt sich also.**

2.11.4.1 Die Wanderung der Schilddrüse

Die Schilddrüse entsteht aus dem Entoderm der Mundhöhle und wandert im Laufe der Entwicklung vom Zungengrund nach kaudal. Dabei hinterlässt sie ventral in der Mitte des Sulcus terminalis eine Einbuchtung, das Foramen caecum. Bei ihrer Wanderung nach kaudal (bis auf Höhe von C6) bildet die Schilddrüse den Ductus thyroglossus, dieser verbindet temporär die Schilddrüse mit dem Anfang des Schlundes. Das Lumen des Ductus thyroglossus verschließt sich im Laufe der weiteren Entwicklung. Gelegentlich bleibt im distalen Anteil des Ductus etwas Schilddrüsengewebe zurück und bildet einen pyramidenförmigen, nach kranial ragenden Anteil der Schilddrüse (Lobus pyramidalis).

2.11.4.2 Die Entwicklung der C-Zellen

Die C-Zellen der Schilddrüse entstehen aus der Neuralleiste und gehören zum sog. APUD-System. Sie wandern zunächst als ultimobranchialer Körper aus der 5. Schlundtasche in das Parenchym der Schilddrüse ein und entwickeln sich dann dort zu den C-Zellen weiter (s. S. 151).

 Check-up

✔ **Wiederholen Sie die Derivate der Schlundbögen und ihre Innervation. Auch die Strukturen, die aus den Schlundtaschen und Schlundfurchen entstehen, sollten Sie kennen.**

✔ **Rekapitulieren Sie noch einmal, aus welchen Kiemenbogenarterien kein definitives Gefäß entsteht.**

2.12 Die Entwicklung der Thoraxorgane

Lerncoach

Für das Verständnis der Herzentwicklung ist es wichtig, sich die Entwicklung bildlich vorstellen zu können. Sie sollten daher beim Lesen immer ein Auge auf Abb. 2.16 **haben. Nehmen Sie sich ein wenig Zeit für die Herzentwicklung und Sie werden feststellen, dass sie gar nicht so kompliziert ist.**

2.12.1 Der Überblick

Der **Atemtrakt** stammt aus der ventralen Wand des Vorderdarms (s. S. 71). Die **epitheliale Auskleidung** von Larynx, Trachea, Bronchien und Alveolen stammt vom Entoderm ab.

Das **Herz** entstammt dem mittleren Keimblatt (Mesoderm). Die Entwicklung des primitiven Herzschlauchs beginnt mit der Verschmelzung der beiden Endokardschläuche (Vereinigung mehrerer von Angioblasten begrenzter Vesikel). Zwischen der 4. und 7. Entwicklungswoche entsteht durch die Ausbildung der Septen die typische Herzstruktur mit vier Herzkammern.

2.12.2 Die Lunge und die Bronchien

Das Lungendivertikel entsteht in der 3.–4. Entwicklungswoche als Aussackung aus dem **Vorderdarm**. Das **Epithel** der Lunge entsteht somit, ebenso wie das Epithel von Trachea und Larynx, aus dem **Entoderm**. Die Knorpelspangen der Trachea und der Bronchien stammen aus dem **viszeralen Mesoderm** des **Vorderdarms**. Zunächst besteht noch eine Verbindung zwischen Trachea und Ösophagus, im weiteren Verlauf bildet sich als Trennwand jedoch das **Septum oesophagotracheale** aus.

2.12.2.1 Die Reifung der Lunge

Da die Lunge vom fetalen Blutkreislauf (s. S. 69) nur wenig durchblutet wird, ist sie eines der **am langsamsten reifenden Organe**. Ab dem **7. Monat** sind ausreichend Kapillaren und Alveolen vorhanden, um das Überleben eines Frühgeborenen zu ermöglichen. Die Lungen benötigen aber auch **Surfactant** um sich entfalten und arbeiten zu können. Surfactant wird in Pneumozyten Typ II gebil-

det und vermindert die Oberflächenspannung der Alveolen.

Da die Produktion von Surfactant erst in den letzten 2 Wochen vor der Geburt deutlich ansteigt, führt ein Surfactant-Mangel bei der Geburt zum Kollaps der Alveolen. Die Alveolen enthalten außerdem seröse Flüssigkeit, histologisch erscheinen sie als hyaline Membranen. Man bezeichnet dieses Krankheitsbild als **postnatales Atemnotsyndrom** (Respiratory Distress Syndrome RDS, Syndrom der hyalinen Membranen). Bei einer drohenden Frühgeburt kann man durch die Gabe von Glukokortikoiden 24–48 Stunden vor der Geburt die Gefahr der Ausbildung eines RDS deutlich vermindern.

2.12.2.2 Die Bronchien

Die Bronchien entstehen durch die kontinuierliche Ausbildung von **Lungenknospen**. Zunächst entstehen aus dem Lungendivertikel **zwei Knospen**, die **Hauptbronchien**, diese stülpen auf der rechten Seite drei, auf der linken Seite zwei Knospen für die **Lappenbronchien** aus, diese wiederum entwickeln rechts neun bis zehn, links neun weitere Knospen für die **Segmentbronchien**.

2.12.3 Die Pleura

Die Lungenknospe ist von einer viszeralen **Mesodermschicht** überzogen, sie wächst nach lateral in die **Zölomhöhle** (Leibeshöhle) hinein. Die Zölomhöhle selbst wird von parietalem Mesoderm bedeckt und ist zunächst noch nicht in einzelne Hohlräume unterteilt.

Im Laufe der Entwicklung trennen sich durch Verschmelzung der viszeralen und parietalen Mesodermblätter die Perikard- und die Peritonealhöhle von der Pleurahöhle ab. Aus dem viszeralen Mesoderm entsteht die viszerale Pleura, aus dem parietalen Mesoderm die parietale Pleura.

2.12.4 Das Herz

2.12.4.1 Die Entwicklung der äußeren Form (Abb. 2.16)

Das Herz entsteht ebenso wie alle Gefäße aus dem **Mesoderm**. Die Entwicklung des **primitiven Herzschlauchs** beginnt mit der Verschmelzung der paarig angelegten Endothel- oder Endokardschläuche in ihrem Mittelteil kurz unterhalb der Kiemenbogenarterien. Dadurch entsteht eine X-förmige

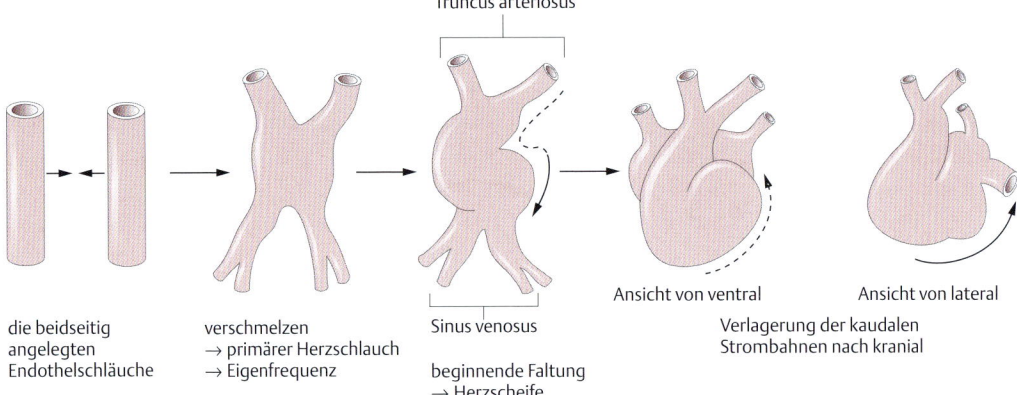

Truncus arteriosus

die beidseitig angelegten Endothelschläuche

verschmelzen
→ primärer Herzschlauch
→ Eigenfrequenz

Sinus venosus

beginnende Faltung
→ Herzscheife

Ansicht von ventral

Ansicht von lateral

Verlagerung der kaudalen Strombahnen nach kranial

Abb. 2.16 Herzentwicklung

Struktur, der primitive Herzschlauch. Im Bereich des späteren Sinusknotens, am Sinus venosus, entwickeln sich spezialisierte Muskelzellen, die bereits ab dem 21. Entwicklungstag für eine Eigenfrequenz (kein Sinusrhythmus, da noch keine endgültige Herzform vorliegt) des Herzschlauchs sorgen.

Im weiteren Verlauf der Entwicklung faltet sich der Herzschlauch N- oder sesselförmig zusammen. Man nennt diese Struktur **Herzschleife**. Im mittleren Bereich beginnt die Herzschleife sich zu weiten. Man kann nun, etwa ab dem 28. Tag, einen **Bulbus cordis**, einen **Conus cordis** (die späteren Ausflussbahnen der Ventrikel) und die späteren Vorhöfe unterscheiden. Der **kraniale** Teil der Herzschleife bildet später die Ausstrombahnen des Herzens, direkt über ihm entstehen die Schlundbogenarterien. Aus diesem Grund wird er auch als **Truncus arteriosus** (später auch als **Porta arteriosa**) bezeichnet. Der **kaudale** Teil der Herzschleife bildet die Einstrombahnen des Herzens, er wird **Sinus venosus** (später auch **Porta venosa**) genannt.

In der 4. Entwicklungswoche verlagert sich der Sinus venosus langsam nach dorso-kranial und nach links. Der kraniale Abschnitt erfährt eine Krümmung nach ventral, kaudal und rechts. Damit kommen die Strombahnen so zu liegen wie später am fertig entwickelten Herzen: Die Arterien **(Aorta** und **Truncus pulmonalis)** befinden sich kranial und sind etwas verdreht, die Venen liegen etwas kaudal davon an der Hinterwand des Herzens. Rechts und links des Herzens ziehen während dieser Zeit zwei große Venen entlang, die beiden

Kardinalvenen. Die rechte obere Kardinalvene und die V. cardinalis communis wachsen im Laufe der Entwicklung in den späteren rechten Vorhof ein und bilden die **V. cava superior**. Der Mündungsbereich der V. cava inferior entsteht aus der rechten Dottersackvene.

Durch diese Drehung und Faltung des Herzens entstehen auch die Umschlagfalten des Herzbeutels: Zwischen den Umschlagfalten an der Porta arteriosa und der Porta venosa sowie dem restlichen Herzbeutel entstehen Spalträume, sog. Sinus, die am präparierten Herzen auch sondiert werden können (s. S. 290).

- Der **Sinus transversus pericardii** entsteht beim Umlagern des Sinus venosus nach dorso-kranial. Er verläuft zwischen den Vv. und den Aa. pulmonales und trennt somit die Porta venosa von der Porta arteriosa.
- Der **Sinus obliquus pericardii** entsteht durch die weitere Entwicklung der Venen im Bereich der Porta venosa. Dieser Spalt liegt zwischen den rechten und den linken Vv. pulmonales.

Die **Herzkranzgefäße** entstehen als Äste Aorta. Der **Sinus coronarius** entwickelt sich aus dem linken Sinushorn.

2.12.4.2 Die Herzinnenräume

Die Unterteilung der Vorhöfe und Kammern beginnt etwa ab dem 28. Entwicklungstag mehr oder weniger gleichzeitig. Auf Höhe des späteren Herzskeletts (am Übergang von den Vorhöfen zu den Kammern) stülpen sich zunächst die ventrale

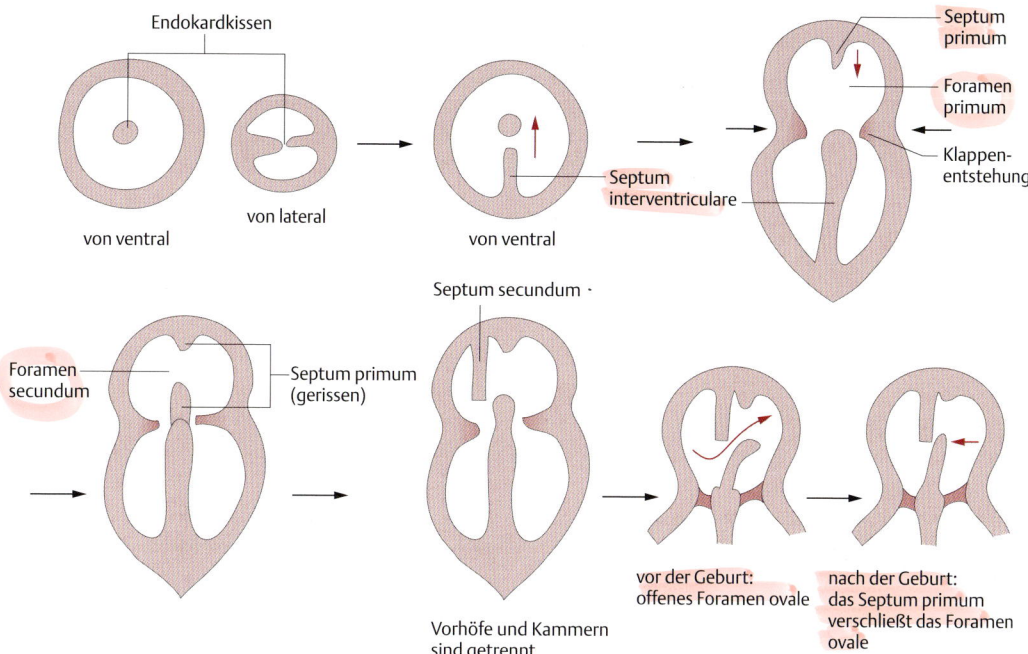

Abb. 2.17   Unterteilung der Herzinnenräume

und die dorsale Wand ein, bis sie schließlich in der Mitte miteinander verschmelzen. Dadurch zieht zunächst eine Struktur wie ein Balken von ventral nach dorsal durch das Herz. Diese balkenförmige Struktur bezeichnet man als Endokardkissen. Um dieses Endokardkissen herum stehen alle Vorhöfe und Kammern noch miteinander in Verbindung. Das Endokardkissen entwickelt sich im Verlauf zum Herzskelett.

Von kaudal nach kranial stülpt sich aus der Wand des Ventrikels (Kammer) das Septum interventriculare ein. Es wächst nach kranial und verschmilzt schließlich mit dem Endokardkissen. Von kranial nach kaudal stülpt sich im Bereich des Atriums (Vorhof) ebenfalls ein Septum ein, das Septum primum. Es wächst nach kaudal auf das Endokardkissen zu. Die zunächst noch vorhandene Öffnung zwischen rechtem und linkem Vorhof, Septum primum und Endokardkissen nennt man Foramen primum.

Im weiteren Verlauf verwächst zwar das Septum primum mit dem Endokardkissen, das Septum selbst ist aber so dünn, dass es im oberen zentralen Teil zunächst kleine Perforationen ausbildet, die

sich dann zu einer großen Öffnung vereinigen. Da dieses Loch im Septum primum die zweite Öffnung zwischen den beiden späteren Vorhöfen darstellt, wird es Foramen secundum genannt.

Etwas weiter rechts vom kranialen Anteil des Septum primum stülpt sich von kranial nach kaudal ein weiteres Septum ein, das Septum secundum. Es wächst ebenfalls auf das Endokardkissen zu, beendet jedoch sein Wachstum, bevor es das Endokardkissen erreicht. Es überlappt jedoch teilweise mit dem kranialen Anteil des Septum primums. Das Foramen zwischen den beiden Vorhöfen, das vom Septum primum und vom Septum secundum begrenzt wird, nennt man Foramen ovale (**Abb. 2.17**).

2.12.4.3 Der pränatale Rechts-Links-Shunt

Beim Embryo fließt das sauerstoffreiche Blut von der Plazenta zunächst in den rechten Vorhof. Sauerstoffreiches Blut wird jedoch vom linken Teil der Herzens durch den Körper gepumpt. Das Blut muss also vom rechten in den linken Vorhof gelangen.

Da vor der Geburt der Druck im rechten Vorhof höher ist als im linken, wird durch diesen Druck der dünne, weiche, kaudale Teil des **Septum primum** in den linken Vorhof gedrückt, das **Foramen ovale** ist somit offen. Das arterielle Blut, das von der V. cava inferior zum Herzen gebracht wird, kann nun vom rechten in den linken Vorhof fließen, man spricht von einem **Rechts-Links-Shunt**.

Nach der Geburt wird der Plazentarkreislauf durch das Abnabeln unterbrochen, der CO_2-Gehalt des Blutes steigt und aktiviert das Atemzentrum, die Atmung und der Lungenkreislauf setzen ein. Durch die Kontraktion der Längsmuskeln in den Arterien des Kindes wird ein Blutrückfluss zur Mutter verhindert. Die V. umbilicalis verschließt sich erst kurz nach der Arterie.

Mit Beginn der Lungenentfaltung entsteht ein Sog an der A. pulmonalis, der Ductus arteriosus Botalli kontrahiert sich, das Blut kann nicht mehr unter Umgehung der Lungen direkt zur Aorta strömen und fließt in die Lungen und zum linken Vorhof. Dies führt zunächst zu einer Zunahme des Blutvolumens, was wiederum eine **Druckzunahme**, insbesondere im linken Herzen verursacht. Dadurch wird das Septum primum gegen das Septum secundum gedrückt, das **Foramen ovale wird funktionell verschlossen**. Eine Verwachsung zwischen Septum primum und Septum secundum findet nicht immer statt, das Foramen ovale kann zeitlebens sondengängig bleiben.

2.12.5 Der fetale Blutkreislauf

Achten Sie beim Lernen besonders auf die Umgehungskreisläufe und deren Rudimente nach der Geburt (z. B. ist das Lig. arteriosum der obliterierte Ductus arteriosus Botalli).

Der Embryo erhält sein sauerstoffgesättigtes Blut von der Plazenta. Die Gefäße, die **von der Plazenta zum Herzen** ziehen, werden aufgrund ihrer Verlaufsrichtung als **Venen** bezeichnet, auch wenn sie arterielles Blut enthalten. Die Gefäße, die mit venösem Blut **vom Herzen an die Plazenta** ziehen, werden als **Arterien** bezeichnet.

Von der Plazenta fließt das sauerstoffreiche Blut durch die Nabelvene **(V. umbilicalis)** in Richtung Herz (**Abb. 2.18**), wobei es durch einen Umgehungs-

kreislauf, den **Ductus venosus Arantii**, an der Leber vorbeigeführt wird. Dies liegt daran, dass fetale Organe proportional zu ihrer Sauerstoffversorgung wachsen – da die Leber beim Embryo in manchen Entwicklungsstadien bereits 10 % des Körpergewichts ausmacht, würde der Durchfluss des arteriellen Blutes ein noch stärkeres Leberwachstum induzieren.

Die V. umbilicalis mündet über den Ductus venosus erst hinter der Leber in die V. cava inferior, die das arterielle Blut zum rechten Vorhof führt. Ab hier führen die fetalen Arterien Mischblut aus arteriellem und venösem Blut. Der Anteil an venösem Blut wird umso höher, je mehr Venen in die Arterie münden und je weiter die Arterie vom Herzen entfernt ist.

Um es möglichst effektiv in den linken Vorhof schleusen zu können, wirkt ein Rudiment der Herzentwicklung (bzw. der Entwicklung der V. cava) mit: Die V. cava inferior endet nicht direkt nach der Einmündung in den rechten Vorhof, sondern ragt noch etwas in den Hohlraum des Vorhofs hinein. Diese Struktur nennt man **Valvula Eustachii**. Durch sie kann das arterielle Blut in Richtung des Foramen ovale gespült werden. Es fließt vom rechten in den linken Vorhof, dann in die linke Kammer und über die Aorta in den Körper. Ein Teil des Blutes fließt über die Karotiden in den Kopf. Das venöse Blut des Kopfes fließt dann über die V. cava superior in den rechten Vorhof. Das Blut wird in Richtung der rechten Kammer gelenkt und gelangt über den Truncus pulmonalis in Richtung Lunge. Da die Lunge aber nicht belüftet ist, wird (bei aber vollständig ausgebildetem Lungenkreislauf) ein großer Teil des Blutes an der Lunge vorbeigeschleust.

Der **Ductus arteriosus Botalli** führt das venöse Blut dem Aortenbogen zu. Dies führt dazu, dass das arterielle Blut in der unteren Körperhälfte viel mehr venöse Beimengungen enthält als das der oberen Körperhälfte (s. **Abb. 2.18**).

MERKE

Das arterielle Blut ist in der oberen Körperhälfte sauerstoffreicher als in der unteren.

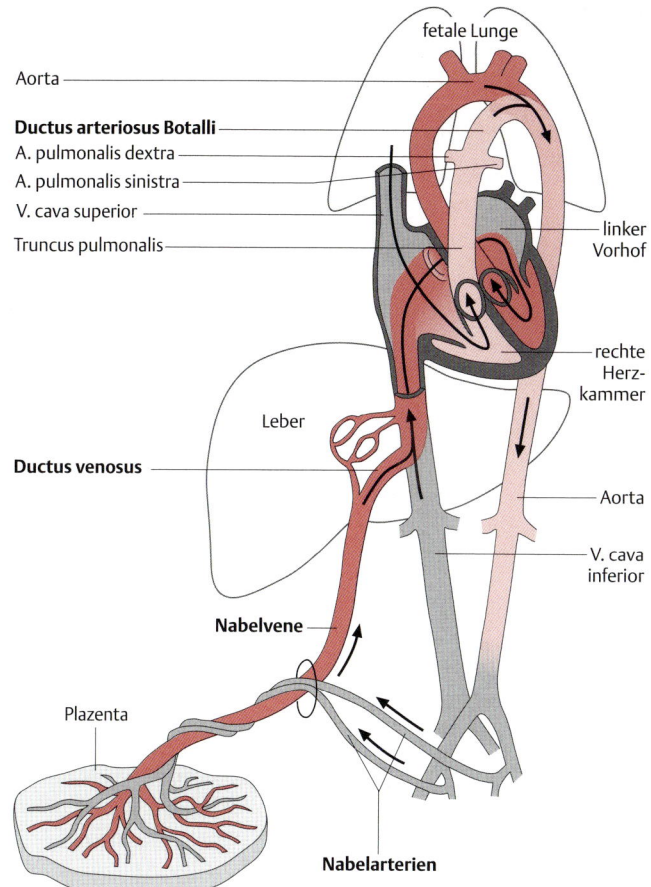

Abb. 2.18 Fetaler Blutkreislauf

Da die Lunge mit nur wenig und auch mit sehr venösem Blut versorgt wird, reift sie sehr langsam und ist das Organ, das durch mangelnde Reife bei Frühgeburten sehr häufig Probleme verursacht (RDS, s. S. 65).

Der Ductus arteriosus Botalli führt Blut, das aus dem rechten Herzen kommt, in ein Gefäß, das aus dem linken Herzen stammt, man kann also auch hier von einem Rechts-Links-Shunt sprechen.

Von der Aorta aus fließt das Blut wie beim Neugeborenen auch durch den Körper. Der einzige Unterschied zum „fertigen" Blutkreislauf besteht darin, dass das venöse Blut aus den unteren beiden Extremitäten über zwei Aa. umbilicales zurück zur Plazenta geführt wird.

MERKE

Es bestehen folgende Kurzschlüsse:
- Ductus venosus Arantii: an der Leber vorbei
- Foramen ovale: direkte Verbindung rechter → linker Vorhof
- Ductus arteriosus Botalli: an der Lunge vorbei

2

Klinischer Bezug

Persistierender Ductus arteriosus: Nach der Geburt verschließt sich der offene Ductus arteriosus Botalli normalerweise. Bleibt dieser Verschluss aus, spricht man von einem persistierenden Ductus arteriosus (PDA). Durch den Abfall des pulmonalen Widerstandes nach der Geburt kommt es zu einem zunehmenden Links-Rechts-Shunt mit Herzinsuffizienz. Therapiemethode der Wahl ist der interventionelle Verschluss (Einbringen eines sog. Coil oder eines Schirms).

2.12.5.1 Die Rudimente des fetalen Blutkreislaufs nach der Geburt (**Abb. 2.19**)

Nach der Geburt findet eine plötzliche Umstellung des Kreislaufs statt. Dadurch werden verschiedene Veränderungen im fetalen Blutkreislauf ausgelöst:

- V. umbilicalis wird zum Lig. teres hepatis
- Ductus venosus Arantii bildet das Lig. venosum
- Ductus arteriosus Botalli wird zum Lig. arteriosum
- Der kaudale Teil der Aa. umbilicales wird zum rechten und linken Lig. umbilicale mediale (Plica umbilicalis medialis). Die proximalen Anteile bleiben bis zum Abgang der Aa. vesicales superiores durchgängig.

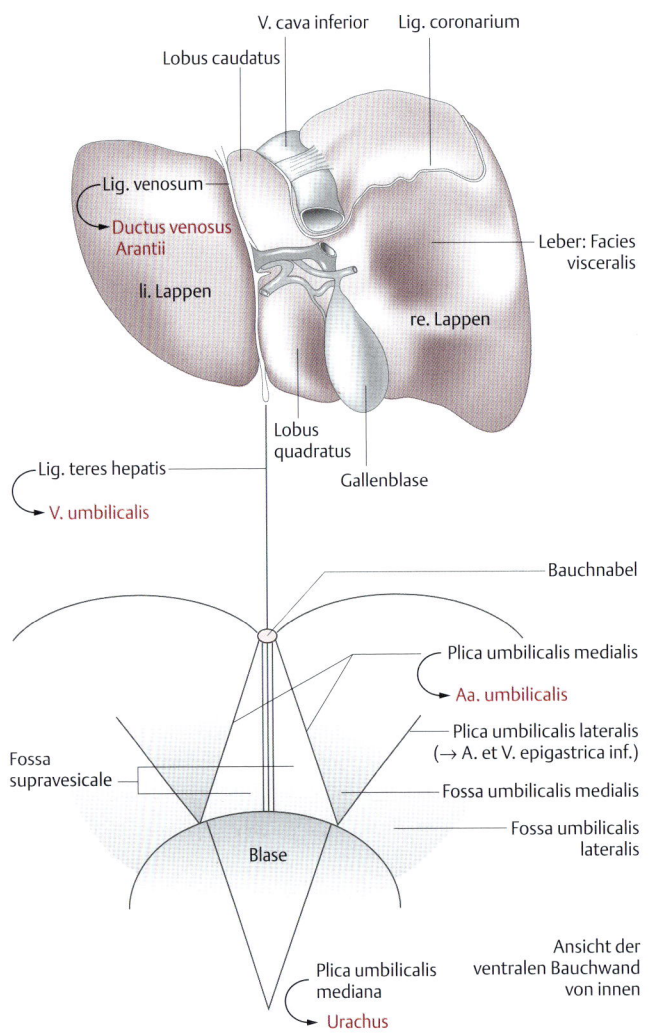

Abb. 2.19 Rudimente des fetalen Blutkreislaufs: Blick auf die Leber von unten sowie die Innenseite der ventralen Bauchwand von dorsal

Check-up

✔ **Machen Sie sich nochmals Schritt für Schritt die Entwicklung des Herzens klar.**

✔ **Wiederholen Sie die Umgehungskreisläufe des fetalen Blutkreislaufs und die entsprechenden Rudimente nach der Geburt.**

2.13 Die Entwicklung der Oberbauchorgane und des Magen-Darm-Trakts

Lerncoach
Prägen Sie sich vor allem die drei Abschnitte des Darmrohres ein und die Organe, die sich aus dem jeweiligen Abschnitt entwickeln. Die „Grenzen" zwischen den Abschnitten sind klar erkennbar und finden sich u. a. bei der Arterienversorgung im Magen-Darm-Trakt wieder.

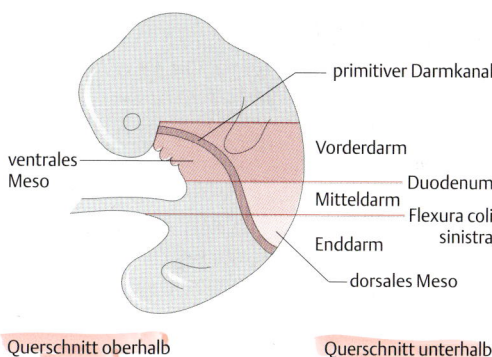

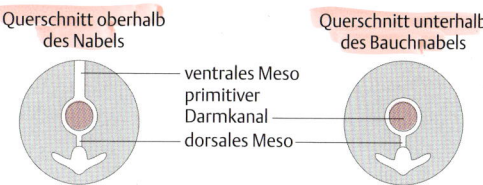

Abb. 2.20 Entwicklung des primitiven Darmkanals mit ventralem und dorsalem Meso

2.13.1 Der Überblick

2.13.1.1 Der primitive Darmkanal

Der Verdauungstrakt entwickelt sich aus dem **primitiven Darmkanal**. Dieser ist zu Beginn der Embryonalentwicklung ein annähernd gestrecktes Rohr, das in der Medianebene durch die Leibeshöhle zieht. Dieses senkrecht ziehende Rohr wird von **Aufhängebändern** gehalten, dem vorderen Aufhängeband **(ventrales Meso)** und dem hinteren Aufhängeband **(dorsales Meso)**.
Oberhalb der V. umbilicalis ist der primitive Darmkanal mit dem ventralen Meso an der vorderen und mit dem dorsalen Meso an der hinteren Wand der Leibeshöhle aufgehängt. Unterhalb der Nabelvene liegt nur noch ein dorsales Meso vor (**Abb. 2.20**).
Der primitive Darmkanal kann in drei Abschnitte untergliedert werden:

- **Vorderdarm:** hieraus entstehen u. a. Pharynx, Ösophagus, Magen und der proximale Teil des Duodenum
- **Mitteldarm:** bildet den Rest des Duodenum, Jejunum, Ileum, Caecum, Colon ascendens und rechts 2/3 des Colon transversum
- **Enddarm:** entwickelt sich zum linken 1/3 des Colon transversum, Colon descendens, Sigmoid und Rektum.

Die **Grenzen** zwischen den einzelnen Abschnitten des primitiven Darmkanals werden durch große

Gefäßanastomosen markiert. An der Grenze zwischen Vorder- und Mitteldarm liegt die Anastomose zwischen dem Truncus coeliacus und der A. mesenterica superior, an der Grenze zwischen Mittel- und Enddarm liegt die Riolan-Anastomose, die von Ästen der A. mesenterica superior und Ästen der A. mesenterica inferior gebildet wird.

2.13.1.2 Die Oberbauchorgane

Im Oberbauch liegen sowohl ein ventrales als auch ein dorsales Meso am Vorderdarm vor. Im Bereich des ventralen Mesos entwickelt sich vor allem die Leberknospe und ein Teil der Pankreasanlage, im Bereich des dorsalen Mesos entstehen die Anlagen für Milz und Pankreas.
Im Laufe der Entwicklung wächst insbesondere die rechte Leberseite sehr stark, der Magen dreht sich um 90° im Uhrzeigersinn. Dies führt zur späteren Lage der Oberbauchorgane. Reste des **ventralen Mesos**, die zeitlebens bestehen bleiben, sind das **Lig. falciforme hepatis** und das **Omentum minus** (vom Lig. hepatoduodenale und Lig. hepatogastricum gebildet). Überbleibsel des **dorsalen Meso** ist z. B. das **Lig. gastrosplenicum**. Auch die Bursa omentalis entsteht während der Lageveränderung der Oberbauchorgane in der Embryonalentwicklung und bleibt zeitlebens als Raum hinter dem Magen und vor dem Pankreas bestehen (**Abb. 2.21**).

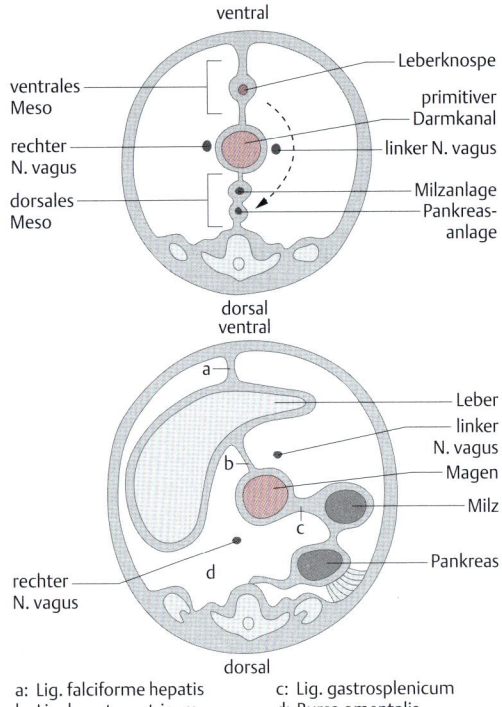

a: Lig. falciforme hepatis　　c: Lig. gastrosplenicum
b: Lig. hepatogastricum　　　d: Bursa omentalis
　(Teil des Omentum minus)

Abb. 2.21 Entwicklung der Oberbauchorgane aus dem primitiven Darmkanal

2.13.2 Die Leber und die Gallenblase

2.13.2.1 Die Leberknospe

Die Leber entsteht aus dem **Entoderm des unteren Vorderdarms**. Neben der Leberknospe entsteht hier der gesamte **hepatopankreatische Ring**, d.h. hier bildet sich nicht nur die Leber aus, sondern auch die Anlage der Gallenblase und der Bauchspeicheldrüse (s. S. 74). In der Mitte der 3. Entwicklungswoche bildet sich ein Divertikel (Ausbuchtung) auf Höhe des hepatopankreatischen Ringes, welches sich in das ventrale Aufhängeband des Darmrohrs (ventrales Meso) einstülpt. Auf diese Weise können Vorläuferstrukturen der Leber in das lockere Mesoderm zwischen Perikardhöhle und Dottersack einsprossen. Diese Anlage heißt **Leberknospe** oder Leberdivertikel. Hieraus entwickeln sich **Leber und Gallenblase** (unterhalb der Leberknospe sprießt die vordere Bauchspeicheldrüsenknospe in selbiges Aufhängeband ein, s. u.).

Die **Leberanlage** lässt sich in **zwei Anteile** einteilen, welche jeweils über eigene Verbindungsstiele mit dem Lumen des Darmrohrs in Verbindung stehen, aus dem sie abgeschnürt wurden.

- Das **große obere Leberdivertikel (Pars hepatica)**: aus ihm entwickeln sich die größten Organanteile der Leber. Der Verbindungsstiel bildet sich später zum extrahepatisch verlaufenden **Ductus hepaticus communis** und **Ductus choledochus** um.
- Das **kleine untere Leberdivertikel (Pars cystica):** Hieraus differenzieren sich die Strukturen der Gallenblase aus. Es bildet mit seinem Stiel zum Lumen des Darmrohrs eine Verbindung. Dieser Stiel entwickelt sich weiter zum **Ductus cysticus**.

2.13.2.2 Das Septum transversum

Das **Septum transversum** ist eine Querfalte im Bereich des ventralen Mesenteriums auf Höhe der oberen Bauchwand und trennt ab dem 2. Entwicklungsmonat als **mesodermale Platte** den Raum zwischen sich entwickelnder Perikardhöhle und Peritonealhöhle voneinander. Das Gewebe der sich ausstülpenden Leberknospe erhält im Verlauf der weiteren Embryonalentwicklung Kontakt zum Septum transversum.

Im Septum transversum verlaufen die Nabelvene (V. umbilicalis) und Dottersackvene (V. omphalomesenterica). Beide sind embryonale Gefäße, die beim Neugeborenen nicht mehr in ihrer ursprünglichen Form zu finden sind, da sie nur während der Embryonalentwicklung den Embryo mit sauerstoff- und nährstoffreichem Blut versorgen. Treten nun diese Venen mit der wachsenden Leberknospe in Kontakt, sprießen diese Blutgefäße in die Anlage der Leber ein und bilden **schwammartige Sinusoide** aus, die später dann zu den Lebersinusoiden werden.

Aus den entodermalen Anteilen entstehen die eigentlichen Zellen des Organs, die **Leberzellen (Hepatozyten)**. Aus dem Mesoderm entstehen die Zellen der Hämatopoese, die Kupffer-Zellen (Sternzellen, Phagozyten) und die bindegewebigen Anteile der Leber und ihr Peritonealüberzug (außer im Bereich der Area nuda – dort fehlt das Peritoneum).

Aus dem um die Blutgefäße liegenden **Mesenchym** (embryonales Gewebe) entstehen die bindegewebigen Anteile der Leber (u.a. Fibroblasten) und die Vorstufen der blutbildenden Zellen (Zellen der Hämatopoese, s. S. 26). Des Weiteren entwickeln sich aus den mesenchymalen Strukturen des quer gestellten Septum transversum das spätere Zwerchfell (Diaphragma) sowie einige Bänder. Die Leber wächst so schnell, dass ihre Organgrenzen bald über das Septum transversum hinausragen und sich in die Leibeshöhle vorwölben.

Die Oberfläche der Leber wird dann von Mesoderm überzogen – dem späterem viszeralen Peritoneum. Ausnahme ist ein Teil der kranialen Oberfläche, hier bleibt die Leber direkt mit dem Septum transversum verbunden (spätere Area nuda). Diese Fläche hat direkten Kontakt zum Zwerchfell und keinen peritonealen Überzug.

Vorderes und hinteres Aufhängeband

Aus dem vorderen Aufhängeband (im Bereich des hepatopankreatischen Rings, sog. Mesohepaticum ventrale) entsteht nach der Geburt das Lig. falciforme hepatis, welches sichelartig von der Innenseite der vorderen Bauchwand in Richtung Leber zieht und makroskopisch die Leber in die beiden Leberlappen zu unterteilen scheint. Am Unterrand des Lig. falciforme hepatis verläuft das Lig. teres hepatis (obliterierte V. umbilicalis) die ursprünglich im Mesoderm des Septum transversum gelegen war.

Aus dem hinteren Aufhängeband (Mesohepaticum dorsale) entsteht das Omentum minus („kleines Netz"), das die Leber mit dem Magen (Lig. hepatogastricum) und dem Duodenum (Lig. hepatoduodenale) verbindet. Das Omentum minus bildet einen wesentlichen Teil der vorderen Wand der Bursa omentalis (s. S. 332).

2.13.3 Das Pankreas

Die Bauchspeicheldrüse entsteht in der 5.–8. Entwicklungswoche ebenfalls aus dem Entoderm des unteren Vorderdarms im hepatopankreatischen Ring. Auf Höhe des hepatopankreatischen Ringes bilden sich zwei Ausbuchtungen (Knospen) aus. Eine Knospe sprießt nach ventral (ventrales Meso), eine weitere Knospe stülpt sich nach dorsal (dorsales Meso) in das Aufhängeband des Darmrohrs ein. Aus der vorderen Knospe entsteht der Processus uncinatus und ein Teil des Kopfes der Bauchspei-

cheldrüse. Sie entwickelt sich etwas unterhalb der bereits entwickelten Leberknospe (3. Entwicklungswoche).

Durch die Darmdrehung rotiert auch die ventrale Knospe der Bauchspeicheldrüse und verwächst schließlich mit der dorsalen Knospe, aus der der Pankreaskörper und der Pankreasschwanz und ein weiterer Teil des Pankreaskopfes stammen.

Beide Bauchspeicheldrüsenanlagen besitzen je einen eigenen Ausführungsgang, von diesen bleibt aber nach durchlaufener Entwicklung nur der ventrale Gang als Hauptausführungsgang (Ductus pancreaticus) im Kopfbereich und im Mündungsgebiet erhalten. Vom dorsalen Gang bleibt nur der Bereich im Pankreaskörper und Pankreasschwanz bestehen. Der dorsale Gang kann aber als Ductus pancreaticus accessorius selbstständig in das Duodenum münden (s. S. 340).

Die ehemaligen Gangepithelzellen differenzieren sich um zu hormonproduzierenden Zellen im Pankreas und lagern sich inselförmig als Langerhans-Inseln im ansonsten serös exokrinen Gewebe der Bauchspeicheldrüse zusammen. Das ursprüngliche Gewebe der Inselzellen ist also epithelialer Herkunft. Sie beginnen mit der Hormonbildung ab dem 5. Entwicklungsmonat (s. S. 340).

Durch die Drehung und das spätere Verschmelzen der Anlagen und ihrer Bestandteile erklärt sich, warum sich der in der ventralen Knospe angelegte Ductus pancreaticus gemeinsam mit dem Ductus hepaticus communis und dem Ductus cysticus schließlich im Ductus choledochus, der aus der ventralen Leberknospe entsteht, vereinigt und dann in einer gemeinsamen Papille (Papilla duodeni major = Papilla Vateri) mündet (Abb. 2.22).

2.13.4 Die Milz

Die Milz entwickelt sich ab der 5. Entwicklungswoche und entsteht aus proliferierendem mesenchymalen Gewebe zwischen den beiden Blättern des dorsalen Mesogastriums. Sie wird durch die Magendrehung auf die linke Oberbauchseite verlagert und ist intraperitoneal an folgenden Bändern mit der Leibeswand verbunden:

- im Bereich der linken Niere mit dem Lig. splenorenale und dem Lig. phrenicosplenium
- im Bereich der großen Magenkurvatur mit den Lig. gastrolienale (Lig. gastrosplenicum).

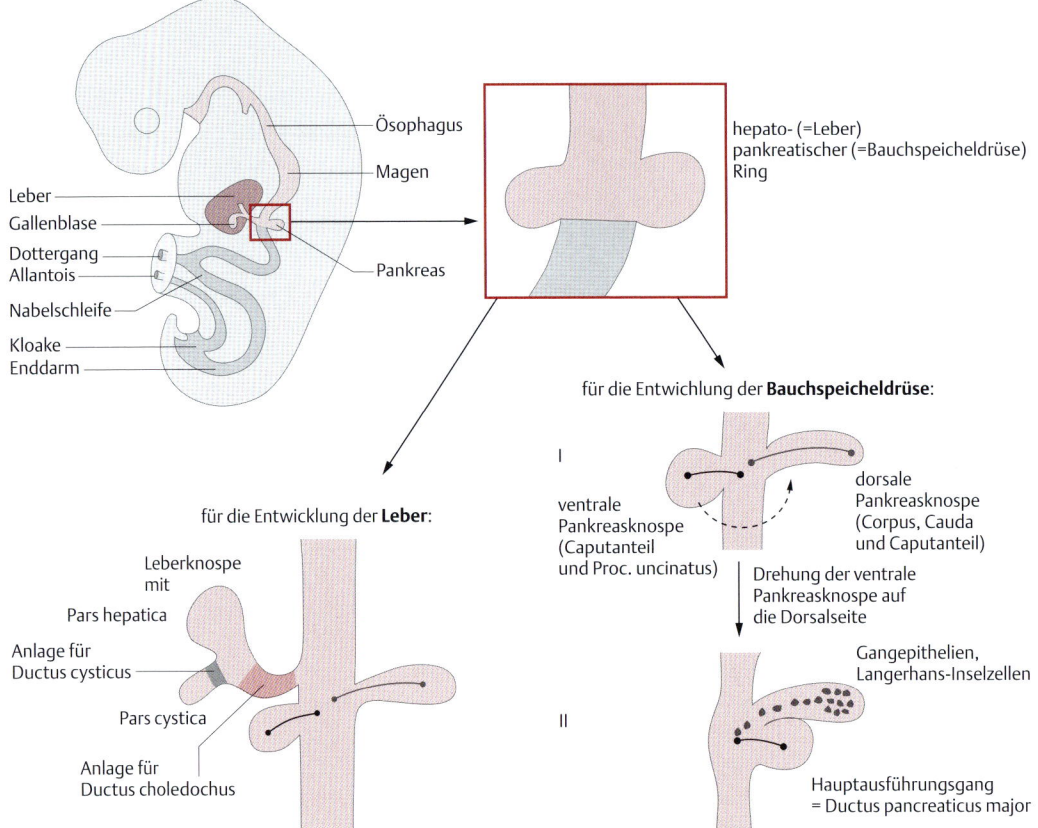

Abb. 2.22 Entwicklung der Strukturen aus dem hepatopankreatischen Ring

Die Milz erhält schon frühzeitig den Befehl ihren Aufgaben nachzukommen. Sie reguliert Blutzellbildung und -abbau, außerdem dient sie als lymphatisches Organ der Immunabwehr (s. S. 342).

2.13.5 Der Magen-Darm-Trakt
2.13.5.1 Der Ösophagus
Der Ösophagus entwickelt sich aus dem **Vorderdarm**. Als Besonderheit ist hier die enge topographische Nähe zur Trachea relevant, die durch ein **Septum oesophageotracheale** vom Vorderdarm abgegliedert wird, sodass Luft- und Speiseweg früh voneinander getrennt werden. Der Ösophagus ist zu Beginn seiner Entwicklung nur ein sehr kurzer Abschnitt des Verdauungstraktes, er wächst aber dann schnell und erreicht in der 7. Woche seine normale relative Länge.

Das Lumen der Speiseröhre verschließt sich in der Embryonalperiode aufgrund von intraluminaler Epithelproliferation, bevor es gegen Ende der Embryonalperiode dann wieder rekanalisiert wird.

MERKE

Bei einer Störung der Teilung des Vorderdarms in Respirations- und Digestionstrakt können sog. ösophageotracheale Fisteln auftreten.

2.13.5.2 Der Magen
Der Magen entsteht aus dem **Vorderdarm**. Es bildet sich eine spindelförmige Verdickung, deren dorsale Wand schneller wächst als die ventrale, was zur Ausbildung der großen und der kleinen Kurvatur führt. Während dieser Wachstumsvorgänge kippt der Magen um eine dorsoventrale Achse nach kau-

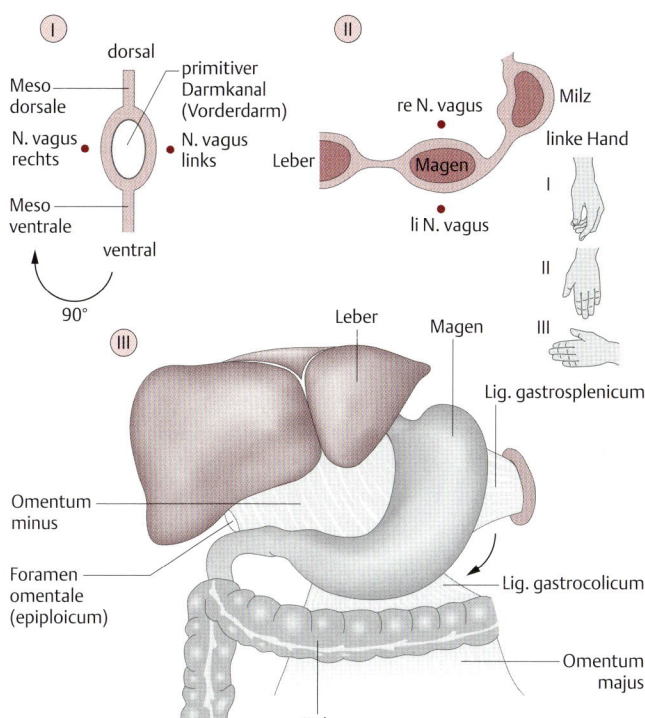

Abb. 2.23 Magendrehung

dal ab und vollzieht dann eine **Drehung um 90° im Uhrzeigersinn**, die sog. **Magendrehung** (**Abb. 2.23**). Gleichzeitig werden dadurch auch benachbarte Strukturen verlagert, so z. B. der linke N. vagus, der nun auf der Vorderseite des Magens zum Liegen kommt. Entsprechend liegt der rechte N. vagus auf der Rückseite des Magens.

2.13.5.3 Der Dünndarm
Duodenum
Der Dünndarm entsteht aus dem **Endabschnitt des Vorderdarms** und dem **oberen Anteilen des Mitteldarms** (**Abb. 2.24**). Erster Abschnitt ist das Duodenum. Durch die Magendrehung legt sich das **Duodenum** als C-förmige Krümmung aus der senkrechten Achse des Darmkanals heraus und lagert sich der Rumpfwand an. An der konkaven Seite der C-förmigen Krümmung des Duodenums findet schließlich das Pankreas seine endgültige Lage. Das Mesoduodenum verwächst – bis auf die Pars superior (Bulbus duodeni) – mit der Rumpfwand, sodass das Duodenum als **sekundär retroperitoneales Organ** bezeichnet wird. Im 2. Entwicklungs-

monat obliteriert das Lumen des oberen Duodenums, bevor es dann aber kurze Zeit später wieder rekanalisiert wird und erneut ein Lumen erhält.

Jejunum und Ileum
Die nachfolgenden Abschnitte des Dünndarms sind das **Jejunum** und das **Ileum**. Sie bilden sich aus dem **unteren Mitteldarm**. Der Darmkanal „steht" als longitudinales Rohr im Embryo. Durch rasches Wachstum der späteren Darmabschnitte bildet sich eine U-förmige Schleife, die sich mit dem stetigen Darmwachstum vergrößert und sich schließlich aufgrund des Platzmangels im Bauchsitus des Embryos nach außen in das extraembryonale Zölom ausstülpt. Man spricht auch vom **physiologischen Nabelbruch**, er findet um die 6. Entwicklungswoche statt. Es handelt sich dabei um nichts anderes als sich ausbildende Darmschlingen, die sich in einem Bruchsack um eine horizontal verlaufende Gefäßachse (die spätere A. mesenterica superior) aus der Körperhöhle herausgelagert haben.
An der Spitze der Darmschleifen, sozusagen am Scheitelpunkt der U-förmigen Schleife, befindet

2

Entwicklung des Mitteldarms

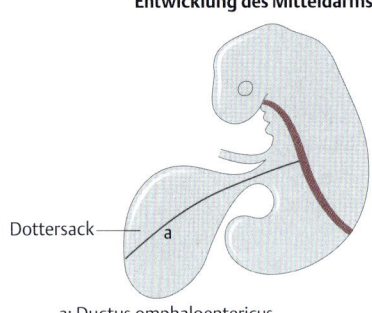

Dottersack — a

a: Ductus omphaloentericus

physiologischer Nabelbruch (6. Woche)

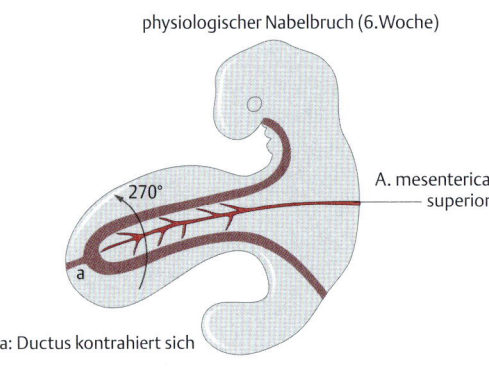

270°

A. mesenterica superior

a

a: Ductus kontrahiert sich

„Reposition"
(12. Woche)

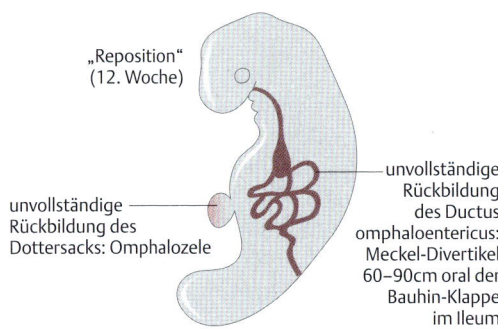

unvollständige
Rückbildung des
Dottersacks: Omphalozele

unvollständige
Rückbildung
des Ductus
omphaloentericus:
Meckel-Divertikel
60–90 cm oral der
Bauhin-Klappe
im Ileum

Abb. 2.24 Entwicklung des Mitteldarmes mit Darmdrehung um 270° gegen den Uhrzeigersinn

sich der **Ductus omphaloentericus** (s. S. 50), der die Darmschlingen aus dem Situs nach draußen „zieht". Nun kommt es zur **Drehung der Darmschlingen 270° gegen den Uhrzeigersinn** um die Gefäßachse.

MERKE

Durch diese Drehung verlagern sich die kranialen Darmkanalanteile nach unten und die kaudalen nach oben.

Der ehemals kraniale Schenkel der U-förmigen Schleife bildet dann das Jejunum und den größten Teil des Ileums, aus dem vorher kaudal gelegenen Schenkel entstehen die Anteile des restlichen Teils des Ileums, Cäcum, Appendix, Colon ascendens und der größte Teil des Colon transversums (alle weiteren Kolonabschnitte entstehen aus dem Enddarmabschnitt des primitiven Darmkanals.

Klinischer Bezug

Meckel-Divertikel: (s. Abb. 2.24) Bildet sich nach Beendigung des physiologischen Nabelbruchs der **Ductus omphaloentericus** (die frühere Verbindung von Mitteldarm und Dottersack) nicht zurück (in der 6. Embryonalwoche), so bleibt am ehemaligen Scheitelpunkt des Mitteldarms eine fingerförmige Ausstülpung (bei ca. 2–4% der Erwachsenen) bestehen. Sie ist im Bereich des späteren Ileums lokalisiert, ca. 60–90 cm oral der Ileocaecal-(Bauhin-)Klappe. Das Meckel-Divertikel kann sich, ähnlich wie die Appendix, entzünden und muss dann gegebenenfalls operativ entfernt werden.

2.13.5.4 Der Dickdarm

Der Dickdarm entsteht teilweise aus den **unteren Abschnitten des Mitteldarms**, hauptsächlich aber aus dem **Enddarm** des primitiven Darmkanals.

Wie schon erwähnt, ist der physiologische Nabelbruch (und die Darmdrehung) auch für die Entwicklung der folgenden Darmanteile relevant und somit auch für die Entwicklung des Dickdarms von besonderer Bedeutung, da hier die einzelnen Darmabschnitte nach der Drehung in ihre spätere Lage gebracht und durch weiteres Längenwachstum an ihren vorgesehenen Ort verlagert werden.

Das **Cäcum** liegt nach der Drehung unterhalb der Leber im rechten oberen Bauchsitus und steigt durch weiteres Längenwachstum der Dickdarmabschnitte hinab in die Fossa iliaca dextra. Das **Colon transversum** überkreuzt das Duodenum und das **Colon ascendens** heftet sich unter Verkürzung und Verwachsung des Mesos an die dorsale Rumpfwand an. Es liegt somit **sekundär retroperitoneal**. Aus dem Enddarmabschnitt des primitiven Darmkanals entstehen das aborale **1/3 des Colon trans-**

versum, **Colon descendens, Colon sigmoideum** und **Rektum** mit Analkanal.

Der **Analkanal** stellt in der embryologischen Entwicklung eine Besonderheit dar, die sogar noch makroskopisch sichtbar ist. Er bildet sich aus **zwei embryologischen Anteilen**:

- die oberen 2/3 entstehen aus dem distalsten Teil des Enddarms
- das untere 1/3 bildet sich durch die Einstülpung ektodermalen Gewebes von außen nach innen.

Der Analkanal wird auch nach Abschluss der Entwicklung in **drei Zonen** unterteilt, wobei die oberen zwei Zonen aus Enddarmgewebe entstehen und in der arteriellen Versorgung wie der Darm perfundiert werden (A. mesenterica inferior). Die unterste und am weitesten außen gelegene Zone wird dagegen über ein anderes Gefäß versorgt (A. pudenda). Auch im Schleimhautaufbau differieren die drei Zonen, hier geht kubisches Schleimhautepithel in geschichtetes Plattenepithel über (vgl. Lehrbücher der Histologie).

Der distalste Abschnitt des primitiven Darmkanals bildet eine kleine Aussackung, die sog. **Kloake**, die mit entodermalem Gewebe ausgekleidet und durch eine **Kloakenmembran** aus ektodermalen Anteilen bestehend verschlossen ist. In diese Aussackung mündet die Allantois (s. S. 48) und der Darmkanal. Diese beiden Systeme werden schon frühzeitig in der weiteren Entwicklung voneinander getrennt, indem sich eine transversale Leiste bildet (Septum urorectale). Das Septum wächst auf die Kloakenmembran zu und trennt den vorderen Abschnitt (Sinus urogenitalis) vom hinteren Abschnitt (Anorektalkanal). An der Anheftungsstelle des Septum urorectale mit der Kloakenmembran entsteht das spätere bindegewebige **Perineum** (Damm).

Im Bereich des hinten gelegenen Anorektalkanals bilden sich Mesenchymverdickungen aus, die Analfalten des Proktodeums. Das **Proktodeum** ist die vom Ektodem überzogene Einsenkung des Analkanals, die sog. Analbucht. Sie wird verschlossen von ektodermalem Gewebe und der Anal- bzw. zeitlich davor von der Kloakenmembran. Die sich ausspannende Analmembran reißt im Laufe der Entwicklung ein und es entsteht die Öffnung des Darmkanals – durch das Rektum – nach außen.

 Check-up

✔ **Wiederholen Sie, welche Strukturen sich aus den einzelnen Abschnitten des primitiven Darmkanals entwickeln und beachten Sie dabei die Grenzen zwischen Vorder-, Mittel- und Enddarm.**

✔ **Machen Sie sich noch einmal die einzelnen Schritte bei der Magen- und Darmdrehung klar und wie sich diese Drehung auf die Lage der Organe auswirkt.**

2.14 Die Entwicklung der Urogenitalorgane

 Lerncoach

Die Entwicklung des Urogenitalapparates ist komplex und am besten in Etappen zu erlernen. Beginnen Sie mit der Nierenentwicklung und den drei Nierenanlagen. Verdeutlichen Sie sich danach die Entwicklung der Genitalorgane, die erst indifferent und dann geschlechtsspezifisch abläuft.

2.14.1 Der Überblick

Die Urogenitalorgane entwickeln sich aus dem intermediären Mesoderm an der hinteren Wand der Bauchhöhle. Das intermediäre Mesoderm für die Nieren und ihre Vorstufen ist im Zervikalbereich segmentiert und bildet im kaudalen Bereich den unsegmentierten nephrogenen Strang. Während der Entwicklung entstehen folgende drei Nierensysteme: Pronephros (Vorniere), Mesonephros (Urniere) und Metanephros (Nachniere).

Auch die Ureterknospe spielt in der Entwicklung der ableitenden Harnwege eine wesentliche Rolle. Aus ihr entstehen die Sammelrohre der Niere mit ihren Verbindungsstücken zum Tubulussystem der Nieren, die Papillengänge, die Nierenkelche und somit auch das Nierenbecken, und die sich daran anschließenden Ureteren.

Die Geschlechtsorgane entwickeln sich aus einer indifferenten Anlage und beginnen sich erst in der 7. Entwicklungswoche geschlechtsspezifisch zu differenzieren. In der 4.–5. Woche entstehen zwischen Urnierenanlage und dorsalem Mesenterium die paarigen Genitalleisten. In der 6. Woche wandern die Urkeimzellen aus dem Dottersack in die Genitalleisten ein.

2.14.2 Die Niere

Die Nieren entwickeln sich aus dem intermediären Mesoderm. Die in den Somiten gegliederten mesodermalen Gewebeanteile verlieren ihre etagenartige Anordnung und schließen sich zusammen zu einem Gewebsblock, der embryologisch korrekt mit dem Begriff „Nephrotom" oder auch „exkretorische Einheit des Nierensystems" bezeichnet wird. Aus diesen mesodermalen Gewebsanteilen entstehen zeitlich und auch örtlich nacheinander die von kranial (Brust- und Lumbalsomiten) nach kaudal (Sakralsomiten) gelegenen drei Nierenanlagen mit dazugehörigen weiteren Harnorgananteilen.

Das schließlich unsegmentierte und für die Ausbildung der Nierenanlagen verantwortliche intermediäre Mesoderm bezeichnet man als nephrogenen Strang, es ist an der hinteren Wand der Bauchhöhle gelegen. Man bezeichnet diese Vorwölbung auch als Urogenitalleisten. Während der Entwicklung der Niere entstehen folgende Nierenanlagen von kranial nach kaudal fortschreitend: 1. Vorniere (Pronephros), 2. Urniere (Mesonephros) und 3. Nachniere (Metanephros).

2.14.2.1 Vorniere (Pronephros)

Im Kopf- und Halsbereich des Embryos entsteht die Vorniere (Pronephros) als erste Nierenanlage in der 3.-4. Entwicklungswoche. Noch bevor sich die letzten Vornierenanteile ausbilden, haben sich die ersten Anlagen schon wieder zurückgebildet. Insgesamt bleibt die Vorniere funktionslos. Am Ende der 5. Entwicklungswoche haben sich dann auch die Reste der Vorniere zurückgebildet. Lediglich der Verbindungsgang von der Vorniere zur Kloake, der sog. Vornierengang, bleibt in der weiteren Entwicklung erhalten und bildet sich um in den späteren Urnierengang (Wolff-Gang, s. u.).

2.14.2.2 Urniere (Mesonephros)

In der Brust- und Lumbalgegend entsteht aus dem intermediären Mesoderm in der 4.–5. Entwicklungswoche die Urniere (Mesonephros). Zuerst bildet sich die Urnierenkugel, die sich zum Urnierenbläschen entwickelt und schließlich zum gekrümmten S-förmigen exkretorischen Kanälchen

wird. Dies ist dann die Verbindung zwischen der Urniere und dem ableitenden Verbindungsgang – jetzt von der Urniere zu Kloake – dem Urnierengang, der sich aus dem Vornierengang entwickelt hat.

Das mediale Ende des S-förmigen Kanälchens bildet durch Kapillareinsprossung das Urnierenkörperchen, welches aus einem Gefäßknäuel (Glomerulum) und einer umgebenden Kapsel (Bowman-Kapsel) aufgebaut ist. Während der 6.–8. Entwicklungswoche bildet sich dann auch der größte Anteil der Urniere wieder zurück.

Der Urnierengang und einige der unteren exkretorischen Kanälchen bleiben für die Geschlechtssystementwicklung beim Mann erhalten. Der Urnierengang (= Wolff-Gang) wird beim Mann zum Samenleiter (Ductus deferens), die Kanälchen bilden die Ductuli efferentes des Nebenhodens. Bei der Frau bilden sich diese Strukturen zurück.

2.14.2.3 Nachniere (Metanephros)

Im Sakralbereich entsteht in der 5. Entwicklungswoche aus dem intermediären Mesoderm die Nachniere als sog. bleibende Niere. Zunächst bildet sich aber eine Vorformation, das metanephrogene Blastem. Daraus entsteht dann schließlich die Nachniere.

Die Nierenentwicklung wird mit dem Aszensus der Niere aus dem kleinen Becken heraus in die Bauchhöhle etwa in der 9. Woche abgeschlossen. Dabei ist eine Drehung der Niere zu beobachten, da der Hilus zunächst nach ventral, schließlich dann nach medial ausgerichtet ist. Die Nachniere „arbeitet" ab der 11. Woche und produziert Harn, der in die Amionhöhle abgegeben, vom Feten verschluckt, im Dünndarm erneut resorbiert und schließlich wieder in die Glomeruli abfiltriert wird.

2.14.3 Der Ureter

Aus der Ureterknospe entstehen die Sammelrohre der Niere mit ihren Verbindungsstücken zum Tubulussystem der Nieren, die Papillengänge, die Nierenkelche und somit auch das Nierenbecken, und die sich daran anschließenden Ureteren. Sie entwickelt sich in der 4. Woche dorsomedial aus einem Teil des Urnierengangs und wächst in das embryologische Gewebe für die Nieren (metanephrogenes Blastem) ein. Dort verzweigt sie sich in viele kleine Knospen. Jede dieser knospigen Aufzweigungen differenziert sich dann im Laufe der Entwicklung weiter aus und bildet vom Nierenbecken ausgehende Kelchstrukturen. Aus diesen Kelchstrukturen sprossen dann Kanälchen aus, aus denen wiederum die Gänge der Nierenpapille und schließlich die in der Niere gelegenen Sammelrohre entstehen mit ihren Verbindungsstücken zum Tubulussystem der Nieren.

2.14.4 Die Harnblase und die Urethra

Die Harnblase entwickelt sich ab der 4. Entwicklungswoche im Bereich der **Kloake** (s. S. 77). Hier münden gemeinsam der letzte Abschnitt des primitiven Darmrohrs, aus dem sich der Darmtrakt entwickelt, sowie die Allantois und somit Teile des urinableitenden Systems. Die Kloake ist durch die Kloakenmembran verschlossen.

Zwischen der 4. und 7. Entwicklungswoche findet dann eine Unterteilung der Kloake statt, da sich eine bindegewebige Trennwand in den Kloakenraum einsenkt, das **Septum urorectale**. Dieses Septum unterteilt die Kloake in einen **ventralen Sinus urogenitalis** und einen dorsal gelegenen Anorektalkanal. Aus dem Sinus urogenitalis entstehen dann im Laufe der Entwicklung verschiedene Elemente des ausführenden Harnsystems (**Tab. 2.3**).

Aus dem **obersten Abschnitt** entsteht die Anlage der **Harnblase**. In diesen Abschnitt mündete die sich dann später verschließende Allantois. Nach Rückbildung der obliterierten Allantois verbleibt als rudimentäre Struktur lediglich der Urachus als bindegewebiger Strang zwischen der Harnblase und dem Nabel bestehen. Er verläuft in der Plica umbilicalis mediana (s. S. 70).

Der **mittlere Abschnitt** wird zu Teilen der Harnröhre. Die Urethra der Frau entwickelt sich hieraus komplett; beim Mann entstehen lediglich die **Pars prostatica** (Abschnitt der Harnröhre der durch die Prostata zieht) und auch die Pars membranacea (Harnröhrenteil, der durch den Beckenboden verläuft) der **Urethra**.

Der **unterste Abschnitt** wird auch als definitiver Sinus urogenitalis bezeichnet und bildet bei der Frau das **Vestibulum vaginae** aus, beim Mann entwickelt sich hieraus der Endabschnitt der Urethra, die **Pars spongiosa**. Dieser Abschnitt der Urethra zieht beim Mann durch den spongiösen Penisschwellkörper. Da der Penis auch als Phallus bezeichnet wird, ist die überwiegend embryologisch gebräuchliche Bezeichnung für diesen untersten (= äußersten) Abschnitt des Sinus auch Pars phallica.

Die **Harnblase** entwickelt sich ebenfalls aus dem Sinus urogenitalis und ist daher **entodermalen Ursprungs**. Lediglich ein kleiner Bereich, ein Teil des **Trigonum vesicae**, der zwischen der Einmündung der Ureteren in die Blase und dem Beginn der ausführenden Urethra zu finden ist, entwickelt sich aus **mesodermalem Gewebe**.

Klinischer Bezug

Urachusfistel: Als Abkömmling des Allantoisgangs bildet sich der Urachus, der Urharngang aus. Er verbindet die Harnblase mit dem Bauchnabel. Verschließt er sich im Laufe der Entwicklung nicht, so kann beim Neugeborenen eine Fistel zwischen Harnblase und Nabel bestehen bleiben. Um den Urinabgang im Bereich des Nabels zu unterbinden, muss die Urachusfistel gegebenenfalls operativ verschlossen werden.

2.14.5 Die Genitalorgane (Abb. 2.25)

Die Gonaden entwickeln sich aus den **Genitalleisten**, welche medial der Urnierenleisten angelegt sind. Das Gewebe der Genitalleisten ist Zölomepithel und Mesenchym. Die eigentlichen **Keimzellen** (Spermatogonien beim Mann bzw. Oogonien bei der Frau) wandern dann in die Gonadenanlage ein. Sie entstammen der **Dottersackwand** und marschieren in das dorsale Mesenterium des Enddarms, um von dort schließlich in die Gonadenanlage zu gelangen (s. S. 33).

Tabelle 2.3

Sinus urogenitalis	
Abschnitt	**entstehende Struktur**
oben	Allantois → Urachus → Harnblase
mittig	Frau: Urethra Mann: Urethra (Pars prostatica + Pars membranacea)
unten	Frau: Vestibulum vaginae Mann: Urethra (Pars spongiosa = Pars phallica)

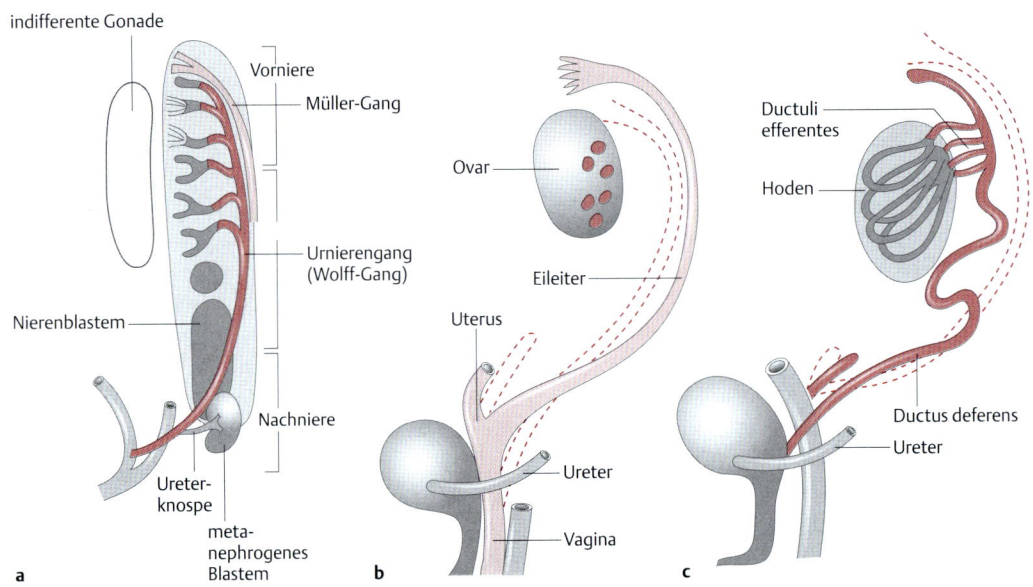

Abb. 2.25 Umwandlung der Ur- und Vorniere zu Genitalgängen:
(a) Nierensystem im indifferenten Stadium, (b) weibliche Entwicklung, (c) männliche Entwicklung

Um die 6. Entwicklungswoche ist die Einwanderung der Urkeimzellen abgeschlossen und es bilden sich **primäre Keimstränge** in der Gonadenanlage. Zu diesem Zeitpunkt ist es noch nicht möglich zwischen männlichen und weiblichen Gonaden zu unterscheiden, man spricht daher von einer **indifferenten Gonadenanlage**.

Mit Beginn der 7. Entwicklungswoche bilden sich dann die ersten charakteristischen morphologischen Merkmale des männlichen oder weiblichen Geschlechts aus, sodass nun auch phänotypisch eine Geschlechtsdeterminierung möglich wird.

2.14.5.1 Die männlichen Genitalorgane
Der Hoden
Das Geschlecht eines Embryos ist zum Zeitpunkt der Befruchtung genetisch determiniert, d. h. durch das Vorhandensein eines Y-Chromosom in der genetischen Erbinformation ist die Festlegung des männlichen Geschlechts erfolgt. Die Gonadenanlage, also das embryologische Gewebe, aus dem sich das jeweilige Genitalsystem entwickelt, ist zu diesem Zeitpunkt noch indifferent, d. h. noch nicht bestimmt.

Das Vorhandensein eines Y-Chromosoms ist entscheidend für die Gonadenausdifferenzierung, da auf diesem Chromosom eine Region vorliegt, die als **SRY-Region (sex determining region of Y)** bezeichnet wird und einen **Hoden-determinierenden Faktor (TDF = testis determining factor)** ausbildet. Dieser Faktor bewirkt die Ausbildung der männlichen Geschlechtsorgane. Liegt kein Y-Chromosom vor, ist auch kein TDF vorhanden und die weiblichen Genitalorgane entstehen.

Wie oben beschrieben bilden sich mit Beginn der 7. Entwicklungswoche die ersten charakteristischen morphologischen Merkmale des männlichen oder weiblichen Geschlechts aus. Die primären Keimstränge wachsen in die Gonadenanlage ein und bilden nun die **Hoden-** oder auch **Markstränge** aus, an die sich von einer Seite jeweils ein Netz von dünnen Kanälchen anlagert. Dieses Netz reift später zum Rete testis aus. Die Hodenstränge werden im Laufe der Zeit dann von einer bindegewebigen Schicht umschlossen, welche sich später zur Tunica albuginea ausdifferenziert (s. S. 369).

Im 4. Entwicklungsmonat liegt dann neben den eingewanderten Urkeimzellen (Spermatogonien) noch eine weitere Zellart in den Hodensträngen vor: die

Sertoli-Zellen (Stützzellen). Sie stammen vom Oberflächenepithel der Gonadenanlage ab, bauen u. a. die Blut-Hoden-Schranke auf und bilden ein Androgen bindendes Peptid (ABP).

Zwischen den Hodensträngen, also im Mesenchym der Gonadenanlage, befinden sich die **Leydig-Zwischenzellen**, die für die Androgenproduktion verantwortlich sind. Sie nehmen die Hormonproduktion mit Beginn der 8. Entwicklungswoche auf. Das von ihnen produzierte **Testosteron** induziert dann die geschlechtsspezifische Ausbildung der Genitalgänge und der äußeren Genitalorgane.

Ein Embryo besitzt zudem jeweils **zwei Genitalgänge** auf jeder Seite, und zwar den **Wolff-Gang** (Urnierengang, von der Urniere zur Kloake ziehend) und den **Müller-Gang**. Der Müller-Gang verläuft parallel zum Urnierengang (etwas lateral davon) und überkreuzt diesen dann kaudal. (Beim weiblichen Embryo vereinigt er sich schließlich mit dem Gang der Gegenseite im distalen Abschnitt zum Uterovaginalkanal, s. u.). Auch die Genitalgänge des Embryos sind zu Anfang, wie auch die Gonadenanlage, noch indifferent. Ihre geschlechtstypische Ausbildung erfolgt unter dem Einfluss von Testosteron aus dem Hoden (oder Östrogen aus dem Ovar). Die Ductuli efferentes entwickeln sich aus den Urnierenkanälchen.

Der Ductus epididymidis, wie auch der Ductus deferens entwickeln sich beim männlichen Embryo aus dem Urnierengang (Wolff-Gang), der Müller-Gang bildet sich hier zurück, lediglich ein kleiner kranialer Teil bleibt rudimentär als Appendix testis und ein kleiner kaudaler Teil als Utriculus prostaticus (Uterus masculinus) erhalten.

Die Entwicklung des Hodens beginnt an der hinteren Rumpfwand, relativ weit kranial. Im Laufe der Entwicklung erfolgt dann ein **Abstieg der Hoden** bis in die Leistenregion. Dies ist zum einen bedingt durch das unterschiedliche Längenwachstum des Rumpfes des männlichen Embryos, und außerdem durch die Leitstruktur des Gubernaculum testis (Steuerruder, Lenkleitung). Hierbei handelt es sich um einen Strang, der von der Skrotalhaut ausgeht und am unteren Pol des Hodens ansetzt. Wenn der Hoden in die Leistenregion abgestiegen ist, erfolgt von dort aus dann der weitere, eigentliche **Hodendeszensus**.

Die physiologische Verlagerung des Hodens aus der Bauchhöhle **beginnt** mit dem **7. Entwicklungsmonat** und endet mit dem 9. Monat. Die Hoden treten mit ihrer Begleitstruktur, dem Samenstrang (Funiculus spermaticus), im Leistenkanal (Canalis inguinalis) durch die Faszien und Muskeln der ventralen Bauchwand und über die Schambeinknochenkante.

Vor sich her schieben sie eine Aussackung des Bauchfells (Peritoneum), den **Processus vaginalis peritonei**. Diese Bauchfellaussackung senkt sich in die Skrotalwülste ein. Aus den Skrotalwülsten entsteht dann der Hodensack, der Aufbewahrungsort für den deszendierten Hoden.

Das Peritoneum des Processus vaginalis umschließt schließlich den Hoden mit einem direkt anliegenden viszeralen Blatt (Epiorchium), einem Hohlraum, dem Cavum serosi und einem parietalen Blatt des Peritoneums (Periorchium) (s. S. 369).

Der Nebenhoden

Die Entwicklung des Nebenhodens ist unmittelbar mit der Hodenentwicklung verbunden. Nachdem die genetische Determination des Geschlechts erfolgt ist, entsteht aus der indifferenten Gonadenanlage der Hoden. In die Gonadenanlage wachsen die primären Keimstränge ein und bilden Hodenstränge. Der Embryo besitzt zudem auf jeder Seite jeweils zwei Genitalgänge (Wolff-Gang = Urnierengang und Müller-Gang lateral vom Urnierengang). Unter dem Einfluss der Sexualhormone bilden sich aus dem Wolff-Gang die ableitenden Samenwege, also auch der Nebenhodengang, der im Wesentlichen den Nebenhoden bildet.

Die Ductuli efferentes entwickeln sich aus den Urnierenkanälchen und verbinden das Rete testis mit dem **Ductus epididymis**, der sich aus dem Urnierengang entwickelt. Daran schließt sich der Ductus deferens, der Samenleiter an. Der Müller-Gang bildet sich beim Mann zurück.

MERKE

Herr Wolff oder Wolfgang.

Der **Nebenhoden** stammt also von den **Genitalleisten** ab, die sich zum **Urnierengang** und schließlich zu den ableitenden Samenwegen entwickeln.

Der Ductus deferens

Der **Samenleiter (Ductus deferens)** entwickelt sich aus dem **Wolff-Gang**. Im Gegensatz zu vorherigen Abschnitten, wie z. B. Ductuli efferentes oder Ductus epididymidis, erhält der Gang eine vergleichsweise dicke Muskelwandschicht, aus der sich dann später die dreilagige Tunica muscularis des Ductus deferens entwickelt (s. S. 374). Sie ist für die peristaltischen Kontraktionen und somit den Weitertransport und Auswurf des Ejakulats verantwortlich.

Der Penis

Im Laufe der 4. Entwicklungswoche beginnt die **Entwicklung des äußeren Genitals**. Vom Sinus urogenitalis (s. S. 79) ausgehend lassen sich die embryologisch relevanten Strukturen leichter darstellen. Der **Sinus urogenitalis** ist von der **Kloakenmembran** verschlossen, die Kloakenmembran wiederum ist von den **Kloakenfalten** umschlossen. Beiderseits der Kloakenfalten finden sich die **Genitalwülste**, am vorderen Ende der Kloakenfalten der **Genitalhöcker**. Die Kloake wird durch das **Septum urorectale** unterteilt in einen ventralen Teil **(Sinus urogenitalis)** und einen dorsalen Anteil **(Anorektalkanal)**. Diese werden nun jeweils von einer Urogenitalmembran und einer Analmembran verschlossen. Die Falten, die die Membran umschließen, heißen in diesem Stadium auch nicht mehr Kloakenfalten, sondern Urethralfalten. Diese Strukturelemente liegen im **Indifferenzstadium** vor. Von nun an erfolgt die weitere Entwicklung der äußeren Genitalanlage geschlechtsspezifisch.

Beim männlichen Fetus wächst der Genitalhöcker und die Kloakenfalten durch das schon im Hoden produzierte **Androgen** besonders in der Zeit der 10.–12. Entwicklungswoche. Vor allem das nach vorne **gerichtete Längenwachstum** des Genitalhöckers und das Aneinanderlagern der länglich gestreckten Urethralfalten (Geschlechtsfalten) lässt die **Penisform** schon erahnen.

Zwischen den beiden Urethralfalten befindet sich die **Urethralgrube** (Sulcus urogenitalis), welche sich im weiteren Verlauf zum Urethralspalt verkleinert. Als innere Auskleidung dieser Urethralspalte (der späteren Urethra) findet man Entoderm, das auch als **Urethralplatte** bezeichnet wird.

Dieser Spalt schließt sich am Ende des 3. Entwicklungsmonat zu einer rohrförmigen Struktur zusam-

men und bildet die **Urethra** des Penis. Sie endet aber noch blind, d. h. sie hat noch keinen „Durchbruch" nach außen und noch kein distales Ende.

Das **distale Ende der Harnröhre** entwickelt sich aus einem in die Glans penis einwachsenden Zellstrang ektodermalen Gewebes. Dieser solide Epithelstrang kanalisiert sich – bildet also ein Lumen –, formt die äußere Öffnung der Urethra (das Ostium urethrae externum an der Glans penis) und tritt mit der blind endenden Urethra in Verbindung.

In der 12. Entwicklungswoche wächst ektodermales Gewebe um die Glans penis. Diese Haut löst sich aber nach der Geburt größtenteils wieder, so dass eine Hautreservefalte aufgeworfen wird **(Praeputium)**. Die Schwellkörper und die dazugehörigen Muskeln entstehen aus Mesenchym des Phallus. Aus den Genitalwülsten bilden sich die **Skrotalwülste**, in welche die Processi vaginales testes voran, die Hoden darauf folgend und die begleitenden Gefäße und Nerven einwandern. Aus je einem Wulst bildet sich eine Skrotumhälfte, sichtbar voneinander durch das Skrotalseptum (Raphe scroti) abzugrenzen. Zusammengesetzt resultiert dann daraus die Struktur des **Hodensacks** (Skrotum).

Die Prostata

Die Prostata entwickelt sich aus entodermalen Gewebsanteilen, aus denen u. a. auch das Trigonum vesicae der Blase und das Epithel der Harnröhre entsteht. Aus den embryologisch kranialen Urethraabschnitten treten **Aussprossungen** hervor, die ins umgebende Mesenchym hineinragen und somit die **Drüsenanteile** der Prostata bilden. Diese enge, schon in der Embryologie angelegte Beziehung von Prostata und Harnröhre spiegelt sich im Pars prostaticus urethrae wider (s. S. 358).

Die Samenbläschen

Die Samenbläschen (Bläschendrüsen, Vesicula seminalis) entwickeln sich aus dem **Wolff-Gang**.

> **MERKE**
>
> Die beidseits angelegten Wolff-Gänge stellen das embryologische Korrelat für die jeweils paarig ausgebildeten Ductuli efferentes des Hodens, den Ductus epididymidis des Nebenhodens, den Ductus deferens und die Bläschendrüsen dar.

2.14.5.2 Die weiblichen Genitalorgane

Das Ovar

Nachdem die genetische Information (46 XX) das Geschlecht festlegt, geht die Entwicklung des Ovars von den indifferenten Gonadenleisten aus. Die Gonadenleisten entwickeln sich bei fehlendem Y-Chromosom zu primären Keimsträngen, die sich zuerst als **Markstränge** in die Ovaranlage einsenken, später aber wieder zurückbilden (s. **Abb. 2.25**). Das oberflächlich gelegene Gewebe der Ovaranlage proliferiert weiter und bildet die **Rindenstränge** (oder auch sekundäre Stränge). Die Rindenstränge zerfallen in der weiteren Entwicklung und ihr Gewebe lagert sich zu **Zellhaufen** zusammen (ehemals oberflächliches Epithelgewebe der Ovaranlage) und umgibt nun als **Epithelzellschicht** die vom Dottersack eingewanderten weiblichen Keimzellen im Ovar.

Die weiblichen Keimzellen werden dann im weiteren Verlauf zu **Oogonien**, die umgebende Epithelzellschicht differenziert sich weiter aus zu Follikelepithelzellen. Die Eizelle und die umgebenden Follikelepithelzellen werden als **Follikel** bezeichnet (s. S. 34).

Der Eileiter

Beim weiblichen Embryo wird der **Müller-Gang** zum Hauptausführungsgang der Gonaden. Da sich als Gonadenanlage das Ovar entwickelt, kann somit kein Anti-Müller-Hormon (AMH) gebildet werden (produziert von den in den Hodenkanälchen liegenden Sertoli-Zellen, dient u. a. dem Hodendescensus). Außerdem fehlt das Testosteron der Leydig-Zellen, welches zur Weiterentwicklung des Wolff-Gangs benötigt wird, sodass dieser sich zurückbildet und rudimentär bleibt.

Der Müller-Gang des weiblichen Embryos lässt sich in 3 Etagen einteilen:
1. kranial-vertikal verlaufender Bereich mit Öffnung in die Zölomhöhle
2. horizontaler Abschnitt, der den zurückgebildeten Wolff-Gang überkreuzt
3. kaudaler, vertikaler Teil, der mit dem Teilstück der gegenüberliegenden Seite verschmilzt.

Die **Eileiter** entwickeln sich aus den oberen Abschnitten (1 und 2) der Müller-Gänge, wobei aus der Öffnung in die Zölomhöhle (der Hohlraum des Embryos aus dem die Bauchhöhle wird) das Ostium abdominale (die Öffnung in Richtung Ovar) entsteht. Das untere Teilstück (3) verschmilzt mit dem unteren Teil der Gegenseite und bildet den Uterovaginalkanal.

Der Uterus

Durch Verschmelzung der kaudalen Abschnitte des Müller-Ganges entsteht der **Uterovaginalkanal**.
Hinweis: Gelegentlich ist eine fehlerhafte Verschmelzung der beiden Gänge anhand eines persistierenden Uterusseptums oder einer Einbuchtung vom Dach des Uterus (Uterus arcuatus) feststellbar.

Aus dem Uterovaginalkanal differenziert sich die Gebärmutter (Uterus) und die Scheide (Vagina) aus. Aus den miteinander verschmolzenen Anteilen entsteht das **Corpus uteri** und die **Zervix uteri**. Um den Kanal herum liegen mesenchymale Zellen, die in der weiteren Entwicklung die Uterusmuskulatur (Myometrium) sowie das den Uterus überziehende Peritoneum (Perimetrium) bilden.

Die Vagina

Der Uterovaginalkanal trifft im weiteren Entwicklungsverlauf mit dem Sinus urogenitalis zusammen. Im Bereich der Kontaktstelle wachsen nun zwei **Sinovaginalhöcker** heran, die sich aus der dorsalen Wandung des Sinus urogenitalis ausbuchten. Sie lagern sich zwischen Uterus und Sinus urogenitalis und bilden die **Vaginalplatte** aus.

Das Gewebe der Vaginalplatte proliferiert und schiebt Uterus und Sinus zunehmend auseinander. Gegen Ende des 5. Entwicklungsmonats ist die ehemalige Vaginalplatte dann komplett mit einem Lumen versehen. Der **Hohlraum des Vaginalkanals** entsteht und differenziert sich weiter aus zur Vagina.

Die Vagina bildet sich also aus zwei verschiedenen Strukturanteilen:
- Das **Scheidengewölbe** (Fornix vaginae) aus den miteinander verschmelzenden kaudalen Abschnitten der Müller-Gänge.
- Der Rest der Vagina aus dem **Sinus urogenitalis**, mit seiner dazugehörigen Vaginalplatte. Durch das **Hymen** (Jungfernhäutchen) ist die Vagina vom Sinus urogenitalis getrennt.

Das äußere Genitale

Die Entwicklung des äußeren Genitals erfolgt geschlechtsspezifisch unter entsprechendem Hormoneinfluss, wobei die genauen Wirkungsmechanismen des Östrogens in der Wachstumsperiode noch unbekannt sind. Beim weiblichen Embryo entsteht aus dem sich länglich verformenden Genitalhöcker die **Klitoris**. Der weibliche Genitalhöcker kann in dieser Zeit um die 14. SSW sonographisch mit dem sich ausbildenden Penis des männlichen Embryos verwechselt werden.

Die **Urethralfalten** verschmelzen nicht wie beim Mann, sondern differenzieren sich zu den **kleinen Schamlippen** (Labiae minores) aus und umschließen den offen bleibenden Urogenitalspalt. Der **Urogenitalspalt** wird zum späteren **Vestibulum vaginae** (Scheidenvorhof). Das Skrotum des Mannes entspricht den **großen Schamlippen** der Frau; als ursprüngliche Struktur dienen die **Labioskrotalwülste (Genitalwülste)**. Der Bulbus vestibuli der Frau entspricht dem Harnröhrenschwellkörper (Corpus spongiosum penis) des Mannes.

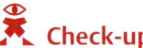 Check-up

✔ **Vergegenwärtigen Sie sich noch einmal die Vorläuferstadien bei der Nierenentstehung.**

✔ **Wiederholen Sie, welche Strukturen aus der Ureterknospe entstehen.**

✔ **Machen Sie sich klar, zu welchen Strukturen sich Wolff-Gang und Müller-Gang beim männlichen und weiblichen Embryo im Verlauf der Entwicklung ausdifferenzieren.**

MERKE

Im Anhang auf S. 523 finden Sie ein Glossar mit den wichtigsten embryologischen Begriffen.

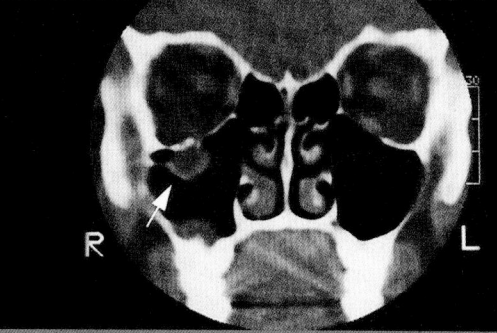

Kopf und Hals

Um Kopf und Kragen

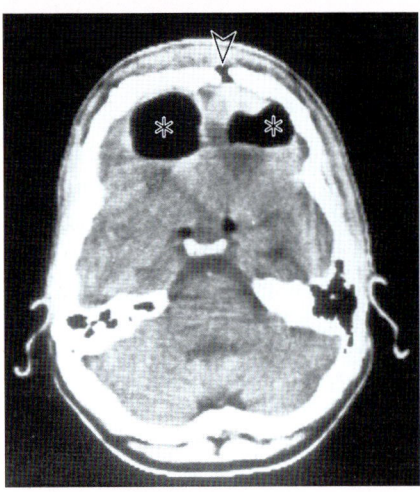

Kraniale CT bei frontobasaler Fraktur: In den Vorderhörnern (*) und intradural (Pfeil) befindet sich Luft als sicherer Hinweis auf eine Verletzung der Dura mater.

Robin fährt mit dem Auto frontal gegen einen Baum. Die Folge: Ein Schädel-Hirn-Trauma, d. h., nicht nur der knöcherne Schädel sondern auch das Gehirn ist verletzt. Eigentlich ist das zentrale Nervensystem (ZNS) durch die harte Schädelkalotte und die Schädelbasis gut geschützt. Doch die zahlreichen Öffnungen und Löcher, durch die Nerven und Gefäße in den Schädel eintreten, verringern die Stabilität des Schädels. Mehr über die einzelnen Schädelknochen und die zahlreichen Foramina, Fissuren und Kanäle erfahren Sie im Kapitel „Kopf und Hals".

Aus der Disco in die Klinik

Robin ist stark betrunken. Vom Ausgang der Disco wankt er zu seinem Auto, setzt sich hinters Steuer und tritt kräftig aufs Gas. Er steuert das Auto über den halbleeren Parkplatz – und rast frontal gegen einen Baum. Ein weniger alkoholisierter Discobesucher alarmiert den Rettungsdienst.

Kurz darauf ist der Notarztwagen vor Ort. Zum Glück kann Robin ohne Probleme aus dem verbeulten Auto geborgen werden. Er ist bei Bewusstsein, jedoch verwirrt und reagiert nicht auf Ansprache. Der Notarzt beschließt, den Patienten zu sedieren und zu intubieren um ihn über einen Schlauch künstlich zu beatmen. Dann wird er mit der Verdachtsdiagnose Polytrauma (Verletzung mehrerer Körperregionen) nach Autounfall in die Klinik gebracht.

Vitalfunktionen sichern

Im Schockraum der Notaufnahme steht schon ein Traumateam aus Anästhesistin, Chirurg, Radiologin und Neurochirurg bereit. Während die Anästhesistin die Vitalfunktionen Atmung und Kreislauf sichert, untersucht der Unfallchirurg die Extremitäten und überprüft, ob es Einblutungen in Brusthöhle und Bauchraum gegeben hat. Abgesehen von einigen Prellungen und Schnittwunden sowie einem vermutlich gebrochenen linken Unterarm scheint alles in Ordnung zu sein. Auch im Gesicht hat der Verletzte zahlreiche Schnittwunden und Prellungen. Möglicherweise sind auch Schädelknochen gebrochen. Robin wird deshalb zum Computertomographen (CT) gebracht. Auch Halswirbelsäule und Thorax müssen geröntgt werden, um weitere lebensbedrohliche Verletzungen auszuschließen.

Schädel und Hirn sind verletzt

In der Computertomographie zeigt sich eine frontale Schädeldachfraktur sowie eine Felsenbeinfraktur links, also ein Bruch der seitlichen Schädelbasis. Intrakraniell finden sich frontobasale Kontusionsherde als Zeichen des Aufpralls, ein leichtes traumatisches Hirnödem (also eine Schwellung des ZNS) sowie eine kleine traumatische Subarachnoidalblutung. Das bedeutet, dass im Gehirn durch den Aufprall auch eine kleine Hirnarterie eingerissen ist. Die harten Hirnhäute scheinen dagegen unverletzt zu sein: Man sieht keine Luft im Gehirn und aus Nase und Ohr dringt kein Liquor nach draußen.

Ende gut, alles gut

Robin wird auf die Intensivstation der Neurochirurgischen Klinik gebracht und überwacht. Außerdem erhält er zahlreiche Medikamente, die den Kreislauf stabilisieren und den Hirndruck senken sollen. Am Vormittag des nächsten Tages wird ein Kontroll-CT durchgeführt. Dabei zeigte sich, dass das Hirnödem und die Subarachnoidalblutung nicht zugenommen haben. Außerdem kümmern sich die Chirurgen um seine Unterarmfraktur, die eingegipst werden kann. Die Frakturen des Schädels müssen nicht behandelt werden, sie heilen von selbst.

Am nächsten Tag wird Robin extubiert und die Sedierung abgesetzt. Als er wieder zu sich kommt, ist er zunächst verwirrt und schläfrig. Erst im Laufe der nächsten Wochen wird er wieder „der Alte". Heute, ein gutes Jahr nach dem Unfall, merkt man ihm von den Folgen seines Discobesuchs nichts mehr an.

3 Kopf und Hals

3.1 Die Knochen

 Lerncoach

Es würde zu weit führen, die Schädelknochen hier detailliert zu erläutern, Sie finden hier die prüfungsrelevanten Fakten. Wenn Sie unsicher sind, schauen Sie ggf. noch einmal im Anatomieatlas nach.

3.1.1 Der Überblick

Der Schädel bildet das knöcherne Grundgerüst des Kopfes. Er besteht aus zwei Teilen:
- dem Gehirnschädel (Neurokranium)
- dem Gesichtsschädel (Viszerokranium).

Das **Neurokranium** umgibt das Gehirn. Seine Hauptaufgabe ist der Schutz des Gehirns vor Verletzungen. Es enthält in den „Felsenbeinpyramiden" das Gehör- und das Gleichgewichtsorgan. Zum **Neurokranium** gehören die Knochen der **Schädelbasis (Basis cranii)** sowie die Knochen des **Schädeldachs (Calvaria).**

Zum **Viszerocranium** gehören: Maxilla, Mandibula, Os palatinum, Os zygomaticum, Os nasale, Os lacrimale, Concha nasalis inferior, Os ethmoidale, Vomer, Os hyoideum und der Processus styloideus des Os temporale (das Os temporale selbst zählt zum Neurokranium).

3.1.2 Die Entwicklung (vgl. S. 59)

Knochen entstehen aus dem **Mesenchym.** Schädelknochen entwickeln sich durch **desmale** oder **chondrale Ossifikation (s. S. 11)**, je nach Entstehungsmechanismus spricht man von **Desmokranium** oder **Chondrokranium.** Zum Desmokranium zählt die Mehrheit der Schädelknochen, zum Chondrokranium nur Teile der Ossa occipitalia, des Os ethmoidale sowie das Os sphenoidale und die Pars petrosa des Os temporale.

3.1.3 Die Funktion

Die Hauptaufgabe des Neurokraniums ist der **Schutz des Gehirns.** Das Gehirn wird zudem durch die verschiebliche Kopfschwarte (Cutis + Subcutis + Galea aponeurotica s. u.) geschützt, die viele Stöße bereits abfängt (auch bei großen Kopfplatzwunden tragen der Schädelknochen und das Gehirn nur selten

Schäden davon). Der Schädelknochen ist sehr stabil, obwohl er sehr leicht ist. Innerhalb der Schädelhöhle puffert der Liquor harte Stöße ab.

Bis zu einem gewissen Grad sind die Knochen des Hirnschädels elastisch verformbar. Bei einer Eindellung entsteht außen eine Druck-, innen eine Zugbelastung. In der Mitte bleibt eine neutrale Zone, dort muss der Knochen nicht so stabil gebaut sein. An dieser Stelle befindet sich in den meisten Schädelknochen die sog. Diploë-Schicht, die im Gegensatz zum restlichen Knochen kleine Hohlräume aufweist. So wird der Knochen zwar leichter, büßt aber kaum etwas von seiner Stabilität ein.

Des Weiteren sind am Schädelknochen einige Knochen etwas dicker als die anderen, sodass „Stützpfeiler" entstehen. Der erste Querpfeiler liegt am Übergang von der vorderen in die mittlere Schädelgrube und reicht bis ins Os zygomaticum. Der zweite Pfeiler befindet sich am Übergang von der mittleren in die hintere Schädelgrube. Der dritte Pfeiler verläuft in Längsrichtung, er beginnt im Bereich der Sella turcica und zieht um das Foramen magnum bis zur Sutura sagittalis und weiter nach vorn zur Crista galli.

Schwachstellen hat der Schädel im Bereich der Stirnhöhle, an der Lamina cribrosa und in der mittleren Schädelgrube, wo die meisten Nerven und Gefäße durch den Knochen hindurchtreten.

3.1.4 Der Aufbau

Man unterscheidet das Viszerokranium (den Gesichtsschädel bildende Knochen) und das Neurokranium (das Gehirn umgebende Knochen).

Alle Schädelknochen bestehen aus einer kompakten **Lamina externa**, einer lockeren **Diploë-Schicht** (s. o.), die reichlich Venen enthält, und einer ebenfalls kompakten **Lamina interna**. Außen am Schädelknochen liegt als Knochenhaut das Pericranium, innen das Endocranium, das von der Dura mater gebildet wird (deshalb existiert im Schädel kein physiologischer Epiduralraum, d. h. bei einem epiduralen Hämatom entsteht der Raum zwischen der Dura mater und dem Schädelknochen durch die Einblutung, ansonsten haftet die Dura fest am Knochen. Vgl. S. 489).

3

3.1.4.1 Das Viszerokranium

Zum **Viszerokranium** gehören: Maxilla, Mandibula, Os palatinum, Os zygomaticum, Os nasale, Os lacrimale, Concha nasalis inferior, Os ethmoidale, Vomer, Os hyoideum und der Processus styloideus des Os temporale (das Os temporale selbst zählt zum Neurokranium). Das Os ethmoidale (Siebbein) kann sowohl zum Viszero- als auch zum Neurokranium gezählt werden, das IMPP zählt es zum Viszerokranium.

👁 Die knöchernen Strukturen der Nase und des Kiefergelenks werden erst bei Nase und Nasennebenhöhlen (s. S. 126) sowie der Mundhöhle (s. S. 130) aufgeführt.

Die Maxilla (Oberkiefer)
Die Maxilla ist paarig angelegt. Sie besteht zum einen aus dem **Corpus maxillae** mit der sich im Laufe des Wachstums ausbildenden Kieferhöhle (Sinus maxillaris, Pneumatisation der Schädelknochen) und deren Öffnung zur Nase hin **(Hiatus maxillaris)** und das **Foramen infraorbitale** (Druckpunkt für den N. maxillaris), zum anderen aus 4 Fortsätzen zu den angrenzenden Knochen:
- dem **Processus frontalis** nach kranial
- dem **Processus palatinus** nach dorsomedial (bildet 2/3 des harten Gaumens und den Boden der Nasenhöhle)
- dem **Processus alveolaris** (zahntragender Teil) nach kaudal und
- dem **Processus zygomaticus** nach lateral.

Der nach dorsal ragende Teil der Maxilla unterhalb des Os zygomaticum wölbt sich etwas vor und wird deshalb auch als **Tuber maxillae** bezeichnet.

Die Mandibula (Unterkiefer)
Als **Corpus mandibulae** wird der vordere, zahntragende Teil der Mandibula bezeichnet. Der Teil des Corpus, der die Zahnfächer enthält, wird auch **Pars alveolaris** (nicht „Processus" wie bei der Maxilla) genannt. Der Kinnvorsprung heißt auch **Protuberantia mentalis**. Die beiden aus dem Unterkiefer aufsteigenden Fortsätze bezeichnet man als **Rr. mandibulae**, den Winkel zwischen den beiden Fortsätzen und dem Corpus als **Angulus mandibulae** (Kieferwinkel). Die beiden Rami gabeln sich am Ende nochmals in zwei Anteile: den nach ven-

tral ragenden **Processus coronoideus**, an dem der M. temporalis ansetzt, und den nach dorsal zeigenden **Processus condylaris**, der den Gelenkfortsatz für das Kiefergelenk bildet. Die Einbuchtung zwischen den beiden Processus wird **Incisura mandibulae** genannt.

An der Innenseite des R. mandibulae liegt das **Foramen mandibulae**, das den Eingang für A. und N. alveolaris inferior darstellt und im Canalis mandibulae seine Fortsetzung findet. An der Außenseite der Mandibula befindet sich medio-ventral das **Foramen mentale**, das den Druckpunkt für den N. mandibularis bildet.

MERKE

Die ersten Ossifikationsinseln in der Mandibula entstehen bereits in der 6. Entwicklungswoche des Embryos. Die Mandibula ist damit (wie auch die Clavicula) einer der zuerst gebildeten Knochen des Körpers.

Os palatinum (Gaumenbein)
Das paarige Os palatinum grenzt ventral an die Maxilla und kranial sowie dorsal an das Os sphenoidale. Es setzt sich zusammen aus der **Lamina horizontalis**, die das hintere Drittel des harten Gaumens bildet, und aus der **Lamina perpendicularis**, die den hinteren Teil der lateralen Nasenwand darstellt.

Os zygomaticum (Jochbein)
Das Os zygomaticum befindet sich ventral des Os temporale, kaudal des Os frontale und des Os sphenoidale und kranial der Maxilla. Es bildet den größten Teil der **lateralen Orbitawand** und bestimmt dadurch maßgeblich die seitliche Gesichtskontur mit. Der Processus temporalis bildet zusammen mit dem Processus zygomaticus des Os temporale den Jochbogen (Arcus zygomaticus).

Os nasale (Nasenbein)
Das Os nasale bildet den **Nasenrücken** und somit das Dach der Nasenhöhle.

Os lacrimale (Tränenbein)
Das Os lacrimale bildet einen Teil der **nasalen** Wand der **Orbita**. In enger topographischer Beziehung liegt der **Tränensack** (Saccus lacrimalis, s. S. 507).

Concha nasalis inferior (untere Nasenmuschel)
Im Gegensatz zu der ebenfalls paarigen Concha nasalis superior und media, die Teile des Os ethmoidale sind, stellen die unteren beiden paarigen Conchae nasales inferiores jeweils einen **eigenen Knochen** dar, der mit Os ethmoidale, Os lacrimale und Maxilla verbunden ist.

Os ethmoidale (Siebbein)
Das Os ethmoidale liegt zwischen dem rechten und linken Orbitadach (das Orbitadach wird vom Os frontale gebildet). Es wird auch Siebbein genannt, da seine **Lamina cribrosa** auf jeder Seite zahlreiche (> 20) Foramina als Durchtrittsstellen für die Nn. olfactorii und für kleine Blutgefäße hat. Die Lamina cribrosa wird durch die vertikal verlaufende **Crista galli** in einen rechten und einen linken Teil unterteilt, die Crista galli dient der Befestigung der Falx cerebri. Die Lamina perpendicularis zieht von der Lamina cribrosa nach dorso-kaudal und ist am Aufbau des Nasenseptums beteiligt, während die laterale Lamina orbitalis einen Teil der medialen Wand der Orbita bildet. Der **Labyrinthus ethmoidalis** beinhaltet die **Cellulae ethmoidales** (Siebbeinzellen) sowie die **Concha nasalis superior et media**.

Vomer (Pflugscharbein)
Das Pflugscharbein ist eine dünne Knochenplatte und bildet mit der Lamina perpendicularis des Os ethmoidale und den Cristae nasales von Maxilla und Os palatinum den **hinteren** Teil der **Nasenscheidewand**.

Os hyoideum s. S. 99

3.1.4.2 Das Neurokranium
Zum Neurokranium gehören
- die Knochen der **Schädelbasis (Basis cranii)**: Os frontale (Stirnbein), Os temporale (Schläfenbein), Os sphenoidale (Keilbein) und Os occipitale (Hinterhauptbein)
- die Knochen des **Schädeldachs (Calvaria)**: Os parietale (Schläfenbein; der einzige Knochen, der ausschließlich zum Schädeldach gehört), größere Teile des Os frontale sowie die einzelnen Squamae (Schuppen) der Schädelbasisknochen, die in das Dach hineinragen (also v. a. die kranialen Anteile des Os temporale und des Os occipitale).

Os frontale (Stirnbein)
Bei der Geburt ist das **Os frontale** noch paarig angelegt, im Laufe der weiteren Entwicklung verknöchern die beiden Anteile miteinander. Es besteht aus der **Squama frontalis**, die die Stirn und die kraniale Begrenzung sowie die wulstförmige Margo supraorbitalis am oberen Rand der Orbitahöhle bildet, und aus der **Pars orbitalis**, die das Dach der Augenhöhle bildet und eine Fossa für die Tränendrüse aufweist. Ebenso zum Os frontale gehört die **Pars nasalis**, die zum einen am Aufbau des Nasenskeletts beteiligt ist und zum anderen die Stirnhöhle **(Sinus frontalis)** enthält.

Os temporale (Schläfenbein)
Das **Os temporale** besteht aus der **Pars petrosa** (enthält Cochlea, Labyrinth sowie Paukenhöhle mit Gehörknöchelchen), der **Pars tympanica** (knöcherne Wand des Meatus acusticus externus) und der **Pars squamosa** sowie dem (pneumatisierten) **Processus mastoideus** und dem **Processus styloideus**. Es bildet die Wand um den Canalis musculotubarius (für die Ohrtrompete), den Canalis caroticus, den Canalis facialis und den Bereich um den Meatus acusticus internus.

Os sphenoidale (Keilbein)
Das **Keilbein** liegt in der Mitte der mittleren Schädelgrube und fällt durch seine ungewöhnliche Form auf (ein Körper mit 2 großen und 2 kleinen Flügeln: Ala major et minor). Im Bereich des **Corpus** befindet sich die **Sella turcica** mit der Fossa hypophysialis sowie unterhalb der Sella der **Sinus sphenoidalis** (Keilbeinhöhle, paarig, s. S. 129). Die **Ala minor** enthält den Canalis opticus, zwischen Ala major und minor liegt die Fissura orbitalis superior. Die **Ala major** grenzt dorsal des Os zygomaticum an die seitliche, medial des Os zygomaticum an die dorsale Wand der Orbita und enthält das Foramen rotundum, ovale und spinosum. An der Grenze zum Os temporale ist das Foramen lacerum angesiedelt. Der **Processus pterygoideus** besteht aus einer Lamina medialis (hinterster Anteil der lateralen Nasenwand, mit Hamulus), einer Lamina lateralis (mediale Begrenzung der Fossa infratemporalis, s. S. 94) und der dazwischen liegenden Fossa pterygoidea.

3

Os occipitale (Hinterhauptsbein)
Das **Os occipitale** umgibt das Foramen magnum, durch das die Schädelhöhle mit dem Wirbelkanal verbunden ist, und bildet den hinteren Teil der Schädelbasis. Außerdem enthält es den Canalis nervi hypoglossi und weist an seiner kaudalen Seite die **Condyli occipitales** für das Atlanto-Okzipital-Gelenk auf. Sowohl der Sinus sigmoideus als auch der Sinus transversus hinterlassen an der Innenseite des Os occipitale einen **Sulcus**.

Os parietale (Scheitelbein)
Die beiden **Scheitelbeine** sehen für sich betrachtet fast viereckig aus und sind als einzige Knochen des Neurokraniums ausschließlich an der Bildung des Schädeldachs beteiligt. An der Innenseite des Os parietale befindet sich eine Einbuchtung, die ein Gefäß hinterlassen hat: der **Sulcus sinus sagittalis superioris**.

3.1.5 Die Schädelnähte (Suturen) und die Fontanellen

Generell lässt sich sagen, dass sich die Schädelknochen um das bereits entwickelte Gehirn herum entwickeln. Auf den überwiegend bindegewebigen Teilen der Schädelknochen entstehen Ossifikationsinseln. Von diesen Inseln wächst der Knochen strahlen- oder kreisförmig in die Peripherie. Die ersten Ossifikationshügelchen sind die Tubera frontalia und die Tubera parietalia (benannt nach ihrer Lage).

Für den Geburtsvorgang ist es wichtig, dass der Schädel sich noch verformen kann. Dies wird insbesondere durch die Schädelnähte, die Suturen, ermöglicht, die zunächst bindegewebig und dadurch verformbar sind. Zwischen den Stellen, an denen die einzelnen Suturen bzw. Knochen aneinandergrenzen, liegen zunächst bindegewebige Zonen vor, die **Fontanellen** (**Abb. 3.1**). Sowohl die Suturen

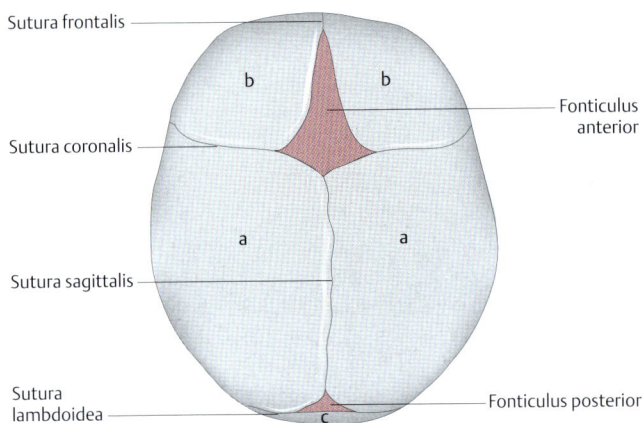

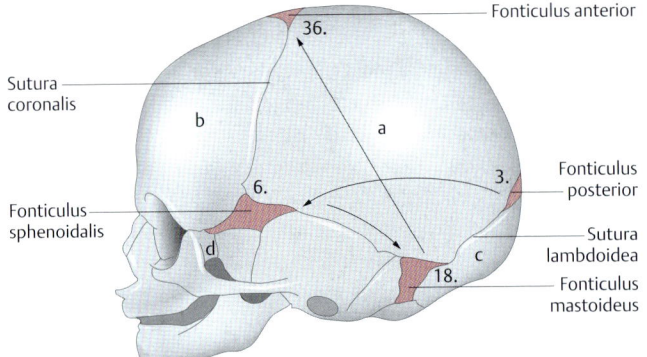

Abb. 3.1 Suturen und Fontanellen (a Os parietale, b Os frontale, c Os occipitale, d Os sphenoidale; Zahlen: Zeitpunkt der Verknöcherung in Monaten)

als auch die Fontanellen verknöchern im Lauf des Lebens.

3.1.5.1 Die Suturen und die Synchondrosen

Die erste Sutur, die verknöchert, ist die **Sutura frontalis** (Stirnnaht) zwischen den beiden Ossa frontalia. Sie verknöchert meist während der ersten beiden Lebensjahre. Alle anderen Suturen verknöchern erst beim Erwachsenen (**Sutura sagittalis** [Pfeilnaht], **Sutura coronalis** [Kranznaht], **Sutura lambdoidea** [Lambdanaht]).

Als **Synchondrosen** bezeichnet man die Verbindung zweier Knochen durch hyalinen Knorpel. Bei der Geburt ist die überwiegend knorpelig angelegte Schädelbasis noch nicht vollständig verknöchert. Die zwischen den Ossifikationszentren gelegenen „Restknorpel" stellen eine Art Wachstumsfuge der Schädelknochen dar und verknöchern ebenfalls: die **Synchondrosis intersphenoidale** verknöchert

bereits beim Kind, die **Synchondrosis sphenoethmoidale** in der Pubertät und die **Synchondrosis sphenoparietale** mit dem Abschluss des Längenwachstums.

MERKE

Persistierende Synchondrosen findet man beispielsweise zwischen Rippen und Sternum.

3.1.5.2 Die Fontanellen

Die **sechs Fontanellen** verschließen sich während der ersten drei Lebensjahre: Der unpaarige dreieckige **Fonticulus posterior** (Hinterhauptsfontanelle) verschließt sich ungefähr im 3. Monat, es entsteht der **Angulus occipitalis**. Der paarig angelegte **Fonticulus sphenoidalis** (vordere Seitenfontanelle) schließt sich im 6. Monat und bildet den **Angulus sphenoidalis**, der ebenfalls paarige **Fonticulus**

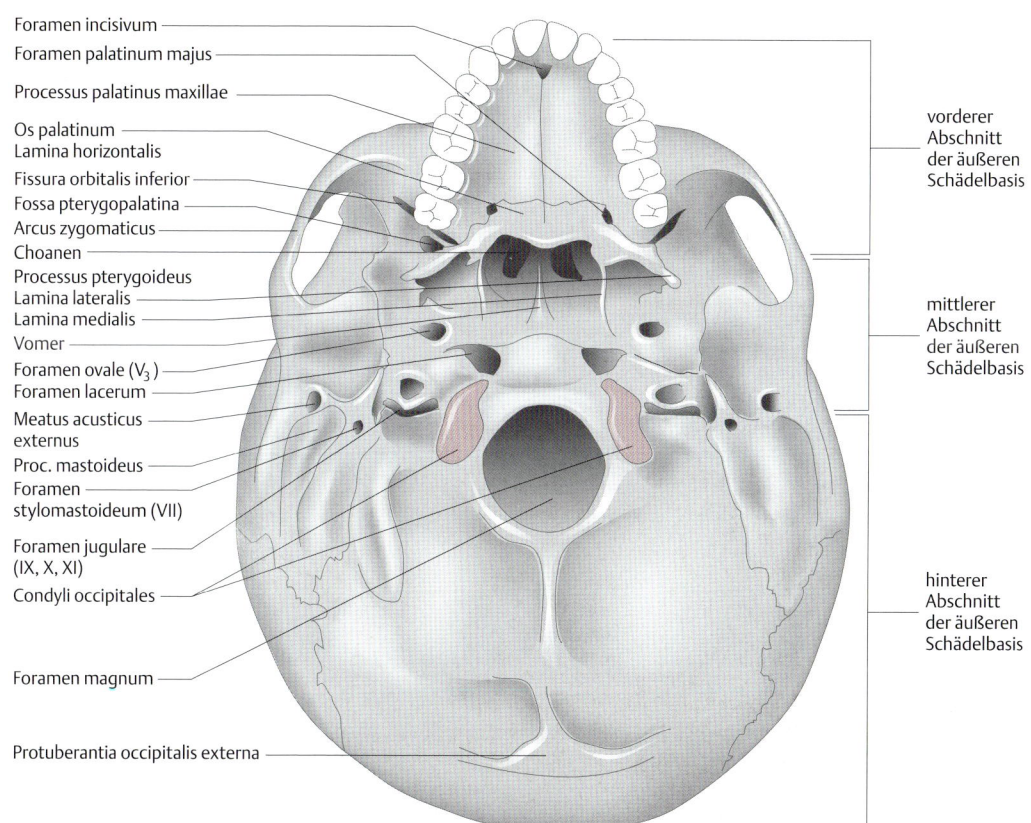

Foramen incisivum
Foramen palatinum majus
Processus palatinus maxillae
Os palatinum
Lamina horizontalis
Fissura orbitalis inferior
Fossa pterygopalatina
Arcus zygomaticus
Choanen
Processus pterygoideus
Lamina lateralis
Lamina medialis
Vomer
Foramen ovale (V_3)
Foramen lacerum
Meatus acusticus externus
Proc. mastoideus
Foramen stylomastoideum (VII)
Foramen jugulare (IX, X, XI)
Condyli occipitales
Foramen magnum
Protuberantia occipitalis externa

vorderer Abschnitt der äußeren Schädelbasis

mittlerer Abschnitt der äußeren Schädelbasis

hinterer Abschnitt der äußeren Schädelbasis

Abb. 3.2 Schädel in der Ansicht von unten (Schädelbasis)

mastoideus (hintere Seitenfontanelle) verknöchert bis zum 18. Monat, es entsteht der **Angulus mastoideus**.

Der rautenförmige, unpaarige **Fonticulus anterior** (Stirnfontanelle), der zum Zeitpunkt der Geburt ca. 3 cm lang ist, verschließt sich ungefähr im 2. bis 3. Lebensjahr, er bildet den **Angulus frontalis**. Solange der Fonticulus anterior geöffnet ist, kann man ihn für diagnostische Zwecke nutzen (Blutentnahme aus dem Sinus sagittalis superior, Liquorpunktion, Ultraschalluntersuchung des Gehirns).

Zu Beginn der Entwicklung nimmt das Neurokranium einen großen Teil des gesamten Kopfes ein, im Laufe der Entwicklung nimmt das Viszerokranium dann schneller und deutlicher an Größe zu als das Neurokranium und verschiebt deshalb die Proportionen vom kindlichen zum erwachsenen Schädel.

3.1.6 Die Öffnungen im Bereich der Schädelbasis

Im Bereich der Schädelbasis befinden sich zahlreiche Durchtrittsstellen für Nerven und Gefäße. **Tab. 3.1** gibt einen Überblick über die wichtigsten Öffnungen sowie die ein- und austretenden Strukturen (**Abb. 3.2, 3.3**).

Die Öffnungen im Bereich der Schädelbasis mit den hindurchtretenden Strukturen sind ein beliebtes Prüfungsthema, Sie müssen sie auswendig lernen.

MERKE

- Runder Max – N. maxillaris im Foramen rotundum.
- Ovale Mandel – N. mandibularis im Foramen ovale.

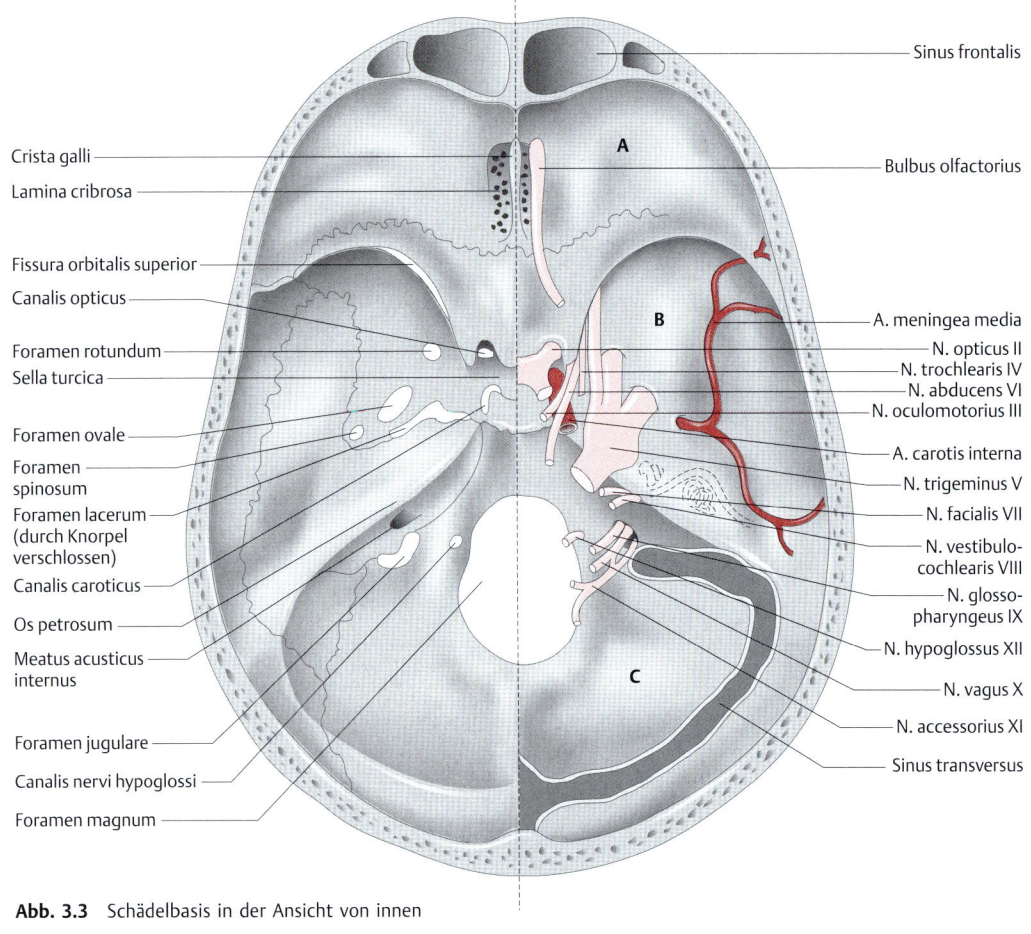

Abb. 3.3 Schädelbasis in der Ansicht von innen

Tabelle 3.1

Öffnungen im Bereich der Schädelbasis

Lage	Durchtrittsstelle	ein- und austretende Strukturen	mündet in
vordere Schädelgrube	Lamina cribrosa	Nn. olfactorii (I) A. nasalis ant., A., V. und N. ethmoidalis ant.	Nasenhöhle
mittlere Schädelgrube	Canalis opticus	N. opticus (II) A. ophthalmica	Orbita
	Fissura orbitalis superior	*medial*: N. oculomotorius (III), N. abducens (VI), N. nasociliaris (Ast des N. ophthalmicus (V_1)) *lateral*: N. trochlearis (IV), N. lacrimalis und N. frontalis (Äste des N. ophthalmicus (V_1)), V. ophthalmica sup.	Orbita
Fossa pterygopalatina Fossa infratemporalis (keine Verbindung zur mittleren Schädelgrube (s. **Abb. 3.1-5**)	Fissura orbitalis inferior	V. ophthalmica inf., A., V. und N. infraorbitalis und N. zygomaticus (Äste von V_2),	Orbita
mittlere Schädelgrube	Foramen lacerum (durch Faserknorpel verschlossen) mit Fissura sphenopetrosa, lateral des Foramen lacerum	N. petrosus major (Ast von VII) N. petrosus minor (Ast von IX)	Canalis pterygoideus Fossa infratemporalis (Ganglion oticum)
	Foramen rotundum	N. maxillaris (V_2)	Fossa pterygopalatina
	Foramen ovale	N. mandibularis (V_3) A. meningea accessoria Plexus venosus foraminis ovalis	Fossa infratemporalis
	Foramen spinosum	A. und V. meningea media, R. meningeus (Ast von V_3)	Fossa infratemporalis
	Canalis pterygoideus	N. petrosus major, N. petrosus profundus (Ast des Ggl. cervicale superius) A. canalis pterygoidei	verbindet das Foramen lacerum mit der Fossa pterygopalatina
	Canalis caroticus (sigmoider Verlauf durch die Schädelbasis)	A. carotis interna Plexus sympathicus caroticus internus, Plexus venosus caroticus internus (beide Plexus umgeben die A. carotis interna)	
hintere Schädelgrube	Porus acusticus internus	N. facialis (VII), N. vestibulocochlearis (VIII), A. und V. labyrinthi	Innenohr
	Foramen jugulare	V. jugularis interna, N. glossopharyngeus (IX), N. vagus (X), N. accessorius (XI), A. meningea posterior	Spatium parapharyngeum
	Canalis nervi hypoglossi	N. hypoglossus (XII) Plexus venosus nervi hypoglossi	äußere Schädelbasis
	Foramen magnum	Medulla oblongata, Aa. vertebrales, Aa. spinales ant. et post., Vv. spinales, Radix der Nn. cervicales I, Radix spinalis XI (accessorius)	Canalis spinalis

3

3

3.1.7 Die Fossae im Bereich des Schädels

3.1.7.1 Die Fossa pterygopalatina

Die **Fossa pterygopalatina** (Flügelgaumengrube) liegt medial der Fossa infratemporalis (s. u.), dorsal des Tuber maxillae, ventral des Processus pterygoideus sowie lateral der Lamina perpendicularis ossis palatini und geht kaudal über in den Canalis palatinus major, der am harten Gaumen mit dem Foramen palatinum majus endet.

👁 **Wenn Sie ein Schädelmodell zur Verfügung haben, können Sie die Fossa pterygopalatina einfach finden: Betrachten Sie die Schädelbasis von kaudal und lassen Sie eine Sonde lateral der hinteren oberen Backenzähne fallen – die Spitze landet dann direkt in der Fossa pterygopalatina.**

Die Fossa pterygopalatina hat über zahlreiche Öffnungen Verbindungen zu allen ihr benachbarten Regionen:

- über die nach *kranio-ventral* ziehende **Fissura orbitalis inferior** zur **Orbita** (sie enthält die V. ophthalmica inferior, A., V. und N. infraorbitalis und den N. zygomaticus [Äste von V_2])
- über das *kranio-dorsal* mündende **Foramen rotundum** (enthält N. maxillaris) zur **mittleren Schädelgrube**
- über den *dorsal* verlaufenden **Canalis pterygoideus** zum **Foramen lacerum** (er enthält den N. petrosus major [VII] und den N. petrosus profundus [aus dem Plexus caroticus internus bzw. Ganglion cervicale superius])
- über das *medial* mündende **Foramen sphenopalatinum** (enthält Rr. nasales posteriores superiores, Aa. nasales posteriores) zur **Nasenhöhle**
- über die *laterokaudal* verlaufende **Fissura pterygomaxillaris** (enthält A. maxillaris sowie Nn. und Aa. alveolares superiores posteriores) zur **Fossa infratemporalis**
- über den *medio-kaudal* gelegenen **Canalis palatinus major**, der an den Foramina palatina minora und am Foramen palatinum majus endet (enthält Nn. und Aa. palatini minores für den weichen Gaumen, N. palatinus major und A. palatina major für den harten Gaumen) zur **Mundhöhle**

Die Fossa pterygopalatina wird durch folgende Wände begrenzt:

- **Dach:** Corpus des Os sphenoidale
- **medial:** Lamina perpendicularis des Os palatinum
- **hinten:** Processus pterygoideus, Ala major des Os sphenoidale
- **vorne:** Processus orbitalis des Os palatinum, Corpus maxillae

Die wichtigste Struktur in der Fossa pterygopalatina ist das parasympathische Ganglion pterygopalatinum (s. S. 125).

3.1.7.2 Die Fossa temporalis

Wie der Name sagt befindet sich die **Fossa temporalis** im Bereich der Schläfen lateral der Orbita und der mittleren Schädelgrube. An ihrer Bildung sind das Os frontale, das Os parietale, das Os temporale und die Ala major des Os sphenoidale beteiligt. Sie ist von der zweiblättrigen Fascia temporalis (mit eingelagertem Fettgewebe zum Schutz der Schläfe) bedeckt und enthält den M. temporalis, dessen Ursprung bis zum oberen Rand der Fossa temporalis reicht, sowie die A. und V. temporalis superficialis, den N. zygomaticofacialis und den N. auriculotemporalis.

3.1.7.3 Die Fossa infratemporalis

Die **Fossa infratemporalis** befindet sich unterhalb der Fossa temporalis, medial des Ramus mandibulae. An ihrer Bildung sind überwiegend das Os temporale, das Os sphenoidale (Ala major und Processus pterygoideus) und die Maxilla (Tuber maxillae) beteiligt. Sie enthält das Corpus adiposum buccae (Bichat-Fettpfropf), die Mm. pterygoidei laterales et mediales mit dem dazwischen gelegenen venösen Plexus pterygoideus, die A. maxillaris mit ihren Ästen (u. a. A. infraorbitalis, A. meningea media), den N. mandibularis mit seinen Ästen (u. a. N. auriculotemporalis, N. alveolaris inferior, N. lingualis) und das Ggl. oticum (s. S. 126). In ihr münden das **Foramen ovale**, das **Foramen spinosum** und die **Fissura orbitalis inferior** (s. **Tab. 3.1**).

3.1.7.4 Die Fossa retromandibularis

Die **Fossa retromandibularis** liegt dorsal der Fossa infratemporalis und grenzt an den Hinterrand des Ramus mandibulae, an den Meatus acusticus exter-

nus und an den M. sternocleidomastoideus. Sie enthält den dorsalen Anteil der Glandula parotis. Durch sie verlaufen folgende Strukturen:
- N. facialis (VII) (Plexus intraparotideus)
- N. auriculotemporalis (Ast des N. mandibularis)
- A. maxillaris
- A. carotis externa.

3.1.8 Das Spatium peripharyngeum

Das **Spatium peripharyngeum** ist ein Bindegewebsraum im Bereich des Halses und befindet sich zwischen der Lamina prevertebralis der Fascia cervicalis (s. S. 102.) und dem Pharynx. Kranial reicht es bis zur Schädelbasis, kaudal bis zum hinteren Mediastinum (vgl. S. 296). Durch ein sagittales Septum wird es in ein **Spatium lateropharyngeum** und ein **Spatium retropharyngeum** unterteilt.

Das **Spatium lateropharyngeum** oder parapharyngeum wird von der Glandula parotidea, dem Pharynx und der Lamina prevertebralis begrenzt. Es hat Kontakt mit der Fossa infratemporalis, von der es durch den M. pterygoideus medialis getrennt ist, und mit dem Trigonum caroticum (s. S. 103). Es stellt die Gefäßnervenscheide des Halses dar. In seinem **vorderen Abschnitt** (Pars praestyloidea) enthält es den M. stylohyoideus, den M. styloglossus und vor allem fettreiches Bindegewebe (Anteile des Wangenfettpfropfs) sowie im kranialen Bereich Äste des **N. mandibularis (V_3)**:
- N. lingualis
- N. auriculotemporalis
- N. alveolaris inferior.

In seinem **hinteren Abschnitt** verlaufen die Nerven, die den Ncl. ambiguus als gemeinsamen Kern haben (s. S. 457) und den Schädel durch das Foramen jugulare verlassen
- N. glossopharyngeus (IX)
- N. vagus (X) (zwischen der A. carotis interna und der V. jugularis interna verlaufend)
- N. accessorius (XI).

Zusätzlich verlaufen in diesem Bereich auch noch der N. hypoglossus (XII), die A. carotis interna, die V. jugularis interna und der Grenzstrang (er verläuft am weitesten dorsal).

Im **Spatium retropharyngeum**, das von der Schädelbasis bis zum Mediastinum reicht, bzw. zwischen der hinteren Pharynxwand und der Lamina prae-

vertebralis liegt, verlaufen **keine** relevanten Strukturen.

Klinischer Bezug

Schädelfrakturen: Der knöcherne Schädel kann sich um ca. 3–4 mm verformen. Wird diese Elastizitätsgrenze überschritten, kommt es zur Fraktur. Bei einem Trauma im Bereich der Stirn verläuft die Fraktur häufig durch die Lamina cribrosa oder die Orbita, oft werden dann auch der N. olfactorius oder der N. opticus in Mitleidenschaft gezogen. Bei Gewalteinwirkung von lateral verläuft die Fraktur entweder kranial durch die Kalotte oder kaudal durch die Schädelbasis. Hierbei wirken die Foramina in der Schädelbasis wie eine Perforation, die Frakturlinie zieht oft durch sie hindurch, am häufigsten wird dabei der N. abducens verletzt. Bei einem Aufprall von lateral entwickeln die Kräfte an der Aufprallstelle ihr Maximum, dann laufen die Schwingungen aber durch den Schädel und entwickeln auf der Gegenseite ein weiteres Maximum, das so stark sein kann, dass dort eine weitere Verletzung auftritt. Man spricht in diesem Fall von Coup und Contrecoup (Stoß und Gegenstoß).

Mittelgesichtsfrakturen: Mittelgesichtsfrakturen werden nach LeFort eingeteilt. Dabei kommt es zur Lösung des Oberkiefers vom Mittelgesicht (LeFort I) bis zum Abriss des gesamten Gesichtsschädels vom Hirnschädel (LeFort III).
- Le Fort I: Querbruch, bei dem der zahntragende vom restlichen Teil des Oberkiefers abgetrennt wird
- Le Fort II: vom Oberkiefer zur Orbita aufsteigende Frakturlinie, die quer durch die Nase zur Orbita der Gegenseite zieht und dann wieder abfällt
- Le Fort III: die Frakturlinie zieht auf Höhe der Orbitae quer über den Gesichtsschädel

Leitsymptom aller Mittelgesichtsfrakturen ist der gestörte Zusammenbiss der Zähne (Okklusionsstörung). Bei Verlauf der Fraktur durch die Orbita kann die Beweglichkeit des Bulbus eingeschränkt sein und ein sog. Brillen- oder Monokelhämatom auftreten.

Check-up

✔ **Wiederholen Sie noch einmal die Durchtrittsstellen an der Schädelbasis und die darin bzw. hindurch verlaufenden Strukturen.**

3.2 Die Muskeln und Faszien

 Lerncoach

Die Muskeln des Kopfes werden in mimische Muskeln und Kaumuskeln unterteilt. Da sie unterschiedlich innerviert werden, sollten Sie sich merken, zu welcher Gruppe der jeweilige Muskel gehört.

3.2.1 Der Überblick

Die Kopfmuskeln werden in mimische und Kaumuskulatur unterteilt. Die Muskeln des Halses halten und bewegen den Schädel. Einige der Halsmuskeln unterstützen außerdem den Schluckakt.

Die Faszien im Kopf- und Halsbereich schließen einzelne Muskeln und Muskelgruppen ein. Man unterscheidet am Hals die zwischen Os hyoideum und Schultergürtel gelegenen drei Faszienblätter der Fascia cervicalis, die sich in 3 Bindegewebsblätter unterteilt: die Lamina superficialis (oberflächliches Blatt), die Lamina pretrachealis (mittleres Blatt) und die Lamina prevertebralis (tiefes Blatt).

3.2.2 Die mimische Muskulatur

Die Gesichtsmuskeln befinden sich direkt unter der Haut. Sie sind in der Regel nach ihrer Funktion oder ihrer Lage benannt und dienen nicht nur dem Öffnen oder Schließen einzelner Öffnungen im Gesicht, sondern auch der Mimik (durch Bewegung der Haut). Im Gegensatz zu anderen Muskeln setzen sie häufig nicht an Knochen an, da sie keine Gelenke bewegen. Nach ihrer Lage kann man Muskeln der Lidspalte, der Nase, des Mundes und des äußeren Ohres unterteilen, des Weiteren befinden sich mimische Muskeln im Bereich des Schädeldachs (Mm. epicranii).

Um die einzelnen Muskeln der mimischen Muskulatur vor einem Testat zu üben, kann man vor einem Spiegel oder in der Lerngruppe Grimassen schneiden und dabei die angespannten Muskeln repetieren.

3.2.2.1 Die Muskeln der Lidspalte (M. orbicularis oculi)

Der **M. orbicularis oculi** liegt um das Auge herum, bildet aber keinen geschlossenen Ring. Er besteht aus drei Teilen:
- Pars orbitalis (für den Lidschluss und das feste Zukneifen des Auges).
- Pars palpebralis (für den Lidschlagreflex und z. T. auch für den Lidschluss) und
- Pars lacrimalis (= profunda), die auf den Tränensack wirkt.

Der **M. corrugator supercilii** zieht die Augenbrauen nach unten medial und wirft in der Mitte der Stirn eine Längsfalte auf.

3.2.2.2 Die Muskeln des Nasenbereichs

Der **M. nasalis** besteht aus einer Pars transversa sowie einer Pars alaris und kann die Nasenlöcher (Aperturae piriformes) nach kaudal und/oder dorsal ziehen (und dadurch auch erweitern). Der **M. procerus** entspringt vom Nasenrücken und strahlt in die Haut der Stirn ein. Er hebt die nasalen Anteile der Augenbrauen und den dazwischen liegenden Bereich nach kranial an und wirft dabei eine Querfurche über der Nasenwurzel auf.

Der **M. levator labii superioris alaeque nasi** zieht Oberlippe und Nasenflügel nach kranial, bei beidseitiger Kontraktion hebt er die Nasenspitze.

3.2.2.3 Die Muskeln des Mundes

Der **M. orbicularis oris** umschließt scheinbar ringförmig den gesamten Mund, besteht aber eigentlich aus vier Teilen sowie aus einer Pars labialis und einer Pars marginalis. Er schließt die Mundspalte, bei maximaler Kontraktion schürzt er die Lippen. Der **M. levator labii superioris** befindet sich etwas lateral des M. levator labii superioris alaeque nasi. Er hebt ebenfalls die Oberlippe an und erweitert die Aperturae piriformes. Der **M. depressor anguli oris** bewegt die Mundwinkel nach unten, der **M. depressor labii inferioris** zieht die Unterlippe nach unten.

Der **M. buccinator** liegt als annähernd viereckiger Muskel unterhalb des M. masseter (Kaumuskel) und wird von diesem durch das Corpus adiposum buccae getrennt. Mit dem M. constrictor pharyngis superior, der sich nach dorsal anschließt, besitzt er einen gemeinsamen Ursprung an der Raphe pterygomandibularis. Er strahlt in den M. orbicularis oris ein und wird vom Ductus parotideus **durchbohrt**. Der M. buccinator zieht die Mundwinkel nach außen und ermöglicht das Pusten von Luft sowie das Pfeifen, Spucken, Saugen.

Der **M. levator anguli oris** zieht die Mundwinkel nach oben. Der **M. mentalis** zieht die Haut im Bereich des Kinns ein und bildet so die Kinn-Lippen-Furche.

Ein weiterer Muskel im Mundbereich ist der **M. risorius**: Er bewegt als Lachmuskel die Mundwinkel zur Seite und wirft dabei die Nasolabialfalten auf. **M. zygomaticus major** und der medial vom ihm lokalisierte **M. zygomaticus minor** bewegen die Mundwinkel und die Oberlippe nach oben und zur Seite.

3.2.2.4 Die Muskeln im Bereich des äußeren Ohrs

Der **M. auricularis anterior, posterior und superior** ziehen die Ohrmuschel nach vorne/hinten/oben, allerdings können nicht alle Menschen diese Muskeln willkürlich anspannen.

3.2.2.5 Die mimischen Muskeln im Bereich des Schädeldachs

Die **Galea aponeurotica** (Aponeurosis epicranialis) ist eine das Schädeldach bedeckende straffe Sehnenplatte. In sie strahlen Fasern der mimischen Muskeln des Schädeldachs ein. Die Muskeln des Schädeldachs werden gelegentlich als **M. epicranius** zusammengefasst, er ist locker mit dem Periost, aber fest mit der Kopfhaut verbunden. Er besteht aus dem zweibäuchigen **M. occipitofrontalis**, der mit seinem Venter frontalis die Augenbrauen heben und die Stirn runzeln und mit seinem Venter posterior und occipitalis die Stirn glätten kann. Außerdem besteht er aus dem **M. temporoparietalis**, der die Galea aponeurotica in Querrichtung spannt. Der hinterste Teil des M. temporoparietalis wird auch M. auricularis superior genannt.

> **MERKE**
>
> Alle mimischen Muskeln werden vom N. facialis (VII) innerviert.

3.2.3 Die Kaumuskeln

👁 **Definitionsgemäß gibt es nur vier Kaumuskeln, die nachfolgend genauer beschrieben werden. Merken Sie sich aber jetzt schon, dass an der Bewegung des Kiefergelenks (s. S. 98) noch weitere Muskeln beteiligt sind.**

3.2.3.1 M. masseter

Der M. masseter zieht vom Arcus zygomaticus zur Tuberositas masseterica an der Außenseite der Mandibula. Er setzt sich aus zwei Anteilen zusammen:

- oberflächlich gelegenen, kräftigen, schräg verlaufenden Fasern (vom Processus temporalis zum Angulus mandibulae),
- tiefen, senkrecht verlaufenden Fasern, die ihren Ursprung am Processus zygomaticus und an der Fascia temporalis haben und am Ramus mandibulae ansetzen.

Er **schließt den Mund** durch Anheben der Mandibula und löst beim Kauen eine leichte **Mahlbewegung** aus. Auf dem M. masseter verläuft der Ausführungsgang der Glandula parotidea (s. S. 131).

3.2.3.2 M. pterygoideus lateralis

Der M. pterygoideus lateralis dient dem Ausführen von **Mahlbewegungen** im Kiefergelenk und besteht aus zwei Köpfen:

Das **Caput inferius** zieht von der Lamina lateralis des Processus pterygoideus(Os sphenoidale) zur Fovea pterygoidea der Mandibula (setzt also ventromedial an der Mandibula an). Bei Lähmungen der Mundbodenmuskulatur kann das Caput inferius des M. pterygoideus *lateralis* den Kiefer alleine öffnen. Das **Caput superius** zieht von der Facies und Crista infratemporalis der Ala major des Os sphenoidale zum Discus articularis und der Gelenkkapsel des Kiefergelenks sowie zur Fovea pterygoidea.

Der M. pterygoideus lateralis wirkt insbesondere bei Protrusion, aber auch bei Mediotrusion und Abduktion der Mandibula mit (s. **Tab. 3.2**).

3.2.3.3 M. pterygoideus medialis

Der M. pterygoideus medialis zieht größtenteils von der Lamina medialis (ein kleiner Teil auch von der Lamina lateralis) der Fossa pterygoidea des Os sphenoidale an die Tuberositas pterygoidea der Mandibula (setzt also auch *medial* der Mandibula an). Er dient ebenfalls dem **Schluss des Kiefergelenks** und ist an vielen Bewegungen des Kiefergelenks beteiligt, insbesondere bei Dreh- und Schiebebewegungen. Der M. pterygoideus medialis bildet gemeinsam mit dem M. masseter eine Muskelschlinge um den Angulus mandibulae (s. S. 88).

3.2.3.4 M. temporalis

Der M. temporalis liegt in der Fossa temporalis und zieht vom Os temporale, der Fascia temporalis und dem Os parietale an den Processus coronoideus mandibulae. Er ist der **stärkste Kieferschließer** (hebt die Mandibula an) und kann außerdem den Kiefer nach dorsal schieben (Retrusion).

MERKE

Alle Kaumuskeln werden von Ästen des N. mandibularis, dem einzigen motorischen Trigeminusast, innerviert: M. masseter → N. massetericus, M. temporalis → Nn. temporales profundi, M. pterygoideus lateralis → N. pterygoideus lateralis, M. pterygoideus medialis → N. pterygoideus medialis.

3.2.4 Das Kiefergelenk

3.2.4.1 Die Entwicklung

Das Kiefergelenk entsteht aus dem ersten Kiemenbogen (s. S. 61). Das zunächst knorpelig angelegte primäre Kiefergelenk wird vom Quadratum (später Amboss = Incus) und dem Meckel-Knorpel, dessen dorsaler Anteil zum Hammer (Malleus) wird, gebildet. Auf den vorderen Teil des Meckel-Knorpels, der anschließend degeneriert, lagern sich Belegknochen auf und bilden die Mandibula. Erst im weiteren Verlauf der Entwicklung schieben sich Teile des Os temporale dazwischen und es entsteht die Paukenhöhle sowie das sekundäre Kiefergelenk. Da das Kiefergelenk durch die Anlagerung von Knochen entsteht, wird es auch als das einzige Anlagerungsgelenk des Körpers bezeichnet.

3.2.4.2 Der makroskopische Aufbau

Das Kiefergelenk (Articulatio temporomandibularis) ist paarig angelegt und eine Kombination aus **Scharnier- und Schiebegelenk.** Die **Gelenkpfanne**

bildet die Fossa mandibularis des Os temporale. Sie wird nach ventral vom Tuberculum articulare des Os temporale begrenzt. Sie ist mehr als doppelt so groß wie der **Gelenkkopf,** der vom Caput mandibulae gebildet wird. Zwischen Kopf und Pfanne liegt der **Discus articularis** aus Faserknorpel. Der Diskus ist mit der Gelenkkapsel und dem Caput superius des M. pterygoideus lateralis fest verwachsen. Kranial des Diskus (diskotemporaler Gelenkspalt) entsteht eine Schiebebewegung, kaudal des Diskus (diskomandibulärer Gelenkspalt) eine Scharnierbewegung. Bei der Kaubewegung arbeiten beide Gelenkanteile gemeinsam. In Tab. 3.2 sind die verschiedenen Bewegungsmöglichkeiten zusammengefasst, Tab. 3.3 führt die daran beteiligten Muskeln auf.

Die **Gelenkkapsel** ist sehr weit, sie wird durch das **Lig. laterale** verstärkt. Inviert wird die Gelenkkapsel von Ästen des N. mandibularis (N. auriculotemporalis, N. pterygoideus lateralis und N. massetericus).

Medial des Kiefergelenks ziehen das **Lig. stylomandibulare** zum Angulus mandibulae und das **Lig. sphenomandibulare** zum Foramen mandibulare. Sie sind an der Bildung der Gelenkkapsel nicht beteiligt und strahlen folglich auch nicht in die Gelenkkapsel ein.

Tabelle 3.2

Bewegungsmöglichkeiten und Stellungen im Kiefergelenk

Name	Bewegung
Abduktion	Öffnen des Mundes
Adduktion	Schließen des Mundes
Kreuzbiss	Ober- und Unterkiefer stehen versetzt übereinander
Okklusion	Schlussbissstellung (geschlossener Mund, zusammengebissene Zähne)
Protrusion	Vorschieben des Unterkiefers
Retrusion	Rückschieben des Unterkiefers
Latero-, Mediotrusion	Mahlbewegung
Überbiss (Scherenbiss)	Oberkieferschneidezähne ragen ventral weit über die Unterkieferschneidezähne hinaus
Unterbiss	Unterkieferschneidezähne ragen weiter nach ventral als die des Oberkiefers

Tabelle 3.3

Bewegungen des Kiefergelenks und beteiligte Muskeln

Bewegung	Ausführung durch
Abduktion des Mundes	Schwerkraft M. mylohyoideus M. geniohyoideus M. digastricus (Venter anterior) Platysma (schwach) M. pterygoideus lateralis (Caput inferius)
Adduktion des Mundes	M. pterygoideus medialis M. temporalis M. masseter
Protrusion des Unterkiefers	M. pterygoideus lateralis M. masseter (vorderer Teil)
Retrusion des Unterkiefers	M. temporalis (hinterer Teil)
Laterotrusion des Unterkiefers	einseitige Kontraktion von M. pterygoideus lateralis und medialis M. masseter M. temporalis

Klinischer Bezug

Luxation des Caput mandibulae: Wird der Mund sehr weit geöffnet, so kann das Caput mandibulae über das Tuberculum articulare nach ventral luxieren. Um eine Reposition zu erreichen, drückt man den Unterkiefer kräftig nach unten, um ihn so vom Tuberculum zu lösen. In der Regel springt er dann von selbst in die Fossa zurück (derselbe Effekt kann theoretisch auch durch einen Schlag erreicht werden). Schlagen allerdings nach dem Zurückspringen des Kiefers die Zähne aufeinander, so können dabei Kräfte von bis zu 500 N auftreten (man sollte also beim Reponieren die Daumen schützen).

3.2.5 Das Zungenbein und die Zungenbeinmuskeln

3.2.5.1 Das Os hyoideum (Zungenbein)

Die Entwicklung

Das Cornu minus des Os hyoideum entsteht aus dem 2. Kiemenbogen, das Cornu majus aus dem 3. Kiemenbogen (vgl. S. 62).

Die Funktion

Fast alle **Zungenbeinmuskeln** haben am Os hyoideum ihren **Ansatz**. Sie wirken auf den Unterkiefer, die Zunge, den Kehlkopf und sogar auf die Halswir-

belsäule. Außerdem wirken sie beim Schluckakt mit: Die Zungenbeinmuskeln übertragen Bewegungen des Os hyoideum auf den Kehlkopf, sodass dieser sich beim Schlucken verschließt.

Das Zungenbein wird beim Schluckakt durch Kontraktion der Mundbodenmuskulatur angehoben.

Die Topographie

Das Os hyoideum hat keinerlei Verbindung zu anderen Knochen, auch wenn es zum Schädelskelett gezählt wird. Es liegt am Übergang vom Unterkiefer zum Hals, auf Höhe der Teilung der A. carotis communis in die A. carotis externa und interna. Benachbarte Knochen sind die Mandibula und das Sternum, mit ihnen steht das Os hyoideum über Muskeln und Bänder in Verbindung.

Der makroskopische Aufbau

Das Os hyoideum besteht aus einem **Corpus** ossis hyoidei sowie rechts und links aus je einem **Cornu minus**, das nach kranial ragt, und einem **Cornu majus**, das vom Corpus ausgehend nach dorsal zeigt. Es ist mit dem Processus styloideus des Os temporale über das **Lig. stylohyoideum** und mit dem Kehlkopf über die **Membrana thyrohyoidea** verbunden. Das Cornu minus verknöchert erst ab dem 20. Lebensjahr (gelegentlich auch gar nicht).

3.2.5.2 Die Zungenbeinmuskulatur

Man kann die Zungenbeinmuskeln in obere (suprahyale) und untere (infrahyale) Muskeln unterteilen, je nachdem, ob sie vom Os hyoideum nach kranial oder nach kaudal ziehen.

MERKE

Fast alle Zungenbeinmuskeln haben ihren Ansatz am Os hyoideum (der einzige Zungenbeinmuskel, der dort nicht ansetzt, ist der M. sternothyroideus).

Die oberen Zungenbeinmuskeln

M. digastricus: Wie sein Name schon sagt, besteht der M. digastricus aus zwei Muskelbäuchen, die durch eine Zwischensehne verbunden sind. Die Zwischensehne zieht durch eine Bindegewebsschlaufe am Os hyoideum, wodurch der Muskel in seiner Verlaufsrichtung umgelenkt wird. Da die Sehne in diesem Bereich angewachsen ist, bezeichnet man diese Stelle als Ansatz des M. digastricus. Der M. digastricus begrenzt mit seinen beiden Bäuchen und der Mandibula das **Trigonum submandibulare**.

- Der **Venter anterior** entspringt von der Fossa digastrica an der Mandibula. Er dient der Kieferöffnung.
- Der **Venter posterior** hat seinen Ursprung medial des Processus mastoideus an der Incisura mastoideae des Os temporale. Er zieht beim Schluckakt das Os hyoideum nach dorsokranial.

Beide Muskelbäuche werden unterschiedlich innerviert: der Venter anterior vom N. mylohyoideus (Ast des N. mandibularis [V_3]); der Venter posterior vom R. digastricus (Ast des N. facialis [VII]).

M. geniohyoideus: Er hat seinen Ursprung an der Spina mentalis der Mandibula und zieht das Os hyoideum nach vorne. Innerviert wird er sowohl aus dem Plexus cervicalis (s. S. 122), genauer gesagt aus der Radix superior der Ansa cervicalis (aus C1 und C2), sowie aus Fasern des N. hypoglossus (XII).

M. mylohyoideus: Er bildet den Hauptteil des Mundbodens (Diaphragma oris), da sein rechter und sein linker Anteil von der Linea mylohyoidea der Mandibula kommend nicht nur zum Os hyoideum ziehen, sondern sich auch an der Raphe mylohyoidea vereinigen und somit eine große quer verlaufende Muskelplatte bilden. Er wird innerviert vom N. mylohyoideus (Ast des N. mandibularis [V_3]). Seine Aufgabe besteht im Anheben des Os hyoideum sowie im Spannen des Mundbodens.

Bei Fixierung des Zungenbeins durch die unteren Zungenbeinmuskeln kann der M. mylohyoideus als Mundöffner benutzt werden.

M. stylohyoideus: Auch dieser Muskel zieht beim Schluckakt das Os hyoideum nach dorso-kranial. Wie sein Name verrät, hat er seinen Ursprung am Processus styloideus des Os temporale. Innerviert wird er vom R. stylohyoideus des N. facialis (VII), der am Foramen stylomastoideum den Schädel verlässt.

Der Mundboden (Diaphragma oris)

In der deutschsprachigen Anatomie wird der Weichteilbereich zwischen der Mandibula und dem Os hyoideum gelegentlich als **Mundboden** bezeichnet, auch wenn man die Muskeln, die den Mundboden bilden, mit zu den oberen Zungenbeinmuskeln zählt. In der internationalen Nomenklatur ist der Mundboden nicht aufgeführt.

Für gewöhnlich zählt man den M. mylohyoideus, den M. geniohyoideus und den Venter anterior des M. digastricus zu den Muskeln, die den Mundboden bilden. Mit Ausnahme des M. mylohyoideus verlaufen die Muskeln in Längsrichtung. Auf dem Mundboden liegt die Zunge.

Die unteren Zungenbeinmuskeln

MERKE

Alle unteren Zungenbeinmuskeln werden aus der Ansa cervicalis (Ansa cervicalis profunda aus C1 und C2) des Plexus cervicalis innerviert und können das Os hyoideum nach kaudal ziehen, den Kopf nach vorne und zur Seite beugen sowie am Schluckakt mitwirken.

M. omohyoideus: Er besitzt (wie auch der M. digastricus) eine Zwischensehne, sodass zwei Bäuche **(Venter inferior** und **Venter superior)** gebildet werden. Die Sehne überkreuzt den Gefäß-Nerven-Strang des Halses (s. S. 103). Der Venter inferior hat seinen Ursprung an der Margo superior der Scapula und seinen Ansatz am lateralen Drittel der Unterkante des Os hyoideum. Neben dem Senken des Os hyoideum ist der M. omohyoideus auch für die Spannung der Halsfaszie zuständig (Lamina pretrachealis, s. u.). Durch die Spannung der Halsfaszie entsteht ein **Zug auf die Wand der V. jugularis interna**, die hierdurch offen gehalten wird.

M. sternohyoideus: Er hat seinen Ursprung an der Hinterseite des Manubrium sterni und an der Gelenkkapsel des Sternoclaviculargelenks. Der Ansatz liegt lateral an der Dorsalseite des Corpus ossis hyoidei. Kontrahiert er sich, senkt er das Os hyoideum.

M. sternothyroideus: Er hat seinen Ursprung ebenfalls an der Dorsalseite des Manubrium sterni und an der 1. Rippe kaudal des M. sternohyoideus, setzt aber am **Schildknorpel** des Kehlkopfes an. Er senkt den Schildknorpel.

M. thyrohyoideus: Er zieht von der Linea obliqua des Schildknorpels zum Os hyoideum und setzt somit sozusagen die Verlaufsrichtung des M. sternothyroideus fort. Er kann durch Kontraktion das Os hyoideum nach kaudal und den Schildknorpel mit dem Kehlkopf nach kranial ziehen.

3.2.6 Weitere Muskeln im Bereich des Halses
3.2.6.1 Die oberflächlichen Halsmuskeln
Platysma
Das Platysma ist ein Hautmuskel und als solcher fest mit der Haut verbunden. Es hat seinen Ursprung an der Mandibula und an der Fascia parotidea, sein Ansatz liegt auf Höhe der 2. Rippe an der Haut im Brustbereich (was für einen Muskel ungewöhnlich ist), in seinem Verlauf liegt es zwischen der Haut und dem oberflächlichen Blatt der Fascia cervicalis (s. u.). Es steht mit dem M. risorius, dem M. depressor anguli oris und dem M. depressor labii inferioris in Verbindung (s. S. 96).
Seine Aufgabe besteht im Herabziehen der Mundwinkel und der Mandibula sowie im Spannen der Haut des Halses. Es wird vom N. facialis innerviert.

M. sternocleidomastoideus
Der M. sternocleidomastoideus hat ein Caput mediale und ein Caput laterale, die an der medialen Clavicula bzw. am Manubrium sterni ihren Ursprung haben; seinen Ansatz hat er am Processus mastoideus des Os temporale und an der Linea nuchalis superior. Hier besteht auch eine sehnige Verbindung zum Ursprung des M. trapezius. Innerviert wird er vom N. accessorius (XI).
Er dreht bei einseitiger Kontraktion den Kopf zur Gegenseite und neigt den Kopf zur gleichen Seite; kontrahiert er sich beidseitig, so zieht er den Kopf etwas nach vorne und das Kinn leicht nach kranial.

M. trapezius
Der M. trapezius gliedert sich in eine Pars descendens, eine Pars horizontalis und eine Pars ascendens. Seinen Ursprung hat er an der Protuberantia occipitalis externa (z. T. auch am Lig. nuchae, einer Bindegewebsplatte zwischen der Protuberantia occipitalis externa und den Dornfortsätzen der Halswirbel) und an den Processi spinosi von C7–Th3, bzw. an den Processi spinosi von Th3–Th12.

Seinen Ansatz hat er am lateralen Drittel der Clavicula, am Acromion und an der Spina scapulae. Innerviert wird er vom N. accessorius (XI).
Er kann die Scapula heben, nach dorsal ziehen und senken, außerdem kann er den Kopf zur Gegenseite drehen, die Clavicula nach dorsal ziehen und den Arm etwas über die Horizontale heben.

3.2.6.2 Die tiefen Halsmuskeln
Die Scalenusgruppe
Alle Mm. scaleni haben die Aufgabe, die obere Thoraxapertur durch ihre Kontraktion anzuheben und dadurch bei der tiefen Inspiration als Atemmuskeln zu wirken. Durch die Reklination des Kopfes lässt sich ihre Wirkung verstärken. Bei einseitiger Kontraktion können sie die Halswirbelsäule seitwärts neigen.
Der M. scalenus anterior hat seinen Ursprung an den Processi transversi von C3–C6, er setzt an der 1. Rippe an. Innerviert wird er von den Rr. ventrales des Plexus cervicalis.
Der M. scalenus medius hat seinen Ursprung an C1 und den Processi transversi von C2–C7, er setzt ebenfalls an der 1. Rippe an. Innerviert wird er von den Rr. ventrales des Plexus cervicalis und Plexus brachialis.
Der M. scalenus posterior hat seinen Ursprung an den Processi transversi von C5 bis C7, er setzt an der 2. Rippe (gelegentlich auch an der 3. Rippe) an. Innerviert wird er von den Rr. ventrales des Plexus brachialis.
Die vom M. scalenus anterior und vom M. scalenus medius begrenzte dreieckige Lücke bezeichnet man als Scalenuslücke. Durch sie treten der Plexus brachialis und die A. subclavia hindurch. Die V. subclavia wird von der A. subclavia durch den M. scalenus anterior getrennt. Sie liegt zwischen der Clavicula und dem M. scalenus anterior.

Die prävertebrale Muskulatur
Der M. rectus capitis anterior und lateralis entspringen an der Massa lateralis des Atlas und setzen ebenfalls am Os occipitale an. Innerviert wird er von den Rr. ventrales des 1. Zervikalnerven. Entsprechend seines Namens liegt der M. rectus capitis lateralis seitlich des M. rectus capitis anterior.
Der M. longus capitis hat seinen Ursprung an den Processi transversi des 3.–6. Halswirbels, er setzt

am Os occipitale an. Innerviert wird er von den Rr. ventrales des 1.–4. Zervikalnerven.

Der **M. longus colli** besteht aus drei Fasergruppen (medial, lateral oben, lateral unten). Er hat seinen Ursprung im Bereich der unteren Hals- und oberen Brustwirbelkörper und setzt am Atlas und den oberen Halswirbelkörpern, bzw. deren Processi transversi an. Innerviert wird er von den Rr. ventrales des 2.–6. Zervikalnerven.

M. longus colli, M. longus capitis und M. rectus capitis können bei einseitiger Kontraktion den **Kopf zur Seite neigen** und die Wirbelsäule etwas rotieren, beidseitige Kontraktion führt zu einer **Inklination des Kopfes**.

3.2.7 Die Faszien im Bereich von Kopf und Hals

3.2.7.1 Fascia buccopharyngea

Die **Fascia buccopharyngea** bedeckt über die Raphe pterygomandibularis hinweg als gemeinsame Faszie den M. constrictor pharyngis superior und den M. buccinator, der damit der einzige von einer Faszie bedeckte mimische Muskel ist. In der Tasche zwischen Fascia buccopharyngea und M. masseter liegt ein Teil des Wangenfettpropfes (Corpus adiposum buccae).

3.2.7.2 Fascia masseterica

Die **Fascia masseterica** bekleidet den M. masseter. Sie wird im hinteren Bereich von der Glandula parotidea bedeckt. Am Angulus mandibulae greift sie auf den M. pterygoideus medialis über. Sie bildet somit eine nach oben offene Fas-

zientasche die vom Arcus zygomaticus über den Angulus mandibulae bis zum Processus pterygoideus reicht.

3.2.7.3 Fascia parotidea

Die **Fascia parotidea** umhüllt die aus einem oberflächlichen und einem tiefen Teil bestehende Glandula parotidea, sie haftet kranial am Jochbogen, kaudal an der Mandibula. Sie geht kranial in die Fascia temporalis, ventral in die Fascia masseterica und kaudal in die Lamina superficialis der Fascia cervicalis über. Medial zum Spatium lateropharyngeum hin ist die Faszie relativ dünn, teilweise durchlässig (möglicher Infektionsweg).

3.2.7.4 Fascia temporalis

Die **Fascia temporalis** ist sehr derb und bedeckt die Außenfläche des M. temporalis. Sie entspringt an der Linea temporalis superior des Os parietale und besteht aus zwei Blättern, der **Lamina superficialis** und der **Lamina profunda**, die jeweils an der Außenfläche bzw. Innenfläche des Arcus zygomaticus (Jochbogen) ansetzen. Dazwischen liegt ein Spaltraum mit Fettgewebe, lockerem Bindegewebe sowie der A. und V. temporalis media.

3.2.7.5 Fascia cervicalis

Die Fascia cervicalis besteht aus drei Bindegewebsblättern (**Abb. 3.4**).

Lamina superficialis fasciae cervicalis
Das **oberflächliche Blatt** der Fascia cervicalis befindet sich dorsal des Platysma sowie ventral der

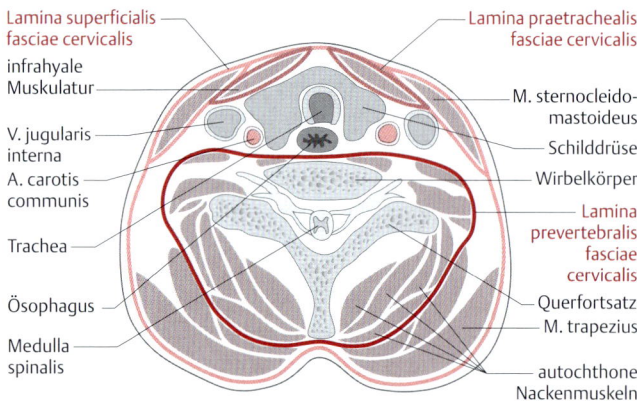

Abb. 3.4 Fascia cervicalis (Querschnitt)

Glandula submandibularis und **umhüllt den gesamten Muskelmantel des Halses**. Sie bildet eine Faszienscheide um den M. sternocleidomastoideus. Es setzt an Mandibula, Os hyoideum, Clavicula und Manubrium sterni an. Dorsal geht das oberflächliche Blatt in die Fascia nuchae (s. S. 165), kranial in die Fascia masseterica und die Fascia parotidea über.

Lamina pretrachealis fasciae cervicalis
Das **mittlere Blatt** der Fascia cervicalis zieht vom Os hyoideum zum Manubrium sterni und zur Clavicula. Es ist mit dem bindegewebigen Teil des M. omohyoideus verwachsen und geht lateral dieses Muskels in die Lamina superficialis über. Die Lamina pretrachealis fasciae cervicalis umgibt die **infrahyale Muskulatur** und ist bindegewebig verbunden mit der **Vagina carotica**, die die A. carotis communis, die V. jugularis interna und den N. vagus (X), gelegentlich auch die Radix superior der Ansa cervicalis umhüllt.
Kranial des Os hyoideum verschmilzt die Lamina pretrachealis mit der Lamina superficialis zur Fascia cervicalis; hier erfolgt keine Unterteilung mehr.

Lamina prevertebralis fasciae cervicalis
Die Lamina prevertebralis fasciae cervicalis ist das **tiefe Blatt** der Fascia cervicalis.
Sie befindet sich hinter den Halseingeweiden und bedeckt neben der Halswirbelsäule auch den M. longus capitis, den M. longus colli und die Mm. scaleni, außerdem den Truncus sympathicus mit seinen drei Halsganglien, den Plexus brachialis, die A. subclavia und den N. phrenicus. Die Lamina prevertebralis dehnt sich zwischen der Schädelbasis und dem 3. Brustwirbel aus, kaudal geht sie in die Fascia endothoracica über.

MERKE

Zwischen der Lamina pretrachealis und der Lamina prevertebralis liegen die Halseingeweide (Trachea, Ösophagus, Pharynx, Larynx, Schilddrüse und Nebenschilddrüsen).

 Check-up
✔ **Wiederholen Sie die Innervation der verschiedenen Muskelgruppen.**

✔ **Machen Sie sich noch einmal klar, aus welchen Bindegewebsblättern die Fascia cervicalis besteht und welche Strukturen von den einzelnen Blättern umhüllt werden.**

3.3 Die Gefäße

 Lerncoach
Wichtig bei den Gefäßen im Kopf-Hals-Bereich ist, zu wissen, welcher große Ast zu welchen Regionen zieht. Die Namen der kleineren Gefäße müssen nicht auswendig gelernt werden, sie sind in der Regel nach der Region benannt, die sie versorgen (z. B. Rr. pharyngeales für den Pharynx, Rr. septi nasi für das Nasenseptum).

3.3.1 Der Überblick
Die Gefäßversorgung von Kopf und Hals erfolgt aus Ästen der A. carotis communis und der A. subclavia. Über die V. subclavia, V. jugularis interna und V. jugularis externa fließt das Blut ab. Der Lymphabfluss durchläuft zahlreiche oberflächliche und tiefe Lymphknoten.

3.3.2 Die Arterien
Ein Überblick über den Abgang der großen Arterien im Kopf-Hals Bereich ist in **Abb. 3.5** dargestellt.

3.3.2.1 A. carotis communis
Während links die **A. carotis communis** direkt aus dem **Aortenbogen** entspringt, hat sie rechts einen gemeinsamen Stamm mit der A. subclavia: den **Truncus brachiocephalicus**. Die A. carotis communis gibt in der Regel keine Äste ab, sondern zieht **lateral der Trachea** nach kranial. Lateral der A. carotis communis liegt die V. jugularis interna, dorsal der N. vagus, umhüllt werden diese Strukturen von der bindegewebigen **Vagina carotica**. Dieser Gefäß-Nerven-Strang wird zum Teil vom M. sternocleidomastoideus bedeckt.
Auf Höhe von **C4** gabelt sich die A. carotis communis in die **A. carotis externa** und die **A. carotis interna.** Diese Aufzweigung der A. carotis communis liegt im sog. Trigonum caroticum, das dorsal vom M. sternocleidomastoideus, kranial vom Venter

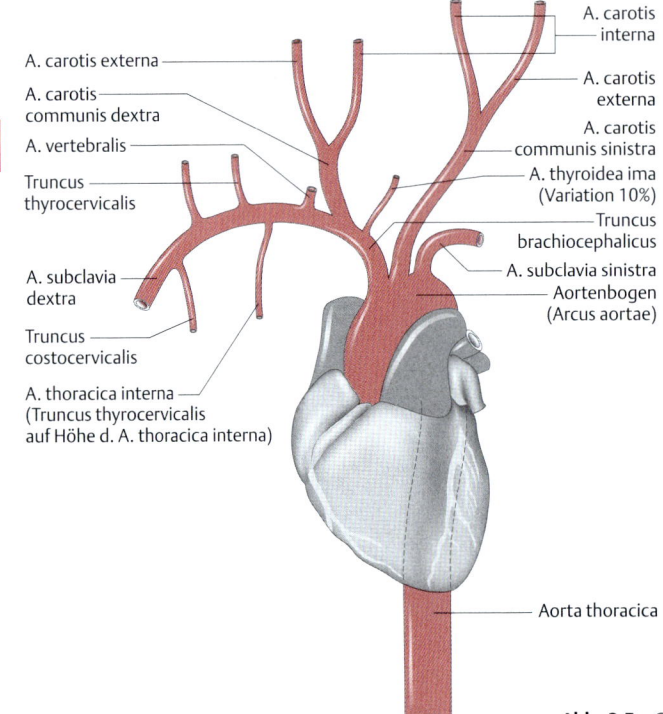

A. carotis interna
A. carotis externa
A. carotis communis dextra
A. vertebralis
Truncus thyrocervicalis
A. subclavia dextra
Truncus costocervicalis
A. thoracica interna (Truncus thyrocervicalis auf Höhe d. A. thoracica interna)
A. carotis externa
A. carotis communis sinistra
A. thyroidea ima (Variation 10%)
Truncus brachiocephalicus
A. subclavia sinistra
Aortenbogen (Arcus aortae)
Aorta thoracica

Abb. 3.5 Große Arterien im Bereich von Kopf und Hals

posterior des M. digastricus und ventral vom M. omohyoideus (Venter superior) begrenzt wird.

Die Pressorezeptoren und die Chemorezeptoren
Das Lumen der A. carotis communis ist im Bereich der Karotisgabel zum **Sinus caroticus** erweitert. In der Wand dieses Sinus liegen sog. **Pressorezeptoren**, die Änderungen der Gefäßwandspannung registrieren. Steigt der Blutdruck, so steigt auch die Spannung der Gefäßwand. Über den **N. glossopharyngeus** wird diese Information an den **Ncl. solitarius** und von dort an das Kreislaufzentrum der Medulla oblongata weitergeleitet (s. S. 449). Von dort kann im Bedarfsfall über eine Aktivierung des Parasympathikus die Herzfrequenz und über eine Aktivierung des Sympathikus (durch eine Vasodilatation) der Blutdruck gesenkt werden. Ein zu enger Hemdkragen oder eine zu enge Krawatte können so durch Druck auf den Karotissinus eine Senkung von Blutdruck und Herzfrequenz bis hin zur Ohnmacht bewirken.

Im Bereich des Sinus caroticus liegt auch das **Glomus caroticum**, ein Paraganglion. Es hat eine Größe von ca. 3 mm und enthält Chemorezeptoren, die den O_2-Gehalt des Blutes kontrollieren. Er wird erregt, wenn entweder der O_2-Partialdruck sinkt, der CO_2-Partialdruck steigt oder der pH-Wert des Blutes abfällt. Seine Impulse werden über den N. glossopharyngeus (vermutlich auch über den Ncl. solitarius) in das Atem- und Kreislaufzentrum der Formatio reticularis weitergeleitet (und über den R. sinus caroticus auch an den N. laryngeus superior des N. vagus), die Formatio reticularis sendet dann bei Bedarf Impulse über den Grenzstrang aus. Ein weiterer Chemorezeptor befindet sich als Glomus aorticum am Aortenbogen, seine Impulse werden über den N. vagus weitergeleitet.

A. carotis externa
Die A. carotis externa zieht von der Karotisgabel in **Höhe von C4** medial des Venter posterior m. digastrici und des M. stylohyoideus nach kranial zur

Fossa retromandibularis und durch die Glandula parotidea. Sie weist viele Abgänge auf, die sich in der Reihenfolge ihres Abgangs individuell etwas unterscheiden können. Die kleinen Äste sind in der Regel nach ihrem Versorgungsgebiet benannt.

Vordere Äste:
- Die **A. thyroidea superior** zieht nach **ventral** an den kranialen Teil der Schilddrüse. Sie gibt die **A. laryngea superior** ab, die gemeinsam mit dem R. internus des N. laryngeus superior durch die Membrana thyrohyoidea in das Kehlkopfinnere gelangt und den Teil oberhalb der Stimmbänder versorgt. Des weiteren gibt sie sowohl den **R. cricothyroideus** ab, der ungefähr auf Höhe des gleichnamigen Muskels eine Anastomose mit dem entsprechenden Gefäß der Gegenseite bildet, als auch den **R. infrahyoideus**, der auf Höhe des Os hyoideums mit der Gegenseite anastomosiert. Außerdem gibt sie den R. sternocleidonastoideus ab.
- Die **A. lingualis** entspringt auf Höhe des Os hyoideum und ist für die Gefäßversorgung der Zunge zuständig. Sie gelangt unter dem M. hyoglossus bzw. zwischen dem M. genioglossus und dem M. longitudinalis inferior als A. profunda linguae an der Unterseite der Zunge zur Zungenspitze, auf dem Weg dorthin gibt sie die A. sublingualis für die Glandula sublingualis und die Glandulae labiales ab und die Rr. dorsales linguae.
- Die **A. facialis** bildet häufig einen gemeinsamen Stamm mit der A. lingualis (Truncus linguofacialis). Sie verläuft im Trigonum submandibulare sehr dicht hinter der Glandula submandibularis, oft auch durch Drüsengewebe hindurch (Abgänge in diesem Bereich: **A. palatina ascendens** und Rr. tonsillares zum weichen Gaumen und zu den Tonsillen, **A. submentalis**). Unmittelbar vor dem Ansatz des M. masseter zieht sie um den Unterrand des Corpus mandibulae herum in die Gesichtsregion (an dieser Stelle kann ihr Puls getastet werden). Weiter verläuft sie im Mund (**A. labialis inferior**, **A. labialis superior** mit dem R. septi nasi) und an der Nase entlang zum medialen Augenwinkel (**A. angularis** mit dem R. nasalis lateralis. Die A. angularis bildet mit der A. dorsalis nasi aus der A. ophthalmica (aus der A. carotis interna) eine Anastomose (Versorgung der äußeren Nase).

Medialer Ast:
- Unmittelbar oberhalb der Karotisgabel zieht die **A. pharyngea ascendens** nach **medial**. Sie verläuft lateral an der Pharynxwand entlang bis zur Schädelbasis. Ihre Äste sind die A. meningea posterior und die A. tympanica inferior (für die Paukenhöhle) sowie Rr. pharyngeales.

Hintere Äste:
- Die **A. occipitalis** zieht im Sulcus a. occipitalis medial des Processus mastoideus zum Hinterhaupt. In ihrem Verlauf durchbohrt sie den M. trapezius. Sie versorgt die Regio occipitalis, einen kleinen Teil des äußeren Ohres sowie einen Teil der Meningen.
- Die **A. auricularis posterior** gibt u. a. einen R. parotideus (Ohrspeicheldrüse), einen R. auricularis (Dorsalseite der Ohrmuschel) und eine A. stylomastoidea (Schleimhaut der Paukenhöhle und Cellulae mastoideae) ab.

Hinter dem Collum mandibulae zweigt sich die A. carotis externa in ihre **Endäste** auf:
- Die **A. temporalis superficialis** zieht ventral des Meatus acusticus externus nach kranial bis in die Schläfenregion. Sie gibt einen R. parotideus und einen R. auricularis (Vorderseite der Ohrmuschel, äußerer Gehörgang) ab, des weiteren eine A. transversa faciei (für die Gesichtsmuskeln), eine A. zygomaticoorbitalis (für den lateralen Augenwinkel) und eine A. temporalis media. An ihrem Ende teilt sie sich in einen R. frontalis und einen R. parietalis.
- Die **A. maxillaris** zieht nach ventral durch die Fossa infratemporalis in die Fossa pterygopalatina und teilt sich dort schließlich in ihre Endäste. Sie wird in drei Abschnitte unterteilt:
  - **Pars mandibularis:** Medial der Mandibula zweigen ab: **A. auricularis profunda** (Kiefergelenk, Trommelfell, äußerer Gehörgang), **A. tympanica anterior** (Schleimhaut der Paukenhöhle), **A. meningea media** (die größte Hirnhautarterie, zieht durch das Foramen spinosum zur harten Hirnhaut), **A. alveolaris inferior** (durch den Canalis mandibularis zu Knochen, Zähnen und Zahnfleisch des Unterkiefers, durch das Foramen mentale als R. mentalis zur Unterlippe).
  - **Pars pterygoidea** (vor allem zu den Kaumuskeln): Im Bereich des M. pterygoideus lateralis

3

zweigen ab: **A. masseterica** (M. masseter), **Aa. temporales profundae posterior et anterior** (M. temporalis, **Rr. pterygoidei** zu den Mm. pterygoidei), **A. buccalis** (M. buccinator und Wangenschleimhaut).

- **Pars pterygopalatina:** In der Fossa pterygopalatina zweigen ab: **A. alveolaris superior posterior** (zu den hinteren Zähnen des Oberkiefers), **A. infraorbitalis** (Verlauf: Fissura orbitalis inferior, Canalis infraorbitalis, Foramen infraorbitale, Gesicht; Versorgungsgebiet: Sinus maxillaris, Oberkieferzähne [Aa. alveolares superiores anteriores]), **A. palatina descendens** (durch den Canalis palatinus major zum harten und weichen Gaumen und zur Tonsilla palatina), **A. canalis pterygoidei** (durch den Canalis pterygoideus zum Pharynx, zur Tuba auditiva und zum Cavum tympani), **A. sphenopalatina** (durch das Foramen sphenopalatinum zum hinteren Teil der Nasenhöhle).

A. carotis interna

Die A. carotis interna wird nach ihrem Verlauf in 4 Abschnitte untergliedert:

- Die **Pars cervicalis** verläuft dorsomedial der A. carotis externa durch das Spatium lateropharyngeum zur Schädelbasis. In diesem Abschnitt werden keine Äste abgegeben.
- Die **Pars petrosa** zieht S-förmig durch den Canalis caroticus in die mittlere Schädelgrube. Sie gibt kleine Äste ab, die Aa. caroticotympanicae und die A. canalis pterygoidei
- Die **Pars cavernosa** verläuft im Sulcus caroticus an der Seitenfläche des Os sphenoidale zum Sinus cavernosus. Sie gibt zahlreiche kleine Äste (ca. 8 Stück) ab, die u.a. die Hypophyse, die Dura, das Tentorium cerebelli sowie das Ganglion trigeminale versorgen.
- Die **Pars cerebralis** ist das Endstück der A. carotis interna. Sie gibt u.a. die A. ophthalmica sowie die A. choroidea anterior (zum Plexus choroideus in den Seitenventrikeln des Gehirns) ab, bildet eine Teil des Circulus arteriosus Wilisii und gabelt sich in die A. cerebri anterior und die A. cerebri media auf (s.S. 497).

Äste der A. ophthalmica

Die **A. ophthalmica** zieht (gemeinsam mit dem N. opticus) durch den Canalis opticus in die Orbita. Da sie das einzige arterielle Gefäß im Bereich der Orbita ist, stammen alle das Auge versorgenden Gefäße von ihr:

Die **A. centralis retinae** tritt mit dem N. opticus in den Augapfel ein und versorgt die inneren Schichten der Netzhaut (s.S. 511).

Die **Aa. ciliares** sind in erster Linie für die Versorgung der Pars uvealis des Augapfels (= Tunica vasculosa bulbi: Iris, Ziliarkörper und Aderhaut) zuständig, bilden neben inneren (z.B. Circulus arteriosus iridis major) aber auch äußere Gefäßkränze (z.B. Circulus arteriosus sclerae) aus. Die **Aa. ciliares posteriores breves** bilden zunächst den Circulus arteriosus sclerae, durchstoßen dann die Sklera und versorgen die Choroidea und einen Teil der Retina. Die **Aa. ciliares anteriores** ziehen durch die äußeren Augenmuskeln bis zu deren Ansatz und bilden mit den **Aa. episclerales** zunächst den episkleralen Ring (zur Versorgung des [äußeren] Augapfels) perforieren dann die Sklera und ziehen zum M. ciliaris und zum Circulus arteriosus iridis major.

Die **A. lacrimalis** versorgt die Tränendrüse, den äußeren Augenwinkel und an der Fissura orbitalis superior auch einen kleinen Teil der Meningen.

Die **Aa. musculares** versorgen die Augenmuskeln, die **A. ethmoidalis anterior et posterior** versorgen die Siebbeinzellen sowie die Stirn- und die Nasenhöhle.

Die **Aa. palpebrales mediales** versorgen die Augenlider, die **A. supraorbitalis** und die **A. supratrochlearis** die Regio frontalis.

Anastomosen zu Ästen der A. carotis externa bestehen insbesondere im Bereich der Meningen, im Bereich der Nasenhöhle sowie im Bereich der äußeren Nase; hier wird die Anastomose von der **A. dorsalis nasi** (aus der A. carotis interna) und der A. angularis (aus der A. carotis externa) gebildet.

Innerhalb des Schädels sind die größten und wichtigsten Äste der A. carotis interna die **A. cerebri media** sowie die **A. cerebri anterior**, weitere Äste sind die A. communicans posterior (Anastomose zur A. cerebri posterior und A. basilaris) und die A. choroidea (vgl. S. 497).

Klinischer Bezug

Arteriitis temporalis: Bei der Arteriitis temporalis (syn. Horton-Riesenzellarteriitis) kommt es durch einen Autoimmunprozess zur Zerstörung der Tunica media, insbesondere im Bereich der A. temporalis superficialis, häufig auch im Bereich der A. ophthalmica und der intrakraniellen Gefäße. Meist sind weibliche Patienten > 50 Jahre betroffen. Die Gefäße sind schmerzhaft verhärtet, typischerweise treten starke Kopfschmerzen, (sub-)febrile Temperaturen und Sehstörungen auf. Laborchemisch zeigt sich eine stark erhöhte BKS (Blutkörperchensenkungsgeschwindigkeit). Die Diagnosesicherung erfolgt durch eine Biopsie, die Therapie besteht in der Gabe von Glukokortikoiden.

3.3.2.2 A. subclavia und ihre Äste

Während die **linke A. subclavia** direkt aus dem **Aortenbogen** entspringt, geht die **rechte A. subclavia** aus dem **Truncus brachiocephalicus** hervor (etwa auf Höhe des Sternoclaviculargelenks). Sie zieht bogenförmig über den höchsten Punkt der Pleurakuppel hinweg und verläuft somit – im Gegensatz zur V. subclavia – dorsal des M. scalenus anterior. Die A. subclavia zieht dann durch die Scalenuslücke (zwischen M. scalenus anterior und M. scalenus medius) in den Spalt zwischen der Clavicula und der ersten Rippe um schließlich in die A. axillaris überzugehen. Sie gibt in ihrem Verlauf

- die A. vertebralis
- die A. thoracica interna
- den Truncus thyreocervicalis und
- den Truncus costocervicalis ab.

Nach dem Abgang des Truncus costocervicalis wird sie als **A. axillaris** bezeichnet.

A. thoracica interna

Die A. thoracica interna ist der zweite (gelegentlich auch der erste) Ast der A. subclavia und zieht 1-2 cm lateral des Sternums an der Rückfläche der Rippen an der Fascia endothoracica nach kaudal zum Zwerchfell. In Höhe der 7. Rippe wird sie zur **A. epigastrica superior** nachdem sie die **A. musculophrenica** (verteilt sich im Ursprungsgebiet des Zwerchfells) abgegeben hat.

Die A. epigastrica superior zieht dorsal des M. rectus abdominis in die Rektusscheide, wo sie mit der A. epigastrica inferior aus der A. iliaca externa anastomosiert (s. S. 175).

Äste der A. thoracica interna sind die Rr. tracheales, Rr. bronchiales, Rr. mediastinales, Rr. intercostales anteriores, Rr. thymici, Rr. sternales, **A. musculophrenica** und **A. pericardiacophrenica** (benannt nach ihrem jeweiligen Versorgungsgebiet).

A. vertebralis

Die A. vertebralis entspringt ebenfalls direkt am Beginn der A. subclavia (häufig ist sie der erste Ast). Die Aa. vertebrales stellen zusammen mit der rechten und linken A. carotis interna die vier arteriellen Zuflüsse des Gehirns dar. Sie bilden (die beiden Aa. vertebrales über ihren Zusammenfluss, die **A. basilaris**) an der Hirnbasis einen Anastomosenring (Circulus arteriosus Willisii, s. S. 496). Direkte Äste hat die A. vertebralis zum Kleinhirn **(A. inferior posterior cerebelli)**, zum Rückenmark **(A. spinalis anterior, A. spinalis posterior, Rr. spinales)**, zu den Meningen (Rr. meningei) und zu den Nackenmuskeln (Rr. musculares).

Die A. vertebralis zieht, wie ihr Name schon sagt, oberhalb der Pleura (nicht aber über den höchsten Punkt der Pleura) nach dorsal zur Wirbelsäule und vom 6. Halswirbel an **durch die Foramina transversaria** (Querfortsatzlöcher) nach kranial, bis sie über den Sulcus a. vertebralis *hinter* der Massa lateralis des Atlas zur Membrana atlantoocipitalis posterior gelangt. Die A. vertebralis tritt durch diese Membran (und die darunter liegenden Meningen) in den Subarachnoidalraum und durch das Foramen magnum in die hintere Schädelgrube ein. Dort vereinigt sie sich mit der A. vertebralis der Gegenseite zur **A. basilaris**.

Die A. vertebralis wird in ihrem Verlauf von einem Venenplexus sowie von einem Plexus aus sympathischen Fasern (aus dem Ggl. cervicale inferius, s. S. 125) umgeben.

MERKE

Die A. vertebralis ist durch ihren Verlauf in den Foramina transversaria bei allen Halsbewegungen insbesondere im Bereich des unteren Kopfgelenks (Articulatio atlantoaxialis) mechanisch stark beansprucht.

Truncus thyrocervicalis
Der Truncus thyrocervicalis entspringt medial des M. scalenus anterior. Seine vier wichtigsten Äste sind:
- **A. suprascapularis**, die mit Ästen der A. axillaris eine Anastomose um das Schulterblatt bildet.
- **A. scapularis descendens**, die über die Mm. scaleni und zwischen den Ästen des Plexus brachialis nach dorsal zum Schulterblatt und zum M. trapezius verläuft.
- **A. cervicalis ascendens**, die medial des N. phrenicus auf dem M. scalenus anterior in Richtung der Schädelbasis verläuft und dort Rr. spinales an die Medulla spinalis abgibt.
- Evtl. liegt auch eine **A. transversa cervicis** (-colli) als gemeinsamer Ursprungsast für die **A. dorsalis scapulae** und die **A. cervicalis superficialis** vor.
- **A. thyroidea inferior** (der wichtigste Ast), die von **dorsal** kommend (medial des N. vagus verlaufend) Schilddrüse, Ösophagus, Pharynx, Trachea und (mit der **A. laryngea inferior**) Kehlkopf versorgt.

MERKE
Die A. thyroidea superior ist ein Ast der A. carotis externa.

Truncus costocervicalis
Der Truncus costocervicalis entspringt dorsal des M. scalenus anterior als letzter Ast der A. subclavia. Er verzweigt sich in die **A. cervicalis profunda**, die nach dorsal zieht und die Nackenmuskeln versorgt, und in die **A. intercostalis suprema**, den gemeinsamen Ursprung für die beiden ersten Interkostalarterien.

3.3.3 Die Venen
3.3.3.1 V. jugularis interna
Die Zuflüsse
Der **Sinus sigmoideus** mündet kurz vor dem Foramen jugulare in die V. jugularis interna (vgl. S. 499). Er führt das Blut des Sinus transversus, in den wiederum das Blut des Sinus sagittalis superior, des Sinus sagittalis inferior und des Sinus rectus (und natürlich auch das ihrer Zuflüsse) münden.
Ebenso münden der **Sinus petrosus superior** und der **Sinus petrosus inferior** in die V. jugularis interna. Sie führen das Blut aus dem Sinus cavernosus

(der überwiegend Blut aus der Basis der vorderen und mittleren Schädelgrube sowie aus der V. ophthalmica erhält) zur V. jugularis interna.

MERKE
Man kann also sagen, dass das gesamte Blut aus dem Schädelinneren in die V. jugularis interna abfließt.

Die **V. facialis** geht am medialen Augenwinkel aus der V. angularis hervor. Sie fließt nach kaudal (am Vorderrand des M. masseter, unter der mimischen Muskulatur) durch das Trigonum submandibulare zum Trigonum caroticum und mündet schließlich in die V. jugularis interna. Im Bereich des Auges bestehen über die V. ophthalmica superior **Anastomosen zum Schädelinneren** (Gefahr der Fortleitung von Infektionen!). Die V. facialis nimmt einen Teil des Blutes aus dem Auge, das Blut aus dem Plexus pterygoideus (s. u.), den Lidern, der Stirn, dem Gaumen, der Glandula parotidea und den Lippen auf.
Die **V. retromandibularis**, die meist in die V. facialis (manchmal auch direkt in die V. jugularis interna) mündet, nimmt das Blut der Schläfenregion (Vv. temporales), des Ohres (Vv. tympanicae, Vv. auriculares anteriores, V. stylomastoidea), des Plexus pterygoideus und der Glandula parotidea (Vv. parotideae) auf. Im Bereich der Glandula parotidea und des Plexus pterygoideus bestehen Anastomosen zur V. facialis. Der **Plexus pterygoideus** liegt (wie auch die A. maxillaris) zwischen dem M. pterygoideus lateralis und medialis. Er entsteht durch Zuflüsse aus der V. ophthalmica inferior, den Vv. meningae mediae und den Vv. temporales profundae.
Die **V. lingualis** nimmt das venöse Blut aus der Zunge auf, die **V. laryngea superior** das Blut aus dem kranialen Anteil des Kehlkopfes.
Die **V. thyroidea superior** und **V. thyroidea media** enthalten das venöse Blut der Schilddrüse. Außerdem mündet die V. sternocleidomastoidea in die V. jugularis interna.

Der weitere Verlauf
Die V. jugularis interna entsteht kurz oberhalb des Foramen jugulare durch den Zusammenfluss des Sinus sagittalis sowie des Sinus petrosus superior

und inferior. Da ihr Lumen in diesem Bereich erweitert ist, spricht man am Zusammenfluss der Gefäße auch vom sog. **Bulbus superior v. jugularis**. In ihrem weiteren Verlauf liegt die V. jugularis interna, wie auch der N. vagus, in der Karotisfaszie (Vagina carotica):

- lateral die Vene
- medial die Arterie
- in der Rinne zwischen den beiden Gefäßen ventral der Nerv.

Die V. jugularis interna zieht durch das Spatium parapharyngeum und das Trigonum caroticum nach kaudal. Ebenso wie am Beginn weist die V. jugularis interna auch an ihrem Ende eine Erweiterung auf: den **Bulbus inferior v. jugularis**. Hier befinden sich auch, im Gegensatz zu den restlichen Venen im Kopfbereich, Venenklappen.

Die V. jugularis interna mündet mit der V. subclavia im sog. **Venenwinkel** (Angulus venosus), an dieser Stelle (hinter dem Sternoclaviculargelenk) münden auch die von dorso-kranial kommenden Lymphbahnen: rechts der kleinere Ductus lymphaticus dexter, links der deutlich größere Ductus thoracicus (s. S. 302). Durch den annähernd rechtwinkligen Zusammenfluss der V. jugularis interna und der V. subclavia entsteht dann die **V. brachiocephalica**, die wiederum rechtwinklig mit der der Gegenseite zusammentrifft, beide bilden dann die **V. cava superior**.

Da im Kopfbereich das Blut mit der Schwerkraft nach unten fließt, sind Venenklappen, die das Blut entgegen der Schwerkraft transportieren, unnötig. Die V. jugularis interna ist mit der mittleren Halsfaszie verbunden (s. S. 103).

V. jugularis externa
Die V. jugularis externa entsteht aus dem Zusammenfluss der **V. occipitalis** und der **V. auricularis posterior**. Sie verläuft zwischen der Lamina superficialis der Fascia cervicalis und dem Platysma und mündet in der Regel in die **V. subclavia**, manchmal auch in die V. jugularis interna.

V. jugularis anterior
Die V. jugularis anterior verläuft sehr weit ventral am Vorderrand des M. sternocleidomastoideus entlang und mündet in der Regel in die **V. jugularis externa**. Es besteht eine große Anastomose zum entsprechenden Gefäß auf der Gegenseite (Arcus venosus jugularis).

3.3.3.2 V. vertebralis
Die V. vertebralis sammelt das Blut aus den Sinus durae matris des Gehirns und aus dem Plexus venosus suboccipitalis (über die V. occipitalis) und führt dieses in die **V. brachiocephalica**.

3.3.3.3 Vv. ophthalmicae
Die **V. ophthalmica superior** sammelt das Blut aus dem kranialen Anteil der Augenhöhle aus der V. supraorbitalis, der V. angularis, den Vv. ethmoidales, den Vv. conjunctivales, der V. nasofrontalis und den Vv. supratrochleares. In das Schädelinnere gelangt sie durch die **Fissura orbitalis superior**, in der mittleren Schädelgrube mündet sie schließlich in den Sinus cavernosus, der in die V. jugularis interna abfließt.

Die **V. ophthalmica inferior** zieht durch die **Fissura orbitalis inferior** und gibt ihr Blut sowohl in den Plexus pterygoideus als auch in die V. ophthalmica superior ab. Sie sammelt das Blut aus dem kaudalen Teil der Augenhöhle sowie aus der Glandula lacrimalis (obwohl diese kranial liegt!), aus der Regio frontalis, aus den Vv. episclerales, den Vv. palpebrales, den Vv. conjunctivales und den Vv. ethmoidales.

3.3.3.4 Weitere Venen im Kopf-Hals-Bereich
Der **Plexus thyroideus impar** liegt im kaudalen Bereich der Schilddrüse und führt das Blut zur V. thyroidea inferior.

Die **Vv. thyroideae inferiores** sammeln das Blut aus dem kaudalen Teil der Schilddrüse und führen es *ausschließlich* der **linken** V. brachiocephalica zu.

Die **V. subclavia** geht aus der V. axillaris hervor. Sie verläuft dorsal der Clavicula und wird durch den M. scalenus anterior von der A. subclavia getrennt. Am Venenwinkel hinter dem Sternoklavikulargelenk bildet sie mit der V. jugularis interna die V. brachiocephalica.

MERKE

Eine V. jugularis communis kommt im Normalfall nicht vor.

3

Tabelle 3.4

Regionäre Lymphknoten des Kopfes

	Lokalisation	Zufluss	Abfluss
Nodi lymphoidei occipitales	1–3 Knoten auf der Ursprungssehne des M. trapezius	Hinterhaupt bis zum Scheitel, obere Nackengegend	Nodi lymphoidei cervicales profundi
Nodi lymphoidei retroauriculares	2–3 Knoten auf der Ansatzsehne des M. sternocleidomastoideus	Rückfläche des Ohres, Haut des Hinterkopfes	Nodi lymphoidei cervicales profundi
Nodi lymphoidei parotidei	1–2 Knoten auf oder in der Glandula parotidea, dem äußeren Gehörgang	Stirn-, Schläfengegend, lateraler Teil der Augenlider, Nasenwurzel, Vorderfläche der Ohrmuschel, äußerer Gehörgang, Trommelfell, Paukenhöhle, Glandula parotidea, Nasenrachenraum	Nodi lymphoidei cervicales profundi
Nodi lymphoidei submandibulares	meist drei im Trigonum submandibulare gelegene Knoten	Oberflächlich: Medialer Teil der Stirn und der Augenlider, äußere Nase, Haut der Oberlippe und Wange. Tief: Vorderer Teil der Zunge, des Gaumens, des Mundhöhlenbodens; Zähne, Gingiva, vorderer Teil der Nasenhöhlenschleimhaut, Fossa infratemporalis.	Nodi lymphoidei cervicales superficiales und profundi
Nodi lymphoidei submentales	2–3 kleine Knoten unter dem Kinn	Haut des Kinns und der Mitte der Unterlippe; untere Schneidezähne und angrenzende Gingiva, Zungenspitze, Mundboden	Nodi lymphoidei submandibulares, Nodi lymphoidei cervicales profundi und superficialis
Nodi lymphoidei buccales	in der Wangengegend	hinterer Teil der Nasen- und Mundhöhle; Fossae pterygoidea und infratemporalis, Gaumen und Schlund	Nodi lymphoidei cervicales profundi

Klinischer Bezug

Sinusvenenthrombose: Ursache der Thrombose eines venösen Hirnsinus sind meist fortgeleitete Infektionen (septische Sinusthrombose), beispielsweise bei einem Furunkel im Gesichtsbereich, Entzündungen des Schädelknochens, einer Thrombophlebitis, Mittelohrentzündung oder Stirnhöhlenentzündung. Am häufigsten ist der Sinus sagittalis superior betroffen. Die Patienten klagen über Kopfschmerzen, Bewusstseinsstörungen, Krampfanfälle und Fieber, häufig wird auch eine Reizung der Hirnhäute, eine Hirndrucksteigerung und eine Reizung der in der Nachbarschaft verlaufenden Hirnnerven (meist III–VI) beobachtet. Zur Diagnosesicherung wird als Goldstandard die Angiographie durchgeführt, nicht-invasives Verfahren der Wahl ist die MRT bzw. die MR-Angiographie. Die Therapie der Wahl besteht bei septischer Thrombose primär in der Behandlung der zugrundeliegenden Infektion mit Antibiotika sowie der Gabe von blutgerinnungshemmenden Substanzen (beispielsweise Heparine).

3.3.4 Die Lymphknoten und Lymphgefäße

Die Lymphe des Kopf-Hals-Bereiches fließt rechts über den **Ductus lymphaticus dexter,** links über den **Ductus thoracicus** in den jeweiligen **Venenwinkel** (siehe Abbildung S. 302), der durch den Zusammenfluss der V. subclavia mit der V. jugularis interna gebildet wird. Der Ductus lymphaticus dexter entsteht aus der Vereinigung des **Truncus subclavius dexter** mit dem **Truncus jugularis dexter**, dem Truncus bronchomediastinalis dexter sowie dem Truncus mediastinalis anterior. **Truncus subclavius** und **Truncus jugularis** nehmen auch auf der linken Seite die Lymphe aus dem Kopf-, Halsbereich auf und münden hier in den **Ductus thoracicus** (s. S. 302). Auf dem Weg zu den Lymphstämmen durchfließt die Lymphe wenigstens einen (regionären), oft mehrere Lymphknoten (Filterstatio-

Tabelle 3.5

Regionäre Lymphknoten des Halses

	Lokalisation	Zufluss	Abfluss
Nodi lymphoidei cervicales superficiales	in der Umgebung der V. jugularis externa, oben auf dem M. sterno-cleidomastoideus, unten im seitlichen Halsdreieck	Ohr, Glandula parotidea, Kiefer-winkel, oberflächliche Teile des Halses	Nodi lymphoidei cervicales profundi
Nodi lymphoidei cervicales profundi	längs der V. jugularis interna und in der Fossa supraclavicularis major	Lymphgefäße von Schlundenge, Mandeln, Schlund, Kehlkopf, Schild-drüse und Luftröhre; außerdem abführende Gefäße aus allen oben genannten Lymphknoten	Truncus jugularis
Nodi lymphoidei jugulodigastricus	auf der V. jugularis interna	Gaumenmandel und hinteres Drittel der Zunge, Pharynx	
Nodi lymphoidei juguloomohyoideus	unterhalb der Zwischensehne des M. omohyoideus auf der V. jugularis interna	Zunge direkt und indirekt über Nodi lymphoidei submentales, submandibulares und cervicales profundi superiores	
Nodi lymphoidei praelaryngei	zwischen Ring- und Schildknorpel und zwischen Schildknorpel und Zungenbein	Kehlkopf	Nodi lymphoidei cervicales superficiales et tracheales
Nodi lymphoidei tracheales	längs der Luftröhre	Kehlkopf, Luftröhre und ihre Aufzweigung	Nodi lymphoidei media-stinales posteriores
Nodi lymphoidei retropharyngei	hinter dem oberen Teil des Schlundes	Schlund, Ohrtrompete, hinterer Teil der Nasenhöhle	Nodi lymphoidei cervicales profundi

nen). Auch hier ist Hauptfließrichtung (zum Venen-winkel hin) erkennbar, d.h. oberhalb des Venen-winkels liegt das Einzugsgebiet der regionären Lymphknoten jeweils überwiegend kranial, unter-halb des Venenwinkels kaudal (wobei die Lymph-knoten der unteren Körperregionen oft wesentlich größere Zuflussgebiete haben).

Die regionären Lymphknoten von Kopf und Hals sind in **Tab. 3.4** und **Tab. 3.5** aufgeführt.

 Check-up

✔ **Wiederholen Sie die Äste der A. carotis communis und machen Sie sich nochmals klar, welche Folgen gleichzeitiger Druck auf beide Karotiden haben kann.**

✔ **Rekapitulieren Sie den Verlauf der A. ver-tebralis entlang der Wirbelsäule. Überlegen Sie, an welchen Stellen dieses Gefäß auf-grund des typischen Verlaufs besonders verletzungsgefährdet ist.**

✔ **Wiederholen Sie auch die Venenabflüsse im Kopfbereich.**

3.4 Die Hirnnerven

 Lerncoach

Die Kenntnisse über die Aufgaben der Hirnnerven, ihre Kerne und ihren Verlauf sowie ihre Durchtrittsstellen an der Schä-delbasis sind für alle Prüfungen sowie für die spätere klinische Tätigkeit unverzicht-bar. Die genaue Kenntnis aller kleinen Äste ist jedoch in der Regel nicht notwendig. Die Details des intrakraniellen Verlaufs werden im Kapitel ZNS (S. 452) besprochen.

Vorbemerkung

Die Hirnnerven V, VII, IX, X und der zerebrale Teil (s. u.) von XI werden auch als Kiemenbogennerven bezeichnet. Ihre Innervationsgebiete leiten sich im Wesentlichen von den Schlundtaschen des Kopf-darms und den (ektodermalen) so genannten Kie-menfurchen ab (siehe Embryologie, S. 63). Auch die von ihnen innervierten quer gestreiften Mus-keln entstehen nicht wie die Rumpf- und Extremi-

3

tätenmuskulatur aus den mesodermalen Myotomen, sondern sind entodermale Derivate.

Abgesehen von den Kerngebieten im Rautenhirn, die teilweise mehreren dieser Nerven zuzuordnen sind (Ncl. spinalis nervi trigemini [V, VII, IX, X, protopathische Sensibilität, s. u.], Ncl. solitarius [VII, IX, X, Geschmackssinn, Viszerosensibilität s. u.], Nucleus ambiguus [IX, X, XI, Motorik]), gibt es zwischen den Nerven Anastomosen und Geflechtbildungen, die genaue Zuordnungen erschweren (Plexus pharyngeus, Plexus tympanicus usw.).

Parasympathische Fasern sind (viszero-) efferente Fasern zu glatten Muskelzellen oder Drüsen (hier auch als sekretorische Fasern bezeichnet), die immer in peripheren organnahen vegetativen Ganglien von „präganglionär" auf „postganglionär" umgeschaltet werden (s. S. 416). Die vegetativen sensiblen (viszeroafferenten) Fasern bestehen in der Regel wie beim somatoafferenten Nerv aus pseudounipolaren Nervenzellen, deren Perikaryen in den (Spinal-) Ganglien der peripheren Nerven (die Hirnnerven III, IV, VI, XI und XII haben keine Ganglien) liegen, die aber hier nicht umgeschaltet werden.

3.4.1 I. Hirnnerv – N. olfactorius

Anmerkung: Früher wurden Bulbus und Tractus olfactorius als I. Hirnnerv angesehen. Entwicklungsgeschichtlich gesehen und nach ihrem Aufbau sind sie aber Teile des Gehirns. Deshalb werden die Axone der Riechzellen der Regio olfactoria der Nase, die Fila olfactoria als Nn. olfactorii, oder in ihrer Gesamtheit als N. olfactorius bezeichnet.

Qualität: sensorisch

Kerngebiet: (kein umschriebenes Kerngebiet wie bei den Hirnnerven III–XII), Bulbus olfactorius (primäre Riechrinde), Tractus olfactorius, Trigonum olfactorium, Striae olfactoriae, Teile des Corpus amygdaloideum (Riechbahn siehe ZNS S. 482) Neurone: 1. Neuron = Riechzellen, 2. Neuron = **Mitralzellen** des Bulbus olfactorius

Verlauf: Regio olfactoria im oberen Nasenbereich, dort befinden sich primäre Sinneszellen, die ihre Information als bipolare Ganglienzellen mit ihren Axonen (Fila olfactoria) durch die Lamina cribrosa weiterleiten und im Bulbus olfactorius enden.

Aufgaben: Riechempfindung

Äste: Filae olfactoriae

Bei Ausfall des N. olfactorius: Verlust des Riechvermögens (Anosmie)

3.4.2 II. Hirnnerv – N. opticus

Anmerkung: Entwicklungsgeschichtlich stellen der Sehnerv und die Netzhaut des Auges eine Ausstülpung des Diencephalon dar. Der N. opticus ist wie das Gehirn von allen drei Meningen umhüllt (s. S. 489)

Qualität: sensorisch

Kerngebiet: (kein umschriebenes Kerngebiet wie bei den Hirnnerven III–XII) Neurone: die ersten 3 Neurone liegen in der Retina (s. S. 511), das 4. Neuron befindet sich im Corpus geniculatum laterale (Sehrinde und Sehbahn siehe ZNS S. 479).

Verlauf: Axone der Optikusganglienschicht (Stratum ganglionicum) der Retina bilden die innen gelegene Nervenfaserschicht (Stratum neurofibrarum), sammeln sich am Discus nervi optici und ziehen nach Perforation der Sklera (Lamina cribrosa sclerae) als N. opticus durch die Orbita und den Canalis opticus zum Chiasma opticum, danach zum Tractus opticus, dann über das Corpus geniculatum laterale zur primären Sehrinde (Area 17, s. S. 479, 431)

Aufgaben: Sehempfindung

Äste: keine relevanten Äste

Bei Ausfall des N. opticus: Sehstörungen, Gesichtsfeldausfälle

Beachte: In der deutschsprachigen Literatur meint sensibel eine allgemeine Sinnesempfindung (warm/kalt, spitz/stumpf, Schmerz/Berührung etc.), sensorisch eine spezielle, differenziertere Empfindung (Sehen, Riechen, Hören, Raumlagesinn).

MERKE

Der I. (hier sind Bulbus und Tractus olfactorius gemeint s. o.) und der II. Hirnnerv sind entwicklungsgeschichtlich (im Gegensatz zu den restlichen Hirnnerven) Teile des Gehirns, sie gehören damit zum ZNS. Deshalb bezeichnet man sie gelegentlich auch als „unechte Hirnnerven". Alle weiteren Hirnnerven werden zum peripheren Nervensystem gerechnet, ihre sensiblen Neurone (pseudounipolare Zellen) entstammen wie die Spinalganglien aus der Neuralleiste.

3.4.3 III. Hirnnerv – N. oculomotorius

Qualität: motorisch und parasympathisch

Kerngebiete: Ncl. n. oculomotorii (motorisch) und Ncl. accessorii n. oculomotorius (Ncl. Edinger-Westphal, parasympathisch-viszeromotorisch)

Verlauf: Der Nerv verlässt den Hirnstamm an der Fossa interpeduncularis (Mesencephalon) und zieht am Sinus cavernosus vorbei. Er gelangt durch die Fissura orbitalis superior von der Schädelhöhle in die Orbita und gabelt sich hier in seine Äste, die zu den Augenmuskeln und zum Ggl. ciliare ziehen (s. S. 125).

Aufgaben: innerviert mit dem R. superior motorisch den M. levator palpebrae superioris und den M. rectus superior. Mit dem R. inferior innerviert er motorisch den M. rectus medialis, den M. rectus inferior und den M. obliquus inferior sowie parasympathisch über das Ggl. ciliare den M. ciliaris (Akkommodation) und den M. sphincter pupillae (Pupillenreflex).

Äste: R. superior und R. inferior, der R. inferior gibt die Radix parasympathica zum Ggl. ciliare ab (s. S. 125).

Klinischer Bezug

Bei Ausfall des N. oculomotorius: Doppelbilder, Mydriasis, Pupillenstarre

3.4.4 IV. Hirnnerv – N. trochlearis

Qualität: motorisch

Kerngebiet: Ncl. n. trochlearis

Verlauf: er ist der einzige Hirnnerv, der dorsal aus dem Hirnstamm austritt (hinter der Lamina tecti des Mesencephalon, s. S. 452). In seinem weiteren Verlauf zieht er jedoch um die Pedunculi cerebri und den Sinus cavernosus nach ventral. Er gelangt ebenfalls durch die Fissura orbitalis superior lateral und oberhalb des Anulus tendineus communis in die Orbita.

Aufgabe: innerviert den **M. obliquus superior**

Äste: er weist in seinem Verlauf keine Äste auf

Klinischer Bezug

Bei Ausfall des N. trochlearis: Bulbus des betroffenen Auges steht höher und in leichter Adduktionsstellung (s. S. 507)

3.4.5 V. Hirnnerv – N. trigeminus

Qualität

Motorisch und sensibel.

Kerngebiete

- **Ncl. spinalis n. trigemini:** sensibel für prothopathische Empfindungen (diffuse Empfindung von Schmerz, Druck und Temperatur) des Gesichts, der Zähne und der Mundhöhle (erhält auch Afferenzen des IX. und X. Hirnnerven aus dem hinteren Bereich der Zunge)
- **Ncl. principalis (pontinus) n. trigemini:** sensibel für die epikritische Sensibilität (Tastsinn der Haut, hier: Berührungsempfindung des Gesichts) im Kopfbereich
- **Ncl. mesencephalicus n. trigemini:** enthält die Perikaryen (1. Neuron) für die Tiefensensibilität aus den Kaumuskeln (Muskelspindeln), propriozeptiven Afferenzen von den Zähnen, dem Zahnhalteapparat, dem Zahnfleisch, dem Gaumen, dem Kiefergelenk
- **Ncl. motorius n. trigemini:** motorisch für Kaumuskeln, Gaumenmuskeln, M. tensor tympani.

Verlauf

Nach seinem Austritt an der lateralen Seite des Pons mit einer Radix sensoria (Portio major) und einer Radix motoria (Portio minor) teilt sich der N. trigeminus im **Ggl. trigeminale** (Gasseri, enthält Perikaryen der sensiblen Nervenfasern und liegt in einer Duratasche = Cavitas trigeminalis lateral des Sinus cavernosus in der mittleren Schädelgrube in der Nähe des For. ovale) in seine drei Hauptäste auf:

3

- V_1 = **N. ophthalmicus** (für die Augenregion), der sich in der Regel noch im Schädelinneren in seine 3 Endäste, den N. lacrimalis, den N. frontalis und den N. nasociliaris, teilt und den Schädel durch die **Fissura orbitalis superior** verlässt.
- V_2 = **N. maxillaris** (für die Oberkieferregion), der den Schädel durch das **Foramen rotundum** verlässt und sich in der Fossa pterygopalatina in den N. zygomaticus, den N. infraorbitalis, die Rr. alveolares superiores posteriores, und die Rr. ganglionares (ad ganglion pterygopalatinum) aufteilt. Die Rr. ganglionares (sensible Fasern) ziehen durch das Ganglion hindurch und kommen aus den Nn. palatini vom Gaumen und aus der Nasenhöhle über die Rr. nasales posteriores superiores laterales et mediales.
- V_3 = **N. mandibularis** (für die Unterkieferregion), der den Schädel durch das **Foramen ovale** verlässt und sich in der Fossa infratemporalis weiter aufteilt in die sensiblen Äste: N. buccalis, N. lingualis, N. auriculotemporalis, N. alveolaris inferior (Beachte: motorischer Ast zur Mundbodenmuskulatur = N. mylohyoideus), R. meningeus (durch das Foramen spinosum in die mittlere Schädelgrube) und in die motorischen Äste zu den Kaumuskeln sowie der N. tensoris tympani zum M. tensor tympani.

MERKE

Der N. mandibularis ist der einzige auch motorische Trigeminusast.

Aufgaben
Der N. trigeminus ist für die **sensible** Innervation der **Gesichtsregion** (V_1 oberes, V_2 mittleres, V_3 unteres Drittel des Kopfes) und die **motorische** Innervation der **Kaumuskeln** zuständig. Dabei innervieren seine 3 Hauptäste folgende Strukturen:
- V_1: sensible Innervation von Regio frontalis, Orbita, Augapfel, Sinus ethmoidales, Nasus externus und Cavitas nasi (ventral), Meningen.
  Druckpunkt: Incisura (Foramen) supraorbitalis
- V_2: sensible Innervation von Nasus externus und Cavitas nasi (dorsal), Tonsilla palatina, Palatum, Sinus maxillaris, Plexus dentalis superior, Regio zygomatica, Bucca, Labium superius, Gingiva des Oberkiefers, Meningen.
  Druckpunkt: Foramen infraorbitale
- V_3: sensible Innervation von Regio temporalis, äußeres Ohr, Bucca, Lingua (sensibel vordere 2/3 der Zunge), Plexus dentalis inferior, Gingiva des Unterkiefers, Labium inferius, Meningen motorische Innervation von: Kaumuskeln, M. mylohyoideus, M. digastricus (Venter anterior), M. tensor tympani
  Druckpunkt: Foramen mentale

Äste
Die wichtigen, größeren Äste sind oben aufgeführt. In der Regel sind die vielen kleinen Äste des N. trigeminus nach ihrem Versorgungsgebiet benannt. Kennt man also das Versorgungsgebiet der größeren Äste, kann man auf die Zugehörigkeit der kleineren Äste schließen. Aus Gründen der Übersichtlichkeit wird an dieser Stelle auf eine Aufzählung der kleinen Äste (ca. 50 Stück) verzichtet. Sie sind auf den anatomischen Tafeln in der Regel eingezeichnet und können bei Bedarf dort nachgeschlagen werden.

Klinischer Bezug

Bei Ausfall des N. trigeminus: Schmerzen, Sensibilitätsstörungen, Lähmungen der Kaumuskulatur, Ausfall Kornealreflex

3.4.6 VI. Hirnnerv – N. abducens
Qualität: motorisch
Kerngebiet: Ncl. n. abducentis
Verlauf: Austritt aus dem Gehirn am Unterrand der Pons oberhalb der Pyramis (Medulla oblongata), verläuft dann lange Zeit extradural und zieht schließlich in den Sinus cavernosus (lateral der A. carotis interna), verlässt den Schädel durch die Fissura orbitalis superior
Aufgabe: motorische Innervation des M. rectus lateralis
Äste: gibt keine relevanten Äste ab

Klinischer Bezug

Bei Ausfall des N. abducens: Blickwendung nach lateral ist gestört

3.4.7 VII. Hirnnerv – N. facialis (N. intermedius)

Qualität
Motorisch, sensibel, sensorisch und parasympathisch.

Kerngebiet
- **Ncl. n. facialis:** motorisch (mimische Muskulatur)
- **Ncl. salivatorius superior** (N. intermedius): sekretorisch (parasympathisch viszeroefferent) für Glandula lacrimalis, Glandulae palatinae, Glandulae nasales (über den N. petrosus major), Glandula submandibularis, Glandula sublingualis, Glandulae labiales und Glandulae linguales (über die Chorda tympani) (d.h. alle großen Drüsen im Kopfbereich außer der Glandula parotidea).
- **Ncl. tractus solitarii** (N. intermedius): sensorisch für den Geschmackssinn (vordere 2/3 der Zunge über die Chorda tympani, Gaumen über den N. petrosus major), erhält Afferenzen aus den Pressorezeptoren der Karotis, er gibt auch Fasern zum IX. und X. Hirnnerven ab.
- **(Ncl**. **spinalis n. trigemini:** sensible [allgemein somatoafferente] Fasern aus einem kleinen Bereich des äußeren Ohres [N. auricularis posterior, Verbindungen zum N. vagus])

*Verlauf (**Abb. 3.6**)*
Nach ihrem Ursprung an den Fazialiskernen beschreiben die Fasern des N. facialis noch innerhalb des Pons einen Bogen um den Kern des N. abducens (VI). Der Scheitel dieses Bogens wird als **inneres Fazialisknie** bezeichnet. Die Fasern verlassen dann als N. facialis gemeinsam mit dem N. intermedius und dem N. vestibulocochlearis (VII) den Hirnstamm am Kleinhirnbrückenwinkel (alle drei Nerven zusammen werden deshalb auch als Fazialisgruppe bezeichnet). Mit dem N. intermedius wird der N. facialis zum **N. intermediofacialis** zusammengefasst.
Er verlässt die Schädelhöhle zusammen mit dem N. vestibulocochlearis durch den **Porus acusticus internus,** der in den nach ventrolateral durch das Felsenbein ziehenden **Meatus acusticus internus** übergeht. Im vorderen Drittel dieses Gangs (Area

facialis) biegt der Nerv zunächst nach ventromedial, dann im spitzen Winkel nach dorsokaudal um **(äußeres Fazialisknie = Geniculum)**. Von einer dünnen Knochenschicht bedeckt verläuft er von hier aus unterhalb der Bogengänge und oberhalb des ovalen Fensters durch die Paukenhöhle **(Canalis facialis)** und dann in enger topographischer Beziehung zum Sinus sigmoideus senkrecht nach kaudal, bis er schließlich am **Foramen stylomastoideum** den Schädel verlässt.
Am äußeren Fazialisknie gibt der Nerv durch eine spaltförmige Öffnung auf der Vorderseite der Pars petrosa (Hiatus canalis nervi petrosi majoris) den **N. petrosus major** zum Ganglion pterygopalatinum (parasympathisch sekretorisch für die Glandula lacrimalis, Glandulae palatinae und Glandulae nasales) ab. Außerdem ist hier das **Ganglion geniculi** lokalisiert. In ihm liegen die Perikaryen der sensorischen Fasern für den Gaumen (verlaufen mit dem N. petrosus major) und die vorderen zwei Drittel der Zunge. Diese bilden zusammen mit sekretorischen Fasern zum Ganglion submandibulare die **Chorda tympani,** die den Canalis facialis kurz vor dem Foramen stylomastoideum verlässt, dann rückläufig, bogenförmig über dem Trommelfell unter der Schleimhaut der Paukenhöhle (Hammerfalte) verläuft und anschließend durch die Fissura petrotympanica in die Fossa infratemporalis zieht. Hier lagert sie sich dem N. lingualis aus V_3 an. Noch vor der Chorda tympani gibt der N. intermediofacialis im Canalis facialis den **N. stapedius** ab, der zum M. stapedius zieht (s. S. 515)
Erste Abgänge des N. facialis nach dem Austritt durch das Foramen stylomastoideum sind der N. auricularis posterior sowie der R. digastricus und der R. stylohyoideus (zu den gleichnamigen Muskeln). Der Hauptnerv verläuft dorsal des R. mandibulae (s. S. 132) in die Glandula parotidea. Dort spaltet er sich in den **Plexus intraparotideus** (R. colli, R. marginalis mandibulae, Rr. buccales, Rr. zygomatici, Rr. temporales) auf und zieht zu den mimischen Muskeln des Gesichts (s. S. 96).

Aufgaben
Der N. facialis innerviert motorisch **(Ncl. n. facialis)** die gesamte **mimische Muskulatur** (auch die Mm. auriculares, den M. epicranius, den M. occipitofrontalis und das Platysma), ebenso den Venter poste-

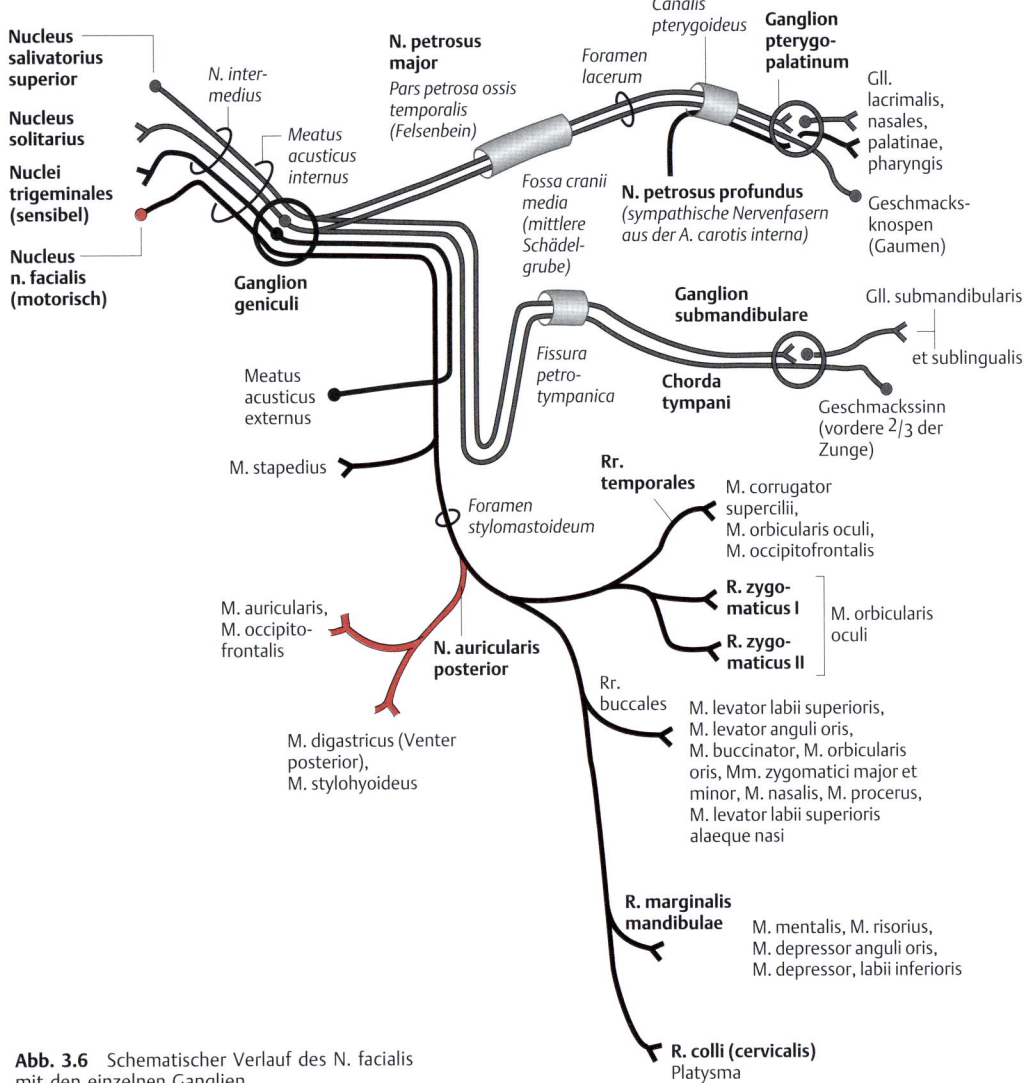

Abb. 3.6 Schematischer Verlauf des N. facialis mit den einzelnen Ganglien

rior des M. digastricus, den M. stylohyoideus, und den M. stapedius. Sekretorisch **(Ncl. salivatorius superior)** innerviert er die Glandula lacrimalis, Glandulae palatinae, Glandulae nasales, Glandula submandibularis, Glandulae linguales und Glandula sublingualis. Sensorisch **(Geschmackssinn: Ncl. solitarius)** innerviert er die vorderen 2/3 der Zunge und den Gaumen. Sensibel innerviert er einen kleinen Teil des äußeren Ohres.

Äste

- Der parasympathische Anteil des **N. petrosus major** zieht ohne Umschaltung durch das Ganglion geniculi hindurch und verläuft dann weiter zum Ganglion pterygopalatinum (s. S. 125), dort wird er umgeschaltet. Er verläuft (postganglionär) weiter zur Glandula lacrimalis, zu den Glandulae nasales und zu den Glandulae palatinae.
- Der **N. stapedius** zieht zum M. stapedius.
- Die **Chorda tympani** enthält sensible, sensorische und parasympathische Anteile. Die Perika-

ryen der sensorischen Anteile liegen im **Ganglion geniculi**, die sekretorischen Anteile werden im **Ganglion submandibulare** umgeschaltet. Die sensorischen Fasern der Chorda tympani kommen von den vorderen 2/3 der Zunge (Geschmacksempfindungen), die sekretorischen Fasern ziehen zur Glandula submandibularis, Glandulae linguales, Glandulae labiales und Glandula sublingualis.

- Der **N. auricularis posterior** innerviert sensibel einen kleinen Teil des äußeren Ohres (die Perikaryen dieser Fasern liegen im Ganglion geniculi) und motorisch Teile des M. epicranius (Mm. auriculares posterior und superior, Venter occipitalis des M. occipitofrontalis). Der R. digastricus innerviert den Venter posterior des M. digastricus, der R. stylohyoideus den M. stylohyoideus.
- Der Hauptast des N. facialis verzweigt sich zum **Plexus intraparotideus** und innerviert die mimische Muskulatur des Gesichts.

Klinischer Bezug

Bei Ausfall des N. facialis: Ausfall der mimischen Muskulatur einer Gesichtshälfte mit herabhängendem Mundwinkel, gestörtem Lidschluss, außerdem Hyperakusis durch Ausfall des M. stapedius, verminderter Tränen- und Speichelfluss.

Zentrale Fazialisparese: Hierbei handelt es sich um eine Schädigung im Bereich des Tractus corticonuclearis (zwischen Hirnrinde und Fazialiskern, s. S. 456) z. B. bei Schlaganfall auf einer Seite. Da den Fazialiskern für den oberen Teil der mimischen Muskeln (Stirn-, Augen- und Schläfenbereich) von beiden Hemisphären gleich viele Projektionsfasern erreichen, für den Mundbereich der weitaus größte Teil der Fasern aber vom kontralateralen Kortex kommt, kann bei einer einseitigen Lähmung, bei der trotz starker Ausfälle im Mundbereich die Stirn gerunzelt werden kann, auf eine zentrale Schädigung im Bereich der kontralateralen Hemisphäre geschlossen werden.

Periphere Fazialisparese: Wird der periphere Nerv geschädigt, ist die gesamte mimische Muskulatur der betroffenen Seite gelähmt.

3.4.8 VIII. Hirnnerv – N. vestibulocochlearis

Qualität
Sensorisch.

Kerngebiete
- Gleichgewicht: Nuclei vestibularis medialis (Schwalbe)/lateralis (Deiters)/inferior (Roller)/ superior (Bechterew-Kern)
- Hören: Nuclei cochleares anteriores et posteriores

Verlauf
Der N. vestibulocochlearis besteht aus der **Radix vestibularis** (Gleichgewichtssinn) und der **Radix cochlearis** (Hörsinn). Er verlässt den Hirnstamm gemeinsam mit dem VII. Hirnnerven am Kleinhirnbrückenwinkel und zieht – wiederum gemeinsam mit dem VII. Hirnnerven – in den **Meatus acusticus internus**. Dort teilt er sich in den N. cochlearis und den N. vestibularis auf. Beide bilden im Innenohr ein Ganglion.

Das Ganglion des N. vestibularis (**Ganglion vestibulare**, bipolare Nervenzellen) befindet sich im Meatus acusticus internus, das des N. cochlearis (Ganglion spirale cochleae = **Ganglion cochleare**, bipolare Nervenzellen) im Modiolus der Cochlea (s. S. 516).

Der N. vestibularis erhält seine Afferenzen von den Ampullen der Bogengänge und von den Sinneszellen in Sacculus und Utriculus. Die peripheren Fortsätze der bipolaren Nervenzellen des Ganglion cochleare enden an den Haarzellen des Corti-Organs der Cochlea (s. S. 517).

Aufgaben
Hör- und Gleichgewichtssinn (aufrechte Haltung, Beeinflussung des Muskeltonus, usw.).

Äste
- N. cochlearis: keine Äste
- N. vestibularis: Pars superior mit: N. utriculoampullaris, N. utricularis, N. ampullaris anterior und N. ampullaris lateralis; Pars inferior mit: N. ampullaris posterior und N. saccularis.

Klinischer Bezug

Bei Ausfall des N. vestibulocochlearis: Hypakusis, Schwindel

3.4.9 IX. Hirnnerv – N. glossopharyngeus

Qualität
Motorisch, sensibel, sensorisch und sekretorisch.

Kerngebiete
- **Ncl. tractus solitarii:** sensorisch für die Geschmacksempfindung (im hinteren Drittel der Zunge) und viszerosensibel, erhält Afferenzen der Chemo- (Glomus caroticum) und Pressorezeptoren (Sinus caroticum), gibt auch Fasern zum N. facialis ab.
- **Ncl. spinalis nervi trigemini:** viszerosensible Afferenzen aus dem hinteren Drittel der Zunge, Tonsilla palatina, Pharynxschleimhaut, Paukenhöhle und Tuba auditiva
- **Ncl. salivatorius inferior:** sekretorische (parasympathisch viszeroefferente Fasern) zur Glandula parotidea (Ggl. oticum) und zu den Drüsen im hinteren Drittel der Zunge
- **Ncl. ambiguus:** motorische Fasern für die Pharynxmuskulatur (M. stylopharyngeus, M. palatopharyngeus, M. salpingopharyngeus, M. palatoglossus und M. constrictor pharyngis superior/medius/inferior (Plexus pharyngeus aus Fasern von IX und X; der M. constrictor pharyngis inferior wird hauptsächlich vom N. vagus innerviert). Dazu kommen Fasern zum M. levator veli palatini und zum M. uvulae.

Verlauf
Der N. glossopharyngeus tritt zusammen mit dem X. und der Pars cerebri des XI. Hirnnerven dorsal der Olive aus dem Hirnstamm aus und zieht mit diesen gemeinsam durch das **Foramen jugulare**. Dort liegt (noch im Foramen) sein sensibles **Ganglion superius**, etwas weiter kaudal befindet sich das etwas größere ebenfalls sensible **Ganglion inferius**. Von dort ab verläuft der Hauptteil des N. glossopharyngeus im **Spatium parapharyngeum** weiter nach kaudal zunächst zwischen der A. carotis interna und der V. jugularis interna. Er zieht zwischen M. stylopharyngeus und A. carotis interna weiter abwärts. Zwischen dem M. stylophyaryngeus und dem M. styloglossus erreicht er die Zungenwurzel.
In seinem Verlauf innerviert er motorisch die **Pharynxlevatoren** (M. stylopharyngeus, M. palatopha-

ryngeus, M. salpingopharyngeus), die **Pharynxkonstriktoren** (Mm. constrictor pharyngis superior/medius/inferior [Plexus pharyngeus zusammen mit dem N. vagus]) sowie den M. levator veli palatini, den M. palatoglossus und den M. uvulae. Afferente Fasern stammen von der Tonsilla palatina (Rami tonsillares), dem hinteren Zungendrittel (Rami linguales: auch sensorisch von den Papillae vallatae und foliatae), der Pars nasalis und oralis des Pharynx (Rami pharyngei) sowie der Paukenhöhle, der Tuba auditiva (N. tympanicus) und dem Sinus caroticus mit dem Glomus caroticum (R. sinus carotici). Die Rami linguales enthalten zusätzlich zu den afferenten auch präganglionäre, sekretorische Fasern für die Drüsen im Bereich des Zungengrunds (Umschaltung dieser Fasern in kleinen intralingualen Ganglien).
Am **Ganglion inferius** zweigt ein wichtiger Ast des N. glossopharyngeus ab: der **N. tympanicus (sensibel und sekretorisch)**. Er bildet in der Paukenhöhle zusammen mit sympathischen Fasern (aus dem Ganglion cervicale superius) sowie Fasern des N. facialis den Plexus tympanicus. Aus dem Plexus tympanicus geht u. a. der **N. petrosus minor** mit präganglionären sekretorischen Fasern zum **Ganglion oticum** hervor. Dort werden die Fasern umgeschaltet und ziehen weiter (mit dem N. auriculotemporalis von V_3) zur Glandula parotidea (s. S. 131). Ein weiterer Ast ist der sensible R. tubarius, der die Paukenhöhle und die Tuba auditiva sensibel innerviert.

Aufgaben
Motorische Innervation der **Pharynxmuskeln**, **Geschmackssinn** im hinteren Drittel der Zunge, sensible Versorgung der **Zunge** (hinteres Drittel), der **Paukenhöhle**, der **Ohrtrompete** (Tuba auditiva), des **Pharynx**, des **Sinus caroticus** mit Glomus caroticum und des äußeren **Ohres** sowie die sekretorische Innervation der **Glandula parotidea**.

Äste
N. petrosus minor, N. tympanicus, Rr. musculares, Rr. tonsillares, Rr. linguales, R. tubarius, R. meningeus.

Klinischer Bezug

Bei Ausfall des N. glossopharyngeus: Ausfall des Würgereflexes, gestörte Geschmacksempfindung.

3.4.10 X. Hirnnerv – N. vagus

Qualität
Motorisch, sensibel, sensorisch und **parasympathisch**.

Kerngebiete
Ncl. ambiguus: motorische Fasern für Mm. constrictor pharyngis medius u. inferior (Plexus pharyngeus), den Oesophagus und für alle Kehlkopfmuskeln (s. u.) (s. auch Nerven IX u. XI).
Ncl. tractus solitarii: sensorisch = Geschmacksempfindung an der Zungenwurzel am Übergang zum Kehlkopf (Valleculae epiglotticae) (s. u.) und im Pharynxbereich. Viszeroafferente Fasern aus dem gesamten parasympathischen Innervationsgebiet des N. vagus (s. u., afferenter Schenkel vago-vagaler Reflexe) (s. auch Nerven VII u. IX).
Ncl. dorsalis nervi vagi: parasympathischer Ursprungskern für die Innervation aller Organe von Kopf, Hals und Brustsitus, im Bauchbereich Innervation bis zur linken Kolonflexur (Cannon-Böhm-Punkt, s. S. 314).
Ncl. spinalis nervi trigemini: sensible Afferenzen von dem äußeren Gehörgang, der Zungenwurzel am Übergang zum Kehlkopf (Valleculae epiglotticae), vom Arcus palatopharyngeus, von der Pars laryngea pharyngis, dem Oesophagus, dem Larynx und der Trachea; außerdem sensible Fasern von der Dura mater der hinteren Schädelgrube (die übrige Dura mater wird vom N. trigeminus sensibel innerviert).

Verlauf (vgl. S. 298)
Der N. vagus verlässt den Schädel (gemeinsam mit N. glossopharyngeus, N. accesorius und V. jugularis interna) durch das **Foramen jugulare**. Er bildet (ebenso wie der N. glossopharyngeus) innerhalb des Foramen jugulare ein **Ganglion superius** (sensibles Ganglion) und kurz unterhalb des Foramen ein ebenfalls sensibles **Ganglion inferius**. Er verläuft am Halsbereich in der Karotisfaszie zwischen der A. ca-

rotis communis und der V. jugularis interna. Bereits hier gibt er seinen ersten Ast ab, den N. laryngeus superior, der einerseits zum Kehlkopf zieht (und dort u. a. auch den M. cricothyroideus innerviert), andererseits die Schilddrüse sekretorisch innerviert. Der N. vagus selbst zieht weiter durch die **obere Thoraxapertur** in das obere Mediastinum. Der **rechte N. vagus** zieht zwischen A. subclavia und V. brachiocephalica in Richtung Trachea, während der **linke N. vagus** zwischen A. carotis communis und A. subclavia in Richtung des Aortenbogens verläuft.
Beide Nn. vagi geben in diesem Bereich einen **N. laryngeus recurrens** ab, dieser schlingt sich links um den Aortenbogen, rechts um die A. subclavia und zieht dann in der Rinne zwischen Trachea und Ösophagus wieder nach kranial zum Kehlkopf (daraus ergibt sich, dass der linke N. laryngeus recurrens etwas länger ist als der rechte). Der N. laryngeus gibt in Höhe seines Abgangs aus dem N. vagus auch parasympathische Fasern zum Plexus cardiacus ab.
Der N. vagus zieht in diesem Bereich nach dorsal (hinter das Lungenhilum) an den Ösophagus und bildet dort u. a. den **Plexus oesophageus** (s. S. 294). Mit dem Ösophagus und dem linken R. phrenicoabdominalis des N. phrenicus zieht der N. vagus dann durch das hintere Mediastinum und durch das Zwerchfell.
Durch die Magendrehung wird der linke N. vagus zum **Truncus vagalis anterior** und verläuft über die Vorderwand des Magens, der rechte N. vagus wird zum **Truncus vagalis posterior** und zieht über die Hinterwand des Magens. Insbesondere der rechte Vagus innerviert die Bauchorgane bis zur Flexura coli sinistra (Cannon-Böhm-Punkt, s. S. 314).

Aufgaben
Der N. vagus sorgt für die motorische und sensible Innervation des Kehlkopfes.

MERKE

Der N. laryngeus superior innerviert motorisch nur den M. cricothyroideus und sensibel den Bereich des Kehlkopfes kranial der Stimmbänder, der N. laryngeus inferior innerviert die restlichen Kehlkopfmuskeln motorisch und den Bereich kaudal der Stimmbänder sensibel.

3

3

Weitere Aufgaben sind die sensible Innervation der Dura mater in der Fossa cranii posterior (die Innervation der Meningen erfolgt ansonsten über den N. trigeminus) sowie die sensible Innervation des Sinus caroticus mit dem Glomus caroticum, des Auris externa (äußeres Ohr) sowie des Plexus pharyngealis und des Pharynx (jeweils gemeinsam mit dem N. glossopharyngeus).

Parasympathisch und sensibel (viszeroafferent) innerviert der N. vagus alle Brust- und die Bauchorgane bis zur linken Kolonflexur (von da an übernehmen Fasern aus dem Sakralmark die parasympathische Innervation).

Äste
N. laryngeus superior, N. laryngeus recurrens (wird im weiteren Verlauf zum N. laryngeus inferior), Trunci vagales anterior/posterior, einzelne Rami zu den Organen (sind in der Regel nach dem Organ benannt, z. B. Rr. cardiaci, Rr. renales), R. meningeus (Meningen i. d. Fossa cranii posterior).

Klinischer Bezug

Bei Ausfall des N. vagus: Abweichen der Uvula zur gesunden Seite („Kulissenphänomen"), Heiserkeit durch Stimmbandlähmung, Dysphagie, Ausfall Würgereflex.

3.4.11 XI. Hirnnerv – N. accessorius
Qualität: motorisch
Kerngebiet: Er erhält Fasern vom **Ncl. ambiguus** (den Hauptteil seiner Fasern gibt dieser allerdings an den IX. und X. Hirnnerven ab), sein Hauptkern ist der **Ncl. n. accessorii**
Verlauf: Der N. accessorius setzt sich aus zwei Wurzeln zusammen
- die **Radix cranialis** stammt vom Ncl. ambiguus, sie tritt zusammen mit dem IX. und dem X. Hirnnerven aus dem Hirnstamm dorsal der Olive aus
- die **Radix spinalis** entstammt dem Ncl. n. accessorii, tritt aus dem Zervikalmark und erreicht durch das Foramen magnum die Schädelhöhle.

Hier vereinigen sich dann beide Wurzeln zum N. accessorius und verlassen zusammen mit dem IX. und dem X. Hirnnerven sowie der V. jugularis interna durch das **Foramen jugulare** den Schädel.

Unterhalb des Foramen jugulare teilt sich der N. accessorius dann in einen **R. internus**, der im Wesentlichen die motorischen Fasern aus dem Ncl. ambiguus führt und sich dem N. vagus für die Innervation der **Kehlkopfmuskulatur** anschließt, und in einen **R. externus**, der die Fasern des Ncl. n. accessorii führt und für die Innervation des **M. sternocleidomastoideus** und des **M. trapezius** zuständig ist.
Aufgaben: Innervation des M. sternocleidomastoideus und des M. trapezius (seine Rolle bei der Kehlkopfinnervation scheint nicht relevant zu sein)
Äste: R. externus und R. internus

Klinischer Bezug

Bei Ausfall des N. accessorius: Kopf kann nicht gegen Widerstand zur Seite gedreht werden, Schultern anheben gegen Widerstand nicht möglich.

3.4.12 XII. Hirnnerv – N. hypoglossus
Qualität: motorisch
Kerngebiet: Ncl. n. hypoglossi
Verlauf: Der N. hypoglossus verlässt den Schädel durch den **Canalis hypoglossi**. Direkt nach seinem Austritt aus dem Schädel lagern sich für eine kurze Strecke Fasern von C1 und C2 des Plexus cervicalis an (s. S. 122). Der N. hypoglossus verläuft dann zwischen der V. jugularis interna und der A. carotis interna nach kaudal bis er schließlich die A. carotis externa überkreuzt und auf dem M. hyoglossus in die **Zunge** zieht.
Aufgaben: Innervation der Zungenmuskeln (M. genioglossus, M. hyoglossus, M. chondroglossus, M. styloglossus, Mm. longitudinalis superior/inferior, M. transversus linguae, M. verticalis linguae)
Äste: Rr. linguales

Klinischer Bezug

Bei Ausfall des N. hypoglossus: Zunge weicht beim Herausstrecken zur gelähmten Seite ab.
Hypoglossusparese: Zu einem einseitigen Ausfall des N. hypoglossus (XII) kann es z. B. nach einem Schlaganfall (Apoplex) kommen. Die Zunge weicht dann beim Herausstrecken zur gelähmten Seite hin ab. Bleibt die Lähmung bestehen, kommt es außerdem zur Atrophie der betroffenen Zungenhälfte. Bei beidseitigem Ausfall

des N. hypoglossus ist die Zunge nicht mehr beweglich.

 Ein motorischer Hirnnervenkern heißt immer so wie der zugehörige Hirnnerv, also z. B. Ncl. n. hypoglossi.

 Check-up

✔ **Wiederholen Sie den Verlauf und die Innervationsgebiete der einzelnen Hirnnerven. Sollte Ihnen das bei dem einen oder anderen schwerfallen, können Sie versuchen mit wenigen Strichen eine kleine Skizze zu erstellen, aus der das Innervationsgebiet und die Aufgaben hervorgehen.**

3.5 Die Halsnerven

Lerncoach
Im folgenden Kapitel erhalten Sie einen Überblick über die ventralen und dorsalen Äste der Spinalnerven. Besonders wichtig sind die motorischen und sensiblen Äste des Plexus cervicalis. Außerdem wird hier auch schon der N. phrenicus kurz besprochen (vgl. Kapitel Brustsitus, S. 299).

3.5.1 Der Überblick

Jeder Spinalnerv (Rückenmarksnerv) hat den gleichen Aufbau (**Abb. 3.7**): Aus dem **Hinterhorn** (Columna posterior) entspringt eine **sensible Radix posterior**, aus dem **Vorderhorn** (Columna anterior) eine **motorische Radix anterior**. Beide Radices vereinigen sich zum gemischten Truncus nervi spinalis, der sich wieder in einen **R. anterior** (= R. ventralis) und einen **R. posterior** (= R. dorsalis) aufgabelt. Der Mensch besitzt insgesamt **31 Spinalnervenpaare**, davon sind 8 Zervikalnervenpaare (Nn. cervicales), 12 Thorakalnervenpaare (Nn. thoracales), 5 Lumbalnervenpaare (Nn. lumbales), 5 Sakralnervenpaare (Nn. sacrales) und ein Kokzygealnervenpaar.

Der erste Spinalnerv (C1) tritt bereits zwischen der Schädelbasis und dem ersten Halswirbel aus. Es gibt auch einen achten zervikalen Spinalnerv (C8), obwohl es nur sieben Halswirbel gibt. Deshalb liegen im Halsbereich die Spinalnerven *kranial* des Wirbelkörpers, nach dem sie benannt sind, im weiteren Verlauf der Wirbelsäule liegen sie *kaudal* des entsprechenden Wirbelkörpers (s. S. 465).

3.5.2 Die Rr. dorsales der zervikalen Spinalnerven

Die **Rr. dorsales** (= Rr. posteriores) der Segmente C1–C3 besitzen einen Eigennamen:
- R. dorsalis des 1. zervikalen Spinalnerven = **N. suboccipitalis** (u. a. motorische Innervation der tiefen Nackenmuskulatur)

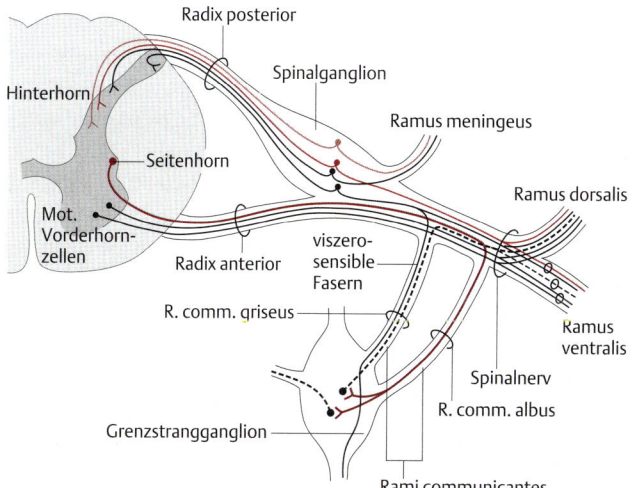

Abb. 3.7 Schematischer Aufbau eines Spinalnerven

- R. dorsalis des 2. zervikalen Spinalnerven = **N. occipitalis major** (innerviert sensibel die Nacken- und Hinterkopfhaut, motorisch M. semispinalis capitis und M. longissimus capitis)
- R. dorsalis des 3. zervikalen Spinalnerven = **N. occipitalis tertius** (sensible Innervation der Nackenhaut).

3.5.3 Die Rr. ventrales der zervikalen Spinalnerven

Die **Rr. ventrales** (= Rr. anteriores) von **C1–C4** bilden den **Plexus cervicalis**, die Rr. ventrales von **C5–Th1** bilden den **Plexus brachialis** (s. S. 210). Die Rr. ventrales des Plexus cervicalis weisen sowohl motorische als auch sensible Anteile auf.

3.5.3.1 Die sensiblen Äste des Plexus cervicalis

Die sensiblen Äste des Plexus cervicalis sind:

- **N. auricularis magnus:** innerviert den unteren Teil der Ohrmuschel und den dorsalen Teil der Wange
- **N. occipitalis minor:** innerviert den oberen Teil der Ohrmuschel und den lateralen Teil des Hinterkopfes
- **Nn. supraclaviculares:** innervieren die Haut der oberen Schulter- und Brustregion
- **N. transversus colli:** innerviert die Haut auf der ventralen Seite des Halses und bildet hier auch eine Anastomose mit dem R. colli des N. facialis (= Ansa cervicalis superficialis)

Alle sensiblen Äste des Plexus cervicalis ziehen am sog. **Erb-Punkt** (Punctum nervosum) zur Haut, bevor sie sich fächerförmig zu ihren Innervationsgebieten verzweigen. Der Erb-Punkt befindet sich am Hinterrand des M. sternocleidomastoideus, ca. 2-3 Finger breit oberhalb der Clavicula (nicht zu verwechseln mit dem Erb-Punkt am Herzen, s. S. 288).

3.5.3.2 Die motorischen Äste des Plexus cervicalis

Die motorischen Äste des Plexus cervicalis bilden die **Rr. musculares** und den **N. phrenicus**.

Die Rr. musculares
Die **Rr. musculares** innervieren den M. longus capitis, M. longus colli, die Mm. rectus capitis anterior/lateralis, Mm. scaleni anterior/medius/posterior,

Mm. intertransversarii cervicales, den M. levator scapulae (gemeinsam mit dem N. dorsalis scapulae) sowie den M. trapezius und M. sternocleidomastoideus (zusammen mit dem N. accessorius).

Der N. phrenicus
Der N. phrenicus stammt aus den Segmenten C3, C4 und C5, wobei der größte Teil aus C4 stammt. Obwohl C5 streng genommen schon zum Plexus brachialis gehört, wird der N. phrenicus ausschließlich als Ast des Plexus cervicalis bezeichnet.

> **MERKE**
>
> Three, four, five keep the diaphragma alive (für C3, C4 und C5 als Ursprung des Nerven).

Der N. phrenicus verläuft im Halsbereich auf dem **M. scalenus anterior** (also lateral des N. vagus). Da der **M. scalenus anterior** die A. subclavia (dorsal) von der V. subclavia (ventral) trennt, zieht er **zwischen** diesen beiden Gefäßen nach kaudal. Er verläuft zunächst auf der Vorderseite der Pleurakuppel, dann rechts und links im **oberen** Mediastinum an der **Pleura** mediastinalis (die er, wie auch die Pleura diaphragmatica, **sensibel** innerviert) **ventral** des Lungenhilums entlang durch den Thorax. Im mittleren Mediastinum innerviert er **sensibel** das **Perikard**.
Er zieht rechts zwischen Pleura mediastinalis und der V. cava superior, dem rechten Vorhof und der V. cava inferior entlang. Sein **R. phrenicoabdominalis dexter** verläuft mit der V. cava inferior durch das **Foramen venae cavae** in den Bauchraum. Der linke N. phrenicus zieht zwischen der Pleura mediastinalis und dem Perikard nach kaudal, sein **R. phrenicoabdominalis sinister** zieht an der Herzspitze durch das Zwerchfell. Im Bauchraum innerviert er **motorisch** das **Zwerchfell**, **sensibel** das **Peritoneum** (s. S. 299).

> **MERKE**
>
> Sensibel innerviert der N. phrenicus die drei „P's": Pleura, Perikard, Peritoneum. Motorisch innerviert er das Zwerchfell.

Zu den motorischen Anteilen des Plexus cervicalis gehören die **Ansa cervicalis**, eine schleifenförmige

Verbindung aus Fasern von C1 und C2 einerseits (Radix superior) sowie C2 und C3 andererseits (Radix inferior). Die Ansa cervicalis umschlingt in der Regel die V. jugularis interna und innerviert die Mm. infrahyoidei (untere Zungenbeinmuskulatur: M. sternohyoideus, M. sternothyroideus, M. omohyoideus, M. thyrohyoideus). Einige Fasern der Radix superior lagern sich dem N. hypoglossus an und erreichen über ihn den M. thyrohyoideus und als einzigen oberen Zungenbeinmuskel den M. geniohyoideus.

Klinischer Bezug

Phrenicusparese: Bei Schädigung des N. phrenicus kommt es zu einer Lähmung des Zwerchfells. Ein einseitiger Ausfall lässt sich respiratorisch kompensieren, führt aber auf der betroffenen Seite zu einem Zwerchfellhochstand, der auf der Röntgenthoraxaufnahme nachgewiesen werden kann. Ein beidseitiger Ausfall des N. phrenicus beeinträchtigt die Atmung hingegen deutlich. Ursachen für eine Parese des N. phrenicus können z.B. ein Tumor im Mediastinum, eine Erweiterung der Aorta oder ein Trauma (Wurzelausriss) sein.

Check-up
✔ **Wiederholen Sie die sensiblen und motorischen Äste des Plexus cervicalis inklusive des N. phrenicus.**

3.6 Vegetative Innervation an Kopf und Hals

Lerncoach
Die Verschaltung der vegetativen Ganglien ist für das Verständnis zahlreicher Ausfallerscheinungen überaus wichtig. So können Sie sich z.B. anhand der Verschaltung der Fasern im Ganglion ciliare leicht erklären, wie es zu verschiedenen Störungen der Pupillenmotorik kommt (vgl. S. 458).

3.6.1 Der Überblick
Die Perikaryien der postganglionären Neurone des Sympathikus befinden sich im Halsteil des Grenzstrangs, die der postganglionären Neurone des Pa-

rasympathikus in verschiedenen Kopfganglien. Die präganglionären parasympathischen Fasern verlaufen im N. oculomotorius (III), N. facialis (VII), N. glossopharyngeus (IX) und N. vagus (X).

3.6.2 Pars sympathica
Die Perikaryen der präganglionären Neurone des Sympathikus befinden sich im Seitenhorn (Columna intermedia) der thorakalen und oberen lumbalen Rückenmarksegmente (C8–L2/3, s.S. 416). Das zervikale Rückenmark enthält keine Perikaryen sympathischer Neurone. Deshalb ziehen präganglionäre sympathische Fasern von C8–Th4 im Grenzstrang in bzw. auf der Fascia praevertebralis (s.S. 418) nach kranial und bilden dort drei Ganglien mit pseudounipolaren Nervenzellen, in denen dann die Umschaltung von prä- auf postganglionäre Fasern erfolgt. Sie dienen sozusagen als „Ersatz" für den Grenzstrang im Halsbereich. Die drei Ganglien, die den Kopf, Hals und Arm versorgen, sind benannt nach ihrer Lage: Ganglion cervicale superius und inferius (**Abb. 3.8**).

3.6.2.1 Ganglion cervicale superius
Das Ganglion cervicale superius befindet sich auf Höhe von C2–C4 kurz oberhalb der Karotisgabel und dorsal der A. carotis communis und des N. vagus.
Es gibt folgende Äste ab:
- Der **Plexus jugularis** umgibt die **V. jugularis interna** und zieht nach kranial zum Ganglion superius des N. vagus (X) und zum Ganglion inferius des N. glossopharyngeus (IX). Einige sympathische Fasern, die vermutlich auch Informationen über Helligkeit mit sich führen, ziehen in den Schädel zur Epiphyse (und scheinen diese somit zu innervieren, s.S. 437).
- Der **Plexus caroticus internus** (um die A. carotis interna) gibt Fasern ab, die ohne umgeschaltet zu werden durch das **Ganglion ciliare** hindurch zum M. dilatator pupillae und zum M. tarsalis superior ziehen. Außerdem ziehen andere Fasern (N. petrosus profundus) ebenfalls ohne Umschaltung durch das **Ganglion pterygopalatinum** zu den Glandulae nasales, Glandula lacrimalis und Glandulae palatinae.

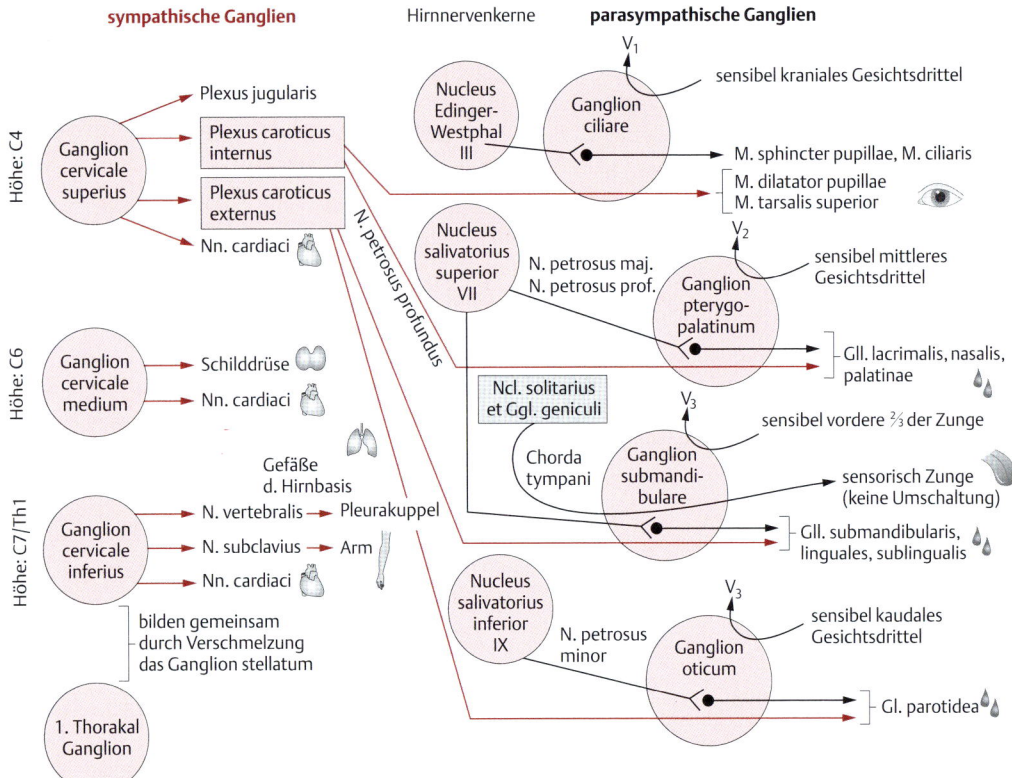

Abb. 3.8 Sympathische und parasympathische Ganglien im Kopf- und Hals-Bereich sowie deren Verschaltungen, Afferenzen und Efferenzen

---

MERKE

Der N. petrosus profundus ist ein sympathischer Ast, der N. petrosus major ein Ast des N. facialis (mit den gleichen Innervationsorten wie der N. petrosus profundus), der N. petrosus minor ist ein Ast des N. glossopharyngeus (und innerviert die Glandula parotidea).

- Der **Plexus caroticus externus** (um die A. carotis externa) gibt Fasern ab, die ohne Umschaltung durch das **Ganglion submandibulare** ziehen und die Glandula submandibularis, Glandula sublingualis und Glandulae linguales innervieren; zum anderen Fasern, die durch das **Ganglion oticum** ohne Umschaltung zur Glandula parotidea ziehen und sie auch innervieren.
- Wie alle zervikalen sympathischen Ganglien sendet auch das Ganglion cervicale superius

den N. cardiacus cervicalis superior zum Plexus cardiacus des Herzens.

MERKE

Das Ganglion cervicale superius gibt Fasern zu allen parasympathischen Kopfganglien ab. Diese Fasern ziehen ohne Umschaltung durch das jeweilige Ganglion.

3.6.2.2 Ganglion cervicale medium
Das Ganglion cervicale medium liegt auf **Höhe von C6** (also auf derselben Höhe wie die Schilddrüse, der Kehlkopf und der Beginn von Trachea und Ösophagus) hinter der **A. thyroidea inferior** (aus dem Truncus thyrocervicalis aus der A. subclavia). Der Hauptteil der Fasern zieht zur **Schilddrüse** und zu den **Nebenschilddrüsen**. Auch das Ganglion cervicale medius gibt den N. cardiacus cervicalis medius zum Plexus cardiacus des Herzens ab.

3.6.2.3 Ganglion cervicale inferius

Das Ganglion cervicale inferius befindet sich auf **Höhe von C7/Th1** ventral des ersten Rippenköpfchens, dorsal der A. subclavia. Es ist häufig mit dem 1. Thorakalganglion des Grenzstrangs verbunden (es erhält dann Fasern von Th3–Th7) und wird dann **Ganglion stellatum** (Ganglion cervicothoracicum) genannt. Das Ganglion stellatum ist außerdem für die sympathische Innervation des Auges zuständig (s. S. 458).

Auch das Ganglion cervicale inferius sendet den N. cardiacus cervicalis inferior zum Plexus cardiacus des Herzens. Zusätzlich gibt das Ganglion cervicale inferius den **N. vertebralis** ab, der um die A. vertebralis einen Plexus bildet und Fasern zur Lunge führt, sowie die **Ansa subclavia** (erhält auch Fasern aus dem thorakalen Grenzstrang), die die A. subclavia umhüllt und zum Arm zieht.

Klinischer Bezug

Horner-Syndrom: Bei einer Schädigung der zentralen und peripheren Anteile des Sympathikus für den Kopfbereich, also der Rückenmarksegmente C8–Th3 oder Ausfall des Ganglion stellatum oder davon abgehender Nerven (beispielsweise durch eine Verletzung oder einen Tumor), kann eine Symptomatik entstehen, die auch als Horner-Syndrom (oder Horner-Trias) bezeichnet wird:

- Miosis: Pupillenverengung durch Ausfall des M. dilatator pupillae
- Ptosis: Lidheberschwäche durch Ausfall des M. tarsalis superior
- Enophthalmus: Zurücksinken des Auges in die Augenhöhle, die Ursache hierfür ist noch nicht abschließend geklärt.

3.6.3 Pars parasympathica

Im Bereich des Kopfes befinden sich vier parasympathische Ganglien: Das Ganglion ciliare, das Ganglion pterygopalatinum, das Ganglion submandibulare und das Ganglion oticum. In allen vier Ganglien werden **parasympathische** Fasern **umgeschaltet,** zusätzlich ziehen durch jedes Ganglion **sympathische Fasern** (aus dem Ganglion cervicale superius) und **sensible Fasern** (Äste des N. trigeminus) hindurch, allerdings **ohne umgeschaltet zu werden** (s. **Abb. 3.8**).

3.6.3.1 Ganglion ciliare

Lage: in der Orbita, dorsal des Bulbus und lateral des N. opticus

Radix parasympathica: Präganglionäre parasympathische Fasern vom Ncl. oculomotorius accessorius (Edinger-Westphal, III. Hirnnerv) zur Innervation des M. sphincter pupillae und des M. ciliaris, die im Ganglion umgeschaltet werden.

Radix sympathica: Sympathische Fasern aus dem Ganglion cervicale superius (vom Plexus caroticus internus) ziehen durch das Ganglion ciliare hindurch.

Radix sensoria: Sensible Fasern des N. nasociliaris (N. ophthalmicus) ziehen ebenfalls hindurch (Radix longa, Radix nasociliaris). Die postganglionären parasympathischen Fasern verlaufen in den Nn. ciliares breves (parasympathisch, sympathisch und sensibel) zum Bulbus oculi.

3.6.3.2 Ganglion pterygopalatinum

Lage: in der Fossa pterygopalatina

Radix parasympathica: Parasympathische Fasern aus dem Ncl. salivatorius superior (N. petrosus major, Ast des VII. Hirnnerven) werden im Ganglion umgeschaltet.

Radix sympathica: Der N. petrosus profundus des Ganglion cervicale superius (Sympathicus) aus dem Plexus caroticus internus verläuft durch das Ganglion pterygopalatinum.

N. petrosus major und N. petrosus profundus ziehen gemeinsam (als N. canalis pterygoidei) durch einen Kanal in der Basis des Processus pterygoideus (Canalis pterygoideus).

Aus der **Radix sensoria** ebenso ziehen sensible Rr. ganglionares des N. maxillaris (V_2) durch das Ganglion pterygopalatinum hindurch:

- Rr. orbitales (sensibel): zur Schleimhaut der hinteren Siebbeinzellen und zur Keilbeinhöhle
- Rr. nasales posteriores superiores (sensibel): zu den hinteren Nasenhöhlen, bilden auch den N. nasopalatinus (im Nasenseptum), der als N. incisivus zur vorderen Gaumenschleimhaut zieht
- N. palatinus major (sensibel) zum Palatum durum und zur Nasenschleimhaut, Nn. palatini minores (sensibel) zum Palatum molle

Mit all diesen sensiblen Ästen des N. maxillaris ziehen die **postganglionären** parasympathischen und die sympathischen Fasern (zu den Glandulae nasales und Glandulae palatinae). Die Glandula lacrimalis wird über den N. zygomaticus und eine Anastomose zum N. lacrimalis (V_1) erreicht.

3.6.3.3 Ganglion submandibulare
Lage: im Trigonum submandibulare
Radix parasympathica: Parasympathische Fasern aus dem Ncl. salivatorius superior (Chorda tympani, Ast des VII. Hirnnerven) werden im Ganglion umgeschaltet.
Radix sympathica: Sympathische Fasern aus dem Ganglion cervicale superius (vom Plexus caroticus externus) ziehen durch das Ganglion submandibulare.
Radix sensoria: Die sensorischen Fasern der Chorda tympani (Ast des VII. Hirnnerven, Ursprung am Ncl. solitarius) und sensible Rr. ganglionares des N. lingualis (vom N. mandibularis V_3) ziehen durch das Ganglion hindurch: Sensorische und sensible Fasern zu den vorderen 2/3 der Zunge, sympathische und parasympathische Fasern zur Glandula submandibularis, Glandula sublingualis und zu den Glandulae linguales (verlaufen teilweise mit dem N. lingualis).

3.6.3.4 Ganglion oticum
Lage: in der Fossa infratemporalis (unterhalb des Foramen ovale und medial des dort austretenden N. mandibularis)
Radix parasympathica: Der parasympathische N. petrosus minor, der seine Fasern aus dem Ncl. salivatorius inferior des N. glossopharyngeus (IX) erhält, wird im Ganglion oticum umgeschaltet Die postganglionären, parasympathischen Fasern verlaufen mit dem N. auriculotemporalis zur Glandula parotidea.
Radix sympathica: Sympathische Fasern aus dem Ganglion cervicale superius (vom Plexus caroticus externus) verlaufen durch das Ganglion oticum (Fasern ziehen mit den Ästen des N. mandibularis weiter).
Radix sensoria: Sensible Fasern (Rr. ganglionares) des N. mandibularis (V_3) ziehen durch das Ganglion hindurch.

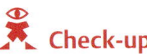

Check-up

✔ **Wiederholen Sie die Aufgaben der einzelnen parasympathischen Ganglien und vergegenwärtigen Sie sich, woher diese ihren sympathischen Anteil beziehen.**

3.7 Die Nase

Lerncoach
Aufgrund der offenen Verbindung zwischen Nase und Nasennebenhöhlen können sich Infektionen der Nasenschleimhaut leicht ausbreiten. Achten Sie daher besonders auf die Nasengänge und ihre Mündungen.

3.7.1 Die Funktion
Das respiratorische Flimmerepithel der Nasenschleimhaut dient der **Reinigung der eingeatmeten Luft**. Zum Anfeuchten der Atemluft geben die in der Schleimhaut gelegenen Drüsen ein Sekret ab. Außerdem kann die Luft im Gangsystem der Nase durch die Wärmeabgabe oberflächlich gelegener Venengeflechte erwärmt werden. Die Nase dient natürlich auch zum Riechen und zur Bildung der Nasallaute beim Sprechen.

3.7.2 Die Entwicklung (vgl. S. 63)
In der 4. Entwicklungswoche treten mehrere Gesichtswülste an Stirn, Oberkiefer, Unterkiefer, lateral und medial der späteren Nase auf. Auf jeder Gesichtshälfte liegt eine Riechplakode, die sich in der 5. Woche zur Riechgrube einsenkt. Über dieser Riechgrube schließen sich nach und nach der Stirnfortsatz, der laterale und der mediale Nasenwulst zur Nase, der Oberkieferwulst bildet die Maxilla und die Wangenknochen. Die Nasenanlagen werden später medialisiert.

3.7.3 Die Topographie der Nasenhöhle
Die laterale Wand der knöchernen Nasenhöhle wird vom Labyrinth des Os ethmoidale, der Maxilla (Processus frontalis), dem Os lacrimale und dem Os palatinum gebildet. Sie grenzt nach kranial an die vordere Schädelgrube und den Sinus frontalis (Stirnhöhle), nach lateral an den Sinus maxillaris (Kieferhöhle), nach dorsal an den Sinus sphenoidalis (Keilbeinhöhle) und nach kaudal an die Maxilla.

3.7.4 Der makroskopische Aufbau
Die Nasenhöhle **(Cavitas nasi)** schließt sich an den Nasenvorhof **(Vestibulum nasi)** an. Die Grenze zwischen Höhle und Vorhof bildet eine Schleimhautfalte (Limen nasi), die auch mit dem Finger getastet

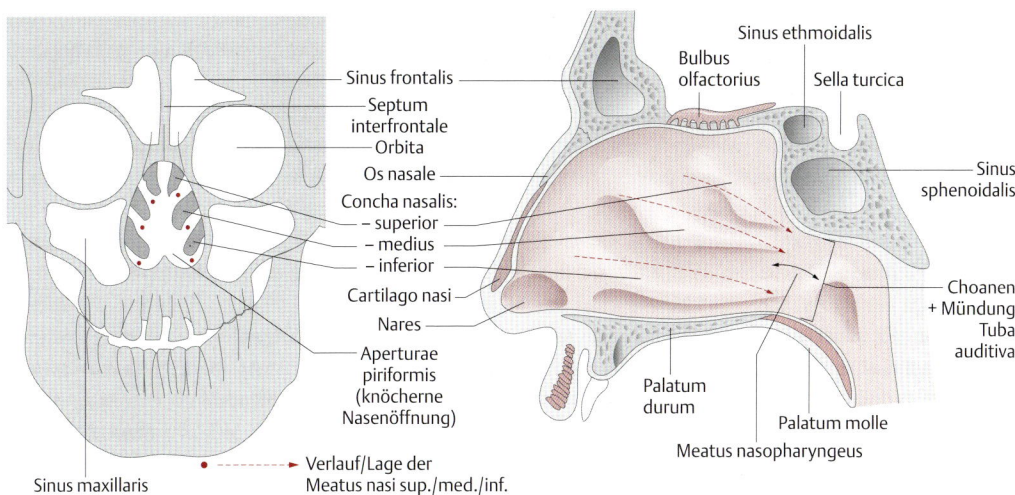

Abb. 3.9 Lage der Nasenmuscheln, Nasengänge und Nasennebenhöhlen

werden kann. Die Nase wird durch die Nasenscheidewand **(Septum nasi)** in zwei gleich große Höhlen getrennt. Das **Septum nasi** setzt sich aus dem Vomer, der Lamina perpendicularis des Os ethmoidale und der Cartilago septi nasi (hyaliner Knorpel) zusammen.

Die Nase hat sowohl Öffnungen nach ventral, die sog. **Aperturae piriformes** (knöcherne Öffnung der Nase), als auch Öffnungen nach dorsal in die Pars nasalis des Pharynx, die zwar aussehen wie die Aperturae piriformes, aber **Choanae** heißen.

3.7.4.1 Die Nasenmuscheln

In der lateralen Wand der Nase liegen die **drei Nasenmuscheln (Conchae nasales)**. Es handelt sich hierbei um von den lateralen Wänden der Nase bogenförmig hereinragende, mit Schleimhaut überzogene Knochenfortsätze. Sie dienen zur Oberflächenvergrößerung, in ihnen liegen Öffnungen zu den Nasennebenhöhlen und die Mündung des Tränennasengangs (**Abb. 3.9**).

Während die **Concha nasalis inferior** ein eigenständiger Knochen ist, gehören die **Concha nasalis media** und die **Concha nasalis superior** zum Os ethmoidale. In der Concha nasalis inferior, die direkt hinter dem Nasenvorhof beginnt, liegt auch der Beginn des **Meatus nasopharyngeus**.

3.7.4.2 Die Nasengänge

Direkt unterhalb der **Concha nasalis superior** verläuft der Meatus nasi superior, in ihn münden die **Cellulae ethmoidales posteriores** (hintere Siebbeinzellen).

Unterhalb der **Concha nasalis media** liegt der Meatus nasi medius, er bildet einen bogenförmigen Spalt, den **Hiatus semilunaris** (begrenzt nach kaudal durch den Processus uncinatus und nach kranial von einer großen Siebbeinzelle, der **Bulla ethmoidalis**). Der Hiatus semilunaris verengt sich nach dorsal zum **Infundibulum ethmoidale**, dort münden die **vorderen Siebbeinzellen** (Cellulae ethmoidales anteriores) sowie **Stirn- und Kieferhöhle**.

Unterhalb der **Concha nasalis inferior** verläuft der Meatus nasi inferior, in ihm endet der **Ductus nasolacrimalis**. Der Ductus nasolacrimalis hat seinen Ursprung am Saccus lacrimalis (Tränensack), der am Os lacrimale nasal des Auges liegt. Dorthin gelangt ein Teil der Tränenflüssigkeit des Auges (s. S. 507) – bei vermehrter Produktion fließt die Tränenflüssigkeit also nicht nur über das Unterlid, sondern auch über den Ductus nasolacrimalis in den Meatus nasi inferius und dann in die Nase (man heult also wirklich „Rotz und Wasser").

Ca. 1–2 cm kranial der Apertura piriformis zieht der **Meatus nasopharyngeus** nach dorsal zu den Choanen. Er beginnt ventral unter der Concha nasalis inferior, dorsal grenzt er an die Hinterränder aller drei Nasenmuscheln. Normalerweise strömt hier die Luft von der Nase in den Rachen, auch eine Magensonde kann durch ihn in den Pharynx und dann in den Magen gelegt werden (beim Lachen oder Husten mit vollem Mund gelangen manchmal auch Getränke vom Rachen in den Meatus nasopharyngeus).

Etwas kranio-dorsal des Meatus nasi superior befindet sich der **Recessus sphenoethmoidalis**. Der Recessus sphenoethmoidalis ist nur durch die Lamina cribrosa des Os ethmoidale von der vorderen Schädelgrube getrennt, dorsal wird er vom Corpus ossis sphenoidalis begrenzt. Hier mündet die Keilbeinhöhle.

3.7.5 Der mikroskopische Aufbau

Die Nase besteht aus einer **Pars respiratoria**, die im Wesentlichen aus der unteren und mittleren Nasenmuschel gebildet wird, und einer **Pars olfactoria**, die sich überwiegend aus der oberen Nasenmuschel, dem Nasendach und dem oberen Nasenseptum zusammensetzt.

3.7.5.1 Pars respiratoria

Histologisch besteht die Pars respiratoria aus einem **mehrreihigen Zylinderepithel** mit Kinozilien, Becherzellen, Glandulae nasales und dem venösen **Plexus cavernosus conchae.** Die **Schlagrichtung** der Kinozilien (und damit die physiologische Richtung für den Transport z.B. von Staub oder Sekret) ist **rachenwärts**.

Der **Plexus cavernosus conchae** (Locus Kiesselbachi) enthält auch Drosselvenen (wie auch die venösen Gefäße im Corpus cavernosum des Penis und im Plexus venosus rectalis, s.S. 381, 327).

Er dient (begünstigt durch seine oberflächliche Lage) zur **Erwärmung** der Atemluft und kann mehr oder weniger stark **anschwellen**. Das Ausmaß der Schwellung ändert sich ca. alle 4–8 Stunden abwechselnd in jeder Seite der Nase, so dass eine Hälfte der Nase stärker und eine schwächer belüftet ist (und sich regenerieren kann). Die in der Nasenscheidewand am Übergang zum Flimmerepithel verlaufenden Gefäße sind häufiger Ausgangspunkt für Nasenbluten **(Locus Kiesselbachi)**.

3.7.5.2 Pars olfactoria

Die Pars olfactoria besteht aus gelb-brauner Schleimhaut mit ebenfalls mehrreihigem Zylinderepithel, sie weist jedoch **keine** Kinozilien und Becherzellen auf. Sie enthält allerdings **Riechzellen**, die als bipolare Zellen das 1. Neuron der Riechbahn darstellen (s. S. 482). Jede zum Riechkolben verdickte Spitze der Riechzellen ist mit ca. 10 Kinozilien besetzt, die die eigentlichen Riechrezeptoren bilden. Die **Stützzellen** liegen zwischen den Riechzellen, ihre Kerne befinden sich am weitesten distal in der Basalmembran. **Basal**- oder **Ersatzzellen** finden sich als kleine, rundliche, einschichtige Zellen auf der Basalmembran.

In der Lamina propria der Regio olfactoria liegen auch die **Glandulae olfactoriae** (Bowman-Drüsen), deren Sekret die Riechschleimhaut bedeckt.

3.7.6 Die Gefäßversorgung der Nasenhöhle

Der **Blutzufluss** erfolgt ventral über Äste der **A. ophthalmica** (aus der A. carotis interna) und dorsal durch Äste der **A. maxillaris** (aus der A. carotis externa).

Der **Abfluss des Blutes** geschieht über die V. ophthalmica inferior (mündet im Normalfall über die Sinus durae matris in die V. jugularis interna) sowie die V. maxillaris, V. facialis und den Plexus pterygoideus (münden im Regelfall ebenfalls in die V. jugularis interna, aber extrakraniell). Die Venen bilden im Bereich des knorpeligen Nasenseptums die Plexus cavernosus concharum.

3.7.7 Die Innervation der Nasenhöhle

Sensibel wird die Nasenhöhle über Rr. nasales innerviert. Im vorderen Teil sind sie Äste des N. ethmoidalis anterior (Ast des N. ophthalmicus V_1) und im hinteren Teil Äste der Nn. nasales (aus dem Ganglion pterygopalatinum, Äste des N. maxillaris V_2). Die **sekretorische** Innervation der Glandulae nasales erfolgt parasympathisch über den N. petrosus major (Ast des N. facialis) bzw. sympathisch über den N. petrosus profundus (Ast des Ganglion cervicale superius). Die Geruchsempfindung **(sensorisch)** wird über die Nn. olfactorii (s.S. 452) vermittelt.

Klinischer Bezug

Weiterleitung von Infektionen: Infektionen im Bereich des Gesichtes können über zahlreiche Anastomosen in den Schädel weitergeleitet werden und dort großen Schaden (Thrombosen, Hirnabszesse) anrichten. So besteht beispielsweise eine Verbindung zwischen dem Plexus pterygoideus und den Hirnhäuten (Meningen) über die Vv. meningeae mediae und der Orbita über die V. ophtalmica inferior. Die V. ophthalmica superior verbindet das Gesicht mit der Orbita und weiter mit dem Schädelinneren, ebenso wie die V. ophthalmica inferior; die Diploëvenen und die Vv. emissariae stellen eine Verbindung zwischen dem Schädeldach und dem Schädelinneren dar. Bei Abszessen im Bereich des Gesichts, insbesondere oberhalb der Oberlippe, ist deshalb besondere Vorsicht geboten. Durch mechanische Manipulationen können vermehrt Keime in die Gefäße gelangen und von dort aus in das Gehirn transportiert werden.

Check-up
✔ **Zählen Sie noch einmal die einzelnen Nasengänge auf und wo sie münden.**
✔ **Wiederholen Sie die Gefäßversorgung inklusive des venösen Abflusses der Nase.**

3.8 Die Nasennebenhöhlen

Lerncoach
Machen Sie sich im folgenden Kapitel die Lage der Nasennebenhöhlen im Schädel und die benachbarten Strukturen klar. Dies ist wichtig, da man über die Nasennebenhöhlen operativ verschiedene Strukturen im Schädelinneren erreichen kann (z. B. die Hypophyse über den Sinus sphenoidalis) bzw. weil sich über die Nasennebenhöhlen Infektionen auf Nachbarstrukturen ausweiten können.

3.8.1 Die Entwicklung
Die Anlage der Nasennebenhöhlen (Sinus paranasales) besteht schon beim Neugeborenen, die Entwicklung erfolgt jedoch erst **nach der Geburt**. Mehrreihiges Zylinderepithel aus der Regio respira-

toria der Nasenhöhle wächst in die Markräume der entsprechenden Knochen ein und pneumatisiert sie. Dieser Prozess dauert unterschiedlich lange: Die definitive Ausdehnung wird erst während der Pubertät erreicht.

3.8.2 Die Funktion
Die Nasennebenhöhlen vergrößern den Raum um die Nase und dienen als weiterer Resonanzraum beim Sprechen und Singen.

3.8.3 Die Topographie und der Aufbau
3.8.3.1 Der Sinus frontalis (Stirnhöhle)
Die Stirnhöhle ist kranial der Orbita im Os frontale lokalisiert, kranial und dorsal grenzt das Os frontale in diesem Bereich an die vordere Schädelgrube. Normalerweise ist die Stirnhöhle paarig angelegt (asymmetrisch), die beiden Höhlen werden durch ein **Septum interfrontale** voneinander getrennt. Sie münden jeweils an einer Apertura sinus frontalis in den **Hiatus semilunaris** des **Meatus nasi medius**. Bei Entzündungen oder auch durch ein stumpfes Trauma kann die oft relativ dünne Knochenwand zwischen Sinus frontalis und der Orbita in Mitleidenschaft gezogen bzw. frakturiert werden.

3.8.3.2 Der Sinus maxillaris (Kieferhöhle)
Die Kieferhöhlen befinden sich als **größte** Nasennebenhöhlen paarig im Bereich der gesamten Maxilla. Der kraniale Anteil grenzt an den **Orbitaboden** (und den Canalis infraorbitalis), der kaudale Teil wird durch eine dünne Knochenlamelle von den **Zahnwurzeln** der Maxilla getrennt. Der tiefste Punkt befindet sich zwischen den Mahlzähnen und dem ersten Backenzahn. Da der Ein- und Ausgang, der Hiatus maxillaris, etwas weiter kranial liegt, kann der Abfluss von Sekret erschwert sein. Dorsal grenzt an den Sinus maxillaris das **Tuber maxillae** und die **Fossa pterygopalatina**, ventral und lateral die Gesichtsfläche der **Maxilla**, medial die **Nasenhöhle**. Die Öffnung zum Meatus nasi medius liegt am **Dach** der Kieferhöhle.

3.8.3.3 Der Sinus sphenoidalis (Keilbeinhöhle)
Die Keilbeinhöhle geht paarig aus der Rückseite der Nasenhöhle hervor und liegt deshalb auch hinter deren dorsaler Wand im **Corpus ossis sphenoidalis**. Beide Höhlen werden häufig nur unvollständig

durch ein Septum getrennt. Die Keilbeinhöhle grenzt lateral an den **Sulcus caroticus** und hat somit auch eine topographische Beziehung zur A. carotis interna und zum Sinus cavernosus. Ventral grenzt sie an die **Cellulae ethmoidales**, ventro-kranial an den Canalis opticus und die **Orbita**, kranial und dorsal an die **Fossa hypophysialis**. Wegen dieser Nähe zur Hypophyse hat sich der Weg durch die Nasenhöhle und durch den Sinus sphenoidalis bewährt um Operationen an der Hypophyse durchzuführen.

Die Keilbeinhöhle mündet über den **Recessus sphenoethmoidalis** in den **Meatus nasi superior**.

3.8.3.4 Die Cellulae ethmoidales (Siebbeinzellen)

Die Siebbeinzellen liegen als zahlreiche, unvollständig getrennte, dünnwandige Höhlen im Os ethmoidale. Aufgrund ihrer Anordnung kann man sie in eine ventrale, eine mediale und eine dorsale Gruppe unterteilen. Die größte Siebbeinzelle wird als **Bulla ethmoidalis** bezeichnet. Die Siebbeinzellen grenzen nach kranial an die **vordere Schädelgrube**, nach kaudal an den **Sinus maxillaris**, nach dorsal an den **Sinus sphenoidalis**, nach lateral an die **Orbita** und nach medial an die **Nasenhöhle**. Sie münden in den **Meatus nasi superior** oder **Meatus nasi medius**.

Klinischer Bezug

Sinusitis: Infektionen der Nasenhöhle können sich über die einzelnen Meatus gut in die Sinus paranasales ausbreiten. Aufgrund von Schwellungen und ungünstiger Lage der Öffnungen (siehe Kieferhöhle) ist der Abfluss des Sekrets erschwert, sodass sich häufig chronische Entzündungen ausbilden. Da sie oft nur durch dünne Knochenlamellen von ihrer Umgebung getrennt sind, kann die Entzündung leicht auf benachbarte Regionen (z. B. die Zahnwurzeln) übergreifen. Bei einer chronischen Entzündung kann operativ durch ein Fenster im Knochen der Abfluss verbessert werden.

3.8.4 Die Gefäßversorgung und die Innervation

Die arterielle und venöse Versorgung sowie die Innervation ist identisch mit der der Nase (s. S. 128).

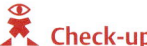

Check-up
✔ Wiederholen Sie die Lage der Nasennebenhöhlen und ihre Öffnungen bzw. Verbindungen zu den Nasengängen.

3.9 Die Mundhöhle

Lerncoach
Sie sollten nach der Bearbeitung dieses Kapitels wissen, welche Strukturen in das Vestibulum oris münden.

3.9.1 Die Entwicklung (vgl. S. 63)
Die Mundbucht bzw. das Epithel, das sie auskleidet, wird (ebenso wie das Äußere der Zähne) aus Ektoderm gebildet.

3.9.2 Die Funktion
In der Mundhöhle findet die Vorbereitung der Nahrung auf die Verdauung statt: hier wird sie mit den Zähnen zerkaut, von der Zunge zerrieben, durch Enzyme aus den Speicheldrüsen angedaut und schließlich in Richtung des Magens weitertransportiert.

3.9.3 Die Topographie
Die Mundhöhle wird nach ventral von den Lippen, nach lateral von den Wangen, nach kranial vom Gaumen, nach kaudal vom Mundboden und nach dorsal vom Mesopharynx begrenzt.

3.9.4 Der makroskopische Aufbau
Die Mundhöhle gliedert sich in den Mundvorhof **(Vestibulum oris)** und die eigentliche Mundhöhle **(Cavitas oris propria)**. Als Vestibulum oris wird der Raum zwischen Wange, Lippen und Zähnen bezeichnet. In das Vestibulum oris münden die Glandula parotidea (gegenüber des 2. oberen Molaren), die Glandulae buccales und die Glandulae labiales. Die **Lippen** werden in Ober- und Unterlippe unterteilt. In ihnen verläuft der M. orbicularis oris (s. S. 96). Sie werden sensibel im oberen Bereich vom N. maxillaris (V_2), im unteren Bereich vom N. mandibularis (V_3) und beide motorisch vom N. facialis (VII) innerviert. Ihre Gefäßversorgung erfolgt über die A. facialis.

Klinischer Bezug

Vestibulum oris als Operationszugang: Soll beispielsweise bei einer chronischen Entzündung an der Kieferhöhle eine Operation durchgeführt werden, so kann der Zugang vom Vestibulum oris aus oberhalb der Zahnreihe des Oberkiefers erfolgen. Auf diese Weise können sichtbare Narben vermieden werden.

3.9.5 Der mikroskopische Aufbau

Die Mundhöhle wird von einem mehrschichtigen Epithel ausgekleidet, das sich im Gegensatz zur Epidermis sehr schnell regeneriert (jeder, der sich schon einmal eine Brandblase im Bereich der Mundhöhle zugezogen hat, wird dies bestätigen). Im Bereich des harten Gaumens neigt das Epithel bei starker Beanspruchung zur Verhornung. Im Bereich des Zahnfleisches (Gingiva) ist die Mundschleimhaut gegenüber ihrer Unterlage unverschieblich.

3.9.6 Die Gefäßversorgung

Die Wand der Mundhöhle wird von Ästen der A. maxillaris und der A. facialis versorgt, die Versorgung der Zunge erfolgt über die A. lingualis (alles Äste der A. carotis externa).

3.9.7 Die Innervation

Die Wand der Mundhöhle wird sensibel im Bereich der Wangen und im Bereich des Unterkiefers von Ästen des N. mandibularis (V_3) innerviert, der Oberkiefer von Ästen des N. maxillaris (V_2) und der Gaumen von Ästen des N. glossopharyngeus (IX).

 Check-up

✔ **Zur Wiederholung können Sie den makroskopischen Aufbau der Mundhöhle rekapitulieren.**

3.10 Die Speicheldrüsen

 Lerncoach

Wichtig für Prüfungen sind insbesondere Kenntnisse über die großen Speicheldrüsen, vor allem die Glandula parotidea. Sie wird von verschiedenen Strukturen durchsetzt bzw. durchzogen (u. a. N. facia-

lis, A. carotis externa), daher sind die topographischen Verhältnisse von großer Relevanz (z. B. für Operationen).

3.10.1 Der Überblick

Die Speicheldrüsen sind **exokrine Drüsen**, die ihr Sekret (Speichel, Saliva) über Ausführungsgänge in die Mundhöhle abgeben.

Ein Erwachsener besitzt drei paarig angelegte **große** (Glandula parotidea, Glandula submandibularis, Glandula sublingualis) und zahlreiche **kleine** Speicheldrüsen (Glandulae buccales, Glandulae linguales, Glandulae palatinae, Glandulae labiales), die pro Tag ca. 0,5–1,5 l Speichel produzieren. Ca. 95 % des Speichels stammen aus der Glandula parotidea (seröses Sekret) und aus der Glandula submandibularis (muzinreiches Sekret).

Histologisch sind die Speicheldrüsen unterschiedlich aufgebaut. Sie bestehen jedoch alle aus ekkrin sezernierenden Drüsenendstücken und einem Ausführungsgangsystem.

3.10.2 Die Funktion

Die Zusammensetzung des Speichels hängt von der jeweiligen Drüse ab und ergibt sich aus seinen Aufgaben:

- er ist reich an **Muzin** (Schleimstoffe), um die Gleitfähigkeit der Nahrung zu verbessern
- er löst Geschmacksstoffe aus der Nahrung, damit die Geschmacksknospen von den verflüssigten Substanzen erregt werden können
- er enthält **α-Amylase**, um bereits in der Mundhöhle mit der Verdauung von Kohlenhydraten zu beginnen
- er ist reich an **Bikarbonat** (HCO_3^-) und somit basisch, da Säure den Zahnschmelz angreifen und die Aktivität der α-Amylase hemmen würde
- er enthält **IgA** und **Lysozym**, um aufgenommene Bakterien unschädlich zu machen (aus diesem Grund werden auch zuckerfreie Zahnpflegekaugummis empfohlen: sie sollen die Speichelproduktion anregen und die Ausschüttung von Zellen zur Immunabwehr fördern).

3.10.3 Die Glandula parotidea

Die Glandula parotidea (Ohrspeicheldrüse, alt: Glandula parotis, klin.: Parotis) wiegt 20–30 g und ist wesentlich an der Speichelbildung beteiligt. Sie

3

ist eine der drei **rein serösen** Drüsen des menschlichen Körpers (zusammen mit dem Pankreas und der Glandula lacrimalis).

3.10.3.1 Die Topographie

Die Glandula parotidea liegt in der Regio parotideomasseterica v. a. im retromandibulären Bereich und ist von einer Bindegewebskapsel **(Fascia parotidea)** umgeben, die mit ihrem oberflächlichen und ihrem tiefen Blatt die **Parotisloge** bildet. Kranial befindet sich in unmittelbarer topographischer Beziehung der Meatus acusticus externus, kaudal der M. digastricus (und der Processus styloideus), ventral die Mandibula, ventromedial der M. masseter, dorsal das Mastoid sowie der M. sternocleidomastoideus und lateral die Gesichtshaut.

In der Parotisloge (und durch die Glandula parotidea) zieht der **N. facialis**, er bildet innerhalb der Ohrspeicheldrüse den **Plexus intraparotideus** und zieht am Ober- und Unterrand der Drüse zur mimischen Muskulatur.

Äste des Plexus intraparotideus sind der R. temporalis, der R. zygomaticus, die Rr. buccales und der R. marginalis mandibularis. Ebenfalls in der Parotisloge verläuft die **A. carotis externa**, die sich hier in ihre Endäste (A. maxillaris und A. temporalis superficialis) aufteilt, sowie die V. retromandibularis und der **N. auriculotemporalis** (Ast des N. mandibularis).

Ausführungsgang der Glandula parotidea ist der **Ductus parotideus**. Er zieht zunächst kaudal des Arcus zygomaticus über den M. masseter, durchbohrt dann den M. buccinator und mündet schließlich an der **Papilla ductus parotidei**, die sich im **Vestibulum oris** in Höhe des **2. oberen Molaren** befindet (man kann die Papille unter Zuhilfenahme eines [Zahnarzt-]Spiegels gut sehen und mit der Zunge selbst fühlen).

3.10.3.2 Die histologischen Besonderheiten

Die Glandula parotidea ist eine **rein seröse Drüse**. Im Gegensatz zu den anderen serösen Drüsen weist sie jedoch sowohl **Schalt-** als auch **Streifenstücke** auf (die Glandula lacrimalis besitzt weder Schalt- noch Streifenstücke, das Pankreas hat keine Streifenstücke, ist also „nicht gestreift", d. h. es werden keine Veränderungen des Sekrets vorgenommen, s. S. 341).

Parotitis epidemica (syn. Mumps, Ziegenpeter): Bei der Parotitis epidemica handelt es sich um eine akute, generalisierte Virusinfektion, die durch eine nichteitrige Schwellung der Glandula parotidea gekennzeichnet ist. Die Übertragung erfolgt ausschließlich von Mensch zu Mensch durch Tröpfchen- oder Schmierinfektion, die Inkubationszeit beträgt ca. 18 Tage. Auch die anderen Speicheldrüsen sowie die Tränendrüse und der Pankreas können mit erkranken. Als weitere Komplikationen können eine Hodenentzündung (Gefahr der Unfruchtbarkeit), eine Meningitis oder eine Mitbeteiligung des N. vestibulocochlearis (Gefahr der Taubheit) auftreten. Eine Schutzimpfung ist daher dringend zu empfehlen.

MERKE

Für die drei serösen Drüsen: Papa (*Pa*rotis und *Pa*nkreas) weint (Glandula lacrimalis) *serös*.

3.10.3.3 Die Gefäßversorgung und die Innervation

Aus der **A. temporalis superficialis** (aus der A. carotis externa) über die A. transversa faciei wird die Glandula parotidea mit arteriellem Blut versorgt.

Die **parasympathische Innervation** erfolgt aus dem Ncl. salivatorius inferior des **N. glossopharyngeus** (IX). Von dort verlaufen präganglionäre Fasern zum **Ganglion inferius**, dann weiter als N. tympanicus zum **Plexus tympanicus**, von dort dann als **N. petrosus minor** zum **Ganglion oticum**. Hier erfolgt die Umschaltung auf postganglionäre Fasern. Gemeinsam mit dem Plexus intraparotideus des N. facialis (VII) verzweigen sich dann die **sekretorischen** Fasern in der Parotis.

Dieser (doch etwas verwirrende) Nervenverlauf wird nach dem Erstbeschreiber, dem dänischen Militärarzt Ludvig Levin Jacobson (1783–1843), auch heute noch häufig als **Jacobson-Anastomose** bezeichnet (obwohl hier eigentlich keine Anastomose vorliegt).

Die **sympathische Innervation** erfolgt durch Fasern aus dem Sympathikusgeflecht, das um die A. meningea media herum lokalisiert ist und vom Plexus caroticus externus des Ganglion cervicale superius stammt.

3.10.4 Die Glandula submandibularis
Die Glandula submandibularis gehört ebenfalls zu den großen Speicheldrüsen und wiegt ca. 10–15 g.

3.10.4.1 Die Topographie
Die Glandula submandibularis liegt im Trigonum submandibulare auf dem M. mylohyoideus und zwischen den beiden Bäuchen des M. digastricus. Ihr Ausführungsgang zieht, zu Beginn gemeinsam mit einem Teil der Drüse, um den Hinterrand des M. mylohyoideus nach kranio-ventral. Nach ca. 5 cm endet der medial der Drüse verlaufende **Ductus submandibularis** an der **Caruncula sublingualis**. Diese Mündung des Ductus submandibularis kann man unter der Zunge direkt neben dem Zungenbändchen (Frenulum linguae) sehen.
Durch die Faszienloge der Glandula submandibularis zieht der Hauptstamm der **A. facialis**, medial der Drüse auf dem M. hyoglossus verläuft der N. hypoglossus.

3.10.4.2 Die histologischen Besonderheiten
Die Glandula submandibularis ist eine **seromuköse Drüse**, wobei die serösen Anteile überwiegen. Die serösen Endstücke liegen als **von Ebner-Halbmonde** vor (mondsichelförmige seröse Endstücke, die dem mukösen Tubulus der Drüse aufgelagert sind).

3.10.4.3 Die Gefäßversorgung und die Innervation
Die **Gefäßversorgung** erfolgt über Äste der **A. facialis** (aus der A. carotis externa).
Die **Innervation** erfolgt aus dem **Ganglion submandibulare** über parasympathische Äste des N. facialis, die ihren Ursprung im Ncl. salivatorius superior (s. S. 457) haben sowie über sympathische Äste, die ihren Ursprung im Ganglion cervicale superius haben (s. S. 123).

3.10.5 Die Glandula sublingualis
Die Glandula sublingualis (Unterzungendrüse) wiegt etwa 5 g und wird ebenfalls zu den großen Speicheldrüsen gerechnet, obwohl sie sich aus bis zu 12 kleinen einzelnen Drüsen zusammensetzt.

3.10.5.1 Die Topographie
Die Glandula sublingualis liegt oberhalb des M. mylohyoideus in der Regio sublingualis. Kranial grenzt sie an den N. lingualis (Ast des N. mandibularis) und an das Ganglion submandibulare. Sie liegt direkt unter der Schleimhaut und wölbt bei angehobener Zunge die Schleimhaut als **Plica sublingualis** vor.
Ihr großer Ausführungsgang, der **Ductus sublingualis major**, mündet gemeinsam mit dem Ductus submandibularis an der **Caruncula sublingualis**. Die zahlreichen kleinen Ausführungsgänge, die **Ductus sublinguales minores**, liegen in einer Reihe auf der Plica sublingualis.

3.10.5.2 Die histologischen Besonderheiten
Die Glandula sublingualis ist eine **mukoseröse Drüse**, wobei die mukösen Anteile überwiegen. Die serösen Endstücke liegen überwiegend als **von Ebner-Halbmonde** vor.

3.10.5.3 Die Gefäßversorgung und die Innervation
Die **Gefäßversorgung** erfolgt über Äste der **A. facialis** (aus der A. carotis externa).
Die **Innervation** erfolgt ebenfalls aus dem **Ganglion submandibulare**, d.h. parasympathische Äste des N. facialis mit Ursprung im Ncl. salivatorius superior und sympathische Äste mit Ursprung im Ganglion cervicale superius.

3.10.6 Die kleinen Speicheldrüsen
Zu den kleinen Speicheldrüsen zählen die **Glandulae buccales, Glandulae linguales, Glandulae palatinae** und **Glandulae labiales**. Sie sind benannt nach ihrer Lage. Ihr Sekret ist seromukös und besteht neben Schleim hauptsächlich aus Amylase. Ihre **parasympathische Innervation** erfolgt aus dem Ncl. salivatorius superior über Äste des N. facialis, die zum Teil im Ganglion pterygopalatinum und zum Teil im Ganglion submandibulare umgeschaltet werden. Die **sympathischen Fasern** stammen aus dem Ganglion cervicale superius und ziehen ebenfalls durch diese Ganglien (allerdings ohne umgeschaltet zu werden).

Check-up

✔ Vergegenwärtigen Sie sich noch einmal die Lage und eventuellen Besonderheiten der einzelnen Speicheldrüsen. Wiederholen Sie auch die Innervation.

3.11 Die Zunge

Lerncoach

Die Schleimhaut der Zunge enthält fünf verschiedene Arten von Papillen, die u. a. für Geschmackseindrücke mitverantwortlich sind. Achten Sie besonders auf die Verteilung der Papillen und ihre Besonderheiten. Dieses Kapitel eignet sich außerdem zum fächerübergreifenden Lernen mit der Histologie.

3.11.1 Die Entwicklung (vgl. S. 64)

Die Muskulatur der Zunge bildet sich aus zwei lateralen Zungenwülsten, einem medialen Höckerchen (Tuberculum impar) sowie einem Hypobranchialhöcker. Das Epithel der Zunge stammt aus dem Ektoderm.

3.11.2 Die Funktion

Die Zunge ermöglicht das Greifen, Zermahlen und Schlucken der Nahrung. Desweiteren spielt sie eine wesentliche Rolle beim Sprechen, enthält reichlich Geschmacks- und Mechanorezeptoren sowie viel lymphatisches Gewebe.

3.11.3 Die Topographie

Die Zunge liegt in der **Cavitas oris propria** und grenzt somit lateral und ventral an die Schneidezähne, kranial an den Gaumen, kaudal an den Mundboden und dorsal an den Mesopharynx.

3.11.4 Der makroskopische Aufbau

Die grobe Unterteilung der Zunge erfolgt in Zungenspitze **(Apex linguae)**, Zungenrücken **(Dorsum linguae)**, Zungenunterseite **(Facies inferior linguae)** mit dem Zungenbändchen **(Frenulum linguae)** und Zungengrund **(Radix linguae)**. Der V-förmige **Sulcus terminalis linguae** (**Abb. 3.10**) trennt die vorderen 2/3 der Zunge von der Radix linguae. An der Spitze des V liegt das **Foramen caecum**, eine Öffnung, die, wie ihr Name sagt, blind endet. Das Foramen caecum markiert die Region, an der während der Embryonalentwicklung die Schilddrüse aus dem

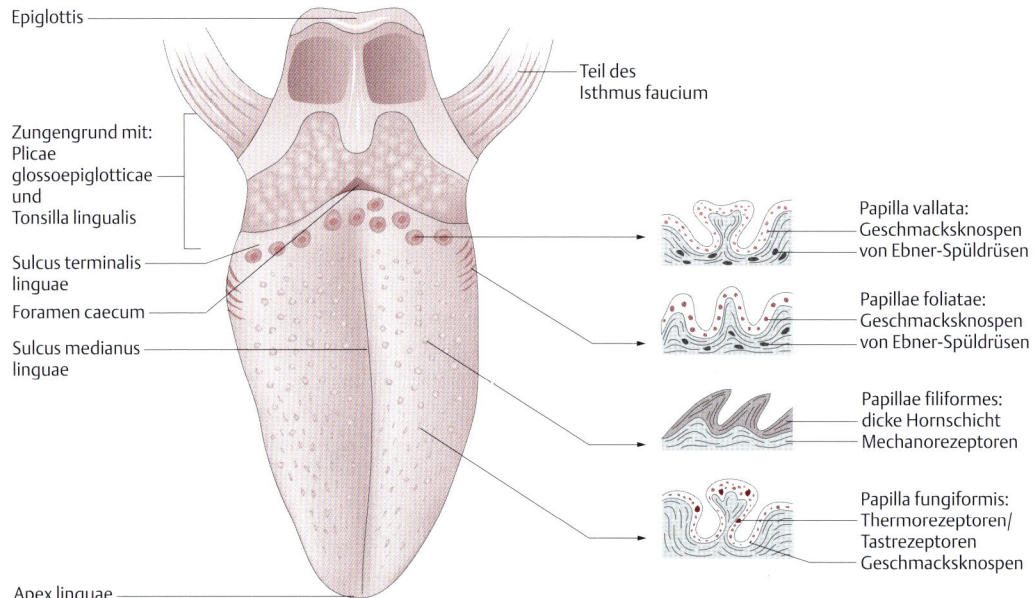

Abb. 3.10 Dorsum linguae mit den Zungenpapillen

Mundboden durch den Ductus thyreoglossus nach kaudal abgestiegen ist.

Dorsal des Sulcus terminalis liegt der **Zungengrund**. Er reicht nach kaudal bis zur Epiglottis des Kehlkopfes, wobei sich lateral (auf beiden Seiten) und medial eine Schleimhautfalte (Plica glossoepiglottica) vorwölbt, dazwischen liegt jeweils eine kleine Einbuchtung (Vallecula epiglottica). Im Zungengrund befindet sich lymphatisches Gewebe, das unter der Bezeichnung **Tonsilla lingualis** zusammengefasst wird.

Auf dem Zungenrücken verläuft in Längsrichtung der **Sulcus medianus linguae**. Er markiert die Grenze zwischen rechter und linker Zungenhälfte. Unter dem Sulcus verläuft eine mit dem mehrschichtig unverhornten Plattenepithel der Zunge fest verwachsene Bindegewebsplatte, die **Aponeurosis linguae**.

Klinischer Bezug

Diagnostik von Krankheiten anhand der Zunge: Manche Krankheiten führen zu Veränderungen an der Zunge. Bei Scharlach tritt eine gerötete, leicht geschwollene *Himbeerzunge* auf, bei einer Leberzirrhose kommt es zu einer *Lackzunge* mit glatter Oberfläche, bei Vitamin B_{12} Mangel mit schwerer perniziöser Anämie zu einer sog. *Hunter-Moeller-Glossitis* (Zungenbrennen und Papillenatrophie, Rotfärbung der Zunge), eine chronische Gastritis kann, ebenso wie eine Pilzinfektion (mit Candida albicans = Soor) einen weißlichen Belag der Zunge verursachen.

3.11.4.1 Die Muskulatur der Zunge

Die gute Beweglichkeit der Zunge basiert auf einer großen Anzahl an Muskeln. Man kann die Zungenmuskulatur in zwei Gruppen einteilen: in die **äußere**, von Schädelknochen entspringende Muskulatur, und in die **innere**, ausschließlich in der Zunge selbst liegende Muskulatur.

Die äußeren Zungenmuskeln
Zu den äußeren Zungenmuskeln gehören:

- **M. genioglossus:** Er zieht von der Spina mentalis der Mandibula durch die gesamte Zunge an die Aponeurosis linguae. Er verläuft fächerförmig, wobei vertikale und horizontale Fasern zustande

kommen. Seine Fasern vermischen sich außerdem mit der inneren Zungenmuskulatur. Er bewegt dadurch die Zunge nach vorne und flacht sie ab. Im Zusammenspiel mit der Binnenmuskulatur kann die Zunge herausgestreckt werden. Durch einige Fasern kann auch das Zungenbein über den Kehldeckel geringfügig nach vorne gezogen werden.

- **M. hyoglossus:** Er zieht vom Cornu majus und dem Corpus des Os hyoideums durch die gesamte Zunge an die Aponeurosis linguae. Bei Kontraktion bewegt er den Zungenrücken vom Gaumen (Abflachung: Synergist zum M. genioglossus). Die gestreckte Zunge wird nach hinten gezogen (Antagonist zum M. genioglossus).

- **M. styloglossus:** Er zieht vom Processus styloideus an die Apex linguae. Er verläuft am Seitenrand (Margo linguae) der Zunge, wobei einige Fasern schon früh nach medial abbiegen. Er bewegt die Zunge nach kraniodorsal.

Die inneren Zungenmuskeln
Die inneren Zungenmuskeln verlaufen in allen drei Ebenen des Raumes und sind alle am Bindegewebe innerhalb der Zunge verankert. Die rechte und die linke Zungenhälfte werden durch eine sagittale Bindegewebsplatte, das **Septum linguae**, getrennt. Fast senkrecht zu diesem Septum liegt am Dorsum linguae die Aponeurosis linguae zwischen der Schleimhaut und der Muskulatur. Die inneren Zungenmuskeln sind nach ihrem Verlauf innerhalb der Zunge benannt:

- **Mm. longitudinales superior et inferior:** Sie ziehen von der Zungenspitze bis zum Zungengrund (am Zungenrücken bzw. am Mundboden).

- **M. transversus linguae:** Er zieht quer durch die Zunge (vom Zungenrand zum Septum linguae und zur Aponeurosis linguae).

- **M. verticalis linguae:** Er verläuft vom Zungenrücken zur Unterseite der Zunge.

Den inneren Zungenmuskeln verdankt die Zunge ihre große Beweglichkeit.

3.11.5 Der mikroskopische Aufbau

An ihrer Oberfläche weist die Zunge ein **mehrschichtig unverhorntes Plattenepithel** auf. Zusätzlich liegen auf dem Zungenrücken vier verschiedene Typen von Papillen vor.

3

3.11.5.1 Papillae foliatae
Die Blätterpapillen liegen als Schleimhautfalten in Reihe am hinteren Zungenrand. Sie weisen von **Ebner-Spüldrüsen** und zahlreiche **Geschmacksrezeptoren** auf.

3.11.5.2 Papillae vallatae
Die Papillae vallatae (Wallpapillen) liegen direkt vor dem Sulcus terminalis und sind bei weit herausgestreckter Zunge makroskopisch zu sehen. Ihre Hauptaufgabe ist die Geschmacksempfindung. Um diese zu verbessern, haben sie zusätzlich zu den vielen **Geschmacksknospen** an den Seitenwänden auch Spüldrüsen **(von Ebner-Spüldrüsen)** am Boden der Papillen, die zum einen für die Geschmacksstoffe als eine Art Lösungsmittel dienen, zum anderen aber auch die Geschmacksstoffe wieder aus dem Sulcus um die Wallpapillen herum spülen und so eine neue Geschmacksempfindung ermöglichen.

> **MERKE**
> Die von Ebner-Spüldrüsen sind nicht mit den von Ebner-Halbmonden in seromukösen Drüsen zu verwechseln.

3.11.5.3 Papillae fungiformes
Die pilzförmigen Papillen liegen auf dem gesamten Zungenrücken und sind bei herausgestreckter Zunge als kleine rote Punkte zu erkennen. Einige Papillen haben Tast- und Thermorezeptoren. Um ihre Aufgabe (Thermorezeption) sinnvoll zu erfüllen, kommen sie an der Zungenspitze besonders häufig vor – man kann so z. B. mit der Zungenspitze vorsichtig die Temperatur der Nahrung fühlen (befänden sich die Papillen erst am Zungengrund, hat man sich schon den halben Mund verbrannt, bis man merkt, dass die Nahrung doch zu heiß ist). Dies ist auch der Grund, warum kleine Kinder Essen zuerst mit der Zungenspitze „befühlen".

3.11.5.4 Papillae filiformes
Die fadenförmigen Papillen sind ebenfalls auf dem Zungenrücken lokalisiert. Sie sind sehr stark verhornt und dienen dem Festhalten der Nahrung sowie der **Mechanorezeption**. Die Tastempfindung liefert Informationen über den momentanen „Auf-

enthaltsort" und den „Aggregatzustand" der aufgenommenen Nahrung. Sie besitzen *keine* **Geschmacksknospen**; aufgrund ihrer sehr dicken Hornschicht wären sie zur Geschmackempfindung auch eher ungeeignet. Bei Katzenzungen oder auch an Rinderzungen ist die Verhornung in diesem Bereich deutlich zu sehen und zu fühlen.

> **Klinischer Bezug**
> **Schwarze Haarzunge:** Durch eine Hypertrophie der Papillae filiformes entsteht eine starke Verhornung des Zungenrückens. Der Zungenrücken sieht dann aus, als ob er von schwarzen Haaren überzogen wäre. Eine Beeinträchtigung (abgesehen vom kosmetischen Aspekt) oder Beschwerden entstehen dadurch nicht.

> **MERKE**
> Die Sinneszellen der Geschmacksknospen werden etwa alle 10 Tage durch Mitosen der Basalzellen ersetzt.

3.11.6 Die Gefäßversorgung
Die Gefäßversorgung der Zunge erfolgt über die **A. lingualis** (Ast der A. carotis externa). Sie tritt medial vom N. hypoglossus in die Zunge ein und gibt in ihrem weiteren Verlauf die **A. profunda linguae** ab, die an der Zungenspitze mit dem Gefäß der Gegenseite anastomosiert.
Das venöse Blut fließt über die **V. lingualis** in die V. jugularis interna ab.

3.11.7 Die Innervation
Die Zunge wird sowohl sensibel als auch sensorisch innerviert, wobei nur die Spitze der Zunge für diese beiden Aufgaben von zwei verschiedenen Hirnnerven innerviert wird.

> **MERKE**
> Alle Zungenmuskeln werden motorisch vom N. hypoglossus (XII) innerviert.

3.11.7.1 Sensible Innervation
Die vorderen 2/3 der Zunge werden durch den **N. lingualis** (Ast des N. mandibularis V_3) innerviert (**Abb. 3.11**). Die Fasern ziehen durch das Ganglion

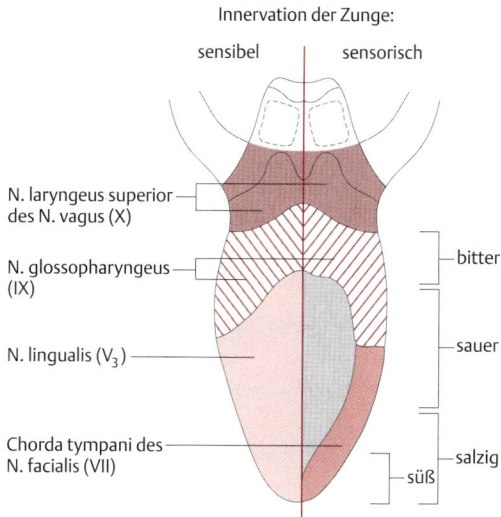

Innervation der Zunge:

sensibel — sensorisch

N. laryngeus superior des N. vagus (X)

N. glossopharyngeus (IX)

N. lingualis (V₃)

Chorda tympani des N. facialis (VII)

bitter

sauer

salzig

süß

Abb. 3.11 Innervation der Zunge (grau: sensorisch nicht innerviert [stark verhornt])

submandibulare, werden dort aber nicht umgeschaltet. Das hintere Drittel wird vom **N. glossopharyngeus** (IX) innerviert. Die Innervation dorsal des Sulcus terminalis erfolgt durch den **N. vagus** (X).

3.11.7.2 Sensorische Innervation (Geschmack)

Sie erfolgt über Fasern des Ncl. solitarius (Kern von VII, IX und X): die vorderen 2/3 werden über die **Chorda tympani** (Ast des N. facialis) innerviert. Die Fasern ziehen durch das Ganglion submandibulare, werden dort aber nicht umgeschaltet. Das hintere Drittel wird vom **N. glossopharyngeus** (IX) innerviert. Die Innervation dorsal des Sulcus terminalis erfolgt durch den **N. vagus** (X).

MERKE

Sensible Innervation der Zunge:
1905 („neun-zehn-null-fünf")
Sensorische Innervation: 1907 („neun-zehn-null-sieben") – (die differenzierte Empfindung, daher „2 Jahre später").

Klinischer Bezug

Wein und Geschmacksknospen: Die Qualität eines Weines lässt sich, abgesehen von Farbe und Geruch, an der Stärke der Geschmacksempfindung beurteilen. Bei weniger guten

Weinen bricht die Geschmacksempfindung am vorderen Teil der Zunge ab (der Weinkenner spricht dann von einem „harten Abgang"). Ein guter Wein erregt hingegen auch die hinteren Geschmacksknospen und sein Geschmack wird bis an den Rachen empfunden („weicher Abgang"). Man geht davon aus, dass in **verschiedenen Arealen** der Zunge unterschiedliche **Geschmackeindrücke** wahrgenommen werden:

- Zungenspitze: süß
- Zungenspitze und vorderer Zungenrand: salzig
- hinterer Zungenrand: sauer
- hinterer Abschnitt (an den Wallpapillen): bitter

Alle anderen „Geschmacksempfindungen" entstehen durch Mitwirkung der Nase (bei zugehaltener Nase oder bei Schnupfen sind beispielsweise Apfel, Zwiebel und Gurke kaum voneinander zu unterscheiden). Die Empfindung „scharf" wird über Schmerzfasern weitergeleitet.

 Check-up
✔ **Überlegen Sie noch einmal, welche anatomischen Strukturen das Schmecken ermöglichen.**

3.12 Die Zähne

 Lerncoach
Prägen Sie sich vor allem den Aufbau der Zähne ein.

3.12.1 Der Überblick

Zum Zeitpunkt der Geburt sind alle Zähne, die man jemals haben wird, bereits angelegt. Zuerst wachsen die sog. Milchzähne an die Oberfläche (= Zahndurchbruch Schneidezahn, 6.–12. Monat). Diese Zähne, das sog. Milchgebiss, fallen jedoch ungefähr ab dem 7. Lebensjahr aus und werden durch das bleibende Gebiss ersetzt, das zwölf Zähne mehr aufweist.

3.12.2 Die Anordnung der Zähne

Das **Milchgebiss** besteht aus 20 Zähnen:
- 4 × 2 Schneidezähne
- 4 × 1 Eckzahn
- 4 × 2 Mahlzähne

3

Tabelle 3.6

Zahnformel		
	rechts	links
oben	18, 17, 16, 15, 14, 13, 12, **1**1	**2**1, 22, 23, 24, 25, 26, 27, 28
	Molare, Prämolare, Eck-, Schneide-, Eckzähne, Prämolare, Molare	
unten	48, 47, 46, 45, 44, 43, 42, **4**1	**3**1, 32, 33, 34, 35, 36, 37, 38

(4 ×, da sich oben und unten sowie rechts und links die gleichen Zähne befinden. Sie werden vom Zahnarzt in rechts und links bzw. oben und unten getrennt bezeichnet, wie an der Zahnformel zu sehen ist).

Das **bleibende Gebiss** besteht aus 32 Zähnen:
- 4 × 2 Schneidezähne (Dentes incisivi)
- 4 × 1 Eckzahn (Dentes canini)
- 4 × 2 Backenzähne (Dentes praemolares)
- 4 × 3 Mahlzähne (Dentes molares).

Der Zahnarzt benennt die Zähne nach der Zahnformel (**Tab. 3.6**).

Der **erste Molar** des Unterkiefers ist in der Regel der erste Zahn, der vom bleibenden Gebiss durchbricht (ca. im 6.–7. Lebensjahr). Erst danach (zwischen dem 7. und 8. Lebensjahr) werden die Schneidezähne ersetzt, der Zahnersatz schreitet dann im Wesentlichen von ventral nach dorsal fort.

MERKE

Alle Zähne werden in der Embryonalperiode angelegt, d. h. es sind insgesamt 52 Zähne angelegt, da das Milchgebiss nur aus 20 und das bleibende Gebiss aus 32 Zähnen besteht.

3.12.3 Die Entwicklung und die Histologie der Zähne

Die Zähne entwickeln sich aus Ektoderm und Mesoderm. Dabei erfolgt die Entwicklung aus dem Ektoderm von außen nach innen, die Entwicklung aus dem Mesoderm von innen nach außen.

Aus dem **Ektoderm** entsteht in der 6. Entwicklungswoche die **epitheliale Zahnleiste**, die sich weiter zu einem **epithelialen Schmelzorgan** und schließlich zu einer **Schmelzkappe** entwickelt. Die Schmelzkappe bildet zum einen eine Knospe und zum anderen eine **Ersatzzahnleiste** für die permanenten Zähne. Die Schmelzkappe entwickelt sich weiter zur **Schmelzglocke**. Die Schmelzglocke besteht aus

einem äußeren und inneren **Schmelzepithel**. Aus der inneren Schmelzpulpa gehen dann die **Adamantoblasten** hervor, deren Aufgabe die Bildung von **Zahnschmelz** ist.

Aus dem **Mesektoderm** entwickeln sich die **Alveolaranlage** (die später Osteoblasten und dann die Zahnalveole bildet), das **Zahnsäckchen** (das außen die Wurzelhaut und die Sharpey-Fasern und innen **Zementoblasten** für den Zement bildet), die **Zahnpapille** (die die **Odontoblasten** hervorbringt, die später über Prädentin **Dentin** produzieren) und die **Zahnpulpa** (**Abb. 3.12**).

MERKE

Zahnanteile, die „Schmelz" in ihrem Namen haben, stammen aus dem Ektoderm, Zahnanteile, die „Dentin" oder „Zement" in ihrem Namen haben, stammen aus dem Mesektoderm, das sich zum Mesenchym entwickelt.
- Adamantoblasten produzieren Schmelz
- Odontoblasten produzieren Dentin.

3.12.3.1 Die einzelnen Bestandteile eines Zahnes

Adamantoblasten

Die **Adamantoblasten** sind reich an Mitochondrien, aber **nicht mehr teilungsfähig**. Sie entwickeln sich aus dem inneren Schmelzepithel und haben die Aufgabe, **Zahnschmelz zu bilden**. Sie produzieren nichtkollagene Schmelzproteine, aus denen durch Einlagerung von Kalzium spezielle Apatitkristalle (Schmelz mit seinen Schmelzprismen ist die härteste Substanz des menschlichen Körpers) entstehen. Nach dem Zahndurchbruch werden die außen liegenden Adamantoblasten schnell abgerieben. Dies hat zur Folge, dass der Zahnschmelz sich nicht mehr regenerieren kann. Aus dem Adamantoblasten entsteht der **Tomes-Fortsatz**, der in Richtung Dentin vorwächst. An ihm lagern sich die Apa-

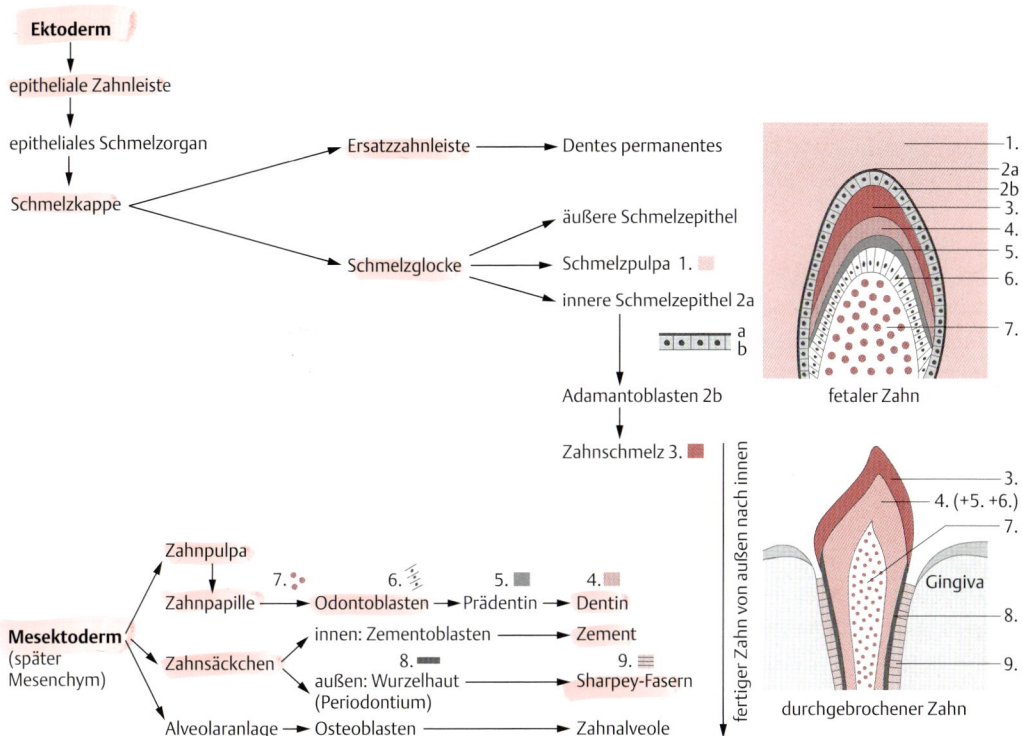

Abb. 3.12 Zahnentwicklung mit histologischem Schnitt durch einen Zahn

titkristalle an und bilden den Zahnschmelz. Er unterliegt einem weiteren Reifungsprozess (z. B. Wasserentzug) und erhält so seine besondere Härte.

Dentin
Das **Dentin** nimmt den größten Teil des Zahnes ein. Es besteht aus anorganischen Kristallen und organischem Kollagen und ist härter als Knochen. Charakteristisch sind die sog. **Dentinkanälchen**, die radiär verlaufen und die Odontoblastenfortsätze enthalten (Tomes-Fasern, s. u.). Die Dentinbildung beginnt am Ende des 4. Embryonalmonats und hält während des ganzen Lebens an.

Odontoblasten
Die **Odontoblasten** bilden Prädentin (Kollagen und Grundsubstanz), das zu Dentin mineralisiert. Odontoblasten mauern sich nicht (wie Osteoblasten) selbst ein, sondern wandern mit zunehmender Dentindicke langsam in Richtung der Zahnpulpa zurück. Dabei lassen sie einen Zytoplasmafortsatz, die **Tomes-Faser**, zurück.

Die Tomes-Fasern entstehen beim Zurückweichen der Odontoblasten und verbinden als Zytoplasmaschlauch das Prädentin mit den Odontoblasten. Sie können so das Prädentin mit Mineralien versorgen.

Periodontium
Das Periodontium (alt: Parodontium) wird vom Zahnhalteapparat (Gingiva, Alveole, Wurzelhaut) und dem Zement gebildet. Der Zahnhalteapparat sorgt für die feste Verankerung des Zahnes im Gebiss.

Zahnhalteapparat
Er setzt sich zusammen aus der Alveolarwand, der Gingiva und der Wurzelhaut.

Zahnzement
Der Zahnzement umgibt den Zahn an der Schmelzgrenze. Es handelt sich um geflechtartigen, zellarmen Knochen.

Wurzelhaut
Die Wurzelhaut gehört zum Periodontium. Von ihr gehen Kollagenfasern aus, die den Zahn (bzw. den Zement) federnd und trotzdem zugfest im Alveolarknochen verankern. Diese Fasern nennt man **Sharpey-Fasern** (Fibrae alveolodentales).

Zahnschmelz
Der Zahnschmelz (Enamelum) besteht aus **Apatitkristallen** und enthält weder Zellen noch Kollagenfasern (natürlich auch keine Nerven und Gefäße). Er kann sich nicht selbständig regenerieren. Seine Aufgabe besteht im **Schutz des Dentins**, das sonst ohne den Zahnschmelz beim Kauen langsam abgerieben würde. Die Schmelzbildung erfolgt vor dem Durchtritt des Zahnes.

MERKE

Odontoblasten und Zementoblasten bleiben erhalten, Adamantoblasten werden beim Kauen abgerieben, Sharpey-Fasern fangen den Druck beim Kauen ab.

3.12.4 Der makroskopische Aufbau
Ein Zahn besteht aus einer Zahnkrone **(Corona dentis)**, einem Zahnhals **(Cervix dentis)** und einer Zahnwurzel **(Radix dentis)**. Im Inneren des Zahnes liegt die Zahnhöhle **(Cavitas dentis)**, die die Zahnpulpa **(Pulpa dentis)** enthält. Die Pulpahöhle (= Zahnhöhle) setzt sich in den Wurzelkanal fort. An dessen Spitze treten Nerven und Gefäße in die Pulpahöhle ein.

3.12.5 Die Gefäßversorgung
Die Gefäßversorgung erfolgt durch Äste der A. maxillaris (Ast der A. carotis externa). Im Bereich des Oberkiefers erfolgt die Gefäßversorgung durch die Aa. alveolares superiores, im Bereich des Unterkiefers durch die A. alveolaris inferior.

3.12.6 Die Innervation
Äste des **N. maxillaris** (V_2) innervieren die Zähne (Nn. alveolares superiores aus dem N. infraorbitalis) und das Zahnfleisch (Nn. palatini majores) des **Oberkiefers**. Äste des **N. mandibularis** (V_3) innervieren die Zähne (N. alveolaris inferior) und das Zahnfleisch (von ventral nach dorsal zuerst der N. lingualis, dann N. mentalis, N. buccalis und schließlich der N. alveolaris inferior) des **Unterkiefers**.

Klinischer Bezug

Leitungsanästhesie beim Zahnarzt: Zur schmerzfreien Behandlung im Bereich des Unterkiefers genügt in der Regel die Betäubung des N. alveolaris inferior, nur das Zahnfleisch ist dann noch schmerzempfindlich. Im Gegensatz dazu werden die Zähne des Oberkiefers von einzelnen Nervenästen versorgt, die Betäubung eines Nervenstamms ist hier nicht möglich, sodass hier nicht alle Zähne einer Kieferhälfte auf einmal betäubt werden können. Man muss direkt die Wurzel des zu behandelnden Zahnes umspritzen.

Check-up
✔ Wiederholen Sie die Zahnformel.

3.13 Der Gaumen

Lerncoach
Beim Erarbeiten dieses Kapitels sind die Muskeln des weichen Gaumens besonders wichtig, da diese u. a. für den Schluckakt eine Rolle spielen.

3.13.1 Der Überblick
Man unterscheidet ein **Palatum durum** (harter Gaumen, vordere 2/3) und ein **Palatum molle** (weicher Gaumen, Gaumensegel, hinteres Drittel). Der weiche Gaumen hat die Aufgabe, den Epipharynx beim Schluckakt abzudichten, er kann durch Kontraktion des M. tensor veli palatini die Tuba auditiva erweitern, sodass ein Druckausgleich zwischen Paukenhöhle und Epipharynx möglich ist (z. B. im Gebirge, im Flugzeug).

3.13.2 Die Entwicklung (vgl. S. 64)
In der 6. Woche entwickeln sich aus den Oberkieferwülsten zwei Gaumenplatten, die in der 7. Woche horizontal aufeinander zuwachsen, miteinander verschmelzen und so den Gaumen bilden.

3.13.3 Die Topographie
Der Gaumen bildet das Dach der Mundhöhle und trennt somit die Mundhöhle von den Nasenhöhlen. Dorsal endet er an der Rachen- oder Schlundenge, dem **Isthmus faucium**. Der Isthmus faucium wird vom weichen Gaumen eingerahmt: lateral liegen

die Gaumenbögen, kranial das Gaumensegel, kaudal die Zunge.

3.13.4 Der makroskopische Aufbau

3.13.4.1 Der harte Gaumen

Der **harte Gaumen (Palatum durum)** wird vom **Os palatinum** (Lamina horizontalis) und vom **Os maxillare** (Processus palatinus) gebildet. Die vier Knochenanteile sind durch eine Sutura palatina mediana sowie eine Sutura palatina transversa verbunden. Im ventralen Teil weist der harte Gaumen einige quere Schleimhautfalten auf (Plicae palatinae transversae).

3.13.4.2 Der weiche Gaumen

Der **weiche Gaumen (Palatum molle)** hat zur Verstärkung eine Bindegewebsplatte, die **Aponeurosis palatina**, die am hinteren Rand des harten Gaumens ansetzt und durch die Sehnen der an ihr befestigten Muskeln gebildet wird. Der weiche Gaumen bildet das Gaumensegel **(Velum palatinum)**, das im Zäpfchen **(Uvula)** endet. Rechts und links davon liegen die Gaumenbögen. Das Segel und die Bögen enthalten verschiedene **Muskeln**:

- **M. tensor veli palatini:** Er hat seinen Ursprung an der Tuba auditiva sowie an der Ala major des Os sphenoidale und setzt an der Gaumenaponeurose an. Er hebt und spannt das Gaumensegel und kann die Ohrtrompete erweitern. Innerviert wird er von einem Ast des **N. mandibularis** (V_3), dem N. musculi tensoris veli palatini.
- **M. levator veli palatini:** Er hat seinen Ursprung am Os petrosum sowie am Cartilago tubae auditivae und setzt zum einen an der Aponeurosis palatina an, zum anderen verbindet er sich mit dem Muskel der Gegenseite zu einem durchgängigen Bogen. Er hebt ebenfalls das Gaumensegel an und kann die Ohrtrompete erweitern. Innerviert wird er vom Plexus pharyngealis, der motorische und sensible Fasern vom **N. glossopharyngeus** (IX) und vom **N. vagus** (X) sowie ein paar sympathische Fasern aus dem Grenzstrang erhält.
- **M. palatoglossus:** Er zieht von der Gaumenaponeurose an den M. transversus linguae. Er kann das Gaumensegel nach unten und den Zungengrund nach oben ziehen und somit den Isthmus

faucium verschließen. Seine Innervation erfolgt über den **N. glossopharyngeus** (IX).

- **M. palatopharyngeus:** Er zieht von der Aponeurosis palatina und dem Hamulus pterygoidens des Os sphenoidale an die dorsale Pharynxwand sowie den Schildknorpel und kann ebenfalls das Gaumensegel nach unten und den Zungengrund nach oben ziehen (Verschluss des Isthmus faucium), außerdem kann er den Kehlkopf anheben. Seine Innervation erfolgt über den **N. glossopharyngeus** (IX).
- **M. uvulae:** Er zieht vom knöchernen harten Gaumen zur Spitze der Uvula. Kontrahiert er sich, verkürzt sich die Uvula und presst dadurch die in der Uvula enthaltenen Drüsen aus, außerdem hilft er beim Verschluss des Isthmus faucium. Innerviert wird er vom Plexus pharyngeus.

3.13.4.3 Die Tonsilla palatina

Im Bereich des weichen Gaumens liegt in der Fossa tonsillaris (auf dem M. constrictor pharyngis) auch die **Tonsilla palatina**, ein paariges Organ aus lymphatischem Gewebe. Zwischen den Vorwölbungen der Tonsilla palatina befinden sich flache Krypten, in die als muköse Drüsen die Glandulae linguales posteriores münden.

Die Tonsilla palatina und die anderen lymphatischen Strukturen des Rachens (Tonsilla tubaria und der sog. Seitenstrang) kann man auch zum lymphatischen Rachenring **(Waldeyer-Rachenring)** zusammenfassen. Wie der Rachen wird auch die Tonsilla palatina vom N. glossopharyngeus innerviert und von Ästen der A. facialis, der A. maxillaris und der A. pharyngea ascendens mit Blut versorgt.

Klinischer Bezug

Adenotomie: Die lymphatischen Strukturen des Rachens haben, wie alle lymphatischen Organe, ihre größte Ausdehnung während der Kindheit. Dies resultiert aus ihrer Aufgabe als Abwehrorgan – Kinder machen viele Infektionen durch, gegen die dann bei Erwachsenen Immunität besteht. Insbesondere die Tonsilla pharyngealis, die an der Mündung der Tuba auditiva in der Pars nasalis pharyngis liegt, kann so groß werden, dass die Nasenatmung deutlich behindert ist und das Kind fast nur noch durch den Mund atmen kann. Ist dies der Fall oder ist sie chronisch entzündet, werden die Rachenmandeln operativ mittels eines Ringmessers (Adenotom) verkleinert. Auch die Tonsilla tubaria, die an der Einmündung der Tuba auditiva in der Pars nasalis pharyngis liegt, kann bei starker Schwellung sowohl die Nasenatmung als auch den Druckausgleich der Paukenhöhle über die Tuba auditiva behindern.

3.13.5 Der mikroskopische Aufbau

Der harte Gaumen und ein großer Teil des weichen Gaumens sind von mehrschichtig unverhorntem Plattenepithel überzogen, der dorso-kraniale Teil des weichen Gaumens (der zur Nase hin liegt) ist von mehrreihigem Flimmerepithel (mit Becherzellen) bedeckt.

3.13.6 Die Gefäßversorgung

Der Gaumen wird von Ästen der A. facialis und von Ästen der A. maxillaris (beides Äste der A. carotis externa) versorgt.

3.13.7 Die Innervation

Innerviert wird der Gaumen zum einen vom Plexus pharyngeus, der motorische und sensible Fasern vom **N. glossopharyngeus** (IX) und vom **N. vagus** (X) sowie ein paar sympathische Fasern aus dem Grenzstrang erhält, zum anderen wird er sensibel von Ästen des **N. maxillaris** (V_2) innerviert.

 Check-up

✔ **Rufen Sie sich zur Wiederholung die beiden Muskeln ins Gedächtnis, die ihren Ursprung an der Tuba auditiva haben und somit an der Belüftung der Paukenhöhle mitwirken.**

3.14 Der Pharynx

 Lerncoach

Besonders wichtig in diesem Kapitel sind die Einteilung des Pharynx in drei Abschnitte und die Vorgänge beim Schluckakt.

3.14.1 Der Überblick

Der Pharynx (Rachen) ist ein Schlauch aus Bindegewebe und Muskulatur, der an der Schädelbasis aufgehängt ist und sich bis zum Eingang des Ösopha-

gus erstreckt. Nach hinten und zur Seite ist er geschlossen, nach vorne besitzt er hingegen 3 Öffnungen, durch die er in 3 Abschnitte unterteilt werden kann: Epipharynx, Mesopharynx und Hypopharynx.

3.14.2 Die Entwicklung (vgl. S. 64)

Wie der gesamte Verdauungstrakt stammt auch der Pharynx aus dem primitiven Darmkanal, genauer gesagt aus seinem proximalen Teil, dem Vorderdarm.

3.14.3 Die Funktion

Der Pharynx dient als eine Art Verbindungsstraße zwischen Paukenhöhle, Nase, Mundhöhle, Trachea und Ösophagus. Er leitet Luft und Nahrung weiter. Außerdem ist er maßgeblich am Schluckakt beteiligt (s. S. 144).

3.14.4 Die Topographie

Der Pharynx beginnt kranial unterhalb der Schädelbasis und endet nach ca. 14 cm am Ösophagus. Er steht über die Choanen mit der Nasenhöhle, über die Tuba auditiva mit der Paukenhöhle und mit der Mundhöhle über den Isthmus faucium sowie mit der Trachea und dem Ösophagus in Verbindung.

Klinischer Bezug

Oropharyngealtubus (sog. Guedel-Tubus): Der Oropharyngealtubus nach Guedel dient zum kurzfristigen Freihalten der Atemwege bei bewusstlosen Personen. Er wird über den Mund eingebracht und reicht im Gegensatz zum Endotrachealtubus nur bis in den Pharynx. Er verhindert das Zurückfallen der Zunge und damit das Verlegen der Atemwege beim Bewusstlosen.

3.14.5 Der makroskopische Aufbau

Der Pharynx lässt sich in drei Etagen einteilen (Abb. 3.13).

■ In den **Epipharynx** (Pars nasalis), der dorsal des Palatum molle auf Höhe der Choanae sowie dem Ostium pharyngeum tubae auditivae (Mündung der Ohrtrompete), der Tonsilla tubaria und der Tonsilla palatina liegt. Das Ostium pharyngeum tubae auditivae ist vom Torus tubarius (Tuben-

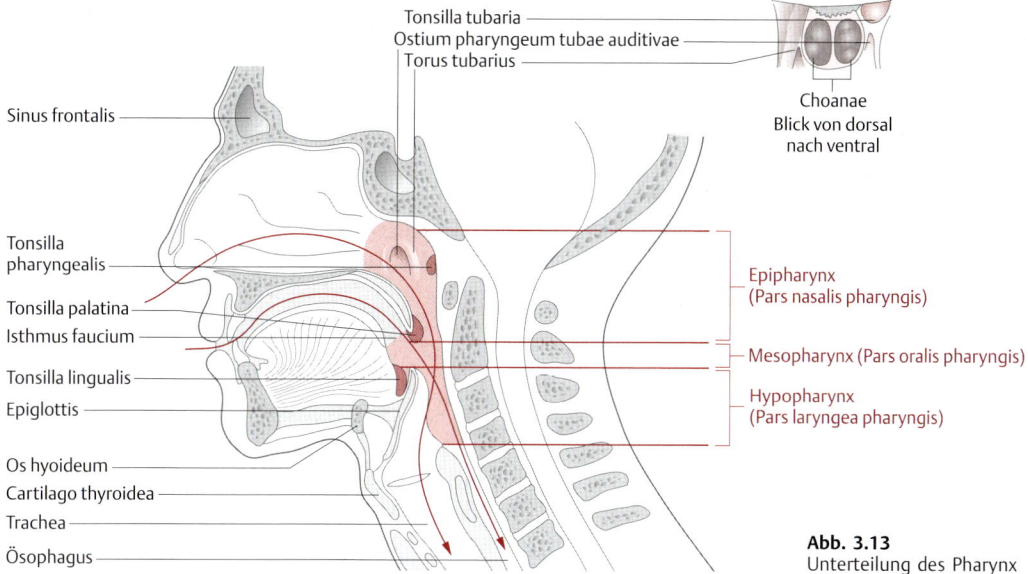

Tonsilla tubaria
Ostium pharyngeum tubae auditivae
Torus tubarius

Choanae
Blick von dorsal
nach ventral

Sinus frontalis

Tonsilla pharyngealis

Tonsilla palatina

Isthmus faucium

Tonsilla lingualis

Epiglottis

Os hyoideum

Cartilago thyroidea

Trachea

Ösophagus

Epipharynx
(Pars nasalis pharyngis)

Mesopharynx (Pars oralis pharyngis)

Hypopharynx
(Pars laryngea pharyngis)

Abb. 3.13
Unterteilung des Pharynx

wulst) und dem Tubenknorpel umgeben. In unmittelbarer Umgebung der Tubenöffnung liegt die Tonsilla tubaria, die Tonsilla pharyngealis liegt am Dach des Epipharynx. Der Epipharynx steht also mit der Nasenhöhle über die Choanen und mit der Paukenhöhle über die Tuba auditiva in Verbindung. Das Ostium pharyngeum tubae auditivae liegt kranial des Levatorwulstes, dorsal der Tuba auditiva liegt der Recessus pharyngeus unter dem Fornix pharyngis.

- In den **Mesopharynx** (Pars oralis), der sich zwischen Gaumen (bzw. Uvula) und Epiglottis befindet. Hier mündet am Isthmus faucium die Mundhöhle.
- In den **Hypopharynx** (Pars laryngea), der vom Oberrand der Epiglottis bis zum Ösophagusmund reicht.

Der Pharynx enthält in seiner Wand zwei verschiedene Muskelgruppen, die für den reibungslosen Ablauf des Schluckakts mitverantwortlich sind: die **Konstriktoren** (Schlundschnürer) und die **Levatoren** (Schlundheber).

3.14.5.1 Die Konstriktoren (Schlundschnürer)

Die Konstriktoren bilden keinen vollständig geschlossenen Muskelring, sondern sind nach ventral etwas offen. Sie setzen **alle** dorsal an der **Raphe pharyngis** an, einem in der Medianebene längs ver-

laufenden Sehnenstreifen, der den Rachen an der Schädelbasis befestigt. **Alle** Konstriktoren werden vom Plexus pharyngeus innerviert, der motorische und sensible Fasern vom **N. glossopharyngeus** (IX) und vom **N. vagus** (X) sowie ein paar sympathische Fasern aus dem Grenzstrang erhält. Die folgenden Muskeln werden zu den Konstriktoren gerechnet:

- **M. constrictor pharyngis superior** (Ursprung am Os sphenoidale, an der Mandibula und am Os temporale)
- **M. constrictor pharyngis medius** (Ursprung Os hyoideum [Cornu minus und majus])
- **M. constrictor pharyngis inferior** (Ursprung vom Schild- und Ringknorpel des Kehlkopfes).

3.14.5.2 Die Levatoren (Schlundheber)

Die Levatoren dienen der Verkürzung und Hebung des Schlundes. Der **M. stylopharyngeus** zieht vom Processus styloideus zur lateralen Pharynxwand und kann den Pharynx anheben und erweitern. Der **M. salpingopharyngeus** verläuft vom Tubenknorpel zur lateralen Pharynxwand und wirft dabei eine Schleimhautfalte auf **(Plica salpingopharyngea)**. Auch er kann den Pharynx anheben. Der **M. palatopharyngeus** zieht von der Aponeurosis palatina und vom Os sphenoidale an die dorsale Pharynxwand sowie den Schildknorpel und kann das Gaumensegel nach unten und den Zungen-

3

grund nach oben ziehen. Auf diese Weise kann er den Isthmus faucium verschließen und den Kehlkopf anheben.

Alle Levatoren werden vom **N. glossopharyngeus** (IX) innerviert.

3.14.6 Der mikroskopische Aufbau

Im **Epipharynx** ist der Pharynx von einem mehrreihigen respiratorischen Flimmerepithel mit Becherzellen und seromukösen Drüsen (Glandulae pharyngeales) überzogen. Im **Mesopharynx** und im **Hypopharynx** wird der Pharynx von mehrschichtigem, unverhorntem Plattenepithel ausgekleidet. Im Gegensatz zum restlichen Verdauungstrakt **fehlt** im Pharynx eine **Lamina muscularis mucosae**.

3.14.7 Die Gefäßversorgung

Der Pharynx wird über die A. pharyngea ascendens, A. lingualis und A. thyroidea superior (Äste der A. carotis externa) sowie über die A. thyroidea inferior (aus dem Truncus thyrocervicalis aus der A. subclavia) versorgt.

3.14.8 Die Innervation

Die Innervation erfolgt durch den **Plexus pharyngeus**, der motorische und sensible Fasern vom **N. glossopharyngeus** (IX) und vom **N. vagus** (X) sowie ein paar sympathische Fasern aus dem Grenzstrang erhält.

3.14.9 Der Schluckakt

Der Beginn des Schluckakts ist willkürlich: Durch die Kontraktion des **M. mylohyoideus** und des **M. stylohyoideus** wird das Os hyoideum nach ventro-kranial gezogen. Die Zunge drückt die Nahrung gegen den weichen Gaumen und löst so den weiteren (unwillkürlichen) Ablauf des Schluckakts aus. Durch die Kontraktion der **Mm. tensor** und **levator veli palatini** und des **M. constrictor pharyngis superior** wird der Epipharynx verschlossen (der von ihm aufgeworfene Schleimhautwulst wird auch Passavant-Ringwulst genannt), die Kontraktion der Mundbodenmuskeln **(M. mylohyoideus und M. stylohyoideus)** führt zum Verschluss des Kehlkopfes, weil der Kehldeckel durch einen Fettkörper beim Heben des Kehlkopfes nach unten bewegt wird. Die Tuba auditiva wird durch die Kontraktion des M. tensor und M. levator veli palatini erweitert.

Durch die Zunge gelangt der Nahrungsbrei in den Mesopharynx, ein Zurückfließen in die Mundhöhle wird durch eine Kontraktion der **Mm. palatoglossi** und des **M. transversus linguae** und den daraus resultierenden Verschluss des Isthmus faucium verhindert. Die Kontraktion der **Mm. styloglossi** und der **Mm. hyoglossi** zieht die Zunge nach hinten, sodass der Speisebrei am Recessus piriformis entlang durch den Pharynx zum Ösophagus gleiten kann.

Das **Schluckzentrum** in der Medulla oblongata erhält über den Plexus pharyngeus (N. glossopharyngeus, N. vagus und Sympathikus) Afferenzen und sendet am Beginn des Schluckaktes Efferenzen über den Plexus cervicalis (C1–C3) zu den unteren Zungenbeinmuskeln und über den N. glossopharyngeus (IX) und den N. vagus (X) zu den Pharynxmuskeln.

 Check-up

✔ **Zur Wiederholung können Sie sich nochmals den Ablauf des Schluckakts und die daran beteiligten Muskeln vergegenwärtigen.**

3.15 Der Larynx (Kehlkopf)

 Lerncoach

Den Larynx lernen Sie am besten, indem Sie zuerst die Anteile des Kehlkopfskeletts, die Kehlkopfmuskulatur und ihre Innervation lernen und dann versuchen nachzuvollziehen, wie diese bei der Stimmbildung zusammenwirken.

3.15.1 Der Überblick

Der Kehlkopf gehört zum Atmungssystem und kann die unteren Atemwege gegen den Rachenraum verschließen. Außerdem dient er der Stimmbildung. Er besteht aus einem Kehlkopfskelett, das sich aus zwei unpaarigen und einer paarigen hyalinen sowie einer elastischen Knorpelplatte zusammensetzt, sowie aus Bändern, Membranen und Muskeln.

3.15.2 Die Entwicklung

Die Muskeln und die Kehlkopfknorpel stammen aus dem 4. und 5. Kiemenbogen (vgl. S. 62), das Epithel entstammt dem Entoderm.

3.15.3 Die Funktion
Der Larynx verbindet den Pharynx mit der Trachea. Im Larynx liegen die Stimmbänder, die Epiglottis kann den Kehlkopf zum Rachen hin abdichten.

3.15.4 Die Topographie
Der Kehlkopf liegt auf **Höhe von C3–C7**, bei Männern etwas tiefer, bei Frauen und Kindern etwas höher. Er grenzt kranial an den Pharynx, kaudal an die Trachea, ventral an die Schilddrüse und dorsal an den Beginn des Ösophagus.

3.15.5 Der makroskopische Aufbau
3.15.5.1 Das Kehlkopfskelett (**Abb. 3.14**)
Cartilago epiglottica (Epiglottis, Kehlkopfdeckel)
Die **unpaarige** Epiglottis besteht aus elastischem Knorpel. Sie hat in etwa die Form eines Blattes (Rennradsattel), wobei die konvexe Vorderfläche zum Rachen und die konkave Hinterfläche zum

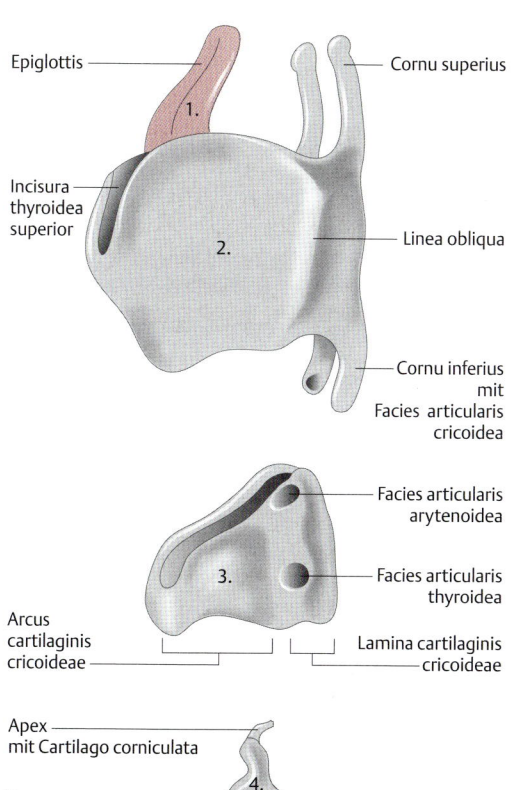

Epiglottis
Cornu superius
1.
Incisura thyroidea superior
2.
Linea obliqua
Cornu inferius mit Facies articularis cricoidea
Facies articularis arytenoidea
3.
Facies articularis thyroidea
Arcus cartilaginis cricoideae
Lamina cartilaginis cricoideae
Apex mit Cartilago corniculata
4.
Processus muscularis
Processus vocalis

Abb. 3.14 Kehlkopfskelett

Kehlkopfeingang zeigen. Die Epiglottis ist über ein stielförmiges Füßchen (Petiolus) über das **Lig. thyroepiglotticum** am Schildknorpel (Cartilago thyroidea) befestigt. Zur Befestigung am Os hyoideum dient das **Lig. hyoepiglotticum**. Die Knorpelplatte der Epiglottis weist einige kleine Löcher auf, durch sie treten Gefäße und Drüsen hindurch.

Cartilago thyroidea (Schildknorpel)
Der **unpaarige** Schildknorpel besteht aus hyalinem Knorpel und setzt sich aus zwei ventralseitig miteinander verschmolzenen Platten zusammen. An der Stelle der Verschmelzung liegt als Einkerbung die **Incisura thyroidea superior**, insbesondere bei Männern ragt sie am weitesten nach ventral und ist (mit dem ventralen Teil des Kehlkopfes) als Adamsapfel (Prominentia laryngea) am Hals zu sehen. Der Schildknorpel zeigt V-förmig nach dorsal. An seinem dorsalen Ende befindet sich kranial rechts und links je ein **Cornu superius**, kaudal je ein **Cornu inferius**.
Der kaudal vom Schildknorpel gelegene Ringknorpel (Cartilago cricoidea, s.u.) artikuliert mit der **Facies articularis cricoidea** des Cornu inferius. Jede der beiden Platten, die an der Bildung des Schildknorpels beteiligt sind, weist eine **Linea obliqua** auf. Ventral der Linea obliqua hat der **M. thyrohyoideus** seinen Ursprung, dorsal hat der **M. sternothyroideus** seinen Ansatz und der **M. constrictor pharyngis inferior** seinen Ursprung.

Cartilago cricoidea (Ringknorpel)
Der ebenfalls **unpaarige** Ringknorpel aus hyalinem Knorpel bildet einen geschlossenen Ring. Er ist dorsal viel breiter als ventral (Siegelringform). Die dorsale Platte wird auch als **Lamina cartilaginis cricoideae** bezeichnet, der ventrale Teil als **Arcus cartilaginis cricoideae.** Am *kaudalen* Abschnitt des Übergangs zwischen den beiden Anteilen befindet sich die **Facies articularis thyroidea**, die mit dem Cornu inferius des Schildknorpels artikuliert (und mit der anderen Seite ein funktionelles Scharniergelenk bildet), am *kranialen* Anteil des Übergangs findet sich die **Facies articularis arytenoidea**, die die Gelenkfläche für den Stellknorpel darstellt (und mit diesem ein Drehgelenk bildet).

3

Klinischer Bezug

Koniotomie: Bei einem lebensbedrohlichen Verschluss der Stimmritze (z. B. durch einen Fremdkörper oder Anschwellen der Schleimhaut nach Insektenstich) kann man durch einen Schnitt im Bereich des Lig. cricothyroideum medianum (Conus elasticus) relativ gefahrlos eine Verbindung zwischen der Trachea und der Außenluft schaffen. Man nennt diesen Notfalleingriff nach dem dabei zu durchtrennenden Band Koniotomie.

Cartilagines arytenoideae (Stellknorpel, Aryknorpel)
Die **paarigen** hyalinen Stellknorpel weisen drei Fortsätze in die drei Richtungen des Raumes auf. Nach medio-dorsal ragt die Spitze **(Apex)** mit dem **Cartilago corniculata** (Spitzenknorpel; Ansatzstelle für den M. arytenoideus obliquus), nach dorso-lateral zeigt der **Processus muscularis** (Ansatzstelle für die Mm. cricoarytenoideus lateralis et posterior sowie für den M. thyroarytenoideus). Außerdem zieht der **Processus vocalis** nach ventral. Er dient als Befestigung für die Stimmbänder.

MERKE

Im Laufe des Lebens können die hyalinen Anteile des Kehlkopfskeletts verknöchern, die Epiglottis bleibt jedoch elastisch (was zur Erhaltung ihrer Funktion auch notwendig ist).

3.15.5.2 Die Bänder

Das **Lig. thyroepiglotticum** verbindet die Epiglottis mit dem Schildknorpel, das **Lig. hyoepiglotticum** zieht vom Os hyoideum an die Epiglottis (**Abb. 3.15**). Die Epiglottis ist auch mit den Stellknorpeln bindegewebig verbunden und zwar über die **Membrana quadrangularis**, deren kaudaler Anteil auch als **Lig. vestibulare** (Taschenband) bezeichnet wird. Das **Lig. vocale** (Stimmband) spannt sich zwischen dem Schild- und den Stellknorpeln.

Die **Membrana thyrohyoidea** verbindet den Oberrand der Cartilago thyroidea mit dem Unterrand des Os hyoideum. Diese Membran wird sowohl medial als auch lateral durch zusätzliche Faserzüge verstärkt: von der Incisura thyroidea superior zur Mitte des Os hyoideum zieht zur Verstärkung der Membran das sog. **Lig. thyrohyoideum medianum**, vom Cornu superius des Schildknorpels zum Cornu majus des Os hyoideum zieht das **Lig. thyrohyoideum laterale**, in dessen Verlauf ein kleiner (funktionsloser) Knorpel (Cartilago triticea, Weizenknorpel) eingebettet ist. Die Membrana thyrohyoidea hat lateral Durchtrittsstellen (Foramina) für die **A. und V. laryngea superior** und den **R. internus** des N. vagus (X).

Der Unterrand des Schildknorpels und der Arcus des Ringknorpels sind ventral durch das **Lig. cricothyroideum medianum** verbunden. Der Ringknorpel wiederum ist mit der ersten Knorpelspange der Trachea über das **Lig. cricotracheale** verbunden.

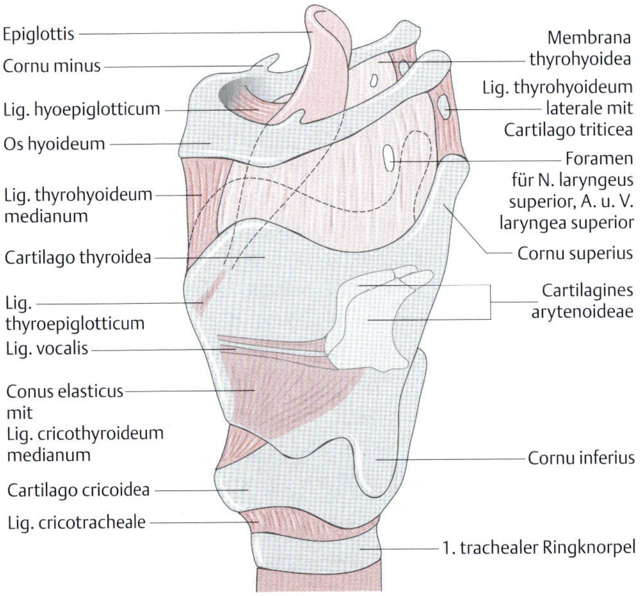

Epiglottis
Cornu minus
Lig. hyoepiglotticum
Os hyoideum
Lig. thyrohyoideum medianum
Cartilago thyroidea
Lig. thyroepiglotticum
Lig. vocalis
Conus elasticus mit Lig. cricothyroideum medianum
Cartilago cricoidea
Lig. cricotracheale

Membrana thyrohyoidea
Lig. thyrohyoideum laterale mit Cartilago triticea
Foramen für N. laryngeus superior, A. u. V. laryngea superior
Cornu superius
Cartilagines arytenoideae
Cornu inferius
1. trachealer Ringknorpel

Abb. 3.15 Kehlkopfbänder: der Schildknorpel (gestreift) wurde durchsichtig gezeichnet, um einen Blick auf das Kehlkopfinnere zu ermöglichen

3.15.5.3 Die Kehlkopfmembranen

Unter der Schleimhaut des Kehlkopfes liegt eine Schicht aus elastischem Bindegewebe **(Membrana fibroelastica laryngis)**. Den kranialen Teil dieser Membran bezeichnet man bis zur Plica vestibularis als **Membrana quadrangularis**. Der kräftigere, kaudale Teil wird auch **Conus elasticus** genannt. Er beginnt an der Innenseite des Ringknorpels und bildet kranial die Plica vocalis mit dem Lig. vocale. Der ventrale Teil des Conus elasticus strahlt in das Lig. cricothyroideum medianum ein.

3.15.5.4 Die Kehlkopfmuskeln

Die Kehlkopfmuskeln (**Abb. 3.15**) werden nach ihrer Lage in innere und äußere Kehlkopfmuskeln unterteilt.

Bei der Namensgebung der Kehlkopfmuskeln und -bänder bildet der Ursprung in der Regel den ersten Teil des Namens, der Ansatz den zweiten (z. B. M. crico-thyroideus, Lig. thyro-hyoideum).

Die äußeren Kehlkopfmuskeln
Es gibt nur einen äußeren Kehlkopfmuskel, den paarigen **M. cricothyroideus**. Er hat seinen Ursprung an der ventralen Seite der Ringknorpelspange und zieht mit seiner medial gelegenen **Pars recta** und seiner lateral davon gelegenen **Pars obliqua** nach kranial. Er setzt am Unterrand des Schildknorpels und dessen Cornu inferius an. Der M. cricothyroideus wird als einziger Muskel des Kehlkopfes vom **R. externus des N. laryngeus superior** innerviert. Kontrahiert sich der M. cricothyroideus, so nähern sich Schild- und Ringknorpel einander an und das **Stimmband wird gespannt**.

Die inneren Kehlkopfmuskeln
Der paarige **M. cricoarytenoideus posterior** (Postikus) hat seinen Ursprung dorsal an der Lamina cartilaginis cricoideae des Ringknorpels und setzt lateral am Processus muscularis des Aryknorpels an. Durch seine Kontraktion dreht er den Aryknorpel so, dass sein Processus vocalis (an dem die Stimmbänder ansetzen) nach **lateral** ragt und somit die Stimmritze **geöffnet** wird.

MERKE

Der M. cricoarytenoideus posterior ist der einzige Öffner der Stimmritze.

Der ebenfalls paarige **M. cricoarytenoideus lateralis** hat seinen Ursprung ventral am Arcus cartilaginis cricoideae des Ringknorpels und setzt medial am Processus muscularis des Aryknorpels an. Durch seine Kontraktion dreht er den Aryknorpel so, dass sein Processus vocalis nach **medial** ragt und somit die Pars intermembranacea der Stimmritze **geschlossen** wird.

Der paarige **M. vocalis** hat seinen Ursprung an der dorsalen Fläche des Schildknorpels und setzt am Processus vocalis der Aryknorpel an. Kontrahiert er sich, so nimmt sein Durchmesser (und damit auch der Durchmesser der Plica vocalis) zu und die Stimmritze kann vollständig **verschlossen** werden. Nach lateral setzt er sich in den dünnen M. thyroarytenoideus fort.

Der paarige **M. thyroarytenoideus** entspringt an der dorsalen Seite des Schildknorpels und setzt an der lateralen Fläche der Aryknorpel an. Er kann den vorderen Teil der Stimmritze, die **Pars intermembranacea**, verschließen und die Plica vocalis spannen. Ein Teil seiner Fasern bildet die **Pars thyroepiglottica**, die den Eingang des Kehlkopfes verengen kann.

Der **M. arytenoideus transversus** ist ein **unpaariger** Muskel, der die dorsalen Flächen beider Aryknorpel miteinander verbindet. Durch seine Kontraktion können sich die Aryknorpel aneinander annähern und die **Pars intercartilaginea**, den dorsalen Teil der Stimmritze, **verschließen**. Desweiteren kann er die Stimmbänder spannen.

Der wiederum paarig vorliegende **M. arytenoideus obliquus** zieht dorsal des M. arytenoideus transversus entlang. Er hat seinen Ursprung an der dorsalen Fläche des Processus muscularis des Aryknorpels und zieht an die Spitze des kontralateralen Aryknorpels. Ein Teil seiner Muskelfasern, die **Pars aryepiglottica**, wirft die Schleimhautfalte zwischen Epiglottis und Aryknorpel auf **(Plica aryepiglottica)**. Durch eine Kontraktion der gesamten Muskelfasern dieses Muskels **verengt** sich der Kehlkopfeingang, da sich die beiden Plicae aryepiglotticae aneinander annähern.

3

MERKE

Alle inneren Kehlkopfmuskeln werden vom N. laryngeus inferior (Ast des N. vagus [X]) innerviert. Nur der M. cricothyroideus (äußerer Kehlkopfmuskel) wird als einziger Kehlkopfmuskel vom R. externus des N. laryngeus superior (auch ein Ast des N. vagus) innerviert.

Tab. 3.7 fasst die Larynxmuskeln und ihre Aufgaben noch einmal zusammen.

Tabelle 3.7

Übersicht über die Larynxmuskulatur

Aufgabe	Muskel
Stimmritzen-öffner	– M. cricoarytenoideus posterior
Stimmritzen-schließer	– M. cricoarytenoideus lateralis – M. thyroarytenoideus – M. arytenoideus transversus – M. arytenoideus obliquus (Pars aryepiglottica)
Stimmband-spanner	– M. cricothyroideus – M. vocalis

3.15.5.5 Der Innenraum des Kehlkopfes

Der Kehlkopfinnenraum **(Cavitas laryngis)** erstreckt sich vom Eingang des Kehlkopfes an der Epiglottis bis an den Unterrand des Ringknorpels. Er lässt sich in drei Etagen gliedern (**Abb. 3.16**).

Obere Etage

Die obere Etage **(Vestibulum laryngis)** erstreckt sich vom Kehlkopfeingang **(Aditus laryngis)** bis zu den Taschenfalten **(Plicae vestibulares)**. Die kraniale Begrenzung bilden die Epiglottis und die **Plicae aryepiglotticae**. In der Plica aryepiglottica befinden sich zwei kleine Knorpel, der **Cartilago cuneiformis** (wirft das Tuberculum cuneiforme auf) und der **Cartilago corniculatum** (wirft das Tuberculum corniculatum auf). Lateral der Plicae aryepiglotticae liegt die untere Etage des Pharynx mit den **Recessus piriformis**, die als Schleimhautrinnen die Aufgabe haben, Nahrung und Flüssigkeit am Kehlkopfeingang vorbei in den Ösophagus zu führen. Unter der Schleimhaut des Recessus piriformis verläuft der R. internus des N. laryngeus superior.

Mittlere Etage

Die mittlere Etage **(Cavitas laryngis intermedia)** erstreckt sich von den Plicae vestibulares zu den Plicae vocales und ist somit sehr klein. Dazwischen liegt eine kleine Einbuchtung, das **Vestibulum laryngis**, das nach ventral-kranial als Sacculus laryngis endet. Die **Plicae vestibulares** enthalten zahlreiche Drüsen und das Lig. vestibulare, sie grenzen kranial an die Membrana quadrangularis. Der Spalt zwischen den beiden Taschenfalten wird auch als **Rima vestibularis** bezeichnet. Die **Plicae vocales**

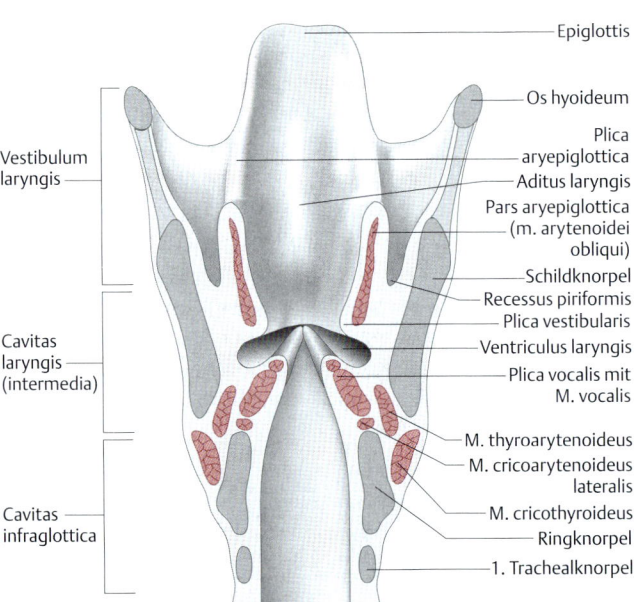

Epiglottis
Os hyoideum
Plica aryepiglottica
Aditus laryngis
Pars aryepiglottica (m. arytenoidei obliqui)
Schildknorpel
Recessus piriformis
Plica vestibularis
Ventriculus laryngis
Plica vocalis mit M. vocalis
M. thyroarytenoideus
M. cricoarytenoideus lateralis
M. cricothyroideus
Ringknorpel
1. Trachealknorpel

Vestibulum laryngis

Cavitas laryngis (intermedia)

Cavitas infraglottica

Abb. 3.16 Eröffneter Kehlkopf von dorsal mit angeschnittener Muskulatur und Innenrelief

enthalten den M. vocalis und das Lig. vocale und begrenzen die Stimmritze (**Rima glottidis**, syn. Rima vocalis).

Untere Etage
Die untere Etage **(Cavitas infraglottica)** reicht von den Plicae vocales bis zum unteren Ende des Ringknorpels.

3.15.5.6 Die Stimmbildung
Der stimmbildende Teil des Kehlkopfes wird auch als Glottis bezeichnet. Zur Glottis gehören die Stimmfalten (Plicae vocales) mit den in ihnen liegenden Stimmbändern (Ligg. vocalia), die Mm. vocales und die Aryknorpel mit dem Processus vocalis. Zwischen den Stimmfalten liegt die Stimmritze **(Rima glottidis)**. Sie wird in einen vorderen Bereich, die sog. **Pars intermembranacea** (im Bereich der Ligg. vocalia), und in einen hinteren Abschnitt, die **Pars intercartilaginea** (zwischen den Aryknorpeln), unterteilt.
Bei **Flüstersprache** sowie bei der **Ruheatmung** ist nur die **Pars intercartilaginea geöffnet**, mit **zunehmender Atemtiefe** öffnet sich auch die **Pars intermembranacea** in zunehmendem Maße. Beim Sprechen oder Singen ist die Stimmritze zunächst verschlossen, durch einen exspiratorischen Luftstrom werden die Stimmbänder dann in Schwingung versetzt. Die Lautstärke kann durch die Stärke des Luftstroms reguliert werden, die Tonhöhe durch die unterschiedliche Anspannung der Stimmbänder.

Klinischer Bezug

Gesang: Je höher ein Ton werden soll, desto stärker müssen die Stimmbänder gedehnt werden. Hierfür sind Muskeln zuständig, die durch ihre Kontraktion die Stimmbänder mehr oder weniger stark spannen können. Da die Höhe der Töne durch Muskelarbeit zustandekommt, kann das Singen von hohen Tönen in einem gewissen Maß trainiert werden. Die tiefsten Töne, die man singen kann, entstehen bei entspannten Stimmbandspannern. Da man bereits entspannte Muskeln auch durch Training nicht noch weiter entspannen kann, sind die für den Sänger

erreichbaren tiefen Töne durch den Aufbau der Stimmbänder bereits vorgegeben und können auch durch Üben kaum in tiefere Tonlagen ausgedehnt werden.
Heiserkeit: Eine Erkältung führt, ebenso wie sehr lautes oder zuviel Sprechen in trockenen Räumen, zu einer Reizung der Stimmbänder. Aufgrund der vermehrten Durchblutung und dem Anschwellen der Stimmbänder klingt die Stimme dann heiser. Auch bei falscher Sprech- oder Gesangstechnik kann es zu einer Fehl- und Überbelastung kommen. Hierbei können zusätzlich kleine knötchenförmige Veränderungen an den Stimmbändern auftreten (sog. Schrei- oder Sängerknötchen). Auch Tumoren der Stimmbänder können die Sprachbildung beeinflussen. Generell sollte bei Heiserkeit, die länger als 7–10 Tage besteht, ein Hals-Nasen-Ohren-Arzt aufgesucht werden.

3.15.6 Die Gefäßversorgung
Die arterielle Versorgung erfolgt zum einen aus der **A. laryngea superior**, ein Ast der A. thyroidea superior (aus der A. carotis externa), zum anderen aus der **A. laryngea inferior**, ein Ast der A. thyroidea inferior (aus dem Truncus thyrocervicalis aus der A. subclavia). Der venöse Abfluss erfolgt über gleichnamige Venen, die in die **V. jugularis interna** münden.

3.15.7 Die Innervation
Alle inneren Kehlkopfmuskeln werden vom **N. laryngeus inferior** (Ast des N. vagus) innerviert, der M. cricothyroideus wird als einziger Kehlkopfmuskel vom **R. externus des N. laryngeus superior** (auch ein Ast des N. vagus) innerviert. Die sensible Innervation des Kehlkopfes erfolgt ebenfalls über diese beiden Äste. Der kraniale Kehlkopfanteil wird bis zu den Plicae vocales vom R. internus des N. laryngeus superior innerviert, den kaudalen Anteil innerviert der N. laryngeus inferior, der die Fortsetzung des N. laryngeus recurrens darstellt.

3

Check-up

✔ Wiederholen Sie noch einmal die Besonderheiten der Kehlkopfmuskulatur (z. B. welcher Muskel wird von welchem Nerven innerviert, welcher Muskel öffnet die Stimmritze). Machen Sie sich klar, warum es beim beidseitigen Ausfall des N. laryngeus inferior zur lebensbedrohlichen Atemnot kommt.

3.16 Die Schilddrüse

Lerncoach
Die Schilddrüse gehört zu den am besten durchbluteten Organen im menschlichen Körper. Prägen Sie sich daher die Gefäßversorgung gut ein.

3.16.1 Der Überblick

Die Schilddrüse (Glandula thyroidea) ist eine endokrine Drüse, die die Hormone Thyroxin, Trijodthyronin und Kalzitonin produziert. Sie liegt vor der Trachea und besteht aus zwei Lappen (Lobus dexter und Lobus sinister), die ventral des Kehlkopfes durch den Isthmus glandulae thyroideae miteinander verbunden sind.

3.16.2 Die Entwicklung (vgl. S. 64)

Die Schilddrüse entsteht aus dem Entoderm der Mundhöhle und wandert im Laufe der Entwicklung vom Zungengrund nach kaudal. Dabei hinterlässt sie ventral des Sulcus terminalis das Foramen caecum. Sie zieht im Ductus thyreoglossus nach kaudal bis auf die Höhe von C6.
Die C-Zellen der Schilddrüse entstehen aus der Neuralleiste und wandern aus der 5. Schlundtasche in das Parenchym ein.

3.16.3 Die Funktion

Die Schilddrüse des Erwachsenen wiegt zwischen 20 und 60 g. Hauptaufgabe ist die Hormonproduktion, die durch TSH (Thyroidea stimulierendes Hormon) aus der Adenohypophyse stimuliert wird. Die Schilddrüsenzellen nehmen u. a. Jodid auf und produzieren Thyroxin (T_4) und Trijodthyronin (T_3). Diese Hormone werden in den Schilddrüsenfollikeln an Thyreoglobulin gebunden und als Kolloid gespeichert. Bei Bedarf werden die Hormone dann in die Blutbahn abgegeben.

Die Schilddrüsenhormone spielen eine wichtige Rolle für die körperliche und geistige Entwicklung. Sie beeinflussen den Stoffwechsel und damit auch den Energieumsatz und die Leistungsfähigkeit.
In der Schilddrüse findet man außerdem auch die so genannten C-Zellen, die Kalzitonin produzieren und so an der Regulation des Calcium-Haushalts beteiligt sind.

3.16.4 Die Topographie

Die Schilddrüse befindet sich auf **Höhe von C6/C7** (wie auch der Kehlkopf und der Beginn von Trachea und Ösophagus). Dorsal der Schilddrüse liegen der kaudale Anteil des **Kehlkopfes** und der Beginn der **Trachea**. Die beiden Schilddrüsenlappen ziehen so weit nach dorsal, dass sie auch an den **Pharynx** und den **Ösophagus** grenzen. In der Rinne zwischen Schilddrüse, Trachea und Ösophagus verläuft der **N. laryngeus recurrens**. Dorsolateral der Schilddrüse verlaufen als Gefäß-Nerven-Strang die **A. carotis communis**, die **V. jugularis interna** und der **N. vagus** (X). Ventrolateral wird die Schilddrüse sowohl vom M. sternohyoideus als auch vom M. sternothyroideus bedeckt, ganz lateral verläuft der M. sternocleidomastoideus. Ventral zieht die **Lamina pretrachealis** der Fascia cervicalis über die Schilddrüse.

Klinischer Bezug

Struma: Eine Struma (Kropf) kommt besonders in Jodmangelgebieten (z. B. Deutschland) endemisch vor. Durch den Jodmangel werden zu wenig Schilddrüsenhormone gebildet, als Folge wird in der Adenohypophyse vermehrt TSH gebildet und die Thyreozyten hypertrophieren.
Nimmt die Schilddrüsengröße zu stark zu oder entstehen knotige Veränderungen in der Schilddrüse, so muss ggf. ein Teil oder auch die gesamte Schilddrüse entfernt werden. Aufgrund ihrer topographischen Lage sind bei einer Operation insbesondere der N. laryngeus recurrens und die Nebenschilddrüsen sowie die A. carotis communis gefährdet.
Prophylaktisch kann man versuchen, dem Jodmangel der Bevölkerung beispielsweise durch den Zusatz von Jod im Speisesalz entgegenzuwirken.

3.16.5 Der makroskopische Aufbau

Die Schilddrüse besteht aus zwei Lappen (Lobus dexter und Lobus sinister glandulae thyroideae), die ventral des Kehlkopfes durch den **Isthmus glandulae thyroideae** miteinander verbunden sind. Der Isthmus bedeckt den Anfangsteil der Trachea in Höhe des 2.–4. Trachealknorpels.

Vom Isthmus der Schilddrüse zieht gelegentlich ein dreieckiger Fortsatz nach kranial, der sog. **Lobus pyramidalis**. Er ist eine rudimentäre Struktur, die während der Embryonalentwicklung im Bereich des Ductus thyreoglossus entstanden ist. Umhüllt wird die Schilddrüse von einer **Capsula interna** und von einer **Capsula externa** (beide gemeinsam nennt man auch Capsula fibrosa). Die Capsula externa hat ihren Ursprung an der Lamina pretrachealis fasciae cervicalis (s. S. 103) und verbindet den Kehlkopf mit der Schilddrüse. In der Capsula externa sind die Nebenschilddrüsen (s. u.) lokalisiert, zwischen den beiden Bindegewebskapseln liegt ein Venenplexus und Arterien. Der N. laryngeus recurrens verläuft außerhalb der äußeren Kapsel.

3.16.6 Der mikroskopische Aufbau

Im histologischen Präparat fallen insbesondere die **zahlreichen Follikel** auf. Ein Schilddrüsenfollikel besteht aus einem einschichtigen Epithel, das einen mit Kolloid gefüllten Raum umgibt. Das Kolloid besteht aus einem Glykoprotein, dem Thyreoglobulin, an das die Schilddrüsenhormone T3 und T4 gebunden sind. Inaktive Follikel enthalten viel Kolloid (da sie als inaktive Follikel wenig Hormone abgeben), aktive Follikel enthalten wenig Kolloid (da sie die neu gebildeten Hormone schnell wieder abgeben). Desweiteren befinden sich im Bereich der Follikel auch die parafollikulären Zellen, die **C-Zellen**, die das Thyreokalzitonin bilden, welches die Kalziumeinlagerung in den Knochen fördert. Um die einzelnen Follikel herum befindet sich das bindegewebige Stroma der Schilddrüse.

3.16.7 Die Gefäßversorgung

Die arterielle Versorgung erfolgt über die **A. thyroidea superior** (Ast der A. carotis externa) und die **A. thyroidea inferior** (aus dem Truncus thyrocervicalis, einem Ast der A. subclavia). Die A. thyroidea inferior verläuft bogenförmig vor der A. vertebralis nach medial zur Rückseite der Schilddrüse (nicht

zum unteren Pol) und medial des M. scalenus anterior.

Gelegentlich zieht auch aus dem Aortenbogen oder aus dem Truncus brachiocephalicus eine Arterie nach kranial, sie wird (wenn vorhanden) **A. thyroidea ima** genannt.

Der venöse Abfluss erfolgt über die **V. thyroidea superior** in die V. jugularis interna, über die **Vv. thyroideae mediae** ebenfalls in die V. jugularis interna und über den **Plexus thyroideus impar** und die **V. thyreoidea inferior** in die V. brachiocephalica sinistra.

3.16.8 Die Innervation

Wie bei allen inneren Organen erfolgt die Innervation sympathisch und parasympathisch. Die sensible und die parasympathische Innervation erfolgt durch den **N. laryngeus superior et inferior** (Äste des N. vagus). Die sympathische Innervation erfolgt über Fasern aus dem Ganglion cervicale medium.

Check-up

✔ **Vergegenwärtigen Sie sich nochmals die Topographie der Schilddrüse und den Verlauf der Gefäß-Nerven-Straße des Halses. Führen Sie sich vor Augen, warum bei einer Schilddrüsenoperation besonders auf den N. laryngeus recurrens geachtet werden muss.**

3.17 Die Epithelkörperchen

Lerncoach

Die Epithelkörperchen produzieren das Hormon PTH (Parathormon), das für die Einstellung der Kalziumkonzentration im Blut von großer Wichtigkeit ist. Dies können Sie ggf. zum fächerübergreifenden Lernen mit der Physiologie nutzen.

3.17.1 Der Überblick

In der Regel handelt es sich bei den Epithelkörperchen (Glandulae parathyroideae, Nebenschilddrüsen) um 4 kleine Organe, die sich zwischen den Bindegewebskapseln auf der dorsalen Seite der Schilddrüse befinden. Sie bilden das Hormon Parathormon, das für die Konstanthaltung des Calcium- und Phosphatspiegels wichtig ist.

3

3.17.2 Die Entwicklung
Die beiden kranialen Nebenschilddrüsen stammen aus der 4., die beiden kaudalen Nebenschilddrüsen aus der 3. Schlundtasche (vgl. S. 63).

3.17.3 Die Funktion
Die Nebenschilddrüsen produzieren das **Parathormon**, das eine Art Antagonist zum Calcitonin der Schilddrüse darstellt. Es fördert bei zu niedriger Konzzentration an ionisiertem Calcium im Blutplasma indirekt die Osteoklastenaktivität und damit die Freisetzung von Calcium aus dem Knochen sowie die Resorption des Calciums aus dem Verdauungstrakt und in der Niere. Auf diese Weise erhöht es den Serumcalciumspiegel.

Klinischer Bezug

Hyperparathyreoidismus: Eine Überfunktion der Nebenschilddrüsen bezeichnet man als Hyperparathyreoidismus (HPT). Je nach Ursache unterscheidet man einen *primären HPT*, wobei es z. B. durch ein Adenom oder einen Tumor der Nebenschilddrüsen zur Überfunktion kommt. Beim *sekundären HPT* ist die Parathormonsekretion regulatorisch erhöht, da das Serumkalzium zu niedrig ist (z. B. bei chronischer Niereninsuffizienz oder ungenügender enteraler Resorption). Ein *tertiärer HPT* entsteht als Folge eines sekundären HPT. Hierbei schütten die Nebenschilddrüsen autonom weiterhin das Parathormon aus, ohne (wie beim vorausgegangenen sekundären HPT) durch ein Releasing-Hormon dazu stimuliert zu werden. Die Ursache hierfür ist meist eine chronische Niereninsuffizienz.

3.17.4 Die Topographie
Die vier Nebenschilddrüsen liegen zwischen der Capsula interna und der Capsula externa der Schilddrüse. In ihrer genauen **Lage** dorsal der Schilddrüse sind die Nebenschilddrüsen sehr **variabel**.

3.17.5 Der makroskopische Aufbau
Normalerweise besitzt jeder Mensch vier Nebenschilddrüsen mit einem Gesamtgewicht von etwa 160 mg. Gelegentlich liegen jedoch auch mehr als vier Nebenschilddrüsen vor. Makroskopisch sehen die Nebenschilddrüsen rot-braun aus und ähneln in ihrem Aussehen dem braunen Fettgewebe.

Klinischer Bezug

Operation der Nebenschilddrüsen: Besteht während einer Operation Unklarheit, ob es sich bei den entfernten Strukturen um die Nebenschilddrüsen oder um Fettgewebe handelt, so kann eine Wasserprobe durchgeführt werden. Legt man das Gewebe in eine Schale mit Wasser, so schwimmt Fettgewebe oben, die Nebenschilddrüsen gehen unter.
Werden im Rahmen einer Schilddrüsenoperation die Nebenschilddrüsen entfernt, so kann man eine der Nebenschilddrüsen beispielsweise in den Arm „replantieren". Sie wird dort ausreichend mit Blut versorgt und nimmt bald ihre reguläre Tätigkeit wieder auf.

3.17.6 Der mikroskopische Aufbau
Mikroskopisch zeigen sich dunkle (glykogen- und mitochondrienreiche) und helle (glykogen- und fettreiche) **Hauptzellen** sowie Bindegewebsfasern, Fettzellen und **oxyphile Zellen**, die aufgrund der sehr zahlreichen Mitochondrien azidophil sind und einen pyknotischen Kern aufweisen. Die Aufgabe der Hauptzellen ist die Parathormonproduktion, die Funktion der oxyphilen Zellen ist weitgehend unklar.

Die Zellen der Epithelkörperchen erkennt man histologisch anhand der dicht gepackten, relativ kleinen Epithelzellen, die hell oder dunkel sein können.

3.17.7 Die Gefäßversorgung
Die Gefäßversorgung entspricht der Schilddrüse. Die versorgenden Arterien stammen aus der A. thyroidea superior et inferior. Der venöse Abfluss erfolgt in die Vv. thyroideae.

MERKE

Nach jeder Schilddrüsenoperation besteht die Gefahr einer Devaskularisation mit einer nachfolgender Unterfunktion.

3.17.8 Die Innervation

Die Innervation erfolgt über vegetative Fasern. Die sympathischen Fasern stammen aus dem Ganglion cervicale medium, die parasympathischen Fasern vom N. vagus.

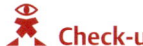 Check-up

✔ Überlegen Sie nochmal, welche Folgen die versehentliche Entfernung der Epithelkörperchen haben kann (z. B. im Rahmen einer Schilddrüsenoperation) und wie man diese Komplikation verhindern kann.

3

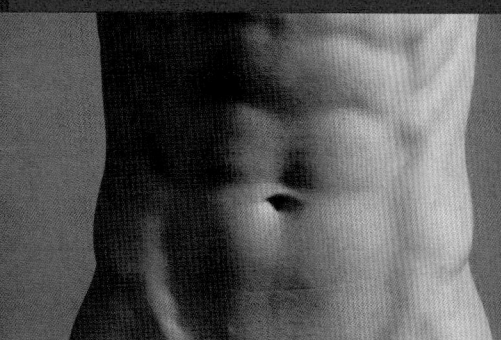

Leibeswand

Diagnose mit dem Zeigefinger

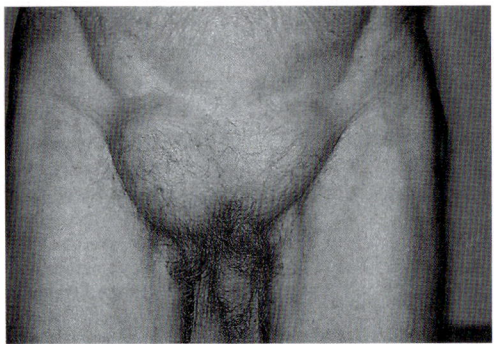

Beidseitige direkte Leistenhernie.

Von den Rippen bis zum Becken zieht ein breites, festes Band aus mehreren Schichten von Muskeln und Faszien: die Bauchwand (siehe folgendes Kapitel). Sie sorgt dafür, dass die Eingeweide an ihrem Platz innerhalb des Bauches bleiben. Bei 2–4 % der Bevölkerung kommt es jedoch irgendwann einmal zu einem „Bruch": Das Peritoneum und Teile des Darms treten durch angeborene oder erworbene Ausstülpungen der Bauchwand hindurch. Am häufigsten passiert dies dort, wo die Bauchwand nicht ganz so fest ist, z. B. am Nabel, an Durchtrittsstellen größerer Blutgefäße oder am Leistenkanal, durch den der Samenstrang nach außen zieht. An einer solchen Leistenhernie erkrankt auch Johannes.

Ein geschwollener Muskel

Johannes T. legt sich mächtig ins Zeug. Schließlich will der 19-jährige Abiturient nicht als Schwächling dastehen. Die Arbeit ist wirklich anstrengend: Steine schleppen, Bretter tragen, ... – was man als Hilfsarbeiter auf dem Bau eben tun muss. Vielleicht hätte er sich lieber um einen Ferienjob im Büro bemühen sollen. Andererseits bereitet ihn die Arbeit gut auf sein Studium vor: Ab Herbst möchte Johannes Architektur studieren. Nun jobbt er seit einer Woche auf dem Bau und seitdem tut ihm alles weh. Er wusste gar nicht, wo man überall Muskelkater haben kann! Rechts in der Leiste hatte er bisher gar keine Muskeln vermutet. Die ziehenden Schmerzen, die beim Stehen und Gehen schlimmer sind als beim Liegen, wollen einfach nicht mehr verschwinden. Abends, beim Ausziehen, bemerkt Johannes, dass der schmerzende Muskel geschwollen

ist. Und als die Beschwerden nicht besser werden, sucht Johannes drei Tage später seinen Hausarzt auf.

Darm statt Muskel

Dr. Grotewohl muss ein wenig lächeln, als Johannes ihm seinen „schmerzenden Muskel" zeigt. Tatsächlich kann er auf der rechten Seite eine kleine Vorwölbung an der Leiste erkennen. Aber ein Muskel ist das nicht! Der Hausarzt stellt die richtige Diagnose mit einem Handgriff: Er fährt mit seinem Zeigefinger vom Skrotalsack am Samenstrang entlang bis zum äußeren Leistenring und bittet Johannes zu husten. Als Johannes der Bitte ein wenig verwundert nachkommt, spürt Dr. Grotewohl an seinem Finger eine kleine Vorwölbung. Johannes hat keine Muskelzerrung, sondern eine Leistenhernie. Er hat sich „einen Bruch gehoben": Aufgrund der starken körperlichen Anstrengung hat die Bauchwand an einer Lücke in der Bauchmuskulatur, der Bruchpforte, nachgegeben. Durch den Leistenkanal treten nun nicht nur der Samenstrang und Nerven aus dem Bauchraum hinaus sondern auch ein Teil des Peritoneums und der Baucheingeweide. Bei Johannes ist die Hernie noch klein. Aber unbehandelt können sich Bruchsack und Bruchinhalt vergrößern und Teile des Darms können eingeklemmt werden. Bei einer solchen inkarzerierten Hernie muss sofort operiert werden!

Gedoppelt und zugenäht

Auch Johannes muss auf den OP-Tisch, aber nicht sofort. Erst zwei Wochen später begibt er sich ins Krankenhaus. Dort wird etwa 2 cm oberhalb des Leistenbandes ein kleiner Schnitt gemacht, der Bruchsack wird freigelegt und der Bruchinhalt reponiert, d. h. in den Bauchraum zurückverlagert. Anschließend wird die Bruchpforte so zugenäht, dass sie möglichst stabil ist und weiteren Belastungen Stand hält. Johannes' Ärzte entscheiden sich für eine Operation nach Shouldice, bei der die Fascia transversalis gedoppelt und damit die Hinterwand des Leistenkanals verstärkt wird. Nach der Operation darf Johannes für mindestens drei Wochen keine schweren Lasten heben. Seinen Ferienjob hat er deshalb gekündigt. Aber während des Krankenhausaufenthaltes hat er ein wenig herumtelefoniert und eine neue Arbeit gefunden: in einem Architekturbüro.

4 Leibeswand

4.1 Der Rücken

Lerncoach
Im folgenden Kapitel lernen Sie den Aufbau der Wirbelsäule kennen und die Besonderheiten einzelner Wirbelkörper. Wenn Sie dies beherrschen, erklärt sich die Funktion und die Anordnung der Rückenmuskeln später fast von alleine.

4.1.1 Der Überblick

Die Wirbelsäule bildet die Grundlage des Körperstammes und besteht aus 33–34 Wirbeln. Jeder Wirbel hat die gleiche Grundform mit einem Wirbelkörper, einem Wirbelbogen und Fortsätzen. Zwischen den Wirbeln befinden sich die Zwischenwirbelscheiben. Bedeckt wird die Wirbelsäule von der Rückenmuskulatur, bestehend aus der primären, autochthonen Muskulatur und den sekundären, eingewanderten Rückenmuskeln.

4.1.2 Die Entwicklung (vgl. S. 52)

Die Wirbelsäule entsteht aus den Sklerotomen der Ursegmente, die Muskulatur entwickelt sich aus den Myotomen der jeweiligen Ursegmente. Aus einem Ursegment (Somiten) entwickelt sich jeweils eine Funktionseinheit der Wirbelsäule, das Bewegungssegment.

4.1.3 Die Knochen

Die **Wirbelsäule (Columna vertebralis)** bildet das Achsenstützskelett des Körpers. In Seitenansicht und bei geradem Stand ist sie doppelt-S-förmig gebogen, mit jeweils zwei nach ventral konvexen und zwei nach dorsal konvexen Krümmungen (Lordosen und Kyphosen, s.u.). Sie hat eine Gesamtlänge von ca. 60 cm.

4.1.3.1 Der Aufbau (Abb. 4.1)

Die Wirbelsäule besteht aus insgesamt 33–34 Wirbelkörpern, davon sind
- 7 Halswirbel (Vertebrae cervicales)
- 12 Brustwirbel (Vertebrae thoracicae)
- 5 Lendenwirbel (Vertebrae lumbales)
- 5 Sakralwirbel (zum Os sacrum verschmolzen)
- 4–5 Steißwirbel (zum Os coccygis verschmolzen).

Da die Wirbelkörper im Sakral- und Kokzygealbereich verschmelzen, gibt es de facto 24 bewegliche Wirbel (echte Wirbel) und 9–10 miteinander verschmolzene, zwei kompakte Knochen bildende Wirbel (falsche Wirbel).

Alle Wirbel haben eine einheitliche Grundform. Der **Wirbelkörper (Corpus vertebrae)** bildet den ventralen Anteil des Wirbels und trägt die Hauptlast des Achsenskeletts. Zwischen den benachbarten Wirbelkörpern befinden sich die Zwischenwirbelscheiben (Disci intervertebrales). Das Innere des Wirbelkörpers enthält die Substantia spongiosa (mit rotem Knochenmark zur Blutbildung fähig); sie ist umschlossen von einer dünnen Substantia compacta.

Der **Wirbelbogen (Arcus vertebrae)** bildet den dorsalen Anteil des Wirbels und umschließt bogenförmig mit einem vorderen Pediculus arcus vertebrae und einer hinteren Lamina arcus vertebrae den Wirbelkanal (Canalis vertebralis, s. S. 464), der aus den übereinander liegenden Wirbelkanallöchern eines jeden einzelnen Wirbels gebildet wird.

Das **Wirbelloch (Foramen vertebrale)** befindet sich zentral im Wirbel. Zusammen bilden alle Wirbelkanallöcher den Wirbelkanal, der mit dem Foramen magnum am Schädel beginnt und im Hiatus sacralis am Kreuzbein endet.

Die **Foramina intervertebralia** (Zwischenwirbellöcher) befinden sich zu den beiden Seiten des Wirbelkörpers und werden am oberen Wirbelkörper von der Incisura vertebralis inferior und am unteren Wirbelkörper von der Incisura vertebralis superior gebildet. Sie dienen als Austrittsstelle für die Spinalnerven (Nn. spinales, s. S. 121). Von kranial nach kaudal nimmt der Durchmesser der Foramina intervertebralia zu.

Jeder Wirbel hat außerdem **vier Gelenkfortsätze (Processus articulares superior et inferior)**. Zwei Fortsätze sind nach kranial dorsal und zwei nach kaudal ventral gerichtet und bilden mit den darüber und darunter liegenden Fortsätzen der benachbarten Wirbel die Intervertebralgelenke. **Zwei Querfortsätze (Processus transversus)** dienen als Ansatzstelle für Muskeln, bzw. im Brustbereich für die gelenkige Verbindung mit den Rippen. An der Halswirbelsäule besitzen sie ein Tuberculum anterius und Tuberculum posterius. An den Len-

4

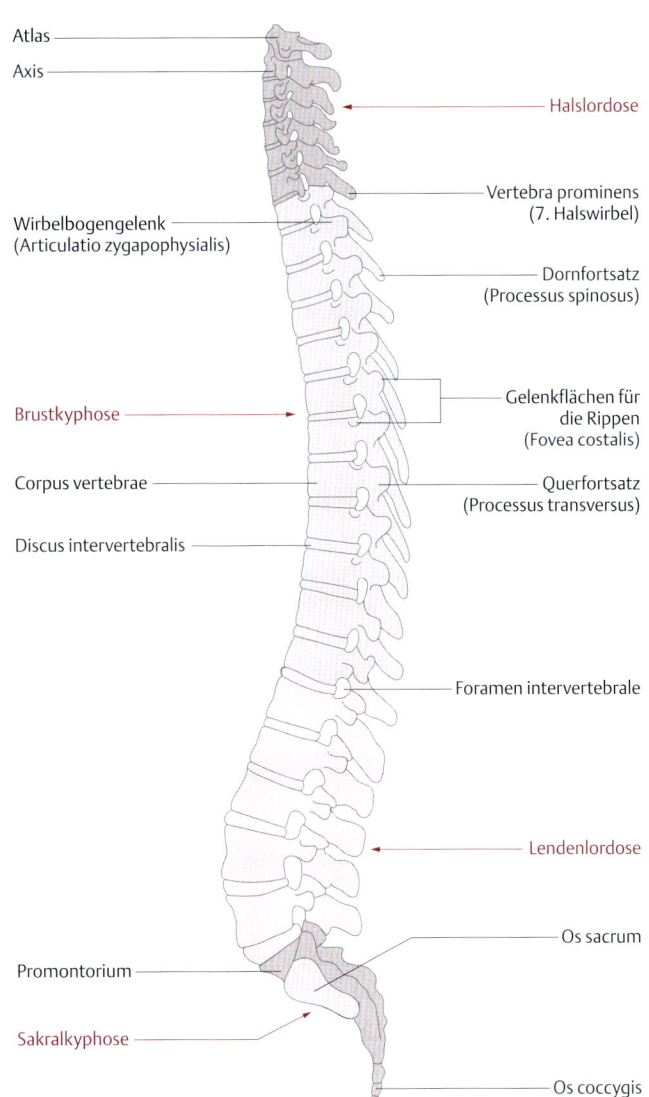

Atlas
Axis
Halslordose
Vertebra prominens
(7. Halswirbel)
Wirbelbogengelenk
(Articulatio zygapophysialis)
Dornfortsatz
(Processus spinosus)
Gelenkflächen für
die Rippen
(Fovea costalis)
Brustkyphose
Corpus vertebrae
Querfortsatz
(Processus transversus)
Discus intervertebralis
Foramen intervertebrale
Lendenlordose
Os sacrum
Promontorium
Sakralkyphose
Os coccygis

Abb. 4.1 Linke Seitenansicht der Wirbelsäule

denwirbelkörpern werden die Processus transversi als kleine seitliche Fortsätze auch Processus accessorius genannt. Zudem findet man an der Seitenfläche eines LWK die Processus costales, die Rippenrudimente darstellen.

Der Processus transversus befindet sich lateral der Wurzeln der Wirbelbögen und damit auch außerhalb der Foramina intervertebralia.

Der **Processus spinosus** (Dornfortsatz) bildet den dorsalsten Teil eines Wirbels. Er ist eine weitere Ansatzstelle für Muskeln.

Die Zwischenwirbelscheibe (Discus intervertebralis)
Die **Zwischenwirbelscheiben** verbinden die Wirbelkörper miteinander. Sie sind aus einem Faserring **(Anulus fibrosus)**, der vor allem aus Kollagenfasern besteht, und einem davon umschlossenen gallertartigen, zentral gelegenen Kern, dem **Nucleus pulposus**, aufgebaut. Im Bereich der Hals- und Lendenwirbelsäule sind die Disci vorne höher, im Bereich der Brustwirbelsäule vorne niedriger als hinten, somit sind sie formgebend. Die Funktion der Disci ist die Polsterung. Sie wirken wie ein elasti-

sches Wasserkissen und dämpfen die Gewichts- und Druckbelastung.

Die Halswirbel (Vertebrae cervicales)
Die Halswirbelsäule besteht aus **7 Wirbelkörpern**, wobei sich die beiden ersten Halswirbel deutlich von den anderen unterscheiden (**Tab. 4.1, Abb. 4.2**).

Die Brustwirbel (Vertebrae thoracicae)
Der Mensch hat **12 Brustwirbel**, die folgende Besonderheiten aufweisen:
Fovea costalis: Gelenkfläche an den Seiten der Querfortsätze eines jeden Brustwirbelkörpers für die Verbindung zu den Rippen. Die benachbarten Wirbel besitzen jeweils eine Fovea costalis superior und eine Fovea costalis inferior und bilden mit der Zwischenwirbelscheibe die komplette Gelenkfläche (für das Rippenköpfchen). Wichtig ist, dass der 1. Brustwirbel die gesamte Gelenkfläche für die 1. Rippe und die obere Hälfte der Gelenkfläche für die 2. Rippe bildet, auch der 11. und 12. Brustwirbel bilden jeweils die komplette Gelenkfläche für die 11. und 12. Rippe aus. Zudem findet sich eine kleine Incisura vertebralis superior und eine deutliche untere Incisura vertebralis inferior. Zusammen bilden sie das Foramen intervertebrale.

Processus spinosi: Die Processus spinosi sind dachziegelartig übereinander gelagert und nach kaudal abgeknickt, sodass das Dornfortsatzende um einen Wirbel tiefer liegt als der Wirbelkörper, von dem der Processus stammt.
Processus transversus: Querfortsatz an den Brustwirbelkörpern, der am Tuberculum costae eine zusätzliche Gelenkfläche für die Rippen – die Fovea costalis processus transversae – besitzt.

Die Lendenwirbel (Vertebrae lumbales)
Die Lendenwirbelsäule besteht aus **5 Lendenwirbeln**, die folgende typische Merkmale aufweisen:
Processus costalis: rudimentäre Rippenanlage, mit dem Wirbel verschmolzen;
Processus accessorius: variable Größe; als Rest des Querfortsatzes (Processus transversus) zu verstehen;
Processus mammillaris: rudimentärer Fortsatz, auf dem Processus articularis superior gelegen.
Eine weiter Besonderheit der Lendenwirbel sind die Foramina: Die **Foramina intervertebralia** sind im Verhältnis zu den anderen Wirbeln relativ groß, die **Foramina vertebralia** relativ klein.

Tabelle 4.1	
Halswirbel und ihre Besonderheiten	
Wirbelkörper	**Besonderheiten**
1 = Atlas (**Abb. 4.2a**)	– Arcus anterior et posterior: kleiner ventral und großer dorsal gelegener Wirbelbogen mit einem kleinen Tuberculum anterius und einem größeren Tuberculum posterius – Fovea dentis: Gelenkfläche an der Innenseite des Arcus anterius (für Dens axis) – Massae laterales: verdickte knöcherne Seiten des Atlas mit einer nach kranial gerichteten konkaven Gelenkfläche (Facies articularis superior für die Occipitalkondylen) und einer nach kaudal gerichteten kreisförmigen Facies articularis inferior (für den Axis) – großes Foramen vertebrale – Processus transversus mit Foramen transversarium, besitzt eine Rinne auf dem Arcus posterior für die A. vertebralis (Sulcus a. vertebralis bzw. Canalis a. vertebralis)
2 = Axis (**Abb. 4.2 b, c**)	– Dens axis: vom Wirbelkörper nach kranial ziehend; zahnartiger Fortsatz mit abgerundeter Spitze (Apex dentis). An der Vorderfläche findet sich die Facies articularis anterior (für den vorderen Arcus des Atlas), auf der Rückseite die Facies articularis posterior (für das Lig. transversum) – Processus transversus: schwach ausgebildet, mit Foramen transversarium
3.–6. Halswirbel (**Abb. 4.2 d,e**)	– Foramina transversaria für A. vertebralis – Foramen vertebrale: dreieckig – Processus spinosus: dorsal gespalten – Processus uncinatus (Uncus corporis): nach kranial ausgerichteter Höcker an der Deckplatte des 3.–6. Halswirbels; bildet im Alter die Uncovertebralgelenke (Neoarthrose) – Tuberculum anterius et posterius: am Querfortsatz ausgebildete Knochenhöcker mit einer dazwischenliegenden Rinne, dem Sulcus n. spinalis; als besonders kräftig ausgebildetes Tuberculum anterius findet sich am 6. Halswirbel das Tuberculum caroticum
7 = Vertebra prominens	– Processus spinosus: am kräftigsten von allen Halswirbeln ausgebildet und nicht mehr dorsal gespalten; deutlich tastbarer Dornfortsatz, prominent unter der Haut gelegen (daher der Name) – Foramen transversarium: nur ein kleines Loch, da die A. vertebralis noch nicht hindurchzieht

4

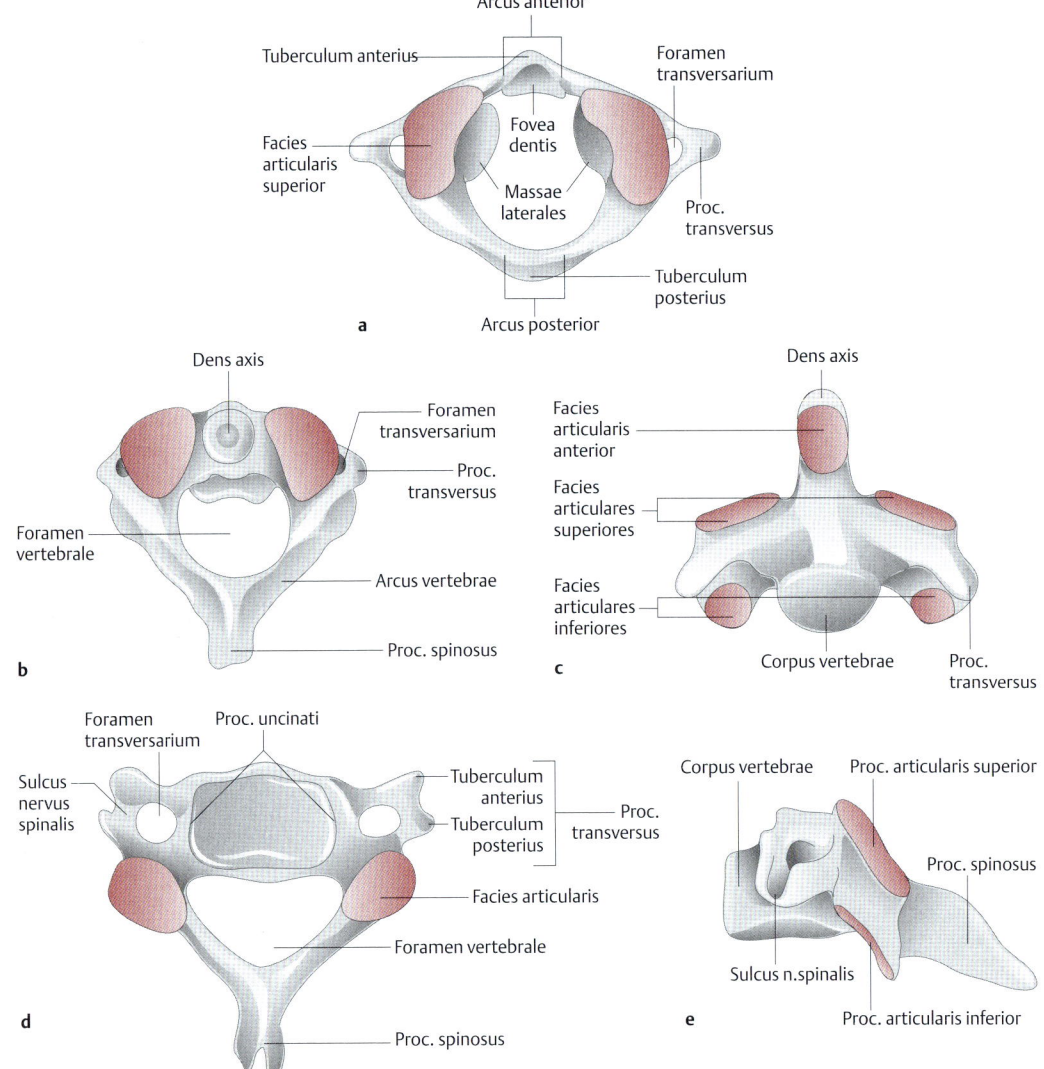

Abb. 4.2 Halswirbel: (a) Atlas von kranial, (b) Axis von kranial, (c) Axis von ventral, (d) 4. Halswirbel von kranial, (e) 4. Halswirbel von lateral

Das Os sacrum

Das Os sacrum (Kreuzbein) ist aus **5 verschmolzenen Sakralwirbeln** und den dazwischenliegenden verknöcherten Zwischenwirbelscheiben aufgebaut. Man unterscheidet eine ventrale, konkave Fläche **(Facies pelvica)** mit vier transversal verlaufenden Querleisten (Lineae transversae), eine dorsale konvexe Fläche **(Facies dorsalis)** und eine dem 5. Lendenwirbel zugewandte Fläche **(Basis ossis sacri)**. Die kaudale Spitze des Kreuzbeins bezeichnet

man als **Apex ossis sacri**. Der am weitesten vorspringende Punkt an der Basis ossis sacri ist das **Promontorium**.

Der **Canalis sacralis** (Kreuzbeinkanal) ist die Fortsetzung des Wirbelkanals und endet schließlich als **Hiatus sacralis**. Zur Seite hin wird er von den **Cornua sacralia** begrenzt. Auf Höhe der Linea transversae liegen seitlich die **Foramina sacralia anteriora**. Die Foramina intervertebralia haben nach vorne und nach hinten eine Öffnung (Foramina sacralia anteriora et posteriora), seitlich der Foramina sacralia anteriora liegt die Pars lateralis. Ein Teil der Pars lateralis bildet die **Facies auricularis**, die mit der Fläche des Os ilium das Kreuzbein-Darmbein-Gelenk (Articulatio sacroiliaca [Iliosakralfuge]) mit dahinter gelegener Tuberositas ossis sacralis bildet (s. S. 180).

Die **Foramina intervertebralia** dienen als Austrittsöffnungen für die Spinalnerven. Auf der Hinterfläche des Os sacrum erkennt man 3 Leisten: Die **Crista sacralis mediana** entsteht durch die Verschmelzung der Processus spinosi, die **Crista sacralis intermedia** begrenzt die Foramina sacralia und bildet nach kranial die Processus articulares superiores, die als Gelenksfortsatz für den 5. Lendenwirbel dienen. Die **Crista sacralis lateralis** bildet lateral die Begrenzung der Foramina sacralia posteriora.

Os coccygis

Das **Os coccygis (Steißbein)** wird in der Regel aus 4 Wirbeln gebildet, die Anzahl ist jedoch variabel. **Cornua coccygea** sind knöcherne Vorwölbungen am kranialen Pol des Steißbeins und finden sich an der dem Kreuzbein zugewandten Fläche. Die Größe der Steißbeinwirbel nimmt von kranial nach kaudal ab. Die Wirbel sind über Synchondrosen miteinander verbunden.

4.1.3.2 Die physiologischen und pathologischen Krümmungen

Die Wirbelsäule des Erwachsenen hat eine doppelte S-Form. Im Hals- und Lendenwirbelbereich besteht physiologischerweise eine **Lordose**. Hierunter versteht man eine in der Sagittalebene nach ventral konvexe Krümmung der Wirbelsäule.

> **MERKE**
>
> Lordose im Hals- und Lumbalbereich

Im Brust- und Sakralbereich besteht eine **Kyphose**, d. h. eine in der Sagittalebene nach dorsal konvexe (vorne konkave) Krümmung der Wirbelsäule. Die physiologischen Krümmungen entstehen durch die Belastung des Achsenskeletts beim Sitzen und Stehen und sind beim Säugling nur angedeutet. Die **Tragelinie** ist die körpereigene, von kranial nach kaudal verlaufende Belastungsachse.

Skoliose ist der klinische Begriff für **unphysiologische** Krümmungen der Wirbelsäule zur Seite, wobei der Scheitelpunkt des Krümmungsbogens die Skolioseseite angibt (z. B. rechts-konvex).

4.1.4 Die Bänder

Das vordere und hintere Längsband, **Lig. longitudinale anterius et posterius**, liegt dem Wirbelkörper unmittelbar an und zieht vom Os occipitale bis zum Os sacrum. Es sichert die Zwischenwirbelscheiben und hemmt die Streckung (Lig. longitudinale anterius) bzw. (Lig. longitudinale posterius) die Beugung. Das Lig. longitudinale posterius ist schmal und mit den Bandscheiben verwachsen.

Die **Ligg. flava** (**Abb. 4.3**) sind zwischen den Wirbelbögen als gelblich-orange (viele elastische Fasern) erscheinende Bänder ausgespannt. Das Lig. flavum begrenzt u. a. die Foramina intervertebralia und unterstützt das Aufrichten der Wirbelsäule.

Das **Lig. nuchae** verläuft von der Protuberantia occipitalis externa bis zu den Dornfortsätzen der

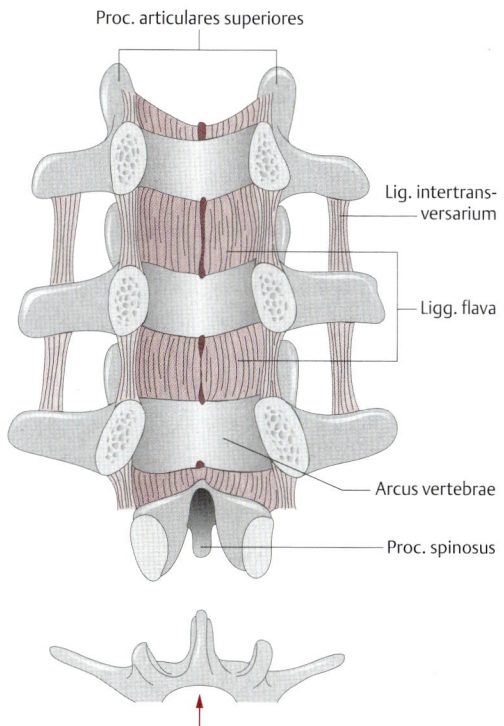

Abb. 4.3 Wirbelsäulenbänder im Bereich der LWS, Ansicht von ventral nach Durchtrennung der Wirbelbögen

Halswirbel; hier sind die Muskeln des Nackens verwachsen. Seine Fortsetzung findet das Band im Lig. supraspinale und im Lig. interspinale.
Die **Ligg. intertransversaria** (**Abb. 4.3**) sind zwischen den Querfortsätzen ausgespannt und hemmen die Seitwärtsbeugung zur Gegenseite. Die **Ligg. interspinalia** sind zwischen den Dornfortsätzen ausgespannt und hemmen die Beugung der Wirbelsäule.
Das **Lig. supraspinale** zieht von der Spitze des Dornfortsatz des 7. Halswirbels über alle weiteren Dornfortsatzspitzen hinweg bis zum Kreuzbein und verhindert eine übermäßige Ventralflexion.

Klinischer Bezug

Lumbalpunktion: Um Liquor zu gewinnen, führt man eine Lumbalpunktion durch. Dabei wird die Nadel zwischen dem 3. und 4. oder 4. und 5. Lendenwirbelfortsatz eingeführt und dabei nacheinander Haut, Ligg. flavae und die Dura durchstochen (s. S. 465). Bei der Epiduralanästhesie bleibt die Dura hingegen unversehrt, das Anästhetikum wird in den Epiduralraum injiziert, z.B. durch den Hiatus sacralis.

4.1.5 Die Gelenke
4.1.5.1 Das Atlantookzipitalgelenk
Das **Atlantookzipitalgelenk (Articulatio atlantooccipitalis)** ist ein **Ellipsoidgelenk** und ermöglicht Beugung, Streckung und Seitwärtsbewegung des Kopfes.
Die Gelenkflächen werden vom rechten und linken Condylus occipitalis und den Facies articulares superiores des Atlas gebildet. Die Gelenkkapsel ist schlaff. Folgende Bänder sind am Gelenkaufbau beteiligt: **Membrana atlantooccipitalis anterior**, **Membrana atlantooccipitalis posterior** und Lig. cruciforme atlantis.

Klinischer Bezug

Tod durch Erhängen: Beim **Tod durch Erhängen** kann das Lig. transversum zerreißen und der Dens axis sinkt in die Medulla oblongata und zerstört lebensnotwendige Zentren (s. S. 449).

4.1.5.2 Das Atlantoaxialgelenk
Das **Atlantoaxialgelenk (Articulatio atlantoaxialis)** ist für die Rotation des Kopfes zuständig und besteht aus zwei Elementen:
- **Articulatio atlantoaxialis mediana** (Radgelenk): Der Dens axis artikuliert vorne mit der Fovea dentis atlantis und hinten mit der überknorpelten Fläche des Lig. transversum atlantis.
- **Articulatio atlantoaxialis lateralis:** Paariges Gelenk, das die unteren Gelenkflächen des Atlas mit den oberen Gelenkflächen des Axis verbindet.

Beteiligte Bänder sind die **Ligg. alaria** (Flügelbänder), die seitlich vom Dens zum Foramen magnum ziehen, das **Lig. cruciforme atlan**tis (Kreuzband) mit den Fasciculi longitudinales vom 2. Halswirbel zum Foramen magnum und mit dem **Lig. transversum atlanti**s zwischen den beiden Massae laterales zur Sicherung der Medulla oblongata im Wirbelkanal, das **Lig. apicis den**tis (Spitzenband) von der Spitze des Dens zum Foramen magnum, und schließlich die **Membrana tectoria** (flächenhaftes Band ausgehend vom Clivus, das sich in das Lig. longitudinale posterius fortsetzt), die alle Bänder bedeckt.

4.1.5.3 Die Intervertebralgelenke
Die Intervertebralgelenke werden auch als **Articulationes zygapophysiales** oder Wirbelbogengelenke bezeichnet oder als kleine Wirbelgelenke. Sie sind aus den Processus articulares der benachbarten Wirbel aufgebaut. Die Intervertebralgelenke ermöglichen **Rotations- und Flexionsbewegungen**.

4.1.5.4 Die Bewegungsmöglichkeiten der Wirbelsäule
Zwei Wirbel mit der dazugehörigen Bandscheibe und den in den Zwischenwirbellöchern austretenden Nervenwurzeln werden als **Bewegungssegment** bezeichnet. Die größte Mobilität besteht im Bereich der kranialen Halswirbelsäule und im Bereich der kaudalen Lendenwirbelsäule. Im thorakalen Abschnitt der Wirbelsäule ist die Gesamtbeweglichkeit wegen der Rippen am geringsten.
Flexion und **Extension** sowie **Seitwärtsneigung** finden vorwiegend im Hals- und Lendenwirbelbereich statt, **Rotationsbewegungen** in der Hals- und Brustwirbelsäule, eingeschränkt auch in der Lendenwirbelsäule, bedingt durch die Stellung der Gelenkflächen.

4.1.6 Die autochthone Rückenmuskulatur

Die Muskeln des Rückens werden auch als autochthone Rückenmuskeln bezeichnet. Innerviert werden sie von den **Rr. dorsales** der Spinalnerven (s. S. 121). Da die autochthone Rückenmuskulatur die Aufrichtung des Körpers aus der Flexionsstellung bewirkt, wird sie auch als **M. erector spinae** bezeichnet.

Die autochthonen Rückenmuskeln ziehen in zwei großen Längsfurchen über die gesamte dorsale Wirbelsäule hinweg und werden in einen medialen, tief gelegenen und einen oberflächlichen, lateralen Trakt gegliedert. Die einzelnen Muskeln haben ihre Ansätze an den Dorn- und Querfortsätzen der Wirbel und erhalten ihren Namen nach der Zugrichtung der Muskelfaser. Allgemein gilt jedoch, dass jeder Trakt aus einem Geradsystem (Muskeln, die von oben nach unten zwischen den Dornfortsätzen, oder zwischen den Querfortsätzen ziehen) und einem Schrägsystem bestehen (Muskeln, die vom Querfortsatz zum nächsthöheren Dornfortsatz verlaufen) (**Abb. 4.4**).

Die Muskeln werden im Nackenbereich von der Fascia nuchae und im Brust- und Lendenbereich von der Fascia thoracolumbalis bedeckt (s. S. 165).

👁 **Die einzelnen Muskeln der Rückenmuskulatur müssen Sie nicht im Detail auswendig lernen, merken Sie sich aber, dass eine Einteilung in ortsansässige (= autochthone) und eingewanderte Muskeln erfolgt.**

4.1.6.1 Der laterale Trakt

Der laterale Trakt umfasst die spinotransversalen und intertransversalen Muskeln.

Die spinotransversalen Muskeln
Der **M. splenius cervicis** und der **M. splenius capitis** haben ihren Ursprung an den Dornfortsätzen der Brustwirbel und inserieren an den Querfortsätzen der Halswirbel. Innerviert werden sie von den Rr. dorsales der Rückenmarkssegmente C1–C8. Die spinotransversalen Muskeln bewirken bei einseitiger Kontraktion die Drehung von Kopf und Hals-

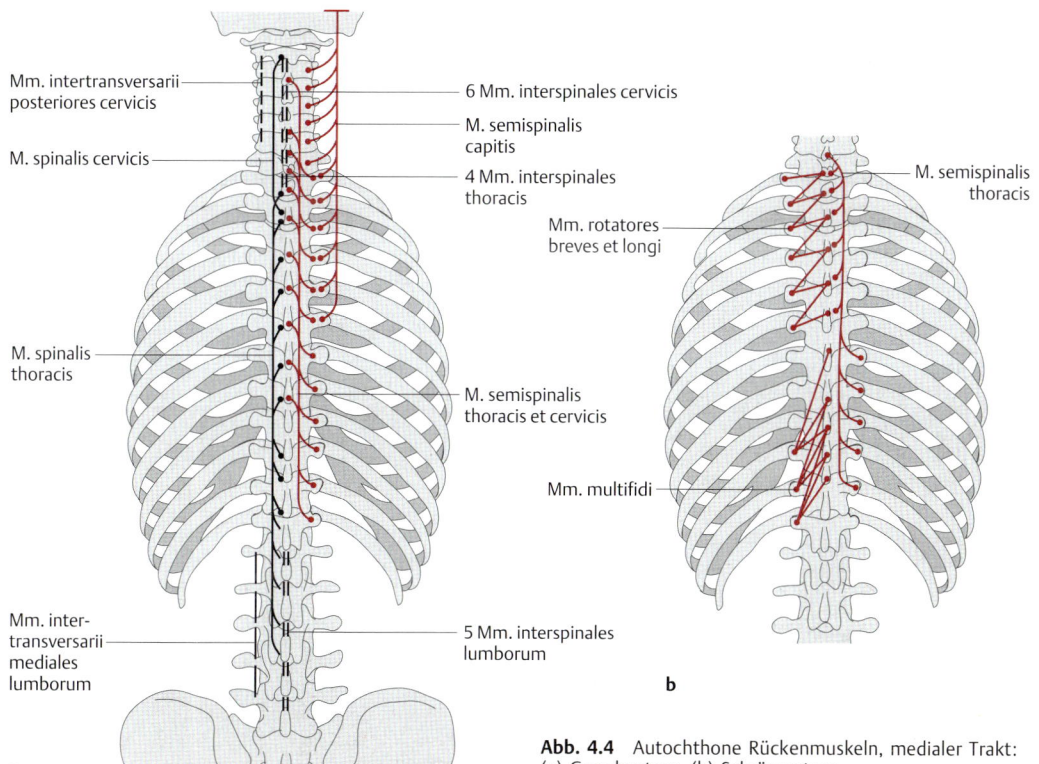

Mm. intertransversarii posteriores cervicis
M. spinalis cervicis
M. spinalis thoracis
Mm. intertransversarii mediales lumborum
a

6 Mm. interspinales cervicis
M. semispinalis capitis
4 Mm. interspinales thoracis
M. semispinalis thoracis et cervicis
5 Mm. interspinales lumborum

M. semispinalis thoracis
Mm. rotatores breves et longi
Mm. multifidi
b

Abb. 4.4 Autochthone Rückenmuskeln, medialer Trakt: (a) Geradsystem, (b) Schrägsystem

4

wirbelsäule zur gleichen Seite, Seitwärtsneigung und – bei beidseitiger Kontraktion – die Dorsalflexion von Kopf und Hals.

Die intertransversalen Muskeln
Der M. iliocostalis besteht aus drei wesentlichen Anteilen (M. iliocostalis lumborum, thoracis und cervicis), die alle in einer V-förmigen Zugrichtung verlaufen.
Am weitesten kaudal liegt der M. iliocostalis lumborum mit seinem Ursprung am Os sacrum und der Fascia thoracolumbalis.
Die Mm. longissimi bilden ebenfalls eine V-Form und setzen sich zusammen aus dem M. longissimus thoracis, M. longissimus cervicis und M. longissimus capitis.
Bei Kontraktion der Muskulatur kommt es zur Streckung und Seitwärtsneigung der Wirbelsäule bei einseitiger Kontraktion.

4.1.6.2 Der mediale Trakt
Das Geradsystem (spinales System)
Der M. spinalis hat zwei große Anteile (M. spinalis thoracis und M. spinalis cervicis) mit unterschiedlichen Ursprüngen und Ansätzen, aber gleichem Muskelfaserverlauf. Die Muskeln spannen sich zwischen den Dornfortsätzen aus.
Die Mm. interspinales sind segmental angelegte Muskeln im Hals- (6 Mm. interspinales cervicis) und oberen Thorakalbereich (4 Mm. interspinales thoracis) (ansonsten fehlen sie im Thorakalbereich) sowie im Lumbalbereich (5 Mm. interspinales lumborum). Sie stellen mit ihren Muskelfasern die Verbindung der einzelnen Dornfortsätze untereinander her.
Die Mm. intertransversarii verbinden die Querfortsätze zweier benachbarter Wirbel miteinander und werden gelegentlich auch zum intertransversalen System (lateraler Trakt) gerechnet.

Das Schrägsystem (transversospinales System)
Die Mm. rotatores breves et longi sind vor allem im Brustbereich gelegen und ziehen von den Querfortsätzen zu den nächst höheren bzw. übernächsten Dornfortsätzen.
Die Mm. multifidi werden in zervikale, thorakale und lumbale Anteile unterteilt. Sie ziehen von den Querfortsätzen schräg nach oben medial zu den

Dornfortsätzen der höher gelegenen Wirbelkörper und verlaufen in der Regel über zwei bis drei Wirbelkörper hinweg. Sie stabilisieren dadurch das jeweilige Bewegungssegment bzw. bewirken eine Streckung und Seitwärtsneigung der Wirbelsäule bei einseitiger Kontraktion.
Die Mm. semispinales liegen von lateral den Mm. multifidi an und haben drei Muskelanteile: M. semispinalis thoracis, M. semispinalis cervicis und M. semispinalis capitis. Auch sie haben ihren Ursprung an den Querfortsätzen und ziehen zu den Dornfortsätzen.
Bei einseitiger Kontraktion drehen die Muskeln des transversospinalen Systems die Wirbelsäule, bei beidseitiger Kontraktion bewirken sie eine Dorsalflexion.
Beachte: Die kleinen Muskeln an der Wirbelsäule haben neben der motorischen Funktion auch eine Sensor- und Bremsfunktion (aktiv bei Gegenbewegung).

MERKE

Die autochthone Rückenmuskulatur wird von den Rr. dorsales der Spinalnerven innerviert (s. S. 121).

4.1.7 Die eingewanderten Rückenmuskeln
Die eingewanderten Rückenmuskeln unterscheiden sich von der autochthonen Rückenmuskulatur dadurch, dass ihnen die segmentale Anordnung fehlt und sie von den Nerven ihrer „ursprünglichen" Heimat weiterhin innerviert werden (in der Regel ventrale motorische Äste der Spinalnerven). Außerdem dient ihre Funktion nicht dem Aufrichten der Wirbelsäule, sondern vielmehr der Beweglichkeit der oberen Extremität (z. B. M. levator scapulae, Mm. rhomboidei, M. latissimus dorsi, s. S. 199).
Folgende Muskeln sind besonders zu erwähnen:
Der M. serratus posterior superior hat seinen Ursprung am Processus spinosus des 6. und 7. Halswirbels sowie des 1. und 2. Brustwirbels und setzt an der 2. bis 5. Rippe an. Die Innervation erfolgt durch die Nn. intercostales aus den Rückenmarkssegmenten Th1–Th4. Er hebt die 2.–5. Rippe und wirkt so inspiratorisch.
Der M. serratus posterior inferior entspringt von der Fascia thoracolumbalis und setzt an der 9. bis 12.

Rippe an. Er wird innerviert durch die Nn. intercostales Th9–Th12. Er kann ebenfalls bei forcierter Inspiration mithelfen. In der Regel zieht er die Rippen 9–12 nach kaudal und wirkt so eher exspiratorisch. Die **Mm. levatores costarum** heißen zwar Rippenheber, doch außerdem strecken, drehen und neigen sie die Wirbelsäule. Ursprung sind die Querfortsätze vom 7. Halswirbel bis zum 11. Brustwirbel. Sie inserieren an den Rippen. Die Innervation erfolgt in diesem Fall durch die Rr. dorsales der Spinalnerven.

Die **Mm. intertransversarii** sind kleine Muskelbündel, die sich zum einen zwischen den Querfortsätzen der Halswirbel ausspannen, und zum anderen im Bereich der Lendenwirbel zu den Rippenrudimentfortsätzen (Processus costalis) ziehen (Ursprung und Ansatz). Die Innervation erfolgt durch die Rückenmarkssegmente C2–C6 sowie L1–L4.

4.1.8 Die Faszien

Die **Fascia thoracolumbalis** umschließt die gesamte autochthone Rückenmuskulatur. Sie besteht aus einem oberflächlichen und einem tiefen Faszienblatt. Ihr oberflächliches Blatt ist an den Dornfortsätzen der Wirbel befestigt; ihr tiefes Blatt befestigt sich an den Processus costales, dadurch entsteht ein osteofibröser Kanal für den M. erector spinae. Die Faszie dient außerdem dem M. latissimus dorsi und dem M. serratus posterior inferior als Ursprung. Am tiefen Blatt entspringen im Lendenbereich der M. obliquus internus abdominis und der M. transversus abdominis (aponeurotischer Übergang).

Die **Fascia nuchae** trennt die autochthonen von den sekundär eingewanderten Muskeln. Sie zieht unter dem M. trapezius und M. rhomboideus sowie über den M. semispinalis capitis und die Mm. splenii hinweg. Medial ist die Faszie mit dem Lig. nuchae verschmolzen, lateral mit der Muskelfaszie des M. levator scapulae verbunden.

4.1.9 Die Gefäßversorgung

Am Rumpf bilden in der Regel Arterien und Venen in jedem Segment eine vaskuläre Einheit, die **ringartig** um den ganzen Rumpf **verläuft**, und dorsal und ventral jeweils mit einem längs verlaufenden Gefäß verbunden ist.

Segmental angeordnet verlaufen die Aa. intercostales posteriores aus der Aorta von dorsal, bzw. die

Rr. intercostales anteriores aus der paarigen längs ziehenden A. thoracica interna von ventral. Weiter kaudal verlaufen in ebenfalls horizontaler Richtung die Aa. lumbales. Zusätzlich erfolgt die arterielle Perfusion über längs verlaufende Gefäße, z.B. über die A. epigastrica superior und A. epigastrica inferior im Bereich der Bauchwand.

Der **venöse Abfluss** erfolgt über die V. epigastrica superior sowie über die V. epigastrica inferior, außerdem über die V. thoracica interna, die V. epigastrica superficialis und die V. circumflexa ilium profunda et superficialis. Der restliche Körperstamm drainiert das venöse Blut über die V. azygos und V. hemiazygos, bzw. über Vv. thoracicae internae (s. S. 301).

Klinischer Bezug

Formvarianten: Der Begriff **Übergangswirbel** bezeichnet die atypische Ausbildung eines Wirbels im Übergangsbereich zwischen zwei Wirbelabschnitten. **Sakralisation** beschreibt die Verschmelzung des 5. Lendenwirbels mit dem Kreuzbein, bei der **Lumbalisation** entsteht ein Übergangswirbel aus dem 1. Sakralwirbel, der nicht mit den weiteren Sakralwirbeln zum Os sacrum verschmilzt.

Unter einem **Blockwirbel** versteht man eine Verschmelzung von zwei oder mehreren „echten" Wirbelkörpern miteinander aufgrund einer gestörten Entwicklung und Ausreifung der Wirbelkörperanlagen in der mesenchymalen Phase. Auch **Spaltbildungen** in den Wirbelbögen bzw. zwischen Wirbelkörper und Wirbelbogen sind auf Störungen in dieser Phase zurückzuführen.

Eine **Halsrippe** entsteht durch den Processus transversus, der als Rippenanlage undifferenziert ausgebildet wird (häufiger links als rechts). Eine Lendenrippe entsteht am 1. Lendenwirbel (manchmal auch am 2. Lendenwirbel) durch einen nicht mit dem Wirbelkörper verschmolzenen Processus costalis.

 Check-up

✔ **Machen Sie sich noch einmal den Grundaufbau der Wirbelkörper klar und rekapitulieren Sie dann die Besonderheiten der einzelnen Wirbel.**

✔ Überlegen Sie, welche Bänder am Atlanto-okzipital- und am Atlantoaxialgelenk beteiligt sind und welcher Mechanismus beim „Genickbruch" zum Tode führt.
✔ Wiederholen Sie die Unterteilung der Rückenmuskulatur in autochthone Rückenmuskeln und eingewanderte Muskeln.

4.2 Die Brustwand

Lerncoach

- Achten Sie im folgenden Kapitel besonders auf den Aufbau des Rippenthorax und die Anordnung der Interkostalmuskeln sowie den Verlauf der Interkostalgefäße. Hierauf wird später auch noch einmal im Kapitel Brustsitus auf S. 297 ff. eingegangen.
- Wichtig ist zudem, dass Sie sich den Aufbau des Zwerchfells mit seinen Durchtrittsstellen gut einprägen (welche Struktur zieht wodurch?).

4.2.1 Der Überblick

Als Brustwand wird der obere Teil der Leibeswand bezeichnet. Die obere Thoraxapertur ist die Grenze zum Hals, die untere Thoraxapertur die Grenze zur Bauchwand. Durch das Zwerchfell werden Brust- und Bauchhöhle voneinander getrennt. Der Brustkorb (Cavea thoracis) besteht aus 12 Brustwirbeln, 12 Rippenpaaren und dem Brustbein. Das Zusammenspiel der einzelnen Elemente des Thorax (u. a. Rippen, Muskeln) sind von grundlegender Bedeutung für die Atemmechanik (**Abb. 4.5**).

4.2.2 Die Knochen und die Gelenke
4.2.2.1 Die Rippen (Costae)
Der Mensch hat analog zur Anzahl der Brustwirbel **12 Rippenpaare**. Sie werden eingeteilt in **echte Rippen** (Costae verae = Rippe 1–7), die mit ihrem Rippenknorpel direkt am Sternum ansetzen, und **falsche Rippen** (Costae spuriae = Rippe 8–12). Letztere werden weiter unterteilt in die Costae arcuariae (= Rippe 8–10), die mit dem Rippenknorpel in einem Rippenbogen enden und gemeinsam zum Sternum (Brustbein) ziehen, und die freien Rippen (Costae fluctuantes = Rippe 11–12), die keinen Kontakt zum Sternum haben. Alle Rippen sind nach folgendem Prinzip aufgebaut (**Abb. 4.6**):
- **Caput:** Rippenkopf; er setzt an der Gelenkfläche des Brustwirbels an und weist an der 2.–10. Rippe eine Crista capitis costae auf, die die Gelenkfläche in 2 Hälften unterteilt

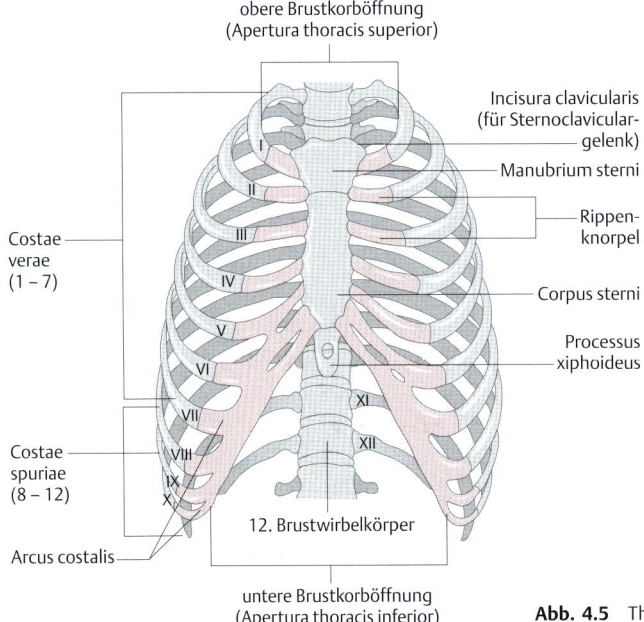

Abb. 4.5 Thoraxübersicht

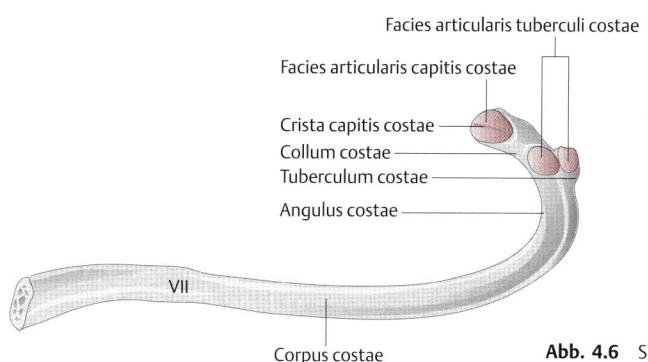

Facies articularis tuberculi costae
Facies articularis capitis costae
Crista capitis costae
Collum costae
Tuberculum costae
Angulus costae
VII
Corpus costae

Abb. 4.6 Siebte Rippe von medial

Tabelle 4.2

Besonderheiten einzelner Rippen

Rippe	Topographie	Form
1. Rippe	Tuberculum m. scaleni anterioris: Ansatzstelle für M. scalenus anterior Sulcus a. subclavia (für A. subclavia) und Sulcus v. subclavia (für V. subclavia)	klein und abgeplattet
2. Rippe	Tuberositas m. serrati anterioris: Ursprung einer Muskelzacke für den M. serratus anterior	
11. und 12. Rippe	kein Tuberculum articularis costae, da Rippe 11 und 12 sog. freie Rippen sind	kurz und gerade, nur angedeuteter Rippenwinkel

- **Collum:** Rippenhals
- **Corpus:** Rippenkörper mit dem Tuberculum costae (setzt am Querfortsatz des Brustwirbels an), Angulus costae (= Rippenwinkel, bildet einen Knick, durch den die Rippe nach ventral weiter verläuft) und Sulcus costae an der Unterseite der Rippe (hier verlaufen die Interkostalgefäße und -nerven, s. S. 169). Das dem Brustbein zugewandte Ende einer Rippe besteht aus hyalinem Knorpel (Cartilagines costales).

4.2.2.2 Die Rippengelenke

Die Rippengelenke sind wichtig für die In- und Exspiration, da durch die Gelenke die Rippen gehoben und gesenkt werden können. Da Rippen eine Kanten-, Flächenkrümmung und eine Torsion aufweisen, wird durch Lageänderung der Rippen das von ihnen eingefasste Volumen des Thorax wesentlich vergrößert (Heben = Inspiration) oder verkleinert (Senken = Exspiration).

Die Gelenke mit den Wirbeln (Articulationes costovertebrales)
Jede Rippe hat zwei Gelenke mit dem zugehörigen Brustwirbel.
Articulatio capitis costae: Gelenk zwischen den Wirbelkörpern und dem Rippenkopf. Die 1., 11. und 12. Rippe artikulieren nur mit einem Wirbelkörper, alle anderen Rippen setzen an einer Gelenkfläche an, die aus zwei Hälften besteht, gebildet vom jeweils darüber und darunter liegenden benachbarten Wirbel.
Articulatio costotransversaria: Gelenk zwischen den Querfortsätzen der Wirbel und dem Tuberculum costae der 1.–10. Rippe.

Die Gelenke mit dem Brustbein
Die 1. Rippe ist mit dem Manubrium sterni über die **Synchondrosis sternocostalis** verbunden. Regelmäßig findet man Gelenke zwischen der 2.–5. Rippe und dem Sternum **(Articulationes sternocostales)**. 6. und 7. Rippe sind ebenfalls über Synchondrosen und/oder Synostosen mit dem Sternum verbunden.

Die Bänder der Rippen
Nachfolgend sind wichtige Bänder aufgeführt, die die Gelenke der Rippen mit den Wirbeln und dem Brustbein verbinden:
Lig. capitis costae intraarticulare: intraartikuläres Band, verbindet den Rippenkopf mit der Zwischenwirbelscheibe (2.–10. Rippe) und teilt die Gelenkhöhle in 2 Hälften
Lig. capitis costae radiatum: extraartikuläres Band, verbindet den Rippenkopf mit dem Wirbelkörper (2.–10. Rippe)

4

Lig. costotransversarium superius: verbindet Querfortsatz und Tuberculum costae des nächsten darüber gelegenen Wirbels

Lig. costotransversarium laterale: verbindet Querfortsatz und Tuberculum costae des gleichen Segments

Lig. sternocostale radiatum: zieht von Rippenknorpel zur ventralen Brustbeinseite und strahlt in die Gelenkkapsel mit ein

Lig. sternocostale intraarticulare: teilt die Gelenkhöhle in zwei Räume ein und kommt an der 2. Rippe bzw. an der 3. bzw. 5. Rippe vor.

4.2.2.3 Das Brustbein (Sternum)

Das Sternum ist ein platter Knochen und setzt sich zusammen aus drei Knochen, die über Synchondrosen (s. S. 27) verbunden sind:

Manubrium sterni: Verbreiterter, oberer Teil des Sternums, mit der Incisura clavicularis für den Ansatz der Clavicula von rechts und links, der Incisura jugularis (Drosselgrube) und dem **Angulus sterni** (Brustbeinwinkel), der durch die Haut tastbar ist. Gleichzeitig setzt hier die 2. Rippe an. Insgesamt findet man 1½ Incisurae für den Ansatz der 1. und 2. Rippe.

Corpus sterni: Am Brustbeinkörper befinden sich seitlich die Incisurae costales für die 2. bis 7. Rippe (5½ Incisurae).

Processus xiphoideus: Der oft geteilte oder durchlöcherte „Schwertfortsatz" bildet das kaudale Ende des Brustbeins.

4.2.3 Die Muskulatur

4.2.3.1 Die Muskulatur der Brustwand

s. S. 198 ff.

4.2.3.2 Die Interkostalmuskeln

Die **Mm. intercostales externi** haben ihren Ursprung am unteren äußeren Rand des Sulcus costae und setzen am Oberrand der nächsten darunter liegenden Rippe an. Funktionell heben die Muskeln die Rippen und ermöglichen die Inspiration (durch Verlauf längerer Hebel an der darunter liegenden Rippe → Heben der Rippe). Die äußerste Muskelschicht im Zwischenrippenraum ist bei der Ansicht von außen gut sichtbar. Die Muskelfasern verlaufen von oben lateral nach unten medial (sog. „Hosentaschenrichtung"). Dort wo die Muskelfasern nicht ausgespannt sind, findet sich eine dünne Bindegewebsschicht, die Membrana intercostalis externa (zwischen den Rippenknorpeln).

Die **Mm. intercostales interni** verlaufen genau entgegengesetzt zu den Mm. intercostales externi, also von unten lateral nach oben medial. Ursprung ist der Oberrand der Rippe, Ansatz der untere Rand der nächsthöheren Rippe. Sie senken die Rippen und dienen so der Exspiration. Die Mm. intercostales interni liegen als mittlere Muskelschicht im Zwischenrippenraum. Die sehnigen Fasern zwischen dem Angulus costae und den Wirbelkörpern bilden die Membrana intercostalis interni.

Die **Mm. intercostales intimi** bilden die innerste Muskelschicht des Zwischenrippenraums und stellen eine Abspaltung der Mm. intercostales interni dar mit gleicher Verlaufsrichtung. Sie entspringen vom Oberrand der Rippe und inserieren am Unterrand der nächsthöheren Rippe. Sie sorgen ebenfalls für die Exspiration durch Senkung der Rippen.

Innerviert werden die Mm. intercostales durch die **Nn. intercostales** (Rr. anteriores der thorakalen Spinalnerven).

Die Gefäß-Nervenstraße

Zwischen den Interkostalmuskeln, genauer gesagt zwischen dem Mm. intercostales interni und intimi, verläuft jeweils segmental die Gefäß-Nervenstraße im Zwischenrippenraum. In typischer Reihenfolge ziehen hier von kranial nach kaudal: Vene, Arterie und Nerv (V., A. und N. intercostalis) (**Abb. 4.7**).

MERKE

Im Interkostalraum von oben nach unten Vene, Arterie, Nerv (VAN).

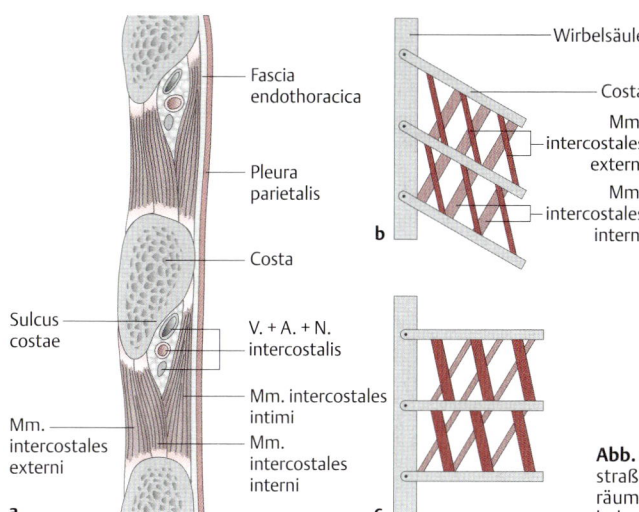

Abb. 4.7 Interkostalmuskeln und Gefäß-Nerven-straße: (a) Querschnitt durch zwei Zwischenrippen-räume; (b) Rippensenkung (Exspiration); (c) Rippen-hebung (Inspiration)

Klinischer Bezug

Pleuraerguss: Bei Ergussbildung in den Rand-winkeln des Pleuraspaltes (Pleuraerguss) wird die angesammelte Flüssigkeit abpunktiert. Als Zu-gangsweg wählt man dorsal der mittleren Axillarlinie einen Zwischenrippenraum, der sich auf Höhe des Ergusses befindet (in der Regel zwischen der 6. und 9. Rippe). Die anschließende Punktion erfolgt dann am Oberrand der nächsten darunter liegenden Rippe. Dadurch wird eine Verletzung der Interkostalgefäße und des Interkostalnervs vermieden.

4.2.3.3 Weitere Zwischenrippenmuskeln

Die **Mm. subcostales** haben ihren Ursprung zwi-schen dem Tuberculum costae und dem Angulus costae am Oberrand der jeweils darunter liegen-den Rippe. Die Fasern ziehen zur übernächsten darüber gelegenen Rippe und setzen dort dorsal an. Die Mm. subcostales senken die Rippen (Exspi-ration).

MERKE

Die Muskelfasern der Mm. subcostales sind nicht immer vorhanden.

Der **M. transversus thoracis** zieht von der Innen-seite des Processus xiphoideus und des Corpus sterni (Ursprung) fächerförmig zum Unterrand des

2.–6. Rippenknorpels. Auch er senkt die Rippen und dient damit der Exspiration.

Die **Innervation** der Mm. subcostales und des M. transversus thoracis erfolgt über die Nn. intercos-tales.

4.2.4 Die Gefäßversorgung

4.2.4.1 Die arterielle Versorgung

Die **arterielle Versorgung** der Brustwand wird seit-lich von den **Interkostalgefäßen** und ventral durch die **A. thoracica interna** (alt: A. mammaria interna) und ihre Äste übernommen.

Die **Aa. intercostales posteriores** 1 und 2 entsprin-gen aus der A. intercostalis suprema aus dem Truncus costocervicalis, die 3.–11. Interkostalarte-rie und die A. subcostalis (verläuft am Unterrand der 12. Rippe) direkt aus der Aorta thoracica. Die Aa. intercostales posteriores geben direkt nach ihrem Abgang einen Ast zur Versorgung des Rückens ab (Ramus dorsalis) und ziehen dann am Unterrand der nächsten höheren Rippe gemeinsam mit Vene und Nerv nach ventral, wo sie mit den **Rr. intercostales anteriores** (aus der A. thoracica interna und A. musculophrenica) anastomosieren. Die Rr. intercostales anteriores geben Äste zur Brustdrüse (Rr. mammarii mediales) ab.

Weitere Äste der A. thoracica interna zur Versor-gung der vorderen Brustwand sind: Rr. sternales, Rr. perforantes, Rr. mammarii mediales, R. costalis lateralis.

4

Die beiden Endäste sind die **A. musculophrenica** für Zwerchfell und Anteile der Bauchmuskeln und die **A. epigastrica superior** für die ventrale Bauchwand.

4.2.4.2 Der venöse Abfluss
Der **venöse Abfluss** erfolgt über zwei Begleitvenen der A. thoracica interna (Vv. thoracicae internae), die in die V. brachiocephalica münden. Sie erhalten Zuflüsse über die Vv. epigastricae superiores, Vv. intercostales anteriores und V. musculophrenica.

4.2.5 **Das Zwerchfell (Diaphragma)**
Das Zwerchfell (Diaphragma) ist eine sehnig-muskulöse Trennwand zwischen dem Brust- und dem Bauchsitus, die kuppelförmig die untere Thoraxapertur verschließt.

4.2.5.1 Die Entwicklung
Das Diaphragma entsteht aus dem Mesoderm und setzt sich aus vier Anteilen zusammen:
- Septum transversum: hieraus entwickelt sich das Centrum tendineum (s. u.)
- Mesenterium des Ösophagus, in dem sich die Zwerchfellschenkel entwickeln
- den beiden Pleuroperitonealmembranen: sie bilden die Trennplatte zwischen Pleura und Peritoneum
- Muskelanlagen aus der Körperwandung: aus der äußeren parietalen Schicht werden die peripheren Anteile des Zwerchfells gebildet.

4.2.5.2 Die Funktion
Das Zwerchfell ist der wichtigste Atemmuskel. Durch Kontraktion flacht das Zwerchfell ab und verlagert sich nach kaudal. Der Thorax wird erweitert, der Unterdruck im Pleuraspalt nimmt zu, ebenso die Sogwirkung am Lungenparenchym. Die Belüftung der Lungen wird dadurch gefördert. Durch Relaxation der Muskelfasern verlagert sich das Zwerchfell dann wieder nach kranial in seine Ausgangsposition.

4.2.5.3 Der Aufbau (s. Abb. 4.8)
Centrum tendineum: Das dreieckig begrenzte zentrale Sehnenfeld ist Ansatz für die Muskelfasern aller drei folgenden Anteile. Dem Centrum tendineum aufgelagert ist das Herz. Es ist kranial mit dem Perikard (Mitbewegung des Herzbeutels bei Atembewegungen) und kaudal mit der Area nuda der Leber (wird vom Lig. coronarium hepatis gebildet, vgl. S. 332) verwachsen. Das Centrum tendineum begrenzt das Foramen venae cavae.
Pars sternalis: sie entspringt an der Rückseite des Processus xiphoideus
Pars costalis: Ursprung an den Rippenknorpeln der unteren 6 Rippen
Pars lumbalis: wird unterteilt in **Crus dextrum** und **Crus sinistrum**, die der Wirbelsäule direkt anliegen und sich jeweils in ein **Crus mediale** und **Crus laterale** aufzweigen. Das Crus mediale dextrum hat seinen Ursprung am 1.–4. Lendenwirbel, das Crus

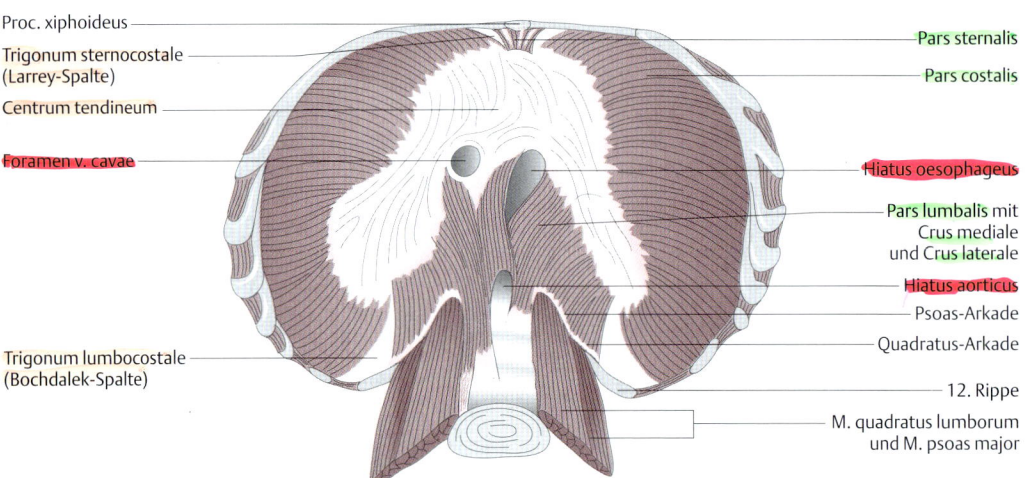

Proc. xiphoideus
Trigonum sternocostale (Larrey-Spalte)
Centrum tendineum
Foramen v. cavae
Trigonum lumbocostale (Bochdalek-Spalte)

Pars sternalis
Pars costalis
Hiatus oesophageus
Pars lumbalis mit Crus mediale und Crus laterale
Hiatus aorticus
Psoas-Arkade
Quadratus-Arkade
12. Rippe
M. quadratus lumborum und M. psoas major

Abb. 4.8 Durchtrittsstellen des Zwerchfells (Ansicht von unten)

mediale sinistrum am 1.–3. Lendenwirbel. Das Crus laterale dextrum und das Crus laterale sinistrum überspannen mit zwei sehnigen Bögen (Lig. arcuatum mediale et laterale) den M. psoas und M. quadratus lumborum (Psoasarkade, Quadratusarkade).

MERKE

Die medialen Schenkel der Pars lumbalis haben ihren Ursprung an den Lendenwirbelkörpern (sie liegen ja auch der Wirbelsäule an), die lateralen Schenkel an Sehnenstreifen von Muskeln (Psoasarkade und Quadratusarkade, s. S. 240).

Die Muskelspalten
Das Zwerchfell hat auf jeder Seite zwei von wenig Bindegewebe gefüllte, muskelfreie Dreiecke:
- **Larrey-Spalte (Trigonum sternocostale):** zwischen Pars sternalis und Pars costalis gelegen, Durchtrittsstelle der Vasa epigastrica superiora.
- **Bochdalek-Dreieck (Trigonum lumbocostale):** zwischen Pars costalis und Pars lumbalis.

MERKE

Durch die Spalten können bei erhöhtem intraabdominellen Druck Anteile der Baucheingeweide (z. B. Magen) in den Thorax verlagert werden: Zwerchfellhernien.

*Die Zwerchfell-Öffnungen (**Abb. 4.8**)*
An folgenden Stellen treten Strukturen durch das Zwerchfell hindurch:
- **Hiatus aorticus:** Durchtrittsstelle für Aorta descendens und Ductus thoracicus. Der Hiatus aorticus befindet sich zwischen dem Crus mediale dextrum et sinistrum (Pars lumbalis) vor dem 1. Lendenwirbel. Die innen liegenden Faserzüge der medialen Crura bilden einen Sehnenbogen, das **Lig. arcuatum**, das den Hiatus aorticus verstärkt und so eine Einengung der Aorta beim Zwerchfelldurchtritt verhindert.
- **Hiatus oesophageus:** Durchtrittsstelle für Ösophagus, Nn. vagi (Truncus vagalis posterior et anterior), R. phrenicoabdominalis sinister. Der Hiatus oesophageus befindet sich in der Pars lumbalis auf Höhe des 10. Brustwirbels und ist vollständig von Muskulatur umgeben.

Beachte: Der Hiatus oesophageus ist ein funktioneller Sphinkter, d. h. hier liegt eine Engstelle der Speiseröhre vor (vgl. S. 292). Der funktionelle Verschluss erfolgt durch schraubenartig verlaufende Muskelfasern der Tunica muscularis und ein submuköses Venengeflecht. Dadurch wird der Übertritt von Magensekret in die Speiseröhre verhindert (s. S. 293).
- **Foramen v. cavae:** Durchtrittstelle für V. cava inferior, R. phrenicoabdominalis dexter. Das Foramen v. cavae befindet sich im Centrum tendineum und ist bindegewebig mit der V. cava inferior verbunden.
- **Trigonum sternocostale** (Larrey-Spalte): Durchtrittstelle für A. und V. epigastrica superior (Endäste der A. und V. thoracica interna). Das Trigonum sternocostale liegt auf Höhe des 9. Brustwirbels.
- **Medialer Lumbalspalt:** Durchtrittstelle für N. splanchnicus major und minor, V. azygos (V. lumbalis ascendens), V. hemiazygos. Der mediale Lumbalspalt befindet sich im Crus mediale.
- **Lateraler Lumbalspalt:** Durchtrittstelle für Truncus sympathicus. Er liegt zwischen dem Crus mediale und dem Crus laterale.

4.2.5.4 Die Gefäßversorgung und die Innervation
Die arterielle Perfusion erfolgt über die A. phrenica superior (aus der Aorta thoracica), die A. pericardiacophrenica und A. musculophrenica (aus der A. thoracica interna, dieses Gefäß wird gerne für Bypass-OP verwendet, s. S. 107) und die A. phrenica inferior (aus der Aorta abdominalis).
Motorisch wird das Zwerchfell vom N. phrenicus (C3–C5) innerviert, sensibel von den Rr. phrenicoabdominales (aus dem rechten und linken N. phrenicus, vgl. S. 299).

4.2.5.5 Die Topographie
Das Zwerchfell ist atemverschieblich. In Ruhelage steht die rechte Zwerchfellkuppel in der Regel höher als der linke (wegen der darunter liegenden Leber). Man spricht auch von den beiden Zwerchfellhälften (Hemidiaphragma dexter et sinistra) bzw. von den beiden Zwerchfellkuppeln. Bei maximaler Inspiration befindet sich die rechte Zwerchfellkuppel auf Höhe der 7. Rippe (BWK11), bei

maximaler Exspiration auf Höhe der 4. Rippe (BWK8).

Klinischer Bezug

Schluckauf (Singultus): Beim Schluckauf kommt es zu unwillkürlichen Kontraktionen des Zwerchfells bei gleichzeitig geschlossener Stimmritze und schneller Einatmung. Als Folge entsteht ein hoher Ton.

Meist ist der Schluckauf vorübergehend und ohne pathologische Bedeutung, selten liegen organische Ursachen zugrunde (z. B. Erkrankungen im Verlauf des N. phrenicus, ZNS-Erkrankungen, subphrenischer Abszess). Vielfältig sind auch die Therapieoptionen eines spontan auftretenden Schluckaufs: Luft anhalten und bis 30 zählen, Ablenken und Abwarten, schnell ein Glas kaltes Wasser trinken, etc. Bei einem immer wiederkehrenden oder persistierenden Schluckauf ist eine genauere Abklärung indiziert um mögliche organische Ursachen nicht zu übersehen.

4.2.6 Die Brustdrüse (Mamma)

4.2.6.1 Die Entwicklung

Die Milchdrüse entsteht aus der epithelialen Milchleiste, die sich dann zur Milchdrüsenknospe differenziert. Aus der Milchdrüsenknospe sprossen die Milchgänge aus.

4.2.6.2 Die Funktion

Die weibliche Brust unterliegt zyklusspezifischen Hormoneinwirkungen. Prämenstruell erweitern sich die Milchgänge, postmenstruell bilden sie sich wieder zurück. Erst im Verlauf einer Schwangerschaft bildet sich – durch den Einfluss der Schwangerschaftshormone – eine laktierende Mamma aus.

4.2.6.3 Der Aufbau

Die weibliche Brust besteht aus einem Drüsenkörper, Bindegewebszügen und Fett. Die Brustdrüse selbst **(Glandula mammaria)** setzt sich aus 20 tubuloalveolären Einzeldrüsen zusammen, die verzweigt im subkutanen Fettgewebe liegen. Benachbarte Drüsen sind durch Bindegewebsstränge **(Retinacula)** voneinander getrennt. Eine Drüse ist aus alveolären Einzeldrüsen aufgebaut, die umgeben

sind von vereinzelten Myoepithelzellen und im Fettgewebe eingebettet sind. Die Drüsen münden in die Brustwarze **(Papilla mammae)**, die vom Brustwarzenhof umgeben ist **(Areola mammae)**.

Die Retinacula ziehen zwischen den einzelnen Drüsen in die Tiefe bis auf die Muskelfaszie des M. pectoralis (s. S. 198). Gegenüber dem Muskel ist die Brustdrüse normalerweise leicht verschieblich.

MERKE

Bei pathologischen Zuständen, z. B. einem fortgeschrittenen Mammakarzinom, fehlt die Verschieblichkeit und ist ein wichtiger diagnostischer Hinweis.

4.2.6.4 Die Gefäßversorgung

Für die **arterielle Blutversorgung** sorgen von medial die Rr. mammarii mediales aus den Rr. intercostales 2–4 und lateral die Rr. mammarii laterales aus der A. thoracica lateralis. Von basal versorgen die Rr. mammarii laterales der Interkostalarterien das Drüsengewebe.

Der **venöse Abfluss** erfolgt über die V. thoracica interna weiter in die V. subclavia und von dort über die V. brachiocephalica in die V. cava superior.

4.2.6.5 Der Lymphabfluss

Die Lymphabflusswege der Mamma sind von großer Bedeutung, um die Metastasierungswege des Mammakarzinoms nachvollziehen zu können. Prägen Sie sich diese daher gut ein.

Man unterscheidet verschiedene Lymphabflusswege der Brustdrüse. Die **axilläre Lymphabflussbahn** (nach lateral in Richtung Achselhöhle) verläuft über die Lymphknotenstationen der:
- Nodi lymphoidei pectorales
- Nodi lymphoidei axillares superficiales
- Nodi lymphoidei paramammarii
- Nodi lymphoidei centrales et apicales et supraclaviculares.

Eine weitere mögliche Abflussrichtung sind die Interkostalräume mit ihren interkostalen Lymphabflussbahnen. Hier erfolgt der Abfluss über die Lymphknoten der:
- Nodi lymphoidei parasternales

- Nodi lymphoidei intercostales
- Nodi lymphoidei axillares et interpectorales.

(Weitere Lymphabflusswege siehe Kap. Obere Extremität, S. 220.)

Check-up
✔ **Wiederholen Sie die Öffnungen im Zwerchfell und die hindurchtretenden Strukturen.**

4.3 Die Bauchwand

Lerncoach
Im folgenden Kapitel lernen Sie den Aufbau der Bauchwand kennen. Dieser wird Ihnen wieder beim Hoden begegnen (s. S. 369), der den gleichen Aufbau hat. Prägen Sie sich den Aufbau gut ein, dann haben Sie beste Voraussetzungen um z. B. die Entstehung von Leistenbrüchen (s. u.) zu verstehen.

4.3.1 Der Überblick
Die Bauchwand besteht aus mehreren Schichten und nimmt den unteren Teil der ventralen Rumpfwand ein. Unter der Haut der Bauchwand befindet sich subkutanes Fettgewebe, das von der Muskulatur durch die Fascia abdominis superficialis getrennt wird. Die Bauchmuskulatur bildet die

Grundlage der Bauchwand. Man unterscheidet die oberflächliche laterale (M. obliquus externus abdominis, M. obliquus internus abdominis, M. transversus abdominis) und mediale (M. rectus abdominis, M. pyramidalis) Bauchmuskulatur sowie die tiefe Bauchmuskulatur (im Bauchraum gelegen: M. quadratus lumborum, M. psoas major, vgl. S. 240). Die Aponeurosen der seitlichen Bauchmuskeln und die Fascia transversalis bilden die Rektusscheide, in der der M. rectus abdominis liegt.

4.3.2 Die Bauchmuskulatur
4.3.2.1 Die oberflächlichen Muskeln (Abb. 4.9)
Die laterale Gruppe –
M. obliquus externus abdominis
Der M. obliquus externus abdominis entspringt an den Rippenaußenflächen der 5.–12. Rippe und alterniert mit den Ursprüngen des M. serratus anterior bzw. M. latissimus dorsi. Ansatz ist das Labium externum der Crista iliaca, das Lig. inguinale und die Linea alba. Medial geht der Muskel in die breitflächige Externusaponeurose über, die einen Teil der Rektusscheide bildet (s. S. 175). Die Innervation erfolgt über die Nn. intercostales (Th5–Th12).
Durch einseitige Kontraktion bewirkt der Muskel eine Rotation des Körpers zur Gegenseite, bei beidseitiger Kontraktion wird der Körper nach vorne gebeugt. Er ist außerdem für die Bauchpresse und forcierte Exspiration wichtig.

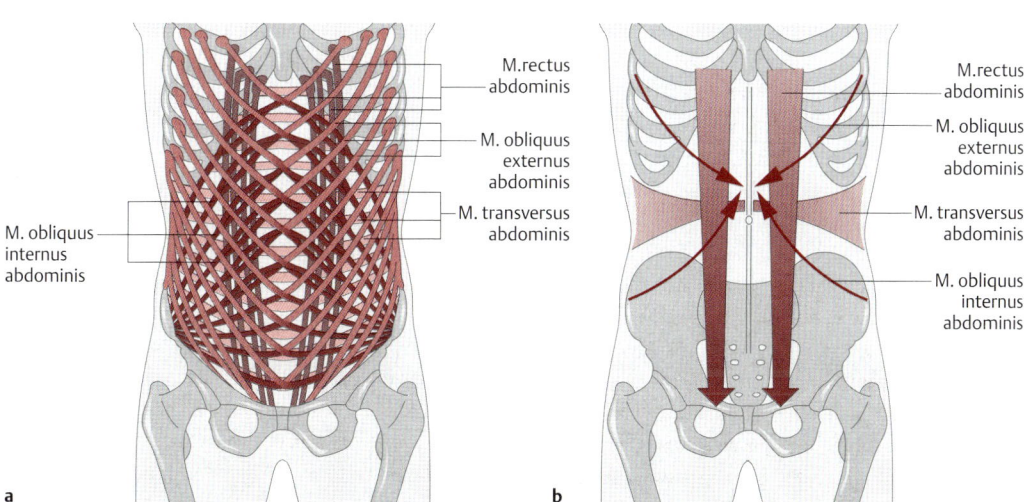

Abb. 4.9 Bauchwandmuskeln: (a) Mediale und laterale Muskeln im Bereich der Bauchwand, (b) Funktion der oberflächlichen Bauchwandmuskeln

Die **Bauchpresse** entsteht durch das Zusammenspiel von Kontraktion der Bauchmuskeln, Kontraktion des Zwerchfells mit Abstieg nach kaudal sowie Verschluss der Stimmritze des Kehlkopfes (die Lunge kommt dann als „Widerlager" ins Spiel). Der intraabdominelle Druck wird gesteigert und auf die Eingeweide übertragen (Unterstützung der Austreibung des Inhalts von Hohlorganen, z.B. Defäkation).

Von außen ist der **M. obliquus externus abdominis** sichtbar. Seine Fasern verlaufen von lateral oben hinten nach medial unten vorne (sog. „Hosentaschenrichtung"). Am annähernd rechtwinkligen Übergang der Muskelfasern in die Bindegewebsaponeurose findet sich die sog. „Muskelecke" (wie ein Wulst, der sich bei muskelkräftigen Individuen zeigt).

Die laterale Gruppe –
M. obliquus internus abdominis
Der **M. obliquus internus abdominis** liegt dem M. obliquus externus abdominis von hinten an und hat seinen Ursprung an der Linea intermedia der Crista iliaca, sowie an der Fascia thoracolumbalis und der Spina iliaca anterior superior. Er setzt an mit seinem kranialen Teil an der 9.–12. Rippe, mit seinem mittleren Teil bildet er die beiden Blätter der Rektusscheide und mit seinem kaudalen Teil bildet er beim Mann mit einigen Muskelfasern den M. cremaster.

Innerviert wird der Muskel durch die Nn. intercostales (Th10–Th12). Neben den Interkostalnerven sind auch Äste aus dem Plexus lumbalis beteiligt: Der M. cremaster wird durch den R. genitalis des N. genitofemoralis (L1–L2) innerviert.

Die einseitige Kontraktion bewirkt eine Seitwärtsneigung zur gleichen Seite, bei beidseitiger Kontraktion wird der Körper nach vorne gebeugt. Auch dieser Muskel hat große Bedeutung für Bauchpresse und forcierte Exspiration.

Der Faserverlauf des M. obliquus internus ist dem des M. obliquus externus genau um 90° entgegengesetzt.

Die laterale Gruppe – M. transversus abdominis
Einen nahezu horizontalen Muskelfaserverlauf weist der **M. transversus abdominis** auf. Er hat seinen Ursprung an den Rippenknorpelinnenflächen der

7.–12. Rippe (genau entgegengesetzt zu den Zwerchfellmuskelzacken), der Fascia thoracolumbalis, dem Labium internum der Crista iliaca, der Spina iliaca anterior superior und dem Lig. inguinale. Der Ansatz ist in Form einer Bindegewebsaponeurose je nach Höhe unterschiedlich ausgeprägt. Am stärksten sind die Fasern im kranialen Teil ausgeprägt (bilden die Aponeurose), nach kaudal nimmt die Faserstärke ab.

Als Markierungsstruktur dient die Linea arcuata (s. S. 227). Oberhalb der Linea arcuata bilden die Fasern das hintere Blatt der Rektusscheide aus, unterhalb der Linea arcuata sind sie am Aufbau des vorderen Blattes der Rektusscheide beteiligt; hier fehlt das hintere Rektusscheidenblatt (Ansatz).

Die **Innervation** erfolgt durch die Nn. intercostales (Th7–12, L1). Der Muskel unterstützt ebenfalls die Bauchpresse und die forcierte Exspiration.

Die Muskelfasern verlaufen fast horizontal von den Rumpfseiten kommend bis nach medial und enden dort in einer konkaven, senkrecht verlaufenden Linie (Linea semilunaris). Diese Linie stellt die Begrenzung des muskulären Anteils dar; weiter medial findet sich hier nur noch bindegewebige Aponeurose. Ein Teil der Muskelfasern ist zudem an der Bildung des M. cremaster beteiligt (s. S. 370).

Die mediale Gruppe – M. pyramidalis
Der **M. pyramidalis** ist ein kleiner, dreieckiger Muskel, der in der Rektusscheide liegt. Er kann auch fehlen. Der Muskel entspringt vom Os pubis und zieht an die senkrecht verlaufende, mittig auf die ventrale Bauchwand sich darstellende Linea alba (Ansatz). Die Innervation erfolgt über Nervenfasern aus den Segmenten Th12–L1.

Die mediale Gruppe – M. rectus abdominis
Der **M. rectus abdominis** ist der Muskel, der die Rektusscheide ausfüllt. Er hat seinen Ursprung an den Rippenknorpelaußenflächen der 5.–7. Rippe und vom Processus xiphoideus. Von dort zieht er zur Crista pubica, dem Tuberculum pubicum und zur Symphyse (also Richtung Os pubis). Innerviert wird er durch die Nn. intercostales (Th5–Th12).

Der M. rectus abdominis verspannt die Bauchwand, bei Kontraktion richtet er den Oberkörper aus dem Liegen auf. Im Stehen beugt er den Rumpf und kann das Becken anheben. Zudem ist auch dieser Muskel für Bauchpresse und forcierte Exspiration mit verantwortlich.

Bei Betrachtung des M. rectus abdominis fällt auf, dass er etagenartig durch Bindegewebssehnen in einzelne muskuläre Abschnitte unterteilt wird. Diese **Intersectiones tendineae** (Zwischensehnen, i. d. R. sind zwei oberhalb und eine bis zwei unterhalb des Nabels zu finden) unterteilen den M. rectus abdominis in Muskelteile, die isoliert kontrahiert werden können, sodass je nach Bedarf nur einzelne Anteile kontrahiert bzw. entspannt werden.

4.3.2.2 Die Rektusscheide

Die Rektusscheide besteht aus einem **vorderen und hinteren Blatt** und umgibt den M. rectus abdominis. Sie besteht aus den bindegewebigen Fasern der **drei lateralen Bauchmuskelaponeurosen**. Ihre sehnigen Fasern verlaufen horizontal und diagonal und verflechten sich in der Mittellinie des Körpers miteinander zur sog. weißen Linie **(Linea alba)**, die vom Processus xiphoideus bis zur Symphyse reicht. Auf dieser Linie ist der Bauchnabel (Anulus umbilicalis) lokalisiert. Von außen ist sie als Einsenkung zu erkennen, da sie muskelfrei ist.

Eine weitere bogenförmige Linie ist die **Linea arcuata**. Sie zieht unterhalb des Bauchnabels gelegen von links nach rechts entlang der Innenseite der ventralen Bauchwand. Die Linea arcuata bildet an der hin-

teren Schicht der Rektusscheide die untere Grenze der Aponeurosen des M. obliquus abdominis internus und M. transversus abdominis. In der Regel ist sie nicht besonders kräftig ausgeprägt, sodass der Übergang zwischen der faserreichen Hinterwand über der Linea arcuata und der faserarmen Hinterwand unterhalb der Linie eher fließend ist.

Betrachtet man nun den Aufbau der Rektusscheide, findet man spezifische Unterschiede (**Abb. 4.10**):

Oberhalb der Linea arcuata:

- Das vordere Blatt der Rektusscheide wird gebildet von der Externusaponeurose und den vorderen Fasern der Internusaponeurose.
- Das hintere Blatt der Rektusscheide wird gebildet von der Transversusaponeurose sowie den hinteren Fasern der Internusaponeurose, daran anliegend befindet sich die Fascia transversalis und das Peritoneum.

Unterhalb der Linea arcuata:

- Das vordere Blatt der Rektusscheide wird von der Externus-, Internus- und Transversusaponeurose gebildet.
- Das hintere Blatt der Rektusscheide wird nur von der Fascia transversalis und dem Peritoneum gebildet.

Zu erwähnen ist außerdem noch, dass die Intersectiones tendinei des M. rectus abdominis (s. o.) nur mit dem vorderen Blatt der Rektusscheide verbunden sind. Außerdem verlaufen noch die Aa. epi-

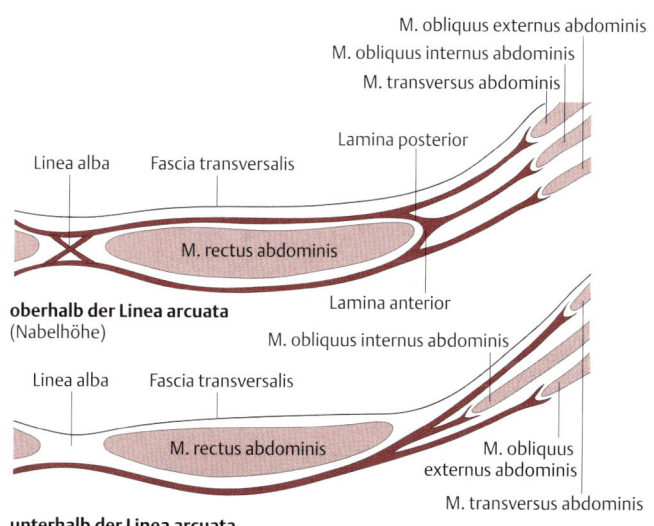

Abb. 4.10 Transversalschnitte durch die vordere Bauchwand: (a) oberhalb der Linea arcuata; (b) unterhalb der Linea arcuata

gastricae superiores et inferiores und die Endäste der Nn. intercostales V–XI sowie des N. subcostalis in der Rektusscheide. Auf der Rückseite der Rektusscheide finden sich die Plicae umbilicales (s. S. 178).

4.3.2.3 Die tiefen Muskeln

Der M. quadratus lumborum entspringt vom Labium externum der Crista iliaca und setzt an der 12. Rippe an. Er beugt den Rumpf zur Seite und zieht die 12. Rippe nach kaudal. Die Innervation erfolgt über den N. subcostalis (Th12) und Äste des Plexus lumbalis (L1-L3). Der Muskel hat die Form eines Rechtecks und besteht aus zwei muskulären Schichten: die erste zieht von der Crista iliaca zur 12. Rippe und zum Processus costalis des 1.–3. Lendenwirbels; die zweite von den letztgenannten Processus zur 12. Rippe.

Der M. psoas major befindet sich vor dem M. quadratus lumborum. Er wird zu den Hüftmuskeln gerechnet und auch dort besprochen (s. S. 240).

4.3.3 Die Faszien

4.3.3.1 Fascia transversalis

Die Fascia transversalis überzieht die gesamte Innenseite der ventralen Bauchwand und liegt somit dem M. transversus abdominis auf.

Die Fascia transversalis besitzt außerdem einige Verstärkungsfasern:

- Lig. interfoveolare zwischen Fossa inguinalis medialis und Fossa inguinalis lateralis;
- Falx inguinalis am Seitenrand der unteren Ansatzsehne des M. rectus abdominis.

Klinischer Bezug

Zwischen dem Lig. interfoveolare und der Falx inguinalis, d. h. in der Fossa inguinalis medialis, ist die Bauchwand schwach, sodass es hier zum Auftreten von direkten Leistenhernien kommen kann (s. S. 177).

4.3.3.2 Fascia thoracolumbalis s. S. 165

4.3.4 Der Leistenkanal (Canalis inguinalis)

👁 Der Aufbau des Leistenkanals und die Strukturen, die durch ihn hindurchziehen, werden gerne geprüft.

Die ventrale Rumpfwand wird vom Leistenkanal durchzogen. Durch den Leistenkanal verläuft beim Mann der Samenstrang (Funiculus spermaticus, s. u.), bei der Frau das Lig. teres uteri. Bei beiden verlaufen außerdem der N. ilioinguinalis und der R. genitalis des N. genitofemoralis im Leistenkanal. Der Canalis inguinalis ist 4–5 cm lang und verläuft von seiner inneren Pforte (Anulus inguinalis profundus) von lateral, kranial, dorsal und schräg nach medial, kaudal und ventral zur äußeren Pforte (Anulus inguinalis superficialis). Die einzige von außen tastbare Struktur am Leistenkanal ist der äußere Leistenring und der ihn verlassende Samenstrang. Der Anulus inguinalis superficialis liegt somit medial der epigastrischen Gefäße.

Der Anulus inguinalis profundus liegt auf der Innenseite der Bauchwand in der Fossa inguinalis lateralis, oberhalb des Lig. inguinale, lateral der Plica umbilicalis lateralis (hier verlaufen die Vasa epigastrica inferiores, s. S. 410). Hier entwickelt sich entwicklungsgeschichtlich beim Mann während des Hodenabstiegs (Descensus testis, s. S. 81) eine Ausstülpung des Peritoneums.

Es entsteht der Processus vaginalis testis, dessen blindes Ende sich um den Hoden lagert. Die Fascia transversalis bildet die Fascia spermatica interna und die äußere Bauchfaszie die Fascia spermatica externa. Die zunächst offene Verbindung von der Bauchhöhle zum Hodensack verschließt sich im Laufe der Zeit. Unterbleibt die Obliteration, können auf diesem Weg Skrotalhernien entstehen.

Die Wände des Leistenkanals werden gebildet von:

- ventral: Aponeurose des M. obliquus abdominis externus.
- dorsal: Fascia transversalis (mit Anteilen vom M. transversus abdominis) mit der Plica umbilicalis lateralis und dem darauf liegenden Peritoneum parietale.
- kaudal: Leistenband (Lig. inguinale). Es verläuft von der Spina iliaca anterior superior zum Tuberculum pubicum. Der durch das Leistenband und den darunter liegenden Beckenknochen begrenzte freie Raum wird durch einen Arcus iliopectineus in zwei Lakunen unterteilt, die mediale Lacuna vasorum und die laterale Lacuna musculorum (s. S. 263). Außerdem begrenzen Fasern der Aponeurose des M. obliquus externus abdominis (Lig. reflexum) den Leistenkanal nach kaudal.

- **kranial:** Unterrand des M. obliquus abdominis internus und M. transversus abdominis.

Die Leistenkanalöffnung nach außen ist der Anulus inguinalis superficialis, der sich auf die Fossa inguinalis medialis projiziert (hier handelt es sich um eine Projektionsangabe – die Fossa liegt auf der Innenseite der ventralen Bauchwand, s. u.).

Die Aponeurose des M. obliquus externus ist hier schlitzförmig geteilt. Die oberflächlich gelegene Öffnung des Leistenkanals wird umfasst von einem bindegewebigen Crus mediale et laterale, am Boden liegt das Lig. inguinale, welches von der Spina iliaca anterior superior zum Tuberculum pubicum zieht.

4.3.4.1 Der Samenstrang

Der Samenstrang (Funiculus spermaticus) des Mannes enthält folgende Strukturen:

- Ductus deferens mit A. und V. ductus deferentis
- A. und V. testicularis mit dem venösen Plexus pampiniformis
- Lymphgefäße und vegetative Fasern.

Diese Strukturen werden von der Fascia spermatica interna, Muskelfasern des M. cremaster (vom M. transversus abdominis und M. obliquus abdominis internus stammend) und der Fascia spermatica externa umgeben. Die Fascia spermatica externa ist eine Fortsetzung der Fascia abdominalis superficialis und der Aponeurose des M. obliquus externus abdominis. Die Fascia spermatica interna ist eine Fortsetzung der Fascia transversalis.

4.3.4.2 Lacuna musculorum und Lacuna vasorum s. S. 263

Klinischer Bezug

Leistenhernien: Hernien (Brüche) werden nach dem Ort ihres Auftretens benannt und eingeteilt (z. B. Leistenhernien, Skrotalhernien, Schenkelhernien). Eine weitere Unterteilung ist anhand der Embryologie möglich, wobei man hier angeborene Hernien von erworbenen Hernien (z. B. aufgrund erhöhter intraabdomineller Drücke und einer Schwachstelle in der Bauchwand) unterscheidet. Auch der Verlauf des Bruches ist ein wichtiges Kriterium bei der Gliederung (z. B. mediale und laterale Hernien).

Mediale Leistenhernie: Die mediale (direkte) Leistenhernie ist **immer erworben**. Sie durchbricht **auf direktem Weg** die muskelschwache Bauchwand. Der Bruchsack tritt **medial der Vasa epigastricae inferiores** (in der Plica umbilicalis lateralis verlaufend), also in der Fossa inguinalis medialis, durch die Bauchwand. Er wird vom Peritoneum und der Fascia transversalis umhüllt und tritt in der Regel nicht in den Hodensack ein.

MERKE

Medial, erworben, direkt.

Laterale Leistenhernie: Laterale (indirekte) Hernien benutzen auf ihrer Wegstrecke schon vorgeformte Strukturen, hier den Leistenkanal. Sie treten also im Anulus inguinalis profundus (in der Fossa inguinalis lateralis) ein und ziehen durch den Canalis inguinalis, um im Anulus inguinalis superficialis hervorzutreten. Die Darmschlingen treten **lateral der Vasa epigastricae inferiores** (in der Plica umbilicalis lateralis verlaufend), also im Bereich der Fossa inguinalis lateralis, in den Bruchsack ein.

Die angeborene kommt häufiger vor als die erworbene Form, bei der angeborenen Form treten die Eingeweideschlingen innerhalb des offen gebliebenen Processus vaginalis peritonei in das Skrotum ein. Bei den erworbenen lateralen Leistenhernien sind die Darmschlingen hingegen von einer neu gebildeten Peritonealaussackung (Bruchsack) umgeben. Bei der direkten Leistenhernie kommt die Fascia transversalis noch als Schicht des Bruchsackes hinzu.

MERKE

Lateral, angeboren, indirekt.

4.3.5 Plicae umbilicales

Auf der Innenseite der ventralen Bauchwand finden sich 5 Bauchwandfalten, die durch aufgeworfenes Peritoneum gebildet werden. Sie verlaufen von kaudal nach kranial zum Bauchnabel (Umbilicus) hin (daher Plicae umbilicales, **Tab. 4.3**).

Tabelle 4.3

Plicae umbilicales

	Plica umbilicalis lateralis (2)	Plica umbilicalis medialis (2)	Plica umbilicalis mediana (1)
Wo?	links und rechts, längs, auf der Rückseite des M. rectus abdominis	links und rechts, schräg, über die Rückseite des M. rectus abdominis zum Nabel	längs, von der Harnblase zum Nabel, auf der Innenseite der Linea alba
Was verläuft darin?	A. und V. epigastrica inferior (ziehen in die Rektusscheide und anastomosieren auf Nabelhöhe mit der A. u. V. epigastrica superior)	Lig. umbilicale mediale = obliterierte A. umbilicalis	Lig. umbilicale medianum = obliterierter Urachus (s. S. 50)

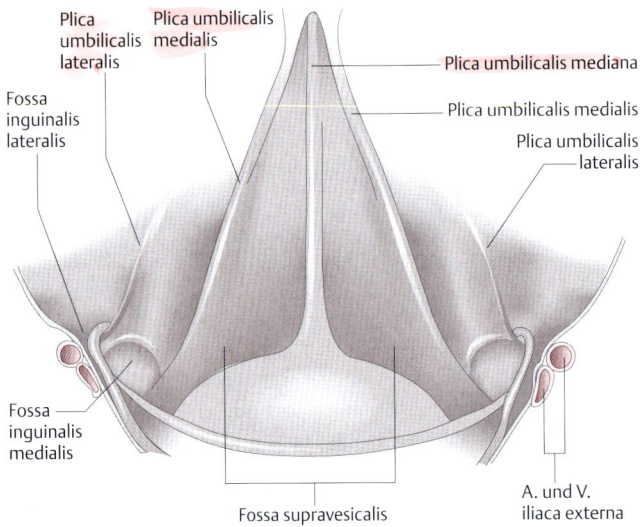

Abb. 4.11 Innenseite der ventralen Bauchwand

Durch die Plicae werden auf der Bauchwandinnenseite drei Vertiefungen voneinander abgegrenzt (**Abb. 4.11**):

- **Fossa supravesicalis:** oberhalb der Harnblase gelegen und von den Plicae umbilicales mediales begrenzt; die mittig ziehende Plica umbilicalis mediana unterteilt die Fossa supravesicalis in zwei Hälften.
- **Fossa inguinalis medialis:** zwischen der Plica umbilicalis medialis und der weiter lateral davon gelegenen Plica umbilicalis lateralis gelegen. Hier projiziert sich der Anulus inguinalis superficialis des Leistenkanals. Die Fossa inguinalis medialis bildet den muskelärmsten Bereich der Bauchwand, ist somit eine Schwachstelle (Bruchpforte für direkte [mediale] Leistenhernien).
- **Fossa inguinalis lateralis:** gesamter Bereich lateral der Plica umbilicalis lateralis, also lateral der Vasa epigastricae inferiores gelegen. Hier liegt

der Anulus inguinalis profundus und somit der Beginn des Leistenkanals (Bruchpforte für laterale [indirekte] Leistenhernien).

4.3.6 Die Gefäßversorgung und die Innervation

Die Bauchwand wird von ventralen Ästen der Spinalnerven segmental innerviert. Der 7.–11. Interkostalnerv und der N. subcostalis geben sowohl Rr. musculares zu den Bauchmuskeln als auch Äste zur sensiblen Innervation der Bauchhaut ab. Die unteren Teile der Bauchwand werden vom N. iliohypogastricus und N. ilioinguinalis versorgt (aus dem Plexus lumbalis, s. S. 252).

Die Gefäßversorgung erfolgt über zwei Gefäßgruppen, deren Stromgebiete miteinander anastomosieren. Von dorsal wird die Bauchwand aus der Aorta versorgt (Aa. intercostales posteriores, A. subcostalis, Äste der A. lumbalis), von ventral über longitudinale Äste (A. epigastrica inferior, A. epigastrica superior, A. circumflexa ilium profunda, A. circumflexa ilium superficialis, A. epigastrica superficialis).

Klinischer Bezug

Schenkelhernie: Die Bruchpforte einer Schenkelhernie (Hernia femoralis) ist die Lacuna vasorum (s. S. 263). Dort verläuft der Bruchsack medial an den Femoralgefäßen vorbei, meist durch eine Lücke im bindegewebigen Lig. lacunare, und tritt schließlich unterhalb des Leistenbandes in Richtung Oberschenkel hindurch. In der Regel handelt es sich um eine erworbene Hernie, sie kommt bei Frauen deutlich häufiger vor als bei Männern.

Nabelhernie: Ein Nabelbruch (Hernia umbilicalis) tritt im Bereich des Bauchnabels auf und wölbt sich dann nach außen. Zudem sind Bauchbrüche (Herniae ventrales) im gesamten Bereich der ventralen Bauchwand möglich. Im Verlauf der Linea alba treten Hernien häufiger auf, da hier keine Muskelschicht vorliegt, sondern lediglich Bindegewebsfasern die ventrale Bauchwand aufbauen. Sie werden, wenn sie zwischen dem Processus xiphoideus und dem Bauchnabel liegen, als epigastrische Hernie bezeichnet. Bei einem Auseinanderweichen der Rektusmuskulatur im Bereich der Mittellinie spicht man von der Rektusdiastase.

Typisches klinisches Symptom ist der hervortretende Bruchsack (meist bei Betätigung der Bauchpresse), dies ist in der Regel für den Patienten unangenehm, jedoch meistens schmerzlos. Kommt es zur Einklemmung des Bruchsacks (Inkarzeration) zwischen den auseinander geschobenen Muskelfasern, besteht die Gefahr, dass die Blutversorgung der im Bruchsack liegenden Darmschlingen sistiert und eine Darmgangrän entsteht. Im weiteren Verlauf kann eine Darmperforation mit Peritonitis die Folge sein.

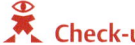 **Check-up**
✔ **Wiederholen Sie die Schichten der Bauchwand von außen nach innen.**

✔ **Überlegen Sie noch einmal, wie der Leistenkanal begrenzt wird und welche Strukturen beim Mann und bei der Frau jeweils hindurchziehen.**
✔ **Machen Sie sich nochmal den Unterschied zwischen einem direkten und einem indirekten Leistenbruch klar.**

4.4 Das Becken

 Lerncoach
In diesem Kapitel sollten Sie einen besonderen Schwerpunkt auf das Erlernen der Beckenbodenmuskulatur legen.

4.4.1 Der Überblick

Das knöcherne Becken setzt sich aus den beiden Ossa coxae, dem Os sacrum und dem Os coccygis zusammen und verbindet die Wirbelsäule mit der unteren Extremität. Die Knochen sind durch Bänder miteinander verbunden. Man unterscheidet ein großes und ein kleines Becken, wobei die Linea terminalis die beiden voneinander trennt. Der Raum zwischen den beiden Darmbeinschaufeln oberhalb der Linea terminalis entspricht dem großen Becken (Pelvis major). Das kleine Becken (Pelvis minor) wird durch die Apertura pelvis superior und inferior begrenzt.

Weitere Informationen zum knöchernen Becken mit den Maßen für die Geburtshilfe finden Sie im Kapitel Untere Extremität (s. S. 228).

4.4.2 Das Becken (Pelvis)

4.4.2.1 Das knöcherne Becken
Das knöcherne Becken ist aufgebaut aus dem Os sacrum (Kreuzbein), dem Os coccygis (Steißbein), den beiden Hüftknochen (Os coxae dextrum et sinistrum). Das Os coxae wiederum entsteht durch die Verknöcherung des Os ilium (Darmbein), des Os ischii (Sitzbein) und des Os pubis (Schambein). Die **Y-förmige Verschmelzungsfuge** findet sich in der Hüftgelenkspfanne (Acetabulum) (vgl. **Abb. 6.1, S. 227**).

Ventral sind rechtes und linkes Os coxae durch die **Symphysis pubica** miteinander verbunden. Sie wird durch einen faserknorpeligen Discus interpubicus verschlossen, dessen Fasern mit der Gelenkkapsel verbunden sind. Nach kranial und kaudal verstärken das Lig. pubicum superius und das Lig. pubicum inferius die Symphyse.

Man unterscheidet ein großes Becken und ein kleines Becken, getrennt werden die beiden durch die Linea terminalis (s. S. 229). Die Linea terminalis ist eine gedachte Verbindungslinie, die am Promontorium des 5. Lendenwirbels beginnt, über sich das Pecten ossis pubis fortsetzt und bis an die Symphyse heranzieht.

- Großes Becken (Pelvis major) oberhalb der Linea terminalis gelegen.
- Kleines Becken (Pelvis minor): unterhalb der Linea terminalis; der eigentliche, sich nach kaudal verengende Beckentrichter. Das kleine Becken ist mit dem Beckenkanal identisch; dieser beginnt kranial mit dem Beckeneingang und endet kaudal mit dem Beckenausgang.

Zu den geschlechtsspezifischen Unterscheidungsmerkmalen und Beckenmaßen s. S. 228.

4.4.2.2 Wichtige Bänder am Becken

Das Lig. sacrospinale zieht von der Spina ischiadica zum Os sacrum und zum Os coccygis und sorgt mit dem Lig. sacrotuberale für eine straffe Verbindung zwischen Steißbein und Beckengürtel. Das Lig. sacrospinale unterteilt das vom Lig. sacrotuberale begrenzte Foramen ischiadicum in ein Foramen ischiadicum majus und ein Foramen ischiadicum minus. Diese Bänder zusammen mit dem Lig. iliolumbale verhindern bei Belastung der Wirbelsäule ein Abkippen des Os sacrum nach ventral (Abb. 4.12).

4.4.2.3 Articulatio sacroiliaca

Das Kreuz-Darmbeingelenk (Articulatio sacroiliaca) stellt eine Amphiarthrose dar, d.h. eine federnde Gelenksverbindung mit straffen Bändern zur Stoßdämpfung. Die zerklüfteten, überknorpelten Gelenkflächen werden von den Facies auriculares des Os sacrum und Os ilium gebildet (s. S. 227).

Das Gelenk wird durch verschiedene Bänder gesichert (Ligg. sacroiliaca ventralia, interossea et dorsalia). Eine weitere Verbindung erfolgt durch das Lig. sacrospinale und das Lig. sacrotuberale.

4.4.3 Die Beckenbodenmuskulatur

Der Beckenboden bildet mit muskulären und bindegewebigen Anteilen den Verschluss des Beckenausgangs und sorgt somit für die Lagesicherung der Beckenorgane. Zudem findet sich im Beckenboden die Öffnung für den Durchtritt der Harnröhre und des Rektums, bei der Frau zusätzlich für die Vagina, nach außen. Aufgebaut ist der Beckenboden aus dem Diaphragma pelvis und dem Diaphragma urogenitale (Abb. 4.13).

4.4.3.1 Das Diaphragma pelvis

Das Diaphragma pelvis bildet eine trichter- (oder „V-")förmige Muskelschlinge im Becken. Diese Schlinge wird als M. levator ani bezeichnet. Bei genauerer Betrachtung wird jedoch deutlich, dass der M. levator ani aus mehreren Muskeln aufgebaut ist, die einen Teil ihres Namens von ihrem jeweiligen Knochenursprung erhalten (M. puborectalis, M. pu-

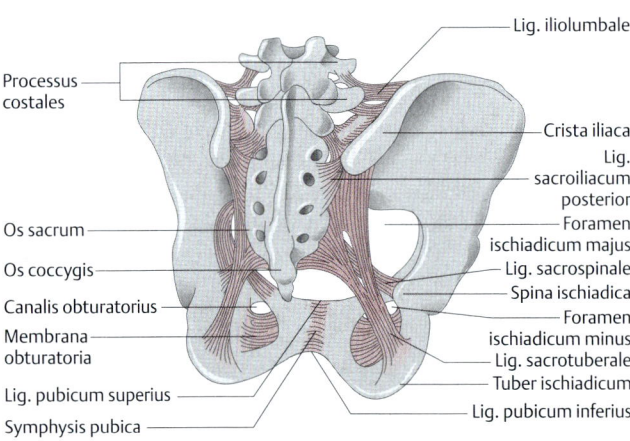

Abb. 4.12 Bänder des Beckens von dorsal

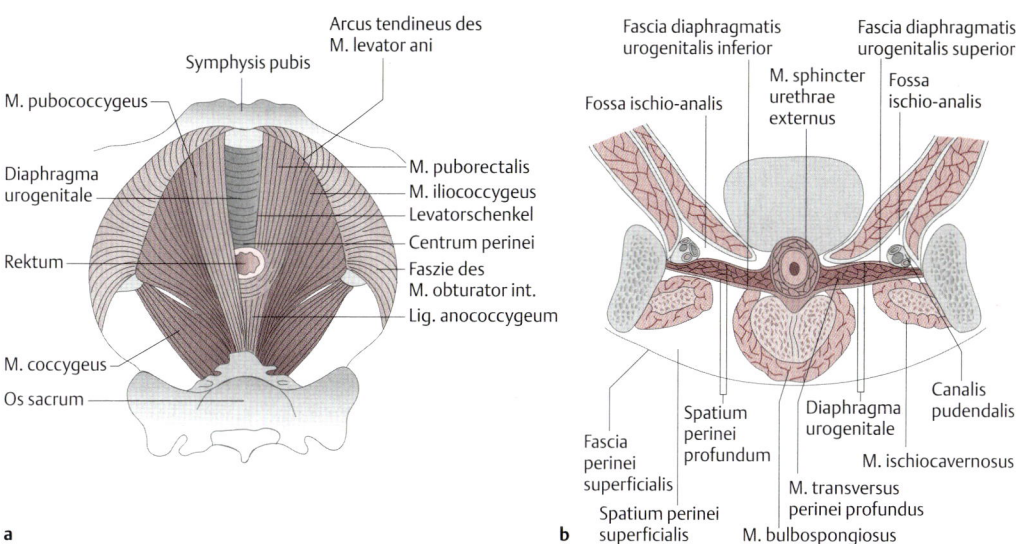

Abb. 4.13 Beckenboden: (a) Beckenboden von oben; (b) Frontalschnitt durch das männliche Becken

bococcygeus, M. iliococcygeus). Im weiteren Verlauf strahlen die Fasern dann in eine gemeinsame Muskelfaserplatte ein.

Die medialen Fasern des M. levator ani bilden die sog. Levatorschenkel, die das Levator-Tor einschließen. Durch dieses Tor treten die Urethra und bei der Frau die Vagina hindurch nach außen (Hiatus urogenitalis). Die Fasern des M. puborectalis (ein Teil des M. levator ani) umschlingen das Rektum und verbinden sich hinter dem Rektum mit den Fasern der Gegenseite zu einer Muskelschlinge. Der M. puborectalis ist für die Kontinenz wichtig (erschlafft bei der Defäkation). In der Frontalansicht ist der M. levator ani im Becken als V-förmige Muskelplatte aufgespannt. Innerviert wird er von Ästen des Plexus sacralis (s. S. 254).

MERKE

V-förmig im Becken ist das Diaphragma pelvis.

Der M. coccygeus entspringt von der Spina ischiadica und setzt am Os coccygis an. Er verstärkt die Wirkung des M. levator ani im Diaphragma pelvis. Die Muskelfasern sind in der Regel mit dem Lig. sacrospinale verwachsen – es kommt aber auch vor, dass der Muskel nicht ausgebildet ist und fehlt.

Die Innervation erfolgt über Äste des N. pudendus (s. S. 255).

4.4.3.2 Das Diaphragma urogenitale

Das Diaphragma urogenitale ist eine horizontale Muskelplatte, die sich aus folgenden Muskeln zusammensetzt:

Der M. transversus perinei profundus entspringt vom R. ossi ischii und vom R. inferior ossis pubis und zieht zum Hiatus urogenitalis. Er bildet die Trageplatte des Beckenbodens und hat bei der Ansicht von unten eine Trapezform. Von innen liegt er dem M. transversus perinei superficialis auf.

Der M. transversus perinei superficialis entspringt vom Tuber ischiadicum und unterstützt die Wirkung des M. transversus perinei profundus, indem die Muskeln das Levatortor (von kaudal dem Diaphragma pelvis angelagert) verschließen.

Der M. transversus perinei superficialis bildet die oberflächlichste Schicht des Diaphragma urogenitale. Gebildet wird er durch abgespaltene Fasern des M. transversus perinei profundus.

Beide Muskeln werden vom Plexus pudendus innerviert.

Centrum perinei

Das **Centrum perinei** (syn. Corpus perineale) befindet sich zwischen Diaphragma urogenitale und Rektum. Zusammengesetzt ist es aus straffem Bindegewebe sowie Sehnen und Faszien der Beckenbodenmuskulatur, die in es einstrahlen.

4.4.4 Die Gefäßversorgung und die Innervation

Das Becken und seine Öffnungen dienen vielen Nerven und Gefäßen als Durchtrittspforte. Nachfolgend sind die wichtigsten aufgeführt (s. S. 263).

- **Schenkelpforte** (ventrale Gefäß-Nerven-Straße): A. und V. femoralis, R. femoralis des N. genitofemoralis (Lacuna vasorum, s. S. 262), N. femoralis, N. cutaneus femoris lateralis (Lacuna musculorum, s. S. 262)
- **Canalis obturatorius** (mediale Gefäß-Nerven-Straße): A. und V. obturatoria, N. obturatorius
- **Foramen ischiadicum majus** (dorsale Gefäß-Nerven-Straße)
  - **infrapiriform:** N. pudendus, A. und V. pudenda interna, A. und V. glutea inferior, N. glutaeus inferior, N. ischiadicus, N. cutaneus femoris posterior
  - **suprapiriform:** A. und V. glutea superior, N. glutaeus superior
- Gefäß-Nerven-Straße zur und in die **Fossa ischioanalis**: A. und V. pudenda interna, N. pudendus.

Klinischer Bezug

Dammriss: Unter der Geburt wird die Vagina stark ausgeweitet und zugleich der Bereich des Perineums (Damm) gedehnt. Bei nur geringer Dehnbarkeit des bindegewebigen Perineums oder auch bei plötzlicher Erweiterung kann es zu einem Dammriss kommen, der durch das Centrum perinei bis in die Dammmuskulatur und sogar noch in den M. sphincter ani externus reichen kann. Um ein unkontrolliertes Einreißen im Dammbereich während der Geburt zu verhindern, wird im Bedarfsfall ein Dammschnitt (sog. Episiotomie) bzw. ein Dammschutz (Handgriff, der das Dammgewebe stützt, zur Verhinderung des Dammrisses beim Durchschneiden des Kopfs während der Geburt) durchgeführt.

 Check-up

✔ Wiederholen Sie, aus welchen Muskeln sich das Diaphragma pelvis und das Diaphragma urogenitale zusammensetzen.

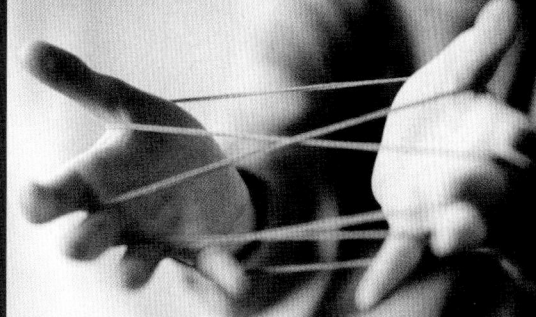

Obere Extremität

Ein typischer Ort

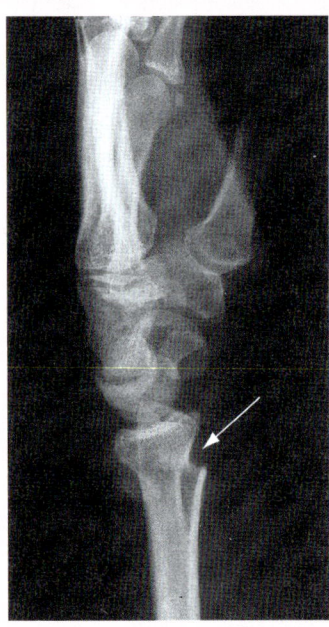

Distale Radiusfraktur loco typico in der seitlichen Projektion (Pfeil).

Wenn man ausrutscht und hinfällt, versucht man reflexartig, sich mit der Hand abzustützen, um nicht schutzlos auf den Boden zu fallen. Nicht selten kommt es dabei zu einem Bruch des Unterarms. Eine solche Radiusextensionsfraktur, d. h. ein Bruch der Speiche bei nach hinten angewinkelter Hand, macht etwa ein Viertel aller Knochenbrüche aus. Meist bricht der Radius am „loco typico", am dafür typischen Ort etwa 2-3 cm vom Handgelenk entfernt. Nerven oder Gefäße können mit verletzt werden. Auf den folgenden Seiten lernen Sie Knochen, Muskulatur, Gefäße und Nerven der oberen Extremität kennen.

Sturz auf die Hand

Wenn es draußen kalt und vereist ist, wagt sich Frauke B. kaum aus dem Haus. Die 84-Jährige ist normalerweise gut zu Fuß, doch sie hat Angst vor einem Schenkelhalsbruch. Ihre Freundin lag nach einer solchen Fraktur wochenlang in der Klinik und musste anschließend ins Altersheim ziehen. Doch an Allerheiligen möchte Frauke B. das Grab ihres Mannes besuchen. Der Fußweg zum Friedhof ist abschüssig und mit Laub bedeckt. Kurz vor dem Friedhofstor rutscht Frauke B. auf den nassen Blät-

tern aus. Sie versucht noch, sich mit der rechten Hand abzustützen, dann hört sie ein lautes Knacken und bleibt auf dem kalten Boden liegen. Ein Friedhofsgärtner alarmiert den Notarzt.

Gebrochene Speiche

Im Krankenhaus wird Frauke B. untersucht. Eine Schenkelhalsfraktur hat sie zum Glück nicht, aber der rechte Unterarm ist geschwollen und druckschmerzhaft. Außerdem scheinen die Knochen gegeneinander verschoben zu sein. Der Arzt stellt außerdem fest, dass Frau B. in Daumen, Zeigefinger, Mittelfinger und dem medialen Teil des Ringfingers keine Berührungsreize wahrnimmt: Die Sensibilität im Versorgungsgebiet des N. medianus ist gestört. Die Röntgenaufnahmen in zwei Ebenen (nämlich von vorne und von der Seite) zeigen eindeutig: Frauke B. hat sich die Speiche gebrochen. Es handelt sich um eine distale Radiusfraktur am „loco typico". Da die Knochen stark disloziert sind und Frauke B. sensible Ausfälle hat, entschließen sich die Ärzte zur Operation.

Behandlung im Mädchenfänger

Bei der Operation in Vollnarkose reponieren die Ärzte die Fraktur, d. h., sie bringen die Knochen in ihre ursprüngliche Stellung zurück. Dann fixieren sie die Knochenfragmente mit einer Metallplatte. Prinzipiell kann man Radiusfrakturen auch mit einem Gips versorgen. Auch dann muss man die Knochen vorher reponieren. Dazu spritzt man zunächst ein Lokalanästhetikum in den Bruchspalt, um die Schmerzen zu lindern. Dann fixiert man die Finger des betroffenen Armes in einem Netz, dem sog. Mädchenfänger, und bringt am Arm ein Gewicht an, so dass die Fraktur auseinander gezogen wird und vom Arzt reponiert werden kann. Anschließend muss der Arm etwa sechs Wochen im Gipsverband ruhig gestellt werden.

Krankengymnastik – und wieder in die Klinik!

Frau B. kann das Krankenhaus schon nach wenigen Tagen verlassen. Sie ist froh, dass sie keinen lästigen Gips tragen muss. In den kommenden Wochen muss sie regelmäßig zur Physiotherapie. Aus Angst vor einem erneuten Sturz lässt sie sich mit dem Taxi dorthin bringen. Der nächste Krankenhausaufenthalt ist allerdings schon vorprogrammiert: In etwa einem Jahr sollte das Metallteil wieder aus dem Arm entfernt werden.

5 Obere Extremität

5.1 Die Knochen

Lerncoach

In diesem Kapitel lohnt es sich, die Namen der Knochenvorsprünge und -fortsätze zu lernen, da hier die Muskeln ihren Ursprung bzw. Ansatz haben.

5.1.1 Der Überblick

Die obere Extremität umfasst den Schultergürtel, bestehend aus dem Schulterblatt (Scapula) und dem Schlüsselbein (Clavicula), sowie die freie obere Extremität mit Oberarm, Unterarm und Hand. Die Hand setzt sich aus Handwurzel (Carpus mit Ossa carpi), Mittelhand (Metacarpus mit Ossa metacarpi) und Fingern (Digiti manus mit Ossa digitorum) zusammen.

5.1.2 Die Entwicklung (vgl. S. 52)

Die obere und untere Extremität entwickeln sich aus den sog. **Extremitätenknospen** als laterale Verdickung der Leibeswand, bestehend aus Mesenchym, welches von Ektoderm überzogen wird und an der Scheitelspitze zu einer Randleiste verdickt ist, die Wachstumsfaktoren produziert. Der Arm entwickelt sich zeitlich vor dem Bein. Dann schnüren sich von den Knospen die sog. Hand- bzw. Fußplatte ab, die sich im weiteren Verlauf in fünf Segmente an der jeweiligen Hand- und Fußplatte aufteilen.

MERKE

Der Arm entwickelt sich vor dem Bein.

5.1.2.1 Die Verknöcherungszeiten

Während sich die äußere Form ausbildet, kommt es im Inneren der Knochenanlagen zur Verdichtung des Mesenchyms. Es entstehen Modelle aus hyalinem Knorpel, die den definitiven Knochen als Muster bereits erkennen lassen. Im Inneren beginnt dann die Knochenbildung (chondrale Ossifikation, s. S. 11), es entstehen sog. **Knochenkerne**. Das Auftreten dieser Knochenkerne kann man röntgenologisch nutzen, um das tatsächliche **Knochenalter des Kindes** zu bestimmen.

Das Lebensalter wird bestimmt durch das Auftreten und die Anzahl der Knochenkerne vor allem in den **Handwurzelknochen**, z. B.:
- Os capitatum: 3. Lebensmonat
- Os hamatum: 4. Lebensmonat
- Os triquetrum: 3. Lebensjahr
- Os lunatum: 4. Lebensjahr
- Os pisiforme: 10. Lebensjahr.

Die anderen Knochen der oberen Extremität sind vollständig verknöchert in folgenden Lebensjahren:
- Clavicula: 16.–20. Lebensjahr
- Scapula: 16.–22. Lebensjahr
- Humerus: ab dem 14. Lebensjahr
- Radius: 20.–25. Lebensjahr
- Ulna: 9.–11. Lebensjahr.

5.1.3 Der Schultergürtel

5.1.3.1 Das Schlüsselbein (Clavicula)

Das Schlüsselbein ist ein **12–14 cm, s-förmig gebogener** Knochen, der annähernd waagerecht zwischen dem Brustbein (medial) und dem Schultergelenkbereich (lateral) liegt. Die jeweiligen Knochenenden der Clavicula sind demnach am Sternum die **Extremitas sternalis** mit ihrer Gelenkfläche (Facies articularis sternalis) und in Richtung Scapula die **Extremitas acromialis** mit ihrer Gelenkfläche (Facies articularis acromialis) (**Abb. 5.1c**).

An der Unterseite der Clavicula liegt medial die **Impressio ligamenti costoclaviculari**s und lateral die **Tuberositas ligamenti coracoclaviculari**s; mit dem Tuberculum conoideum als Höcker nahe dem akromialen Ende und lateral davon die **Linea trapezoidea**. Diese Knochenvorsprünge des Schlüsselbeins sind **Ansatzstellen von Bändern**. In der Mitte der Knochenunterseite findet sich eine Einkerbung als Ansatzstelle für den M. subclavius (**Sulcus m. subclavii**) (s. S. 200).

5.1.3.2 Das Schulterblatt (Scapula)

Das Schulterblatt ist ein platter Knochen und hat die Form eines Dreiecks. Seine Ränder heißen **Margo medialis, Margo lateralis** und **Margo superior**, die dazugehörigen Winkel sind der **Angulus superior** (oben medial), der **Angulus lateralis** (oben seitlich) und der **Angulus inferior** (unten). Die Scapula hat außerdem zwei Seiten: Die **Facies costalis** ist flach und der Rückwand des Brustkorbs aufgela-

5

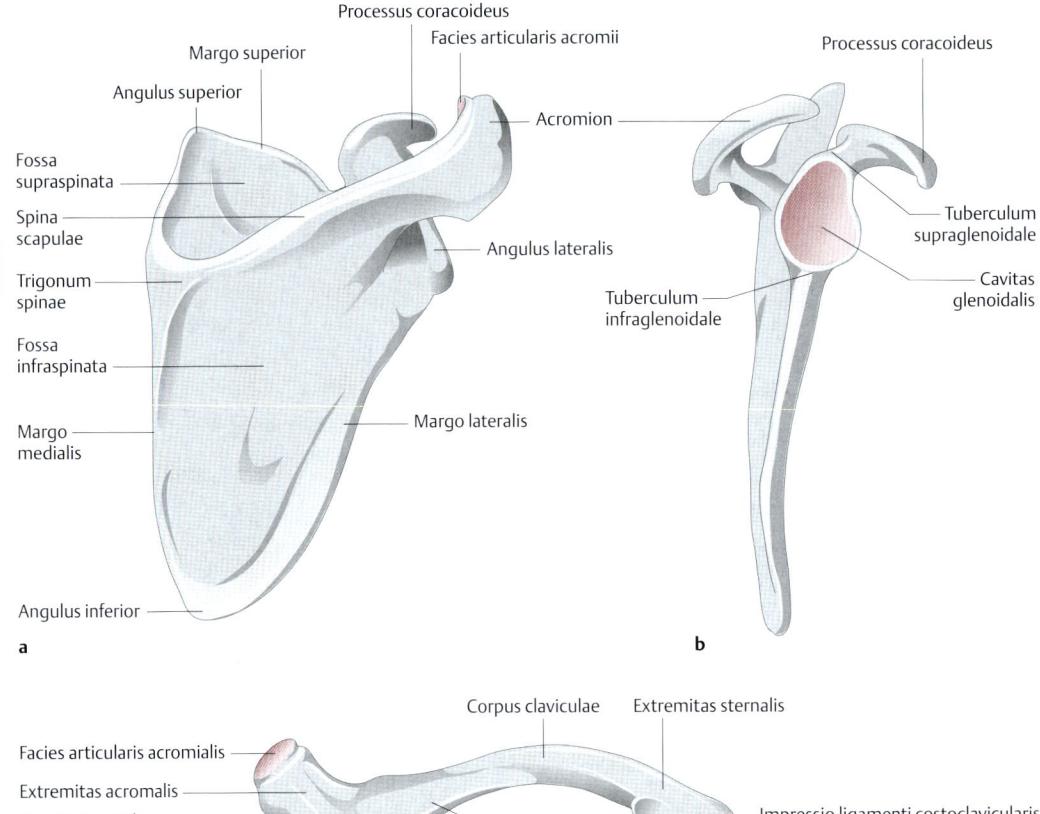

Abb. 5.1 Scapula von dorsal (a) und lateral (b); Clavicula (c)

gert. Sie besitzt eine konkave **Fossa subscapularis** für den M. subscapularis (s. S. 196).

Die sichtbare Seite des Schulterblatts (bei am Skelett fixierter Scapula) ist die hintere Seite und wird durch einen Knochenkamm, die **Spina scapulae**, in zwei Bereiche geteilt. Sie steigt medial vom Trigonum spinae nach lateral auf und endet als sog. Schulterhöhe (Akromion). Oberhalb der Spina scapula befindet sich die kleinere **Fossa supraspinata** und unterhalb eine größere **Fossa infraspinata** für den M. supraspinatus und M. infraspinatus.

Lateral vom Akromion befindet sich die Gelenkfläche für das Schlüsselbein, sowie am Hals der Scapula aufgelagert die Schultergelenkpfanne **(Cavitas glenoidalis)** für den Humeruskopf. Die Cavitas glenoidalis hat oben und unten jeweils einen kleinen Höcker, das **Tuberculum supraglenoidale** (oben)

und das **Tuberculum infraglenoidale** (unten). Oberhalb der Cavitas glenoidalis erhebt sich nach ventral lateral der **Processus coracoideus** (Rabenschnabelfortsatz).

Er dient als Schutz für das darunterliegende Schultergelenk und knickt nach ventral lateral um fast 90° ab. Gleichzeitig ist er auch Ansatzstelle für Muskeln und Bänder. Medial des **Processus coracoideus** findet sich am Oberrand der Scapula eine Einkerbung, die Incisura scapulae. Über diese Kerbe zieht das Lig. transversum scapulae superius (über das Band zieht die A. suprascapularis, darunter der N. suprascapularis).

Als zweiter deutlicher Knochenvorsprung findet sich das oben schon erwähnte, lateral gelegene **Akromion**. Zusammen mit dem Proc. coracoideus und dem gemeinsamen Lig. coracoacromiale – welches vom Processus coracoideus zum Akromion zieht – wird das Schultergelenkdach gebildet (**Abb. 5.1a, b**).

5.1.4 Der Oberarmknochen (Humerus)

Der Humerus ist ein langer Röhrenknochen. Er wird aufgeteilt in den **Corpus humeri** mit dem torquierten Humeruskopf (**Caput humeri**, Drehung um 20° nach hinten) und dem Gelenkflächenteil (**Condylus humeri**). Lateral und medial davon befinden sich zwei Epikondylen als Ansatzstellen für Muskeln.

An das Caput humeri schließt sich das sog. **Collum anatomicum** an. Hier ist die Gelenkkapsel verankert.

Klinischer Bezug

Collum chrirugicum: Bewegt man sich vom proximalen Ende ausgehend am Schaft des Oberarmknochens weiter entlang nach distal, erreicht man die Region, in der die meisten Oberarmbrüche auftreten. Daher wird dieser Abschnitt klinisch als Collum chirurgicum bezeichnet.

Bei der Ansicht des Oberarmknochens von vorne finden sich unterhalb des Caput humeri zwei Knochenhöcker: das lateral gelegene **Tuberculum majus** mit der weiter nach distal verlaufenden Crista tuberculis majoris, sowie medial das **Tuberculum minus** (mit Crista tuberculis minoris). Zwischen den Knochenkämmen liegt eine Rinne, der Sulcus intertubercularis, für die Sehne des langen Bizepskopfes (s. S. 200). Lateral am Humerusschaft befindet sich eine aufgeraute Knochenfläche, die als Ansatzstelle des M. deltoideus dient (**Tuberositas deltoidea**).

Der Schaft des Humerus hat im Wesentlichen zwei Flächen, eine Facies anteromedialis, begrenzt durch die **Margo medialis**, und eine Facies anterolateralis, die durch die **Margo lateralis** abgesetzt wird (**Abb. 5.2**). Beide Knochenränder verlaufen nach distal als Knochenkämme weiter (Crista supraepicondylaris medialis und Crista supraepicondylaris lateralis). Diese laufen dann jeweils distal aus und gehen über in den **Epicondylus medialis** und **Epicondylus lateralis**.

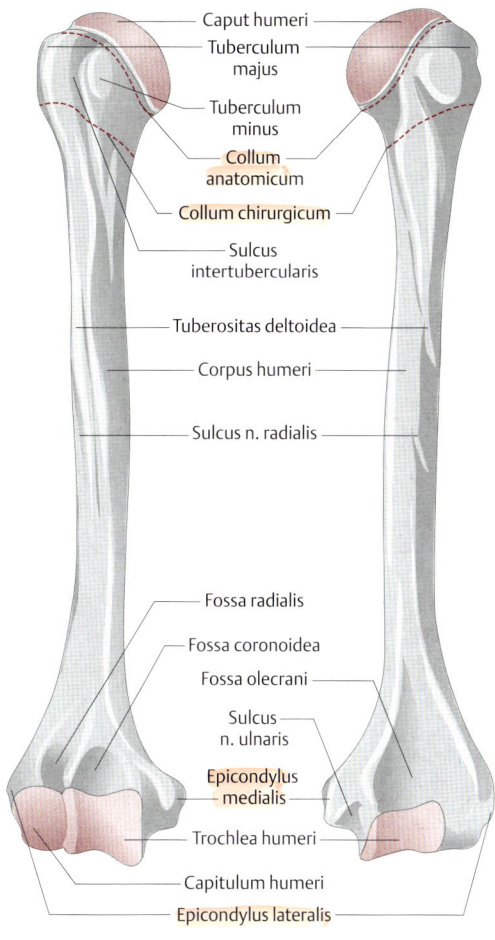

Abb. 5.2 Humerus: (a) von vorne und (b) von hinten

An der Hinterfläche des Humerus findet sich der **Sulcus n. radialis**, in dem der N. radialis (s. S. 213) verläuft und sich um den Schaft windet.

Das distale Ende des Oberarmknochens, der Condylus humeri, wird gebildet durch eine Knochenrolle, die **Trochlea humeri** mit der **Fossa coronoidea** (medial davon findet sich der **Sulcus n. ulnaris** für den N. ulnaris, s. S. 212) und das **Capitulum humeri** mit **Fossa radialis**. An der Hinterfläche des distalen Endes befindet sich die **Fossa olecrani** (oberhalb der Trochlea).

5.1.5 Die Unterarmknochen

5.1.5.1 Die Elle (Ulna)

Die Ulna besteht aus dem **Corpus ulnae** (Schaft) sowie der Extremitas proximalis in Richtung Ellenbogengelenk und der Extremitas distalis zu den Handwurzelknochen hin (Caput ulnae). Mittig am Corpus ulnae findet sich das **Foramen nutricium** (Öffnung im Knochen für ernährende Gefäße).

👁 An der Ulna können Sie das Foramen nutricum besonders schön erkennen.

Das proximale Ellenende wird durch das **Olecranon** gebildet. Das Olecranon ist der Hakenfortsatz der Ulna, der das typische Scharniergelenk im Ellen-

bogen bildet (s. S. 192). Ventral am Olecranon befindet sich die konkave **Incisura trochlearis** mit dem vorne aufsitzenden **Processus coronoideus** und der lateral zum Radius hin gelegenen **Incisura radialis** als Gelenkfläche für die Zirkumferenz des Speichenkopfes (s. u.).

Auf der Ventralfläche des Ulnaschafts befindet sich eine raue Fläche, die **Tuberositas ulnae**, die als Ansatzstelle für den M. brachialis dient (s. S. 201).

Nach lateral zum Radius hin findet sich zudem ein Knochenkamm **(Crista m. supinatoris)** für den M. supinator.

Das distale Ende der Ulna wird durch das **Caput ulnae** gebildet. Hier befindet sich die **Circumferentia articularis** für das distale Radioulnargelenk,

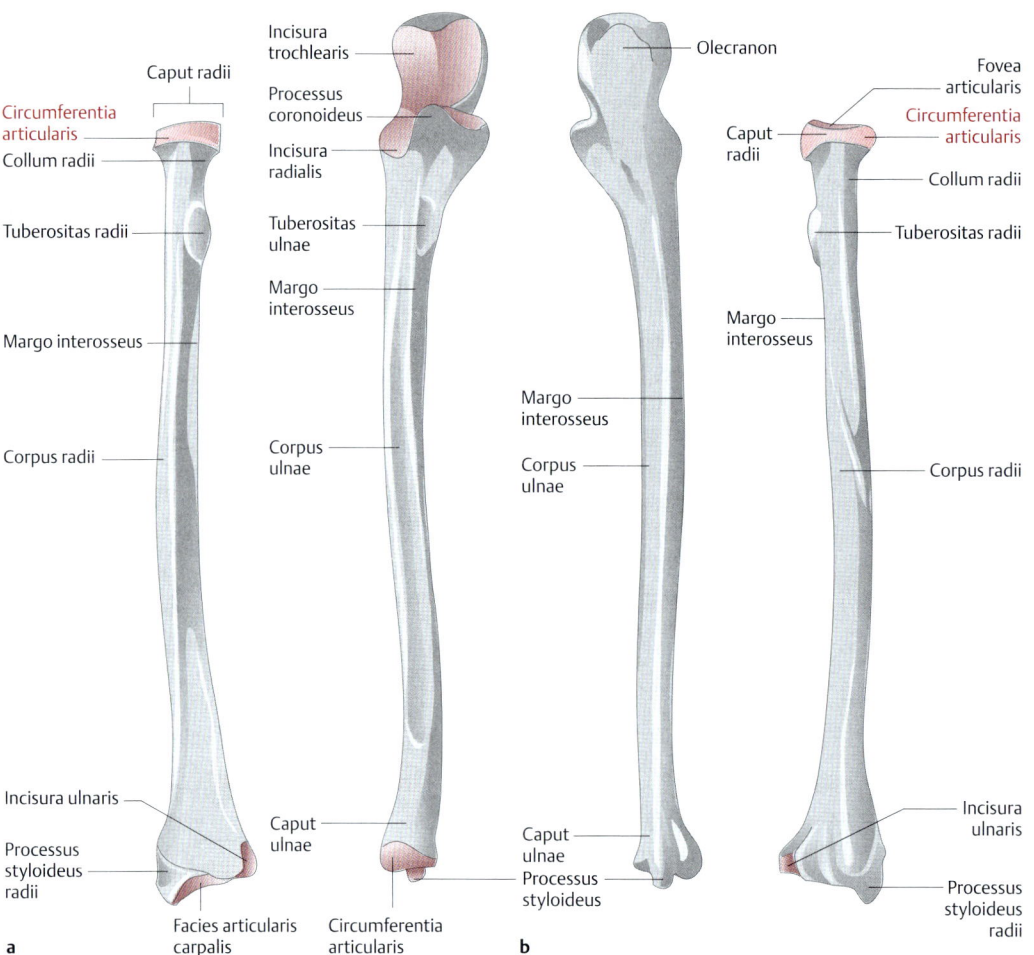

Abb. 5.3　Ulna und Radius: (a) von vorne und (b) von hinten

sowie ein kleiner Knochenvorsprung, der **Processus styloideus ulnae**.

Die Ulna hat drei Seiten, die voneinander mit drei Rändern abgegrenzt werden: Margo anterior, Facies anterior, Margo interosseus (lateral), Facies medialis, Margo posterior, Facies posterior (**Abb. 5.3**).

5.1.5.2 Die Speiche (Radius)

Der Radius hat eine proximale, walzenförmige Extremitas, das sog. **Caput radii**. An seiner Oberseite besteht eine leichte Vertiefung, die **Fovea articularis** (artikuliert mit dem Humerusköpfchen), die sich fortsetzt in die **Circumferentia articularis radii**. Daran schließt sich der Radiushals **(Collum radii)**, und schließlich der Knochenkörper **(Corpus radii)** mit ebenfalls drei Seiten und den dazugehörigen drei Kanten an: Margo anterior, Facies anterior, Margo interosseus (medial), Facies lateralis, Margo posterior, Facies posterior.

Ein weiterer Knochenvorsprung – die **Tuberositas radii** – findet sich am Übergang vom Knochenhals zum -körper. Hier setzt der M. biceps brachii an (s. S. 200).

Auf Schaftmitte findet sich eine raue Fläche, die **Tuberositas pronatoria**. Hier setzt der M. pronator teres an.

Das distale Ende des Radius ist verdickt und bildet die **Crista suprastyloidea,** die sich fortsetzt in den **Processus styloideus radii**. Medial liegt die **Incisura ulnaris** für die distale Gelenkverbindung zur Ulna, nach distal gerichtet befindet sich die **Facies articularis carpalis** für das Handgelenk (**Abb. 5.3**). Auf der Rückseite des Radius tastet man durch die Haut ein Knochenhöckerchen, das **Tuberculum dorsale** (Umlenkrolle für Sehne lateral des 3. Sulcus, s. u.), sowie verschieden stark ausgeprägte knöcherne Furchen (Sulci) für die Sehnen der langen Strecker (s. S. 205). Von lateral (radial) nach medial (ulnar) sind dies:

- 1. Sulcus: Sehne des M. abductor pollicis longus und M. extensor pollicis brevis
- 2. Sulcus: Sehne des M. extensor carpi radialis longus et brevis
- 3. Sulcus: Sehne des M. extensor pollicis longus
- 4. Sulcus: Sehne des M. extensor digitorum und M. extensor indicis.

5.1.6 Die Knochen der Hand

5.1.6.1 Die Handwurzelknochen (Ossa carpi)

Die **acht Handwurzelknochen** (Ossa carpi) werden eingeteilt in eine proximale und eine distale Reihe (**Abb. 5.4**)

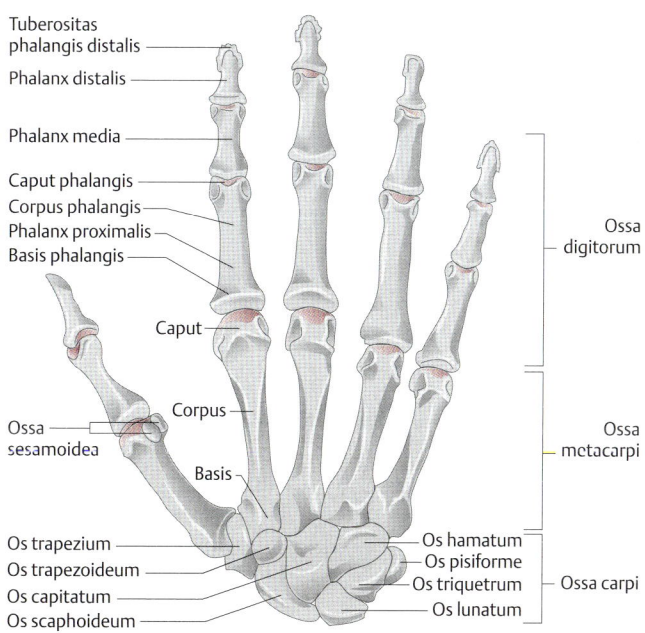

Abb. 5.4 Handskelett: Ansicht von palmar

5

Die proximale Reihe

Die proximale Reihe besteht aus folgenden Knochen:

- **Os scaphoideum** (Kahnbein)
- **Os lunatum** (Mondbein)
- **Os triquetrum** (Dreieckbein)
- **Os pisiforme** (Erbsenbein): kleinster Knochen der Handwurzel, eingebettet in die Sehne des M. flexor carpi ulnaris. Dieser kleine Knochen ist ein sog. Sesambein und dient als „Umlenkrolle" (Hypomochlion) für die Muskelzugrichtung des M. flexor carpi ulnaris, wodurch ein größerer Hebelarm entsteht.

Klinischer Bezug

Kahnbeinfraktur: Die Fraktur des Kahnbeins (Os scaphoideum) ist die häufigste Karpalknochenfraktur. Unfallursache ist meist ein Sturz auf die ausgestreckte Hand. Für die Prognose ist die Lokalisation der Fraktur von großer Bedeutung. Das distale und mittlere Drittel des Kahnbeins sind gut durchblutet, hier erfolgt meist eine folgenlose Ausheilung der Fraktur. Das proximale Drittel hat eine schlechtere Blutversorgung, Frakturen in diesem Bereich benötigen daher eine deutlich längere Ruhigstellung, außerdem besteht die Gefahr einer Knochennekrose. In der Regel dauert die konservative Therapie (Ruhigstellung im Gips) 8 bis 12, manchmal sogar bis zu 16 Wochen.

Die distale Reihe

Die distale Reihe der Handwurzelknochen setzt sich zusammen aus:

- **Os trapezium** (großes Vieleckbein): mit einer knöchernen Furche für M. flexor carpi radialis
- **Os trapezoideum** (kleines Vieleckbein)
- **Os capitatum** (Kopfbein): der größte Knochen der Handwurzel
- **Os hamatum** (Hakenbein): mit dem Hamulus ossis hamati, palmar hervortretend.

Die Handwurzelknochen bilden eine nach palmar konkave Senke, die von einem Band, dem **Retinaculum musculi flexorum**, überspannt wird. Knochen und Band bilden so einen osteofibrösen Kanal, den **Karpalkanal** (Canalis carpi, s. S. 222).

MERKE

Reihenfolge der Handwurzelknochen:
„Ein Kahn der fuhr im Mondenschein im Dreieck um das Erbsenbein. Vieleck groß, Vieleck klein, am Kopf das muss der Haken sein!"

5.1.6.2 Mittelhandknochen (Ossa metacarpi)

Es gibt an jeder Hand fünf Mittelhandknochen, die **Ossa metacarpi** (= Ossa metacarpalia I–V), die jeweils nach folgendem Bauprinzip von proximal nach distal gegliedert sind (s. **Abb. 5.4**):

- **Basis ossis metacarpi:** für die gelenkige Verbindung mit den Handwurzelknochen
- **Corpus ossis metacarpi:** lang gestreckter Knochenkörper des Mittelhandknochens
- **Caput ossis metacarpi** (Knöchel der Hand, auf der Rückseite der Hand sichtbar): der Knochenkopf, der mit den Fingerknochen artikuliert (s. u.).

Zudem kommen am Daumen noch **zwei Sesambeine** vor, die in ihrer Funktion den Hebelarm vergrößern und den Muskelzug auf das Gelenk umleiten.

5.1.6.3 Die Fingerknochen (Ossa digitorum manus = Phalangen)

Die Hand hat 5 Finger (Digiti manus): Daumen (Pollex), Zeigefinger (Index), Mittelfinger (Digitus medius), Ringfinger (Digitus anularis) und Kleinfinger (Digitus minimus). Jeder dieser Finger außer dem Daumen besteht aus drei Fingerknochen (Daumen: nur zwei Fingerknochen)

- **Phalanx proximalis** (Fingergrundglied): längster Knochen des Fingergliedes
- **Phalanx media** (Fingermittelglied) – fehlt beim Daumen
- **Phalanx distalis** (Fingerendglied).

Jeder Fingerknochen besteht zudem aus Basis, Corpus und Caput.

 Check-up

✔ **Vergegenwärtigen Sie sich systematisch von proximal nach distal die Knochen mit ihren Knochenvorsprüngen.**

✔ **Wiederholen Sie die Knochen der Handwurzel und ihre Anordnung.**

5.2 Die Gelenke

Lerncoach

Im Kapitel Allgemeine Anatomie haben Sie bereits die grundlegenden Unterschiede zwischen verschiedenen Gelenktypen und ihre Bewegungsmöglichkeiten kennengelernt (s. S. 28) – dieses Wissen können Sie hier anwenden.

5.2.1 Der Überblick

Die Gelenke der oberen Extremität sind das Schultergelenk, das Ellenbogengelenk, das Handgelenk und die Fingergelenke, wobei das Schultergelenk den größten Bewegungsumfang aller menschlichen Gelenke aufweist. Das Ellenbogengelenk ist ein zusammengesetztes Gelenk und aus drei einzelnen Gelenken aufgebaut: Articulatio humeroulnaris, Articulatio humeroradialis und Articulatio radioulnaris proximalis.

5.2.2 Die Gelenke des Schultergürtels

5.2.2.1 Articulatio acromioclavicularis

Die Knochenpunkte für das **Akromioklavikulargelenk** (laterales Schlüsselbeingelenk, Schultereckgelenk) sind das Akromion der Scapula und das laterale Ende der Clavicula. Der Gelenkspalt wird durch einen Discus articularis unvollständig in zwei Kammern unterteilt.

Die Gelenkkapsel wird durch **Bänder** gesichert:

- **Lig. coracoclaviculare:** spannt sich aus zwischen dem Processus coracoideus und der Clavicula und ist unterteilt in einen medialen und lateralen Anteil
  - **Lig. conoideum** (medialer Teil): von der Basis des Rabenschnabelfortsatzes der Scapula fächerförmig ausstrahlend zum Tuberculum conoideum der Clavicula.
  - **Lig. trapezoideum** (lateraler Teil): vom Oberrand des Processus coracoideus zur Linea trapezoidea der Clavicula ziehend.
- **Lig. acromioclaviculare:** verstärkt die Gelenkkapsel im oberen Teil.

Das Akromioklavikulargelenk ist eben, verfügt aber über drei **Freiheitsgrade** (wie ein Kugelgelenk s. S. 28), wobei die Bewegungen mit denen der Articulatio sternoclavicularis (s. u.) gekoppelt sind. Heben und Senken sowie Vor- und Zurücknehmen der Schulter sind möglich, außerdem sind Zirkumduktion (Kreisen) und Rotation (Kreiseln) möglich.

5.2.2.2 Articulatio sternoclavicularis

Die knöchernen Anteile für das mediale Schlüsselbeingelenk **Articulatio sternoclavicularis** werden vom medialen Ende der Clavicula und dem Manubrium sterni gebildet. Dazwischen liegt der Discus articularis, der den Gelenkraum in zwei Bereiche unterteilt und Unebenheiten der beteiligten Gelenkflächen ausgleicht.

Gesichert und stabilisiert wird das Sternoklavikulargelenk durch das **Lig. sternoclaviculare anterius et posterius**. Außerdem zieht das **Lig. costoclaviculare** von der Clavicula zur 1. Rippe, das **Lig. interclaviculare** verbindet die sternalen Enden beider Schlüsselbeine.

Das mediale Schlüsselbeingelenk ist funktionell gesehen ein Kugelgelenk, jedoch mit stark eingeschränkter Beweglichkeit beim Heben und Senken, Vor- und Zurücknehmen sowie Zirkumduktion und Rotation.

5.2.3 Das Schultergelenk

Das **Schultergelenk (Articulatio humeri)** wird aus den knöchernen Elementen der Cavitas glenoidalis und dem Caput humeri aufgebaut. Es ist ein **Kugelgelenk** mit drei Freiheitsgraden: Ante- und Retroversion, Ab- und Adduktion sowie Innen- und Außenrotation. Die Elevation ist nur durch das Drehen der Gelenkfläche der Scapula möglich. Der Oberarm kann im Schultergelenk auch zirkumduziert werden.

Bewegungsumfänge im Schultergelenk: Außenrotation 80°, Innenrotation 100°, Anteversion 90°, Retroversion 40°, Abduktion 90°, Adduktion 40°. Abduktion, Ante- und Retroversion können erweitert werden, wenn die Stellung der Gelenkpfanne durch Elevation des Armes verändert wird.

Der Humeruskopf ist etwa viermal so groß wie die mit Knorpel überzogene Gelenkfläche des Schulterblattes. Um einen gewissen Grad an Oberflächenvergrößerung zu erreichen, wird die Gelenkpfanne durch eine faserknorpelige Gelenklippe **(Labrum glenoidale)** vergrößert.

Die **Gelenkkapsel** des Schultergelenks zieht vom Collum scapulae (s. S. 185) über die Cavitas glenoi-

5

dalis hinweg zum Humerus und umfasst das Collum anatomicum.

MERKE

Das Tuberculum majus und minus sind meist extrakapsulär gelegen.

Die Kapsel hat beim herabhängenden Arm eine „Reservefalte" am Unterrand, den **Recessus axillaris**. Durch die Weite der Gelenkkapsel wird der Bewegungsumfang vergrößert (**Abb. 5.5**).

Zudem findet man eine Sehnenscheide **(Vagina tendinis intertubercularis)**, die die lange Bizepssehne einfasst (s. S. 200) und durch die Gelenkkapsel verläuft.

Die **Bänder** am Schultergelenk sind:
- **Lig. coracoacromiale:** zwischen Processus coracoideus und Akromion (Schultergelenkdach) oberhalb des eigentlichen Gelenks
- **Lig. coracohumerale:** zieht vom Processus coracoideus zum Tuberculum majus et minus des Humerus (Verstärkung für den vorderen Gelenkkapselanteil)
- **Ligg. glenohumeralia:** Faserzüge zur Verstärkung der vorderen Kapsel.

Die Sicherung des Schultergelenks erfolgt neben den Bändern vor allem durch Muskeln, die das Gelenk einschließen: die sog. **Rotatorenmanschette** bestehend aus M. supraspinatus, M. infra-spinatus, M. teres minor und M. subscapularis (s. S. 197).

Im Bereich des Schultergelenks kommen außerdem verschiedene Schleimbeutel vor. Die beiden wichtigsten sind die **Bursa subacromialis** (hier zieht die Sehne des M. supraspinatus entlang) und die **Bursa subdeltoidea** (zwischen Gelenkkapsel und den Fasern des M. deltoideus). Sie stehen häufig miteinander in Verbindung und werden auch als subakromiales Nebengelenk bezeichnet.

5.2.4 Das Ellenbogengelenk

Das **Ellenbogengelenk (Articulatio cubiti)** wird aus folgenden knöchernen Strukturen aufgebaut:
- der Trochlea humeri und dem Capitulum humeri des Oberarms
- der Incisura trochlearis mit dem Processus conoideus
- der Incisura radialis (Olecranon) der Ulna
- der Fovea capitis radii und der Circumferentia articularis des Radius.

Das Ellenbogengelenk ist ein **zusammengesetztes Gelenk** bestehend aus drei verschiedenen Gelenken:
- **Humeroulnargelenk** (Articulatio humeroulnaris): ein **Scharniergelenk** (Ginglymus) für Flexion und Extension.
- **Humeroradialgelenk** (Articulatio humeroradialis): ein Drehscharniergelenk.

Humeroulnargelenk und Humeroradialgelenk bilden zusammen einen sog. **Trochoginglymus**, d. h.

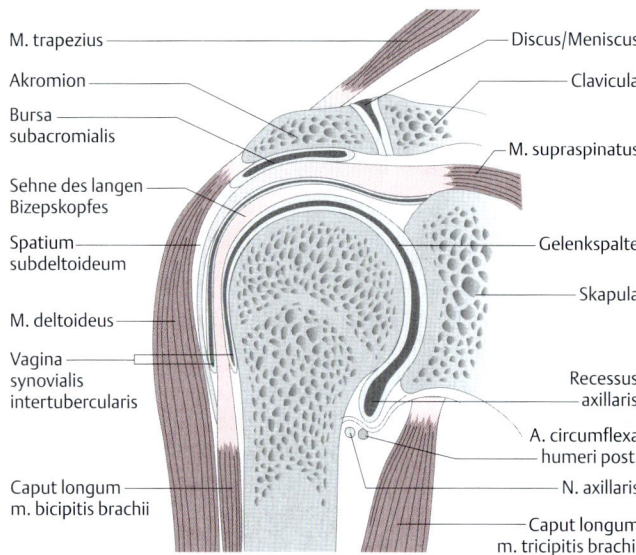

M. trapezius

Akromion

Bursa subacromialis

Sehne des langen Bizepskopfes

Spatium subdeltoideum

M. deltoideus

Vagina synovialis intertubercularis

Caput longum m. bicipitis brachii

Discus/Meniscus

Clavicula

M. supraspinatus

Gelenkspalte

Skapula

Recessus axillaris

A. circumflexa humeri post.

N. axillaris

Caput longum m. tricipitis brachii

Abb. 5.5 Schultergelenk (Ansicht von vorne, Schnitt in der Frontalebene)

einem zusammengesetzten Drehscharniergelenk mit insgesamt 2 Freiheitsgraden (Beugung und Streckung = Scharnierbewegung, Pronation und Supination = Drehbewegung).

- proximales Radioulnargelenk (Articulatio radioulnaris proximalis): ein Radgelenk (Articulatio trochoidea) für die Pronations- und Supinationsbewegung.

Die Gelenkkapsel umschließt alle drei Gelenke mit einer Kapsel. Für die Umwendbewegung des Unterarmes gibt es eine Reservefalte am Radiuskopf (Recessus sacciformis).

Die Kapsel umfasst die Fossa olecrani am Humerus und reicht bis an die Incisura trochlearis der Ulna und das Caput des Radius. Die Epicondylen am Humerus befinden sich extrakapsulär.

Bewegungsumfänge im Ellenbogengelenk: Beugung 60°, Streckung 180°. Die übermäßige Streckung wird verhindert durch das Olecranon, die übermäßige Beugung durch die Weichteile.

Bänder am Ellenbogengelenk sind das

- Lig. collaterale ulnare: Seitenband an der Ulna (Innenband), entspringt am Epicondylus medialis des Humerus und zieht zur Incisura trochlearis der Ulna.
- Lig. collaterale radiale: Seitenband am Radius (Außenband), entspringt am Epicondylus lateralis des Humerus, vereinigt sich mit dem Lig. anulare radii. Über das Lig. anulare radii strahlt es in die Ulna ein.
- Lig. anulare radii: ringförmiges Band für das proximale Ende des Radius, liegt vollständig in der Kapsel des Ellbogengelenks, entspringt und setzt an der Ulna an.

Klinischer Bezug

Pronatio dolorosa (Chassaignac-Lähmung): Bei Kleinkindern kann es durch eine Pronationsbewegung bei gleichzeitigem Zug am Arm zur Subluxation des Radiusköpfchens kommen. Dabei subluxiert das Radiusköpfchen unter das Lig. anulare radii. Bei der Untersuchung ist die Pronation im Ellenbogengelenk blockiert, der Arm hängt herab. Die Therapie besteht in der Reposition. Zu diesem Zweck wird unter starker Supination das gebeugte Ellenbogengelenk in Streckstellung gebracht.

5.2.5 Das distale Radioulnargelenk

Im distalen Radioulnargelenk (Articulatio radioulnaris distalis) artikulieren die Incisura ulnaris radii und die Circumferentia articularis des Caput ulnae. Es handelt sich wie beim Radioulnargelenk um ein Radgelenk, das im Zusammenspiel mit dem proximalen Radioulnargelenk für die Pro- und Supinationsbewegung sorgt (nur ein Freiheitsgrad des Gelenks).

Die Gelenkkapsel ist schlaff und weit und hat eine Reservefalte (Recessus sacciformis), die bis zum Ulnaschaft hinaufreicht. Ihr Ansatz befindet sich am Discus interarticularis. Bei perforiertem Diskus gibt es eine Verbindung zum Handgelenk.

Radius und Ulna sind im Unterarm durch die Membrana interossea antebrachii fest miteinander verbunden. Ihre Fasern ziehen vom Radius schräg nach distal medial zur Ulna. Im proximalen Bereich wird sie durch die Chorda obliqua verstärkt (Faserverlauf entgegengesetzt zur Membrana interossea). Die Membrana interossea verhindert die Längsverschiebung von Radius und Ulna gegeneinander und ist gespannt, wenn die beiden Knochen parallel zueinander stehen.

5.2.6 Die Handgelenke

5.2.6.1 Das proximale Handgelenk

Radius und der auf der Ulna liegende Discus articularis bilden zusammen mit den proximalen Handwurzelknochen (außer dem Os pisiforme) das proximale Handgelenk (Articulatio radiocarpalis). Die Gelenkkapsel ist schlaff und dünn, sie wird im dorsalen Bereich durch Bänder verstärkt (**Abb. 5.6**). Es handelt sich um ein Ellipsoidgelenk mit zwei Freiheitsgraden: Palmarflexion (Beugung) bzw. Dorsalextension (Streckung) und Ulnarabduktion bzw. Radialabduktion (s. u.).

MERKE

Dorsalflexion wird von Extensoren durchgeführt, deshalb wird die Bewegung auch Extension genannt. Auch in der Neutral-0-Methode (Messmethode, bei der alle Gelenkbewegungen von einer einheitlichen Ausgangsstellung aus gemessen werden) ist diese Bewegung als Extension definiert. Funktionell wird aber eine Flexion durchgeführt.

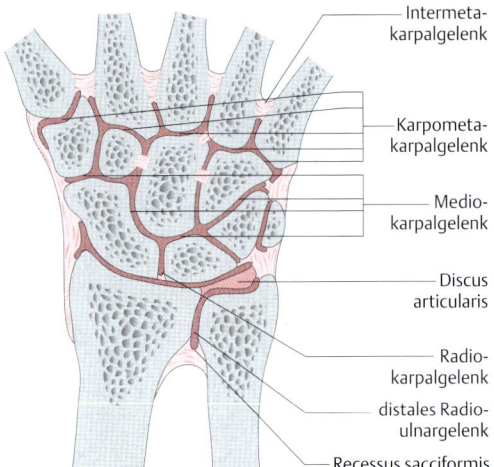

Intermeta-
karpalgelenk

Karpometa-
karpalgelenk

Medio-
karpalgelenk

Discus
articularis

Radio-
karpalgelenk

distales Radio-
ulnargelenk

Recessus sacciformis

Abb. 5.6 Gelenke der Handwurzel (Ansicht im Flächen-
schnitt)

5.2.6.2 Das distale Handgelenk

Das distale Handgelenk **(Articulatio mediocarpalis)**
wird von der **proximalen** und der **distalen Hand-
wurzelknochenreihe** gebildet (**Abb. 5.6**). Der Gelenkspalt zwischen den Karpalknochen ist S-förmig. Die
Gelenkkapsel ist auf der Handinnenseite straff, auf
der Handrückenseite eher schlaff.
Bewegungen finden **immer kombiniert** im proximalen und distalen Handgelenk statt und umfassen
Palmarflexion (80°) und Dorsalextension (70°)
sowie Radial- und Ulnarabduktion (30° bzw. 40°).
An der Palmarflexion ist überwiegend das proximale, an der Dorsalflexion das distale Handgelenk
beteiligt.

5.2.6.3 Articulationes intercarpales

Es handelt sich hierbei um die **Gelenke zwischen
den Handwurzelknochen** einer Reihe. Sie sind
durch Bänder straff fixiert (Ligg. intercarpalia interossea). Besonders straff sind die Verbindungen
der distalen Reihe (Amphiarthrosen).

5.2.6.4 Articulationes carpometacarpales

Die distale Reihe der Handwurzelknochen 2–5 und
die Basen der Ossa metacarpi 2–5 bilden versteifte
Gelenke miteinander **(Amphiarthrosen)** und werden durch straffe Bänder von palmar und dorsal
gestrafft (Ligg. metacarpalia dorsalia, palmaria et
interossea). Lediglich das Daumengrundgelenk
bildet hier eine Ausnahme.

5.2.6.5 Articulatio carpometacarpalis pollicis

Im **Daumensattelgelenk** artikulieren das Os trapezium und das 1. Os metacarpale miteinander. Wie
der Name schon sagt handelt es sich um ein **Sattelgelenk** (s. S. 28). Folgende Bewegungen sind möglich: Opposition und Reposition, Ab- und Adduktion,
Flexion und Extension. Kombinationen von Bewegungen ermöglichen die Zirkumduktion, des Weiteren erzwingen einige Bewegungen eine Rotation.

5.2.7 Die Fingergelenke

5.2.7.1 Articulationes metacarpophalangeales

Die **Fingergrundgelenke** sind der Form nach **Kugelgelenke**. Die Beweglichkeit im Gelenk ist jedoch
durch **Seitenbänder** eingeschränkt, so dass es sich
um **funktionelle Scharniergelenke** mit der Möglichkeit zur Flexion und Extension handelt.

5.2.7.2 Articulatio metacarpophalangealis pollicis

Das **Daumengrundgelenk** ist im Gegensatz zu den
anderen Fingergrundgelenken, die Kugelgelenke
sind, ein **Scharniergelenk**. Hier kann der Daumen
gebeugt und gestreckt werden. Lateral und medial
ist in die Gelenkkapsel ein Sesambein eingelagert.

5.2.7.3 Articulationes interphalangeales manus

Die **Mittel- und Endgelenke der Finger** (Articulatio
interphalangea proximalis bzw. distalis) sind **Scharniergelenke**, in denen Flexions- und Extensionsbe-
wegungen möglich sind. Gesichert und stabilisiert
werden sie durch Kollateralbänder (Ligg. collatera-
lia) und palmar verlaufende Bänder (Ligg. palmaria).

MERKE

In der Praxis wird das proximale und distale
Interphalangealgelenk als PIP und DIP abgekürzt.

 Check-up

✔ **Machen Sie sich nochmals klar, welche Bewegungen im Schultergelenk möglich sind
und welche weiteren Bewegungen möglich
werden, wenn das Schulterblatt gedreht
wird.**

✔ **Wiederholen Sie, aus welchen drei Gelenken sich das Ellenbogengelenk zusammensetzt, samt Gelenkflächen und Knochen, und
benennen Sie die verschiedenen Gelenktypen.**

5.3 Die Muskulatur

 Lerncoach

- **An der oberen Extremität gibt es eine große Zahl an Muskeln. Nachfolgend erhalten Sie zunächst einen Überblick über die verschiedenen Muskelgruppen, dadurch können Sie sich das Lernen vereinfachen. Merken Sie sich die Lokalisation, Funktion und Innervation der Muskelgruppe.**
- **Wenn Sie die Funktion eines Muskels kennen, können Sie sich Ansatz und Ursprung herleiten und umgekehrt.**

5.3.1 Der Überblick

Die große Beweglichkeit der oberen Extremität wird durch zahlreiche Muskeln ermöglicht. Die Rumpf- und Schultergürtelmuskeln lassen sich topographisch in ventrale und dorsale Gruppen einteilen. Auch bei den Oberarmmuskeln unterscheidet man eine dorsale von einer ventralen Gruppe. Sie werden durch bindegewebige Septa intermuscularia voneinander getrennt.

Die Unterarmmuskeln gliedern sich in Flexoren und Extensoren, die wiederum jeweils in eine tiefe und oberflächliche Schicht unterteilt werden. Die kurzen Handmuskeln der Hand setzen sich zusammen aus den Muskeln des Daumenballens (Thenargruppe), den Muskeln der Mittelhand und den Muskeln des Kleinfingerballens (Hypothenargruppe).

5.3.2 Die Schultergürtelmuskulatur

Die Einteilung erfolgt in:
- Schultergürtelmuskeln mit Ansatz am Humerus
  - dorsale Muskeln
  - ventrale Muskeln
- eingewanderte Rumpfmuskeln mit Ansatz am Schultergürtel
  - dorsale Muskeln
  - ventrale Muskeln
- Kopfmuskeln mit Ansatz am Schultergürtel.

5.3.2.1 Die dorsalen Schultermuskeln mit Ansatz am Humerus

Die hier aufgeführten Schultermuskeln kommen von dorsal und inserieren am Tuberculum majus oder an der Tuberositas deltoidea des Humerus (**Abb. 5.7**).

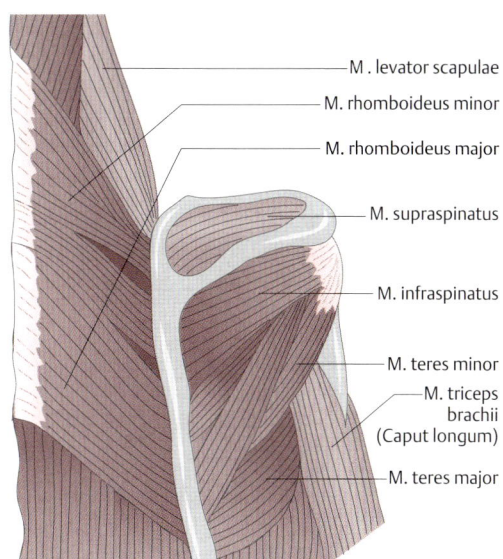

Abb. 5.7 Hintere Schultermuskulatur (tiefe Schicht)

Beschriftungen: M. levator scapulae, M. rhomboideus minor, M. rhomboideus major, M. supraspinatus, M. infraspinatus, M. teres minor, M. triceps brachii (Caput longum), M. teres major

M. supraspinatus

Der **M. supraspinatus** entspringt an der Fossa supraspinata des Schulterblatts und zieht zum Tuberculum majus des Humerus. Er befindet sich oberhalb der Spina scapulae.

Im Schultergelenk bewirkt er eine **Abduktion** bzw. **Außenrotation**. Zudem zieht er mit seinen Muskelfasern über die Gelenkkapsel – er ist mit ihr verwachsen, und daher wirkt er als **Kapselverstärker bzw. -spanner** – und hält dadurch den Humerus in der Cavitas glenoidalis des Schultergelenks. In der Nähe der Cavitas glenoidalis findet sich häufig ein Schleimbeutel **(Bursa synovialis)**.

Die Innervation erfolgt durch den **N. suprascapularis** (C4–C6).

Klinischer Bezug

Lähmung: Kommt es zu einer **Lähmung** des M. supraspinatus besteht die Gefahr, dass der Humeruskopf nicht mehr in der normalen Position im Schultergelenk gehalten wird, sondern nach unten vorne verrutscht. In der Klinik spricht man dann von einer **Subluxation**.

M. infraspinatus

Der **M. infraspinatus** entspringt in der Fossa infraspinata des Schulterblatts und setzt ebenfalls am Tuberculum majus des Humerus an. Seine Hauptaufgabe ist die **Außenrotation**. Bei angehobenem Arm wirkt er außerdem als Abduktor, bei abegesenktem Arm als Adduktor. Seine Sehne strahlt in die Gelenkkapsel des Schultergelenks ein, so dass auch er die Kapsel verstärkt bzw. spannt. Er wird ebenfalls innerviert durch den **N. suprascapularis** (C4–C6).

MERKE

Der M. infraspinatus ist der wichtigste Außenrotator im Schultergelenk.

M. teres minor

Der **M. teres minor** hat seinen Ursprung an der Margo lateralis der Scapula und zieht von dort zum Tuberculum majus des Humerus. Seine Funktion liegt in der **Außenrotation** und **Adduktion** im **Schultergelenk**. Der Muskel bildet zudem für die mediale und laterale Achsellücke jeweils die obere Begrenzung (s. S. 221). Die Innervation erfolgt über den **N. axillaris** (C5–C6).

MERKE

M. supraspinatus, M. infraspinatus, M. teres minor und M. subscapularis bilden zusammen die sog. Rotatorenmanschette des Schultergelenks.

M. deltoideus

Der **M. deltoideus** besitzt drei Anteile
- Pars clavicularis: Ursprung an der lateralen Clavicula
- Pars acromialis: Ursprung am Akromion
- Pars spinalis: Ursprung am Unterrand der Spina scapulae.

Alle Muskelfasern lagern sich aneinander und ziehen als Muskelmantel über das Schultergelenk hinweg zur **Tuberositas deltoidea** des Humerus. Der M. deltoideus umfasst kappenartig das gesamte Schultergelenk und die Muskel-Sehnen-Manschette der unter ihm liegenden Rotatorenmanschette. Durch die verschiedenen Anteile übernimmt der Muskel unterschiedliche Bewegungsfunktionen.

Seine Hauptfunktion entfaltet er im Schultergelenk: **Abduktion** (bis 90°) und Pendelbewegung. Außerdem trägt er das Armgewicht. Weiterhin ist er an der Adduktion, Anteversion und Retroversion des Armes beteiligt.
Der **N. axillaris** (C4–C6) innerviert den M. deltoideus.

Klinischer Bezug

Bei Lähmung des N. axillaris kann es zur Subluxation des Humeruskopfes kommen. Außerdem ist die Abduktion stark eingeschränkt und nur noch in geringem Umfang durch Einsatz des M. supraspinatus möglich.

M. subscapularis

Der **M. subscapularis** entspringt von der dem Rippenthorax zugewandten Seite des Schulterblattes, der Fossa subscapularis. Er inseriert am Tuberculum minus des Humerus und der Crista tuberculis minoris. In seinem Verlauf treten die Muskelfasern mit der Schultergelenkkapsel in Kontakt und spannen bzw. verstärken diese.
Seine Hauptaufgabe ist die **Innenrotation**, aber auch die **Abduktion** (mit seinem kranialen Teil) und die **Adduktion** (mit seinem kaudalen Teil) im Schultergelenk.
Die Innervation erfolgt über den **N. subscapularis** (C5–C8).
In der Nähe des Muskelansatzes befinden sich zwei Schleimbeutel (Bursae):
- **Bursa subtendinea m. subscapularis:** zwischen M. subscapularis und der Gelenkkapsel
- **Bursa subcoracoidea:** zwischen M. subscapularis und Processus coracoideus.

M. teres major

Der **M. teres major** hat seinen Ursprung an der Margo lateralis und dem Angulus inferior der Scapula. Er setzt mit seinen Muskelfasern an der Crista tuberculis minoris an. Er wird eingefasst vom kranial gelegenen M. subscapularis (vorne) bzw. M. teres minor (hinten) und dem kaudal gelegenen M. latissimus dorsi mit seiner Pars scapularis.
Im Schultergelenk sorgt er für **Innenrotation, Adduktion** und **Retroversion** (dreht den Arm nach

hinten innen). Fällt der Muskel aus, befindet sich der Arm in einer Außenrotationsstellung.
Die Innervation erfolgt über den **N. thoracodorsalis** (C6–C7) und/oder den **N. subscapularis** (C5–C8).
Der M. teres major ist vom benachbarten M. latissimus dorsi durch einen Schleimbeutel getrennt: **Bursa subtendinea m. latissimi dorsi.**

M. latissimus dorsi
Der **M. latissimus dorsi** besteht aus vier Anteilen mit verschiedenen Ursprüngen:
- Pars vertebralis: Processus spinosi des 7. bis 12. Brustwirbels
- Pars iliaca: Fascia thoracolumbalis und Crista iliaca des Os illium
- Pars costalis: 10.–12. Rippe
- Pars scapularis: Angulus inferior scapulae.

Die Muskelanteile vereinigen sich im Verlauf, so dass sie gemeinsam an der **Crista tuberculis minoris ansetzen** (vor dem Ansatz des M. teres major). Seine Funktion ist die **Innenrotation, Adduktion** und **Retroversion** im Schultergelenk. Er wird deshalb auch „Schürzenbindermuskel" genannt.
Die Innervation erfolgt durch den **N. thoracodorsalis** (C6–C8). Fällt die Innervation des M. latissimus dorsi aus, kommt es im Schultergelenk zu einer Subluxation des Caput humeri nach vorne und unten.

Der M. latissimus dorsi überzieht mit seinen Muskelfasern fast den ganzen Rücken und reicht vom Oberarm über den unteren Rückenabschnitt bis hinunter zum Beckenkamm. Er bildet die hintere Achselfalte aus (s. S. 221).
Der M. latissimus dorsi wird bei forcierter Exspiration kontrahiert, daher stammt auch der Name „Hustenmuskel". Bei geschlossener Stimmritze erhöht er mit den Bauchmuskeln den intrathorakalen Druck. Er kann außerdem bei aufgestützten Armen neben anderen Muskeln als **Atemhilfsmuskel** betätigt werden. Die knöchernen Thoraxanteile werden durch die Kontraktion der Muskelfasern angehoben (Inspiration). **Atemhilfsmuskeln** können bei forcierter In- bzw. Exspiration die Atmung unterstützen, indem Ansatz und Ursprung gewechselt werden und so aus dem sonst beweglichen Element der Fixpunkt wird und aus dem Punctum fixum das Punctum mobile.

5.3.2.2 Die Rotatorenmanschette
Die Rotatorenmanschette liegt unterhalb des korakoakromialen Bogens (Spatium subacromiale) und wird gebildet aus den Muskelsehnen des **M. supraspinatus (kranial), M. infraspinatus (dorsal), M. teres minor (dorsal)** und **M. subscapularis (ventral).** Durch die Rotatorenmanschette wird der Humeruskopf auf der Gelenkfläche des Schultergelenks gehalten, indem von außen wirkende Kräfte durch

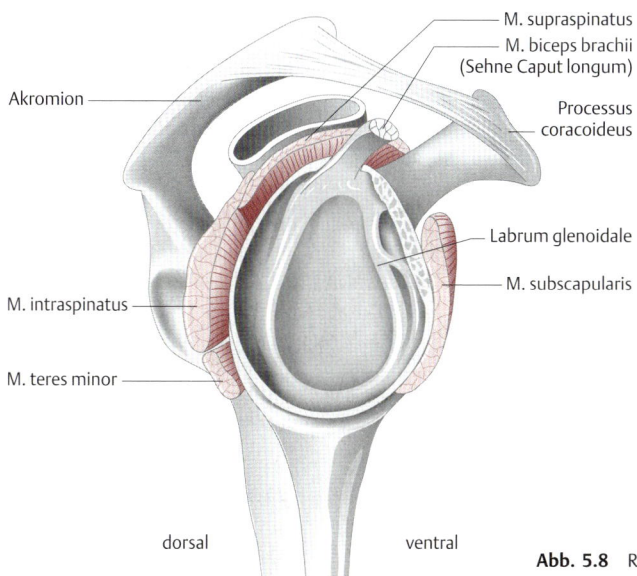

Akromion
M. supraspinatus
M. biceps brachii (Sehne Caput longum)
Processus coracoideus
Labrum glenoidale
M. subscapularis
M. intraspinatus
M. teres minor
dorsal
ventral

Abb. 5.8 Rotatorenmanschette Ansicht von lateral

5

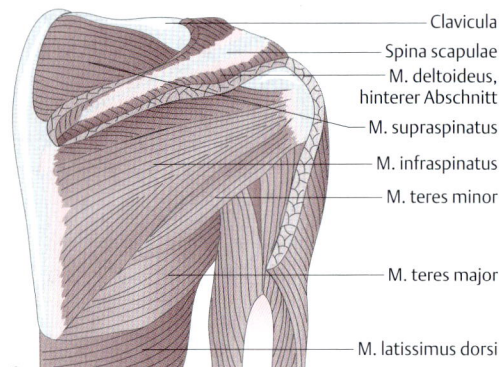

- Clavicula
- Spina scapulae
- M. deltoideus, hinterer Abschnitt
- M. supraspinatus
- M. infraspinatus
- M. teres minor
- M. teres major
- M. latissimus dorsi

a

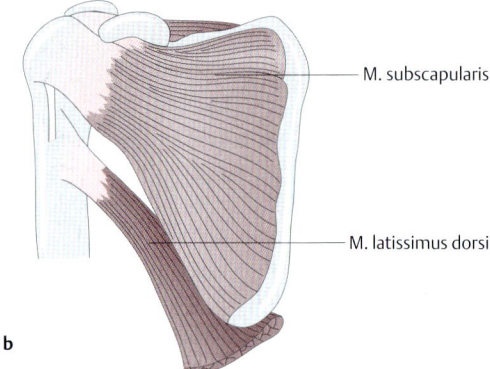

- M. subscapularis
- M. latissimus dorsi

b

Abb. 5.9 Rotatorenmanschette: Ansicht von (a) dorsal und (b) ventral

den ausgeübten Muskelzug ausgeglichen werden. Zudem strahlen die Sehnen der genannten Muskeln in die Gelenkkapsel ein und bewirken ein Anspannen bzw. eine Verstärkung der Kapsel (**Abb. 5.8, Abb. 5.9**).

Umfasst werden die von ventral und dorsal zum Schultergelenk ziehenden Muskeln dann vom M. deltoideus, der kappenartig der Schulter aufliegt, jedoch nicht zur Rotatorenmanschette gezählt wird (s. S. 196).

5.3.2.3 Die ventralen Schultermuskeln mit Ansatz am Humerus
M. coracobrachialis s. S. 201

M. pectoralis minor
Der **M. pectoralis minor** entspringt von der 3.–5. Rippe und setzt am Processus coracoideus an. Er fixiert die Scapula am Rumpf und kann als Atem-

hilfsmuskel fungieren. Lokalisiert ist er unter dem M. pectoralis major auf der ventralen Rumpfwand. Innerviert wird er durch die **Nn. pectorales** (C6–C8).

M. pectoralis major
Der **M. pectoralis major** hat drei Anteile:
- Pars clavicularis (1): entspringt ventral vom medialen Ende der Clavicula
- Pars sternocostalis (2): Ursprung am 2.–7. Rippenknorpel
- Pars abdominalis (3): entspringt vom vorderen Blatt der Rektusscheide.

Die Muskelfasern überkreuzen sich und setzen an der Crista tuberculis majoris am Humerus an (**Abb. 5.10**). Durch das Zusammenspiel der einzelnen Muskelanteile werden verschiedene **Funktionen** ermöglicht:
- (1)+(2)+(3): **Adduktion** und **Innenrotation**
- (1)+(2): **Anteversion** bei abduziertem Arm
- (2)+(3): **Senkung** der Schulter nach vorne.

Zudem ist der M. pectoralis major ein wichtiger **inspiratorischer Atemhilfsmuskel** (Aufstützen der Arme erleichtert das Einatmen). Aufgrund seiner Funktionen wird er oft als sog. „Schwimmermuskel" bezeichnet. Trainiert wird er (zusammen mit dem M. latissimus dorsi und dem M. trapezius) auch bei Klimmzügen.

Die Innervation erfolgt durch die **Nn. pectorales** (C6–C8).

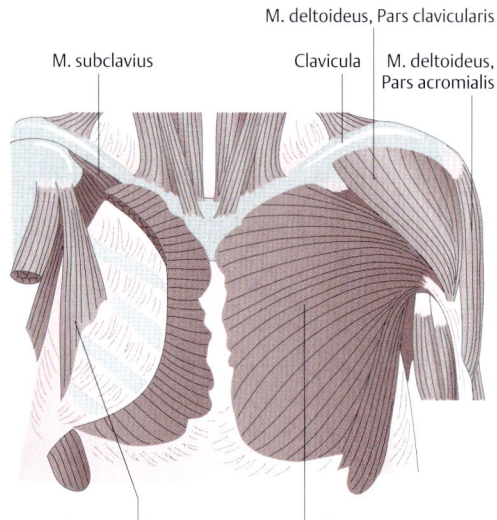

- M. deltoideus, Pars clavicularis
- M. subclavius
- Clavicula
- M. deltoideus, Pars acromialis
- M. pectoralis minor
- M. pectoralis major

Abb. 5.10 Brustmuskulatur

Der M. pectoralis major wird von zwei Faszien eingefasst: ventral durch die **Fascia pectoralis**; dorsal durch die **Fascia clavipectoralis**.

Hier zwischen M. pectoralis major und M. deltoideus liegt auch die **Fossa infraclavicularis**, eine kleine Einsenkung (Mohrenheim-Grube), in der die oberflächlich gelegene V. cephalica durch die Fascia clavipectorale in das tiefe Venensystem (hier die V. subclavia) am Arm eintritt (s. S. 218).

Der kräftige M. pectoralis major hat bei herabhängendem Arm annähernd quadratische Form und liegt als Brustmuskel dem Rippenthorax auf. Er zieht mit seinen sich überkreuzenden Faseranteilen zum Humerus und bildet die vordere Achselfalte (s. S. 221).

5.3.2.4 Die dorsalen eingewanderten Rumpfmuskeln mit Ansatz am Schultergürtel

M. rhomboideus major und M. rhomboideus minor

Der **M. rhomboideus major** zieht von den Dornfortsätzen des 1. bis 4. Brustwirbels zum unteren Abschnitt der Margo medialis scapulae (ab Spina scapulae abwärts). Der **M. rhomboideus minor** hat seinen Ursprung an den Dornfortsätzen des 6. bis 7. Halswirbels und zieht mit seinen Muskelfasern an den oberen Abschnitt der Margo medialis scapulae (ab Spina scapulae aufwärts). Die Aufgabe der Mm. rhomboidei ist die **Fixation der Scapula an der Rumpfwand**.

Beide Mm. rhomboidei können miteinander verschmelzen, eine Unterteilung ist dann nicht mehr möglich. Im Regelfall sind beide Muskeln jedoch separat angelegt und voneinander durch den zwischen ihnen hindurchtretenden R. profundus der A. transversa cervicis (syn. A. transversa colli) abgrenzbar (s. S. 108).

Die Innervation erfolgt durch den **N. dorsalis scapulae** (C4–C5).

M. levator scapulae

Von den Tubercula posteriora der Processus transversi des 1. bis 4. Halswirbels zieht der **M. levator scapulae** zum Angulus superior scapulae und teilweise noch an die Margo medialis scapulae, wo er allerdings nur ganz weit kranial ansetzt. Der Muskel trägt die Funktion schon in seinem Namen, denn er **hebt die Scapula**. Er beteiligt sich zudem an der Rückführung des Armes aus der Elevation,

wobei sich der Angulus inferior scapulae nach medial dreht. Die Muskelfasern verlaufen annähernd senkrecht vom Hals in Richtung Schulterblatt.

Der M. levator scapulae liegt ventral dem M. scalenus posterior an (s. S. 101), am lateralen Rand seines Muskelbauches zieht der N. accessorius (XI. Hirnnerv, s. S. 120) entlang.

Die Innervation erfolgt durch den **N. dorsalis scapulae** (C4–C5).

M. serratus anterior

Der **M. serratus anterior** besteht aus verschiedenen Anteilen (Pars superior, Pars intermedia, Pars inferior), die von der 1.–9. Rippe entspringen. Sie haben aber einen unterschiedlichen Ansatz an der Scapula: Angulus superior, Margo medialis und Angulus inferior (**Abb. 5.11**).

Folgende Bewegungen sind möglich: Bewegung der Scapula nach vorne und **Anteversion** des Armes, außerdem Drehung der Scapula nach außen und **Armelevation**. Außerdem fixiert er zusammen mit den Mm. rhomboidei minor et major die Scapula am Rumpf. Zusätzlich dient der M. serratus anterior als Atemhilfsmuskel bei festgestellter Schulter, indem er die Rippen hebt und damit die Inspiration unterstützt.

Die Innervation erfolgt über den **N. thoracicus longus** (C5–C7).

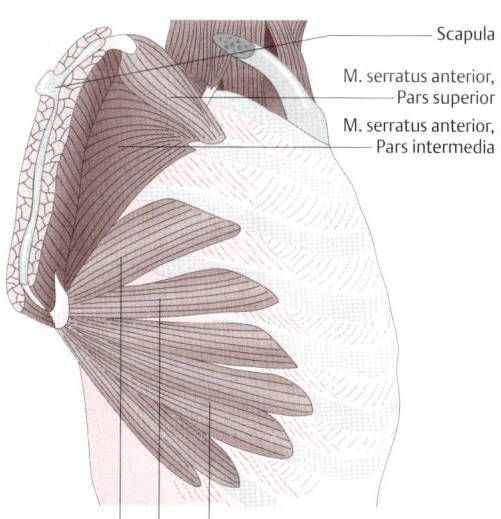

Scapula
M. serratus anterior, Pars superior
M. serratus anterior, Pars intermedia
M. serratus anterior, Pars inferior

Abb. 5.11 Seitliche Schultermuskulatur

Klinischer Bezug

Scapula alata: Bei einem Ausfall des M. serratus anterior steht das Schulterblatt flügelartig ab.

5.3.2.5 Die ventralen eingewanderten Rumpfmuskeln mit Ansatz am Schultergürtel

M. subclavius

Der kleine **M. subclavius** entspringt von der 1. Rippe auf Höhe der Knochen-Knorpel-Grenze und zieht zum Sulcus m. subclavii an der Unterfläche der Clavicula. Er zieht die Clavicula in Richtung Sternum und **sichert** so das **Sternoklavikulargelenk**. Der Muskel befindet sich direkt unterhalb der Clavicula und zieht schützend der A. und V. subclavia vorgelagert in Richtung Brustbein. Ein Teil der Muskelfasern inseriert u. a. über die Fascia clavipectoralis an der Wandung der V. subclavia und sorgt durch den Zug für ein Offenhalten der Gefäßlichtung. Die Innervation übernimmt der **N. subclavius** (C5–C6).

M. omohyoideus vgl. S. 100

5.3.2.6 Die Kopfmuskeln mit Ansatz am Schultergürtel

Zu den Kopfmuskeln mit Ansatz am Schultergürtel gehören der **M. trapezius** und der **M. sternocleidomastoideus**. Sie werden im Kapitel Kopf-Hals besprochen (s. S. 101).

5.3.3 Die Oberarmmuskeln

Am Oberarm unterteilt man die Muskeln in eine **ventrale (Flexoren)** und eine **dorsale (Extensoren) Muskelgruppe**. Beide Gruppen werden von der Oberarmfaszie **(Fascia brachii)** umhüllt und sind durch das **mediale und laterale Septum intermusculare** voneinander getrennt (**Abb. 5.12**).

5.3.3.1 Die ventralen Muskeln des Oberarms (Flexoren)

M. biceps brachii

Der **M. biceps brachii** besitzt **zwei Köpfe** und hat somit zwei unterschiedliche Ursprünge. Das **Caput longum** entspringt vom Tuberculum supraglenoidale der Scapula, das **Caput breve** entspringt vom Processus coracoideus ebenfalls am Schulterblatt. Beide Köpfe vereinigen sich im Verlauf und inserie-

ren an der Tuberositas radii. An der ulnaren Seite der Sehne spalten sich Fasern ab, die als Aponeurosis m. bicipitis brachii in die Fascia antebrachii einstrahlen.

Der **M. biceps brachii** ist ein **zweigelenkiger Muskel**. Er zieht mit der Sehne des Caput longum vom Schulterblatt kommend über den Humeruskopf hinweg durch die Schultergelenkkapsel. Eingefasst wird er innerhalb des Sulcus intertubercularis in einer Sehnenscheide (Vagina synovialis intertubercularis). Außerdem überquert er den Ellenbogengelenkspalt. Seine Funktion im **Schultergelenk** ist die **Anteversion** und **Innenrotation**, zudem die **Abduktion** (Caput longum) und die **Adduktion** (Caput breve). Außerdem „tragen" die beiden Muskelanteile das Armgewicht. Seine Hauptfunktion entfaltet der M. biceps brachii aber im **Ellenbogengelenk**. Hier bewirkt er die Beugung **(Flexion)** und die Drehung der Unterarms, so dass die Handinnenfläche nach oben zeigt **(Supination)**. Die Supinationswirkung wird mit zunehmender Beugung im Ellenbogengelenk größer. Bei Pronationsbewegungen wird der M. biceps passiv um den Radius gewickelt.

Die Verstärkung der Supinationswirkung können Sie z. B. beim Eindrehen einer Schraube einfach selbst nachvollziehen – die meiste Kraft kann man bei gebeugtem Ellenbogengelenk aufbringen.

Innerviert wird der M. biceps brachii durch den **N. musculocutaneus** (C5–C7).

Beim Betrachten des Oberarms liegt der M. biceps brachii direkt oben auf; am Lebenden ist es derjenige Muskelbauch, der bei Kontraktion des Muskels das Oberarmrelief mehr oder weniger stark ausbildet.

Klinischer Bezug

Humeruskopfhochstand: Bei Ruptur des Caput longum des M. biceps brachii kommt es zu einem Humeruskopfhochstand, da die lange Bizepssehne den Humeruskopf dann nicht mehr an die Schultergelenkfläche andrückt und in dieser Höhe festhält. Der Hochstand resultiert aus dem nun überwiegenden Muskelfaserzug der Rumpfwandmuskeln auf den Humerus.

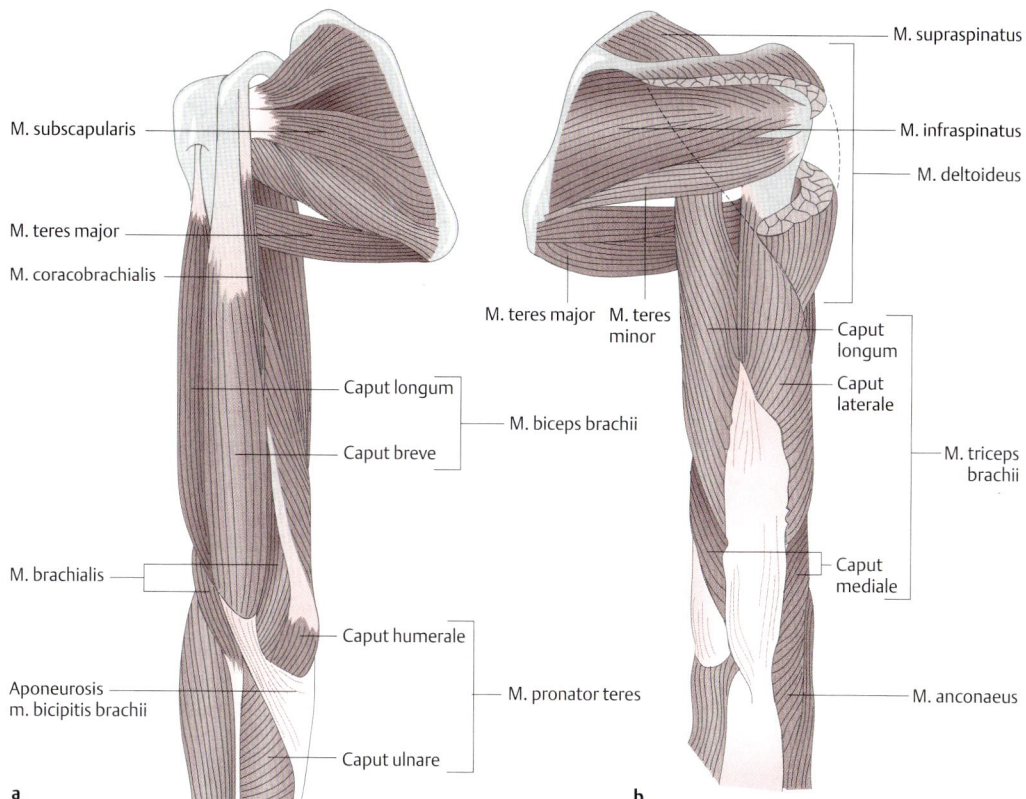

M. subscapularis

M. teres major

M. coracobrachialis

Caput longum

M. biceps brachii

Caput breve

M. brachialis

Aponeurosis m. bicipitis brachii

Caput humerale

M. pronator teres

Caput ulnare

M. supraspinatus

M. infraspinatus

M. deltoideus

M. teres major M. teres minor

Caput longum

Caput laterale

M. triceps brachii

Caput mediale

M. anconaeus

a

b

Abb. 5.12 Oberarmmuskulatur (a) von vorne und (b) von hinten

M. brachialis

Der **M. brachialis** entspringt von der ventralen Humerusfläche und dem Septum intermusculare. Er inseriert an der Tuberositas ulnae und der Ellenbogengelenkkapsel. Seine Fasern ziehen über den Ellenbogengelenkspalt zur Ulna.

Die Funktion des M. brachialis ist die **Beugung** im Ellenbogengelenk, unabhängig von Pro- oder Supinationsstellung des Unterarmes. Er ist im Vergleich zum M. biceps brachii der stärkere Beuger am Oberarm, so dass seine Wirkung v. a. beim Heben von sehr schweren Lasten zur Geltung kommt.

Da Fasern des M. brachialis auch an der Kapsel des Ellenbogengelenks ansetzen, werden diese Teile auch manchmal „M. articularis" genannt.

Die Innervation erfolgt über den **N. musculocutaneus** (C5–C6).

M. coracobrachialis

Der **M. coracobrachialis** hat seinen Ursprung am Processus coracoideus des Scapula, zusammen mit dem Caput breve des M. biceps brachii. Die Muskelfasern inserieren an der medialen Fläche des Humerus in der Verlängerung der Crista tuberculis minoris. Der Bauch des Muskels wird bei erhobenem Arm unter dem M. biceps brachii, Caput breve von vorne sichtbar. Der M. coracobrachialis wird vom N. musculocutaneus durchbohrt, an seiner medialen Seite beginnt der Sulcus bicipitalis medialis (s. S. 221).

Seine Hauptaufgabe ist die **Innenrotation**, **Adduktion** und **Anteversion** im **Schultergelenk**. Außerdem hält er den Humeruskopf im Schultergelenk, da er ventral das Schultergelenk bedeckt.

Innerviert wird er durch den **N. musculocutaneus** (C5–C7).

MERKE

Der M. coracobrachialis ist der Leitmuskel für den N. musculocutaneus.

5.3.3.2 Die dorsalen Muskeln am Oberarm (Extensoren)

M. triceps brachii

Der **M. triceps brachii** hat drei Muskelköpfe

- Caput longum: Ursprung am Tuberculum infraglenoidale der Scapula
- Caput laterale: Ursprung von der lateralen und dorsalen Humerusfläche
- Caput mediale: Ursprung an der medialen und dorsalen Humerusfläche.

Den gemeinsamen Ansatz für alle drei Muskelbäuche bildet das Olecranon der Ulna, an dem die Fasern in einer gemeinsamen Sehnenplatte ansetzen. Im Regelfall sind hier als Gleitlager einige Schleimbeutel eingelagert (z.B. Bursa subtendinea m. triceps brachii).

Der Muskel bewirkt im Schultergelenk (Caput longum) die Adduktion des Armes. Zudem wird durch das Caput longum das Armgewicht getragen. **Hauptfunktion** ist die **Streckung** im Ellenbogengelenk.

Betrachtet man den Oberarm von hinten, blickt man genau auf den M. triceps brachii und kann bei trainierten Personen den medialen, den lateralen und den dazwischen liegenden langen Muskelbauch erkennen.

Die Innervation erfolgt über den **N. radialis** (C6–C8, Th1).

M. anconaeus

Der **M. anconaeus** entspringt vom Epicondylus lateralis und dem Lig. collaterale radiale und setzt mit seinen Fasern an der Rückseite der Ulna unterhalb des Olecranons an. Im **Ellenbogengelenk** sorgt der Muskel zusammen mit dem M. triceps brachii für die **Streckung** und für die Kapselspannung.

Seine Innervation übernimmt der **N. radialis** (C6–C8, Th1).

5.3.4 Die Unterarmmuskulatur

Die topographische Gliederung der Unterarmmuskeln erfolgt in ventrale und dorsale Unterarmmuskeln, wobei jeweils oberflächliche und tief gelegene Muskeln unterschieden werden, sowie radiale Unterarmmuskeln (**Abb. 5.13**).

5.3.4.1 Die oberflächliche Schicht der ventralen Unterarmmuskeln

Die Muskeln der oberflächlichen Schicht entspringen alle vom Epicondylus medialis und z.T. auch noch zusätzlichen Ursprungsorten und werden alle vom **N. medianus** innerviert (Ausnahme: M. flexor carpi ulnaris vom N. ulnaris!).

M. pronator teres

Der **M. pronator teres** hat zwei Muskelköpfe:

- Caput humerale mit Ursprung vom Epicondylus medialis humeri
- Caput ulnare mit Ursprung vom Processus coronoideus ulnae.

Er inseriert am mittleren Radiusdrittel.

Zusammen mit dem M. pronator quadratus (s.S. 204) ist der M. pronator teres für die Pronation verantwortlich, d.h. für die Drehung des Unterarms, so dass die Handinnenseite nach unten zeigt. Das Caput humerale bewirkt die **Beugung und Pronation**, das Caput ulnare ausschließlich eine **Pronation** im Ellenbogengelenk. Je stärker der Arm im Ellenbogengelenk gebeugt ist, desto größer ist die Kraft des Muskels für die Pronationsbewegung.

M. flexor carpi radialis

Der **M. flexor carpi radialis** entspringt vom Epicondylus medialis humeri und der Fascia antebrachii, er zieht über die Handwurzelknochen hinweg (im Karpalkanal in einer Furche des Os trapezium, s.S. 222) und inseriert an der palmaren Fläche der Basis des Os metacarpale II.

Der Muskel bewirkt am **Ellenbogengelenk** die **Beugung** und die **Pronation**, am **Handgelenk** ist er für die **Beugung** (Palmarflexion) und die **Abduktion nach radial** verantwortlich. Insgesamt wirkt er nur schwach, in Kombination mit dem M. extensor carpi radialis bewirken diese beiden Muskeln dann aber doch eine starke Abduktion nach radial. Der M. flexor carpi radialis liegt radial dem M. pronator teres an. Unmittelbar an seinem Muskelbauch verläuft die A. radialis.

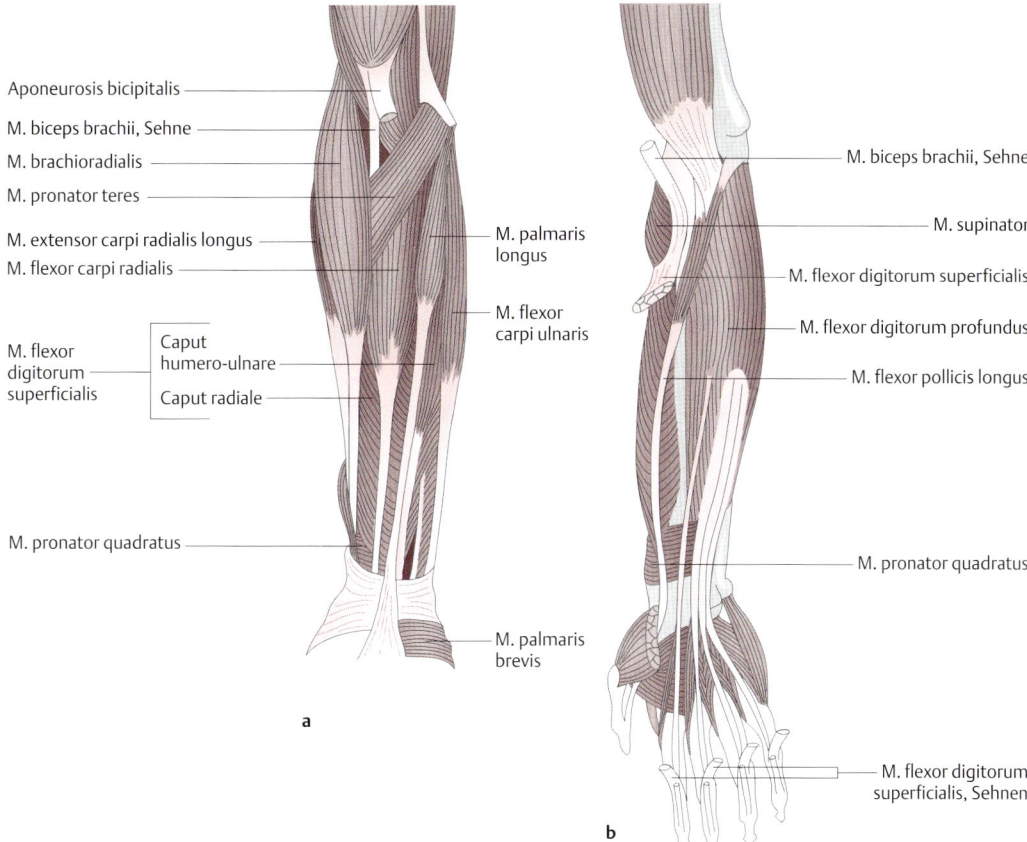

Aponeurosis bicipitalis

M. biceps brachii, Sehne

M. brachioradialis

M. pronator teres

M. extensor carpi radialis longus

M. flexor carpi radialis

M. palmaris longus

M. flexor carpi ulnaris

M. flexor digitorum superficialis — Caput humero-ulnare — Caput radiale

M. pronator quadratus

M. palmaris brevis

a

M. biceps brachii, Sehne

M. supinator

M. flexor digitorum superficialis

M. flexor digitorum profundus

M. flexor pollicis longus

M. pronator quadratus

M. flexor digitorum superficialis, Sehnen

b

Abb. 5.13 Unterarmmuskulatur Beugeseite (a) oberflächlich und (b) tief

M. palmaris longus

Der **M. palmaris longus** entspringt vom Epicondylus medialis humeri und teils auch noch von der Fascia antebrachii. Seine Sehne strahlt in die Aponeurosis palmaris ein (s. S. 223).

Seine Funktion ist die **Beugung** im **Ellenbogengelenk**, sowie die **Beugung** (Palmarflexion) und das **Anspannen der Palmaraponeurose** im **Handgelenk** (s. S. 223).

Der M. palmaris longus liegt radial dem M. flexor carpi radialis an; gut zu erkennen ist er auch weiter distal an seiner Insertionsstelle an der Palmaraponeurose.

👁 **Sie können die Sehne des M. palmaris longus an sich selbst sehen: Spannen Sie die Flexoren am Unterarm an (und so u. a. auch den M. palmaris longus) und die Hand geht in**

Palmarflexionsstellung – die Sehne tritt unter der Haut als längliche Wölbung hervor. Radial davon sieht man die Sehne des M. flexor carpi radialis.

Klinischer Bezug

Die Sehne des M. flexor radialis kann als Leitstruktur beim Tasten des Radialispulses – der Puls liegt radial dieser Sehne – dienen.

M. flexor digitorum superficialis

Der **M. flexor digitorum superficialis** hat ein Caput humeroulnare (Ursprung Epicondylus medialis humeri und Processus coronoideus ulnae) und ein Caput radiale (Ursprung Radius).

Er setzt mit vier Sehnen an der Basis der Mittelphalangen des 2. bis 5. Fingers an. Vor dem Ansatz spaltet sich das Endstück der jeweiligen Sehne des M. flexor digitorum superficialis jeweils in zwei Sehnenschenkel auf, die dann jeweils seitlich rechts und links am Knochen befestigt sind. Dazwischen bildet sich eine Sehnenöffnung (Hiatus tendineus). Diese wird von den Sehnen des M. flexor digitorum profundus durchbohrt („M. perforans", s. u.), daher nennt man den M. flexor digitorum superficialis auch „M. perforatus".

Die Funktion des Muskels erstreckt sich über mehrere Gelenke:
- Ellenbogengelenk: Beugung
- Handgelenk: Beugung (Palmarflexion), Abduktion nach ulnar
- 2. bis 5. Fingergrundgelenk: Beugung, Adduktion
- 2. bis 5. proximales Interphalangealgelenk: Beugung.

Der M. flexor digitorum superficialis wird vom M. pronator teres, M. palmaris longus und M. flexor carpi radialis überlagert.

M. flexor carpi ulnaris

Der M. flexor carpi ulnaris besteht aus einem Caput humerale und einem Caput ulnare. Das Caput humerale entspringt vom Epicondylus medialis humeri, das Caput ulnare vom Olecranon bzw. den oberen 2/3 der Margo posterior ulnae. Der M. flexor carpi ulnaris zieht als am weitesten ulnar gelegener oberflächlicher Unterarmmuskel zur Hand. Dort setzt er am Os pisiforme, am Os hamatum und am Os metacarpale V an. Die Anteile ab dem Os pisiforme werden als Bänder bezeichnet. Das Os pisiforme ist als Sesambein in die Sehnen eingelagert.

Der Muskel hat mehrere Funktionen, seine Hauptfunktion ist jedoch die Palmarflexion im Handgelenk.

Im Gegensatz zu den anderen Muskeln der ventralen oberflächlichen Schicht erfolgt die Innervation durch den N. ulnaris (C7–C8) und nicht durch den N. medianus.

5.3.4.2 Die tiefe Schicht der ventralen Unterarmmuskeln

M. pronator quadratus

Der M. pronator quadratus hat seinen Ursprung am distalen Ende der Ulna (palmarseitig) und zieht u. a. entlang der Margo anterior zum distalen Radius-

ende, um dort ebenfalls palmarseitig an der Margo anterior und der Facies anterior des Radius anzusetzen. Seine Muskelform und seine Funktion wird durch den Namen beschrieben: er liegt als nahezu quadratischer Muskelbauch auf der Vorderseite des Unterarms und sorgt in den radioulnaren Gelenken für die Pronation (s. S. 193). Dabei wirkt er synergistisch mit dem M. pronator teres zusammen. Beide Muskeln sind daran zu erkennen, dass sie transversal über die Unterarmknochen ziehen.

Die Innervation erfolgt durch den N. interosseus (antebrachii) anterior des N. medianus (C6–C8, Th1).

M. flexor digitorum profundus

Der M. flexor digitorum profundus entspringt von der Vorderfläche der mittleren Ulna und der Membrana interossea antebrachii und inseriert mit seinen Fasern am Endglied des 2. bis 5. Fingers.

Er beugt die Finger vor allem in den Endgelenken, sowie in den Mittel- und Grundgelenken, außerdem ist er im Handgelenk für die Palmarflexion verantwortlich. Weiterhin beteiligt er sich an der Ulnarabduktion.

In einer gemeinsamen Sehnenscheide verlaufen der M. flexor digitorum profundus und superficialis durch den Karpalkanal; im Verlauf durchbohrt der tiefe Muskel (M. perforans) die Sehnenschlitze des oberflächlichen Muskels (M. perforatus, s. S. 203).

Von den radialen Seiten der 4 Sehnen des M. flexor digitorum profundus entspringen außerdem die Mm. lumbricales (s. S. 209).

Die Innervation erfolgt durch den N. ulnaris (C7,8, Th1) und den N. medianus, (N. interosseus [antebrachii] anterior, C6–C8, Th1) wobei der 2. Finger ausschließlich durch den N. medianus und der 5. Finger durch den N. ulnaris versorgt wird. Den 3. und 4. Finger versorgen N. medianus und N. ulnaris gemeinsam.

M. flexor pollicis longus

Der M. flexor pollicis longus zieht vom Radius, dem er direkt aufliegt, in einer eigenen Sehnenscheide durch den Karpalkanal und erreicht zwischen den zwei Köpfen des M. flexor pollicis brevis (s. u.) die Basis der Endphalanx des Daumens (Ansatz).

Er dient der Beugung des Daumens und der Oppositionsbewegung im Daumensattelgelenk. In den

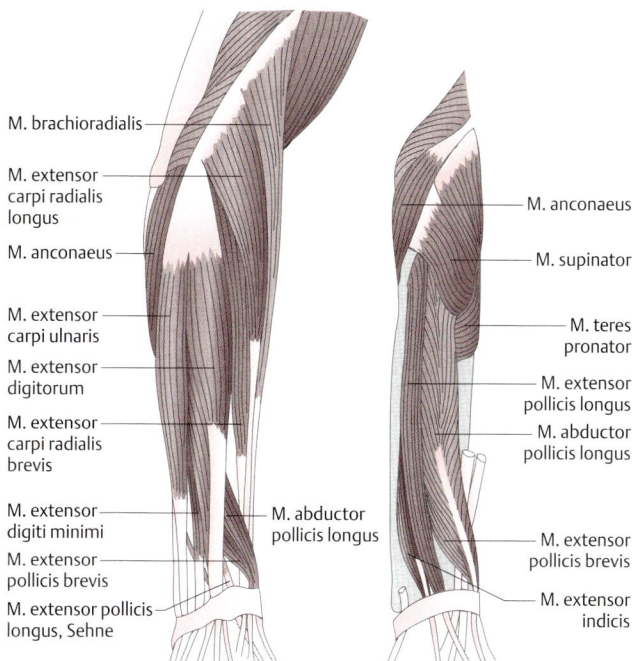

M. brachioradialis

M. extensor carpi radialis longus

M. anconaeus

M. extensor carpi ulnaris

M. extensor digitorum

M. extensor carpi radialis brevis

M. extensor digiti minimi

M. extensor pollicis brevis

M. extensor pollicis longus, Sehne

a

M. abductor pollicis longus

M. anconaeus

M. supinator

M. teres pronator

M. extensor pollicis longus

M. abductor pollicis longus

M. extensor pollicis brevis

M. extensor indicis

b

Abb. 5.14 Unterarmmuskulatur Streckseite: (a) oberflächliche und (b) tiefe Muskulatur

Handgelenken unterstützt er die Beugung und die radiale Abduktion.

Für die Innervation ist der **N. medianus** (N. interosseus [antebrachii] anterior, C6–C8) verantwortlich.

5.3.4.3 Die oberflächliche Schicht der dorsalen Unterarmmuskeln

Der M. extensor digitorum, M. extensor digiti minimi und M. extensor carpi ulnaris entspringen alle vom Epicondylus lateralis humeri und der Fascia antebrachii, daher wird auch der Begriff **„Caput commune"** verwandt. Die motorische Innervation erfolgt über den **R. profundus des N. radialis** (C6–C8) (**Abb. 5.14**).

M. extensor digitorum

Der **M. extensor digitorum** teilt sich schon früh in seine einzelnen Sehnen auf und zieht durch das 4. Sehnenfach auf der Unterarmrückseite zum 2. bis 5. Finger. Von seinen Sehnen ziehen „Connexus intertendinei" (Sehnenstrahlen) zu den benachbarten Fingern, einmal vom 4. Finger zu Finger 3 und 5, sowie vom 3. Finger zu den Fingern 2 und 4 (Kraftverteiler). Zudem ziehen Sehnenfasern von der jeweiligen Fingersehne zur Basis der proximalen Grundphalanx. Der Muskel ist der stärkste **Strecker** der Hand- und Fingergelenke und bewirkt zudem bei Kontraktion eine Ulnarabduktion.

M. extensor digiti minimi

Der **M. extensor digiti minimi** liegt zwischen dem M. extensor digitorum (radial) und dem M. extensor carpi ulnaris (ulnar). Er zieht durch das 5. Sehnenfach, aufgeteilt in 2 Sehnen, zur Dorsalaponeurose des 5. Fingers.

Er **streckt den kleinen Finger** und bewirkt zudem eine Abduktion nach ulnar.

Der Muskel kann auch fehlen, in diesem Fall übernimmt der M. extensor digitorum, der dann mit einer zusätzlichen Sehne ausgestattet ist, seine Funktion.

M. extensor carpi ulnaris

Der **M. extensor carpi ulnaris** zieht an der mediodorsalen Seite der Ulna durch das 6. Sehnenfach zur Basis der Grund- und Mittelphalanx des 5. Metakarpalknochens (Kapselverstärker).

Der Name des M. extensor carpi ulnaris entspricht nicht seiner Funktion, da er vor allem an der **Ulnarabduktion** beteiligt ist.

👁 **Der M. extensor carpi ulnaris ist seinem Namen nach ein Strecker. Aufgrund des Verlaufs seiner Sehne (dorsal des Radiokarpalgelenks und palmar des Mediokarpalgelenks) wirkt er jedoch am stärksten als Abduktor.**

5.3.4.4 Die tiefe Schicht der dorsalen Unterarmmuskeln
M. supinator
Der **M. supinator** entspringt in einem Bogen vom Epicondylus lateralis humeri und vom Lig. collaterale radiale sowie Lig. anulare radii (durch diesen Sehnenbogen zieht auch der R. profundus des N. radialis). Der Muskel verläuft schräg zur Unterarmachse auf die Vorderfläche des Radius und setzt distal der Tuberositas radii an.
Er bewirkt die **Supination** in den radioulnaren Gelenken sowohl in Beuge- als auch in Streckstellung. Die Innervation erfolgt durch den R. profundus des **N. radialis** (C5–C7) – dieser Nerv durchbohrt seinen Muskelbauch.

MERKE

Der M. supinator ist der Leitmuskel für den N. radialis – der Nerv durchbohrt den Muskelbauch.

M. abductor pollicis longus
Der **M. abductor pollicis longus** hat seinen Ursprung an der Rückseite von Radius und Ulna und der Membrana interossea antebrachii. Er inseriert an der Basis des Os metacarpale pollicis und gelegentlich am Os trapezoideum. Der Muskel liegt mit seinem breiten Muskelbauch auf der radialen Seite des Unterarmes und zieht durch das 1. Sehnenfach. Gelegentlich kommt ein Zusammenschluss mit den Sehnen des M. extensor pollicis brevis und des M. abductor pollicis brevis vor.
In den Handgelenken bewirkt er die Beugung (Palmarflexion) und durch seine randständige Lage die Abduktion nach radial. Seine Hauptfunktion bezieht sich aber auf das **Daumensattelgelenk**, das er **abduziert** und **streckt**.

Die Innervation erfolgt durch den R. profundus des **N. radialis** (C6–C8).

M. extensor pollicis brevis
Der **M. extensor pollicis brevis** entspringt von der Rückfläche des Radius und von der Membrana interossea antebrachii. Er zieht gemeinsam mit dem M. abductor pollicis longus durch das 1. Sehnenfach (s. S. 223) und setzt an der Grundphalanx des Daumens an.
Beide Muskeln haben die gleichen Funktionen, die Hauptfunktion ist die **Streckung und Abduktion des Daumens**.
Die Innervation erfolgt durch den R. profundus des **N. radialis** (C6–C8).

M. extensor pollicis longus
Der **M. extensor pollicis longus** hat seinen Ursprung an der Rückfläche der Ulna und der Membrana interossea antebrachii. Er zieht um das lateral gelegene Tuberculum dorsale radii weiter durch das 3. Sehnenfach (s. S. 223) zur Endphalanx des Daumens, und bewirkt am Daumen vor allem eine **Adduktion** und **Reposition** sowie eine **Streckung**. In den Handgelenken ist er an der Dorsalextension und Radialabduktion beteiligt.
Er wird innerviert durch den R. profundus des **N. radialis** (C6–C8).

M. extensor indicis
Der M. extensor indicis entspringt von der Facies dorsalis ulnae und der Membrana interossea antebrachii und zieht zusammen mit dem M. extensor digitorum durch das 4. Sehnenfach (s. S. 223). Er inseriert an der Dorsalaponeurose des Zeigefingers.
Er ermöglicht die isolierte **Streckung des Zeigefingers**, außerdem beteiligt er sich im **Handgelenk** an der Dorsalflexion.
Die Innervation übernimmt der R. profundus des **N. radialis** (C6–C8).

5.3.4.5 Die radialen Unterarmmuskeln
Die radialen Unterarmmuskeln werden alle durch den **N. radialis** innerviert.

M. brachioradialis
Der **M. brachioradialis** entspringt von der Crista supra(epi)condylaris lateralis des Humerus und

dem Septum intermusculare laterale. Er bildet radial den oberflächlichsten Muskel am Unterarm, er ist eingelenkig und setzt mit seiner Sehne radialseitig am Processus styloideus des Radius an.

Seine Funktion ist hauptsächlich die **Beugung im Ellenbogengelenk.** Als Beuger bewirkt er u. a. die **Mittelstellung des Unterarms** in einer Position zwischen Pronations- und Supinationsstellung.

Unmittelbar proximal seines Ansatzes und der Sehne des M. flexor carpi radialis verläuft die **A. radialis**, hier ist der Puls tastbar. Zudem verläuft hier der R. superficialis des N. radialis (sensible Innervation der Finger). Daher spricht man in Bezug auf den M. brachioradialis auch vom **Leitmuskel für die radiale Gefäß-Nerven-Straße** (s. S. 224).

M. extensor carpi radialis longus

Der **M. extensor carpi radialis longus** entspringt ebenfalls von der Crista supracondylaris lateralis des Humerus und dem Septum intermusculare laterale. Er zieht zusammen mit dem M. extensor carpi radialis brevis durch das 2. Sehnenfach (s. S. 223) und setzt an der Basis des Os metacarpale II an.

Im **Ellenbogengelenk** bewirkt er die **Beugung**, im **Handgelenk** die **Dorsalflexion** (zusammen mit dem M. extensor carpi ulnaris) und eine **Radialabduktion** (mit dem M. flexor carpi radialis).

Der M. extensor carpi radialis longus ist zusammen mit dem M. extensor carpi radialis brevis (s. u.) ein sog. „Faustschluss-Helfer", da beide Muskeln die Hand nach dorsal flektieren und somit die optimale Position der Hand für den Faustschluss ermöglichen. Eine Dorsalflexion der Hand ist nötig, um die maximale Beugermuskelwirkung der langen Fingerbeuger zu entfalten. Bei palmar flektierter Hand ist ein Faustschluss nur eingeschränkt möglich.

M. extensor carpi radialis brevis

Der **M. extensor carpi radialis brevis** entspringt mit dem Caput commune am Epicondylus lateralis humeri und vom Lig. anulare radii. Er zieht durch das 2. Sehnenfach (zusammen mit dem M. extensor carpi radialis longus, s. S. 223) und inseriert an der Basis des Os metacarpale III.

Der M. extensor carpi radialis brevis **streckt** gemeinsam mit dem M. extensor carpi radialis longus

die Hand. Er kann außerdem die ulnar abduzierte Hand wieder in die Mittelstellung bringen. Zusammen mit dem M. extensor carpi radialis longus ist er ein „Faustschluss-Helfer".

Der M. extensor carpi radialis brevis ist der am weitesten dorsal zu findende Muskel der radialen Unterarmmuskelgruppe und liegt den Extensoren auf der Rückseite des Unterarms am nächsten an (erst der M. extensor digitorum, dann der M. extensor digiti minimi und danach der M. extensor carpi ulnaris).

5.3.5 Die kurzen Muskeln der Hand

Man unterteilt die Muskeln der Hand in drei Gruppen (**Abb. 5.15**):

- Muskeln des Daumenballens (Thenargruppe)
- Muskeln der Mittelhand
- Muskeln des Kleinfingerballens (Hypothenargruppe).

Alle kurzen Muskeln der Hand werden vom **N. medianus** und vom **N. ulnaris** innerviert.

5.3.5.1 Die Muskeln des Thenar

M. abductor pollicis brevis

Der **M. abductor pollicis brevis** entspringt vom Retinaculum flexorum sowie dem Os scaphoideum und setzt radialseitig an der proximalen Phalanx des Daumens an. Der Muskel verursacht im Wesentlichen die Form des Thenar.

Im Daumensattelgelenk macht der Muskel eine **Abduktion** sowie **Opposition**, im Daumengrundgelenk bewirkt er die **Beugung**, im Endgelenk eine Streckung.

Der M. abductor pollicis brevis wird eingefasst vom lateralen Rand des M. opponens pollicis (radial) und vom Caput superficiale des M. flexor pollicis brevis (ulnar).

Die Innervation erfolgt über den **N. medianus** (C6–Th1).

M. opponens pollicis

Der **M. opponens pollicis** entspringt vom Retinaculum flexorum und vom Os trapezium. Er zieht in einer breiten Muskelplatte zum Os metacarpale I und setzt radialseitig dort an.

Der M. opponens pollicis tritt radial am weitesten außen gelegen im Bereich des Thenarballens in Erscheinung, sein Hauptanteil liegt jedoch unter dem

5

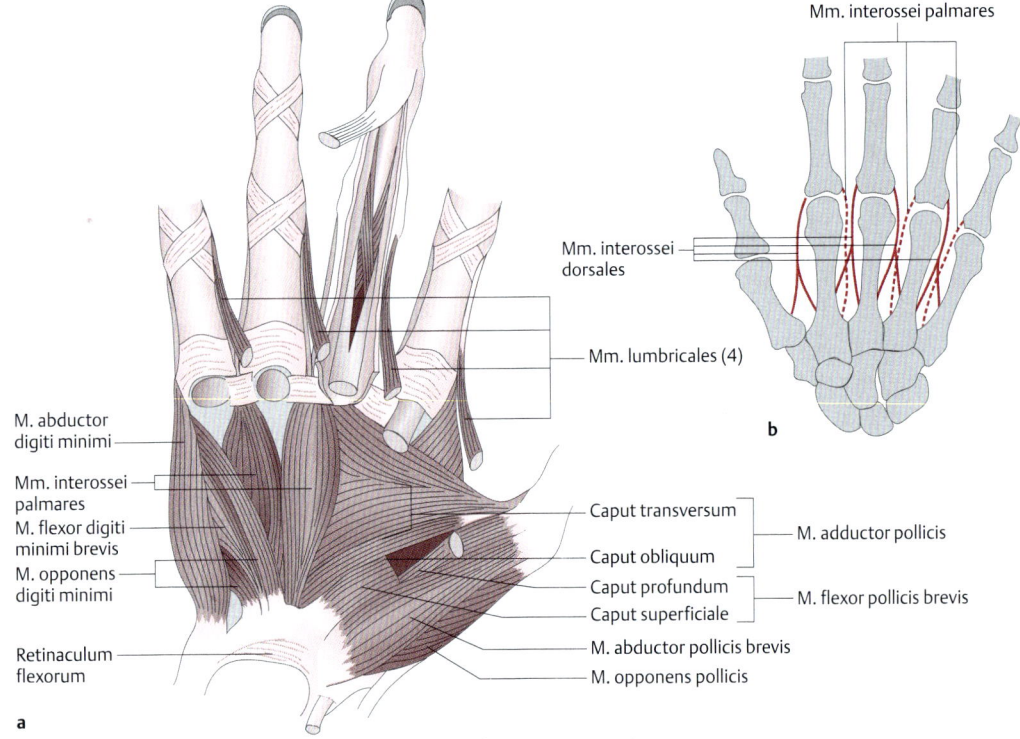

Mm. interossei palmares

Mm. interossei dorsales

Mm. lumbricales (4)

b

M. abductor digiti minimi

Mm. interossei palmares
M. flexor digiti minimi brevis
M. opponens digiti minimi

Retinaculum flexorum

Caput transversum
Caput obliquum — M. adductor pollicis

Caput profundum
Caput superficiale — M. flexor pollicis brevis

M. abductor pollicis brevis
M. opponens pollicis

a

Abb. 5.15 (a) Palmare Handmuskeln und (b) Schema der Mm. interossei

M. abductor pollicis brevis und dem Caput superficiale des M. flexor pollicis brevis.
Hauptfunktion ist die **Oppositionsbewegung** und auch die **Adduktion** im **Daumensattelgelenk.**
Innerviert wird er vom **N. medianus** (C6–Th1) (es finden sich hier auch Fasern vom N. ulnaris).

M. flexor pollicis brevis
Der **M. flexor pollicis brevis** hat ein Caput superficiale und ein Caput profundum. Das Caput superficiale entspringt vom Retinaculum flexorum, das Caput profundum vom Os trapezium, Os trapezoideum und Os capitatum. Ansatz ist das laterale (radiale) Sesambein und die Grundphalanx des Daumens. Das Caput superficiale grenzt medial an den M. abductor pollicis brevis, das Caput profundum liegt eine Etage tiefer.

MERKE

Zwischen den beiden Köpfen des M. flexor pollicis brevis verläuft die Sehne des M. flexor pollicis longus.

Die Funktion des Muskels ist die **Oppositions-** und die **Abduktionsbewegung** (oberflächlicher Teil) bzw. **Adduktionsbewegung** (tiefer Teil) im Daumensattelgelenk, im Daumengrundgelenk bewirkt er die **Beugung**, im Endgelenk eine **Streckung**.
Das Caput superficiale wird durch den **N. medianus** (C6–Th1), das Caput profundum durch den **N. ulnaris** (C8–Th1) innerviert.

M. adductor pollicis
Der **M. adductor pollicis** hat ebenfalls zwei Köpfe. Ursprung des Caput obliquum ist das Os capitatum, Ursprung des Caput transversum ist das Os metacarpale III. Beide Anteile setzen ulnarseitig und am medialen (ulnaren) Sesambein an.
Der Muskel bewirkt eine **Adduktion** und **Opposition** im **Daumensattelgelenk**, sowie eine Beugung im Daumengrundgelenk, eine Streckung im Endgelenk.
Innerviert wird er vom R. profundus des **N. ulnaris** (C8–Th1).

5.3.5.2 Die Muskeln der Mittelhand
Mm. lumbricales
Die **vier Mm. lumbricales** entspringen in der Regel jeweils von der radialen Seite der 2. bis 5. Sehne des M. flexor digitorum profundus (s. S. 204). Die Fasern strahlen dann gemeinsam in die streckerseitige Dorsalaponeurose des 2. bis 5. Fingers ein.

Die Mm. lumbricales werden von radial nach ulnar mit den Ziffern 1–4 durchnummeriert. Sie **beugen** im 2. bis 5. Fingergrundgelenk und **strecken** in den Mittel- und Endgelenken der Finger.

Mm. lumbricales **1 und 2** sind meist einköpfige Muskeln und werden vom **N. medianus** (C6–C7) innerviert. Mm. lumbricales **3 und 4** sind meist zweiköpfig und werden vom **N. ulnaris** (C8–Th1) gesteuert.

Mm. interossei dorsales
Die **vier Mm. interossei dorsales** entspringen mit jeweils zwei Muskelköpfen von den einander zugewandten Seiten des 1. bis 4. Mittelhandknochens. Ihr Ansatz ist die Dorsalaponeurose des 2. bis 5. Fingers. Sie bewirken eine **Beugung** und **Abduktion** in den Fingergrundgelenken und eine **Streckung** in den Interphalangealgelenken.

Bei Streckstellung der Finger sind die Mittelhandknochen und die darüber verlaufenden Strecksehnen deutlich zu erkennen. Dazwischen ist die Haut eingesunken. In den Rinnen liegen die Mm. interossei dorsales.

Die Innervation erfolgt durch den R. profundus des **N. ulnaris** (C8–Th1).

Die Mm. interossei dorsales sind es, die bei Schädigung des N. ulnaris die typische motorische Ausfallerscheinung an der Hand beim Faustschlussversuch hervorrufen (Krallenhand, s. S. 214).

Mm. interossei palmares
Die insgesamt **drei Mm. interossei palmares** entspringen von den Ossa metacarpalia 2, 4 und 5 und inserieren an der Dorsalaponeurose des 2., 4. und 5. Fingers.

Ihre Funktion ist die **Beugung** und **Adduktion** in Richtung Mittelfinger im 2., 4. und 5. Fingergrundgelenk sowie die **Streckung** in den Interphalangealgelenken (s. **Abb. 5.15).**

Die Mm. interossei palmares werden vom R. profundus des **N. ulnaris** (C8–Th1) innerviert.

5.3.5.3 Die Muskeln des Hypothenar
M. abductor digiti minimi
Der **M. abductor digiti minimi** entspringt vom Os pisiforme, Retinaculum flexorum sowie dem Lig. pisohamatum und inseriert am ulnaren Rand der Basis der Grundphalanx des 5. Fingers.

Seine Hauptfunktion ist die **Abduktion** des Kleinfingers im Fingergrundgelenk (bei gestrecktem Grundgelenk).

Der M. abductor digiti minimi ist der am weitesten ulnar gelegene Muskel des Hypothenar. Innerviert wird er vom **R. profundus** des **N. ulnaris** (C8–Th1).

M. flexor digiti minimi (brevis)
Der **M. flexor digiti minimi** entspringt vom Hamulus ossis hamati und vom Retinaculum flexorum und inseriert ebenfalls an der Basis der Grundphalanx des Kleinfingers. Er bewirkt im Kleinfinger-Grundgelenk eine Beugebewegung und streckt (über die Dorsalaponeurose) die distalen Kleinfingergelenke. Innerviert wird er vom **R. profundus** des **N. ulnaris** (C8–Th1).

M. opponens digiti minimi
Unter dem M. flexor digiti minimi brevis und dem M. abductor digiti minimi liegt der **M. opponens digiti minimi**. Er entspringt vom Hamulus ossis hamati und Retinaculum flexorum und inseriert am ulnaren Rand des Os metacarpale V.

Der M. opponens digiti minimi macht eine **Oppositionsbewegung** im Karpometakarpalgelenk, d. h. er bewegt den Kleinfinger in Richtung Handinnenfläche.

Innerviert wird er vom **R. profundus** des **N. ulnaris** (C8–Th1).

M. palmaris brevis
Der **M. palmaris brevis** entspringt von der Aponeurosis palmaris und zieht zur Haut über dem Kleinfingerballen. Seine Aufgabe ist die **Straffung und Spannung der Haut** im Bereich der palmaren Hypothenarfläche.

Innerviert wird er vom **R. superficialis** des **N. ulnaris** (C8–Th1).

5

Klinischer Bezug

V-Phlegmone: Unter einer Phlegmone versteht man eine diffuse, sich ausbreitende Entzündung des interstitiellen Bindegewebes mit typischen lokalen Entzündungszeichen, wie Rötung, Überwärmung und Schwellung. Bei einer eitrigen Entzündung in den Sehnenscheiden der Beugermuskeln kann es durch die Sehnenscheidenanatomie zu einer schnellen Ausbreitung der Entzündung über die Sehnenscheiden kommen (vgl. S. 223).

Ein entzündlicher Prozess in der Daumensehnenscheide kann über die dünnen Wände der drei Beugersehnenscheiden im Handwurzelbereich auf die Sehnenscheide des Kleinfingerbeugers übergreifen. Die unterbrochenen Sehnenscheiden des 2. bis 4. Fingers werden dabei ausgespart. In diesem Fall spricht man von einer V-Phlegmone, da sich beim Zeichnen einer Linie vom Kleinfinger zu den Handwurzelknochen und einer weiteren Linie vom Daumen zu den Handwurzelknochen der Buchstabe V ergibt.

 Check-up

✔ **Wiederholen Sie die Muskeln, die bei der Streckung des Arms in allen Gelenken kontrahiert werden (Schulter, Ellenbogen, Handgelenk).**

✔ **Nennen Sie die Lage der Sehnenscheiden am Handgelenk palmar und dorsal.**

✔ **Verdeutlichen Sie sich nochmals, welche Muskeln für den festen Faustschluss benötigt werden.**

5.4 Nerven, Gefäße und Lymphknoten

 Lerncoach

Die typischen Ausfallerscheinungen bei Läsionen von N. medianus, N. ulnaris oder N. radialis sind immer wieder Gegenstand von Prüfungsfragen. Prägen Sie sich daher die innervierten Muskeln und Hautareale gut ein, dann können Sie sich die Ausfälle herleiten.

5.4.1 Der Überblick

Die Innervation der oberen Extremität erfolgt über den Plexus brachialis. Dieser setzt sich zusammen aus den Rr. ventrales der Spinalnerven C5–Th1. Sie bilden 3 Stämme: Truncus superior, Truncus medius, Truncus inferior. Die Trunci lagern sich erneut unterschiedlich zusammen und bilden Faszikel: Fasciculus lateralis, Fasciculus medialis und Fasciculus posterior. Außerdem wird der Plexus brachialis topographisch unterteilt in eine Pars supraclavicularis und eine Pars infraclavicularis.

Arteriell versorgt wird die obere Extremität von Ästen der A. subclavia und der A. axillaris. Der Abfluss des Blutes erfolgt über die V. subclavia in die Vv. brachiocephalicae. Man unterscheidet am Arm oberflächliche und tiefe Venen.

5.4.2 Die Nerven

5.4.2.1 Der Plexus brachialis (C5–Th1)

Das Armnervengeflecht (Plexus brachialis) bildet sich aus den **Rr. ventrales** der Rückenmarkssegmente **C5–Th1**, die aus den Foramina intervertebralia herausziehen und sich zu Trunci (Nervenstämmen) zusammenlagern (**Abb. 5.16**).

So entstehen der **Truncus superior** (C5, C6), der **Truncus medius** (C7) und der **Truncus inferior** (C8, Th1), welche durch die **hintere Skalenuslücke** hindurchtreten (zwischen M. scalenus anterior und medius, zusammen mit der A. axillaris, vgl. S. 215). Anschließend teilt sich jeder Truncus noch oberhalb der Clavicula in eine ventrale und dorsale Division auf (insgesamt also je 3 Divisiones anteriores und posteriores [alt: ventrales et dorsales]).

Die Trunci legen sich erneut unterschiedlich zusammen und bilden Faszikel:

- **Fasciculus lateralis** (C5–C7) lateral der A. axillaris
- **Fasciculus medialis** (C8–Th1) medial der A. axillaris
- **Fasciculus posterior** (C5–Th1) hinter der A. axillaris.

Nach topographischen Gesichtspunkten wird der Plexus brachialis unterteilt in Nerven, die oberhalb **(Pars supraclavicularis)** bzw. unterhalb **(Pars infraclavicularis)** des Schlüsselbeins verlaufen.

Plexus brachialis, Pars infraclavicularis

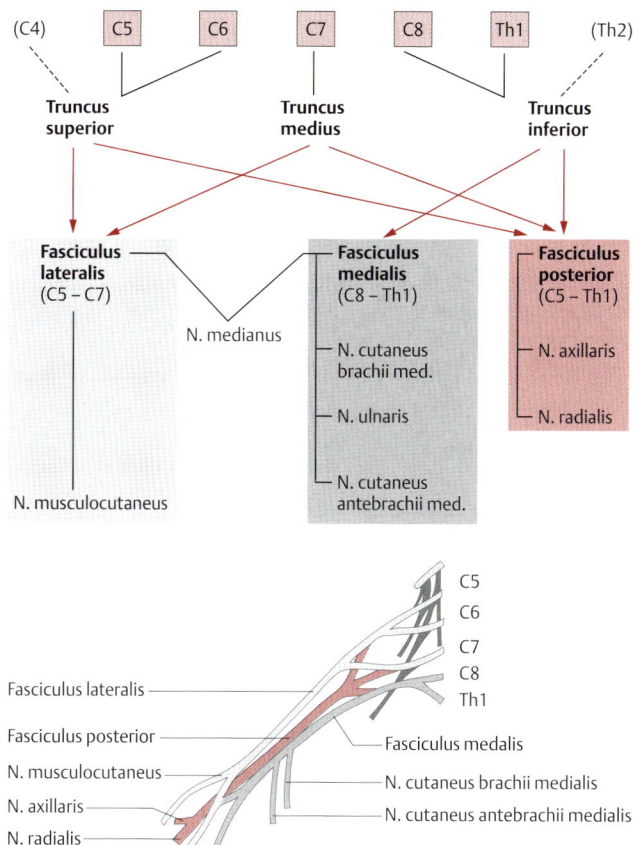

Abb. 5.16 Plexus brachialis

Pars supraclavicularis
Die **Pars supraclavicularis** umfasst die Nerven, die zwischen Wirbelsäule und Clavicula verlaufen (**Tab. 5.1**).

Pars infraclavicularis
Die Nerven der **Pars infraclavicularis** entspringen aus den in **Tab. 5.2** aufgeführten Faszikeln.
Der **N. musculocutaneus** (C5–C7) durchbohrt den M. coracobrachialis. Er innerviert motorisch mit seinen **Rr. musculares** den
- M. coracobrachialis
- M. biceps brachii
- M. brachialis.

Außerdem gibt er den **N. cutaneus antebrachii lateralis** ab, der sensibel die Haut der lateralen (radialen) Seite des Unterarms von der Ellenbeuge bis

zu den Handwurzelknochen versorgt (s. S. 214). Der N. cutaneus antebrachii lateralis kommt im Sulcus bicipitalis lateralis an die Oberfläche (s. S. 224), verläuft eine kurze Strecke mit der V. cephalica und liegt damit lateral der V. mediana cubiti, und zieht weiter zum Hautareal am lateralen Unterarm.

Die Radix lateralis des **N. medianus** (C5–C7) vereinigt sich mit der Radix medialis des N. medianus (C8–Th1) in der sog. Medianusschlinge auf der Vorderfläche der A. axillaris. Der Nerv verläuft am Oberarm im **Sulcus bicipitalis medialis** (s. S. 224) weiter zum Ellenbogen, dort verläuft er unter der Faszie des M. biceps brachii und tritt schließlich durch den **M. pronator teres** hindurch. Danach zieht er weiter zwischen M. flexor digitorum superficialis und M. flexor digitorum profundus zum

Tabelle 5.1

Pars supraclavicularis		
Nerv	**Muskel**	**Besonderheiten**
dorsale Äste		
N. dorsalis scapulae (C4, C5)	Mm. rhomboidei major et minor M. levator scapulae	durchbohrt den M. scalenus medius
N. suprascapularis (C4–C6)	M. supraspinatus M. infraspinatus	verläuft durch die Incisura scapulae unter dem Lig. transversum
N. thoracicus longus (C5–C7/C8)	M. serratus anterior	durchbohrt den M. scalenus medius, verläuft auf dem M. serratus anterior
N. thoracodorsalis (C6–C8)	M. latissimus dorsi	am lateralen Rand der Scapula
N. subscapularis (C5–C6/C7)	M. subscapularis M. teres major	
ventrale Äste		
N. subclavius (C4, C5)	M. subclavius	unter der Clavicula, evtl. mit Ast zum N. phrenicus (Nebenphrenicus, s. S. 215)
Nn. pectorales lateralis et medialis (C5–Th1)	Mm. pectorales major et minor	ventral zu den Brustmuskeln verlaufend

Tabelle 5.2

Pars infraclavicularis	
Faszikel	**Ursprung für**
Fasciculus lateralis	N. musculocutaneus N. medianus (Radix lateralis)
Fasciculus medialis	N. ulnaris N. cutaneus brachii medialis N. cutaneus antebrachii medialis N. medianus (Radix medialis)
Fasciculus posterior	N. radialis N. axillaris

Tabelle 5.3

Äste des N. medianus (C5–C7)	
Ast	**innerviert**
R. articularis	Ellenbogengelenkkapsel
Rr. musculares	M. pronator teres M. flexor carpi radialis M. palmaris longus M. flexor digitorum superficialis
N. interosseus antebrachii anterior	M. pronator quadratus M. flexor pollicis longus M. flexor digitorum profundus I–III (radialer Anteil)
R. palmaris n. mediani*	Haut des Daumenballens und der lateralen Hohlhand
Nn. digitales palmares communes I–III	M. abductor pollicis brevis M. flexor pollicis brevis (Caput superficiale) M. opponens pollicis Mm. lumbricales I–II
Nn. digitales palmares proprii	sensible Innervation der Seitenfläche der Fingerzwischenräume: 3½ Finger (radial) auf der palmaren Seite, dorsal die zugehörigen Fingerkuppen

* in Höhe der Handwurzel besteht regelmäßig eine Verbindung zwischen N. medianus und N. ulnaris (R. communicans)

Handgelenk. Er verläuft durch den **Canalis carpi** und liegt oberflächlich zwischen den Sehnen des M. palmaris longus und M. flexor carpi radialis. Er teilt sich dann in der Hohlhand in seine Endäste auf (**Tab. 5.3**).

Der **N. ulnaris** (C8–Th 1) verläuft medial der A. axillaris im Sulcus bicipitalis medialis am Oberarm, hinter dem Epicondylus medialis auf der Streckseite des Ellenbogengelenks. Hier ist er eingebettet in eine Knochenrinne, den **Sulcus n. ulnaris** („Musikantenknochen"). Zwischen den Köpfen des M. flexor carpi ulnaris zieht er weiter nach distal zwischen M. flexor carpi ulnaris und dem M. flexor digitorum profundus. Er zieht außerhalb des Canalis carpi zur Hohlhand zusammen mit A. und V. ulnaris. Dort teilt er sich in seine Endäste auf (R. superficialis und R. profundus) (**Tab. 5.4**).

MERKE

Der **N. ulnaris** zieht nicht durch den Karpaltunnel, sondern durch die Guyon-Loge (Canalis ulnaris; kleinfingerseitig).

Der **N. cutaneus brachii medialis** (Th1–Th2) verläuft medial am Oberarm, wo er mit dem N. intercosto-

Tabelle 5.4

Äste des N. ulnaris (C8–Th1)	
Ast	innerviert
R. articularis	Kapsel des Ellenbogengelenks
Rr. musculares	M. flexor carpi ulnaris M. flexor digitorum profundus (ulnarer Teil)
R. dorsalis n. ulnaris	palmare 1½ Finger; auf der Seite des Handrückens (dorsal), 2½ Finger
R. palmaris n. ulnaris	palmar Haut des Kleinfingerballens
R. superficialis – N. digitalis palmaris communis	M. palmaris brevis
– Nn. digitales palmares proprii	palmar die Haut zwischen Ringfinger und Kleinfinger
R. profundus	M. abductor digiti minimi M. flexor digiti minimi brevis M. opponens digiti minimi Mm. interossei dorsales et palmares Mm. lumbricales III und IV M. adductor pollicis M. flexor pollicis brevis (Caput profundum)

Tabelle 5.5

Äste des N. radialis (C5–Th1)	
Ast	innerviert
R. articularis	Schultergelenkskapsel
N. cutaneus brachii posterior	Rückseite (Streckseite) des Oberarmes
N. cutaneus brachii lateralis inferior	Rückseite und seitliche Außenfläche am Oberarm
N. cutaneus antebrachii posterior	Haut auf radialer Streckerseite des Unterarmes
Rr. musculares	M. triceps brachii M. anconaeus M. brachioradialis M. extensor carpi radialis longus
R. profundus und weiter als N. interosseus posterior mit Rr. musculares	M. supinator M. extensor carpi radialis brevis M. extensor digitorum communis M. extensor digiti minimi M. extensor carpi ulnaris M. abductor pollicis longus M. extensor pollicis brevis M. extensor pollicis longus M. extensor indicis
R. superficialis (sensible Endäste: Nn. digitales dorsales)	2½ Finger (Daumen, Zeigefinger und Mittelfinger zur Hälfte) des Handrückens, die dazugehörigen Fingerkuppen aber nicht (s. N. medianus)

brachialis Anastomosen mit dem 2. und 3. Interkostalnerv bildet. Er versorgt sensibel die Haut der medialen Oberarmseite (von der Achselhöhle bis zum Ellenbogengelenk).

Der **N. cutaneus antebrachii medialis** (C8–Th1) zieht medial zum Unterarm entlang des Verlaufs der V. basilica. Am Hiatus basilicus teilt er sich auf in den

- R. anterior: versorgt sensibel die Vorderfläche der medialen Unterarmseite
- R. posterior: versorgt sensibel die mediale Unterarmseite, ulnar und hintere Fläche am Unterarm.

Der **N. radialis** (C5–Th1) liegt der A. axillaris an und verläuft im **Sulcus n. radialis humeri** zusammen mit der A. profunda brachii spiralig um den Oberarmknochen herum.

Weiter distal durchbricht er das **Septum intermusculare brachii laterale** und tritt zwischen dem M. brachioradialis und dem M. brachialis in die Ellenbeuge ein, um sich in seine Endäste aufzuteilen (R. profundus und R. superficialis) (**Tab. 5.5**).

Der **R. profundus** durchbohrt schräg den M. supinator und verläuft als **N. interosseus posterior** weiter zum Daumen.

Der **N. axillaris** (C5–Th1) zieht durch die laterale Achsellücke (s. S. 221), zusammen mit der A. und

V. circumflexa humeri posterior zum M. deltoideus. Er innerviert den M. teres minor und den M. deltoideus; zudem innerviert er mit dem **N. cutaneus brachii lateralis superior** die Haut oberhalb des M. deltoideus, die seitliche Schulterregion und das seitliche Oberarmareal.

Klinischer Bezug

Obere und untere Armplexus-Lähmung: Ursache einer Läsion des Plexus cervicobrachialis kann z. B. ein Geburtstrauma, ein Unfall (v. a. Motorradunfall) oder eine Schlüsselbeinfraktur sein. Auch eine Schultergelenkluxation kommt ursächlich infrage.

Die **obere Plexus-Lähmung (Erb-Duchenne)** betrifft die Nervenfasern aus den Rückenmarksegmenten **C5–C6**. Es kommt zur Lähmung der Abduktions- und Außenrotationsbewegung im Schultergelenk sowie der Flexion im Ellenbogengelenk. Über dem M. deltoideus besteht eine Sensibilitätsstörung der Haut.

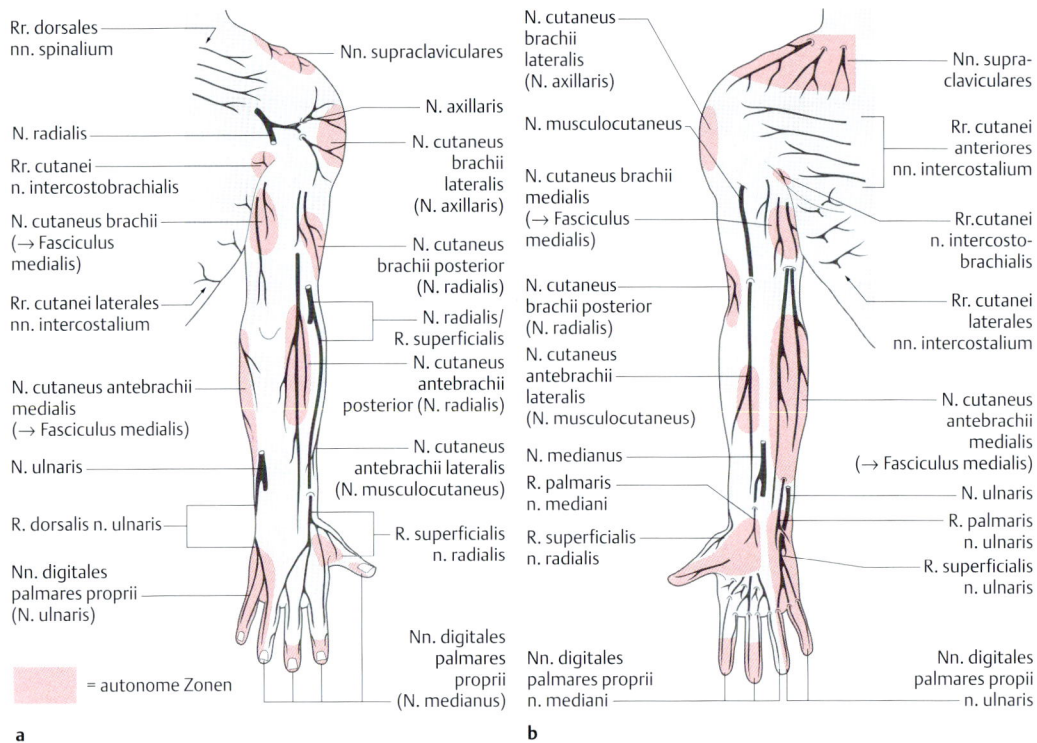

Abb. 5.17 Sensible Innervation am Arm: (a) dorsal, (b) ventral (= volar = palmar)

Bei der **unteren Plexuslähmung (Klumpke)** sind die Fasern von **C8–Th1** betroffen. Die Bewegung im Handgelenk und in den Fingern ist eingeschränkt. Es treten Sensibilitätsstörungen an der Ulnarseite des Unterarmes auf.

Die Ausfallerscheinungen an der Hand
(Abb. 5.18)
Schwurhand: Lähmung des N. medianus: Bei einer kompletten Medianuslähmung kommt es zur **Pronationsschwäche** im Unterarm sowie zu einer typischen Fingerstellung an der Hand: Der Daumen, der Zeigefinger und der Mittelfinger können nicht mehr in den Mittel- und Endphalangen gebeugt werden (vgl. **Tab. 5.3**), so dass beim Versuch des Faustschlusses die **radialen drei Finger gestreckt** bleiben **(Schwurhand)**. Der Daumen kann nicht opponiert werden (Ausfall M. opponens pollicis) und befindet sich in Adduktionsstellung (Überwiegen

des M. adductor pollicis, N. ulnaris). Bleibt die Läsion bestehen, kommt es zur Atrophie des Thenar. Sensibilitätsstörungen bestehen über dem Daumenballen und der Beugeseite der radialen 3½ Finger.

Krallenhand: Lähmung des N. ulnaris: Beim Ausfall des **N. ulnaris** (genauer gesagt: R. profundus des N. ulnaris) werden die motorischen Ausfallerscheinungen mit dem Begriff der **Krallenhand** (früher auch Klauenhand) beschrieben, die durch den Ausfall der Mm. interossei dorsales et palmares sowie der Mm. lumbricales III und IV zustande kommt (vgl. **Tab. 5.4**). An den **Mittel- und Endgelenken** der Finger überwiegen die Flexoren **(Beugung)**, im **Grundgelenk** überwiegen gleichzeitig die Extensoren **(Überstreckung)**.
Zudem tritt eine Abschwächung der Ulnarabduktion der Hand auf, ein unvollständiger Faustschluss und eine Beugeschwäche im 4. und 5. Finger (Ausfall des ulnaren Anteils des

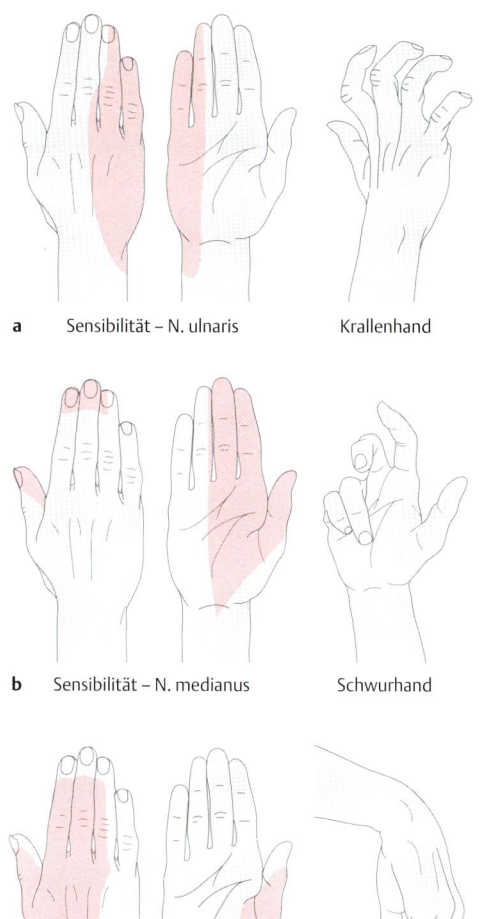

a	Sensibilität – N. ulnaris	Krallenhand
b	Sensibilität – N. medianus	Schwurhand
c	Sensibilität – N. radialis	Fallhand

Abb. 5.18 Ausfallerscheinungen der Hand bei Schädigung des N. ulnaris (a), N. medianus (b) und N. radialis (c)

M. flexor digitorum profundus und des M. flexor digiti minimi brevis). Der Daumen kann nicht mehr adduziert werden und der Kleinfinger kann dem Daumen nicht mehr angenähert werden (Ausfall M. opponens digiti minimi). Bei längerem Bestehen der Lähmung sinkt die Haut am Handrücken ein durch Atrophie der Mm. interossei dorsales. Der Hypothenar flacht ab. In den versorgten Hautbereichen treten Sensibilitätsstörungen auf.

Fallhand: Lähmung des N. radialis: Der N. radialis versorgt alle **Extensoren** des Armes (vgl. **Tab.. 5.5**), bei einer Radialislähmung ist daher je nach Höhe der Läsion eine Streckung in den betroffenen Gelenken nicht mehr möglich. Die Extensorenschwäche manifestiert sich als **Fallhand**, d. h. die Hand hängt schlaff nach unten, da eine Streckung weder im Handgelenk noch in den Fingergelenken möglich ist. Auch der kraftvolle Faustschluss fällt aus, da hierfür eine gestreckte oder dorsalflektierte Hand Voraussetzung ist. In den versorgten Hautbezirken kommt es zu Sensibilitätsstörungen.

MERKE

„Ich schwöre beim heiligen Medianus (N. medianus: Schwurhand), dass ich Dir die Augen mit der Ulna auskratze (N. ulnaris: Krallenhand), wenn ich vom Rad falle (N. radialis: Fallhand)."

5.4.3 Die Gefäße
5.4.3.1 Die arterielle Versorgung
A. subclavia
Das arterielle Blut gelangt **rechts** über den **Truncus brachiocephalicus** und **links direkt aus dem Aortenbogen** in die A. subclavia dextra bzw. sinistra. Sie verläuft dann hinter dem M. scalenus anterior in der „hinteren Skalenuslücke" (begrenzt durch den M. scalenus anterior und M. scalenus medius) zum lateralen Rand der 1. Rippe, über diese hinweg und weiter unter die Clavicula.
Die A. subclavia gibt die **A. vertebralis**, die **A. thoracica interna**, den **Truncus thyrocervicalis** und den **Truncus costocervicalis** ab (vgl. S. 108).

A. axillaris (**Abb. 5.19**)
Die **A. axillaris** bildet die Fortsetzung der A. subclavia und verläuft von der Clavicula bis zum Unterrand des M. pectoralis major (vordere Achselfalte). Ihre Abgänge sind von proximal nach distal:
- **Rr. subscapulares:** treten in den M. subscapularis ein
- **A. thoracica superior:** als kleine Arterie zum M. subclavius, den Mm. pectorales und dem kranialen Teil des M. serratus anterior (wird auch als A. thoracica suprema bezeichnet)

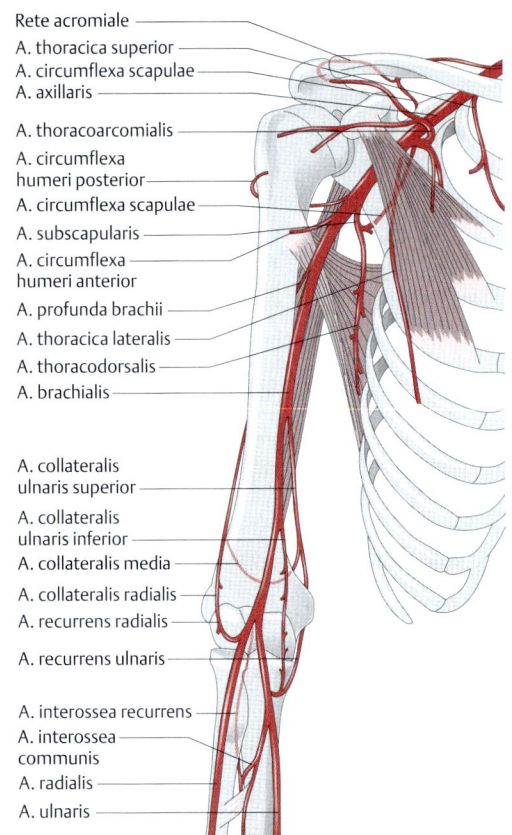

Rete acromiale
A. thoracica superior
A. circumflexa scapulae
A. axillaris
A. thoracoarcomialis
A. circumflexa humeri posterior
A. circumflexa scapulae
A. subscapularis
A. circumflexa humeri anterior
A. profunda brachii
A. thoracica lateralis
A. thoracodorsalis
A. brachialis
A. collateralis ulnaris superior
A. collateralis ulnaris inferior
A. collateralis media
A. collateralis radialis
A. recurrens radialis
A. recurrens ulnaris
A. interossea recurrens
A. interossea communis
A. radialis
A. ulnaris

Abb. 5.19 A. axillaris und A. brachialis und ihre Abgänge

- **A. thoracoacromialis:** mit V. cephalica verlaufend; bildet das Rete acromiale mit (s. S. 218) und versorgt die Mm. pectorales, M. deltoideus und M. subclavius
- **A. thoracica lateralis:** auf dem M. serratus anterior nach kaudal absteigend für die Perfusion der seitlichen Brustwandmuskeln, gibt Rr. mammarii laterales für die Brustdrüse ab (s. S. 172)
- **A. subscapularis:** zieht am lateralen Rand des M. subscapularis entlang zur Dorsalfläche der Scapula und teilt sich dort auf in:
  - A. circumflexa scapulae: verläuft durch die mediale Achsellücke zur Fossa infraspinata; bildet Anastomose mit der A. suprascapularis (aus dem Truncus thyreocervicalis)
  - A. thoracodorsalis: zieht zu den großen Rückenmuskeln (M. latissimus dorsi, M. subscapularis, M. teres major, M. serratus anterior)

- **A. circumflexa humeri anterior:** zieht um das Collum chirurgicum des Humerus im Sulcus intertubercularis herum in Richtung Schultergelenk, versorgt den M. deltoideus
- **A. circumflexa humeri posterior:** zieht zusammen mit dem N. axillaris durch die laterale Achsellücke; von dorsal um den Humerus herum zum M. deltoideus, versorgt den langen Trizepskopf und das Schultergelenk.

A. brachialis

Ab der vorderen Achselfalte geht die A. axillaris in die **A. brachialis** über. Sie verläuft im Sulcus bicipitalis medialis zusammen mit den Vv. brachiales und weiter zur Ellenbogenbeugeseite. Schließlich teilt sie sich distal des Ellenbogengelenkspalts in die kräftigere A. ulnaris und – über die A. interossea communis – in die schwächer ausgebildete A. radialis auf. Die A. brachialis gibt folgende Äste ab:

- **A. profunda brachii:** unterhalb des M. teres major zieht sie zusammen mit dem N. radialis am Humerus entlang durch den Sulcus n. radialis und teilt sich auf in:
  - A. collateralis media: zieht im Caput mediale des M. triceps brachii nach kaudal zum Rete articulare cubiti (s. S. 218)
  - A. collateralis radialis: verläuft gemeinsam mit dem N. radialis, teilt sich in einen R. anterior und einen R. posterior auf.
- **A. collateralis ulnaris superior:** verläuft zusammen mit dem N. ulnaris, beteiligt sich am Rete articularis cubiti
- **A. collateralis ulnaris inferior:** verläuft auf dem M. brachialis in Richtung Ulna.

A. radialis (**Abb. 5.20**)

Die **A. radialis** geht aus der A. interossea communis hervor. Das Gefäß zieht dann in der Ellenbogenbeuge radialseitig über die Bizepssehne hinweg und tritt im Unterarm **zwischen** dem **M. pronator teres** und dem **M. brachioradialis** hindurch. Von dort gelangt die A. radialis zwischen dem M. flexor carpi radialis und dem M. brachioradialis (Puls tastbar) in der **radialen Gefäß-Nerven-Straße** zu den Handwurzelknochen.

Sie verläuft dann lateral um das Os trapezoideum herum, **volarseitig der Tabatière** (Puls tastbar), die von den Sehnen des M. extensor pollicis longus und M. extensor pollicis brevis gebildet wird. Anschließend tritt sie von dorsal nach palmar zwischen Daumen und Zeigefinger durch die zwei Köpfe des M. interosseus dorsalis I in die Hohlhand ein und bildet schließlich den tiefen Hohlhandbogen (Arcus palmaris profundus). Die A. radialis gibt folgende Äste ab:

- **A. recurrens radialis:** rückläufiges Gefäß, das noch in der Ellenbogengelenksbeuge aufsteigt, um mit der A. collateralis radialis zu anastomosieren
- **R. carpalis palmaris:** zieht zum Rete carpale palmare (Gefäßnetz auf den Handwurzelknochen)
- **R. palmaris superficialis:** auf der Handinnenseite zum Daumen ziehend
- **R. carpalis dorsalis:** zieht zum Rete carpale dorsale
- **A. princeps pollicis:** zum Daumen
- **A. radialis indicis:** zum Zeigefinger.
- Aus der A. radialis entsteht dann schließlich der **Arcus palmaris profundus** (zusammen mit dem R. palmaris profundus der A. ulnaris), er liegt auf der Basis der Mittelhandknochen unter den Sehnen der Flexoren.
- **Aa. metacarpales palmares:** verlaufen zwischen den Mittelhandknochen und anastomosieren über Rr. perforantes mit Gefäßabgängen des oberflächlichen Hohlhandbogens.

A. ulnaris (Abb. 5.20)

Die **A. ulnaris** verläuft unterhalb des M. pronator teres ulnarseitig entlang des **M. flexor carpi ulnaris** zu den Handwurzelknochen. Dort zieht die Arterie medial (=radial) des Os pisiforme über das Retinaculum flexorum (Puls tastbar) in die Hohlhand und bildet den oberflächlichen Hohlhandbogen (Arcus palmaris superficialis). Folgende Äste gibt sie ab:

- **A. recurrens ulnaris:** zieht aufwärts zum Ellenbogen und verbindet sich mit der A. collateralis ulnaris superior über den R. posterior und mit der A. collateralis ulnaris inferior über den R. anterior.
- **A. interossea communis:** teilt sich auf Höhe des M. pronator teres in 3 Äste:
  - A. interossea posterior: zieht dorsal der Membrana interossea antebrachii zu den Handwurzelknochen; sie gibt zudem die A. interossea recurrens zum Ellenbogengelenk ab

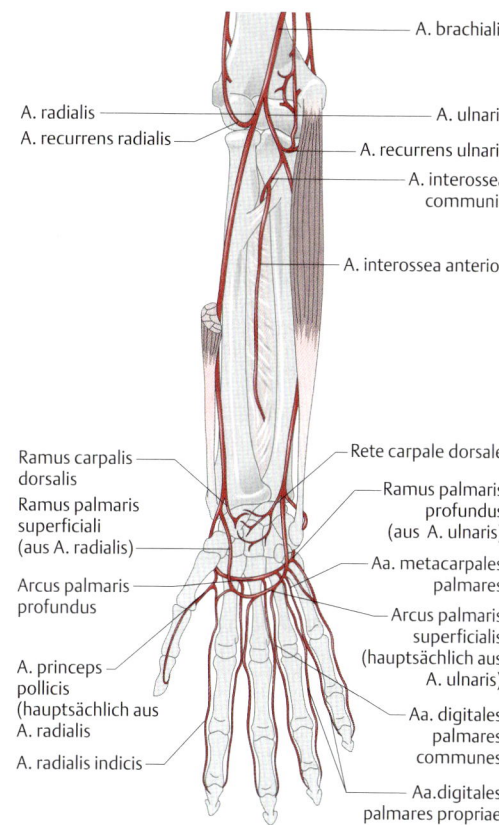

Abb. 5.20 Unterarm- und Handarterien

- A. interossea anterior: zieht ventral der Membrana interossea antebrachii zu den Handwurzelknochen; zusätzlich gibt sie einen Ast ab, der mit dem N. medianus verläuft.
- **R. carpalis palmaris:** zieht zum Rete carpale palmare
- **R. carpalis dorsalis:** zieht zum Rete carpale dorsale
- **R. palmaris profundus:** auf Höhe des Os pisiforme abzweigend und zum Kleinfinger ziehend und weiter zum tiefen Hohlhandbogen (Arcus palmaris profundus)
- **Arcus palmaris superficialis:** zwischen der Palmaraponeurose und den Sehnen der langen Fingerbeuger liegt der oberflächliche Hohlhandbogen, der von der A. ulnaris gebildet wird und folgende Abgänge hat:
  - Aa. digitales palmares communes: 3 Arterien, die sich dann aufteilen in die:

- Aa. digitales palmares propriae: an jeder Fingerseite zieht eine Arterie entlang.

Die Pulspalpation an der oberen Extremität
Den arteriellen Puls kann man an der oberen Extremität an verschiedenen Stellen tasten:
- **A. axillaris:** in der Achselhöhle
- **A. brachialis:** im Sulcus bicipitalis medialis
- **A. radialis:** auf der Flexorenseite im Bereich der Handwurzelknochen am distalen Ende des Radius
- **A. ulnaris:** auf der Flexorenseite in der Nähe der Handwurzel neben der Sehne des M. flexor carpi ulnaris.

Klinischer Bezug

Arterienverletzung: Bei einer Arterienverletzung erfolgt die provisorische Blutstillung, indem man das Gefäß (A. axillaris oder A. brachialis) gegen den Knochen drückt. Wegen der Schulterblattanastomose (s. u.) sollte die A. axillaris distal des Abgangs der A. subscapularis komprimiert werden.
Bei einer Unterbindung der A. brachialis wird die Arterie im Sulcus bicipitalis medialis fest gegen den Oberarmknochen gedrückt.

5.4.3.2 Die Anastomosen im Bereich der oberen Extremität
Schulterblattanastomose
(Rete scapulae mit Rete acromiale)
Aus der A. subclavia entstammt der Truncus thyreocervicalis, aus dem wiederum die **A. suprascapularis** zur Margo superior der Scapula zieht (vgl. S. 186). Die A. suprascapularis verläuft dann weiter über das Lig. transversum scapulae in Richtung Fossa supraspinata, um das Collum scapulae herum, um in die Fossa infraspinata zu gelangen und dort mit der **A. circumflexa scapulae** (aus der **A. subscapularis**) zu anastomosieren. Vorher gibt sie Äste (Rr. acromiales) ans Rete acromiale ab.
Aus der A. axillaris entspringt auch die A. thoracoacromialis, die ebenfalls Äste (Rr. acromiales) ans Rete acromiale abgibt. Um den Humerus herum ziehen die A. circumflexa humeri anterior und posterior und bilden dort eine schleifenförmige Anastomose aus.

Ellenbogengelenkanastomose
(Rete articulare cubiti)
Auf der dorsalen Seite des Ellenbogengelenks besteht ein Gefäßnetz aufgebaut aus absteigenden Ästen (A. collateralis radialis, A. collateralis media und A. collateralis ulnaris superior et inferior), die mit aufsteigenden Arterienästen anastomosieren (A. recurrens radialis, A. recurrens ulnaris, A. interossea recurrens).

Klinischer Bezug

Das arterielle Gefäßnetz auf der dorsalen Seite des Ellenbogengelenks wird nur nach Notfallunterbindung der A. brachialis, distal des Abgangs der A. profunda brachii, in vollem Ausmaß als Kollateralkreislauf genutzt.

Handwurzelknochenanastomose
(Rete carpale dorsale et palmare)
Auf der Dorsalseite und auf der Palmarseite der Hand im Bereich der Handwurzel befinden sich ebenfalls arterielle Netze. Sie sind aufgebaut aus A. interossea posterior, A. interossea anterior, R. carpalis dorsalis et palmaris (A. radialis) und R. carpalis dorsalis (A. ulnaris).

Klinischer Bezug

Diese arteriellen Netze im Bereich der Handwurzel garantieren selbst bei Unterbinden einer der beiden großen Unterarmarterien eine ausreichende arterielle Perfusion.

5.4.3.3 Der venöse Blutabfluss
Der Abfluss des venösen Blutes aus der oberen Extremität erfolgt durch zwei unterschiedliche Systeme: die oberflächlichen Hautvenen (epifaszial) und die tiefen Venen (subfaszial). Beide Venensysteme haben Klappen und stehen über Rr. perforantes in Verbindung (**Abb. 5.21**).

Die oberflächlichen Venen
Oberflächliche Hautvenen liegen **epifaszial**, d. h. im subkutanen Fett- und Bindegewebe. Auf dem Handrücken befindet sich das **Rete venosum dorsale manus**. Von dort erfolgt die Drainage über die ulnarseitig liegende V. basilica und die radialseitig ziehende V. cephalica.

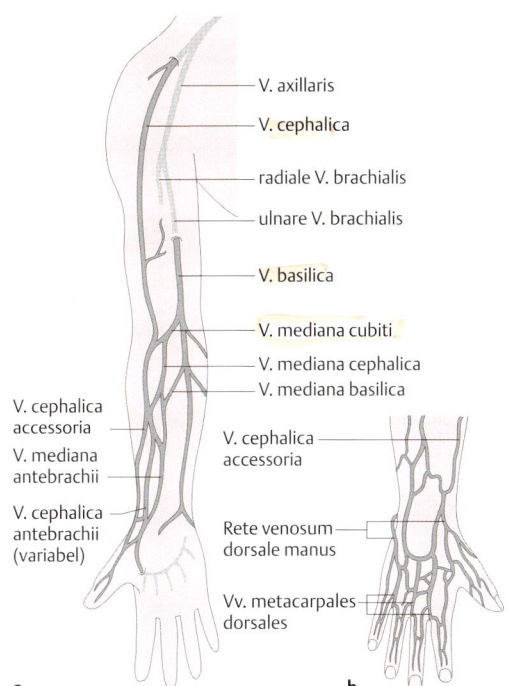

V. axillaris
V. cephalica
radiale V. brachialis
ulnare V. brachialis
V. basilica
V. mediana cubiti
V. mediana cephalica
V. mediana basilica
V. cephalica accessoria
V. mediana antebrachii
V. cephalica antebrachii (variabel)
V. cephalica accessoria
Rete venosum dorsale manus
Vv. metacarpales dorsales

a   b

Abb. 5.21 Hautvenen am Arm und an der Hand

Die **V. basilica** beginnt ulnarseitig am Handrücken, verläuft dann im Unterarmbereich mehr medial und tritt schließlich durch die Fascia brachii am Hiatus basilicus hindurch. Dort mündet sie in die V. brachialis.
Die **V. cephalica** zieht von der Dorsalseite des Daumens radial gelegen über die Ellenbeuge hinweg und verläuft am Oberarm im Sulcus bicipitalis lateralis und weiter im Sulcus deltoideopectoralis zum Trigonum clavipectorale (begrenzt von der Clavicula, vom M. pectoralis major und M. deltoideus), wo sie schließlich durch die Fascia clavipectorale hindurchtritt um in die tief liegende V. axillaris zu münden.
Die oberflächlich liegende **V. mediana cubiti** verbindet in der Ellenbeuge die V. cephalica und die V. basilica. Hier erfolgt in der Regel die Blutentnahme. Zudem können als inkonstante oberflächliche Venen am Arm noch die **V. mediana cephalica** als Zufluss für die V. cephalica und eine **V. mediana basilica** in der Ellenbeuge vorhanden sein. Gelegentlich ist auch die **V. mediana antebrachii** ausgebildet.

Die tiefen Venen
Die tiefen Venen sind **paarig angelegte Begleitvenen** der Armarterien. Ihr Verlauf und demzufolge auch ihre Benennung entspricht dem der entsprechenden Arterie.
Beginnend am venösen **Arcus palmaris profundus et superficialis** der Hohlhand ziehen die **Vv. radiales** und die **Vv. ulnares** weiter nach proximal und vereinigen sich zu **Vv. brachiales**, welche in der Achselhöhle zusammenfließen und dann die medial der A. axillaris gelegene **V. axillaris** bilden. In die V. axillaris mündet die V. thoracoepigastrica.
Unterhalb der Clavicula verläuft die V. axillaris weiter und wird dann als **V. subclavia** bezeichnet. Sie liegt im weiteren Verlauf dem M. scalenus anterior auf (vordere Skalenuslücke) und zieht in den Brustraum, um sich mit der V. jugularis interna im **Angulus venosus** (Venenwinkel, hinter dem Sternoklavikulargelenk gelegen) zu vereinigen und über die **V. brachiocephalica** in die **V. cava superior** abzufließen.

MERKE

Die V. subclavia verläuft vor dem M. scalenus anterior, die A. subclavia hinter dem M. scalenus anterior.

Klinischer Bezug

Periphere und zentrale Venenpunktion: Die periphere Venenpunktion bei der Blutentnahme erfolgt im Regelfall in der Ellenbogenbeuge. Nachdem mit einem Stauschlauch am Oberarm der venöse Rückfluss verhindert wird, werden die oberflächlichen Venen meist deutlich sichtbar mit Blut gefüllt und treten aus dem Hautniveau als prall elastisch gefüllte Gefäße hervor. In der Ellenbogenbeuge ist besonders die V. mediana cubiti gut zu punktieren.
Bei Patienten, die intensivmedizinisch behandelt werden müssen, wird häufig ein zentraler Venenkatheter (ZVK) gelegt. Punktionsorte sind zum einen die V. jugularis interna oder externa sowie die V. subclavia (unterhalb der Klavikula). Nach erfolgter Punktion wird der Katheter so weit im venösen Gefäßverlauf vorgeschoben, bis sich seine Spitze in der V. cava superior – also oberhalb der Einmündung in den rechten Vorhof – befindet.

5

5.4.4 Die Lymphknoten und die Lymphgefäße

Oberflächliche und tiefe Lymphgefäße verlaufen am Arm wie die epifaszialen und tiefen Venen. Im Bereich des Ellenbogens münden sie in die **Nodi lymphoidei cubitales**. Von dort aus gelangt die Lymphflüssigkeit weiter in die **Nodi lymphoidei axillares** der Achselhöhle. Es gibt ca. 30 Nodi lymphoidei axillares, die aber mit feinen netzartigen Geflechten untereinander in Verbindung stehen. Man unterscheidet Nodi lymphoidei axillares superficiales und Nodi lymphoidei axillares profundi. Der Abfluss der Lymphe erfolgt schließlich von dort über den **Truncus subclavius** weiter in Richtung Rumpfwand. Hier münden die Zuflüsse aus den Nodi lymphoidei pectorales, die an und zwischen den Mm. pectorales liegen, und den Nodi lymphoidei subscapulares, die entlang der A. subscapularis aufgereiht sind. Schließlich fließt die Lymphe rechtsseitig in den **Ductus lymphaticus dexter** und linksseitig in den **Ductus thoracicus** (s. S. 302).

Check-up

✔ **Wiederholen Sie den Verlauf von N. medianus, N. radialis und N. ulnaris vom Plexus brachialis bis zur Hand und nennen Sie die typischen Engpassstellen sowie die sensorischen und motorischen Ausfallerscheinungen bei einer Verletzung.**

✔ **Verdeutlichen Sie sich nochmals den Verlauf der Arterien am Arm inklusive der Anastomosen. Überlegen Sie, an welchen Stellen man den Puls fühlen kann und versuchen Sie diese bei sich selbst zu tasten.**

5.5 Die Topographie

Lerncoach

Achten Sie im folgenden Abschnitt vor allem auf die Angaben zu den Achsellücken, zum Karpalkanal und den Sehnenscheiden, da diese Informationen gerne geprüft werden.

5.5.1 Tastbare Knochenpunkte

An der oberen Extremität sind folgende Knochenpunkte tastbar:

Schlüsselbein:
- Clavicula – vom medialen Sternalansatz bis nach lateral zum Schultergelenk.

Schulterblatt:
- Akromion – am höchsten Punkt der Schulter, außen (lateral) oben
- Spina scapulae – Knochenkamm des Schulterblatts der dorsal von medial zum Schultergelenk nach außen (lateral) oben zieht
- Margo medialis – medialer Rand des Schulterblatts; annähernd senkrecht auf dem Rücken verlaufend
- Processus coracoideus – ist unterhalb der Clavicula im Bereich des lateralen Drittels als Fortsatz tastbar.

Oberarm:
- Tuberculum majus et minus – nach lateral (Tuberculum majus) bzw. nach ventral (Tuberculum minus) tastbare Knochenpunkte; dazwischen befindet sich eine Einsenkung, der Sulcus intertubercularis (hier verläuft die Sehne des langen Bizepskopfes)
- Epicondylus medialis et lateralis – gut zu tasten an der Rückseite am distalen Oberarm; der Epicondylus lateralis besitzt zudem den dorsal gelegenen Sulcus n. ulnaris für den gleichnamigen Nerv, sog. „Musikantenknochen".

Unterarm:
- Olecranon der Ulna – proximaler Anteil der Ulna, der dorsal am Ellenbogen gut zu tasten ist
- Processus styloideus ulnae – distales Ende der Ulna mit knöchernem Fortsatz an der Kleinfingerseite
- Processus styloideus radii – distales Ende des Radius mit knöchernen Fortsatz an der Daumenseite.

Handwurzel:
- Os capitatum, Os trapezium, Os hamatum mit Hamulus – von dorsal tastbar
- Os pisiforme – ulnarseitig, distal des Processus styloideus ulnae tastbar

Mittelhand/Finger:
- sämtliche Mittelhand- und Fingerknochen sind tastbar.

5.5.2 Regio infraclavicularis

siehe M. pectoralis, S. 198

5.5.3 Regio deltoidea

Die Regio deltoidea ist der Bereich der Ausdehnung des Muskelbauches vom M. deltoideus (Innervation: N. axillaris). Unter dem Muskel liegt das Spatium subdeltoideum, welches durch zwei Schleimbeutel – die Bursa subacrominalis (Sehne des M. supraspinatus) und die Bursa subdeltoidea – ausgefüllt ist. Hier verlaufen zudem noch der N. axillaris und die A. circumflexa humeri posterior (aus der A. axillaris).

5.5.4 Regio scapularis

Als Regio scapularis wird das Gebiet an der dorsalen Rumpfwand bezeichnet, in der das Schulterblatt liegt.

5.5.5 Fossa axillaris (Spatium axillare)

Beachte: Die Fossa axillaris ist eigentlich ein Teil der Regio axillaris. Es wird aber auch gleichzeitig der Raum mit den Weichteilen in der Region damit bezeichnet.

Durch den pyramidenförmigen Raum der Achselhöhle verlaufen Nerven und Gefäße, die vom Rumpf zur oberen Extremität ziehen. Eingebettet sind sie in einen schützenden Bindegewebskörper. Begrenzt wird die Axilla durch verschiedene Muskeln:

- **ventral:** Mm. pectoralis major et minor
- **dorsal:** M. subscapularis, M. teres major, M. latissimus dorsi
- **medial:** M. serratus anterior
- **lateral:** Humerus, M. coracobrachialis, Caput breve m. bicipitis brachii

Die vordere und hintere Muskelbegrenzung der Achselhöhle bildet die beiden sog. Achselfalten – die Plicae axillares – aus.

5.5.5.1 Mediale und laterale Achsellücke

Man unterscheidet eine mediale, dreieckige Achsellücke und eine laterale, viereckige Achsellücke. Sie bilden eine Verbindung zwischen der Achselhöhle und dem Raum unter dem Schulterblatt (Verbindung zum Spatium subdeltoideum). Begrenzt werden die Durchtrittsstellen kranial durch den M. teres minor und kaudal durch den M. teres major (Abb. 5.22).

Das Dreieck der medialen Achsellücke wird dann durch das Caput longum des M. triceps brachii ver-

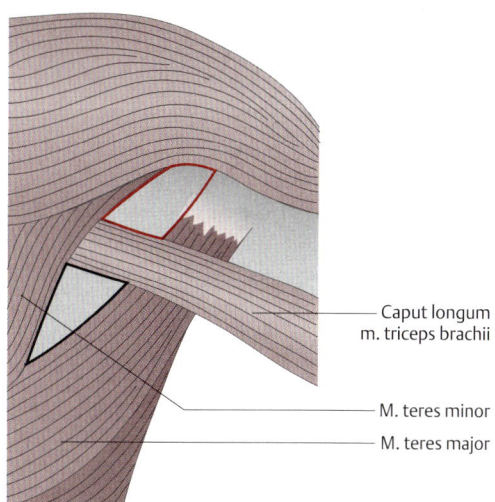

Caput longum
m. triceps brachii

M. teres minor

M. teres major

dreieckige, mediale Achsellücke	viereckige, laterale Achsellücke
– A., Vv. circumflexa scapulae	– A. , Vv. circumflexa humeri posteriores
∅	– N. axillaris

Abb. 5.22 Mediale und laterale Achsellücke

vollständigt. In der medialen Achsellücke verlaufen A. und V. circumflexa scapulae.

Das Viereck der lateralen Achsellücke wird medial durch das Caput longum des M. triceps brachii und lateral durch den Humerus gebildet. Hier verlaufen die A. und V. circumflexa humeri posterior und der N. axillaris in das Spatium subdeltoideum.

5.5.6 Sulcus bicipitalis brachii

Der Sulcus bicipitalis brachii medialis (an der medialen Oberarmseite) enthält den Gefäß-Nerven-Strang des Armes. Ganz innen gelegen sind der N. musculocutaneus und die A. brachialis, oberflächlicher die V. brachialis und darüber der N. medianus, N. cutaneus antebrachii medialis und der N. ulnaris. Oberhalb der Faszie findet man schließlich die V. basilica medial gelegen.

Um den Humerus liegt der N. radialis, den er spiralig umkreist, im Sulcus n. radialis. Er zieht also nicht im Muskel-Fett-Bindegewebsstrang sondern tiefer gelegen entlang des Oberarmknochens.

Der Sulcus bicipitalis brachii lateralis ist die laterale Begrenzung zwischen ventraler und dorsaler Extensorenloge. Die Begrenzung erfolgt lediglich über einen Faserstrang, das Septum intermusculare laterale.

5.5.7 Fossa cubitalis

Bei der Ansicht von ventral findet sich am Übergang vom Oberarm zum Unterarm die Ellenbeuge (Fossa cubitalis) in der die Gefäß-Nervenstraßen (s. S. 222) weiter nach distal ziehen. Begrenzt wird die nach distal offene Ellenbeuge durch:

- proximal: M. biceps brachii
- medial: M. pronator teres
- lateral: M. brachioradialis
- Boden: M. brachialis und M. supinator
- Dach: Aponeurose des M. biceps brachii.

Hier teilt sich die A. brachialis in die A. radialis und die A. ulnaris auf (s. S. 216). Die gleichnamigen Begleitvenen vereinigen sich in der Ellenbeuge zu den tiefen Vv. brachiales.

Der N. radialis verläuft auf Höhe der Fossa cubitalis zwischen M. brachioradialis und M. brachialis.

Der N. medianus verläuft zwischen Caput ulnare und Caput humerale des M. pronator teres.

Der N. ulnaris zieht dorsal des Septum intermusculare mediale zur Ellenbogenbeuge.

5.5.8 Der Karpalkanal

Die Handwurzelknochen bilden nach volar (= palmar) gerichtet eine konkave Wölbung aus, den Sulcus carpi, der vom sog. **Retinaculum flexorum** überspannt wird.

Das Retinaculum flexorum ist ein kräftiges, breites Band, das ventral die einzelnen Sehnenfächer der Muskelsehnen in diesem Bereich überspannt. Befestigt ist es an zwei knöchernen Erhebungen, die radial vom Os scaphoideum und Os trapezium bzw. ulnar vom Hamulus ossis hamati und Os pisiforme gebildet werden. Dadurch entsteht der **Canalis carpi** (Karpaltunnel, Karpalkanal) (**Abb. 5.23**).

Im Karpaltunnel verlaufen:

- Sehne des M. flexor pollicis longus (eine Sehnenscheide)
- Sehnen des M. flexor digitorum superficialis und profundus (gemeinsame Sehnenscheide)
- Sehne des M. flexor carpi radialis (eine Sehnenscheide); in einem eigenen osteofibrösen Kanal
- N. medianus.

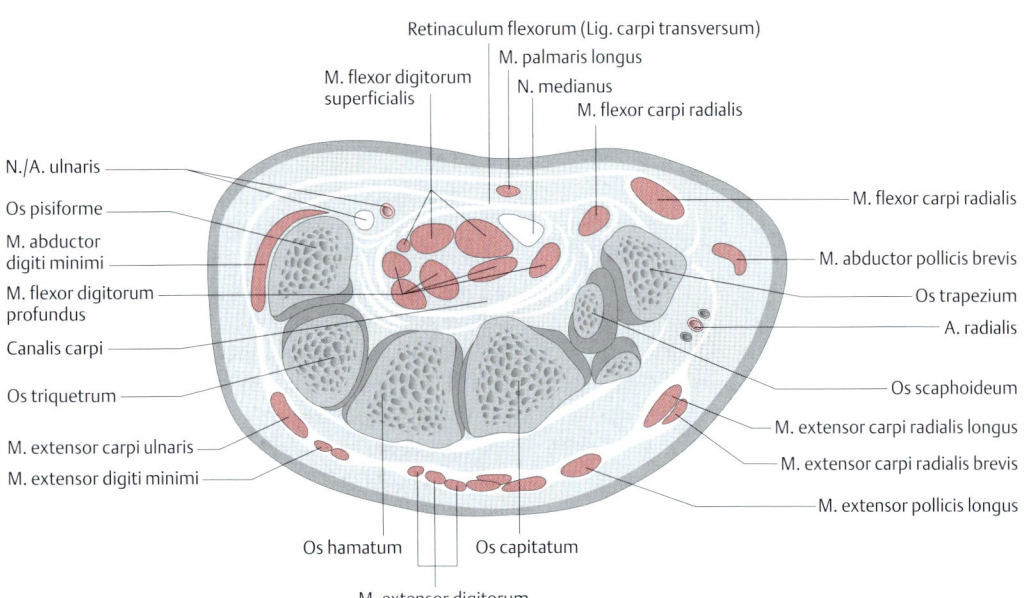

Abb. 5.23 Transversalschnitt proximaler Carpus rechts

MERKE

Die Sehne des M. flexor carpi ulnaris zieht nicht durch den Karpaltunnel, sondern setzt am Os pisiforme an. Eine Sehnenscheide ist hier nicht ausgebildet.

Über das Retinaculum flexorum hinweg ziehen A. und N. ulnaris mit den begleitenden Venen kleinfingerseitig in der Guyon-Loge (syn. Canalis ulnaris), außerdem die Sehne des M. palmaris longus und der R. palmaris des N. medianus und des N. ulnaris.

Klinischer Bezug

Karpaltunnelsyndrom: Bei Einengungen im Karpalkanal (z. B. durch Ödeme, Frakturen) kommt es zu akuten und chronischen Druckschäden des N. medianus **(Karpaltunnelsyndrom)**. Symptome sind u. a. Sensibilitätsausfälle der ersten 3½ Finger palmar und der dazugehörigen Fingerkuppen dorsal (mindestens 2½), Schmerzen (v. a. nachts) und Paresen der vom N. medianus versorgten Muskeln im Handbereich mit Muskelatrophie des Daumenballens. Die Therapie besteht in der operativen Spaltung des Retinaculum flexorum.

5.5.9 Die Palmaraponeurose

Die Palmaraponeurose (Aponeurosis palmaris) ist eine sehnige Bindegewebsplatte auf der Handinnenseite, die die Muskeln des Thenars und Hypothenars überzieht und als Schutz der in der Hohlhand liegenden Gefäße und Nerven dient. Aufgebaut ist sie aus straffen Längsfasern, die am Retinaculum flexorum ansetzen und an den Köpfen der 2. bis 5. Ossa metacarpalia befestigt sind. Zudem sorgen quer verlaufende Faserzüge für das seitliche Aufspannen der Aponeurose. Zwischen den Fingern bilden transversal verlaufende Fasern die bindegewebige Grundlage der „Schwimmhäute" in den Fingerzwischenräumen.
Der **M. palmaris longus** und der **M. palmaris brevis** ziehen in die Palmaraponeurose ein und **spannen sie** bei Kontraktion. Da die Haut der Hand mit der Aponeurosis palmaris fest verbunden ist, wird diese dann mitgespannt.

Klinischer Bezug

Dupuytren-Kontraktur: Klinisch relevant wird die Palmaraponeurose bei einer krankhaften Schrumpfung der bindegewebigen Fasern, die zu einer Beugekontraktur der Finger führt (Dupuytren-Kontraktur).

5.5.10 Die Sehnenscheiden der Flexoren

Die Sehnen der Flexoren liegen im Bereich von Hand und Handwurzel in Sehnenscheiden. Der Canalis carpi enthält **3 Sehnenscheiden** für die Beuger am Unterarm. Die einzelnen Sehnenscheiden sind nur durch dünne bindegewebige Wände untereinander getrennt (**Abb. 5.24a**):

- Sehnenscheide für **M. flexor pollicis longus**: kontinuierliche Beugersehnenscheide
- Sehnenscheide für **M. flexor digitorum superficialis** und **M. flexor digitorum profundus**: die Sehnenscheiden des 2. bis 5. Fingers sind in der Regel nicht durchgehend, im Bereich der Mittelhand fehlt die Sehnenscheide für die Muskelsehnen. Vom Grundglied bis zum Endglied des 2. bis 5. Fingers sind die Muskelsehnen dann wieder von einer Sehnenscheide umgeben. Die Kleinfingerbeugersehnen werden vielfach komplett von einer Sehnenscheide umhüllt.
- Sehnenscheide für **M. flexor carpi radialis**: durchgehende Beugersehnenscheide für die Muskelsehne, die zum Os metacarpale II zieht.

5.5.11 Der Handrücken (Dorsum manus)

Auf der dorsalen Seite der Handwurzelknochen befinden sich die **6 Sehnenfächer für die Streckermuskeln** der Hand und der Finger (**Abb. 5.24b**). Überzogen werden sie vom **Retinaculum extensorum**. Folgende Muskelsehnen ziehen darunter hindurch (Aufzählung von radial nach ulnar):

- 1. Fach: M. extensor pollicis brevis und M. abductor pollicis longus
- 2. Fach: M. extensor carpi radialis longus und M. extensor carpi radialis brevis
- 3. Fach: M. extensor pollicis longus
- 4. Fach: M. extensor digitorum und M. extensor indicis
- 5. Fach: M. extensor digiti minimi
- 6. Fach: M. extensor carpi ulnaris.

5

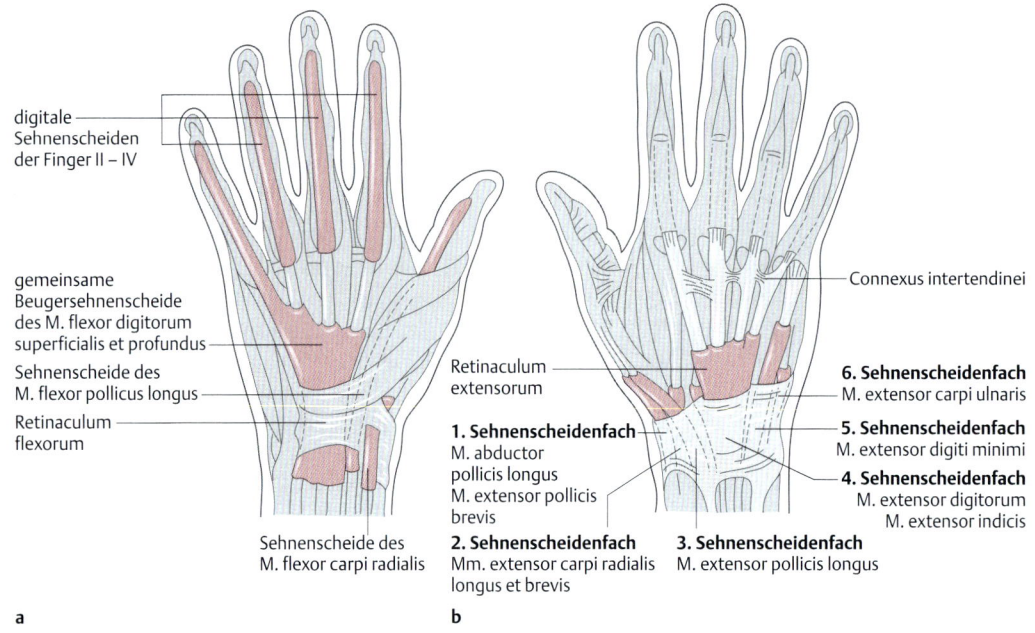

digitale Sehnenscheiden der Finger II – IV

gemeinsame Beugersehnenscheide des M. flexor digitorum superficialis et profundus

Sehnenscheide des M. flexor pollicus longus

Retinaculum flexorum

Connexus intertendinei

Retinaculum extensorum

1. Sehnenscheidenfach M. abductor pollicis longus M. extensor pollicis brevis

6. Sehnenscheidenfach M. extensor carpi ulnaris

5. Sehnenscheidenfach M. extensor digiti minimi

4. Sehnenscheidenfach M. extensor digitorum M. extensor indicis

Sehnenscheide des M. flexor carpi radialis

2. Sehnenscheidenfach Mm. extensor carpi radialis longus et brevis

3. Sehnenscheidenfach M. extensor pollicis longus

a

b

Abb. 5.24 Sehnenscheidenfächer an der Hand: (a) volar, (b) dorsal

Tabelle 5.6	
Gefäß-Nerven-Straßen am Arm	
Inhalt	Leitstruktur/Bemerkungen
Sulcus bicipitalis medialis: N. medianus A. brachialis, Begleitvenen V. basilica, N. cutaneus antebrachii medialis Lymphbahnen	M. coracobrachialis M. biceps brachii
Sulcus n. radialis: N. radialis A. profunda brachii	spiraliger Verlauf *Verletzungsgefahr* bei Humerusfraktur! M. triceps brachii
Sulcus n. ulnaris N. ulnaris A. collateralis ulnaris superior	Sulcus bicipitalis medialis *Verletzungsgefahr* am Epicondylus med.
Speichenstraße: R. superficialis n. radialis A. radialis, Begleitvenen	M. brachioradialis
Ellenstraße: N. ulnaris A. ulnaris, Begleitvenen	M. flexor carpi ulnaris
Unterarmmittelstraße: N. medianus A. comitans n. mediani	zwischen oberflächlichen und tiefen Flexoren *Verletzungsgefahr*: N. medianus liegt relativ oberflächlich
N. interosseus anterior A. interossea anterior	ventral der Membrana interossea
Dorsale Unterarmstraße: R. profundus n. radialis A. interossea interior	zwischen oberflächlichen und tiefen Extensoren

Zwischen den Sehnen des M. extensor pollicis longus sowie des M. extensor pollicis brevis und M. abductor pollicis longus findet sich bei Streckung und Abduktion des Daumens eine kleine radial gelegene Grube, die **Tabatière** (frz. Schnupftabakdose, lat. Foveola radialis).

5.5.11.1 Die Dorsalaponeurose
Die Dorsalaponeurose umhüllt die Seitenenden der proximalen Phalangen. In die bindegewebigen Anteile der Aponeurose am Handrücken strahlen die Muskelfasern der Mm. lumbricales sowie der Mm. interossei palmares und Mm. interossei dorsales ein.

 Check-up
✔ **Wiederholen Sie die Begrenzungen der Achselhöhle.**
✔ **Rekapitulieren Sie die Strukturen, die den Canalis carpi bilden und durch ihn hindurchziehen, und überlegen Sie sich, welche Symptome ein Patient mit einem Karpaltunnelsyndrom haben wird.**

Kapitel 6

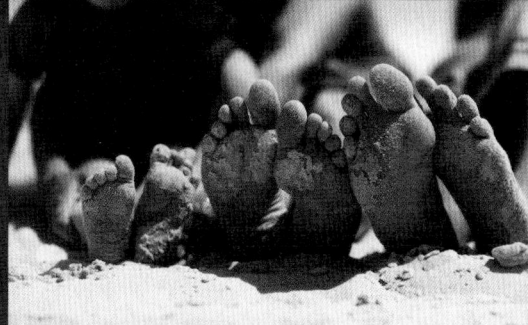

Untere Extremität

Thrombus im Gefäß

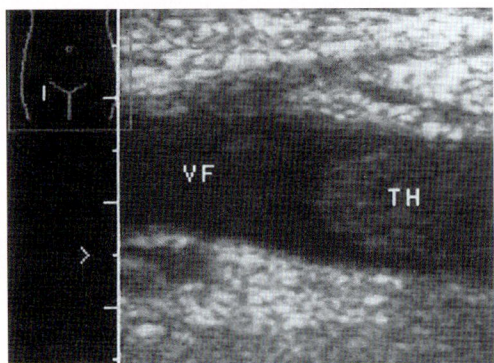

Thrombose (TH) der V. femoralis superficialis (VF). Die Thrombusspitze ist im echofreien Lumen der Vene deutlich abzugrenzen.

Janas Bein schmerzt, ist geschwollen und überwärmt. Ein Warnsignal, das die junge Juristin nicht beachtet. Die Symptome weisen auf eine tiefe Beinvenenthrombose (Phlebothrombose) hin: Ein Blutgerinnsel verstopft eine tiefe Beinvene. Wenn sich ein Teil des Thrombus löst und mit dem Blutstrom wandert, gelangt er in die Lungenstrombahn. Verschließt er dort ein größeres Lungengefäß, besteht damit eine lebensbedrohliche Lungenembolie. Mehr über die Anatomie der Gefäße des Beins, aber natürlich auch über Knochen, Nerven und Muskeln der unteren Extremität finden Sie im folgenden Kapitel.

Muskelkater vom Sitzen?

Noch nie hat Jana L. unter einem so ausgeprägten Jet Lag gelitten wie nach dieser Geschäftsreise. Aber kein Wunder, bei dem Rückflug! Schon beim Abflug in Los Angeles hatten sie Verspätung und dann mussten sie wegen eines Sturms über dem Atlantik in Reykjavik zwischenlanden. Jana mag sich gar nicht ausrechnen, wie viele Stunden sie im Flugzeug verbracht hat. Dennoch klingelt am nächsten Morgen schon um sechs Uhr der Wecker: Die Marketingbesprechung darf sie auf keinen Fall verpassen. So jagt ein Termin den anderen und erst am Wochenende findet Jana Zeit zum Ausruhen. Erst da wird ihr bewusst, wie sehr ihr linkes Bein schon seit einigen Tagen schmerzt. Es fühlt sich fast an wie Muskelkater dabei hat sie in der letzten Woche kein einziges Mal Sport getrieben.

Ein geschwollener Fuß

Am Samstagmorgen in der Badewanne bemerkt Jana, dass das linke Bein dicker ist als das rechte, auch ein wenig wärmer und druckempfindlich. Vermutlich wieder eine Entzündung der oberflächlichen Venen. So etwas hatte sie schon einmal. Jana sucht nach der Salbe, die ihr der Arzt damals verschrieben hat und reibt großzügig das ganze Bein ein.

Nach dem Wochenende fühlt sich die junge Frau auch nicht erholt. Es kommt ihr vor, als ob sie Fieber hätte und auch der Puls scheint schneller zu schlagen als gewöhnlich. Offensichtlich hat sie nun noch ein Virus erwischt. Im Laufe der Woche geht es ihr nicht besser, die Schmerzen im Bein nehmen zu. Es ist noch mehr geschwollen und glänzt ein wenig bläulich. Schließlich sucht sie eines Abends die Notaufnahme der städtischen Klinik auf.

Thrombus in der Vene

Dr. Kreutzer lässt sich Janas Geschichte erzählen. Währenddessen notiert er einige Worte: lange Flugreise, Pille, Raucherin. In Zusammenhang mit dem geschwollenen Bein ergibt sich rasch eine Verdachtsdiagnose: eine tiefe Beinvenenthrombose. Die klinische Untersuchung bestätigt die Vermutung. Und als sich in der Duplexsonographie (einer Ultraschalluntersuchung der Gefäße) keine Blutströmung in der V. femoralis nachweisen lässt, ist die Diagnose gesichert. Jana wird sofort stationär aufgenommen, denn das Risiko ist hoch: Wenn sich ein Teil des Thrombus löst, kann er in die Lungengefäße geraten und damit eine lebensbedrohliche Lungenembolie auslösen.

Jana erhält sofort einen straffen Kompressionsverband an den Beinen. Um das Blut zu verdünnen, wird ihr Heparin gespritzt. Außerdem bekommt sie Marcumar, ein Medikament, das ebenfalls das Blut dünnflüssiger macht, und das sie mindestens drei Monate einnehmen soll. Als Jana die Klinik nach einer Woche verlässt, atmet sie erleichtert auf: Sie hat keine Lungenembolie bekommen und die Ärzte haben als Ursache für die Thrombose keine schwere Erkrankung gefunden. Wahrscheinlich hat das lange Sitzen während der Flugreise zu dem Blutgerinnsel in der Vene geführt. Jana weiß nun, was sie bei der nächsten Geschäftsreise machen muss: viel Gymnastik mit den Füßen. Vielleicht lässt sie sich auch eine Heparinspritze zur Prophylaxe geben.

6 Untere Extremität

6.1 Die Knochen

Lerncoach

Wie bereits im Kapitel Obere Extremität lohnt es sich auch hier, die Namen und die Lokalisation der Knochenvorsprünge und -fortsätze zu lernen. Beim Lernen der Muskeln können Sie sich dann herleiten, wie diese verlaufen und so Rückschlüsse auf die Funktion ziehen.

6.1.1 Der Überblick

Die untere Extremität beginnt im Bereich des Leistenbandes. Sie besteht knöchern aus dem Becken mit den beiden Ossa coxae sowie dem Femur, der Patella, der Tibia und Fibula und einer Anzahl von Fußwurzel-, Mittelfuß- und Zehenknochen.

6.1.2 Die Entwicklung

Vgl. S. 52.

6.1.3 Das Os coxae

Das Os coxae (Hüftbein) besteht aus **drei Teilen**: Os ilium (Darmbein), Os ischii (Sitzbein) und Os pubis (Schambein). Diese Anteile verschmelzen zu einem Os coxae. Die **Y-förmige Verschmelzungsfuge** findet sich in der Hüftgelenkspfanne (Acetabulum). Die beiden Seiten des Os coxae sind über die Symphysis pubica (s. S. 179) und das Os sacrum zu einem in sich **geschlossenen Knochenring** verbunden.

Über das Os ilium ist das Os coxae mit dem Os sacrum verbunden, es handelt sich hier um eine fixierte Gelenkverbindung **(Amphiarthrose)**, die **Articulatio sacroiliaca** (s. S. 180).

Die Seitenansicht des Os coxae hat entfernte Ähnlichkeit mit der Ziffer Acht: der obere Kreis der Acht spiegelt sich im Os ilium wider, der untere Kreis wird vom Os pubis und vom Os ischii gebildet. Im Zentrum befindet sich das Acetabulum, hier grenzen die drei Anteile aneinander (s. Abb. 6.1).

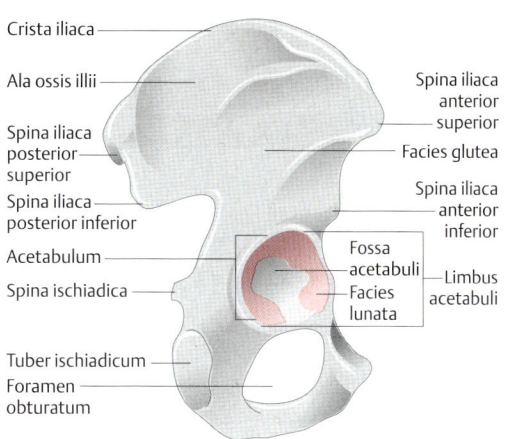

Abb. 6.1 Os coxae rechts (laterale Ansicht)

6.1.3.1 Os ilium

Das **Os ilium** nimmt den größten Teil des Sitzbeins ein und lässt sich in die weit ausladende Darmbeinschaufel **(Ala ossis ilii)** und den Darmbeinkörper **(Corpus ossis ilii)** unterteilen. Die Grenze zwischen den beiden Anteilen bildet eine knochenförmige Leiste, die **Linea arcuata**, die gleichzeitig auch die Begrenzung zwischen großem und kleinem Becken darstellt (s. S. 180).

An der Innenseite der Ala ossis ilii befindet sich eine Vertiefung, die **Fossa iliaca**, in der der M. iliacus entspringt (s. S. 241). An der Außenseite befindet sich die **Facies glutea** mit drei Knochenlinien (Linea glutea anterior, inferior und posterior) als Ansatzstelle für die Glutaealmuskeln.

Der obere, verdickte Rand der Darmbeinschaufel wird als **Crista iliaca** bezeichnet, die wiederum aus drei dünnen knöchernen Leisten besteht: Labium internum, Linea intermedia und Labium externum. Nach vorne mündet die Crista iliaca in die **Spina iliaca anterior superior**, nach hinten in die **Spina iliaca posterior superior**. Jeweils kaudal der vorgenannten Strukturen finden sich die Spina iliaca anterior inferior und die Spina iliaca posterior inferior. An der Dorsalseite des Os ilium befindet sich direkt über dem Os ischii die **Incisura ischiadica major**, an der dorsomedial gelegenen Seite des Os ilium die **Tuberositas iliaca**, an der verschiedene Bänder befestigt sind.

6

6.1.3.2 Os ischii

Das **Os ischii** lässt sich in das **Corpus ossis ischii** und den **Ramus ossis ischii** unterteilen. Der Corpus ossis ischii bildet den größten Teil des Acetabulums (s. u.) und setzt sich nach dorsal in den Sitzbeinstachel **(Spina ischiadica)** fort, der die Incisura ischiadica major von der Incisura ischiadica minor trennt. Unterhalb der Incisura ischiadica minor befindet sich der Sitzbeinhöcker **(Tuber ischiadicum)**, von dem die ischiokruralen Muskeln entspringen (s. S. 245).

6.1.3.3 Os pubis

Das **Os pubis** wird durch das **Corpus ossis pubis** und den Ramus superior et inferior gebildet. Die Ossa pubica beider Seiten stehen über die Symphyse in Verbindung und bilden somit den vorderen Ringschluss des Beckenrings. Die Anlagerungsstellen des Os pubis werden Facies symphysialis genannt. Lateral der Symphyse liegt das Tuberculum pubicum, hier endet der mediale Teil des Lig. inguinale. Vom Tuberculum pubicum aus zieht eine Knochenleiste zur Symphyse **(Crista pubica)** und eine weitere Knochenleiste **(Crista obturatoria)** zum Acetabulum. Der **Pecten ossis pubis**, eine Fortsetzung der Linea arcuata des Os ilium, endet ebenfalls am Tuberculum pubicum. Hier entspringt der M. pectineus (s. S. 244).

Os ischii und Os pubis umgeben das **Foramen obturatum**, das von der Membrana obturatoria bis auf den Canalis obturatorius (s. S. 264) verschlossen wird. Die Membrana obturatoria dient dem M. obturatorius internus und M. obturatorius externus als Ursprung (s. S. 242).

6.1.3.4 Acetabulum

Das **Acetabulum** wird von allen drei Teilen des Os coxae gemeinsam gebildet. Es ist eine kreisrunde Vertiefung, die von einem Knochenwulst **(Limbus acetabuli)** umgeben ist. Der Limbus ist nur an einer Stelle unterbrochen (Incisura acetabuli), wobei diese Unterbrechung durch das Lig. acetabuli teilweise kompensiert wird. Der Boden des Acetabulums wird **Fossa acetabuli** genannt, hier ist der Knochen verhältnismäßig dünn (erhöhte Frakturgefahr). Das Acetabulum ist halbmondförmig mit Knorpel überzogen **(Facies lunata)**.

6.1.3.5 Die Beckenmaße und die Geschlechtsunterschiede

Man unterscheidet ein **großes Becken** und ein **kleines Becken**. Das große Becken (Pelvis major) liegt oberhalb der Linea terminalis. Die **Linea terminalis** ist eine gedachte Verbindungslinie, die am Promontorium des 5. Lendenwirbels beginnt, sich in die Linea arcuata und über das Pecten ossis pubis fortsetzt und bis an die Symphyse heranzieht. Das **kleine Becken** (Pelvis minor) liegt unterhalb der Linea arcuata und stellt den eigentlichen, sich nach kaudal verengenden Beckentrichter dar. Das kleine Becken wird durch die Apertura pelvis superior und inferior begrenzt.

Am Becken unterscheidet man äußere **(Distantiae)** sowie innere Beckenmaße mit geraden Durchmessern **(Conjugatae)** und queren bzw. schrägen Durchmessern **(Diameter)**. Die inneren Beckenmaße spielen eine wichtige Rolle in der Geburtshilfe (**Tab. 6.1**, **Abb. 6.2**).

Das Becken weist außerdem einige typische **geschlechtsspezifische Unterscheidungsmerkmale** auf (**Tab. 6.2, Abb. 6.3**).

Tabelle 6.1

Innere Beckenmaße			
Bezeichnung	Lage	Durchmesser	wie ermittelt?
Diameter conjugata	Unterrand der Symphyse bis Promontorium	12,5 cm	vaginale Untersuchung
Conjugata vera (kleinster sagittaler Durchmesser)	Hinterfläche (!) der Symphyse bis Promontorium	11 cm	nicht gemessen, sondern errechnet (Diameter conjugata − 1,5 cm)
Diameter transversa (querer Beckendurchmesser)	größter Abstand im Verlauf der Linea terminalis	13,5 cm	am Skelett
Diameter obliqua I + II (rechter bzw. linker schräger Durchmesser)	Articulatio sacroiliaca dextra bzw. sinistra und Eminentia iliopectinea sinistra bzw. dextra	12,5 cm	am Skelett

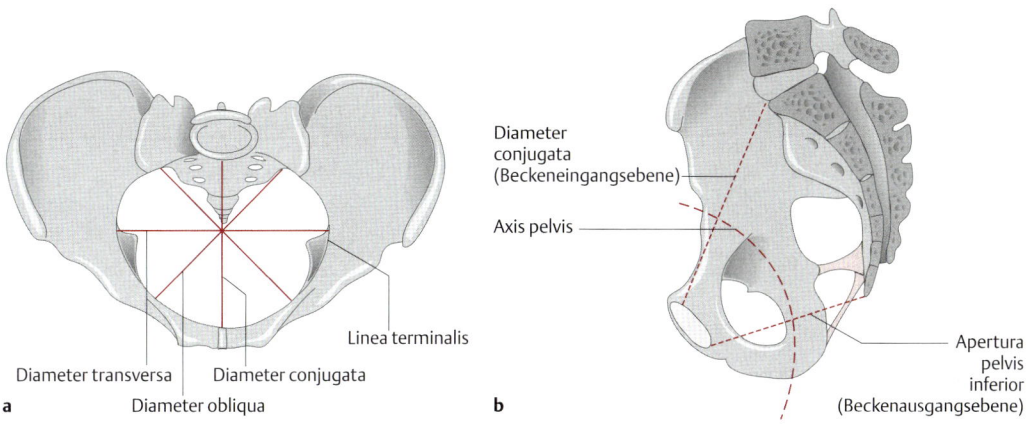

Diameter conjugata (Beckeneingangsebene)

Axis pelvis

Apertura pelvis inferior (Beckenausgangsebene)

Linea terminalis

Diameter transversa Diameter conjugata

a Diameter obliqua b

Abb. 6.2 Innere Beckenmaße: (a) von oben; (b) von medial

Tabelle 6.2

Geschlechtsspezifische Unterscheidungsmerkmale am Becken

Charakteristikum	Mann	Frau
Beckeneingang	kartenherzförmig	queroval
Schambeinwinkel*	spitzwinklig (ca. 70°, wie zwischen dem ausgestreckten Zeigefinger und Mittelfinger) Angulus subpubicus	stumpfwinklig (ca.100°, wie zwischen dem ausgestreckten Daumen und Zeigefinger) Arcus pubicus
Darmbeinschaufeln	steil	seitlich ausladend
Form des Beckenrings	hoch, schmal, eng	niedrig, breit, weit
Kreuzbeinform	spitzwinklig, schmal	stumpfwinklig, breit
Foramen obturatorium	oval	dreieckig
Symphyse	hoch, schmal	niedrig, breit

* Winkel unterhalb der Symphyse gelegen; Verbindungsstelle der beiden Ossa pubica

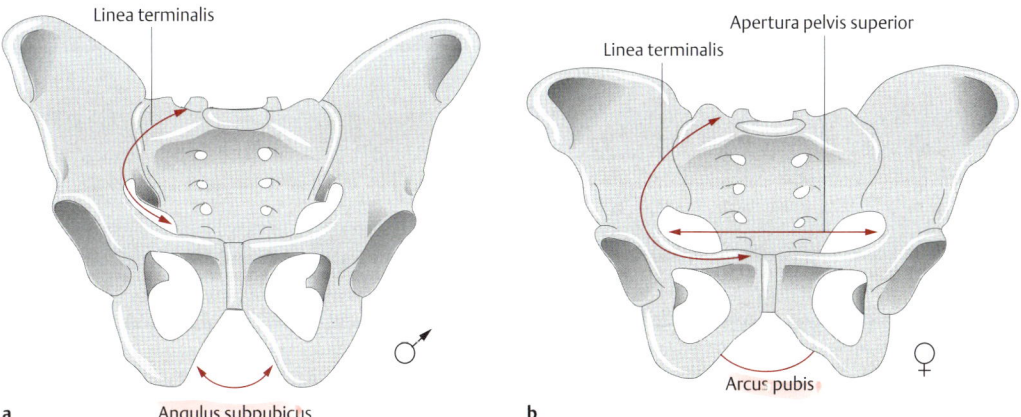

Linea terminalis

Apertura pelvis superior

Linea terminalis

a Angulus subpubicus b Arcus pubis

Abb. 6.3 Geschlechtsunterschiede männliches (a) und weibliches Becken (b) (Ansicht frontal)

6.1.4 Der Oberschenkelknochen (Femur)

Der Oberschenkelknochen (Femur) (Abb. 6.4) ist der längste Röhrenknochen des menschlichen Körpers. Er besteht aus dem Caput femoris, Collum femoris und Corpus femoris sowie Condylus medialis und lateralis. Das Caput ossis femoris entspricht der Epiphyse, Collum und Corpus gehören zur Diaphyse.

Das Caput femoris (Femurkopf) ist mit hyalinem Knorpel überzogen und artikuliert mit dem Acetabulum. Im Caput findet sich die Fovea capitis femoris, eine kleine grubenartige Vertiefung, in der das Lig. capitis femoris fixiert ist. Dieses Ligamentum ist von entscheidender Bedeutung, weil es ein kleines arterielles Gefäß, den R. acetabularis (Ast der A. obturatoria) enthält, der in der Wachstumsphase an der arteriellen Versorgung des Femurs beteiligt

ist. Im Erwachsenenalter nimmt die Bedeutung ab, die Arterie bildet sich oftmals zurück (s. S. 257).

Das Collum femoris (Oberschenkelhals) schließt sich dem Caput femoris nach distal an.

Der Corpus femoris ist langgezogen und wird an seiner Rückseite durch die Linea aspera verstärkt. Die Linea aspera besteht aus einem Labium mediale und Labium laterale, die jeweils im kranialen und kaudalen Abschnitt auseinander laufen und den Ursprung und Ansatz für eine ganze Reihe von Muskeln darstellen.

An der Grenze zwischen Collum und Corpus femoris befinden sich die sog. Rollhügel Trochanter major und Trochanter minor. Trochanter major und minor sind Apophysen (Knochenvorsprünge) mit eigenen Knochenkernen.

Zwischen Trochanter major und Trochanter minor verläuft ventral die Linea intertrochanterica. Medial des Trochanter major liegt die Fossa trochanterica, die dem M. obturatorius externus und internus als Knochenansatz dient. Zwischen Trochanter minor und Linea aspera verläuft eine schmale Erhebung, die Linea pectinea, an dieser setzt der M. pectineus an.

Im distalen Abschnitt des Femurs verbreitert sich dieser jeweils zu einem Condylus medialis und einem Condylus lateralis. An deren Vorderseite befindet sich eine Gelenkfläche, die im mittleren Bereich als Facies patellaris bezeichnet wird. Hier gleitet die Patella bei Bewegungen des Kniegelenks entlang. Den beiden Condylen ist jeweils eine Erhebung aufgesetzt, ein Epicondylus medialis und ein Epicondylus lateralis. An ihnen sind die Kollateralbänder des Kniegelenks befestigt (s. S. 237). Auf der Dorsalseite werden die Kondylen durch die Fossa intercondylaris voneinander getrennt.

Klinischer Bezug

Oberschenkelschaftfraktur: Eine Fraktur des Oberschenkelschaftes entsteht meist durch große Krafteinwirkung und wird beispielsweise bei polytraumatisierten Patienten diagnostiziert. Neben den typischen Frakturzeichen wie Schwellung, Bewegungsschmerz und eingeschränkter Funktion können diese Frakturen zu einem erheblichen Blutverlust führen. Daher ist bei der Versorgung dieser Patienten auf eine ausreichende Volumensubstitution zu achten.

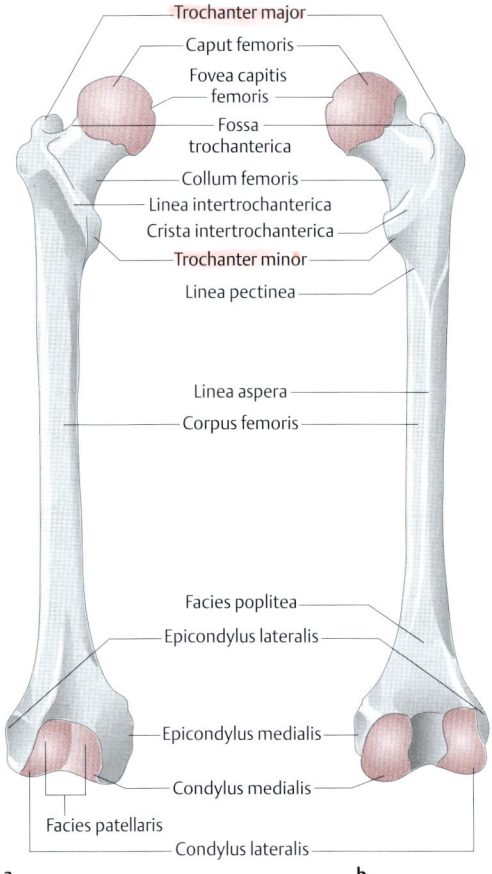

Trochanter major
Caput femoris
Fovea capitis femoris
Fossa trochanterica
Collum femoris
Linea intertrochanterica
Crista intertrochanterica
Trochanter minor
Linea pectinea
Linea aspera
Corpus femoris
Facies poplitea
Epicondylus lateralis
Epicondylus medialis
Condylus medialis
Facies patellaris
Condylus lateralis

a   b

Abb. 6.4   Femur rechts: (a) ventral; (b) dorsal

Die Behandlung erfolgt operativ beispielsweise durch Einbringen eines sog. Marknagels, der eine intramedulläre Schienung ermöglicht.

6.1.5 Die Kniescheibe (Patella)

Die **Patella** gilt als das **größte Sesambein** des menschlichen Körpers, sie liegt in der Sehne des M. quadriceps femoris (s. S. 244). Der distal der Patella liegende Abschnitt der Sehne wird dabei als Lig. patellae bezeichnet, er endet an der Tuberositas tibiae. Die Basis der dreieckigen, abgeplatteten Patella ist nach oben, die Spitze (Apex) nach unten gerichtet. Die Hinterfläche ist mit Knorpel überzogen und artikuliert mit der Facies patellaris des Femur.

6.1.6 Die Unterschenkelknochen

Zu den Knochen des Unterschenkels zählen das Schienbein (Tibia) und das Wadenbein (Fibula). Beides sind lange Röhrenknochen mit Diaphyse und Epiphyse. In gelenkiger Verbindung mit dem Femur steht nur die Tibia (**Abb. 6.5**).

6.1.6.1 Das Schienbein (Tibia)

Die **Tibia (Schienbein)** ist deutlich kräftiger und statisch und funktionell wichtiger als die Fibula. Sie trägt das statische Gewicht und stellt die entscheidende Verbindung zu den jeweils benachbarten Gelenken dar (**Abb. 6.5**).

Das proximale Ende der Tibia ist verbreitert und trägt als Pendant zum Femur an der kranialen Seite einen **Condylus medialis** und einen **Condylus lateralis** (Facies articularis superior). Zwischen den beiden Kondylen liegt die knorpelfreie Eminentia intercondylaris. An der kranialen Vorderseite der Tibia befindet sich die **Tuberositas tibiae**, an der das Lig. patellae ansetzt. Der Condylus lateralis trägt außerdem eine ovale Gelenkfläche zur Artikulation mit der Fibula (Facies articularis fibularis).

Der lang gestreckte Schaft der Tibia wird als **Corpus tibiae** bezeichnet. Er ist im Querschnitt dreieckig. Man unterscheidet einen Margo anterior, Margo interosseus (hier ist die Membrana interossea angeheftet) und einen Margo medialis.

Im distalen Abschnitt bildet die Tibia eine Verdickung, den **Malleolus medialis**, der im Zusammen-

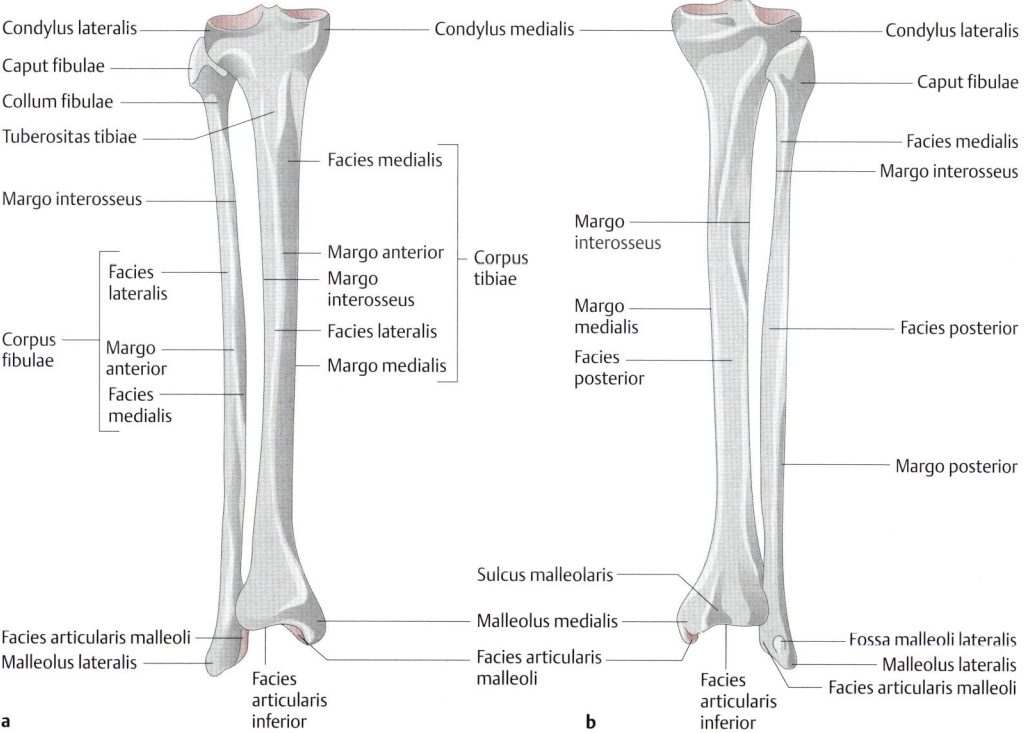

Abb. 6.5 Tibia und Fibula rechts: (a) ventral; (b) dorsal

spiel mit dem **Malleolus lateralis** der Fibula die **Malleolengabel** bildet, die Teil des Sprunggelenks ist (s. S. 238). Dabei wird die nach kaudal ausgerichtete Gelenkfläche als Facies articularis inferior bezeichnet. Die seitlich gelegene Incisura fibularis ist die distale Anlagerungsstelle für die Fibula.

6.1.6.2 Das Wadenbein (Fibula)

Die **Fibula (Wadenbein)** liegt lateral der Tibia. Sie dient vorrangig als Ansatz und Ursprung von Muskeln und ist an der Bildung der Malleolengabel beteiligt (**Abb. 6.5**).

Das **Caput fibulae** steht mit der Tibia lediglich über die Facies articularis capitis fibulae in Verbindung, daher kommt der Fibula auch keine Rolle bei der Statik zu. Es läuft nach kranial in eine Spitze aus (Apex capitis fibulae).

Am **Corpus fibulae** werden vier Kanten unterschieden: Margo anterior, Margo posterior, Margo interosseus und Crista medialis. Distal geht die Fibula in den **Malleolus lateralis** über. Er bildet zusammen mit dem Malleolus medialis der Tibia die Malleolengabel.

An der Rückseite des Malleolus lateralis befindet sich der **Sulcus malleolaris**, in dem die Sehnen des M. peronaeus longus und M. peronaeus brevis verlaufen (s. S. 247). Da der Malleolus lateralis deutlich zarter aufgebaut ist als der Malleolus medialis und auch ein wenig länger ist, treten Frakturen hier häufiger auf.

6.1.7 Die Knochen am Fuß (Abb. 6.6)

6.1.7.1 Die Fußwurzelknochen (Ossa tarsi)

Es gibt sieben Fußwurzelknochen **(Ossa tarsi)**, unterteilt in eine proximale und eine distale Reihe:

- **proximale Reihe:** Talus, Calcaneus
- **distale Reihe:** Os naviculare, Os cuneiforme mediale, Os cuneiforme intermedium, Os cuneiforme laterale, Os cuboideum.

Der Talus

Der **Talus (Sprungbein)** ruht auf dem Calcaneus und besteht aus drei Anteilen: Das **Caput tali** ist nach vorne gerichtet und artikuliert mit dem Os naviculare (Facies articularis navicularis). Es geht am Collum tali in den Corpus tali über.

Am **Corpus tali** unterscheidet man die Trochlea tali und dahinter den Processus posterior tali. Die

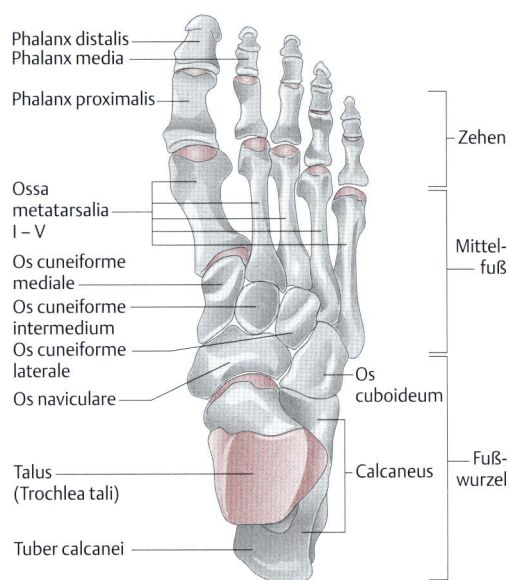

Abb. 6.6 Fußskelett (dorsale Ansicht)

Trochlea tali besteht aus einer **Facies superior** und lateral bzw. medial aus einer **Facies malleolaris** lateralis bzw. medialis, die alle drei der Artikulation mit der Malleolengabel im oberen Sprunggelenk dienen. Nach unten trägt der Talus außerdem drei Gelenkflächen für den Calcaneus.

Der Calcaneus

Der **Calcaneus (Fersenbein)** ist der dominierende und größte Fußknochen. Sein prominenter hinterer Anteil ist das **Tuber calcanei**, an ihm setzt die Achillessehne an. Seine kranialen Gelenkflächen artikulieren mit dem Talus (unteres Sprunggelenk), nach ventral besteht eine Gelenkverbindung mit dem Os cuboideum. Im hinteren Fußbereich ist der Calcaneus der für den aufrechten Stand und Gang entscheidende Druckpunkt.

Das Os naviculare

Das **Os naviculare (Kahnbein)** schiebt sich zwischen Talus und die drei Ossa cuneiformia, mit denen es jeweils gelenkig in Verbindung steht.

Die Ossa cuneiformia

Die **drei Keilbeine** (Os cuneiforme mediale, intermedium, laterale) sind entscheidend für die Struktur der Fuß-Querwölbung (s. S. 264). Sie bilden mit den Metatarsalknochen I–III nach ventral jeweils eine Gelenkverbindung. Außerdem artikulieren sie seitlich miteinander sowie mit dem Os naviculare. Das Os cuneiforme laterale steht zudem mit dem Os cuboideum in Verbindung.

Das Os cuboideum
Das Os cuboideum (Würfelbein) bildet nach dorsal mit dem Calcaneus und nach ventral mit dem Metatarsalknochen IV und V eine Gelenkverbindung. Die mediale Seite besitzt eine Gelenkfläche für das Os cuneiforme laterale.

6.1.7.2 Die Mittelfußknochen (Ossa metatarsi)

Die fünf Mittelfußknochen (Ossa metatarsi) sind Röhrenknochen und werden mit den Ziffern I–V von medial nach lateral bezeichnet. Man unterscheidet an ihnen jeweils eine Basis (proximal), einen Corpusbereich und ein Caput (distal). Die Basis des Os metatarsi I–III artikuliert mit den Ossa cuneiformia, die Basis des Os metatarsi IV und V mit dem Os cuboideum. Die Köpfe der Ossa metatarsi artikulieren mit den Zehenknochen. Im Bereich des Großzehengrundgelenks sind zwei konstante Sesambeine (Ossa sesamoidea) zu finden, die in die Sehnen der Großzehe und den Kapsel-Band-Apparat des Gelenks eingelagert sind. Am medialen Sesambein inseriert der M. abductor hallucis und das Caput mediale des M. flexor hallucis brevis. Am lateralen Sesambein inserieren der M. adductor hallucis und das Caput laterale des M. flexor hallucis brevis (vgl. S. 249).

6.1.7.3 Die Zehenknochen (Ossa digitorum pedis)

Die fünf Zehenknochen (Ossa digitorum pedis) bestehen aus einer Phalanx proximalis, Phalanx media und Phalanx distalis (Ausnahme: 1. Zehe mit 2 Phalangen). Jede Phalanx besteht wiederum aus einer Basis, einem Corpus und einem Caput.

Check-up
✔ Machen Sie sich noch einmal die wichtigsten Unterschiede zwischen männlichem und weiblichem Becken klar.
✔ Wiederholen Sie den Aufbau von Femur, Tibia und Fibula.

6.2 Die Gelenke

Lerncoach
In diesem Kapitel konzentrieren Sie sich wieder vor allem auf die Bewegungsachsen der Gelenke, dies wird Ihnen später beim Lernen der dazugehörigen Muskeln und deren Funktion helfen.

6.2.1 Der Überblick

Im Hüftgelenk artikulieren die Hüftpfanne (Acetabulum) und der Femurkopf miteinander. Es ist ein Kugelgelenk mit 3 Freiheitsgraden und vermittelt die Bewegung zwischen Rumpf und unterer Extremität.
Am Kniegelenk bilden die Femurkondylen und der Tibiakopf das Gelenk. Es ist ein Drehscharniergelenk mit zwei Freiheitsgraden. Dazwischen befinden sich sog. Menisci aus Faserknorpel, die die Gelenkhöhle unterteilen und die Kontaktfläche der gelenkbildenden Knochenteile vergrößern. Außerdem ist die Patella am Kniegelenk beteiligt.
Tibia und Fibula sind an drei Stellen miteinander verbunden: proximal durch die Articulatio tibiofibularis, im Verlauf durch die Membrana interossea und distal durch die Syndesmosis tibiofibularis.
Am Fuß unterscheidet man ein oberes und ein unteres Sprunggelenk. Das obere Sprunggelenk verbindet die Unterschenkel- mit den Fußwurzelknochen, das untere Sprunggelenk einen Teil der Fußwurzelknochen untereinander. Außerdem bestehen gelenkige Verbindungen zwischen Fußwurzel-, Mittelfuß- und Zehenknochen.

6.2.2 Die Verbindungen am Becken
6.2.2.1 Symphysis pubica,
Articulatio sacroiliaca s. S. 179

6.2.3 Das Hüftgelenk (Abb. 6.7)

Das Hüftgelenk (Articulatio coxae) verbindet das Caput femoris (Gelenkkopf) mit dem Acetabulum (Gelenkpfanne) einschließlich Facies lunata und Lig. transversum acetabuli. Allein die knorpelbedeckte Facies lunata artikuliert hier mit dem Caput ossis femoris. Zusätzlich zum Acetabulum wird das Caput ossis femoris noch durch das aus knorpeligen Fasern bestehende Labrum acetabulare umschlossen, dabei werden zwei Drittel des Ge-

6

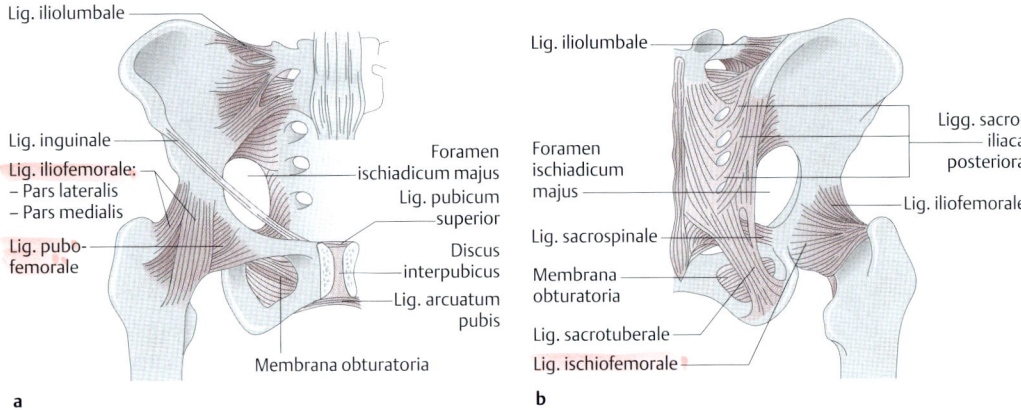

Abb. 6.7 Hüftgelenk und Beckenbänder rechts: (a) ventral; (b) dorsal

lenkkopfes eingefasst, der Gelenkkopf ist also nicht nur eingebettet, sondern wird regelrecht „umfasst". Dies schränkt jedoch die Bewegungsfreiheit im Hüftgelenk ein (s. u.).
Die Gelenkkapsel des Hüftgelenks hat ihren Ursprung am knöchernen Acetabulum, reicht ventral bis zur Linea intertrochanterica und dorsal bis zum Collum des Femur.

MERKE

Das Labrum acetabulare und die Epiphysenfuge befinden sich intrakapsulär.

Verschiedene Bänder stabilisieren das Hüftgelenk. Sie haben einen gewundenen Verlauf: bei Streckung im Hüftgelenk liegen die Bänder eng an und hemmen damit eine Überstreckung bzw. ein Rückwärtskippen des Rumpfs. Bei gebeugtem Hüftgelenk liegen die Bänder weniger dicht an und erlauben dem Gelenk etwas Spielraum.

- Das Lig. iliofemorale ist das stärkste Band des menschlichen Körpers. Es zieht von der Spina iliaca anterior inferior breit zum Trochanter major und zur Linea intertrochanterica. Auf diese Weise bildet es die ventrale Begrenzung der Gelenkkapsel. Bei Streckung im Hüftgelenk ist dieses Band angespannt und hemmt damit die Überstreckung des Beines bzw. ein Rückwärtskippen des Rumpfes. Am Standbein hemmt das Band das Abkippen des Beckens zur Gegenseite. Der laterale Teil des Bandes,

der zum lateralen Teil der Linea intertrochanterica zieht, hemmt die Adduktion und Außenrotation.
- Das Lig. ischiofemorale erstreckt sich vom acetabulären Bereich des Os ischii zur Fossa trochanterica, zur Linea intertrochanterica und zur Zona orbicularis (s. u.). Damit verstärkt es den dorsalen Bereich der Gelenkkapsel. Es hemmt Streckung und Innenrotation der Hüfte.
- Das Lig. pubofemorale zieht vom Ramus superior ossis pubis zum Trochanter minor, zur Linea intertrochanterica und zur Zona orbicularis. Es wirkt hemmend auf die Abduktion.
- Die Zona orbicularis ist ein in sich geschlossener Faserring und besteht aus Bindegewebsfasern, die aus den drei vorgenannten Bändern abzweigen. Sie umschließt den gesamten Schenkelhals und beugt einem Austreten (Luxation) des Hüftkopfes aus der Gelenkpfanne vor.
- Das runde Lig. capitis femoris entspringt am Acetabulum, in der Nähe der Incisura acetabuli. Es zieht intraartikulär zur Fovea capitis femoris und hat keine entscheidende mechanische Funktion. In ihm verläuft der R. acetabularis der A. obturatoria zum Gelenkkopf. Das Lig. transversum acetabuli verschließt als Band die Incisura acetabuli.

Beim Hüftgelenk handelt es sich um eine spezielle Form des Kugelgelenks, man spricht von einem Nussgelenk. Die Bewegungsfreiheiten dieses Gelenks sind fast so weitreichend wie die des Schul-

tergelenks (s. S. 191). Es ist in drei Ebenen beweglich:
- Abduktion und Adduktion (40° bzw. 30°)
- Anteversion und Retroversion (entspricht Beugung und Streckung) (130° bzw. 10–15°)
- Außenrotation und Innenrotation (50° bzw. 40°).

Durch Kippen des Beckens nach vorne kann der Bewegungsumfang bei der Rotation und Abduktion vergrößert werden (Entspannung des Lig. iliofemorale).

Der Antetorsionswinkel und der CCD-Winkel
Collum femoris und Femur bzw. Femurachse stehen in einem bestimmten Winkelverhältnis zueinander.
Der Antetorsionswinkel beschreibt die Verdrehung des Schenkelhalses gegenüber der Kondylenachse. Der Winkel beträgt beim Erwachsenen ca. 12°, beim Neugeborenen ca. 35°.
Der Kollodiaphysenwinkel (auch Schenkelhalswinkel oder Centrum-Collum-Diaphysen-Winkel = CCD-Winkel) beschreibt den Winkel zwischen Collum und Femurdiaphyse. Er beträgt beim gesunden Neugeborenen 140°, beim gesunden Heranwachsenden 133°, beim gesunden Erwachsenen 127° und im Alter 120°. Veränderungen dieses Winkels können zu Schäden am Hüftgelenk führen. Zu diesen Fehlstellungen gehören die Coxa vara und die Coxa valga. Bei der Coxa vara ist der CCD-Winkel zu klein (< 120°). Von Coxa valga spricht man bei einer Vergrößerung des CCD-Winkels (> 135°) beim Erwachsenen.

MERKE

Mit dem Alter nimmt der Kollodiaphysenwinkel ab.

Der CCD-Winkel hat Einfluss auf die Stellung des Femurschafts zur Traglinie des Beines. Die Traglinie ist die Gerade, die beim gesunden Bein von der Mitte des Oberschenkelkopfes durch die Mitte des Kniegelenkes bis zur Mitte des Calcaneus verläuft.

6.2.4 Das Kniegelenk (Abb. 6.8)

Das Kniegelenk (Articulatio genus) gilt als das größte Gelenk des menschlichen Körpers. Es handelt sich um ein zusammengesetztes Gelenk bestehend aus: Femorotibial- und Femoropatellargelenk. Beide Gelenke liegen in einer gemeinsamen Gelenkhöhle und besitzen eine gemeinsame Gelenkkapsel. Diese ist ventral von einem Fettkörper ausgefüllt (Corpus adiposum infrapatellare), der mit einem dünnen Band (Plica synovialis infrapatellaris) mit dem vorderen Kreuzband verbunden ist. Die Gelenkkapsel beginnt ventral am Femur etwa 2 cm oberhalb der Kondylen. Dorsal am Femur beginnt sie am Knorpelrand der Kondylen. An der Tibia zieht die Gelenkkapsel bis zum Knorpelrand.

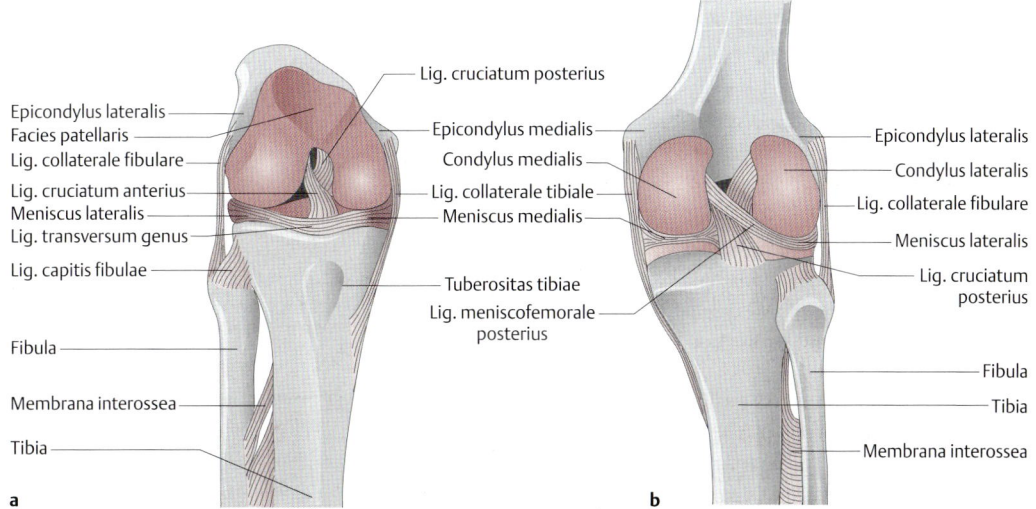

Abb. 6.8 Kniegelenk rechts: (a) ventral ohne Gelenkkapsel, Sehne des M. quadriceps femoris ist durchtrennt; (b) dorsale Ansicht

Zur Gelenkhöhle gehören zwei Aussackungen (Recessus). Der **Recessus suprapatellaris** (auch Recessus superior) liegt kranial der Patella und stellt eine Verbindung zwischen Gelenkhöhle und Bursa suprapatellaris dar. Der **Recessus subpopliteus** liegt dorsal und verbindet die Gelenkhöhle mit der Bursa m. poplitei.

Das Kniegelenk ist eine Sonderform eines Drehscharniergelenks mit zwei Freiheitsgraden. **Streckung** und **Beugung** sowie **Außenrotation** und **Innenrotation**. Die normale Streckung beträgt 180°. Nach einer Streckung um 170° ist eine weitere Streckung um 10° nur bei einer Außenrotation der Tibia um 5° möglich (sog. **Schlussrotation**). Dabei werden die Kreuzbänder geringfügig voneinander abgewickelt. Die Beugung kann durch Einwirkung von außen von 130° (aktive Beugung) auf 160° gesteigert werden (passive Beugung). Die Außenrotation ist bis ca. 40° möglich, da sich die Kreuzbänder voneinander abwickeln. Im Gegensatz dazu wickeln sie sich bei der Innenrotation auf und bremsen die Bewegung (10°).

> **MERKE**
>
> Die Innenrotation wird durch die beiden Kreuzbänder gehemmt, die Außenrotation durch die beiden Kollateralbänder (s. u.). Außen- und Innenrotation sind prinzipiell nur bei gebeugtem Kniegelenk möglich. Dabei nimmt die Rotationsmöglichkeit mit steigender Beugung zu.

6.2.4.1 Das Femorotibialgelenk

Das **Femorotibialgelenk** wird durch die Femurkondylen und die Facies articularis der Tibia gebildet. Bedeutsam ist, dass die beiden Gelenkanteile nicht „ineinandergreifen", sondern sich vielmehr **nur punktförmig berühren**. Dies bedeutet, dass neben der eigentlichen Bewegung im Kniegelenk noch ein Gleiten der Kondylen nach vorne und hinten möglich ist („shifting"). Auf diese Weise ist im Kniegelenk eine **Roll-Gleit-Bewegung** möglich.

Die Menisci

Zwischen den Kondylen des Femurs und dem Tibiakopf liegen zwei Faserknorpelscheiben, die **Menisci** (Meniscus medialis und Meniscus lateralis). Sie kompensieren teilweise die fehlende Führung des

Gelenks durch knöcherne Strukturen und verleihen dem Gelenk mehr Stabilität (**Abb. 6.9**).

Da sich die beiden Menisci wie Druckpolster zwischen Femur und Tibia schieben, kann man das Gelenk auch nochmals anhand der Menisci unterteilen: Articulatio meniscofemoralis zwischen Femur und Menisken, Articulatio meniscotibialis zwischen Tibia und Menisken.

Unter Druckbelastung verformen sich die beiden Menisci. Ohne Belastung ist der äußere Rand höher als der innere Rand.

- Der **Menicus medialis** ist c-förmig und größer als der Meniscus lateralis. Er ist an der Gelenkkapsel und dem Lig. collaterale tibiale fixiert, daher kann er nur geringgradig bewegt werden. Er wird bei der Außenrotation des Knies belastet, bei der Innenrotation entlastet. Da der mediale Meniskus durch seine Verwachsung mit dem medialen Kollateralband weniger verschieblich ist, reißt er bei Kniegelenkverletzungen leichter ein.
- Der **Meniscus lateralis** ist fast kreisrund. Da er nur geringgradig fixiert ist, ist er sehr gut verschieblich. Über das Lig. meniscofemorale posterius ist der Meniscus lateralis mit dem Lig. cruciatum posterius verwachsen.

> **MERKE**
>
> Ist das Kniegelenk gestreckt, dann liegen die Femurkondylen breitflächig den Menisken auf, die Menisken sind nach ventral verlagert. Entsprechend liegen bei gebeugtem Knie die Kondylen nur geringflächig auf, die Menisken sind nach dorsal verlagert.

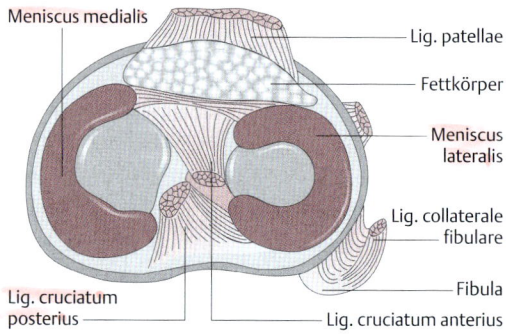

Abb. 6.9 Aufsicht auf das rechte Kniegelenk: von kranial Verlauf der Kreuzbänder und Menisken

6.2.4.2 Das Femoropatellargelenk

Im Femoropatellargelenk artikulieren die Facies patellaris des Femur und die Facies articularis der Patella. Im Rahmen der Kniebeugung und -streckung wird die Patella um etwa 6 cm verschoben. Folgende Strukturen sind außerdem in diesem Gelenk von Bedeutung: Bursa suprapatellaris, Bursa subcutanea praepatellaris und Recessus subpopliteus.

6.2.4.3 Die Bänder am Kniegelenk

Die Stabilität des Kniegelenks wird durch die Kapsel, die umgebende Muskulatur sowie innere und äußere Bänder (außerhalb der Gelenkkapsel) gewährleistet.

Die Innenbänder

Das Lig. cruciatum anterius (vorderes Kreuzband) erstreckt sich von der medialen Fläche des Condylus lateralis femoris zur Area intercondylaris anterior tibiae. Damit verläuft es von hinten–oben–außen nach vorn–unten–hinten. Das Lig. cruciatum posterius (hinteres Kreuzband) zieht von der lateralen Fläche des Condylus medialis femoris zur Area intercondylaris posterior tibiae. Somit verläuft es von vorn–oben–innen nach hinten–unten–außen.

Beide Kreuzbänder sichern in erster Linie die Stabilität des Kniegelenks in gebeugter Stellung und verhindern die Überstreckung. Sie stehen rechtwinklig zueinander. Bei der Außenrotation wickeln sie sich auseinander, bei der Innenrotation verwickeln sie sich ineinander.

MERKE

Die Kreuzbänder befinden sich innerhalb der Gelenkkapsel, aber außerhalb der von einer Synovialmembran bedeckten Gelenkhöhle.

Das Lig. transversum genus verbindet ventral den medialen und den lateralen Meniskus miteinander. Von der Rückseite des lateralen Meniskus kann ein Lig. meniscofemorale anterius zum Lig. cruciatum anterius ziehen (es ist nicht immer vorhanden). Das Lig. meniscofemorale posterius verläuft vom Hinterrand des lateralen Meniskus zur Innenfläche des Condylus medialis femoris (s. Abb. 6.8)

Die Außenbänder

Das Lig. patellae ist die Fortsetzung der Sehne des M. quadriceps femoris und erstreckt sich von der Patella bis zur Tuberositas tibiae. Über das Lig. patellae, das durch die kraniale Einlagerung der Patella (Sesambein) in seinem Verlauf vor der Transversalachse liegt und somit einen verbesserten Ansatzwinkel an der Tibia besitzt, wird die Kraft des M. quadriceps femoris optimiert auf die Tibia übertragen – unabhängig davon, ob sich das Gelenk in Beuge- oder Streckstellung befindet.

Das Lig. collaterale fibulare (laterale) erstreckt sich vom Epicondylus lateralis femoris zum Caput fibulae und verstärkt die Gelenkkapsel. Es ist entspannt bei der Innenrotation und Beugung, gespannt hingegen bei Außenrotation und Streckung. Mit der Gelenkkapsel ist es nicht verwachsen.

Das Lig. collaterale tibiale (mediale) zieht vom Epicondylus medialis femoris zum Condylus medialis tibiae, es verstärkt die Gelenkkapsel ebenfalls. Es ist entspannt bei der Innenrotation und Beugung, gespannt hingegen unter Außenrotation und Streckung. Das Lig. collaterale tibiale ist mit dem Meniscus medialis und der Gelenkkapsel verwachsen.

Das Lig. popliteum obliquum erstreckt sich im Bereich der Endsehne des M. semimembranosus (s. S. 245) zum lateralen Tibiakopf. Das Lig. popliteum arcuatum zieht von der Gelenkkapsel der Endsehne des M. semimembranosus zum Fibulakopf. Es überbrückt den M. popliteus. Beide Bänder verstärken die Gelenkkapsel auf der Rückseite.

Jeweils ein Retinaculum patellae mediale und laterale zieht von der Sehne des M. quadriceps femoris medial bzw. lateral der Patella zur Tuberositas tibiae. Die beiden Retinacula sind Haltebänder für die Patella und verstärken die Gelenkkapsel ventral. Sie gelten auch als funktioneller „Reservestreckapparat".

MERKE

Lig. collaterale fibulare und tibiale verhindern bei gestrecktem Kniegelenk eine Rotation.

6

Klinischer Bezug

Stellungsanomalien: Der physiologische, also gesunde Verlauf der Tragachse im Kniegelenk wird Genu rectum genannt. Es werden zwei pathologische Abweichungen unterschieden: Beim **Genu valgum** ist die Tragachse im Vergleich zum Gelenk nach lateral verschoben. Die Patienten zeigen eine X-Beinstellung, es kommt zur unverhältnismäßig starken Belastung der lateralen Kondylen.
Beim **Genu varum** ist die Tragachse nach medial verschoben, es resultiert eine O-Beinstellung. In diesem Fall werden die medialen Kondylen besonders stark belastet.

6.2.5 Die Verbindungen zwischen Tibia und Fibula

Tibia und Fibula sind an drei Stellen miteinander verbunden:

Kranial befindet sich die **Articulatio tibiofibularis** zwischen Facies articularis fibularis der Tibia und Facies articularis capitis der Fibula. Das obere Tibiofibulargelenk steht in der Regel nicht mit dem Kniegelenk in Verbindung und ist eine **Amphiarthrose** (s. S. 227). Die Gelenkkapsel wird durch das Lig. capitis fibulae anterius et posterius verstärkt.

Die **Membrana interossea cruris** erstreckt sich als derbe Bindegewebsmembran zwischen Tibia und Fibula im Bereich der Diaphyse. Sie dient mehreren Muskeln als Ursprung und trennt die Beuger von den Streckern der Unterschenkelmuskulatur (s. S. 251). Außerdem fängt sie Druckbelastungen zwischen Fibula und Tibia ab. Im oberen Abschnitt befindet sich ein schmaler Spalt für den Durchtritt der A. tibialis anterior und der entsprechenden Venen. Etwas weiter kaudal existiert ein weiterer kleiner Spalt für den R. perforans der A. fibularis (s. S. 260).

Distal sind Tibia und Fibula durch die **Syndesmosis tibiofibularis** verbunden. Vor und hinter dem Gelenk verläuft jeweils ein Band (Lig. tibiofibulare anterius et posterius), das die Syndesmose verstärkt und gleichzeitig eine Federung der Malleolengabel bewirkt.

Klinischer Bezug

Schubladenphänomen: Die Kreuzbänder sorgen dafür, dass sich Femur und Tibia nicht gegeneinander verschieben. Schäden der Kreuzbänder führen zum so genannten Schubladenphänomen. Durch Zerreißung des vorderen Kreuzbandes kommt es zum vorderen Schubladenphänomen, d. h. bei gebeugtem Knie kann der Tibiakopf gegenüber den Femurkondylen nach ventral gezogen werden. Die Zerreißung des hinteren Kreuzbandes führt entsprechend zum hinteren Schubladenphänomen: der Tibiakopf kann gegenüber dem Femur nach hinten verschoben werden.

6.2.6 Die Sprunggelenke
6.2.6.1 Das obere Sprunggelenk

Das obere Sprunggelenk **(Articulatio talocruralis)** wird aus folgenden knöchernen Strukturen aufgebaut: Die Gelenkflächen werden durch die Malleolengabel (distales Tibia- und Fibulaende) und die Trochlea tali gebildet. Die Malleolengabel umfasst von beiden Seiten lateral und von oben die Trochlea tali, was für die Stabilität des Gelenks von entscheidender Bedeutung ist.

Das obere Sprunggelenk ist ein reines Scharniergelenk, es hat also genau eine Bewegungsachse für Dorsalextension und Plantarflexion. Die Bewegungsmaße betragen für die Dorsalextension, also das Heben der Fußspitze, 20° und für die Plantarflexion, also das Absenken der Fußspitze, 30°.

Die **Gelenkkapsel** erstreckt sich vom Gelenkknorpelansatz an Tibia und Fibula bis zum Collum tali. Damit liegen die beiden Malleolen außerhalb der Gelenkkapsel.

Außerdem verstärken mehrere Bänder das Gelenk:
- **medial: Lig. deltoideum** (syn. Lig. collaterale mediale) bestehend aus vier Teilen (Pars tibionavicularis, Pars tibiotalaris anterior, Pars tibiotalaris posterior, Pars tibiocalcanea). Es verläuft vom Malleolus medialis fächerförmig zu Talus, Calcaneus und Os naviculare.
- **lateral:** Vom Malleolus lateralis spannen sich das **Lig. talofibulare anterius** und das **Lig. talofibulare posterius** zum Talus sowie das **Lig. calcaneofibulare** zum Calcaneus aus.

Das obere Sprunggelenk wird durch den medialen (Lig. deltoideum) und lateralen Bandapparat gesichert. Diese Sicherung ist vor allem in extremer Plantarflexion wichtig: da die Trochlea tali in ihrem hinteren Bereich schmaler ist als in ihrem vorderen Bereich, ist in Plantarflexion die Knochenführung geringer als in Dorsalextension und Mittelstellung.

MERKE

Malleolus medialis und Malleolus lateralis liegen außerhalb der Gelenkkapsel.

6.2.6.2 Das untere Sprunggelenk

Das untere Sprunggelenk besteht aus einem vorderen Anteil (Articulatio talocalcaneonavicularis) und einem hinteren Anteil (Articulatio subtalaris). Die Grenze bildet das Lig. talocalcaneum interosseum. Beide Abschnitte besitzen jeweils autonome Gelenkhöhlen, unter funktionellen Gesichtspunkten ist die Trennung der beiden Abschnitte jedoch bedeutungslos.

Die **Articulatio talocalcaneonavicularis** setzt sich zusammen aus dem Talus (Gelenkkopf) und Anteilen von Calcaneus, Os naviculare und Lig. calcaneonaviculare plantare (Gelenkpfanne). Die **Articulatio subtalaris** wird durch die konvexe Facies articularis posterior des Calcaneus und die konkave Facies articularis posterior des Talus gebildet.

Im unteren Sprunggelenk erfolgen **Supination** (Anheben medialer Fußrand) und **Pronation** (Anheben lateraler Fußrand). Bei dieser Bewegung werden physiologischerweise auch andere Gelenke (z. B. Articulatio calcaneocuboidea) mit bewegt, sodass der Gesamtbewegungsumfang von Pronation und Supination größer ist als die Bewegung, die nur zwischen Talus, Calcaneus und Os naviculare stattfindet. Der Bewegungsumfang für die kombinierte Bewegung beträgt für die Supination 50–60° und für die Pronation 30°.

Folgende **Bänder** stabilisieren den **vorderen Anteil** des unteren Sprunggelenks (Articulatio talocalcaneonavicularis):

- **Lig. calcaneonaviculare plantare:** Es zieht als starkes Band vom Calcaneus zum Os naviculare. Es ist an der Bildung der Gelenkpfanne beteiligt und von Knorpelgewebe überzogen.

- **Lig. talonaviculare:** Das Band erstreckt sich zwischen Os naviculare und Taluskopf und verstärkt dorsal die Gelenkkapsel.
- **Lig. plantare longum:** Es spannt sich als starker Faserzug auf der plantaren Seite des Calcaneus zum Os cuboideum und zu den Mittelfußknochen aus.

Folgende Bänder stabilisieren den **hinteren Anteil** des unteren Sprunggelenks (Articulatio subtalaris): Lig. talocalcaneum mediale et laterale, Lig. talocalcaneum interosseum und Lig. calcaneofibulare).

6.2.7 Weitere Gelenke der Fußwurzel und des Mittelfußes

Die **Articulatio calcaneocuboidea** ist eine Amphiarthrose (s. S. 227). Der Bewegungsumfang ist entsprechend gering. Verstärkt wird das Gelenk durch verschiedene Bänder: Lig. bifurcatum, Lig. calcaneocuboideum plantare und Lig. plantare longum.

Der Begriff **Chopart-Gelenklinie** bezeichnet den S-förmigen Spalt, der proximal vom Talus und Calcaneus, distal vom Os naviculare und Os cuboideum gebildet wird.

Die **Lisfranc-Gelenklinie** befindet sich zwischen Fußwurzelknochen und Metatarsalknochen.

Auch bei der **Articulatio cuneonavicularis**, den **Articulationes tarsometatarsales** (Fußwurzel-Mittelfuß-Gelenke) und den **Articulationes intermetatarsales** (Zwischenmittelfußgelenke) handelt es sich um Amphiarthrosen.

6.2.8 Die Zehengelenke

Man unterscheidet Zehengrundgelenke **(Articulationes metatarsophalangae)** und Zehenmittel- bzw. Zehenendgelenke **(Articulationes interphalangae)**. Die Großzehe (Hallux) verfügt wie der Daumen nur über 2 Gelenke.

Die Grundgelenke sind eigentlich Kugelgelenke, die jedoch durch die Kollateralbänder in ihrer Funktion eingeschränkt sind. Mittel- und Endgelenke sind Scharniergelenke.

 Check-up

✔ **Wiederholen Sie die ligamentären Strukturen des Hüftgelenks und machen Sie sich klar, warum wir aufrecht stehen können.**

Machen Sie sich noch einmal die Unterschiede der beiden Menisci im Kniegelenk und den Verlauf der Innenbänder klar. Überlegen Sie, wie sich diese bei Rotationsbewegungen verhalten und welche Strukturen bei Kniegelenkverletzungen besonders gefährdet sind.

6.3 Die Muskulatur

Lerncoach
Verschaffen Sie sich zunächst einen Überblick über die verschiedenen Muskelgruppen. Anschließend verdeutlichen Sie sich die jeweiligen Untergruppen mit ihrer Lokalisation. Achtung: Machen Sie sich immer klar, auf welches Gelenk sich der Verlauf und die Funktion jedes einzelnen Muskels beziehen.

6.3.1 Der Überblick

An der unteren Extremität lassen sich zunächst vier Muskelgruppen unterscheiden: Die Muskeln der Hüftregion, des Oberschenkels, des Unterschenkels und die Fußmuskeln. Jede dieser Muskelgruppen lässt sich nochmals in Untergruppen aufteilen.

Die Hüftmuskeln werden unterteilt in innere und äußere Hüftmuskeln, die Oberschenkelmuskeln in eine ventrale (Extensoren), mediale (Adduktoren) und dorsale (Flexoren) Muskelgruppe. Die Unterschenkelmuskeln gliedern sich in eine dorsal liegende Flexorengruppe, eine ventrale Extensorengruppe und die laterale Peronaeusgruppe. Am Fuß unterscheidet man Muskeln der Fußsohle und des Fußrückens.

6.3.2 Die Hüftmuskulatur

An der Hüfte lassen sich drei Untergruppen unterscheiden: die inneren Hüftmuskeln, die äußeren hinteren Hüftmuskeln und die äußeren tiefen Hüftmuskeln. Die Muskeln der Hüfte verbinden das knöcherne Becken mit dem Femur und bewegen die beiden Strukturen gegeneinander: bei fixiertem Becken wird der Femur bewegt, bei fixiertem Femur verändert sich die Lage des Beckens.

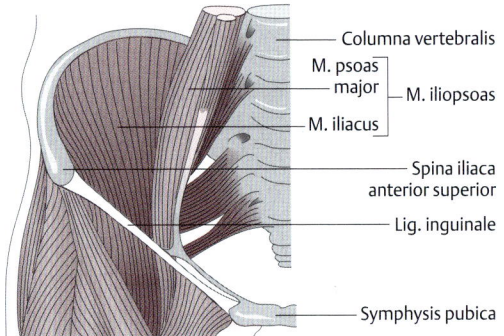

a

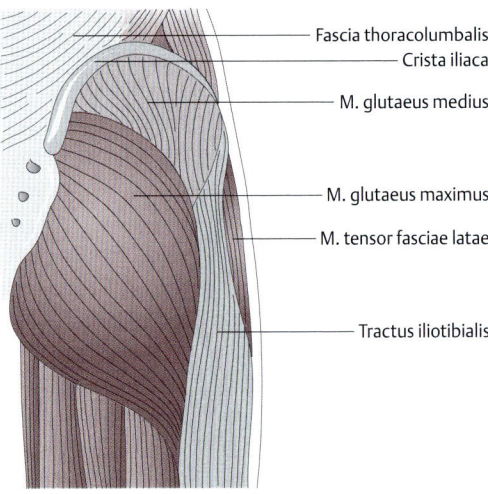

b

Abb. 6.10 Beuger und Strecker im Hüftgelenk rechts: (a) innere Hüftmuskeln; (b) äußere, hintere Hüftmuskeln

6.3.2.1 Die inneren Hüftmuskeln (Abb. 6.10)

Die inneren Hüftmuskeln werden auch als M. iliopsoas zusammengefasst, bestehend aus M. iliacus und M. psoas major. Etwa 50 % der Menschen weisen einen zusätzlichen M. psoas minor auf. Der M. iliopsoas wird von einer gemeinsamen Faszie umhüllt, der Fascia iliaca. Diese bildet im Bereich des Lig. inguinale den sog. Arcus ileopectineus, der unterhalb des Lig. inguinale die Lacuna musculorum und die Lacuna vasorum voneinander abgrenzt (s. S. 262).

Der M. iliopsoas beugt das Hüftgelenk, er neigt somit den Oberschenkel gegen den aufrechten Rumpf bzw. richtet den Oberkörper aus der liegenden Position auf. Weiterhin bewirkt er eine Innen- bzw. Außenrotation des Femurs in Abhängigkeit von dessen Ausgangsstellung, vom Torsionswinkel und Schenkelhalswinkel. Außerdem wirkt er geringgradig als Adduktor. Der Muskel ist auch für das Laufen mit weit ausholenden Schritten wichtig.

Klinischer Bezug

Ausfall des M. iliopsoas: Bei einem Ausfall des M. iliopsoas ist die Hüftbeugung deutlich eingeschränkt. Der Körper kann nicht mehr aus der Rückenlage aufgerichtet werden.

M. iliacus

Der **M. iliacus** hat seinen Ursprung in der Fossa iliaca (daher der Name) und an der Spina iliaca anterior inferior. Der Muskel zieht nach kaudal, gelangt unterhalb des Lig. inguinale durch die Lacuna musculorum und inseriert am Trochanter minor des Femur. Er setzt dort gemeinsam mit dem M. psoas major an.
Innerviert wird er durch den **N. femoralis** ($L1$–$L4$) und direkte Äste des Plexus lumbalis.

M. psoas major

Der **M. psoas major** sitzt dem M. iliacus sozusagen auf: er entspringt vom 12. Brust- und dem 1. bis 4. Lendenwirbelkörper und deren Processus costales. Er verläuft gemeinsam mit dem M. iliacus aus dem Bauchraum nach distal zum Trochanter minor femoris. Dabei durchzieht er die Lacuna musculorum (s. S. 262).
Innerviert wird er ebenfalls durch den **N. femoralis** ($L1$–$L4$) und direkte Äste des Plexus lumbalis.

M. psoas minor

Der **M. psoas minor** entspringt an der lateralen Seite des 12. Brust- und 1. Lendenwirbelkörpers. Auch er zieht zum Trochanter minor femoris und wird durch direkte Äste des Plexus lumbalis und den **N. femoralis** ($L1$–$L4$) innerviert.

6.3.2.2 Die äußeren hinteren Hüftmuskeln

M. tensor fasciae latae

Der **M. tensor fasciae latae** gilt entwicklungsgeschichtlich als Abspaltung des M. glutaeus medius (s. u.). Er ist ein vergleichsweise kleiner Muskel, der an der Spina iliaca anterior superior entspringt und über den Tractus iliotibialis an der Tibia inseriert.

Seine Funktion ist die Beugung im Hüftgelenk sowie die Innenrotation und die Abduktion. Weiterhin streckt er das Kniegelenk bei der Schlussrotation und **spannt den Tractus iliotibialis**. Bei Sprintern tritt der M. tensor fasciae latae besonders deutlich hervor, daher wird er auch als „Sprintermuskel" bezeichnet.
Der M. tensor fasciae latae wird durch den **N. glutaealis superior** ($L4$–$S1$) innerviert.

M. glutaeus maximus

Der **M. glutaeus maximus** ist der größte Gesäßmuskel und bedeckt die unter ihm liegenden weiteren Gesäßmuskeln fast komplett. Lediglich der kraniale Anteil des M. glutaeus medius ist zwischen dem Oberrand des M. glutaeus maximus und der Crista iliaca zu erkennen.
Er entspringt breitflächig an der dorsalen Seite des Os sacrum und Os coccygis, jeweils an den Ala ossis ilii, am Lig. sacrotuberale und an der Fascia thoracolumbalis. Mit seinen derben Fasern verläuft er zum Femur und setzt an der Tuberositas glutaealis femoris und am Tractus iliotibialis an.
Der M. glutaeus maximus ist der kräftigste Strecker im Hüftgelenk und ermöglicht die aufrechte Haltung und den Gang, indem er ein Vorneüberkippen des Rumpfes verhindert. Er ist z. B. wichtig für das Aufrichten aus der Hocke oder Treppensteigen. Weiterhin bewirkt er eine Außenrotation des Beines. Der laterokraniale Teil des Muskels unterstützt die Abduktion, der mediokaudale Teil die Adduktion des Beines.
Die Innervation erfolgt über den **N. glutaeus inferior** ($L5$–$S2$).

Klinischer Bezug

Ausfall des M. glutaeus: Bei einem Ausfall des M. glutaeus maximus ist kein Treppensteigen mehr möglich.

M. glutaeus medius

Der **M. glutaeus medius** liegt unmittelbar unter dem kranialen Drittel des M. glutaeus maximus an der Außenseite des Darmbeins. Lediglich sein kranialer Anteil wird nicht durch den M. glutaeus maximus bedeckt.

6

Er hat seinen Ursprung an der Ala des Os ilium, zwischen Crista iliaca und Linea glutaea anterior, er inseriert am Trochanter major.

Seine Funktion ist die Abduktion des Beines gegen das Becken. Er wird daher auch als „Tänzermuskel" bezeichnet. Außerdem bewirken die vorderen Fasern des Muskels Innenrotation und Beugung, die hinteren Fasern Streckung und Außenrotation.

Zusammen mit dem M. glutaeus minimus (s. u.) verhindert er ein Absinken des Beckens zur Seite des Spielbeins beim Gehen (Spielbein: Bein, das bewegt wird).

Klinischer Bezug

Trendelenburg-Zeichen: Sind M. glutaeus medius und minimus beidseits insuffizient, kann man einen sog. „Watschelgang" beobachten, da das Becken bei jedem Schritt auf die Spielbeinseite abfällt.

👁 Versuchen Sie sich die Funktion des M. glutaeus medius bei fixiertem Bein vorzustellen: er beugt das Becken zum Standbein hin, hierdurch wird die gegenüberliegende Beckenhälfte gehalten bzw. angehoben.

Teile des M. glutaeus medius bewirken außerdem eine Außenrotation des Beins und strecken das Hüftgelenk.

Die Innervation erfolgt durch den N. glutaeus superior (L4–S1).

6.3.2.3 Die äußeren tiefen Hüftmuskeln

M. glutaeus minimus

Der M. glutaeus minimus entspringt am Os ilium, zwischen Linea glutaea anterior und inferior, und inseriert am Trochanter major femoris. Seine Funktion entspricht der des M. glutaeus medius (s. o.). Er wird durch den N. glutaeus superior (L4–S1) innerviert.

M. piriformis

Der M. piriformis entspringt an der Vorderseite des Os sacrum (Facies pelvina) und inseriert ebenfalls am Trochanter major. Er kann das Bein abduzieren und außenrotieren.

Die Innervation erfolgt direkt durch Äste des Plexus sacralis (L5–S2).

MERKE

Der M. piriformis zieht durch das Foramen ischiadicum majus und unterteilt dieses in das Foramen suprapiriforme und infrapiriforme (s. S. 264).

M. obturatorius internus

Der M. obturatorius internus entspringt zum größten Teil an einer eigenen Membran, an der Innenfläche der Membrana obturatoria (s. S. 180). Von dort zieht er durch das Foramen ischiadicum minus und verlässt das kleine Becken. Dabei verläuft er rechtwinklig über den Rand des Foramen ischiadicum minus und benutzt diesen als Hypomochlion (s. S. 190). Ansatzstelle ist die Fossa trochanterica des Femurs. Die Innenfläche des M. obturatorius internus wird von der Fascia obturatoria überzogen. Der Muskel wirkt als Außenrotator des Beines. Bei gestrecktem Bein hat er zudem eine Funktion als Adduktor, bei gebeugtem Bein als Abduktor.

Seine Innervation erfolgt direkt aus Ästen des Plexus sacralis.

M. gemellus superior et inferior

Der M. gemellus superior entspringt an der Spina ischiadica, der M. gemellus inferior vom Tuber ischiadicum. Beide inserieren in der Fossa trochanterica femoris.

M. gemellus superior und M. gemellus inferior werden auch als Zwillingsmuskeln bezeichnet (geminus, lat. Zwilling). Beide Muskeln dienen der Außenrotation des Oberschenkels und werden direkt durch Äste des Plexus sacralis innerviert.

MERKE

Der M. obturator internus setzt mit einer gemeinsamen Sehne mit dem M. gemellus superior und M. gemellus inferior in der Fossa trochanterica an.

M. quadratus femoris

Der M. quadratus femoris entspringt gemeinsam mit dem M. gemellus inferior am Tuber ischiadicum und inseriert an der Crista intertrochanterica des Femurs. Seine Funktion besteht in der **Außenrotation** und **Adduktion** des Oberschenkels. Er wird durch den N. musculi quadrati femoris aus dem Plexus sacralis innerviert.

M. obturatorius externus
Der M. obturatorius externus hat seinen Ursprung an der Außenseite der Membrana obturatoria und setzt an der Fossa trochanterica femoris an. Er wirkt als **Außenrotator** und schwacher **Adduktor** des Oberschenkels.
Er wird durch den **N. obturatorius** innerviert (L2–L4).

👁 **Verdeutlichen Sie sich die Funktion der genannten Muskeln, indem Sie die Bewegungen imitieren. Machen Sie sich klar, wie sich ein Ausfall des Muskels klinisch äußert.**

6.3.3 Die Oberschenkelmuskulatur
Die Muskeln des Oberschenkels lassen sich in drei funktionelle Gruppen einteilen: **Extensoren** (vordere Muskelgruppe), **Adduktoren** (mediale Muskelgruppe) und **Flexoren** (hintere Muskelgruppe) (**Abb. 6.11**).

6.3.3.1 Die Extensoren
Die Extensoren des Oberschenkels werden alle durch den **N. femoralis** (L1–L4) innerviert.

M. sartorius
Der M. sartorius weist gleich zwei Besonderheiten auf: er ist der längste Muskel des menschlichen Körpers und er ist ein zweigelenkiger Muskel (überzieht das Hüftgelenk und das Kniegelenk).
Seinen Ursprung hat er an der Spina iliaca anterior superior und erreicht über den Pes anserinus die mediale Tibiafläche unterhalb des Tibiakopfes.

6

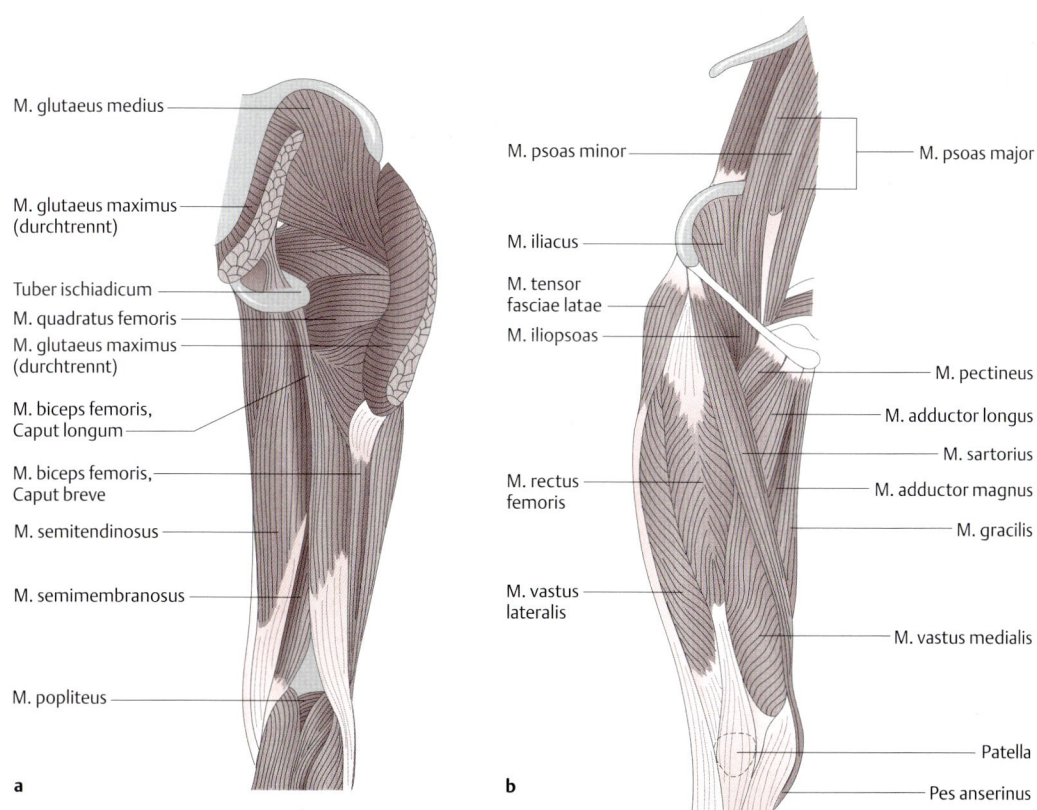

Abb. 6.11 Oberschenkelmuskulatur rechts: (a) tiefe Muskulatur von dorsal; (b) Muskulatur von ventral

Er hat aufgrund seines **zweigelenkigen Verlaufes** mehrere Funktionen: im Hüftgelenk wirkt er als Beuger, außerdem als Abduktor und schwacher Außenrotator. Im Kniegelenk bewirkt er die Beugung und die Innenrotation.

Als **Pes anserinus** (lat. Gänsefuß) wird die **gemeinsame Endsehne des M. sartorius, M. gracilis und M. semitendinosus bezeichnet**. Sie endet am medialen Tibiarand unterhalb des Tibiakopfes. Auf diese Weise erhält jeweils ein Muskel der Extensoren-, Adduktoren- und Flexorengruppe des Oberschenkels Anschluss an den Pes anserinus.

M. quadriceps femoris
Der **M. quadriceps femoris** besteht aus vier Anteilen: M. rectus femoris, M. vastus medialis, M. vastus intermedius und M. vastus lateralis.
Alle vier Köpfe setzen in einer **gemeinsamen Sehne an der Tuberositas tibiae** an. Innerhalb der Sehne des M. quadriceps femoris befindet sich die Patella, das größte Sesambein des menschlichen Körpers.
Die Anteile des M. quadriceps femoris unterscheiden sich im Ursprung und in der **Funktion** voneinander:

- **M. rectus femoris:** entspringt von der Spina iliaca anterior inferior und vom oberen Anteil des Acetabulums. Er ist ein zweigelenkiger Muskel: er **beugt im Hüftgelenk** und **streckt im Kniegelenk**.
- **M. vastus medialis:** Ursprung am Labium mediale der Linea aspera femoris. Er **streckt im Kniegelenk**.
- **M. vastus intermedius:** entspringt breitflächig von der Vorderseite des Femur, er **streckt** ebenfalls **im Kniegelenk**.
- **M. vastus lateralis:** entspringt vom Labium laterale der Linea aspera und zusätzlich vom Trochanter major. Er nimmt den größten Anteil des M. quadriceps femoris ein und **streckt im Kniegelenk**.

M. articularis genus
Der **M. articularis genus** ist eine Abspaltung des M. vastus intermedius. Er ist sehr klein und oft nur rudimentär ausgebildet. Sein Ursprung befindet sich an der Vorderseite des distalen Femurs, von dort zieht er zur Kniegelenkkapsel. Seine Aufgabe besteht darin, die **Kniegelenkkapsel** zu **spannen** und

so ein Einklemmen der Kapsel beim Strecken des Kniegelenks zu vermeiden.

6.3.3.2 Die Adduktoren
Die Adduktoren des Oberschenkels lassen sich in **drei Schichten** unterteilen: die oberflächliche (M. pectineus, M. adductor longus und M. gracilis), die mittlere (M. adductor brevis) und die tiefe Adduktorengruppe (M. adductor magnus und M. adductor minimus).

MERKE

Alle Adduktoren werden durch den N. obturatorius (L2–L4) innerviert. Es gibt nur zwei Ausnahmen: Der M. pectineus erhält zusätzlich noch einen kleinen Ast des N. femoralis (L1–L4), der M. adductor magnus bekommt zusätzlich wenige direkte Äste des N. ischiadicus (L4–S3).

Die oberflächliche Adduktorengruppe
Der **M. pectineus** entspringt am Pecten ossis pubis und zieht zur Linea pectinea des Femurs. Seine Funktion ist die Adduktion, zusätzlich kann er den Oberschenkel außenrotieren und beugen.
Der **M. adductor longus** hat seinen Ursprung am Ramus superior des Os pubis und zieht zum Labium mediale der Linea aspera am Femur. Der M. adductor longus adduziert und hat eine beugende Wirkung im Hüftgelenk.
Der **M. gracilis** entspringt vom Ramus inferior des Os pubis und der Symphyse und setzt über den Pes anserinus (zusammen mit dem M. sartorius und M. semitendinosus) am medialen Tibiarand unterhalb des Tibiakopfes an. Der M. gracilis zieht über das Hüft- und Kniegelenk hinweg und ist somit der einzige **zweigelenkige Muskel** der gesamten Adduktorengruppe. Entsprechend bewirkt er im Hüftgelenk eine Beugung und Adduktion, im Kniegelenk ist er an Beugung und Innenrotation mit beteiligt.

Die mittlere Adduktorengruppe
Der **M. adductor brevis** hat seinen Ursprung am Ramus inferior des Os pubis und setzt am Labium mediale der Linea aspera an. Seine Funktion ist die Adduktion und – geringgradig – die Außenrotation. Weiterhin gilt er als schwacher Beuger im Hüftgelenk.

Die tiefe Adduktorengruppe
M. adductor magnus: Er entspringt am Tuber ischiadicum und vom Ramus ossis ischii, sein Ansatz ist das Labium mediale der Linea aspera. Ein erheblicher Teil des Muskels zieht zum Epicondylus medialis femoris. Er gilt als stärkster Adduktor, außerdem streckt er das Hüftgelenk. Die proximalen Muskelfasern können zudem nach außen rotieren, die distalen können nach innen rotieren.
M. adductor minimus: Er gilt als Abspaltung des M. adductor magnus und hat den gleichen Ursprung und Ansatz. Seine Funktion ist die Adduktion und Außenrotation im Oberschenkel.

6.3.3.3 Die Flexoren
Die Flexoren des Oberschenkels werden auch als **ischiokrurale Muskulatur** bezeichnet. Dies hängt mit ihrem Verlauf zusammen: mit Ausnahme des Caput breve des M. biceps femoris entspringen sie alle vom Tuber ischiadicum und setzen an den Ossa cruris (Unterschenkelknochen) an. Alle Muskeln der ischiokruralen Muskulatur werden durch Äste des **N. ischiadicus** (L4–S3) innerviert.

M. biceps femoris
Der **M. biceps femoris** besteht aus zwei Muskelköpfen. Das **Caput longum** entspringt am Tuber ischiadicum, das **Caput breve** am Labium laterale der Linea aspera femoris. Beide Muskelköpfe haben ihren Ansatz am Caput fibulae.
Der Muskelkopf des **Caput longum** ist **zweigelenkig** und zieht über das Hüft- und Kniegelenk. Im **Hüftgelenk** bewirkt er eine **Streckung** und Außenrotation, im **Kniegelenk** die **Beugung** und Außenrotation.
Das **Caput breve** ist hingegen nur **eingelenkig** (L4–S3) und bewirkt im Kniegelenk die Beugung und Außenrotation.
Das Caput longum wird durch den **N. tibialis** (L4–S3) bzw. direkte Äste des N. ischiadicus (L4–S3) versorgt. Das Caput breve erhält Fasern vom **N. fibularis communis (syn. N. peroneus communis)** (L4–S2) bzw. direkte Äste des N. ischiadicus.

M. semitendinosus
Der **M. semitendinosus** erhielt seinen Namen durch seine lange Sehne (tendere, lat. anspannen). Er hat seinen Ursprung am Tuber ischiadicum und setzt zusammen mit dem M. gracilis und M. sartorius

über den Pes anserinus am medialen Tibiarand unterhalb des Tibiakopfes an.
Der Muskel ist somit **zweigelenkig**, im Hüftgelenk streckt und adduziert er, im Kniegelenk beugt er. Bei schon gebeugtem Knie rotiert er nach innen.
Die Innervation erfolgt durch den **N. tibialis** (L4–S3) bzw. durch direkte Äste des N. ischiadicus.

M. semimembranosus
Der **M. semimembranosus** ist lang und flachgestreckt. Er liegt unter dem M. semitendinosus und bildet für ihn eine Art Gleitlager. Ursprung des Muskels ist das Tuber ischiadicum, Ansatz der Condylus medialis der Tibia und das Lig. popliteum obliquum. Durch seinen **zweigelenkigen Verlauf** entspricht seine Funktion der des M. semitendinosus.
Die Innervation erfolgt über den **N. tibialis** (L5–S2) bzw. direkt durch Äste des N. ischiadicus.

6.3.4 Die Unterschenkelmuskulatur
Die drei Muskelgruppen des Unterschenkels liegen in eigenen Muskellogen und sind daher gut voneinander abzugrenzen. Man unterscheidet **Extensoren** (ventral), **Flexoren** (dorsal) und die **Peronaeusgruppe** (lateral) (**Abb. 6.12**).

6.3.4.1 Die Extensoren (**Abb. *6.12***)
Alle Extensoren des Unterschenkels werden durch den **N. fibularis (peronaeus) profundus** innerviert.

M. tibialis anterior
Der **M. tibialis anterior** hat seinen Ursprung am Condylus lateralis der Tibia, der Membrana interossea und der Fascia cruris (s. S. 250). Er zieht zur Basis des Os metatarsale I und zum Os cuneiforme mediale.
Der in der Regel recht stark ausgeprägte M. tibialis anterior bewirkt im **oberen Sprunggelenk** eine **Dorsalextension**. Weiterhin ist er an der **Supination** im unteren Sprunggelenk mit beteiligt. Beim Stand auf einem Bein verhindert er das Abkippen des Körpers nach hinten.

M. extensor hallucis longus
Der **M. extensor hallucis longus** entspringt vom lateralen Rand der Fibula, der Membrana interossea und der Fascia cruris. Er inseriert am knöchernen Endglied des Hallux.

6

6

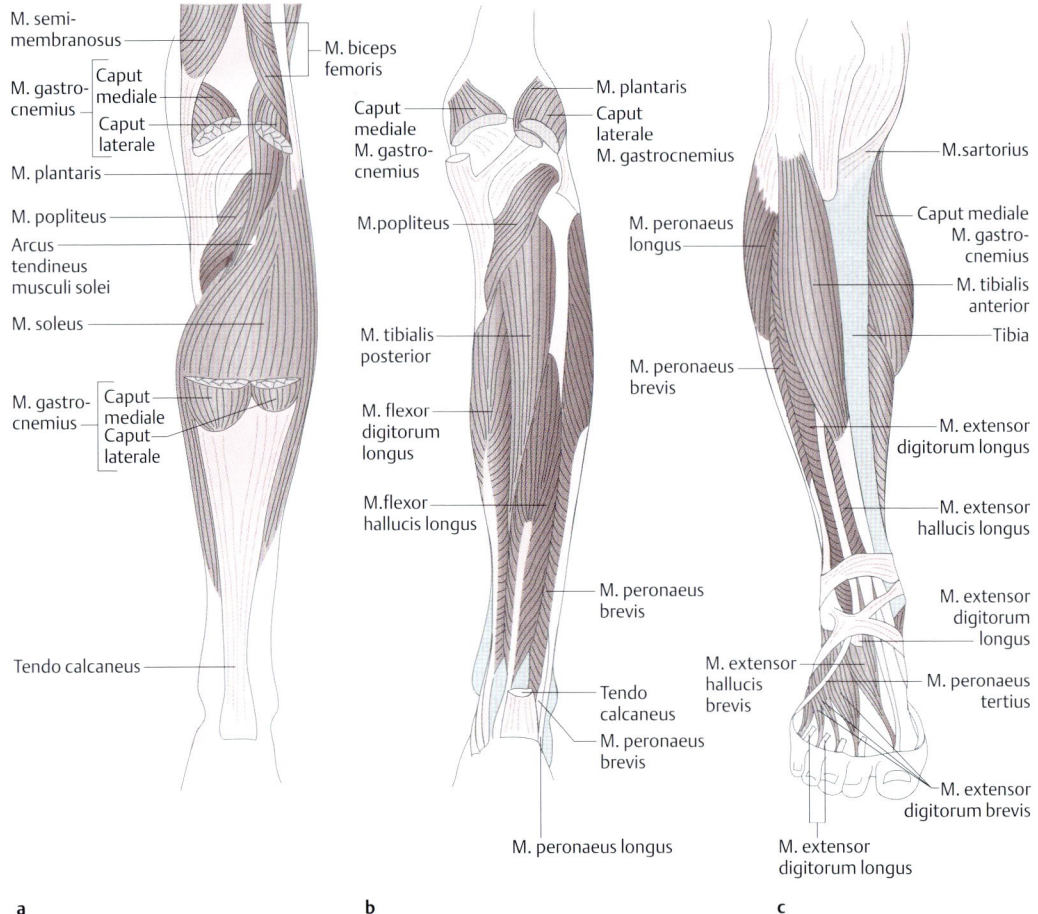

Abb. 6.12 Unterschenkelmuskulatur rechts: (a) dorsal, oberflächliche Schicht; (b) dorsal, tiefe Schicht; (c) ventral

Die Funktion wird durch den Namen klar: er streckt die Großzehe im Grund- und Endgelenk, weiterhin bewirkt er die Dorsalextension im oberen Sprunggelenk.

M. extensor digitorum longus
Der M. extensor digitorum longus entspringt von der Vorderkante der Fibula, dem Condylus lateralis der Tibia, von der Membrana interossea und der Fascia cruris. Er inseriert in der Dorsalaponeurose der 2.–5. Zehe.
Auch bei diesem Muskel wird die Funktion schon im Namen deutlich: er streckt die 2.–5. Zehe, zudem bewirkt er die Dorsalextension des Fußes. Außerdem ist er an der Pronation beteiligt.

M. peronaeus tertius
Der M. peronaeus tertius ist eine Abspaltung des M. extensor digitorum longus und wird, wenn er überhaupt vorhanden ist, meist nur in Form einer zusätzlichen Sehne sichtbar, ein eigener Muskelkopf ist meist nicht abgrenzbar. Er hat denselben Ursprung wie der M. extensor digitorum longus und setzt am Os metatarsale V an.

6.3.4.2 Die Peronaeusgruppe (**Abb. 6.12**)
Die Muskeln der Peronaeusgruppe werden durch den N. fibularis superficialis (syn. N. peronaeus superficialis) innerviert.

M. peronaeus longus

Der **M. peronaeus longus** entspringt am Caput fibulae, der lateralen Fibulavorderfläche, der Fascia cruris sowie am Septum intermusculare cruris anterius und Septum intermusculare cruris posterius (s. S. 250).

Besonders zu beachten ist der **Verlauf der langen Muskelsehne**: diese entsteht schon im mittleren Drittel des Unterschenkels, verläuft hinter dem Malleolus lateralis unter dem Retinaculum musculorum peroneum superius, dem Retinaculum musculorum peroneum inferius (s. S. 264) und gelangt in einer Rinne des Os cuboideum unter den Fuß. Dort verläuft sie quer unter dem Fuß und trägt somit – zusammen mit dem M. tibialis posterior – zur Verspannung der Fuß-Querwölbung bei (s. S. 264). Die Sehne setzt an der plantaren Fläche des Os metatarsale I und am Os cuneiforme mediale an.

Durch seinen charakteristischen Verlauf erklärt sich auch die Funktion des Muskels: er **proniert** den Fuß, außerdem ist er an der **Plantarflexion** beteiligt.

M. peronaeus brevis

Der **M. peronaeus brevis** befindet sich unmittelbar unter dem M. peronaeus longus. Er entspringt von der unteren Hälfte der Fibulavorderseite, dem Septum intermusculare cruris anterius und Septum intermusculare cruris posterius. Seine Endsehne verläuft mit dem M. peronaeus longus und setzt plantar an der Tuberositas des Os metatarsale V an.

Der M. peronaeus brevis **proniert** den Fuß und ist an der **Plantarflexion** beteiligt.

6.3.4.3 Die Flexoren

Die Flexoren des Unterschenkels kann man in oberflächliche und tiefe Flexoren unterteilen:

- **oberflächliche Flexoren:** M. triceps surae (M. gastrocnemius, M. soleus) und M. plantaris
- **tiefe Flexoren:** M. flexor digitorum longus, M. flexor hallucis longus, M. tibialis posterior, M. popliteus.

Sie werden alle durch den **N. tibialis** (L4–S3) innerviert.

M. triceps surae

Der **M. triceps surae** gilt im Volksmund als „die Wade", er besteht aus dem zweiköpfigen M. gastrocnemius und dem M. soleus, die gemeinsam mit der Achillessehne **(Tendo calcaneus)** am Tuber calcanei ansetzen.

- Der **M. gastrocnemius** besteht aus zwei Muskelköpfen, die in charakteristischer Form am Condylus medialis femoris **(Caput mediale)** bzw. am Condylus lateralis femoris **(Caput laterale)** entspringen, sich in ihren Verlauf vereinigen und am Tuber calcanei ansetzen. Der M. gastrocnemius ist ein **zweigelenkiger Muskel**, der über das Kniegelenk und das Sprunggelenk hinwegzieht. Im **Kniegelenk beugt** er, im oberen Sprunggelenk bedingt er eine **Plantarflexion**. Im unteren Sprunggelenk supiniert er.
- Der **M. soleus** wird größtenteils vom M. gastrocnemius bedeckt. Er entspringt an der Linea solei der Tibia, am Caput fibulae und am Arcus tendineus solei (Sehnenarkade zwischen Fibula und Tibia). Der M. soleus ist ein kräftiger **Plantarflexor** im oberen Sprunggelenk und ein starker **Supinator** im unteren Sprunggelenk.

Klinischer Bezug

Die „Achillessehne": Der Begriff „Achillessehne" geht auf Achill, einen Helden der griechischen Antike, zurück: Achill, Sohn des sterblichen Peleus und der unsterblichen Meeresgöttin Thetis, sollte nach einer Weissagung unersetzlich für die Eroberung Trojas sein. Seine Mutter – den Tod des Sohnes vorhersehend – machte ihn unverwundbar, indem sie ihn als Kind in das Wasser des Unterweltflusses Styx tauchte, wobei sie ihn lediglich an der Ferse hielt, sodass diese unbenetzt blieb. Da Achill bestimmt war, vor Troja zu fallen oder ein langes ruhmloses Leben zu führen, versteckte seine Mutter ihn in Mädchenkleidern beim König Lykomedes. Odysseus jedoch, der wusste, welche Wichtigkeit Achill für den Sieg haben würde, konnte ihn für den Trojanischen Krieg gewinnen. In diesem Krieg verlor Achill nach zahlreichen Heldentaten sein Leben, nachdem ihn ein Pfeil des Paris, den Apollo gelenkt hatte, an seiner verwundbaren Ferse getroffen hatte.

6

Ruptur der Achillessehne: Einer Ruptur der Achillessehne liegen meist degenerative Vorschäden der Sehne zugrunde. Sie tritt oftmals spontan unter maximaler Beanspruchung des M. triceps surae auf (z.B. Sprint). Die Ruptur ist aufgrund der Sehnenstärke bisweilen als gut vernehmbarer Knall zu hören. Bei der Untersuchung fällt auf, dass der Patient nicht auf den Zehenspitzen stehen kann, außerdem ist der Achillessehnenreflex nicht auslösbar.

MERKE

Der M. triceps surae – vor allem der M. gastrocnemius – ist der stärkste Supinator im unteren Sprunggelenk.

M. plantaris
Der **M. plantaris** ist ein kleiner Muskel mit einer charakteristisch langen Endsehne, die typischerweise zwischen M. gastrocnemius und M. soleus verläuft. Er hat seinen Ursprung am Condylus lateralis und zieht zum medialen Drittel des Tuber calcanei. Er ist somit auch ein **zweigelenkiger Muskel**. Im Kniegelenk beugt der Muskel, außerdem ist er an der Innenrotation des Unterschenkels beteiligt. Im oberen Sprunggelenk bewirkt er die **Plantarflexion**, im unteren Sprunggelenk die **Supination**. Angesichts der Größe des M. plantaris im Vergleich zu ihm funktionell ähnlichen Muskeln ist seine Funktion im Knie- und Sprunggelenk praktisch zu vernachlässigen. Er soll eventuell eine vor Einklemmung schützende Funktion der Vasa tibialia posteriora bei gebeugtem Kniegelenk besitzen.

M. flexor digitorum longus
Der **M. flexor digitorum longus** hat seinen Ursprung an der dorsalen Tibiafläche und mit einem Sehnenbogen auch vom distalen Bereich der Fibula und setzt an den Endphalangen der 2.–5. Zehe an. Durch ihn werden die **2.–5. Zehe gebeugt**, weiterhin ist er an der Plantarflexion im oberen Sprunggelenk und der Supination im unteren Sprunggelenk beteiligt. Die Längswölbung des Fußes wird durch die Endsehnen des Muskels ebenfalls unterstützt (s.S. 264).
Zu beachten ist der **Verlauf der Sehne**: Sie verläuft dorsal der Sehne des M. tibialis posterior (s.u.)

durch den Sulcus malleolaris und gelangt somit hinter dem Malleolus medialis an die **Fußunterseite**. Erst dort teilt sich die Sehne in **vier Untersehnen** auf. Diese **durchbrechen** mittels einer Sehnenspalte die **Endsehnen des M. flexor digitorum brevis**. Damit ist der M. flexor digitorum longus der „M. perforans" (der durchbrechende Muskel) und der M. flexor digitorum brevis der „M. perforatus" (der durchbrochene Muskel, vgl. S. 204).
Im Bereich des Unterschenkels, noch kranial des Verlaufs durch den Sulcus malleolaris, überkreuzt die Sehne des M. flexor digitorum longus die Sehne des M. tibialis posterior (Chiasma crurale).
An der Fußunterseite unter dem Os naviculare überkreuzt die Sehne des M. flexor digitorum longus die Sehne des M. flexor hallucis longus (Chiasma plantare).
An den vier Endsehnen des M. flexor digitorum longus entspringen jeweils medial der entsprechenden Sehnen die Mm. lumbricales (s.S. 249).

M. tibialis posterior
Der **M. tibialis posterior** entspringt an der Membrana interossea und an der dorsalen Seite von Tibia und Fibula. Er zieht ventral der Sehnen des M. flexor digitorum longus durch den Sulcus malleolaris und setzt an der Tuberositas des Os naviculare sowie am Os cuneiforme intermedium und laterale und den Ossa metatarsi II–IV an.
Der Muskel hat eine schwache Funktion bei der **Plantarflexion** und gilt als Supinator. Zudem trägt er zur Verspannung der Längswölbung bei (s.S. 264).

M. flexor hallucis longus
Der **M. flexor hallucis longus** entspringt von der Fibula und der Membrana interossea cruris und inseriert an der Endphalanx des Hallux.
Er verspannt die Längswölbung des Fußes, außerdem **beugt** er die **Großzehe** und ist wie der M. flexor digitorum longus an der Plantarflexion und Supination beteiligt.

M. popliteus
Der **M. popliteus** entspringt vom Condylus lateralis femoris und inseriert an der dorsalen Fläche der Tibia.

Er stellt innerhalb der Flexorengruppe des Unterschenkels insofern eine Ausnahme dar, dass er als einziger Muskel nicht über eines der beiden oder beide Sprunggelenke zieht. Er hat als eingelenkiger Muskel lediglich eine beugende Funktion im Kniegelenk. Bei gebeugtem Knie wirkt er als **Innenrotator**, zudem **spannt** er **die Gelenkkapsel** des Kniegelenks.

6.3.5 Die Fußmuskulatur

Die Muskeln des Fußes lassen sich in die dorsal gelegenen **Extensoren** (Fußrücken) und die ventral gelegenen **Flexoren** (Fußsohle) unterteilen.

6.3.5.1 Die Extensoren (Abb. 6.12)

Die Extensoren werden vom **N. fibularis profundus (syn. N. peronaeus profundus)** innerviert.

M. extensor hallucis brevis

Der **M. extensor hallucis brevis** hat seinen Ursprung an der Dorsalseite des Calcaneus und setzt an der Grundphalanx der Großzehe an. Er **streckt die Großzehe** im Grundgelenk.

M. extensor digitorum brevis

Der **M. extensor digitorum brevis** entspringt ebenfalls am Calcaneus und inseriert an der Dorsalaponeurose der 2.–4. Zehe. Auch dieser Muskel bewirkt eine **Extension** der entsprechenden Zehen.

6.3.5.2 Die Flexoren (s. Abb. 6.12)

Die Flexoren werden durch Äste des **N. tibialis** innerviert.

Die Muskeln des Großzehenballens

M. abductor hallucis: Er zieht vom Tuber calcanei und der Aponeurosis plantaris zur Grundphalanx der Großzehe. In seine Ansatzsehne ist das mediale Sesambein der Großzehe eingelagert. Der Muskel ist für die Abduktion und Beugung der Großzehe im Grundgelenk verantwortlich. Außerdem verspannt er die Längswölbung des Fußes (s. S. 264). Die Innervation erfolgt über den N. plantaris medialis.

M. flexor hallucis brevis: Der zweiköpfige Muskel entspringt von den Ossa cuneiformia und den benachbarten Sehnen und Bändern. Das Caput mediale setzt an der Grundphalanx der Großzehe

an, dabei zieht es über das mediale Sesambein. Das Caput laterale setzt über das laterale Sesambein an der Grundphalanx der Großzehe an.

Die Innervation erfolgt durch den N. plantaris medialis (Caput mediale) und den N. plantaris lateralis (Caput laterale). Beide Muskelköpfe bewirken eine Flexion des Hallux im Grundgelenk, weiterhin verspannen sie die Längswölbung des Fußes. Zwischen den beiden Muskelköpfen verläuft die Sehne des M. flexor hallucis longus (s. o.).

M. adductor hallucis: Er besteht aus einem Caput transversum und einem Caput obliquum. Das Caput transversum hat seinen Ursprung an der Gelenkkapsel des 3.–5. Zehengrundgelenks, das Caput obliquum entspringt vom Os cuboideum, vom Os cuneiforme laterale und vom 2–4. Mittelfußknochen. Der gemeinsame Ansatz zieht über das laterale Sesambein und die Bänder der Gelenkkapsel an die Basis der proximalen Großzehenphalanx. Die Innervation erfolgt über den N. plantaris lateralis. Beide Muskelköpfe adduzieren die Großzehe, das Caput transversum ist außerdem an der Verspannung der Fuß-Querwölbung beteiligt (s. S. 264).

Die mittlere Muskelgruppe

Der **M. flexor digitorum brevis** entspringt am Tuber calcanei und der Aponeurosis plantaris und zieht jeweils zur Basis der Mittelphalangen der 2.–5. Zehe. Somit beugen die Sehnen des Muskels die Zehen 2–5 im Mittel- und Grundgelenk. Zusätzlich tragen sie zur Verspannung der Längswölbung bei. Die Sehnen des M. flexor digitorum brevis (M. perforatus) werden durch die Sehnen des M. flexor digitorum longus (M. perforans) durchbrochen. Die Innervation erfolgt durch den N. plantaris medialis. Der **M. quadratus plantae** entspringt am Calcaneus und setzt an der Sehne des M. flexor digitorum longus an. Auf diese Weise modifiziert er die Zugrichtung des M. flexor digitorum longus und unterstützt dessen Funktion. Die Innervation erfolgt durch den N. plantaris lateralis.

Die **vier Mm. lumbricales** haben ihren Ursprung an der jeweils medialen Sehnenseite des M. flexor digitorum longus und setzen an der Dorsalaponeurose der 2.–5. Zehe an. Sie bewirken eine Flexion im Grundgelenk und eine Extension im Mittel- und Endgelenk. Die Innervation erfolgt durch den N.

6

plantaris medialis (Mm. lumbricales 1 und 2) und N. plantaris lateralis (Mm. lumbricales 3 und 4).

Die **Mm. interossei dorsales (4) et plantares (3)** entspringen an den Ossa metatarsi und setzen an den Grundphalangen der 2.–4. Zehe (Mm. interossei dorsales) bzw. der 3.–5. Zehe (Mm. interossei plantares) an. Außerdem ziehen einige Fasern an die Dorsalaponeurose. Sie beugen im Grundgelenk und strecken im Mittel- und Endgelenk der 2.–4. Zehe (Mm. interossei dorsales) bzw. der 3.–5. Zehe (Mm. interossei plantares). Außerdem bewirken sie die Spreizung und das Zusammenführen der Zehen. Zu beachten ist, dass die Mm. interossei dorsales aus zwei Muskelköpfen bestehen. Innerviert werden sie vom N. plantaris lateralis.

Die Muskeln des Kleinzehenballens
Die Muskeln des Kleinzehenballens werden vom **N. plantaris lateralis** innerviert.

Der **M. abductor digiti minimi** entspringt vom Tuber calcanei und der Aponeurosis plantaris und setzt an der Grundphalanx an. Er abduziert und beugt den kleinen Zeh.

Der **M. flexor digiti minimi** hat seinen Ursprung am Lig. plantare longum und am Os metatarsale V und setzt an der Grundphalanx an. Er bewirkt die Beugung der Kleinzehe im Grundgelenk und verspannt zusätzlich die Längswölbung des Fußes.

Der **M. opponens digiti minimi** ist nicht immer vorhanden. Er entspringt vom Lig. plantare longum und setzt am Os metatarsale V an. Seine Funktion besteht in der Adduktion der Kleinzehe, außerdem beugt er diese schwach.

6.3.6 Die Faszien
6.3.6.1 Die Faszien der Hüft- und Oberschenkelmuskulatur
Alle Hüft- und Oberschenkelmuskeln sind jeweils durch eigene Muskelfaszien bedeckt. Diese gewähren eine **Verschieblichkeit der Muskeln gegeneinander** und somit eine regelrechte Funktion. Zu diesen Muskelfaszien gesellen sich weiter Faszien, die ganze Muskelgruppen umschließen oder voneinander trennen.

Der M. glutaeus maximus ist durch eine relativ zarte **Fascia glutea** bedeckt. Kaudal geht die Fascia glutea in die Fascia lata des Oberschenkels über. Zwischen M. glutaeus maximus und M. glutaeus medius ist die Faszie zur **Aponeurosis glutea** verdickt.

Der M. iliopsoas wird von einer **Fascia psoica** und **Fascia iliaca** umschlossen, nach distal setzt sich diese bis zum Lig. inguinale fort und bildet dabei den **Arcus iliopectineus**, der die Lacuna vasorum von der Lacuna musculorum trennt (s. S. 263). Der M. pectineus hat eine besonders derbe Faszie, die **Fascia pectinea.**

Die **Fascia lata** umhüllt die Muskulatur des gesamten Oberschenkels. Am seitlichen Oberschenkel ist sie besonders derb aufgebaut, man spricht vom **Tractus iliotibialis**. In diesen strahlen Fasern des M. glutaeus maximus und des M. tensor fasciae latae ein. Der Tractus iliotibialis erstreckt sich distal bis zum Condylus lateralis der Tibia. Im Bereich der Kniekehle geht die Fascia lata in die **Fascia poplitea** über.

Unterhalb des Leistenbandes findet sich im Bereich der Fossa iliopectinea eine Auflockerung der Fascia lata, die sog. **Fascia cribrosa**, die von Gefäßen und Nerven durchsetzt wird. An einer Stelle im Bereich der Fascia cribrosa durchbricht die V. saphena magna die Fascia lata, dadurch entsteht eine klar abgrenzbare Faszienlücke, der **Hiatus saphenus**. Durch den Hiatus saphenus verläuft die V. saphena magna in die Tiefe (s. S. 261).

Die Fascia lata schickt zwei Septen in die Tiefe zur Linea aspera: Septum intermusculare laterale und Septum intermusculare mediale.

6.3.6.2 Die Faszien der Unterschenkel- und Fußmuskulatur (**Abb. 6.13**)
Die gesamte Unterschenkelmuskulatur wird durch die **Fascia cruris** umhüllt, die die Fortsetzung von Fascia lata und Fascia poplitea darstellt.

Am lateralen Unterschenkel werden die Muskeln durch zwei Septen unterteilt, die von der Fascia cruris zur Vorderkante bzw. Hinterkante der Fibula ziehen: **Septum intermusculare cruris anterius** und **Septum intermusculare cruris posterius**. Zusammen mit der Membrana interossea entstehen so drei Muskellogen:

- **Peronaeusloge** mit N. fibularis superficialis
- **Extensorenloge** mit A. tibialis anterior, Vv. tibiales anteriores und N. fibularis profundus
- **Flexorenloge** (oberflächliche und tiefe Flexoren, getrennt durch die Fascia cruris profunda) mit

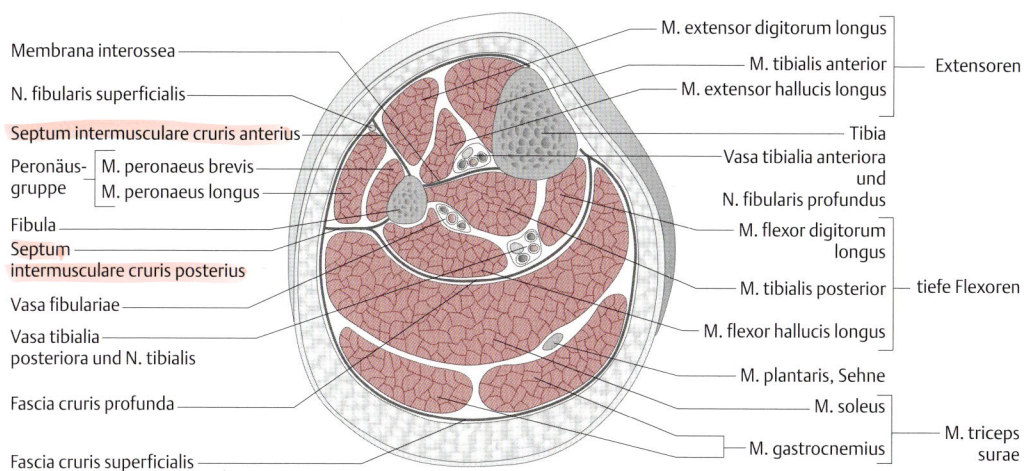

Abb. 6.13 Querschnitt durch die Mitte des linken Unterschenkels, Ansicht von proximal

A. tibialis posterior, Vv. tibiales posteriores, A. fibularis, Vv. fibulares und N. tibialis.

In einigen Bereichen ist die Fascia cruris durch quer verlaufende Fasern (Retinacula) verstärkt: Retinaculum mm. extensorum superius et inferius, Retinaculum mm. flexorum, sowie Retinaculum mm. fibularium superius et inferius (s. S. 264).

Distal des Retinaculum mm. extensorum inferius beginnt die Fascia dorsalis pedis. Sie besteht aus einem oberflächlichen und einem tiefen Blatt. Nach distal setzt sie sich in die Dorsalaponeurose der Zehen fort. Des Weiteren liegt unterhalb der Sehnen des M. extensor digitorum longus eine Fascia dorsalis pedis profunda.

Klinischer Bezug

Kompartmentsyndrom: Als Folge von schwerster Beanspruchung, Traumata oder Frakturen kann es zu ödematösen Schwellungen oder Hämatombildung in einer Faszienloge kommen, man spricht von einem Kompartmentsyndrom. Aufgrund der anatomischen Verhältnisse ist besonders häufig der Unterschenkel betroffen (Tibialis-anterior-Syndrom). Durch die engen Faszienverhältnisse kommt es zum Druckanstieg in der Muskelloge mit Behinderung der venösen Drainage und Verminderung der kapillären Muskeldurchblutung. Dies führt neben einer ausgeprägten Schmerzsymptomatik zu nekrotischen Schäden des Muskelgewebes bzw. der

Nerven. Die Therapie der Wahl besteht in der Faszienspaltung zur vorübergehenden Druckentlastung.

 Check-up

✔ **Verdeutlichen Sie sich nochmals, mit welchen generellen funktionellen Ausfällen zu rechnen ist, wenn einzelne Muskelgruppen ausfallen (z. B. die Extensoren und Flexoren des Oberschenkels, die Peronaeusgruppe des Unterschenkels).**

✔ **Wiederholen Sie dabei auch nochmal, wie die Muskelgruppen innerviert werden.**

6.4 Nerven, Gefäße und Lymphknoten

 Lerncoach
Berücksichtigen Sie bei Nerven und Gefäßen vor allem folgende Punkte:
▬ **Wie verläuft der Nerv/das Gefäß? Gibt es charakteristische Durchtrittsstrukturen?**
▬ **Gibt es Parallelen zu benachbarten oder ähnlich verlaufenden Strukturen?**

6.4.1 Der Überblick

Die Innervation der unteren Extremität erfolgt über Rr. ventrales der lumbalen und sakralen Spinalnerven (Th12–S4), die den Plexus lumbosacralis bilden. Die arterielle Gefäßversorgung übernehmen hauptsächlich Äste der A. iliaca externa.

Die Venen werden analog zur oberen Extremität in oberflächliche und tiefe Beinvenen unterteilt. Sie drainieren über die V. femoralis in die V. iliaca externa und von dort in die V. cava inferior.

6.4.2 Die Nerven

Die nervale Versorgung der unteren Extremität erfolgt über zwei Plexus, den Plexus lumbalis und den Plexus sacralis. Sie werden auch als **Plexus lumbosacralis** zusammengefasst.

Der **Plexus lumbalis** beinhaltet die Rr. ventrales von **L1 bis L3** sowie einem ventralen Ast aus **Th12** und dem oberen Anteil von **L4**. Der Plexus lumbalis liegt anfangs zwischen dem ventralen und dorsalen Anteil des M. psoas major. Der Rest des vierten Lumbalastes und L5 vereinigen sich zum Truncus lumbosacralis, der sich mit S1–S3 zum Plexus sacralis vereinigt. Der **Plexus sacralis** umfasst also die Rr. ventrales des unteren Teils von **L4** und **L5 bis S4** und befindet sich auf dem M. piriformis im kleinen Becken, bedeckt von der Fascia pelvis.

Aus beiden Plexus gehen mehrere kurze direkte Äste ab. Sie haben keine Eigennamen, werden

Äste des Plexus lumbosacralis	
Plexus lumbalis	**Plexus sacralis**
N. iliohypogastricus	N. glutaeus superior
N. ilioinguinalis	N. glutaeus inferior
N. genitofemoralis	N. cutaneus femoris posterior
N. cutaneus femoris lat.	N. ischiadicus
N. femoralis	N. pudendus
N. obturatorius	
Rr. musculares (für M. quadratus lumborum, M. psoas major und minor)	Rr. musculares (für M. obturatorius internus, Mm. gemelli, M. piriformis, M. quadratus femoris)

Tabelle 6.3

aber teilweise als Rr. musculares zusammengefasst. Aus dem Plexus lumbalis gehen sechs Äste hervor, aus dem Plexus sacralis fünf (**Tab. 6.3**, **Abb. 6.14**). Die sensible Innervation am Bein ist in **Abb. 6.15** abgebildet.

Denken Sie daran, dass die Äste des Plexus lumbalis vor allem die Muskeln und Hautareale im proximalen, ventralen Abschnitt der unteren Extremität versorgen. Der Plexus sacralis versorgt mit seinen Nerven hingegen vor allem Muskeln und Hautpartien, die zum dorsalen und distalen Bereich der unteren Extremität zählen.

6.4.2.1 Der Plexus lumbalis (Th12–L4)

Der **N. iliohypogastricus** (Th12–L1) verläuft zunächst an der Vorderfläche des M. quadratus lumborum, an der dorsalen Seite der Nierenoberfläche, anschließend zwischen M. transversus abdominis und M. obliquus internus abdominis. Er gibt folgende Äste ab:

- Rr. musculares zu den kaudalen Anteilen der Bauchmuskeln
- R. cutaneus lateralis versorgt sensibel den lateralen Bereich der Hüfte
- R. cutaneus anterior versorgt sensibel den Bereich kranial des Lig. inguinale.

Der **N. ilioinguinalis** (L1) verläuft in der Bauchwand unterhalb und parallel zum N. iliohypogastricus. Er gelangt ohne durch den Anulus ingiunalis profundus zu verlaufen durch den Leistenkanal zum Skrotum bzw. zu den großen Schamlippen. Er versorgt ebenfalls motorisch die kaudalen Anteile der Bauch-

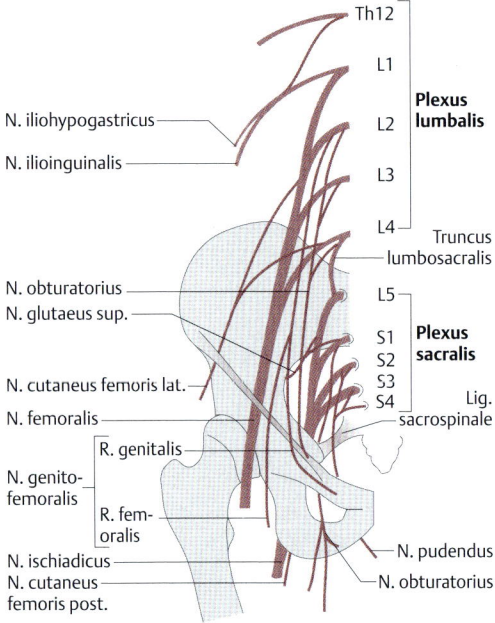

Abb. 6.14　Plexus lumbosacralis von ventral

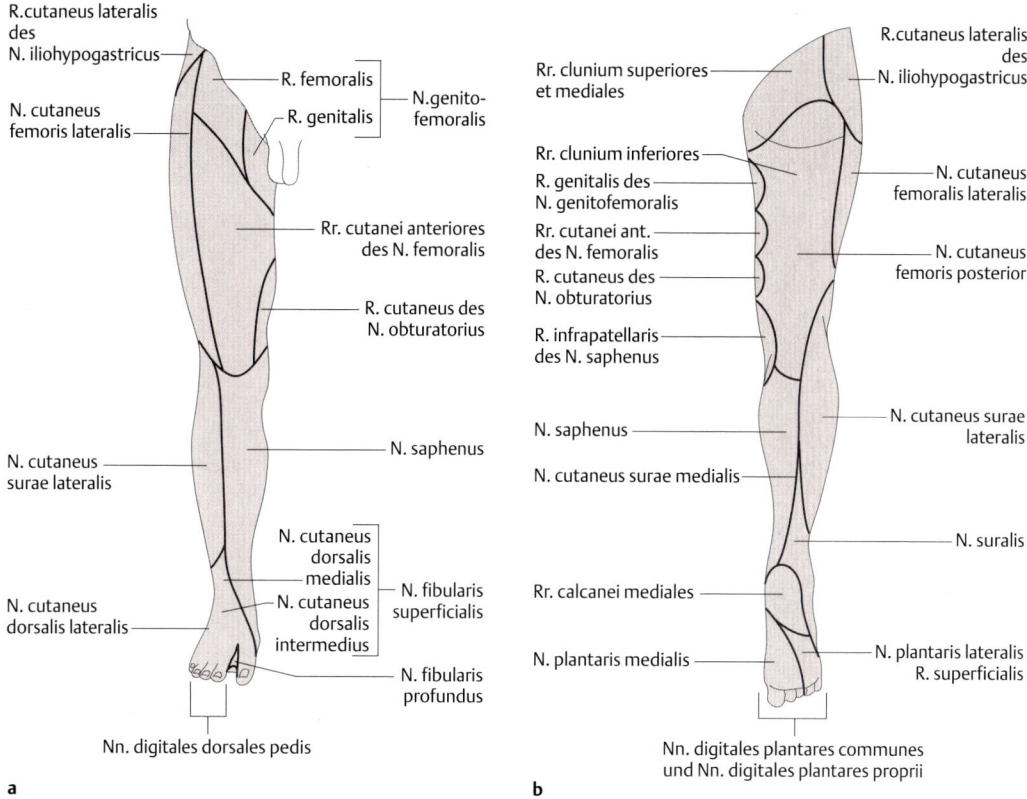

Abb. 6.15 Hautinnervation Bein rechts: (a) ventral; (b) dorsal

muskeln und sensibel den Mons pubis, die großen Schamlippen bzw. die kranialen Skrotumanteile. Der **N. genitofemoralis** (L1–L2) verläuft unmittelbar unterhalb des N. iliohypogastricus und des N. ilioinguinalis. Er durchbohrt charakteristischerweise den M. psoas und teilt sich dann in zwei Äste auf:

- Der **R. genitalis** durchzieht den Leistenkanal, verläuft unmittelbar neben dem Samenstrang bzw. dem Lig. teres uteri und endet in den großen Schamlippen bzw. im Skrotum. Dort versorgt er sensibel die Haut. Ein kleiner Seitenast zieht zudem zum medialen Oberschenkel und versorgt dort ein kleines Hautareal. Motorisch versorgt der R. genitalis den M. cremaster.
- Der **R. femoralis** gelangt unterhalb des Lig. inguinale zur ventralen Oberschenkelseite und versorgt dort, nach Durchtritt durch den Hiatus saphenus, sensibel ein kleines Hautareal.

MERKE

Der N. genitofemoralis durchbohrt den M. psoas major.

Der rein sensible **N. cutaneus femoris lateralis** (L2–L3) verläuft auf dem M. iliacus nach distal, gelangt weit lateral durch die Lacuna musculorum (s. S. 263) – unter dem Lig. inguinale, medial der Spina iliaca anterior superior – und versorgt sensibel den lateralen Part des proximalen Oberschenkels.

Klinischer Bezug

Meralgia paraesthetica: Der N. cutaneus femoris lateralis ist im klinischen Sprachgebrauch auch als „Jeansnerv" bekannt. Besonders eng sitzende Hosen, wie z. B. Jeans, können beim Sitzen Falten parallel zum Lig. inguinale bilden.

Diese drücken auf den oberflächlich liegenden N. cutaneus femoris lateralis und können ein sog. Inguinaltunnelsyndrom (syn. Meralgia paraesthetica) hervorrufen mit typischen Sensibilitätsstörungen am lateralen Oberschenkel. Auch Gürtel können ähnliche Symptome verursachen.

Der **N. femoralis** (L1–L4) ist der längste und kräftigste Nerv des Plexus lumbalis. Er gelangt am lateralen Rand des M. psoas major nach kaudal und zieht in der Lacuna musculorum unter dem Lig. inguinale hindurch, dabei liegt er in der Lacuna musculorum medial (s. S. 263). Oberhalb des Lig. inguinale gibt er **Rr. musculares** an den M. iliopsoas ab. Kaudal des Leistenbandes gibt der N. femoralis nach ventral einige **Rr. cutanei anteriores** ab, die den ventralen Hautbereich des Oberschenkels sensibel innervieren.

Gemeinsam mit A. und V. femoralis zieht er dann nach distal zum Adduktorenkanal. Dabei gibt er weitere **Rr. musculares** für die Extensoren des Oberschenkels ab: M. quadriceps femoris und M. sartorius. Weiterhin erhält der M. pectineus (gehört zur Adduktorengruppe) einen kleinen Ast des N. femoralis.

Im Adduktorenkanal setzt sich der N. femoralis nur noch in Form seines Endastes fort: **N. saphenus**. Dieser zieht gemeinsam mit A. und V. femoralis in den Adduktorenkanal. Allerdings verlässt der N. saphenus den Adduktorenkanal frühzeitig: er **durchbohrt das Septum intermusculare vastoadductorium** nach ventral, gelangt an die Oberfläche des Oberschenkels und verläuft über dem medialen Kniegelenksspalt nach distal zum Unterschenkel. Er innerviert sensibel die mediale Seite des Kniegelenks und die mediale Seite des Unterschenkels bis zum Fußgelenk.

MERKE

Der N. femoralis innerviert die wichtigsten Beuger im Hüftgelenk (distaler Anteil des M. iliopsoas) und den wichtigsten Strecker im Kniegelenk (M. quadriceps femoris).

Klinischer Bezug

Schädigung des N. femoralis: Bei einer Schädigung des N. femoralis kann das Kniegelenk nicht mehr aktiv gestreckt werden (Ausfall der Extensoren).

Der **N. obturatorius** (L2–L4) zieht medial des M. psoas major abwärts zur Membrana obturatoria. Er zieht somit als einziger Nerv des Plexus lumbalis nach medial, an die Innenseite des kleinen Beckens. Durch den Canalis obturatorius erreicht er den medialen Oberschenkelbereich und teilt sich in zwei Äste: den R. anterior und den R. posterior.

- Der **R. anterior** zieht vor dem M. adductor brevis abwärts und innerviert den M. adductor longus, M. adductor brevis, den M. gracilis und den M. pectineus. Der M. pectineus bekommt zusätzlich noch Nervenfasern vom N. femoralis. Schließlich endet der R. anterior als R. cutaneus, der einen kleinen Bezirk im mittleren Drittel des medialen Oberschenkels sensibel versorgt.
- Der **R. posterior** gelangt hinter dem M. adductor brevis nach kaudal zum M. adductor magnus und innerviert diesen.

Klinischer Bezug

Schädigung des N. obturatorius: Bei einer Schädigung des N. obturatorius kommt es zur Adduktorenschwäche, da die gesamte Muskelgruppe ausfällt: die Adduktion ist nicht mehr möglich, Gehen und Stehen sind beeinträchtigt. Typischerweise können die Betroffenen das eine Bein nicht mehr über das andere schlagen.

6.4.2.2 Der Plexus sacralis (L4–S4)
Einige **Rr. musculares** ziehen zu den von ihnen innervierten Muskeln: M. piriformis, Mm. gemelli, M. obturatorius internus und M. quadratus femoris.
Der **N. gluteus superior** (L4–S1) gelangt am Oberrand des M. piriformis durch das Foramen suprapiriforme nach dorsal. Er innerviert den M. gluteus medius und den M. glutaeus minimus. Zwischen den beiden Muskeln erreicht er lateral den M. tensor fasciae latae, den er ebenfalls motorisch versorgt.

Klinischer Bezug

Lähmung des N. glutaeus superior: Bei einer Lähmung des N. glutaeus superior kommt es zu einer Abduktionsschwäche in der Hüfte. Es zeigt sich ein typischer einseitiger Watschelgang (s. S. 241).

Der **N. glutaeus inferior** (L5–S2) tritt durch das Foramen infrapiriforme und zieht mit kurzen starken Ästen zum M. glutaeus maximus.

Klinischer Bezug

Schädigung des N. glutaeus inferior: Bei Schädigung des N. glutaeus inferior kann durch das betroffene Bein keine kräftige Hüftextension mehr gewährleistet werden – typischerweise fällt das Treppensteigen schwer.

Der **N. cutaneus femoris posterior** (S1–S3) ist ein rein sensibler Nerv. Er zieht gemeinsam mit dem N. glutaeus inferior und dem N. ischiadicus durch das Foramen infrapiriforme und gelangt, unmittelbar unter dem M. glutaeus maximus liegend, an die Oberschenkelrückseite. Dort zieht er unter der Fascia lata nach kaudal und versorgt die Dorsalfläche des Oberschenkels sensibel bis zur Kniekehle. Unterhalb des M. glutaeus maximus gibt er folgende Äste ab:
- Nn. clunium inferiores zur Gesäßhaut
- Rr. perineales für die Dammgegend.

→ **N. ischiadicus** (s. u.)

Der **N. pudendus** (S2–S4) tritt zunächst nach laterodorsal aus dem Becken. Gemeinsam mit dem N. ischiadicus und dem N. glutaeus inferior zieht er nach dorsal durch das Foramen infrapiriforme, windet sich um die Spina ischiadica und verschwindet sogleich wieder durch das Foramen ischiadicum minus im Becken. Er gelangt dabei in die Fossa ischiorectalis und verläuft an deren Seitenwand im Canalis pudendalis (**Alcock-Kanal**, eine Duplikatur der Faszie des M. obturatorius internus) in Richtung Symphyse. Vom N. pudendus gehen mehrere Äste ab:

- Im Canalis pudendalis ziehen mehrere **Nn. rectales inferiores** nach medial, durchbrechen die mediale Begrenzung des Canalis pudendalis und ziehen zum M. sphincter ani externus, den sie motorisch innervieren. Weiterhin gelangen die Äste zu den unteren zwei Dritteln des Canalis analis und versorgen diesen sensibel, ebenso wie die Hautareale unmittelbar um den Anus (s. S. 253).
- Die **Nn. perineales** lassen sich in tiefe und oberflächliche Äste unterteilen. Die tiefen Äste sind an der Innervation des M. sphincter ani externus beteiligt, weiterhin versorgen sie den M. bulbospongiosus, den M. ischiocavernosus und den M. transversus perinei superficialis (s. S. 181, 380). Die oberflächlichen Äste versorgen sensibel den hinteren Teil des Skrotums (Nn. scrotales posteriores) bzw. der Labia majora (Nn. labiales posteriores).
- Endast ist der **N. dorsalis penis** bzw. **N. dorsalis clitoridis**. Er innerviert motorisch den M. transversus perinei profundus, den M. sphincter profundus und den M. sphincter urethrae. Nachdem er das Diaphragma urogenitale durchbrochen hat (s. S. 181), gibt er einen Ast an das Corpus cavernosum penis bzw. Corpus cavernosum clitoridis ab. Die letzten Ausläufer des N. dorsalis penis bzw. des N. dorsalis clitoris ziehen als sensible Äste auf dem Penisrücken zur Glans penis bzw. auf die Clitoris (s. S. 380, 401).

Der **N. coccygeus** tritt zwischen Kreuzbein und Steißbein aus. Sein ventraler Ast bildet auf der Vorderfläche des M. coccygeus mit Fasern der ventralen Äste von S4 und S5 den **Plexus coccygeus**. Aus ihm gehen rein sensible Nn. anococcygei hervor.

N. ischiadicus

Der **N. ischiadicus** (L4–S3) ist der stärkste periphere Nerv des Menschen. Er besteht aus zwei Hauptnerven (N. tibialis und N. fibularis communis), die im proximalen Bereich durch eine Bindegewebshülle vereint sind.

Der N. ischiadicus verlässt das kleine Becken durch das **Foramen infrapiriforme** und zieht unmittelbar unter dem M. glutaeus maximus und dem M. biceps femoris nach kaudal in Richtung Kniegelenk. Etwa in Höhe des Kniegelenks teilt er sich in seine beiden Hauptäste:

6

Der **N. fibularis communis** (L4–S2) gibt bereits im Oberschenkelbereich einen **R. muscularis** zum Caput breve des M. biceps femoris ab. Er zieht zur lateralen Kniekehle und gibt dort zwei Hautäste ab: Der **N. cutaneus surae lateralis** versorgt den lateralen Hautbereich des Unterschenkels (**Abb. 6.15**), der **R. communicans peronaeus** vereinigt sich mit dem N. cutaneus surae medialis zum N. suralis. Im Anschluss passiert der N. fibularis communis das Caput fibulae, windet sich um das Collum fibulae und gelangt nach ventral, wo er den M. peronaeus longus perforiert. Hier teilt er sich in den N. fibularis superficialis und den N. fibularis profundus.

- Der **N. fibularis superficialis** verläuft proximal zwischen M. peronaeus longus und Fibula, distal zwischen M. peronaeus longus et brevis zum Fußrücken. Er innerviert motorisch den M. peronaeus longus und brevis. Seine sensiblen Anteile versorgen als N. cutaneus dorsalis medialis und des N. cutaneus dorsalis intermedius den gesamten Fußrücken. Sie sparen dabei lediglich den Zehenzwischenraum zwischen erster und zweiter Zehe aus!
- Der **N. fibularis profundus** zieht nach Durchtritt durch das Septum intermusculare an der Unterschenkelvorderseite, lateral des M. tibialis anterior, nach kaudal. Er versorgt motorisch die Extensoren des Unterschenkels und des Fußes. Ein kleiner sensibler Endast versorgt den vom N. fibularis superficialis ausgesparten Zehenzwischenraum zwischen erster und zweiter Zehe (**Abb. 6.15**).

Klinischer Bezug

Steppergang: Eine Schädigung des N. fibularis profundus führt durch die Lähmung der Extensoren zum sog. „Steppergang". Das Bein wird bei jedem Schritt vermehrt angehoben um ein Schleifen der Fußspitze am Boden zu verhindern.

Der **N. tibialis** (L4–S3) gibt in Höhe des Oberschenkels mehrere **Rr. musculares** ab für die Innervation des M. semitendinosus, des Caput longum des M. biceps femoris, des M. semimembranosus und Teile des M. adductor magnus. Danach verläuft er mittig durch die Kniekehle unter dem M. gastrocnemius

und zieht dabei unter dem Arcus tendineus des M. soleus hindurch (**Soleusarkade**). Schließlich erreicht er die Flexorenloge und liegt zwischen M. flexor digitorum longus und M. flexor hallucis longus. Danach gelangt er zur Rückseite des Malleolus medialis und zieht, begleitet von Arterie und Vene, um diesen herum. Am Malleolus medialis erfolgt bereits die Aufteilung in den N. plantaris medialis et lateralis.

Der N. tibialis gibt in seinem Verlauf mehrere kleine Äste ab:

- Der **N. cutaneus surae medialis** zweigt in der Kniekehle ab und zieht zwischen den Köpfen des M. gastrocnemius nach kaudal. Er vereinigt sich mit dem R. communicans peronaeus (s.o.) und bildet den **N. suralis**. Dieser zieht im lateralen Bereich der Unterschenkelhinterseite nach kaudal um den Malleolus lateralis und gelangt zum lateralen Fußrand. In der Kniekehle gehen verschiedene Rr. musculares zur motorischen Versorgung folgender Muskeln ab: M. soleus, Caput mediale und laterale des M. gastrocnemius, M. plantaris, M. popliteus. Distal davon, am Unterschenkel, gehen Äste für den M. tibialis posterior, den M. flexor digitorum longus und den M. flexor hallucis longus ab. Sensible Rr. calcanei mediales versorgen die Haut im Fersenbereich.
- Der **N. plantaris medialis** innerviert den M. abductor hallucis, den M. flexor digitorum brevis und den medialen Kopf des M. flexor hallucis brevis. Er teilt sich schließlich in drei Nn. digitales plantares communes auf, die die Mm. lumbricales 1 und 2 motorisch versorgen. Deren Endäste sind die Nn. digitales plantares proprii, die die Haut der Zehenzwischenräume von der Großzehe bis zur vierten Zehe sensibel innervieren.
- Der **N. plantaris lateralis** teilt sich in einen R. superficialis und einen R. profundus auf. Der R. profundus versorgt mit Rr. musculares die Mm. interossei, den M. adductor hallucis, die lateralen Mm. lumbricales, die Muskeln des Kleinzehenballens und den lateralen Kopf des M. flexor hallucis brevis. Der R. superficialis endet mit Nn. digitales plantares communes und Nn. proprii in der Haut der Kleinzehengegend.

Klinischer Bezug

Reflexe: An der unteren Extremität lassen sich einige physiologische Reflexe auslösen. Der **Kremasterreflex** wird über den N. genitofemoralis (L1–L2) vermittelt. Sensible Reize an der Haut der Oberschenkelinnenseite führen zu Kontraktionen des M. cremaster, der Hoden hebt sich (s. S. 370). Der **Patellarsehnenreflex** wird durch einen Schlag auf das Lig. patellae ausgelöst, über den N. femoralis (L1–L4) kommt es zur Kontraktion des M. quadriceps femoris und somit zur Streckung des Kniegelenks. Der Triceps-surae-Reflex (auch **Achillessehnenreflex**) wird über den N. tibialis vermittelt (L4–S3): ein Schlag auf die Achillessehne führt zur Kontraktion des M. triceps surae und somit zur Plantarflexion des Fußes.

6.4.3 Die Gefäße

6.4.3.1 Die arterielle Versorgung (**Abb. 6.16**)

Die Arterien der unteren Extremität stammen aus der Aorta abdominalis. Von dieser gehen in Höhe von LWK 4 symmetrisch die Aa. iliacae communes ab, die sich wenig später in jeweils eine A. iliaca interna und eine A. iliaca externa unterteilen (s. S. 410). Die A. iliaca externa geht in der Lacuna vasorum unterhalb des Lig. inguinale in die A. femoralis über.

Parietale Äste der A. iliaca interna

Die A. iliaca interna gibt in ihrem Verlauf durch das Becken zahlreiche parietale und viszerale Äste ab. Nachfolgend sind die parietalen Äste aufgeführt (viszerale Äste s. S. 411):

- Die A. iliolumbalis gibt einen R. lumbalis für den M. psoas major und den M. quadratus lumbo-

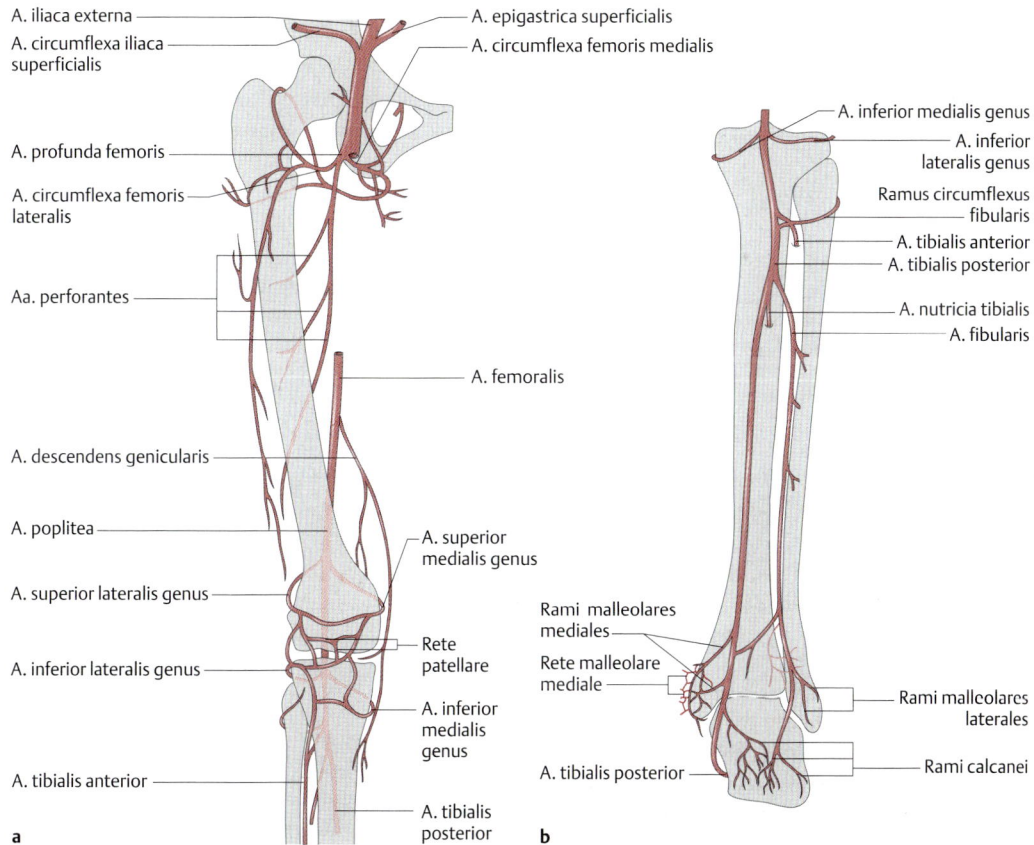

Abb. 6.16 Arterielle Versorgung der rechten unteren Extremität: (a) Oberschenkel ventral; (b) Unterschenkel dorsal

rum ab, sowie einen R. iliacus zum M. iliacus und Os ilium.

- Die **A. sacralis lateralis** zieht zu den Foramina sacralia und in den Sakralkanal.
- Die **A. glutea superior** zieht gemeinsam mit der entsprechenden Vene durch das Foramen suprapiriforme. Anschließend gibt sie einen Ast an den M. glutaeus maximus und M. glutaeus medius ab und verläuft selbst zwischen M. glutaeus medius und M. glutaeus minimus weiter (begleitet von der V. glutea superior und dem N. glutaeus superior).
- Die **A. glutea inferior** zieht zusammen mit der V. glutea inferior durch das Foramen infrapiriforme. Sie erreicht gemeinsam mit dem N. glutaeus inferior den M. glutaeus maximus und die kleinen Hüftmuskeln.
- Die **A. pudenda interna** hat zunächst einen identischen Verlauf wie der N. pudendus. Sie verlässt nach laterodorsal das Becken und zieht dorsal durch das Foramen infrapiriforme, zieht um die Spina ischiadica und verschwindet wieder durch das Foramen ischiadicum minus im Becken. Sie gelangt dabei in die Fossa ischiorectalis und verläuft an deren Seitenwand im Canalis pudendalis (Alcock-Kanal) in Richtung Symphyse. Sie gibt verschiedene Äste ab:
  - **A. rectalis inferior:** Analkanal und Haut der Analregion
  - **A. perinealis:** Muskeln des Diaphragma urogenitale (s. S. 181)
  - **Rr. scrotales/labiales:** Skrotalhaut bzw. Haut der großen Schamlippen
  - **tiefe Äste** für Penis und Harnröhre beim Mann bzw. Harnröhre und Clitoris bei der Frau.
- Die **A. obturatoria** verlässt das kleine Becken durch den Canalis obturatorius, dabei gibt sie verschiedene Äste u.a. zu den Muskeln der Adduktorengruppe, den äußeren Hüftmuskeln und den R. acetabularis für den Hüftkopf ab (s. S. 230).

A. femoralis

Die **A. femoralis** geht in der Lacuna vasorum aus der A. iliaca externa hervor. Sie liegt unterhalb des Lig. inguinale zwischen N. femoralis und V. femoralis auf dem Pecten ossis pubis und zieht weiter in die Fossa ileopectinea, die durch den M. iliopsoas und den M. pectineus begrenzt wird.

Klinischer Bezug

Abklemmen der A. femoralis: Aufgrund ihrer oberflächlichen Lage kann die A. femoralis gut punktiert (z. B. für Herzkatheteruntersuchung) oder im Falle einer weiter distal liegenden Blutung manuell abgeklemmt werden.

Die A. femoralis verläuft, vom M. sartorius bedeckt, nach distal zum **Adduktorenkanal (Canalis adductorius)**, den sie gemeinsam mit dem N. saphenus betritt. Durch den Adduktorenkanal erreicht die A. femoralis die Oberschenkelrückseite. Der N. saphenus zieht in den Adduktorenkanal, dann durchbricht er die Membrana vastoadductoria und gelangt unter den M. sartorius.

Äste der A. femoralis sind:

- **A. epigastrica superficialis:** Sie entspringt unmittelbar unterhalb des Lig. inguinale und zieht über dieses hinweg nach kranial.
- **Aa. pudendae externae:** Sie verlaufen bei der Frau zu den Schamlippen, beim Mann zum Skrotum und bei beiden Geschlechtern zur Haut der Leistenregion.
- **A. circumflexa iliaca superficialis:** Sie zieht parallel zum Lig. inguinale nach lateral und versorgt die Haut im Bereich der Spina iliaca anterior superior.
- **A. profunda femoris:** Stärkster Ast der A. femoralis, der etwa 5 cm distal des Lig. inguinale abzweigt. Das Gefäß zieht nach medial in Richtung Adduktorengruppe und zwischen dem M. adductor brevis und M. adductor longus in Richtung Knie. In ihrem Verlauf gibt die A. profunda femoris mehrere Äste ab:
  - Die **A. circumflexa femoris medialis** versorgt die ischiokruralen Muskeln. Sie entspringt aus der A. profunda femoris in der Fossa iliopectinea und gelangt zwischen M. pectineus und M. iliopsoas nach dorsal.
  - Die **A. circumflexa femoris lateralis** entspringt ebenfalls in der Fossa iliopectinea, sie zieht nach lateral und versorgt die Extensoren. Die A. circumflexa femoris lateralis bildet mit der A. circumflexa femoris medialis im Bereich

des Femurhalses eine Anastomose und versorgt diesen und die Gelenkkapsel.

- Außerdem werden **drei bis vier Aa. perforantes** abgegeben. Sie durchbrechenen in unterschiedlicher Höhe die Adduktoren und gelangen zur Rückseite des Oberschenkels.

■ Die **A. descendens genicularis** zweigt im Adduktorenkanal von der A. femoralis ab und verläuft – gemeinsam mit dem N. saphenus und der V. descendens genicularis – durch das Septum intermusculare vastoadductorium (s. S. 263). Sie versorgt die mediale Seite des Unterschenkels und ist am Rete articularis genus beteiligt.

A. poplitea

Am Ausgang des Adduktorenkanals, dem Hiatus tendineus (s. S. 263), erreicht die A. femoralis die dorsale Seite des Knies und heißt ab hier **A. poplitea**. Sie zieht medial und ventral der V. poplitea und des N. tibialis durch die Kniekehle.
Sie gibt folgende Äste ab:

■ **A. superior medialis genus** und **A. inferior medialis genus** versorgen die mediale Gelenkkapsel und die knöchernen Anteile des Kniegelenks.
■ **A. superior lateralis genus** und **A. inferior lateralis genus** versorgen jeweils die lateralen Anteile von Knochen und Gelenkkapsel. Gemeinsam mit A. superior medialis genus und A. inferior medialis genus bilden die Arterien ein arterielles Geflecht, das **Rete articularis genus**, das den vorderen Bereich des Kniegelenks arteriell versorgt.
■ **A. media genus** zur Gelenkkapsel und den Kreuzbändern.
■ **Aa. surales** für den M. gastrocnemius.

A. tibialis anterior

Die **A. tibialis anterior** entspringt unterhalb des M. popliteus aus der A. poplitea. Sie gelangt durch die Membrana interossea an die Vorderseite des Unterschenkels und zieht in der Extensorenloge nach distal. In ihrem Verlauf wird sie vom N. fibularis profundus begleitet. Danach zieht sie unter dem Retinaculum mm. extensorum inferius hindurch zur Dorsalfläche des Fußes.
Die A. tibialis anterior gibt mehrere Äste ab:

■ **Rr. musculares** für die Extensoren

■ **Aa. recurrentes tibialis anterior** und **posterior** verlaufen nach proximal zum Rete articulare genus
■ **Aa. malleolares anteriores mediales** und **laterales** gehen im Bereich des medialen bzw. lateralen Knöchels ab und versorgen das Rete malleolare mediale bzw. laterale.

Auf dem Fußrücken geht die A. tibialis anterior in die **A. dorsalis pedis** über. Diese verläuft zunächst lateral der Sehnen des M. extensor hallucis longus und gibt dann verschiedene Arterien ab:

■ A. tarsalis lateralis und Aa. tarsales mediales
■ **A. arcuata:** Sie zieht bogenförmig nach lateral und anastomosiert mit der A. tarsalis lateralis. Sie gibt in ihrem Verlauf die Aa. metatarsales dorsales II–IV ab, außerdem jeweils vier Aa. tarsales dorsales, die wiederum in jeweils zwei Aa. digitales dorsales münden.
■ A. plantaris profunda, die ebenso wie die A. metatarsalis dorsalis I einen Endast der A. dorsalis pedis darstellt.

A. tibialis posterior

Die **A. tibialis posterior** ist der zweite Endast der A. poplitea auf Höhe des M. popliteus. Sie zieht unter der Soleusarkade hindurch (s. S. 256) und gelangt zusammen mit den Vv. tibiales posteriores und dem N. tibialis nach kaudal. Sie verläuft dabei zwischen den oberflächlichen (M. soleus) und tiefen Flexoren in der Flexorenloge. In ihrem Verlauf nach distal gelangt sie zum Malleolus medialis, zieht unter dem Retinaculum mm. flexorum (Tarsaltunnel) hindurch zur Plantarfläche. Die A. tibialis posterior gibt folgende Äste ab:

■ R. circumflexus fibularis zieht durch den M. soleus zur Vorderseite und ist am Rete articularis genus beteiligt
■ Rr. musculares für die Flexoren
■ Rr. malleolares mediales
■ Rr. calcanei
■ A. plantaris medialis und A. plantaris lateralis versorgen jeweils die plantaren Flexoren des Fußes. Die **A. plantaris medialis** versorgt den medialen Fußrand und verläuft zwischen M. abductor hallucis und M. flexor digitorum brevis. Die **A. plantaris lateralis** verläuft zwischen dem M. quadratus plantae und dem M. flexor digitorum brevis nach lateral und versorgt den latera-

6

len Fußrand. Die beiden Arterien anastomosieren miteinander und bilden dabei den **Arcus plantaris profundus**. Dieser Arcus hat unter anderem die Aufgabe, die einzelnen Zehen mittels kleiner Arterien zu versorgen. Aus ihm gehen die Aa. metatarsales plantares, die Aa. digitales plantares communes und die Aa. digitales plantares propriae hervor.

- Die A. tibialis posterior gibt in ihrem Verlauf außerdem die **A. fibularis** ab, die an der dorsalen Fibulaseite unter dem M. flexor hallucis longus nach distal verläuft. Die Arterie gelangt zum Malleolus lateralis und und geht dort mittels eines R. communicans eine Anastomose mit der A. tibialis posterior ein. Ein weiterer kleiner R. perforans zieht zum Rete malleolare, das auch Zuflüsse aus der A. tibialis anterior erhält.

Die Pulspalpation an der unteren Extremität
Den arteriellen Puls kann man an der unteren Extremität an verschiedenen Stellen tasten:

- Der Puls der **A. femoralis** wird in der Leiste direkt unterhalb des Leistenbandes getastet,

die Arterie wird dabei gegen das knöcherne Becken gedrückt (Pecten ossis pubis).
- Die **A. poplitea** lässt sich bei 90°-Beugung des Knies in der Kniekehle ertasten.
- Der Puls der **A. dorsalis pedis** findet sich im mittleren Drittel des Fußrückens, zwischen der Sehne des M. extensor hallucis brevis und der Sehne des M. extensor hallucis longus.
- Die **A. tibialis posterior** kann man dorsal des Malleolus medialis palpieren.

6.4.3.2 Der venöse Blutabfluss (**Abb.** *6.17*)
Die Venen der unteren Extremität lassen sich – vergleichbar mit denen der oberen Extremität – in oberflächliche und tiefe Venen unterteilen. Unabhängig davon tragen alle Beinvenen Venenklappen. Die oberflächlichen Venen verlaufen epifaszial, unmittelbar unter der Haut und ohne korrespondierende Arterien. Die tiefen Venen verlaufen gemeinsam mit den gleichnamigen Arterien. Oberflächliche und tiefe Venen sind über so genannte **Vv. perforantes** miteinander verbunden.

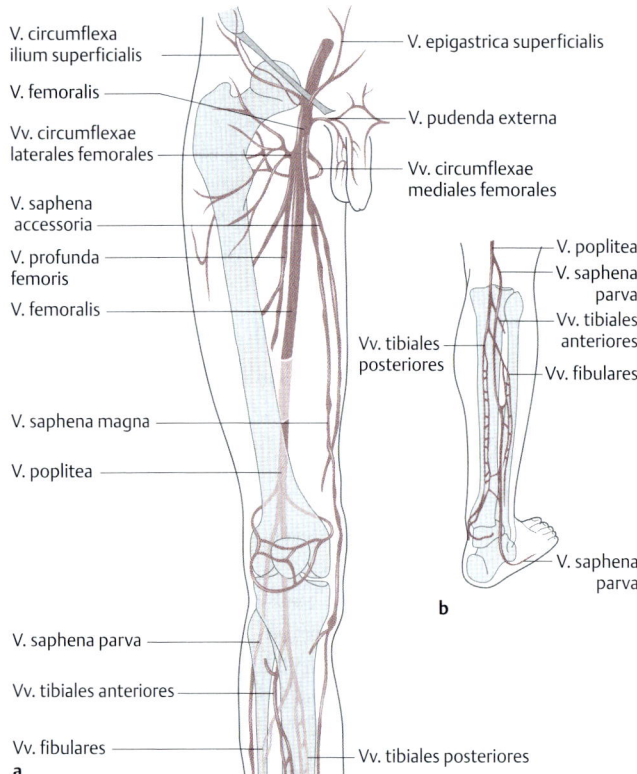

Abb. 6.17 Venöser Abfluss an der rechten unteren Extremität: (a) Oberschenkel ventral; (b) Unterschenkel dorsal

Die oberflächlichen Venen

Die dominierende oberflächliche Vene der unteren Extremität ist die **V. saphena magna**. Sie erstreckt sich vom medialen Fuß über den medialen Unterschenkel bis zum Hiatus saphenus am medialen Oberschenkel. Hier mündet sie in die V. femoralis. Die V. saphena magna nimmt im Bereich des Fußes das venöse Blut durch den Arcus venosus dorsalis pedis und das Rete venosum dorsale pedis auf und in ihrem Verlauf nach kranial zahlreiche kleine, unbenannte oberflächliche Venen.

Kurz vor der Mündung in die V. femoralis im Bereich des Hiatus saphenus nimmt sie die Venen des so genannten **Venensterns** auf:

- V. pudenda externa von Skrotum bzw. Labien
- V. epigastrica superficialis vom Hautbereich kranial des Lig. inguinale
- V. circumflexa ilium superficialis aus dem Bereich der Crista iliaca anterior superior
- variabel ausgebildete V. saphena accessoria medialis von der medialen Oberschenkelseite (sie kann eine Anastomose mit der V. saphena parva bilden) und V. saphena accessoria lateralis von der lateralen Oberschenkelseite.

Die **V. saphena parva** entsteht am lateralen Fußrand aus dem Rete venosum dorsale pedis und dem Arcus venosus dorsalis pedis. Sie verläuft hinter dem Malleolus lateralis auf die Rückseite des Unterschenkels. Sie nimmt das venöse Blut des lateralen Fußes und des dorsalen Unterschenkels auf. In ihrem Verlauf wird sie teilweise durch den N. suralis begleitet. Im Bereich der Kniekehle durchbricht die Vene die Fascia cruris und verschwindet zwischen dem medialen und dem lateralen Kopf des M. gastrocnemius in der Tiefe. Sie mündet in die **V. poplitea**.

Zahlreiche **Vv. perforantes** verbinden die oberflächlichen Venen mit den tiefen Venen der unteren Extremität. Der Blutfluss ist von den oberflächlichen zu den tiefen Venen gerichtet. Hervorzuheben sind:

- Boyd-Venen im Bereich der Wade: verbinden die V. saphena magna mit den Vv. tibiales posteriores
- Cockett-Venen: verbinden die V. saphena magna oder die V. arcuata cruris mit den Vv. tibiales posteriores dorsal des medialen Knöchels.

Vv. communicantes verbinden die oberflächlichen Venen untereinander.

Die tiefen Venen

Die tiefen Venen der unteren Extremität entsprechen in Namensgebung und Verlauf weitgehend den entsprechenden Arterien.

> **MERKE**
>
> Nur die V. femoralis und die V. poplitea sind unpaar angelegt. Alle anderen tiefen Venen sind paarweise angelegt und liegen jeweils beidseits der gleichnamigen Arterie in einer gemeinsamen Gefäßscheide.

Hauptvene ist die **V. femoralis**, die sich in unmittelbarer Nachbarschaft der A. femoralis befindet. Sie erhält folgende Zuflüsse:

- **Vv. tibiales anteriores:** lateral und medial der A. tibialis anterior in der Extensorenloge. Dort sammeln sie das venöse Blut aus den Extensoren, verlaufen nach kranial, durchbrechen gemeinsam mit der Arterie die Membrana interossea und münden in die V. poplitea.
- **Vv. tibiales posteriores:** medial und lateral der A. tibialis posterior zwischen oberflächlichen und tiefen Flexoren in der Flexorenloge, münden ebenfalls in die V. poplitea.

Die **V. poplitea** zieht, gespeist durch die Vv. tibiales anteriores, Vv. tibiales posteriores und die V. saphena parva durch den Hiatus tendineus des Adduktorenkanals (s. S. 263) und geht in die V. femoralis über.

Die **V. femoralis** erstreckt sich – entsprechend der gleichnamigen Arterie – vom Adduktorenkanal bis zum Lig. inguinale. Sie zieht durch die Lacuna vasorum hindurch und wird zur V. iliaca externa. Zuvor erhält sie Zuflüsse durch die **V. saphena magna** und die **V. profunda femoris**.

6.4.4 Die Lymphknoten und die Lymphgefäße

Man unterscheidet an der unteren Extremität **oberflächliche** und **tiefe Lymphgefäße**. Die oberflächlichen Lymphgefäße verlaufen in der Subkutis mit der V. saphena parva und der V. saphena magna. Parallel zum Lig. inguinale, etwas distal davon, liegen einige Lymphknoten, besonders viele unmittelbar am Hiatus saphenus der Fascia lata: **Nodi lymphoidei inguinales superficiales**. Sie leiten Lymphe zu den **Nodi lymphoidei inguinales profundi** weiter. Die tiefen Lymphgefäße verlaufen mit den Arterien. In der Kniekehle heissen sie **Nodi lymphoidei popliteales profundi**. Sie fließen ebenfalls ab in die Nodi lymphoidei inguinales profundi.

Von den Nodi lymphoidei inguinales profundi fließt die Lymphe über den so genannten **Rosenmüller-Lymphknoten** (im Canalis femoralis, s. S. 262) nach kranial zu den Nodi lymphoidei iliaci externi und den Nodi lymphoidei iliaci communes. Von hier gelangen sie zu den Nodi lymphoidei lumbales und damit in den Bauchraum.

Check-up

✔ **Verdeutlichen Sie sich nochmals die Folgen bei einer Läsion von N. obturatorius, N. ischiadicus, N. peronaeus oder N. femoralis. Machen Sie sich klar, welche Muskelfunktionen ausfallen und welche sensiblen Störungen zu erwarten sind.**

6.5 Die Topographie

Lerncoach

■ **Die Topographie der unteren Extremität wird sehr gerne im Rahmen mündlicher Prüfungen abgefragt.**

■ **Charakteristische Strukturen (z. B. der Adduktorenkanal oder das Foramen ischiadicum major) können Ihnen eine Gedächtnisstütze beispielsweise bei der Beschreibung eines Nervenverlaufs sein.**

6.5.1 Die tastbaren Knochenpunkte

Folgende Knochenpunkte der unteren Extremität sind beim Menschen tastbar:

■ **Hüftregion:** Crista iliaca, Spina iliaca anterior superior, Spina iliaca posterior superior, Tuber ischiadicum

■ **Oberschenkel:** Trochanter major, Epicondylus medialis, Epicondylus lateralis

■ **Unterschenkel und Knie:** Patella, Condylus lateralis tibiae, Condylus medialis tibiae, Caput fibulae, Malleolus medialis, Malleolus lateralis

■ **Fuß:** Tuber calcanei, Caput tali, Dorsalseiten der Ossa metatarsi, Tuberositas ossis navicularis, Tuberculum ossis metatarsi V, Dorsalseiten der Phalangen.

6.5.2 Die Regio inguinalis

Die **Regio inguinalis** stellt den Übergang zwischen vorderer Bauchwand und Oberschenkel dar. Sie wird kranial durch die Spinae iliacae anteriores superiores begrenzt und kaudal durch das Leistenband (Lig. inguinale). Der laterale Rand des M. rectus abdominis stellt die mediale Grenze dar (**Abb. 6.18**).

Unter dem Lig. inguinale finden sich die **Lacuna vasorum** und die **Lacuna musculorum**. Sie werden durch den Arcus iliopectineus voneinander getrennt, der sich als Sehnenbogen zwischen Lig. inguinale und Eminentia iliopubica erstreckt.

6.5.2.1 Die Lacuna vasorum (**Abb. 6.18**)

Die Begrenzung erfolgt

■ medial durch das Lig. lacunare (vom Lig. inguinale zum Os pubis)

■ lateral durch den Arcus iliopectineus

■ dorsal durch das Os pubis

■ ventral durch das Lig. inguinale.

Folgende **Strukturen** ziehen hindurch: A. femoralis, V. femoralis, R. femoralis des N. genitofemoralis und Lymphgefäße (u. a. der Rosenmüller-Lymphknoten).

Nach der genauen Lage der Gefäße zueinander wird in Prüfungen gerne gefragt: von innen nach außen finden sich zunächst die Lymphgefäße mit dem Rosenmüller-Lymphknoten, dann die V. femoralis, dann die A. femoralis und dann der Nervenast (R. femoralis des N. genitofemoralis): IVAN.

6.5.2.2 Die Lacuna musculorum (**Abb. 6.18**)

Die Begrenzung der lateral liegenden Lacuna musculorum erfolgt

■ medial durch den **Arcus iliopectineus**

■ lateral und dorsal durch das **Os ilium** und den **Arcus iliopectineus**

■ ventral durch das **Lig. inguinale**.

Durch die Lacuna musculorum ziehen folgende **Strukturen**: medial der N. femoralis, dann der M.

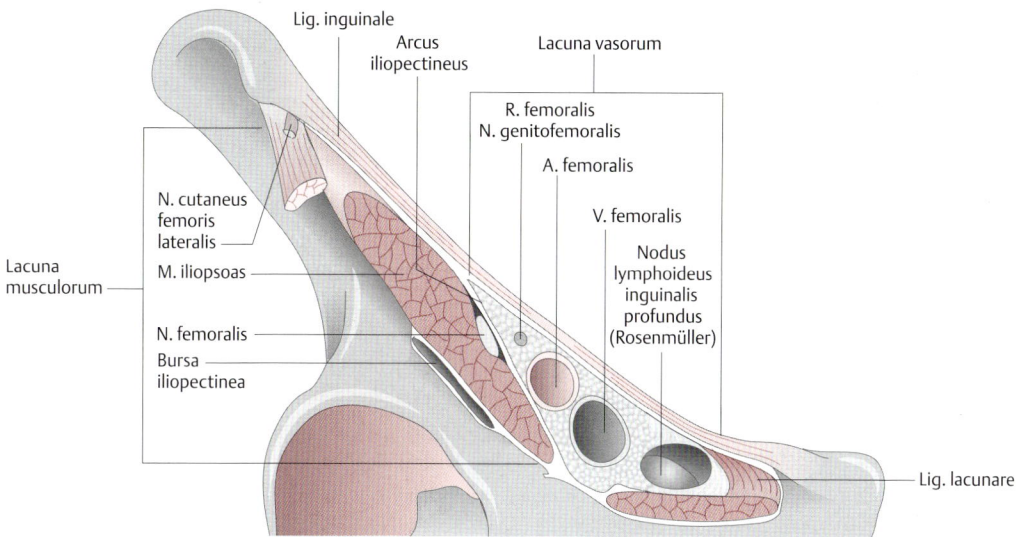

Abb. 6.18 Lacuna vasorum und Lacuna musculorum rechts

iliopsoas (daher der Name: Lacuna musculorum) und lateral der N. cutaneus femoris lateralis.

6.5.3 Die Regio femoris anterior

6.5.3.1 Das Trigonum femorale und die Fossa iliopectinea

Die Regio femoris anterior befindet sich direkt unterhalb des Leistenbandes. Sie enthält das dreieckige Trigonum femorale, das durch folgende Strukturen begrenzt wird:

- kranial durch das Lig. inguinale
- medial durch den M. adductor longus
- lateral durch den M. sartorius.

Klinischer Bezug

Lymphknoten im Trigonum femorale: Im Trigonum femorale können die oberflächlichen inguinalen Lymphknoten getastet werden (Nodi lymphoidei inguinales superficiales), sofern sie – z. B. im Rahmen entzündlicher Prozesse – vergrößert sind.

Weiterhin befindet sich im Trigonum femorale die Fossa iliopectinea. Hierbei handelt es sich um eine Art Faszienloge. Nach dorsal wird sie durch den M. iliopsoas und den M. pectineus begrenzt, nach unten durch die Fascia pectinea und die Fascia iliaca. Das oberflächliche Blatt der Fascia lata bildet das Dach. In der Loge finden sich A., V. und N. femoralis.

6.5.3.2 Der Adduktorenkanal

Der Adduktorenkanal (Canalis adductorius) erstreckt sich von der Ventralseite des Oberschenkels zur Fossa poplitea (Kniekehle). Er ist etwa 5 bis 7 cm lang und wird ventral durch die direkt unter dem M. sartorius liegende Septum intermusculare vastoadductorium (Sehnenplattte mit Fasern vom M. adductor magnus und M. adductor longus) begrenzt. Diese heftet sich am M. vastus medialis an. Medial, dorsal und lateral wird der Adduktorenkanal durch eine Rinne, bestehend aus M. adductor magnus, M. adductor longus und M. vastus medialis, gebildet.

Der Adduktorenkanal endet schlitzartig mit dem Hiatus adductorius (auch: Hiatus tendineus) in der Kniekehle. Durch den Adduktorenkanal erreichen A. und V. femoralis die Kniekehle. Im oberen Drittel werden sie vom N. saphenus begleitet. Er zieht nicht durch den gesamten Adduktorenkanal, sondern verlässt diesen zusammen mit der kleinen A. descendens genus nach ventral und erreicht so die mediale Vorderseite des Kniegelenks.

6

6.5.3.3 Der Canalis obturatorius

Der **Canalis obturatorius** verbindet das kleine Becken mit der Adduktorenloge. Er entsteht durch eine kleine Lücke im kranialen Bereich der Membrana obturatoria. Durch den Canalis obturatorius ziehen A. und V. obturatoria, der N. obturatorius und Lymphgefäße.

6.5.4 Die Regio glutaealis

Die **Regio glutaealis** wird kranial durch die Crista iliaca, medial durch die Rima ani, ventral durch den M. tensor fasciae latae und kaudal durch die Gesäßfurche begrenzt. Sie lässt sich in zwei Muskelgruppen unterteilen:

- **äußere hintere Hüftmuskeln:** M. glutaeus maximus, M. glutaeus medius, M. tensor fasciae latae
- **äußere tiefe Hüftmuskeln:** M. glutaeus minimus, M. piriformis, M. obturatorius internus, M. gemellus superior, M. gemellus inferior, M. quadratus femoris und M. obturatorius externus.

Die Regio glutaealis wird durch mehrere Strukturen in weitere topographisch wichtige Bereiche unterteilt: Zwischen Incisura ischiadica major und Os sacrum befindet sich das **Foramen ischiadicum majus**, entsprechend zwischen der Incisura ischiadica minor und dem Os sacrum das **Foramen ischiadicum minus**. Das **Lig. sacrospinale** trennt die beiden Foramina voneinander.

6.5.4.1 Das Foramen ischiadicum majus

Das **Foramen ischiadicum majus** liegt zwischen Incisura ischiadica major, Os sacrum, Lig. sacrotuberale und Lig. sacrospinale. Durch den hindurchziehenden M. piriformis wird es in das Foramen suprapiriforme und infrapiriforme unterteilt.

- **Foramen suprapiriforme:** N. glutaeaus superior, A. und V. glutea superior.
- **Foramen infrapiriforme:** N. ischiadicus, N. pudendus, N. glutaeus inferior, N. cutaneus femoris posterior, A. und V. pudenda interna, A. und V. glutea inferior.

6.5.4.2 Das Foramen ischiadicum minus

Das **Foramen ischiadicum minus** wird durch die Incisura ischiadica minor, das Lig. sacrospinale und das Lig. sacrotuberale begrenzt. Hindurch ziehen M. obturatorius internus, N. pudendus sowie A. und V. pudenda interna.

6.5.5 Die Regio genu posterior

In der **Regio genu posterior** befindet sich die rautenförmige **Fossa poplitea**. Sie wird durch folgende Strukturen begrenzt:

- nach oben lateral durch den Ansatz des M. biceps femoris
- nach oben medial durch die Ansätze von M. semimembranosus und M. semitendinosus
- nach unten lateral durch den M. plantaris und das Caput laterale des M. gastrocnemius
- nach unten medial durch das Caput mediale des M. gastrocnemius.

Folgende **Strukturen** verlaufen durch die Fossa poplitea:

- N. fibularis communis (lateral)
- N. tibialis (medial)
- unter den beiden Nerven: A. und V. poplitea (V. poplitea dorsal der A. poplitea).

MERKE

In der Kniekehle sind die Strukturen in folgender Reihenfolge von oberflächlich nach tief aufzufinden: Nerv, Vene, Arterie = NIVEA.

6.5.6 Die Regio malleolaris

In der **Regio malleolaris medialis** verläuft das Retinaculum flexorum. Es überspannt den sog. Malleolarkanal, in dem die Sehnen des M. tibialis posterior, M. flexor digitorum longus und M. flexor hallucis longus entlangziehen.

Unter dem Retinaculum peronaeum superius und inferius in der **Regio malleolaris lateralis** verlaufen die Sehnen der Nn. peronaei in einer gemeinsamen Sehnenscheide.

An der Vorderseite des distalen Unterschenkels ziehen unter dem **Retinaculum extensorum** superius et inferius folgende Sehnenscheiden hindurch: M. tibialis anterior, M. extensor hallucis longus und M. extensor digitorum longus.

6.5.7 Die Fußquer- und die Fußlängswölbung

Das Fußskelett ist in Quer- und Längsrichtung gewölbt. Die knöchernen Stützpunkte sind das Tuber calcanei, das Caput ossis metatarsi I und das Caput ossi metatarsi V.

Die **Längswölbung** des Fußes wird durch die Flexoren des Unterschenkels, den M. tibialis anterior, die plantaren Fußmuskeln, das Lig. calcaneonaviculare plantare, das Lig. calcaneocuboideum, das Lig. plantare longum und die Aponeurosis plantaris gestützt. Die Längswölbung ist an der Fußinnenseite am stärksten ausgeprägt.

Die **Querwölbung** des Fußes entsteht unter Mitwirkung des M. peronaeus longus, des M. adductor hallucis mit seinem Caput transversum und des Lig. metatarsale transversum profundum.

Klinischer Bezug

Tarsaltunnelsyndrom: Durch Entzündungen oder Traumen kann es zur Kompression des N. tibialis am Eintritt in den Tarsaltunnel am Innenknöchel kommen. Typischerweise treten vor allem nachts Sensibilitätsstörungen im Bereich von Fußsohle und Zehen auf. Bei der Untersuchung besteht ein Druckschmerz über dem Innenknöchel. Die Therapie besteht in der Verordnung einer den Fuß medial abstützenden Einlage. Eine operative Behandlung ist nur bei therapierefraktärer Symptomatik indiziert.

Check-up

✔ **Wiederholen Sie die Regionen der unteren Extremität und deren Besonderheiten (z. B. Begrenzung des Trigonum femorale).**

✔ **Grenzen Sie nochmals die Begriffe Lacuna vasorum und Lacuna musculorum voneinander ab und wiederholen Sie die Strukturen, die hindurchziehen.**

6

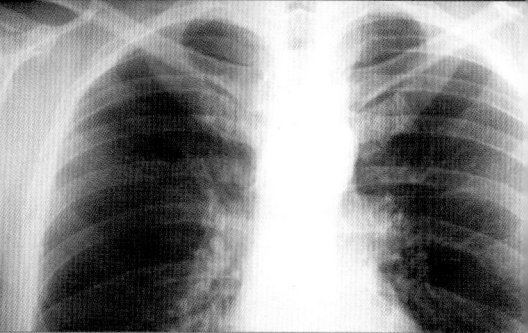

Brustsitus

Zeit ist Herzmuskel

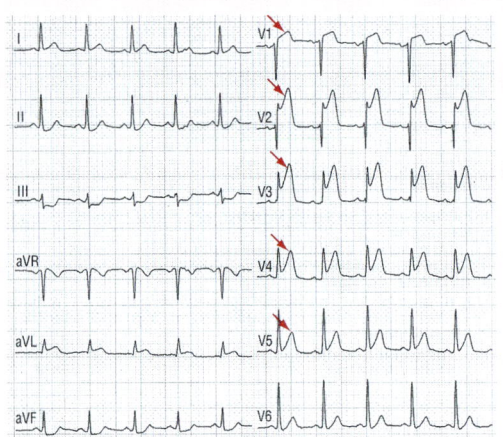

Akuter Vorderwandinfarkt:
Deutliche ST-Streckenhebung in V1–V5 (→).

Bei starken Brustschmerzen denken die meisten sofort an einen Herzinfarkt. Ursache ist ein durch einen Blutpfropf verschlossenes Herzkranzgefäß. Teile des Herzens werden nicht mehr durchblutet und können irreversibel geschädigt werden. Dann heißt es: so schnell wie möglich in die Klinik. Denn jede verlorene Minute kann ein Stück Herzmuskel kosten. Doch in der Brust befinden sich noch mehr Organe: Lunge, Speiseröhre, Nerven und Gefäße, die Sie im folgenden Kapitel kennen lernen werden. Eine Lungenembolie oder eine geplatzte Aorta können ebenfalls mit starken Brustschmerzen einhergehen. Selbst eine Gallenkolik (d. h. ein eingeklemmter Gallenstein) oder eine Pankreatitis (Entzündung der Bauchspeicheldrüse) können die Symptome eines Herzinfarkts imitieren. Zum Glück kann man einen Infarkt – wie in unserer Fallgeschichte – mithilfe eines EKGs meist leicht diagnostizieren.

Herzschmerz

Um 22.36 Uhr erreicht Notarzt Dr. Stötter der Notruf. Ein Mann sei vor dem Lokal „Alter Fritz" zusammengebrochen und klage über starke Brustschmerzen. Dr. Stötter rennt zum bereitstehenden Notarztwagen. Nach knapp zehn Minuten sind sie bei dem Patienten, der auf einem Stuhl im Lokal sitzt, eine Hand auf die Brust gepresst. Der Arzt erfährt von der aufgeregten Ehefrau, dass sie nach einem

guten Essen und ein paar Zigaretten gerade das Lokal verlassen hatten, als ihr Mann über plötzliche, heftige Brustschmerzen geklagt habe, die in den linken Arm ausstrahlten. Dr. Stötter gibt dem Patienten sofort Sauerstoff über eine Nasensonde und legt einen venösen Zugang. Währenddessen befestigt der Rettungsassistent die Elektroden an der Brust des Mannes und schreibt ein EKG. Dr. Stötter muss nur einen kurzen Blick darauf werfen, um die Diagnose zu stellen: Das EKG zeigt die für einen Myokardinfarkt in frühem Stadium typische Veränderung der Erregungsrückbildung, eine so genannte ST-Hebung. Der Patient muss so schnell wie möglich in die Klinik.

Gefährliches Blutgerinnsel

Noch bevor der Patient in den Rettungswagen getragen wird, gibt ihm Dr. Stötter Morphin gegen die Schmerzen sowie einige weitere Medikamente. Dann geht es mit Blaulicht so schnell wie möglich Richtung Klinik. Denn die Lysetherapie, durch die der gefährliche Blutpfropf in den Herzkranzgefäßen aufgelöst wird, kann erst im Krankenhaus erfolgen. Dort wird zunächst die Diagnose gesichert. Dazu wird nochmals ein EKG geschrieben. Außerdem wird das Blut auf die herztypischen Enzyme Troponin und CK-MB (herzspezifische Kreatinkinase) untersucht. Aufgrund der Beschwerden und des infarkttypischen EKGs wird der Patient sofort auf die Intensivstation verlegt und eine Lysetherapie begonnen. Dabei erhält der Patient intravenös das Medikament Streptokinase, das den Blutpfropf auflöst und dabei die Durchblutung des Herzmuskels wieder herstellt. Natürlich muss der Patient ständig am Monitor überwacht werden, da es vor allem in den ersten 48 Stunden nach einem Herzinfarkt zu lebensbedrohlichen Herzrhythmusstörungen kommen kann.

Klinikaufenthalt

Dr. Stötter überlässt den Patienten seinen Kollegen von der Intensivstation. Da der Kranke zwei bis drei Wochen in der Klinik bleiben muss, wird Dr. Stötter in den nächsten Tagen noch einmal bei ihm vorbeischauen.

7 Brustsitus

7.1 Der Respirationstrakt

 Lerncoach

- **Im folgenden Kapitel wird der Respirationstrakt in der Reihenfolge, wie er von der Inspirationsluft durchströmt wird, besprochen. Am Ende dieses Kapitels sollten Sie die einzelnen Abschnitte des Bronchialbaums und ihre Charakteristika wiedergeben können.**
- **Der makroskopische Aufbau der Lunge sowie die Histologie der Alveolen werden häufig geprüft; legen Sie darauf bei der Erarbeitung dieses Kapitels einen besonderen Schwerpunkt.**

7.1.1 Der Überblick

Zum Atmungstrakt gehören die Trachea (Luftröhre), der Bronchialbaum und die Lunge. Die Trachea ist ca. 10–12 cm lang und zwischen Kehlkopf und Bronchien ausgespannt. An der Bifurcatio tracheae in Höhe des 4./5. Brustwirbels teilt sie sich in die beiden Hauptbronchien auf: Bronchus principalis dexter und Bronchus principalis sinister.

Die paarigen Lungen bestehen im Wesentlichen aus den baumartigen Verzweigungen der beiden Hauptbronchien und ihren Endaufzweigungen, den Alveolen. Hier findet der Gasaustausch statt. Die beiden Lungen sind jeweils aus mehreren Lappen aufgebaut (links zwei, rechts drei). Die Lappen sind durch Fissurae voneinander getrennt.

Nasenhöhle, Pharynx und Larynx, die natürlich auch zum Respirationstrakt gehören, werden im Kapitel Kopf/Hals besprochen (s. S. 87).

7.1.2 Die Entwicklung (vgl. S. 65)

Der Kehlkopf, die Trachea, der Bronchialbaum und die Alveolen entwickeln sich aus dem Vorderdarm. Ein Teil der Vorderwand des Vorderdarms stülpt sich zu einem Divertikel aus, der sog. Lungenknospe. Diese teilt sich in Tochterknospen, so dass nach und nach der Bronchialbaum und die Alveolen entstehen.

7.1.3 Die Funktion

Die Trachea dient dem Transport der Ein- und Ausatemluft. Da die Luft auf ihrem Weg durch die Trachea zwar angefeuchtet, angewärmt und gereinigt wird, dort aber kein Gasaustausch stattfindet, gehört dieser Raum zum sog. Totraum. Der Totraum reicht von der Trachea bis zu den Terminalbronchien, erst in den Bronchioli respiratorii mit den Alveolen findet dann der Gasaustausch statt.

Die Lunge hat die Aufgabe, Sauerstoff aus der Atemluft aufzunehmen und im Austausch Kohlendioxid abzugeben. Sie hat die Möglichkeit, Ventilation und Perfusion optimal aufeinander abzustimmen (Euler-Liljestrand-Mechanismus, vgl. Lehrbücher der Physiologie).

7.1.4 Die Topographie

7.1.4.1 Die Trachea und der Bronchialbaum

Die Trachea des Erwachsenen beginnt unterhalb des Kehlkopfes auf Höhe des 7. Halswirbels. In diesem Bereich wird sie ventral vom Isthmus der Schilddrüse bedeckt, außerdem befindet sich der Thymusrestkörper ventral der Trachea. Parallel dazu zieht über die gesamte Länge der Ösophagus hinter der Trachea entlang. In der Rinne zwischen Trachea und Ösophagus verläuft rechts und links der N. laryngeus recurrens.

> **MERKE**
>
> Nur der N. laryngeus recurrens verläuft direkt entlang der Trachea, nicht der N. vagus selbst.

Einige große Gefäße haben ebenfalls eine enge topographische Beziehung zur Trachea: Im Halsbereich ziehen ventral der Truncus brachiocephalicus und die A. carotis communis sinistra über die Trachea hinweg. Die Vv. brachiocephalicae liegen jedoch ventral der Arterien und haben somit keine direkte topographische Beziehung zur Trachea. Lediglich die V. azygos, die, von dorsal kommend, bogenförmig über den rechten Hauptbronchus zu ihrer Mündungsstelle an der V. cava verläuft, hat in diesem Bereich eine enge topographische Beziehung zur Trachea.

7

Klinischer Bezug

Tracheostoma: Da die Trachea in der Drosselgrube (Bereich oberhalb der Incisura jugularis am Sternum) unter der Haut verläuft und an dieser Stelle von keinem anderen Organ bedeckt wird, kann dort gut ein sog. Tracheostoma (eine Trachealkanüle, die eine Verbindung der Trachea nach außen schafft) bei Patienten mit einem Larynxkarzinom oder bei einer Langzeitbeatmung angelegt werden.

Tabelle 7.1

Projektion von Lunge und Pleura (s. Abb. 7.3)

	Lunge	Pleura
Medioklavikularlinie	6. Rippe	7. Rippe
vordere Axillarlinie	7. Rippe	7.–8. Rippe
mittlere Axillarlinie	8. Rippe	9.–10. Rippe
hintere Axillarlinie	9. Rippe	10. Rippe
Skapularlinie	10. Rippe	11. Rippe

Die Höhe ist ein Richtwert in der Atemruhelage. Bei Inspiration verschiebt sich die Lunge natürlich nach kaudal, bei Exspiration nach kranial.

7

Auf Höhe des **4. Brustwirbelkörpers** gabelt sich die Trachea in die beiden Hauptbronchien **(Bifurcatio tracheae)**. Da die Rippen am Thorax schräg von hinten oben nach vorn unten verlaufen, entspricht die Höhe von Th 4 dem Ansatz der **3. Rippe** am Sternum.

MERKE

Auf Höhe von Th 4 gabelt sich die Trachea (und auf Höhe von C4 die Carotiden, bei L4 Aorta und Vena cava).

Im Bereich der Bifurcatio tracheae zieht der Aortenbogen von vorne nach hinten über den linken Hauptbronchus und grenzt somit von links lateral auch an die Trachea. An die rechte laterale Wand der Trachea grenzt die V. azygos, die bogenförmig am rechten Hauptbronchus verläuft.
Auf Höhe des **5. Brustwirbelkörpers** ziehen die beiden Hauptbronchien dann gemeinsam mit den begleitenden Gefäßen in das Lungenhilum hinein (s. S. 273).

7.1.4.2 Die Lunge

Die beiden Lungenflügel liegen jeweils in einer Pleurahöhle (Cavitas pleuralis), sie werden von der Pleura pulmonalis umhüllt (s. S. 277). Kaudal liegt die Lunge dem Zwerchfell auf, seitlich wird sie durch die Rippen begrenzt. Nach medial grenzt die Lunge an das Mediastinum (s. S. 296). Der **linke Lungenflügel** grenzt an die linke Herzkammer, das linke Herzohr, den Ösophagus, den Aortenbogen und die linke A. subclavia sowie an den Truncus pulmonalis.

Der **rechte Lungenflügel** grenzt ebenfalls an den Ösophagus sowie an den **rechten Vorhof** des Herzens, die V. cava superior, die V. azygos und die rechte V. subclavia.
Da sich die Lunge ihrer Umgebung anpasst, hinterlassen die angrenzenden Organe in der Regel Impressionen auf der Lunge. Die Lungenspitze (Apex pulmonis) befindet sich in Höhe des 1. Brustwirbels.
In **Tab. 7.1** ist die Projektion von Lunge und Pleura auf die Thoraxwand dargestellt (vgl. auch S. 278, **Abb. 7.3**).

7.1.5 Der makroskopische Aufbau

7.1.5.1 Die Luftröhre (Trachea)

Die Trachea hat eine Länge von ca. 10–12 cm und einen Durchmesser von 1,5 cm. Sie ist elastisch und kann noch um ein Viertel ihrer Länge gedehnt werden. Sie beginnt unterhalb des Kehlkopfes und endet an der **Bifurcatio tracheae**, dort gabelt sie sich in die beiden Hauptbronchien. An der Gabelungsstelle ragt die **Carina tracheae** als sagittaler Sporn in das Lumen und wirkt wie eine Trennwand, die die eingeatmete Luft zwischen linkem und rechtem Hauptbronchus aufteilt. Die dabei entstehenden Turbulenzen kann man als Atemgeräusch hören.

7.1.5.2 Der Bronchialbaum

Die Bifurcatio tracheae gabelt sich in einem Winkel von ca. 60°, wobei der rechte und der linke Hauptbronchus **(Bronchi principales dexter et sinister)** etwas unterschiedlich verlaufen, da der Aortenbogen (der ja über den linken Hauptbronchus zieht) die Trachea etwas nach rechts drängt.

Dies führt dazu, dass der **rechte Hauptbronchus** fast **senkrecht** verläuft und damit in etwa die Verlaufsrichtung der Trachea fortsetzt. Der **linke Hauptbronchus** muss durch die leichte Rechtsverschiebung der Trachea **etwas länger** als der rechte sein, um nach links zu gelangen. Er ist auch etwas **enger** und verläuft leicht bogenförmig nach links.

MERKE

Da der rechte Hauptbronchus steiler als der linke verläuft, gelangen sowohl aspirierte Fremdkörper als auch ein zu tief vorgeschobener Beatmungstubus in der Regel in den rechten Hauptbronchus.

Der rechte Hauptbronchus gabelt sich nach ca. 3 cm in **drei Lappenbronchien (Bronchi lobares)**, der linke nach ca. 4–5 cm in **zwei Lappenbronchien** auf. Durch weitere Aufzweigung entstehen auf der rechten Seite **neun bis zehn**, auf der linken Seite **neun** Segmentbronchien **(Bronchi segmentales)**.

Die weitere Aufzweigung führt zunächst zur Entstehung der Läppchenbronchien **(Bronchi lobulares)**, welche sich dann zu Terminalbronchien **(Bronchioli terminales)** und schließlich zu respiratorischen Bronchien **(Bronchioli respiratorii)** weiter verzweigen. Da sich die respiratorischen Bronchien noch ca. dreimal teilen, spricht man hier auch von Bronchioli respiratorii I.–III. Ordnung. Am Ende des Bronchialbaums befindet sich dann der **Ductus alveolaris** mit dem **Saccus alveolaris** (**Abb. 7.1**).

7.1.5.3 Die Lunge (Pulmo)

Die Form der beiden Lungenflügel **(Pulmo dexter et sinister)** ist von den umgebenden Organen geprägt. Ein Lungenflügel hat ein Gewicht von ca. 400 g bei einem Volumen von 2 l. Die Gesamtoberfläche der Alveolen beträgt ca. 60–100 m².

An jedem Lungenflügel kann man drei Außenflächen unterscheiden:

- **Facies diaphragmatica:** dem Zwerchfell zugewandte, kaudale Seite; unter dem Zwerchfell drücken links der Magen und die Milz, rechts die Leber gegen die jeweilige Lunge
- **Facies costalis:** den Rippen zugewandte Seite

- **Facies mediastinalis:** grenzt medial an das Mediastinum und die dort verlaufenden Strukturen sowie an die Wirbelsäule.

Nach kranial ragen die Lungenflügel ca. 1–2 cm über die obere Thoraxapertur hinaus.

Die Lungenlappen

Die Unterteilung der einzelnen Lungenflügel erfolgt entsprechend dem Aufbau des Bronchialbaumes (s. o.). So gliedert sich die **rechte** Lunge in **drei**, die **linke** Lunge (wo ja auch der größte Teil des Herzens liegt) in **zwei Lappen**, die linke Lunge ist deshalb um ca. 10 % kleiner.

Die Trennung der Lappen ist an den Lungenflügeln durch die Fissuren deutlich zu sehen: auf beiden Seiten trennt eine **Fissura obliqua** zwei Lappen voneinander. Sie beginnt dorsal auf Höhe der 4. Rippe und endet ventral auf Höhe der 6. Rippe. Die Fissura obliqua trennt an der **rechten** Lunge den **Mittel-** vom **Unterlappen**, an der **linken** Lunge den **Ober-** vom **Unterlappen** (da dort ja der Mittellappen fehlt). Die Trennung von Ober- und Mittellappen auf der rechten Seite erfolgt durch die **Fissura horizontalis** (paralleler Verlauf zur 4. Rippe).

MERKE

Die Fissura obliqua ist obligatorisch für beide Lungenflügel, die Fissura horizontalis gibt es nur am rechten Lungenflügel.

Die Lungensegmente

Die Lungenlappen links und rechts teilen sich normalerweise auf der rechten und linken Seite in insgesamt **zehn Segmente** (S1–10) auf (**Abb. 7.2**). Auf der linken Seite sind die Segmente S1 und S2 sowie S7 und S8 meist verschmolzen. Außerdem bilden die Segmente S4 und S5 auf der linken Seite die Lingulasegmente. Sie werden zusammen als **Lingula pulmonis** bezeichnet.

MERKE

Im Gegensatz zu den Lungenlappen können die Lungensegmente bei Betrachtung der Lungenoberfläche rein optisch nicht voneinander abgegrenzt werden.

7

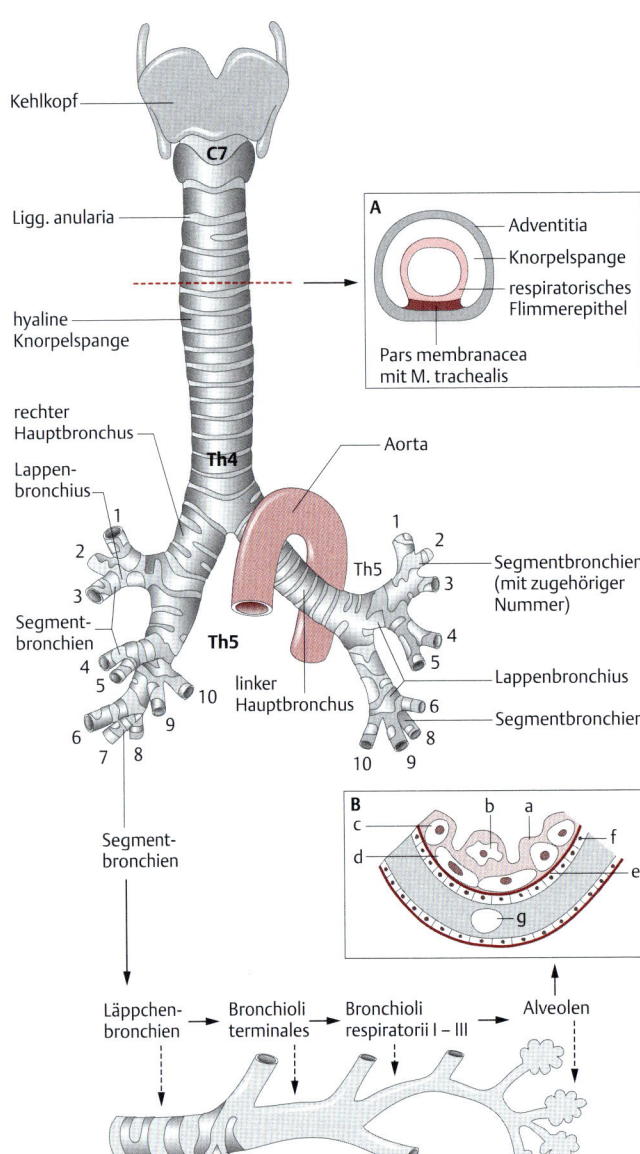

Abb. 7.1 Bronchialbaum: A = Vergrößerung eines Querschnitts durch die Trachea; B = Vergrößerung einer Alveole (a = Surfactant, b = Alveolarmakrophage, c = Alveolarepithelzelle I, d = Alveolarepithelzelle II, e = verschmolzene Basalmembranen, f = Kapillarendothel, g = Kapillarlumen) (die einzelnen Abschnitte können aus Platzgründen nicht im korrekten Größenverhältnis wiedergegeben werden)

Muss ein Teil einer Lunge entfernt werden, so richtet man sich bei der Resektion nach den einzelnen Lungensegmenten. Die Grenzen werden durch die Venen markiert, die Arterien verlaufen zentral in den Segmenten. Beim Abklemmen der Segmentarterie erblasst das entsprechende Segment.

Die Segmente teilen sich weiter auf in Lungenläppchen (**Lobuli pulmonales**; werden aber nicht mehr gezählt). Die Segmente und die Läppchen werden (unvollständig) durch bindegewebige Septen getrennt, welche von der Außenfläche nach innen ziehen.

Als **Azinus** wird die Gesamtheit der einem Bronchiolus terminalis zugeordneten Alveolen bezeichnet. Die Azini sind nicht bindegewebig voneinander abgegrenzt.

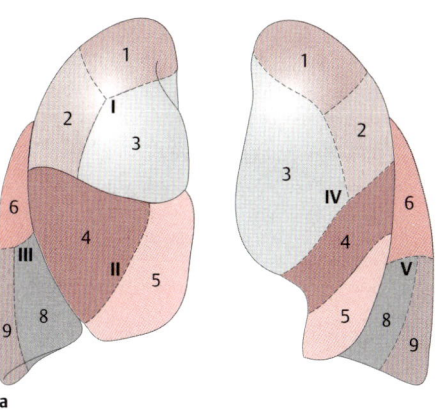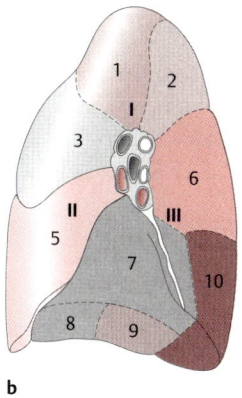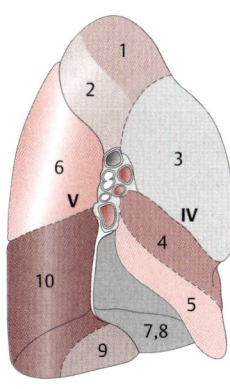

Abb. 7.2 Lungenlappen und -segmente: (a) Lungen von ventral, (b) Lungen von medial

Das Lungenhilum
Auf Höhe von Th 5 an der Facies mediastinalis befindet sich das **Lungenhilum**, an dem verschiedene Strukturen in die Lunge ein- und austreten. Der Gefäß-Nervenstrang am Hilum wird auch als **Radix pulmonalis** bezeichnet **(Abb. 7.2)**.
Die **Lagebeziehung von Arterie, Bronchus und Vene** ist am rechten und am linken Hilum unterschiedlich.

- **links:** ventral und kranial A. pulmonalis sinistra, Mitte hinten Bronchus principalis sinister, ventrokaudal Vv. pulmonales (die Reihenfolge ist hier sozusagen alphabetisch: A – B – V).

Da die Leber die rechte Zwerchfellkuppel und damit auch die rechte Lunge etwas nach kranial verschiebt, sind auch die Strukturen am rechten Hilum etwas verschoben:

- **rechts:** ventral und kranial A. pulmonalis dextra, auf gleicher Höhe Bronchus principalis dexter (gelegentlich ragt der Bronchus sogar noch etwas weiter nach kranial), ventrokaudal Vv. pulmonales dextrae.

MERKE

- Am Hilum eintretende Strukturen: Hauptbronchus, A. pulmonalis, Rr. bronchiales (aus der Aorta thoracica), Nerven.
- Am Hilum austretende Strukturen: Vv. pulmonales, venöse Rr. bronchiales (zur V. azygos bzw. V. hemiazygos), Lymphgefäße.

Innerhalb der Lunge verlaufen **alle Arterien** (sowohl die Vasa privata als auch die Vasa publica, s. S. 275) *mit* den Bronchien, **alle Venen** *zwischen* den einzelnen Segmenten. Dieser unterschiedliche Verlauf ist durchaus sinnvoll: Die Arterien und die Bronchien bilden eine **funktionelle Einheit.**

MERKE

- Alle Arterien in der Lunge verlaufen mitten im Segment, also intrasegmental.
- Alle Venen in der Lunge verlaufen an den Segmentgrenzen, also intersegmental.

7.1.6 Der mikroskopische Aufbau
7.1.6.1 Die Luftröhre (Trachea)
Die Trachea besteht histologisch aus drei Schichten: Innen liegt die **Tunica mucosa** mit einem respiratorischen Flimmerepithel. Kennzeichen dieses Epitheltyps sind ein mehrreihiger Aufbau, Besatz mit **Kinozilien** sowie Becherzellen (s. S. 5). Zusätzlich sind hier auch die Glandulae tracheales lokalisiert; sie bilden einen dünnflüssigen Schleim, der die Tunica mucosa überzieht.
Darauf folgt die **Tunica fibromusculocartilaginea**. Der Name setzt sich aus den einzelnen Bestandteilen zusammen:

- „cartilaginea" steht für die **hufeisenförmigen Knorpelspangen** aus hyalinem Knorpel (Trachea: ca. 16–20 Knorpelspangen)
- „musculo" leitet sich von der knorpelfreien dorsalen Wand der Trachea ab **(Paries membrana-**

ceus); dort ist die glatte Muskulatur lokalisiert, die auch als **M. trachealis** bezeichnet wird
- „fibro" bezeichnet die bindegewebigen Fasern der **Ligg. anularia**, welche die einzelnen Knorpelspangen miteinander verbinden.

Ganz außen ist die **Tunica adventitia** lokalisiert, die äußere Bindegewebsschicht, die das Organ mit der Umgebung verbindet.

7.1.6.2 Der Bronchialbaum

In den **Hauptbronchien** unterscheidet sich der histologische Aufbau nicht von der Trachea.

In den **Lappen**- und den **Segmentbronchien** liegen statt der Knorpelspangen Knorpelplättchen mit konzentrisch angeordneter Muskulatur vor. Eine Paries membranaceus fehlt. Die Wand besteht aus Tunica mucosa, Tunica fibromusculocartilaginea (mit Knorpelstückchen, glatten Muskelzellen und seromukösen Drüsen) und Adventitia.

In den **Läppchenbronchien** nimmt die Höhe des Epithels ab, es wird einschichtig, die Muskulatur ist schergitterartig angeordnet. Drüsen kommen hier bereits nicht mehr vor.

Die **Bronchioli terminales** sind < 1 mm, sie enthalten keine Drüsen, keinen Knorpel und keine Becherzellen.

Mit den **Bronchioli respiratorii** beginnt der Teil des Bronchialbaums, in dem der **Gasaustausch** stattfindet. Die Wand der Bronchioli respiratorii ist **kontraktil**, um ggf. die Ventilation der Perfusion anpassen zu können. Aus der Wand stülpen sich die Mündungen der Alveolen aus (s. u.). Der Besatz des Epithels mit Kinozilien endet in dieser Region. Mithilfe der Kinozilien können Schmutz, Staub, Schleim, Alveolarmakrophagen etc. in Richtung Rachen transportiert werden.

Typisch für den **terminalen Respirationstrakt** sind sekretorische Zellen, sog. **Clara-Zellen**. Ihre Funkton ist noch nicht abschließend geklärt. Sie sezernieren vermutlich Lysozym und andere proteolytische Enzyme, deren Aufgabe es ist, Schleim und Zellreste aufzulösen, um eine Verlegung des Respirationstrakts zu vermeiden und die Abwehrvorgänge zu unterstützen.

7.1.6.3 Die Alveolen

Alveolen sind mit Luft gefüllte bienenwabenähnliche Räume, die durch dünne Wände voneinander getrennt sind. Diese sog. Interalveolarsepten sind durch ein oder zwei Poren miteinander verbunden. Im Bindegewebe der Septen befinden sich ausgedehnte Kapillarnetze. Hier findet der Gasaustausch statt, d. h. es liegen mindestens zwei Epithelien aneinander: Die Kapillaren (mit Endothel) werden von einer dünnen Epithelschicht bedeckt (Alveolarepithel), das aus zwei Zelltypen besteht:
- **Alveolarepithelzellen Typ I** (Pneumozyten Typ I): Sie dienen dem **Gasaustausch**. Um ihre Aufgabe optimal erfüllen zu können, sind sie sehr lang gestreckt und flach, sodass die Diffusionsstrecke möglichst kurz ist.
- **Alveolarepithelzellen Typ II** (Pneumozyten Typ II): Diese Zellen sind eher kugelig oder dreieckig geformt. Sie speichern in Sekretgranula das **Surfactant**, das sie produzieren und sezernieren (während es von Typ I-Zellen resorbiert wird). Aus Typ II-Zellen entstehen Typ I-Zellen.

MERKE

Zahlenmäßig sind mehr Typ II-Zellen vorhanden, aufgrund ihrer lang gestreckten Form bedecken die Typ I-Zellen jedoch ca. 80 % der Oberfläche.

Die Wände der Alveolen werden von Surfactant, einer Substanz, die die Oberflächenspannung herabsetzt, ausgekleidet (s. S. 65). Im Surfactant „schwimmen" **Alveolarmakrophagen**, die als Gewebsmakrophagen u. a. eingedrungene Staub- und Rußpartikel phagozytieren.

Klinischer Bezug

Herzfehlerzellen: Bei bestimmten Erkrankungen (z. B. Stenose der Mitralklappe) kommt es zu einem Rückstau von Blut in die Lunge, und Erythrozyten können dann in die Alveolen übertreten. Alveolarmakrophagen phagozytieren die Erythrozyten in den Alveolen, man nennt sie dann auch Herzfehlerzellen. Sie können im Sputum nachgewiesen werden.

Auf die Schicht, die von den Alveolarepithelzellen gebildet wird, folgt die **Basalmembran**; häufig sind die Basalmembranen der Alveolen und der Kapillaren miteinander verschmolzen. Die darauf folgende Schicht ist das **Kapillarendothel**.

Die Blut-Luft-Schranke
Die Strecke, durch die der Sauerstoff und das Kohlendioxid während des Gasaustausches diffundieren, wird als **Blut-Luft-Schranke** bezeichnet. Ihre Dicke beträgt 1,8–2,1 µm. Sie besteht von der Alveole zur Kapillare aus folgenden Bestandteilen (s. **Abb. 7.1**):

- Surfactant (s. S. 65)
- Alveolarepithelzellen Typ I
- verschmolzene Basalmembranen von Aleolarepithelzelle und Endothel
- Kapillarendothel
- (streng genommen gehört auch die Erythrozytenmembran noch dazu).

MERKE

Die Alveolarmakrophagen gehören nicht zur Blut-Luft-Schranke. Sie bilden keine eigene Schicht, sodass der Gasaustausch nicht durch sie hindurch, sondern sozusagen um sie herum stattfindet.

7.1.7 Die Gefäßversorgung
7.1.7.1 Die Trachea
Im Halsbereich wird die Trachea wie auch der Kehlkopf, die Schilddrüse und die Pars cervicalis des Ösophagus von der **A. thyroidea inferior** (aus dem Truncus thyrocervicalis TTC, s. S. 108) versorgt. Im Brustbereich wird die Trachea zusätzlich von Ästen der **A. thoracica interna** (ebenfalls ein Ast der A. subclavia) versorgt.

MERKE

Die A. thyroidea superior ist ein Ast der A. carotis externa und zieht von dort direkt nach ventral an die Schilddrüse, wo sie auch endet (s. S. 151). Sie ist somit an der Versorgung der Trachea nicht beteiligt.

7.1.7.2 Der Bronchialbaum
Die Bronchien werden von **Rr. bronchiales** aus der Aorta thoracica und aus den dem Hilum benachbarten Interkostalarterien (meist 3. und 4. Interkostalarterie) versorgt (s. S. 169).

7.1.7.3 Die Lunge

MERKE

Die **Vasa privata (Versorgungsgefäße)** für die private Eigenversorgung der Lunge heißen **Rr. bronchiales**, die Vasa publica (Arbeitsgefäße) des Lungenkreislaufs, die für die Sauerstoffversorgung des Körpers zuständig sind, heißen Aa. und Vv. pulmonales.

Vasa privata
Die Lunge wird zwar von viel Sauerstoff durchströmt, die Wände der Bronchien sind jedoch zu dick und die Strömungsgeschwindigkeit der Luft ist zu hoch, sodass die Lunge bzw. die Bronchien Gefäße für ihre Sauerstoffversorgung benötigen. Diese **Versorgungsgefäße** werden als **Vasa privata** bezeichnet, in diesem Fall sind es die arteriellen und venösen **Rr. bronchiales**.
Die arteriellen Rr. bronchiales stammen aus den benachbarten Gefäßen: Die Rr. bronchiales für die linke Lunge entspringen aus der Aorta thoracica, die für die rechte Lunge kommen zusätzlich oder allein aus der 3. oder 4. Interkostalarterie. Der Abfluss erfolgt bei den hilusnahen Vv. bronchiales rechts in die V. azygos, links in die V. hemiazygos (s. S. 301). Die Vv. bronchiales aus der Lungenperipherie münden in die Lungenvenen.

MERKE

Die arteriellen Vasa privata dienen zur „privaten" Eigenversorgung der Bronchien; ihre Aufgabe, die Bronchien mit Blut zu versorgen, setzt voraus, dass sie auch gemeinsam mit den Bronchien verlaufen.

Vasa publica
Abgesehen von den Versorgungsgefäßen für das Lungengewebe verlaufen auch noch die **Arbeitsgefäße (Vasa publica)** in der Lunge. Sie kommen vom bzw. ziehen zum Herzen und sind für die **Sauerstoffversorgung** des Körpers zuständig. Die großen Arterien sind vom elastischen Typ, die kleinen Arterien sind vom muskulären Typ und können so die Durchblutung regulieren (s. S. 19).
Die *arteriellen* **Vasa publica (Aa. pulmonales)** stammen aus dem Truncus pulmonalis. Obwohl sie

7

venöses, sauerstoffarmes Blut führen, werden sie als arteriell bezeichnet, da sie vom Herzen kommen. Sie verzweigen sich gemeinsam mit den Bronchien und werden an den Alveolen mit Sauerstoff gesättigt.

Auch das mit Sauerstoff gesättigte Blut der *venösen Vasa publica (Vv. pulmonales)* soll möglichst schnell aus der Lunge herausfließen und dem Körper zur Verfügung stehen. Der kürzeste Weg aus der Lunge heraus verläuft zwischen den einzelnen Segmenten.

Klinischer Bezug

Lungenembolie: Der Verschluss einer Lungenarterie mit einem Blutpfropf (Embolus) wird Lungenembolie genannt. Der Embolus stammt fast immer von einer Thrombose der Bein- oder Beckenvenen und erreicht über die rechte Herzhälfte die Lunge. Da sich die Gefäße dahinter noch weiter verzweigen, fällt ein mehr oder weniger großer pyramidenförmiger Bezirk distal des Verschlusses aus. Der Strömungswiderstand steigt stark an, während ein Teil des Blutes nun nicht mehr mit Sauerstoff gesättigt werden kann. Dies führt je nach Größe des Ausfalls zu einer starken Herz-Kreislauf-Belastung. Leitsymptom ist die Atemnot, weitere mögliche Symptome sind Husten, Tachykardie oder Zyanose. Beschwerden können aber auch komplett fehlen.

7.1.8 Die Innervation

7.1.8.1 Die Trachea
Die Innervation der Trachea erfolgt vor allem durch den N. laryngeus recurrens, der von kaudal nach kranial in einer Rinne zwischen Trachea und Ösophagus verläuft. Die sympathische Innervation erfolgt über Äste aus dem Grenzstrang und dem Ganglion cervicale inferius (s. S. 125).

7.1.8.2 Der Bronchialbaum
Wie alle inneren Organe wird auch der Bronchialbaum sympathisch (vom Grenzstrang) und parasympathisch (vom N. vagus) innerviert (s. S. 298).

7.1.8.3 Die Lunge
N. vagus und Truncus sympathicus bilden mit ihren Ästen und Ausläufern auf den Hauptbronchien ein Geflecht, den Plexus pulmonalis.
Die efferenten Fasern des Sympathikus bewirken in der Lunge eine Bronchodilatation. Die parasympathischen Fasern wirken auch hier antagonistisch zum Sympathikus. Desweiteren innerviert der N. vagus auch die Dehnungsrezeptoren der Lunge (Hering-Breuer-Reflex, vgl. Lehrbücher der Physiologie).

7.1.9 Der Lymphabfluss
Der Lymphabfluss erfolgt vom Lungengewebe in die Nodi lymphoidei pulmonales, dann bei den Segmentbronchien an Bronchialästen in Nodi lymphoidei bronchopulmonales, am Lungenhilum in Nodi lymphoidei tracheobronchiales, an der Bifurcatio tracheae in Nodi lymphoidei tracheales und von dort dann lateral entlang der Trachea in feinen Lymphgefäßen.
Der Abfluss der Lymphe erfolgt dann entweder links in den Ductus thoracicus oder rechts in den Ductus lymphaticus dexter und schließlich in den rechten oder linken Venenwinkel.
Vereinfacht lässt sich sagen: Die Lymphe fließt an der Lunge (wie bei anderen Organen auch) von der Außenfläche durch das Organ zum Hilum. An jedem Abschnitt des Bronchialbaums sind regionäre Lymphknoten zwischengeschaltet. Die Lymphe fließt schließlich in den rechten und den linken Venenwinkel (s. S. 302).

In der Regel genügt es, wenn Sie das Prinzip des Lymphabflusses verstehen. Die Details sind weniger prüfungsrelevant.

Klinischer Bezug

Bronchialkarzinom: Der größte Risikofaktor für die Entwicklung eines Bronchialkarzinoms ist bekanntermaßen das Rauchen. Je nach Art der konsumierten Zigaretten sind die Karzinome jedoch unterschiedlich lokalisiert: Beim Rauchen von sog. „Light"-Zigaretten wird der Rauch tiefer inhaliert, um über eine größere Oberfläche mehr Nikotin aufzunehmen. Die hierdurch bedingten Bronchialkarzinome entstehen an der Peripherie der Lunge, es sind häufig sog. kleinzellige

Bronchialkarzinome. Eine andere bevorzugte Lokalisation für Bronchialkarzinome ist die Lungenspitze (sog. Pancoast-Tumoren), da die Lungenspitze von allen Bereichen der Lunge am besten belüftet wird. Dieser Tumor steht in unmittelbarer topographischer Beziehung zum Ggl. stellatum und dem Plexus brachialis und kann diese infiltrieren (und somit zu Ausfällen des Ganglions oder des Plexus führen). Ansonsten sind Symptome im Frühstadium äußerst spärlich vorhanden.

Check-up
✔ **Vergegenwärtigen Sie sich den makroskopischen Aufbau von Trachea und Bronchialbaum. Überlegen Sie, wo ein aspirierter Fremdkörper am ehesten zu finden sein wird.**
✔ **Rekapitulieren Sie den Verlauf der Arterien und Venen innerhalb der Lunge.**
✔ **Wiederholen Sie die Bestandteile der Blut-Luft-Schranke.**

7.2 Die Pleura

Lerncoach
Die topographischen Verhältnisse der Pleura sind für die spätere klinische Tätigkeit wichtig (z. B. Entstehung eines Pneumothorax) und werden gerne geprüft.

7.2.1 Der Überblick
Als seröse Höhle bezeichnet man einen allseits geschlossenen Spaltraum, der von einer serösen Haut ausgekleidet wird und eine geringe Menge seröser Flüssigkeit enthält. Die seröse Haut überzieht mit ihrem viszeralen Blatt die Eingeweideoberfläche, mit ihrem parietalen Blatt die Innenseite der zugehörigen Körperhöhle. An einer Umschlaglinie gehen die beiden ineinander über.
Die seröse Haut, die die Cavitas pleuralis bedeckt, wird als Pleura bezeichnet. Sie besteht aus zwei Blättern: der Pleura visceralis, die der Lunge direkt aufliegt (Lungenfell, Pleura pulmonalis), und der Pleura parietalis (Brustfell).

Beachte: Das Brustfell (Pleura parietalis) besteht aus einer Pars costalis, Pars mediastinalis und Pars diaphragmatica. Die Pars costalis wird auch als Rippenfell bezeichnet, ist also anatomisch ein Teil des Brustfells. Umgangssprachlich ist mit einer Rippenfellentzündung allerdings die Beteiligung der gesamten Pleura gemeint.

7.2.2 Die Entwicklung
Die beiden Pleurablätter entstehen bis zur 6. Entwicklungswoche aus dem Mesoderm (s. S. 46).

7.2.3 Die Funktion
Man unterscheidet zwischen der viszeralen (an der Lunge anliegenden) und der parietalen (am Thorax anliegenden) Pleura. Zwischen den beiden Pleurablättern befindet sich seröse Flüssigkeit (pro Seite ca. 5 ml). Diese Flüssigkeit ist ein Transsudat, d. h. ein Ultrafiltrat des Blutes. Es ist, vergleichbar mit Wasser, nicht komprimierbar. Da der Thorax relativ starr ist, die Lunge aber permanent versucht, sich zusammenzuziehen, entsteht zwischen den beiden Pleurablättern ein Unterdruck (sog. Donder-Druck), der bei Inspiration und Exspiration zwischen -8 und -5 cm H_2O schwankt. Der Unterdruck verhindert, dass die Lunge in sich zusammenfällt.
Die Flüssigkeit ermöglicht es der Lunge, reibungsarm zu gleiten, während sie sich ausdehnt oder zusammenzieht. Zusätzlich entstehen durch die Flüssigkeit in dem wie eine Kapillare wirkenden Spalt Adhäsionskräfte.
Das Prinzip der Pleura kann man sich auch anhand von Saugnäpfen, z. B. zum Befestigen von Haken im Bad, verdeutlichen: Feuchtet man den Saugnapf an und drückt ihn dann auf eine glatte Fläche, entsteht in der Mitte ein Flüssigkeitsfilm. Die Fläche auf der einen Seite ist starr, das Gummi auf der anderen Seite hat die Tendenz, sich zusammenzuziehen. Der Unterdruck hält dann den Haken an Ort und Stelle. Allerdings zeigt sich hier auch ein Nachteil (der bei der Lunge ein Vorteil ist): Solange sich noch Flüssigkeit im Zwischenraum befindet, rutscht der Haken zwar leicht an der Wand entlang (hält also nichts Schweres), lässt sich aber nur mit Mühe wieder abziehen.

7

Klinischer Bezug

Pneumothorax: Beim Pneumothorax kommt es zum (pathologischen) Einströmen von Luft in den Pleuraspalt. Ursachen sind z. B. Stichverletzungen im Bereich des Thorax oder am distalen Halsbereich (die Lunge ragt ja noch 1–2 Finger breit über die Clavicula hinaus nach kranial) oder geplatzte Emphysembläschen. Strömt Luft in den Pleuraspalt ein, so geht der Unterdruck verloren, die Lunge auf dieser Seite zieht sich zusammen und kollabiert.

Eine Sonderform des Pneumothorax ist der Ventil- oder Spannungspneumothorax. Hier gelangt bei jedem Atemzug Luft in den Pleuraspalt. Bei Exspiration schließt sich der Defekt und die Luft kann nicht mehr entweichen. So wird der betroffene Lungenflügel immer weiter zusammengedrückt, das Mediastinum wird zur gesunden Seite hin verschoben, und die Venen, die in das rechte Herz münden, werden abgeknickt. Dieser Zustand kann schnell lebensbedrohlich werden. Als Erstmaßnahme muss daher durch Legen einer Drainage der Luft das Entweichen aus der betroffenen Pleurahöhle ermöglicht werden. Über diese Thoraxdrainage kann ein Unterdruck hergestellt werden, der die Entfaltung der Lunge erlaubt. Sie kann entfernt werden, wenn beim versuchsweisen Abklemmen der Drainage die Lunge nicht mehr kollabiert.

7.2.4 Die Topographie

Die **Pleura visceralis** (Lungenfell) liegt der Lunge direkt an und dringt auch in die Interlobärspalten ein. Die **Pleura parietalis** (Brustfell) kleidet die Pleurahöhle aus. Am Lungenhilum gehen beide Blätter ineinander über.

Die Pleurahöhle grenzt an die Rippen, die Wirbelsäule, das Sternum, das Zwerchfell und das Mediastinum. Sie ragt, wie auch die Lunge, über die Clavicula und die erste Rippe nach kranial in die Halsregion hinein. Dies bedingt die enge topographische **Beziehung der parietalen Pleura** zu folgenden Strukturen:

- A. und V. subclavia: A. subclavia verläuft über den höchsten Punkt der von der Pars costalis gebildeten Pleurakuppel
- N. phrenicus: medial, an der Pars mediastinalis
- V. cava superior: medial, an der Pars mediastinalis der rechten Lunge
- Aortenbogen: medial, an der Pars mediastinalis der linken Lunge
- V. azygos: dorsal, an der Pars costalis bzw. Pars mediastinalis der rechten Lunge
- A. und V. thoracica interna: ventral, an der Pars costalis
- Ductus thoracicus: dorsal, an der Pars costalis bzw. der Pars mediastinalis der linken Lunge
- Herz/Herzbeutel: medial, Pars mediastinalis
- Plexus brachialis: ventral

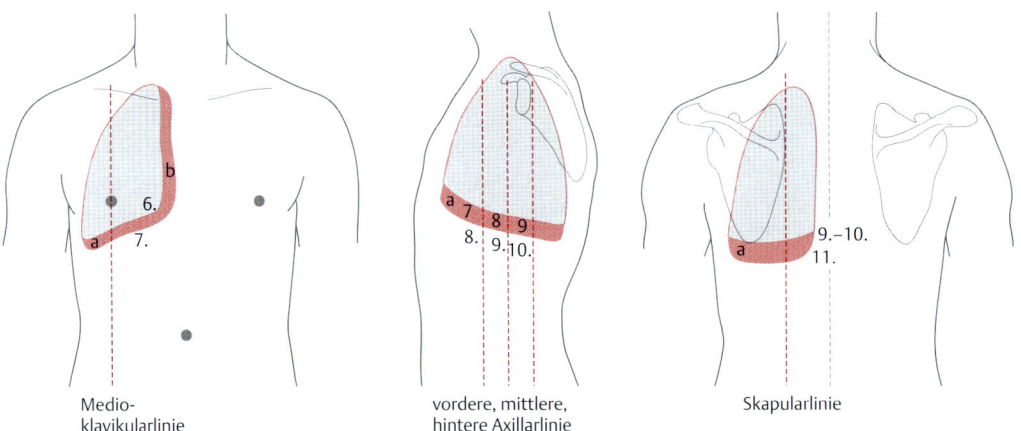

Abb. 7.3 Pleura- und Lungengrenzen und Recessus: Auf Höhe der Medioklavikularlinie endet die Pleura auf Höhe der 7. Rippe, in der Scapularlinie endet sie auf Höhe der 11.–12. Rippe, die Lungengrenzen liegen ca. 1–2 Rippen höher als die Pleuragrenzen; a = Recessus costodiaphragmaticus, b = Recessus costomediastinalis (der Recessus phrenicomediastinalis ist hier nicht sichtbar). Aus Gründen der Übersichtlichkeit wurde die viszerale Pleura nicht mit eingezeichnet.

- Ggl. stellatum und Ansa subclavia (= Schlinge von Nervenfasern des Truncus sympathicus um die A. subclavia): dorsal.

Zur Projektion der Pleura- und Lungengrenzen s. **Tab. 7.1, Abb. 7.3**.

👁️ **Stellen Sie sich die Pleura als einen mit wenig Wasser gefüllten Luftballon vor. Die Lunge wird durch einen Apfel symbolisiert, der Stiel stellt das Hilum dar. Der Apfel wird nun so tief in den Ballon gedrückt, dass nur noch der Stiel herausschaut. Der Teil des Ballons, der am Apfel haftet, repräsentiert die viszerale Pleura. Auf den wassergefüllten Spalt folgt die parietale Pleura, am Hilum gehen beide ineinander über. Da die Pleura elastisch ist und sich mit der Lunge ausdehnt, gibt es keinen Anteil, der von viszeral nach parietal wechselt.**

7.2.5 Der makroskopische Aufbau

Die viszerale Pleura wird nicht weiter unterteilt. An der **parietalen Pleura** hingegen werden entsprechend ihrer Lokalisation drei Anteile unterschieden:

- **Pars costalis:** überzieht die Rippen.
- **Pars diaphragmatica:** überzieht den zum Thorax hingewandten Teil des Zwerchfells und ist teilweise mit ihm verwachsen.
- **Pars mediastinalis:** der zur Mitte gewandte Teil (der Teil der mediastinalen Pleura, der an den Herzbeutel grenzt, heißt auch **Pars [Pleura] pericardiaca**).

Nach kranial grenzt die Pleura an die Membrana suprapleuralis, die eine Fortsetzung der Fascia endothoracica ist. Die Mm. scaleni liegen wie eine Art Zeltkuppel über der Pleuraspitze (s. S. 101).

Da die Lunge sich bei der Inspiration stark ausdehnt, bildet die **parietale Pleura** durch Umschlagfalten Reserveräume (Komplementärräume, Recessus), in die sich die Lunge beim Einatmen ausdehnen kann (**Abb. 7.3**):

- Der größte und auch klinisch wichtigste Recessus ist der **Recessus costodiaphragmaticus**: er entsteht an der Umschlagfalte zwischen der Pars costalis und der Pars diaphragmatica. In der Axillarlinie ist er 6–7 cm breit.

- Der **Recessus costomediastinalis** liegt dorsal des Sternums und wird von der Pars costalis und der Pars mediastinalis gebildet.
- Der **Recessus phrenicomediastinalis** liegt zwischen Zwerchfell und Mediastinum und wird dementsprechend von der Pars mediastinalis und der Pars diaphragmatica gebildet.

Die Umschlagfalten der Pleura sind also ringförmig um die Basis der Lunge angeordnet und ragen dorsal des Sternums nach medial. Jeder Teil der parietalen Pleura bildet mit den anderen Teilen jeweils einen Recessus. Nach kranial dehnt sich die Lunge kaum aus, daher gibt es dort auch keinen Recessus.

MERKE

Recessus bestehen ausschließlich aus parietaler Pleura.

Klinischer Bezug

Pleuraerguss: Unter einem Pleuraerguss versteht man eine vermehrte Ansammlung von Flüssigkeit im Pleuraspalt. Die Ursachen sind vielfältig (z. B. Pneumonie, Herzinsuffizienz, Karzinom, Trauma). Da sich die Flüssigkeit entsprechend der Schwerkraft verteilt und der Recessus costodiaphragmaticus der größte und der am weitesten kaudal gelegene Recessus ist, wird sich ein Pleuraerguss vor allem hier manifestieren.

Der Erguss ist durch Perkussion, Ultraschall oder ein Röntgenbild diagnostizierbar. Die Punktion eines Pleuraergusses erfolgt in der Regel im 7. oder 8. Interkostalraum, und zwar am Oberrand der Rippe, da unterhalb der Rippe je eine Vene, eine Arterie und ein Nerv verlaufen (s. S. 169). Die Punktion erfolgt am besten in der hinteren Axillarlinie, da die Nerven und Gefäße von dorsal nach ventral immer weiter in die Interkostalräume hineinragen und nicht mehr ganz dicht am Unterrand der Rippe liegen, der Recessus hier aber schon eine breite Ausdehnung hat.

Ein Teil der mediastinalen Pleura bildet keinen Recessus, sondern ist miteinander verwachsen. Diese Pleuraduplikatur reicht vom Lungenhilum bis zum Zwerchfell und wird **Lig. pulmonale** genannt („Meso der Lunge"). Es unterteilt diesen Bereich der Pleurahöhle in einen vorderen und einen hinteren Anteil.

7.2.6 Der mikroskopische Aufbau

Die Pleura hat, wie auch das Peritoneum (s. S. 307), ein seröses Epithel (sog. **Serosa**). Da sie aus dem Mesoderm stammt, nennt man das Epithel auch Mesothel. Ihre Aufgabe ist nicht nur das Auskleiden eines Hohlraums, sondern auch die Sekretion und Resorption von Flüssigkeit. Auch größere Mengen von Flüssigkeit, Blut, Luft, Staub, Ruß etc. können **resorbiert** werden. Möglich ist dies, da die Epithelzellen des **einschichtigen Plattenepithels** zum einen **Mikrovilli** besitzen, die die Resorptionsfläche vergrößern , zum anderen können sich Zellen des Mesothels weiter zu **Gewebsmakrophagen** differenzieren. Unter dem einschichtigen Plattenepithel liegt die sog. Subserosa (Subpleura oder Lamina propria), in dieser Bindegewebsschicht verlaufen Nerven, Lymph- und Blutgefäße.

7.2.7 Die Gefäßversorgung

Da die Pleura histologisch betrachtet lediglich ein einschichtiges Plattenepithel mit wenig Bindegewebe ist, besteht keine Notwendigkeit zur Versorgung mit großen Blutgefäßen. Die Gefäßversorgung erfolgt per Diffusion aus den benachbarten Gefäßen (z. B. Interkostalarterien).

7.2.8 Die Innervation

Die **viszerale** Pleura wird von den Nerven, die die Lunge innervieren, mitversorgt, sie ist jedoch **nicht somatosensibel** innerviert.
Die **parietale** Pleura wird von Nerven mitversorgt, die eine enge topographische Beziehung zur Pleura haben: Im Bereich der Pars costalis sind dies die **Interkostalnerven**, im Bereich der Pars diaphragmatica und der Pars mediastinalis ist es der **N. phrenicus**. Die parietale Pleura ist sensibel innerviert und sehr schmerzempfindlich!
Wie alle inneren Organe wird auch die Pleura zudem sympathisch (Plexus pulmonalis) und parasympathisch (N. vagus) innerviert (visceromotorisch) (s. S. 298).

MERKE

Sensibel innerviert der N. phrenicus die drei „Ps": Pleura, Perikard, Peritoneum (motorisch innerviert er das Zwerchfell) (s. S. 299).

7.2.9 Die Atemmechanik s. Tab. 7.2

 Auch wenn die Mechanik der Atmung vor allem in der Physiologie besprochen wird, sollten Sie wissen, wodurch sich die einzelnen Atemtypen unterscheiden und welche Muskeln beim Atmen eine Rolle spielen.

Da die Lunge den Volumenänderungen nur passiv folgen kann, sind die Veränderungen der Zwerchfell- und Thoraxstellung bei der Atmung wichtig.

Check-up
✔ Vergegenwärtigen Sie sich zur Wiederholung nochmals Aufbau und Lage der einzelnen Recessus.
✔ Machen Sie sich noch einmal klar, welche Folgen das Eindringen von Luft in den Pleuraspalt hat.

Tabelle 7.2

Atemmechanik	
Inspiration	
normal (Ruheatmung)	Kontraktion des Zwerchfells, dadurch Erweiterung des Recessus costodiaphragmaticus (Bauchatmung)
vertieft (bei leichter körperlicher oder auch seelischer Anspannung)	Kontraktion der Mm. intercostales externi (Brustatmung) (s. S. 168)
tief (bei Anstrengung) mit Atemhilfsmuskulatur	– M. sternocleidomastoideus: Thoraxhebung – Mm. scaleni: heben 1. u. 2. Rippe – M. serratus posterior superior hebt 2.–5. Rippe – M. serratus posterior inferior fixiert die unteren 4 Rippen – Mm. pectorales major et minor: Brustkorbhebung – M. erector spinae: streckt den Thorax
Exspiration	
normal	passiv durch Erschlaffung der inspiratorisch tätigen Muskeln und durch das Zusammenziehen der Lunge
vertieft	– Atemhilfsmuskeln (s. S. 169): Mm. intercostales interni, Mm. intercostales intimi, M. transversus thoracis – Weitere Hilfsmuskeln (Bauchmuskeln, die durch Erhöhung des intraabdominellen Drucks den intrathorakalen Druck erhöhen): M. transversus abdominis, Mm. obliqui externi et interni abdominis, M. rectus abdominis, M. iliocostalis lumborum

7.3 Das Herz (Cor)

Lerncoach
Einen ersten Überblick über das Herz gibt Ihnen Abb. 7.4. **Um sich die einzelnen Strukturen einzuprägen, ist es hilfreich, sich den Fluss des Blutes durch das Herz zu verdeutlichen (s. u.).**

7.3.1 Der Überblick

Das Herz (Cor) ist ein muskuläres Hohlorgan und als Pumpe in den großen und kleinen Kreislauf eingeschaltet. Das linke Herz hat die Aufgabe, das sauerstoffreiche Blut im gesamten Körper zu verteilen, das rechte Herz pumpt das sauerstoffarme Blut zur Lunge. Das Herz besteht aus zwei Vorhöfen und zwei Kammern. Die Vorhöfe und die Kammern sind jeweils durch eine Segelklappe voneinander getrennt, die Taschenklappen befinden sich jeweils zwischen der Kammer und dem daraus entspringenden großen Gefäß. Das Herz besitzt außerdem ein eigenes Erregungsbildungs- und Erregungsleitungssystem.

7.3.2 Die Entwicklung (vgl. S. 65)

Das Herz entsteht durch die Verschmelzung der beiden ventralen Aorten im Brustbereich und die Drehung und Faltung dieses primitiven Herzschlauchs. Während der Embryonalentwicklung besteht eine physiologische Verbindung zwischen rechtem und linkem Herzen (Foramen ovale), die sich nach der Geburt bei Umstellung des Kreislaufs verschließt.

7.3.3 Die Funktion

Das Herz wiegt beim Erwachsenen ca. 250 ± 50 g und hat ein Volumen von 700 ± 200 ml bei einer Größe von ungefähr 10 x 12 cm.
Das linke Herz hat die Aufgabe, das sauerstoffreiche Blut im gesamten Körper zu verteilen. Da hierfür ein hoher Druck notwendig ist, der erst an den Arteriolen abfällt, spricht man bis zu dieser Stelle vom Hochdrucksystem.
Das rechte Herz pumpt das sauerstoffarme Blut zur Lunge. Da der Weg sehr kurz ist und dafür wenig Druck benötigt wird, rechnet man diesen Teil auch zum Niederdrucksystem.

MERKE

Alle Gefäße, die vom Herzen weg ziehen, bezeichnet man als Arterien.
Alle Gefäße, die zum Herzen hin ziehen, bezeichnet man als Venen.
Aber:
Sauerstoffreiches Blut bezeichnet man als arteriell, sauerstoffarmes Blut als venös. Deshalb kann im Lungenkreislauf durchaus eine Arterie venöses Blut enthalten (z. B. A. pulmonalis) und eine Vene arterielles Blut (z. B. Vv. pulmonales).

7.3.4 Die Topographie

Das Herz befindet sich im mittleren Mediastinum (s. S. 296), es liegt sozusagen nach links unten „verdreht" im Thorax. Ca. zwei Drittel des Herzens liegen in der linken und nur ein Drittel in der rechten Thoraxhälfte. Die Herzachse zieht von rechts hinten

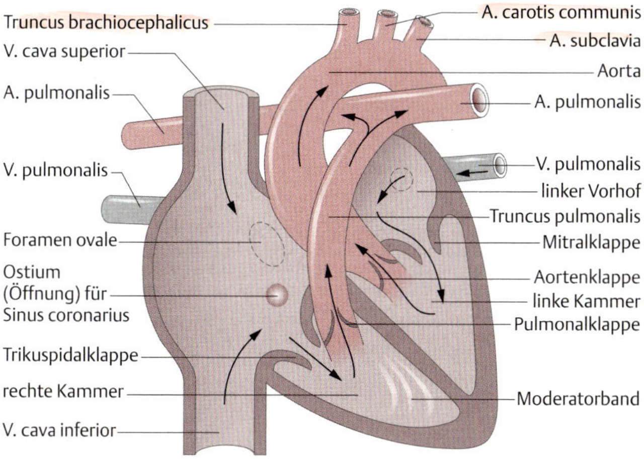

7

Truncus brachiocephalicus
V. cava superior
A. pulmonalis
V. pulmonalis
Foramen ovale
Ostium (Öffnung) für Sinus coronarius
Trikuspidalklappe
rechte Kammer
V. cava inferior

A. carotis communis
A. subclavia
Aorta
A. pulmonalis
V. pulmonalis
linker Vorhof
Truncus pulmonalis
Mitralklappe
Aortenklappe
linke Kammer
Pulmonalklappe
Moderatorband

Abb. 7.4 Strukturen des Herzens im Überblick (eröffnetes Herz von ventral)

oben nach links vorn unten. Folgende Strukturen grenzen an das Herz (**Abb. 7.4**):

- an den **rechten Vorhof** grenzen Mittel- und Unterlappen der rechten Lunge
- an die **linke Kammer** grenzen der Unterlappen der linken Lunge und das Zwerchfell (Facies diaphragmatica des Herzens)
- der **linke Vorhof** ist nur durch den Herzbeutel vom Ösophagus getrennt
- die **rechte Kammer** grenzt an das Sternum (Facies sternocostalis des Herzens).

Die **Herzspitze**, die nach vorn links unten zeigt, wird auch **Apex cordis** genannt, die **Herzbasis**, die hinten rechts oben liegt, nennt man **Basis cordis**.

Klinischer Bezug

Herzdämpfung: Eine im Zeitalter des Ultraschalls etwas veraltete Methode, um die Größe des Herzens zu beurteilen, ist die sog. Perkussion. Hierbei beurteilt man die Veränderung des Klopfschalls bei Beklopfen der Körperoberfläche. Im Bereich des Herzens unterscheidet man zwischen der absoluten und der relativen Herzdämpfung. Im pleurafreien Dreieck ventral des Herzens liegt das Herz direkt unter dem Sternum, der Klopfschall ist in diesem Bereich absolut gedämpft. Nach lateral ragt die Pleura etwas über das Herz hinaus, hier erscheint der Klopfschall nur noch „relativ gedämpft". Im Bereich der Lungen liegt dann ein sog. sonorer Klopfschall vor (es klingt hohl).

7.3.5 Der makroskopische Aufbau

Vorhöfe/Kammern: Das Herz gliedert sich in einen rechten und einen linken Anteil, wobei jeder Teil wiederum aus einem Vorhof (**Atrium**) und einer Kammer (**Ventrikel**) besteht. Die Hohlräume heißen also entsprechend Atrium dexter, Atrium sinister, Ventriculus dexter und Ventriculus sinister.

Trennwände: Die Vorhöfe sind durch das Septum interatriale (Vorhofseptum), die Kammern durch das Septum interventriculare (Kammerseptum) voneinander getrennt. Da die Vorhöfe nicht exakt gleich groß sind, existiert auch noch ein kleines Septum atrioventriculare zwischen dem rechten Vorhof und der linken Kammer.

Klappen: Es gibt Segel- und Taschenklappen. Alle Klappen bestehen aus Endokardduplikaturen (s. S. 284); sie unterscheiden sich durch ihre Form und Befestigung. Die Vorhöfe und die Kammern sind jeweils durch eine Segelklappe voneinander getrennt. Eine Taschenklappe befindet sich jeweils zwischen der Kammer und dem daraus entspringenden großen Gefäß.

Gefäße: Wie bei der Lunge kann man auch beim Herzen Vasa privata für die Eigenversorgung des Herzens (Koronargefäße) und Vasa publica für die Versorgung des ganzen Körpers unterscheiden.

Die sog. **Herzohren** sind Ausstülpungen der Vorhöfe, sie runden die Kontur des Herzens nach ventral ab.

7.3.5.1 Der Weg des Blutes durch das Herz

Das venöse Blut gelangt über die **V. cava superior** und die **V. cava inferior** in den rechten Vorhof. Ebenso münden in den rechten Vorhof die Venen der Herzkranzgefäße, die vorher im Sinus coronarius gesammelt wurden.

Von hier gelangt das Blut durch die Trikuspidalklappe in den rechten Ventrikel und wird von dort durch die Pulmonalklappe in den Truncus pulmonalis gepumpt. Der Truncus pulmonalis teilt sich in die **Aa. pulmonales** dexter et sinister (jeweils eine Arterie), welche das venöse Blut den beiden Lungenflügeln zuführen. In der Lunge wird das Blut mit Sauerstoff angereichert und gelangt dann über die **Vv. pulmonales** dexter et sinister (meist zwei Venen) in den linken Vorhof. Von hier erreicht das Blut durch die Mitralklappe die linke Kammer und wird von dort aus schließlich durch die Aortenklappe in die **Aorta** und damit den Körperkreislauf gepumpt.

MERKE

Die Trikuspidalklappe liegt rechts, ebenso der dreilappige Lungenflügel. Die Bikuspidalklappe liegt links, ebenso der zweilappige Lungenflügel. Das Blut fließt im Herzen immer zuerst durch eine Segelklappe (Trikuspidal- oder Mitralklappe), dann durch eine Taschenklappe (Aorten- oder Pulmonalklappe). Merke also: Segel-Tasche.

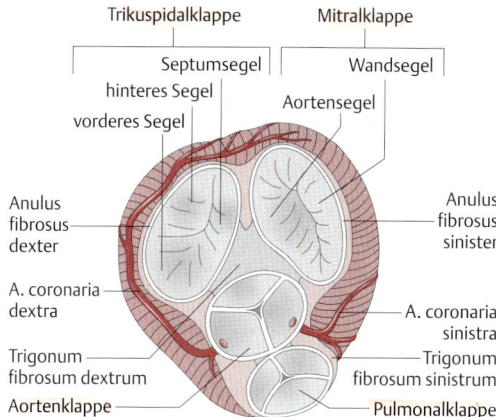

Abb. 7.5 Lage der Herzklappen in der Ventilebene (Querschnitt durch die Herzbasis, Blick von oben auf das Herz)

7.3.5.2 Die Herzklappen

Alle Klappen liegen in einer Ebene, eingebettet in eine Struktur aus Bindegewebe, das sog. Herzskelett. Die Ebene, in der die Klappen liegen, wird auch als **Ventilebene** bezeichnet. Im Herzskelett liegt die Pulmonalklappe am weitesten ventral, die Aortenklappe liegt etwas weiter dorsal, am weitesten hinten dann Trikuspidal- und Mitralklappe (**Abb. 7.5**).

MERKE

Die konkrete anatomische Struktur, die die Klappen umgibt, bezeichnet man als Herzskelett, es markiert also gleichzeitig auch die Vorhof-Kammer-Grenze.

Die Segelklappen

Zu den Segelklappen gehören die **Trikuspidalklappe** mit drei und die **Mitral-** (oder **Bikuspidal)klappe** mit zwei Segeln.

Sie liegen zwischen Vorhöfen und Kammern und haben ihren Ursprung am Anulus fibrosus dexter bzw. sinister. Sie bestehen, wie alle Herzklappen, aus Endokardduplikaturen. Im Unterschied zu den Taschenklappen sind sie jedoch an ihrem freien Rand über Sehnenfäden, sog. **Chordae tendineae**, mit Muskeln (= Mm. papillares), die an der Wand der Kammern entspringen, verbunden (s. **Abb. 7.4**).

MERKE

Die Mm. papillares haben nicht die Aufgabe, die Klappen zu öffnen! Die Klappen werden allein durch den Druck des Blutes, der durch die Kontraktion der Vorhöfe entsteht, aufgedrückt.

Die Mm. papillares verhindern, dass bei der Kammerkontraktion die Segel in die Vorhöfe zurückschlagen und das Blut dorthin zurückströmt.

Die Taschenklappen

Zu den Taschenklappen gehören die **Aorten-** und die **Pulmonalklappe** mit jeweils drei halbmondförmigen Taschen (deshalb auch Semilunarklappen genannt). Sie liegen an den Ausflussbahnen der Kammern, also im Bereich des Abgangs der Aorta und des Truncus pulmonalis. Auch sie bestehen aus Endokardduplikaturen. Sie brauchen schon durch ihre Form, Größe und Anheftung keine Sehnenfäden. Stattdessen sind die Taschen so mit der Umgebung verwachsen, dass dies allein schon ein Zurückschlagen deutlich erschwert. Außerdem haben die Taschen ein kleines Knötchen (sog. Nodulus valvulae semilunaris), das sich beim Schluss der Klappe an den anderen Taschen der Klappe anlegt und somit auch das Zentrum der Klappe abdichtet. Diese Mechanismen reichen aus – zudem muss ja nicht einem durch Kontraktion aufgebautem Druck Widerstand entgegengebracht werden, wie dies bei den Segelklappen der Fall ist. Auf den Taschenklappen lastet nur der hydrostatische Druck, der durch die Flüssigkeitssäule des Blutes gebildet wird.

Da Herzklappen Endokardduplikaturen sind und beim gesunden Herzen immer **kapillarfrei**, reicht das vorbeiströmende Blut zur Versorgung aus.

Die Klappenmechanik während der Herzaktion

Systole: In der Anspannungsphase sind alle Klappen geschlossen, in der Austreibungsphase öffnen sich die Taschenklappen.

Diastole: In der Entspannungsphase sind alle Klappen geschlossen, in der Füllungsphase öffnen sich die Segelklappen.

7

7.3.5.3 Das Herzskelett

Die straffe Bindegewebsschicht, die die Vorhöfe von den Kammern trennt, bezeichnet man als **Herzskelett** (beim Rind befindet sich dort tatsächlich Knochengewebe). Das Herzskelett **verhindert die Erregungsausbreitung** von den Vorhöfen auf die Kammern, die Erregung kann nur über das Atrioventrikularbündel (His-Bündel, s. S. 286) von den Vorhöfen zu den Kammern weitergeleitet werden. Das Herzskelett lässt sich in je einen **Anulus fibrosus** dexter und sinister sowie ein **Trigonum fibrosum** dextrum und sinistrum aufteilen (s. **Abb. 7.4**). Auch die **Pars membranacea** des Kammerseptums zählt man zum Herzskelett. Das Herzskelett umgibt die Klappen und umgreift die Wurzeln von Aorta und Truncus pulmonalis.

7.3.5.4 Die Ventilebene

Da alle Klappen im Herzen im Bereich des Herzskeletts auf einer Ebene liegen, wird diese Ebene als **Ventilebene** bezeichnet. Sie liegt auf Höhe des Sulcus coronarius. Bei der Kammerkontraktion verlagert sich die Ventilebene bzw. die entsprechenden anatomischen Strukturen in Richtung Herzspitze. Da die Ventilebene eine erdachte theoretische Struktur ist, kann man ihr streng genommen keine Funktion zusprechen.

7.3.5.5 Die Binnenstrukturen des Herzens

Im Inneren des Herzens kann man verschiedene Muskelformationen identifizieren (s. **Abb. 7.5**) Im Bereich der Herzohren werden die kammartig gestalteten Muskeln als **Mm. pectinati** bezeichnet. In den Kammern befinden sich sog. **Trabeculae carneae**, makroskopisch sichtbare Muskelbälkchen, sowie die schon erwähnten **Mm. papillares**, die über die Chordae tendineae mit den Segelklappen verbunden sind (s. o.). Im rechten Herzen sind drei Papillarmuskeln mit der Trikuspidalklappe verbunden, in der linken Kammer befinden sich zwei Papillarmuskeln, die mit der Bikuspidalklappe in Verbindung stehen, wobei die Sehnenfäden eines Papillarmuskels zu mehreren Segeln ziehen.
Im rechten Vorhof sind die Valvulae sinus coronarii (Thebesii) und Valvula venae cavae inferiores (Eustachii) ebenso wie die Fossa ovalis, eventuell noch mit einem Foramen ovale als Residuen des fetalen Blutkreislaufs, zu sehen (vgl. S. 69).

In der rechten Kammer befindet sich außerdem die **Crista supraventricularis**, die die Pulmonal- von der Trikuspidalklappe (und somit auch die Einstrom- von der Ausstrombahn) trennt, sowie die **Trabecula septomarginalis (Moderatorband)**. Diese ist ein Muskelstrang, der durch den rechten Kammerschenkel (Tawara-Schenkel, s. u.) aufgeworfen wird. Crista supraventricularis und Trabecula septomarginalis bilden zusammen ein U-förmiges Gebilde, welches das Blut in der Kammer des Niederdrucksystems von der Einstrom- in die Ausstrombahn lenkt.
Die Crista terminalis ist eine Vorwölbung dorsal im rechten Vorhof, entstanden durch die embryologische Verschmelzung von sinus arteriosus und primitivem Atrium.

7.3.5.6 Die Herzohren

Wie in der Übersicht beschrieben, runden die Herzohren die Kontur des Herzens nach ventral ab. Sie ragen nach ventral bis zur Aorta bzw. bis zum Truncus pulmonalis. In ihnen wird das ANP (Atrionatriuretisches Peptid, syn. ANF = Atrionatriuretischer Faktor) produziert, das in der Blutdruckregulation eine Rolle spielt (Produktion u. a. auch in Gehirn, Nebenniere und Niere, s. Lehrbücher der Physiologie).

7.3.6 Der mikroskopische Aufbau

Die Wand des Herzens ist aus mehreren Schichten aufgebaut:
Die innerste Schicht ist das **Endokard**. Es entspricht in Aussehen und Funktion der Intima der Gefäße, d. h. es besteht aus einer einschichtigen Lage von Endothelzellen und einer dünnen Bindegewebsschicht. Das Endokard geht kontinuierlich in die Intima über. Auch die Herzklappen gehen aus dem Endokard hervor. Das subendokardiale Bindegewebe enthält Blutgefäße und Zellen des (autonomen) Erregungsleitungssystems.

MERKE

Es gibt ein subendotheliales und ein subendokardiales Bindegewebe.

Die mittlere Schicht ist das **Myokard**. Es besteht aus einer Sonderform der quergestreiften Muskulatur,

die einzelnen Fasern sind untereinander ge-
flechtförmig vernetzt. Die einzelnen Zellen bilden
ein sog. funktionelles Synzytium, d.h. die Zellen weisen Nexus (Gap junctions) auf, die eine
elektrische und metabolische Kopplung ermöglichen.

Die äußerste Schicht ist das Epikard. Es wird auch
als viszerales Blatt des Herzbeutels bezeichnet
(s. S. 288). Es umhüllt das Herz und unterstützt
durch seine glatte Oberfläche das Gleiten des Herzens im Herzbeutel bei der Herzaktion. Unebenheiten wie Sulci des Herzens werden durch das sub-
epikardiale Bindegewebe, das oft reich an Fettgewebe ist, ausgeglichen.

7.3.7 Die Gefäßversorgung

Da die Wand des Herzens relativ dick ist, reicht das
schnell vorbeiströmende Blut zur Versorgung des
Herzens nicht aus. Für dessen Eigenversorgung
sind also (demnach) die Herzkranzgefäße als Vasa
privata notwendig.

7.3.7.1 Die arterielle Versorgung des Herzens: die Koronararterien

Die beiden Hauptstämme der Herzkranzgefäße entspringen direkt oberhalb der Aortenklappe im Sinus
aortae. Die Herzkranzgefäße füllen sich während
der Diastole passiv durch Rückstau und während
der Systole durch Wirbelbildungen im Sinus aortae.
Die A. coronaria dextra zieht unter dem rechten
Herzohr entlang dem Sulcus coronarius dexter an
die Hinterwand des Herzens und verläuft als
R. interventricularis posterior im Sulcus interventricularis posterior. Sie versorgt die Hinterwand
des Herzens („Facies posterior" und Facies diaphragmatica = Facies inferior) und den hinteren
Teil der Kammerscheidewand. Zusätzlich versorgt
die A. coronaria dextra auch immer den Sinusknoten. Beim sog. Normalversorgungstyp, der bei ca.
70 % der Menschen vorliegt, wird auch der AV-Knoten von der A. coronaria dextra versorgt (Abb. 7.6).
Die A. coronaria sinistra zieht zwischen dem linken
Herzohr und dem Truncus pulmonalis zur Vorderwand des Herzens. Sie teilt sich in einen R. interventricularis anterior, der im Sulcus interventricularis anterior an der Vorderwand bis zur Herzspitze
verläuft (Facies sternocostalis), und einen R. circumflexus, der im Sulcus coronarius sinister zur

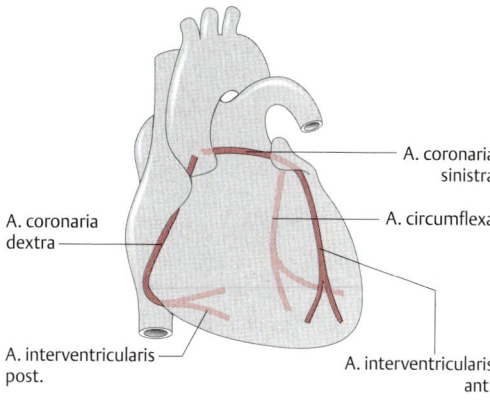

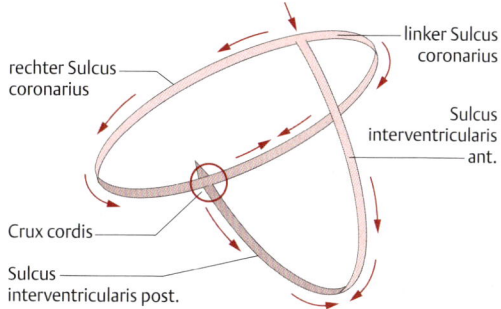

a

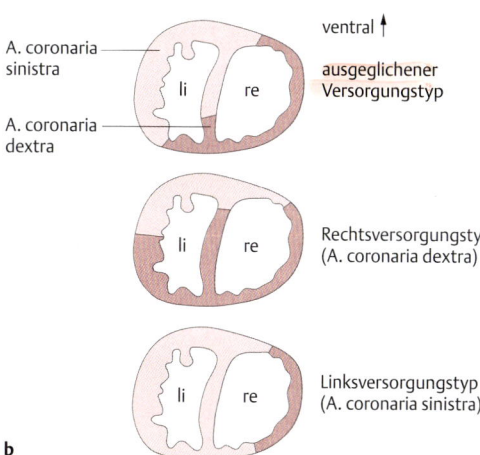

b

Abb. 7.6 (a) Koronararterien und Ringschleifenmodell mit
Crux cordis; (b) Versorgungstypen des Herzens

Seitenwand zieht (Facies pulmonalis sinistra). Sie
versorgt somit die Vorderseitenwand (= linker Vorhof, linke Kammer, Teil der rechten Kammer) und
den vorderen und den mittleren Teil der Kammerscheidewand. Weicht die Gefäßversorgung vom

Normalversorgungstyp ab, so kann es sein, dass der AV-Knoten von der A. coronaria sinistra versorgt wird.

Herzinfarkt: Bei einem Herzinfarkt kommt es zur Nekrose eines umschriebenen Herzmuskelbezirks durch eine mangelhafte Durchblutung, meistens infolge einer Stenose und/oder Thrombose einer oder mehrerer Koronararterien. Bei einem Hinterwandinfarkt ist die A. coronaria dextra verschlossen, dadurch fällt die Gefäßversorgung für den Sinusknoten und beim Normalversorgungstyp auch für den AV-Knoten aus. Aus diesem Grund treten bei einem Hinterwandinfarkt häufig Erregungsleitungsstörungen auf. Bei einem Vorderwandinfarkt ist die A. interventricularis anterior verschlossen, bei einem Seitenwandinfarkt die A. circumflexa. Bei einem Vorderseitenwandinfarkt ist die gesamte A. coronaria sinistra verschlossen, hier wird ein sehr großer Teil des Herzens nicht mehr ausreichend mit Blut versorgt.

Bypass-Chirurgie: Bei einer Durchblutungsstörung des Herzmuskels durch die isolierte Stenose einer Koronararterie kann durch eine Operation Blut aus einer herznahen Arterie in den nicht betroffenen Teil dieser Koronararterie umgeleitet werden (Bypass-Operation). Am häufigsten wird hierzu die A. thoracica interna (frühere Bezeichnung: A. mammaria interna) verwendet. Man spricht vom „Mammaria-interna-Bypass". Das Blut fließt also über die Aorta, A. subclavia und die linke A. thoracica interna, die distal der Engstelle an die entsprechende Koronararterie angeschlossen wird. Die Engstelle kann auch durch künstliche oder zuvor entnommene körpereigene Gefäße überbrückt werden.

7.3.7.2 Der venöse Blutabfluss

Die Herzvenen verlaufen zwar mit den Arterien, werden aber anders benannt. Die **V. cardiaca (cordis) magna** entspricht der A. coronaria sinistra und dem A. interventricularis anterior, sie verläuft im Sulcus interventricularis anterior und sammelt das Blut von ventral. Die **V. cardiaca (cordis) media** entspricht der R. interventricularis posterior,

verläuft im Sulcus interventricularis posterior und nimmt das venöse Blut von dorsal auf. Die **V. cardiaca (cordis) parva** entspricht z. T. der V. coronaria dextra, sie verläuft im rechten Teil des Sulcus coronarius und führt das restliche Blut zurück zum Herzen.

Alle Herzvenen münden im rechten Vorhof des Herzens, zuvor sammeln sie sich im **Sinus coronarius.** Lediglich die sehr kleinen Vv. cardiacae minimae münden direkt in die einzelnen Herzräume.

7.3.8 Die Innervation

Das Herz wird vegetativ von Sympathikus und Parasympathikus innerviert, zusätzlich hat es aber auch ein **autonomes Erregungsleitungssystem**, das aus spezialisierten Muskelzellen besteht (**Abb. 7.7**).

7.3.8.1 Das autonome Erregungsleitungssystem des Herzens

Der Schrittmacher des Herzens, in dem die autonome Erregung beginnt, ist der **Sinusknoten** (Nodus sinuatrialis, Keith-Flack-Knoten). Er besteht aus spezialisierten Muskelzellen, die sich an der Einmündung der V. cava superior befinden. Von dort aus wird die Erregung zum **AV-Knoten** (Nodus atrioventricularis, Aschoff-Tawara-Knoten) weitergeleitet, er liegt oberhalb des Trigonum fibrosum

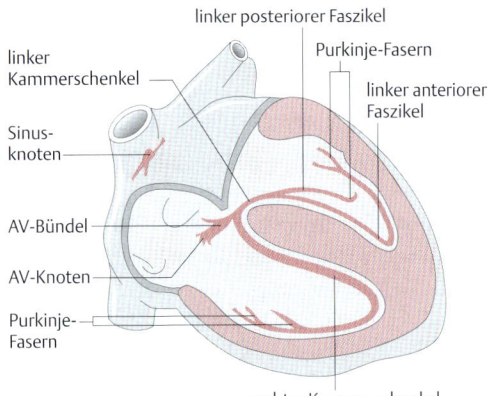

Abb. 7.7 Erregungsleitungs- und Erregungsbildungssystem des Herzens: Der im Sinusknoten gebildete Reiz wird über die Vorhöfe zum AV-Knoten geleitet. Von dort wird er über das AV-Bündel (His-Bündel) und die Kammerschenkel (Tawara-Schenkel) in die Purkinje-Fasern weitergeleitet.

dextrum bzw. unterhalb der Mündung des Sinus coronarius. Durch das Herzskelett gelangt die Erregung über das **AV-Bündel** (His-Bündel) zum Kammerseptum. Im Bereich des Kammerseptums teilt sich das Erregungsleitungssystem in den linken und rechten **Kammerschenkel** (Tawara-Schenkel). Bis zu diesem Punkt liegen die Stationen des Erregungsleitungssystems eher im rechten Herzen. Deshalb muss sich der linke Kammerschenkel zunächst **durch das Kammerseptum** bohren, um in die linke Kammer zu gelangen, während der rechte Kammerschenkel dicht unter der Oberfläche der rechten Kammer verläuft und die Trabecula septomarginalis aufwirft. Die weiteren Aufzweigungen der Kammerschenkel bezeichnet man als **Purkinje-Fasern** (Rr. subendocardiales), sie ziehen in die Arbeitsmuskulatur der Kammern und jeweils auch mit einem Ast in die einzelnen Papillarmuskeln.

MERKE

Das Erregungsleitungssystem des Herzens besteht aus spezifischem Herzmuskelgewebe, nicht aus eingewanderten Nervenzellen.

7.3.8.2 Die vegetative Innervation des Herzens

Die **vegetative Innervation** des Herzens dient der Anpassung der Herzfrequenz an unterschiedliche körperliche Belastungen. Der **Sympathikus** fördert die Kontraktionskraft (**positiv inotrop**) und die Erregungsleitung (**positiv dromotrop**), und er erhöht die Frequenz (**positiv chronotrop**). Der **Parasympathikus** wirkt hemmend auf die Herzaktion (d. h. negativ inotrop, dromotrop, chronotrop).

Die Fasern des Sympathikus und des Parasympathikus vereinigen sich zum **Plexus cardiacus**. Die parasympathischen präganglionären Fasern stammen aus dem N. vagus und dem N. laryngeus recurrens. Die sympathischen Fasern des Plexus stammen aus den drei zervikalen Ganglien (sind also schon postganglionär, vgl. S. 123). Die Äste des Plexus cardiacus ziehen zum Sinus- und zum AV-Knoten. Schmerzen und Dehnungsreize im Bereich des Herzens einschließlich der Gefäße werden von allen Fasern des vegetativen Nervensystems weitergeleitet.

7.3.9 Das Herz im Thorax-Röntgenbild

Im normalen Röntgenbild des Thorax ist der **Herzschatten** zu sehen. Dabei wird die rechte Wand zum größten Teil vom rechten Vorhof gebildet, ein Teil der V. cava superior ist kranial ebenfalls zu sehen. Der linke Herzrand wird kaudal überwiegend von der linken Kammer gebildet, kranial zeigt sich die Verschattung durch das linke Herzohr, die A. pulmonalis und den Aortenbogen. Der Truncus pulmonalis liegt ventral und ist daher nicht zu sehen (**Abb. 7.8**).

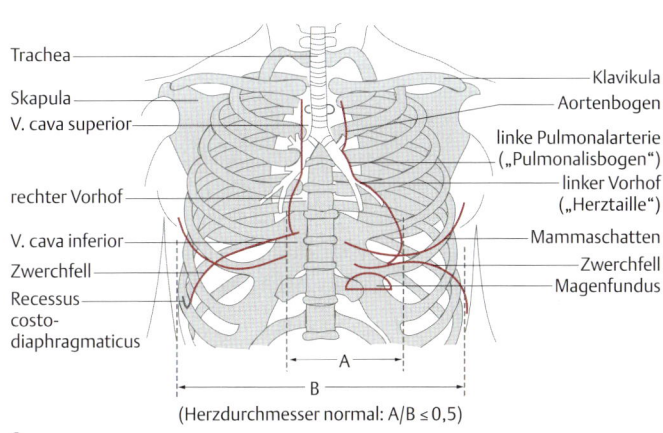
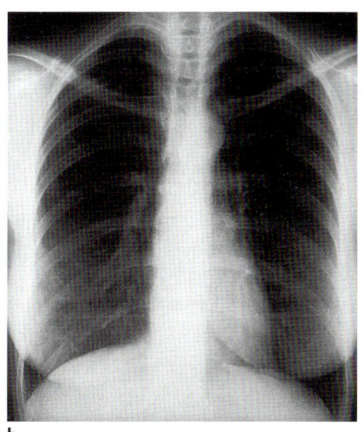

Abb. 7.8 Röntgen-Thorax p. a.

7.3.10 Die Projektionsstellen und die Auskultation des Herzens

Durch Abhören mit dem Stethoskop (Auskultation) lassen sich wichtige Informationen über die Funktion des Herzens und der Herzklappen gewinnen. Die optimalen Auskultationsstellen für die Herzklappen sind in **Tab. 7.3** und **Abb. 7.9** aufgeführt. Der Punkt, an dem man alle Klappen nahezu gleich laut hört, wird als Erb-Punkt bezeichnet. (Vorsicht: einen Erb-Punkt gibt es auch als Punctum nervosum am Hals, s. S. 122)

Liegt eine **Klappenstenose** vor, kann sich die Klappe nicht weit genug öffnen. Damit das Blut trotzdem die Engstelle passieren kann, muss vor der Klappe ein höherer Druck aufgebaut werden. Die Passage des Blutes durch die Engstelle kann man beim Auskultieren hören (Turbulenzen).

Bei einer **Klappeninsuffizienz** schließt die Klappe nicht mehr richtig, sodass das Blut zwischen den einzelnen Räumen (Vorhof – Kammer oder Kammer – Gefäß) pendelt. Es verursacht damit eine Volumenbelastung. Das Fließen des Blutes, nachdem die Klappe eigentlich schon geschlossen sein sollte, kann man ebenfalls hören (Turbulenzen).

 Check-up

✔ Spielen Sie eine Systole und eine Diastole durch – welche Klappe öffnet sich wann, welcher Hohlraum wird wie und wann gefüllt?

✔ Überlegen Sie, was beim Verschluss welcher Koronararterie geschieht. Denken Sie dabei auch an die Durchblutung des Erregungsleitungssystems, z. B. AV-Knoten.

✔ Versuchen Sie ein Röntgenbild selbst zu beschriften (Abb. 7.8) und dabei die Herzkonturen zu bezeichnen.

7.4 Das Perikard

 Lerncoach

Vielen Studenten bereitet insbesondere die Vorstellung der Umschlagfalten des Herzbeutels Schwierigkeiten, deshalb ist dies der Schwerpunkt des folgenden Kapitels.

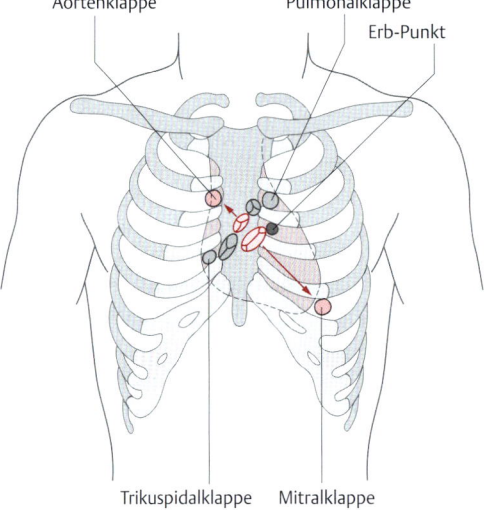

7.4.1 Der Überblick

Der Herzbeutel (Perikard) umgibt das Herz und bildet die Perikardhöhle (Cavitas pericardiaca). Es besteht aus dem äußeren Pericardium fibrosum und dem inneren Pericardium serosum. Das Pericardium serosum bildet ein geschlossenes System mit einem parietalen und viszeralen Blatt.

Abb. 7.9 Herzklappen und Auskultationsstellen

7.4.2 Die Entwicklung

Der Herzbeutel ist der Rest einer ursprünglichen Körperhöhle, die durch Faltenbildung (→ Zwerchfell) eine Brust- und Bauchhöhle bildet, wobei erstere nochmals für Herz und Lunge unterteilt wird (vgl. S. 65). Der primitive Herzschlauch (Endokardschlauch) wird von Mesoderm bedeckt, das sich zum Myokard weiterentwickelt. Durch diese Ver-

Tabelle 7.3

Auskultationsstellen

Klappe	anatomische Projektion	Auskultationsstelle
Aortenklappe	3. ICR links vom Sternum	2. ICR rechts parasternal
Pulmonalklappe	3. Rippe links vom Sternum	2. ICR links parasternal
Trikuspidalklappe	5. Rippenknorpel rechts am Sternum	4. ICR rechts parasternal
Mitralklappe	Ansatz der 4. linken Rippe am Sternum	4. oder 5. ICR links parasternal bis MCL
Erb-Punkt		3. ICR links parasternal

ICR = Interkostalraum; MCL = Medioklavikularlinie

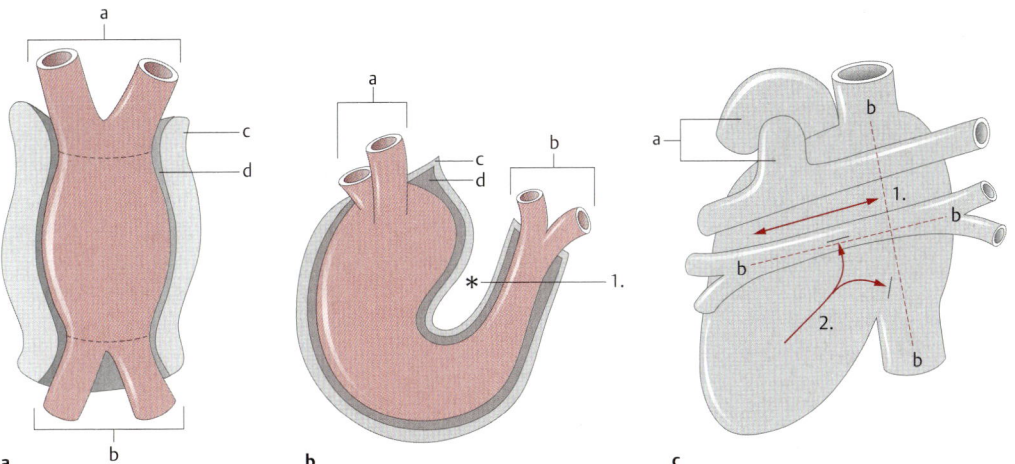

Abb. 7.10 a: Entstehung des Herzbeutels und Lage der Sinus, wobei a = Truncus arteriosus (Aorta und Truncus pulmonalis); Porta arteriosa; b = Sinus venosus (V. cava, Pulmonalvenen); Porta venosa; c = Lamina parietalis, verwachsen mit fibrösem Perikard; d = Lamina visceralis (dazwischen die Cavitas pericardialis) 1 = Sinus transversus, 2 = Sinus obliquus sind. a: embryonale, X-förmige Struktur, **b:** Entstehung des Sinus transversus, **c:** Sinus transversus und Sinus obliquus am „fertigen" Herzen. Die T-förmige Struktur der Porta venosa erscheint hier gestrichelt (Ansicht von dorsal)

größerung wird die Perikardhöhle immer kleiner, bis sich beide Blätter berühren. Die Höhle wird nicht ausgefüllt, sondern eingedellt, wodurch auch das Herz vorübergehend ein „Meso" bekommt.

Anfangs ist das Herz noch eine X-förmige Struktur mit 2 oberen und 2 unteren Strombahnen. Durch die Faltung des primitiven Herzschlauchs bis zur Entstehung des fertigen Herzens entstehen die Umschlagfalten des Herzbeutels (s. **Abb. 7.10**).

7.4.3 Die Funktion

Das Perikard umhüllt das Herz sowie die Gefäße, die in das Herz münden oder vom Herzen wegziehen. Seine Aufgabe besteht zum einen darin, dem Herzen das reibungsarme Gleiten zu ermöglichen, zum anderen soll es eine Überdehnung des Herzmuskels verhindern. Eine weitere Aufgabe des Perikards ist auch die Sekretion und Resorption von Flüssigkeit (in der Cavitas pericardialis befindet sich immer eine kleine Menge Flüssigkeit). Außerdem können auch größere Mengen Flüssigkeit resorbiert werden.

Klinischer Bezug

Herzbeuteltamponade: Sammelt sich Blut oder Flüssigkeit im Herzbeutel, so wird diesem seine Zugfestigkeit relativ schnell zum Verhängnis. Der Herzbeutel gibt kaum nach und die Flüssigkeit komprimiert das Herz. Da der Druck der in das Herz mündenden Venen sehr gering ist, werden die Vorhöfe schon ab einer Flüssigkeitsmenge ab 300 ml so stark komprimiert, dass das Herz nicht mehr suffizient arbeiten kann. Die Flüssigkeit muss dann so schnell wie möglich abpunktiert werden.

Perikarditis: Unter einer Perikarditis versteht man eine Entzündung des Herzbeutels, die verschiedenste Ursachen haben kann. Häufig ist ein viraler oder bakterieller Infekt der Auslöser, der durch hämatogene oder lymphogene Streuung auch das Perikard befällt. Oft sind aber schon entzündliche Begleitreaktionen ausreichend (z. B. bei Herzinfarkt). Die Patienten klagen vor allem über atemabhängige retrosternale Schmerzen. Die Entzündung kann einen Erguss verursachen, dieser kann wiederum zu einer Herzbeuteltamponade führen (s. o.). Durch die Entzündung kann es auch zu einer Verklebung der Perikardblätter kommen, evtl. tritt eine narbige Konstriktion des Perikards auf (Pericarditis constrictiva). Bei zusätzlichen Kalkeinlagerungen in den Herzbeutel spricht man vom sog. Panzerherz (Pericarditis calcarea).

7.4.4 Die Topographie

Das Perikard umgibt das Herz und liegt im mittleren (unteren) Mediastinum (s. S. 296). Es reicht nach kranial bis zum Ansatz der 2. Rippe am Sternum, kaudal ist es im Laufe der embryonalen Entwicklung mit dem Centrum tendineum des Zwerchfells verwachsen. Ventral grenzt das Perikard an das Sternum (ist mit diesem aber *nicht* verwachsen), dorsal grenzt es direkt an den Ösophagus. Lateral grenzen an den Herzbeutel die Lungen, zwischen Herzbeutel und Lungen ziehen der N. phrenicus sowie die A. und V. pericardiacophrenica (Äste der A. und V. thoracica interna) entlang.

7.4.5 Der makroskopische Aufbau

Generell kann man das Perikard in zwei Bereiche unterteilen: in den fibrösen, ganz außen gelegenen Teil (Pericardium fibrosum aus kollagenem Bindegewebe, um die Überdehnung des Herzens zu verhindern) und den serösen, zwischen Herz und fibrösem Perikard gelegenen Teil (Pericardium serosum).

Das Pericardium serosum wird, wie alle serösen Häute, in zwei weitere Bereiche unterteilt:

- Lamina visceralis: das dem Herzen direkt anliegende Blatt (Epikard), das die Oberfläche des Herzens als eine Art glättender Bezug überzieht
- Lamina parietalis: fest mit dem Pericardium fibrosum verwachsen, gibt ein Transsudat ab. Das Transsudat befindet sich im Spalt zwischen dem viszeralen und dem parietalen Blatt des serösen Perikards (Cavitas pericardialis) und ermöglicht ein reibungsarmes Gleiten des Herzens (bei Kontraktion und Entspannung) im Herzbeutel.

Im Bereich der Gefäßstämme liegt die Umschlagfalte vom viszeralen auf das parietale Blatt. Zu Beginn der Herzentwicklung liegt der primitive Herzschlauch als X-förmige Struktur vor (Abb. 7.10). Aus dem kranialen Teil entstehen die arteriellen Gefäße (Porta arteriosa), die Umschlagfalte an Aorta und Truncus pulmonalis. Aus dem kaudalen Anteil entstehen die venösen Gefäße (Porta venosa) mit Umschlagfalte. Durch den späteren Verlauf der V. cava superior und inferior und der Vv. pulmonales hat diese Umschlagsfalte am fertig ausgebildeten Herzen einen T-förmigen Verlauf.

Zwischen den Umschlagfalten an der Porta arteriosa und der Porta venosa sowie dem restlichen Herzbeutel entstehen Spalträume, sog. Sinus, die am präparierten Herzen auch sondiert werden können. Der Sinus transversus pericardii entsteht beim Umlagern der kaudalen Anteile des embryonalen Herzens nach dorso-kranial. Er verläuft zwischen den Vv. und den Aa. pulmonales und trennt somit die Porta venosa von der Porta arteriosa.

Der Sinus obliquus pericardii entsteht durch die weitere Entwicklung der Venen im Bereich der Porta venosa. Er liegt zwischen den rechten und den linken Vv. pulmonales. Er grenzt an die Lungenvenen, an die V. cava inferior, an das Perikard und an den linken Vorhof.

7.4.6 Der mikroskopische Aufbau

Das Perikard ist eine Serosa, der histologische Aufbau ähnelt der Pleura (s. S. 280). Das viszerale und das parietale Blatt des Pericardium serosum bestehen aus einem einschichtigen Plattenepithel mit subepithelialem Bindegewebe. Unter dieser Schicht des Epikards liegt die sog. Tela subserosa, eine Bindegewebsschicht. In ihr verlaufen Nerven, Lymph- und Blutgefäße sowie Fettzellen, deren Aufgabe es ist, die Herzoberfläche zu glätten (um ein besseres Gleiten im Herzbeutel zu ermöglichen) und abzupolstern.

Das Pericardium fibrosum besteht überwiegend aus kollagenem Bindegewebe und wirkt somit einer Überdehnung des Herzens entgegen.

7.4.7 Die Gefäßversorgung

In enger topographischer Beziehung zum Perikard liegt ventral die A. thoracica interna, die die A. pericardiacophrenica abgibt. Dorsal verläuft die Aorta thoracica, aus der die Rr. pericardiaci entspringen. Der Blutabfluss erfolgt nach ventral über die V. thoracica interna (zunächst in die V. brachiocephalica), nach dorsal in die V. azygos und dann in die V. cava superior.

7.4.8 Die Innervation

Das Perikard wird sensibel vom R. pericardiacus des N. phrenicus versorgt. Ansonsten erfolgt die Innervation sympathisch durch Äste aus dem Grenzstrang und parasympathisch von Ästen des N. vagus.

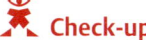 **Check-up**

✔ Überlegen Sie noch einmal, wo die beiden Sinus des Herzbeutels zu finden sind und welche Strukturen diese begrenzen.

7.5 Der Ösophagus

 Lerncoach

Achten Sie beim Lernen des folgenden Kapitels vor allem auf die Gefäßversorgung inklusive des venösen Abflusses am Ösophagus. Dies ist klinisch bei bestimmten Erkrankungen (z. B. Leberzirrhose, s. S. 415) wichtig.

7.5.1 Der Überblick

Der Ösophagus (Speiseröhre) ist ein ca. 25–30 cm langer Muskelschlauch, der am Hals beginnt und durch den Thorax in die Bauchhöhle zum Magen zieht. Er verbindet die Mundhöhle mit dem Rest des Verdauungstrakts und wird in drei Abschnitte unterteilt: Pars cervicalis, Pars thoracica und Pars abdominalis. In der Pars cervicalis befindet sich die obere Ösophagusenge, in der Pars abdominalis die untere Ösophagusenge, die den Reflux von Magensaft verhindert.

7.5.2 Die Entwicklung (vgl. S. 71)

Wie auch der Pharynx, der Magen und der proximale Teil des Duodenums entsteht der Ösophagus aus dem Vorderdarm, einem Teil des primitiven Darmkanals.

7.5.3 Die Funktion

Die Funktion des Ösophagus besteht ausschließlich im Transport der Nahrung vom Pharynx in den Magen.

7.5.4 Die Topographie

Der Ösophagus beginnt auf Höhe des 6.–7. Halswirbels im Anschluss an den Pharynx (etwa auf Höhe des Ringknorpels des Kehlkopfes, s. S. 145) mit dem sog. Ösophagusmund. Von dort zieht er dorsal der Trachea und ventral der Wirbelsäule in den Thorax, genauer gesagt, in das obere Mediastinum, wo er zwischen dem mittleren und tiefen Blatt der Halsfaszie liegt (s. S. 102).

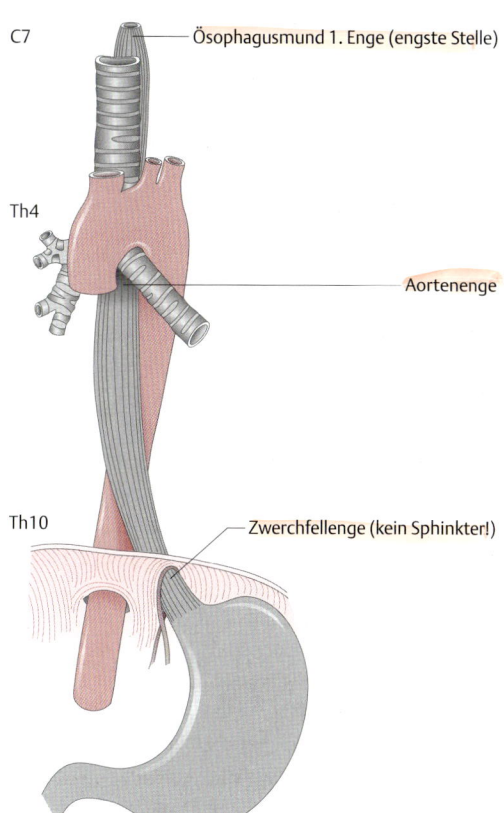

Abb. 7.11 Verlauf des Ösophagus und seine Engen

In der Rinne zwischen Trachea und Ösophagus verläuft rechts und links je ein **N. laryngeus recurrens** (Ast des N. vagus). Auf der Höhe von **Th4**, an der Bifurcatio tracheae, lagert sich dann die **Aorta** descendens von links an den Ösophagus an, der Ösophagus verschiebt sich ebenfalls etwas nach links (s. **Abb. 7.11**).

Er verläuft dann weiter durch das **hintere Mediastinum** (s. S. 296), wobei die Aorta thoracica dem Ösophagus von links anliegt. Rechts grenzt er an die rechte Lunge, ventral wird der **linke Vorhof** nur durch das Perikard vom Ösophagus getrennt. Dorsal befindet sich weiterhin die Wirbelsäule. In diesem Bereich wird der Ösophagus bereits vom **N. vagus** begleitet. Im weiteren Verlauf kreuzt die Aorta kurz vor dem Durchtritt durch das Zwerchfell dorsal des Ösophagus auf dessen linke Seite. Der Ösophagus zieht dann bei **Th10** gemeinsam mit den Trunci vagales anterior et posterior sowie mit dem R. phrenicoabdominalis sinister des N. phrenicus durch den **Hiatus oesophageus** des Zwerchfells. Er zieht am linken Leberlappen entlang nach kaudal und mündet schließlich **auf Höhe von Th11** in die Kardia des Magens (s. S. 310).

Klinischer Bezug

Hiatushernie: Ist der Hiatus oesophageus zu weit, kann die enorme Längsspannung des Ösophagus dazu führen, dass Teile des Magens in den Thorax gezogen werden. Liegt der größte Teil des Magens im Thorax, so spricht man von einem Thoraxmagen. Die Patienten klagen dann häufig über vermehrtes Sodbrennen, da der Verschlussmechanismus des Ösophagus nicht mehr richtig funktioniert und Magensäure in den Ösophagus fließt, sowie über retrosternale Beschwerden. Bei längerem Bestehen kann eine Refluxösophagitis darüber hinaus zu Schleimhautveränderungen des Ösophagus führen mit der Gefahr der Entwicklung von Stenosen oder Karzinomen.

7.5.5 Der makroskopische Aufbau

Die Länge des Ösophagus beträgt 25–30 cm. Er kann makroskopisch in drei Teile gegliedert werden:

- **Pars cervicalis:** Der „Halsteil" des Ösophagus ist ca. 7–8 cm lang. Er beginnt am Ösophagusmund und endet am Eintritt des Ösophagus in die obere Thoraxapertur auf Höhe des Oberrandes des Sternums.
- **Pars thoracica:** Im Brustbereich verläuft der Ösophagus vom oberen in das hintere untere Mediastinum (s. S. 296). Er verlässt den Brustbereich durch den Hiatus oesophageus im Zwerchfell (s. S. 170). Die Pars thoracica ist ca. 16 cm lang und hat oberhalb des Zwerchfells eine physiologische Erweiterung, die sog. Ampulla epiphrenica. Mit diesem Begriff wird eine nach dem Schluckakt röntgenologisch sichtbare ampulläre Figur bezeichnet. In Höhe des 11. Brustwirbels geht die Pars thoracica über in die Pars abdominalis.
- **Pars abdominalis:** ca. 1–2 cm kaudal des Zwerchfells mündet der Ösophagus in den Magen. Er liegt dort, wie auch der Magen, intrape-

ritoneal. Der Winkel, in dem der Ösophagus in den Magen einmündet, wird auch als **His-Winkel** bezeichnet. Beim Erwachsenen beträgt er ca. 55°.

7.5.5.1 Die Ösophagusengen

Der Ösophagus hat in seinem Verlauf drei physiologische Engen (**Abb. 7.11**):

- Die **erste** und engste Stelle liegt auf Höhe von C6–C7 am **Ösophagusmund** (Constrictio pharyngooesophagealis). Der Durchmesser beträgt hier nur ca. 1,5 cm. An dieser Stelle üben M. constrictor pharyngis inferior und die zirkulären Ösophagusmuskeln eine Sphinkterwirkung aus. Unterstützt werden sie dabei durch die submukösen Venenplexus.
- Die **zweite** Enge heißt auch **Aortenenge** (Constrictio bronchoaortica). Sie liegt auf Höhe von Th3–Th4. Hier drücken von links sowohl der **Aortenbogen** als auch der **linke Hauptbronchus** gegen den Ösophagus. Sowohl die Pleura als auch der Hauptbronchus sind über glatte Muskelfasern (M. pleurooesophageus bzw. M. bronchooesophageus) mit dem Ösophagus verbunden. Eine besondere Funktion haben diese Muskelfasern nicht, sie sind auch nicht ursächlich an der Bildung der 2. Enge beteiligt.
- Die **dritte** Enge ist die **Zwerchfellenge** in Höhe von Th10/Th11 (Constrictio phrenica oder Constrictio diaphragmatica). Im Bereich des Hiatus oesophageus legt sich das Zwerchfell **schlaufenförmig** um den Ösophagus (kein Sphinkter!). Durch den Muskeltonus des Diaphragmas wird der Ösophagus bei seinem Durchtritt durch das Zwerchfell eingeengt. Hier ist das Lumen in Ruhe geschlossen. Am Hiatus oesophageus ziehen auch lockere Bindegewebsfasern zum Ösophagus. Diese haben jedoch so viel Spiel, dass sie den Ösophagus dort weder richtig befestigen noch einengen, sie sind also an der Bildung der Enge nicht beteiligt.

Die erste Enge ist auch die schmalste Enge. Dies ist durchaus sinnvoll: versucht man, einen großen Bissen hinunterzuschlucken, ist es wichtig, rasch festzustellen, dass er zu groß ist.

Ein echter Sphinkter kommt im Ösophagus nicht vor. Trotzdem ist es möglich, kopfüber zu trinken, außerdem läuft auch in Kopftieflage kein Mageninhalt nach kranial. Dies hat mehrere Gründe: Der Ösophagus steht unter einer starken Längsspannung, die Nahrung wird durch wellenartige Kontraktionen nach distal befördert. Desweiteren ist die Muskulatur im distalen Bereich des Ösophagus sowohl gitterartig als auch schraubenförmig angeordnet. Dies führt bei zunehmender Spannung und Kontraktion der Muskulatur zu einer Verengung des Lumens, man spricht hier auch von einem sog. funktionellen Sphinkter. Außerdem verhindert der im Vergleich zum abdominellen Druck erhöhte thorakale Druck in Ruhelage ein Zurückfließen des Mageninhalts.

MERKE

Der Ösophagus ist 25–30 cm lang. Damit hat er etwa dieselbe Länge wie das Duodenum. Die zum Magen hin- und die vom Magen wegführende Struktur sind also ungefähr gleich lang (Abstand Mageneingang zur Zahnreihe ca. 40 cm).

7.5.6 Der mikroskopische Aufbau

Der Ösophagus zeigt die **für den Verdauungskanal typische Schichtung** in Tunica mucosa, Tela submucosa, Tunica muscularis und Tunica adventitia. Die zum Lumen hin gerichtete Schicht ist die **Tunica mucosa**. Sie besteht zum einem aus einem Epithel (Lamina epithelialis), aus einer Lamina propria (mit lockerem Bindegewebe) sowie aus einer Lamina muscularis mucosae. Im Ösophagus ist das Epithel ein **mehrschichtig unverhorntes** Plattenepithel, im restlichen Verdauungstrakt ist es einschichtig hochprismatisch (s. S. 310).
Die nächste Schicht ist die **Tela submucosa**. Sie enthält Nerven, Blutgefäße und **muköse Drüsen** (Glandulae oesophageales). Im Bereich der ersten und der dritten Ösophagusenge liegt ein Venenplexus dicht unter der Schleimhaut. Im Ruhezustand wölbt er die Wand so weit vor, dass das Lumen nahezu vollständig verschlossen ist. Die Tela submucosa enthält auch im Ösophagus (wie im restlichen Verdauungstrakt) den Plexus submucosus (Meißner), der überwiegend für die Drüseninnervation zuständig ist (s. S. 419).

Die darauf folgende Schicht ist die **Tunica muscularis**. Sie enthält eine innere Ring- und eine äußere Längsmuskelschicht in Schraubenform. Im Gegensatz zum restlichen Verdauungstrakt ist die Muskulatur **im oberen Drittel quer gestreift** (aber nicht willkürlich kontrahierbar), im mittleren Drittel befindet sich eine Übergangszone und im unteren Drittel glatte Muskulatur. In der Tunica muscularis liegt auch im Ösophagus der Plexus myentericus (Auerbach), der überwiegend die Peristaltik steuert.
Nach außen schließt sich im Hals- und Brustteil eine **Tunica adventitia** aus Bindegewebe an, die das Organ mit der Umgebung verbindet. Im Bauchbereich ist der Ösophagus als intraperitoneal liegendes Organ von einer Serosa, dem Peritoneum, umgeben.
Da die verschiebliche Schleimhaut des Ösophagus mehrere Längsfalten bildet, sieht man auf Querschnitten ein **sternförmiges Lumen**.

7.5.7 Die Gefäßversorgung

Der Ösophagus beginnt auf Höhe von C6–C7. Dort liegen auch der Kehlkopf, die Schilddrüse und der Beginn der Trachea. Aufgrund dieser engen topographischen Beziehung werden diese Organe auch ähnlich inneviert und von Gefäßen versorgt.

Die Etagen des Ösophagus werden auch von verschiedenen Gefäßen versorgt:
- In der Pars cervicalis versorgt den Ösophagus die **A. thyroidea inferior** (Ast des Truncus thyrocervicalis aus der A. subclavia, s. S. 108). Der Blutabfluss erfolgt dementsprechend über die Vv. thyroideae inferiores.
- In der Pars thoracica erfolgt die arterielle Versorgung überwiegend über **Rr. oesophageales** aus der Aorta thoracica, der Blutabfluss erfolgt über V. azygos und V. hemiazygos in die **V. cava superior.**
- In der Pars abdominalis erhält der Ösophagus das arterielle Blut sowohl über die **A. gastrica sinistra** (die auch einen Teil der kleinen Kurvatur des Magens versorgt) als auch über die **A. phrenica inferior** (die als erster paariger Abgang der Aorta abdominalis von kaudal her das Zwerch-

7

fell versorgt). Der Blutabfluss erfolgt über die V. gastrica sinistra, die in die **V. portae** mündet.

Klinischer Bezug

Ösophagusvarizen: Im Bereich des Ösophagus befindet sich eine sog. portokavale Anastomose (s. S. 415). Tritt nun eine Stauung bzw. eine Druckerhöhung im Bereich der V. portae auf, z. B. da aufgrund einer Leberzirrhose die Passage des Blutes durch die Leber erschwert ist, so wird das Blut die Leber umgehen. Es fließt dann beispielsweise über den Ösophagus in die V. cava superior anstatt in die V. portae ab. Da die Venen im Ösophagus nicht für ein solches Volumen und einen solchen Druck ausgelegt sind, sacken sie aus (ähnlich wie Krampfadern am Bein). Insbesondere im Bereich der 3. Enge, wo die Venen sowieso schon dicht unter dem Epithel liegen, kann dies gefährlich werden: Leidet der Patient zusätzlich unter einer Refluxösophagitis (durch Rückfluss von saurem Mageninhalt in die Speiseröhre), kann dies zu einer schweren Blutung aus diesen Venen führen. Lebensgefährlich werden diese Blutungen auch durch weitere Faktoren, wie z. B. Fibrinogenmangel, der mit dem zugrunde liegenden Leberschaden zusammenhängt.

MERKE

Da ein Teil des venösen Blutes in die V. cava superior abfließt, während ein anderer Teil in die V. portae mündet, liegt im Ösophagus eine portokavale Anastomose vor (vgl. S. 415).

7.5.8 Die Innervation

Wie alle inneren Organe wird der Ösophagus sympathisch und parasympathisch versorgt. Die **parasympathische Innervation** erfolgt im Halsbereich durch den **N. laryngeus recurrens**, im Brustbereich direkt durch den **N. vagus**.

Die **sympathischen Fasern** stammen aus dem **Ganglion stellatum** (s. S. 125) sowie aus dem Plexus aorticus thoracicus. Der Parasympathikus bildet einen **Plexus oesophageus** um den Ösophagus herum, dem sich der Sympathikus anlagert.

Der N. vagus beschleunigt, der Sympathikus hemmt die Peristaltik.

 Check-up

✔ Machen Sie sich die Abschnitte und physiologischen Engen des Ösophagus noch einmal klar.

✔ Wiederholen Sie, wie der venöse Blutabfluss am Ösophagus erfolgt und welche Besonderheit dabei besteht.

7.6 Der Thymus

 Lerncoach

Da der Thymus ein Organ ist, das sich im Laufe der Entwicklung zurückbildet, ist er im Kapitel Brustsitus sicherlich das am seltensten gefragte Organ. Am häufigsten werden Fragen zur Histologie gestellt.

7.6.1 Der Überblick

Der Thymus (Bries) liegt hinter dem Manubrium sterni im oberen Mediastinum. Er besteht aus zwei unterschiedlich großen Lappen, dem Lobus dexter und Lobus sinister. Beim Neugeborenen ist der Thymus noch relativ groß, er vergrößert sich bis zur Pubertät und bildet sich dann zurück. Beim Erwachsenen findet sich ein Thymusrestkörper.

7.6.2 Die Entwicklung

Der Thymus entsteht aus der 3. Schlundtasche (s. S. 62). Im Laufe der Entwicklung wandern Stammzellen von Lymphozyten aus dem Dottersack in den Thymus. Dort differenzieren sich die Stammzellen weiter zu Lymphozyten und werden zu T-Lymphozyten geprägt (die B-Lymphozyten stammen aus dem Knochenmark und werden dort geprägt).

7.6.3 Die Funktion

Der Thymus ist ein **primäres Immunorgan**. Er ist für die **Prägung der T-Lymphozyten** (die etwa 80 % der Lymphozyten im Blut ausmachen) zuständig. Die Prägung erfolgt unter anderem durch den Einfluss verschiedener Wachstumsfaktoren wie Thymopoetin und Interleukin-2 (vgl. Lehrbücher der Physiologie). Während des Prägungsvorgangs wandern die Lymphozyten von der Rinde ins Mark. Nach erfolgter Prägung besiedeln sie die sekundären Immunorgane (Milz, Lymphknoten, Lymphfollikel im Darm) und bilden dort die sog. T-Zell-Region. Ein Teil der T-Zellen geht jedoch noch in der Thymusrinde zugrunde und wird dort von Makrophagen abgebaut.

Desweiteren bildet der Thymus Hormone, insbesondere das Thymopoetin (s. o.). Es spielt eine wichtige Rolle bei der Ausbildung des Immunsystems. Fehlt es, entwickelt sich ein Immundefekt.

7.6.4 Die Topographie

Die größte Ausdehnung hat der Thymus beim **Kleinkind**. Er liegt überwiegend im oberen Mediastinum, reicht aber kranial gelegentlich bis zur Schilddrüse, kaudal besteht eine enge topographische Beziehung zum Herzbeutel. Ventral grenzt der Thymus an das Sternum, dorsal lagert er sich an die V. cava superior, die Vv. brachiocephalicae sowie an den Aortenbogen an. Lateral grenzt er an die Pars mediastinalis der Pleura.

Der Thymus behält seine absolute Größe (mit einem Organgewicht von ca. 40 g) bis zur Pubertät (im Verhältnis zum weiter wachsenden Körper wird er, relativ gesehen, bereits kleiner).

Nach der Pubertät beginnt die Degeneration des Thymus: er verfettet und bildet den **Thymusrestkörper** (bei einem Zwanzigjährigen besteht er bereits jeweils zur Hälfte aus Thymus- und Fettgewebe). Im Laufe des Lebens geht der Anteil des Thymusgewebes noch weiter zurück, der retrosternale Fettkörper sinkt noch etwas nach kaudal ab und ist makroskopisch nur noch schlecht von der Umgebung zu unterscheiden.

7.6.5 Der makroskopische Aufbau

Der Thymus hat eine bindegewebige **Kapsel**. Er besteht aus **zwei** asymmetrischen **Lappen**, die sich in weitere kleinere, unvollständig abgegrenzte Läppchen teilen. Am aufgeschnittenen Thymus kann man Rinde und Mark in den einzelnen Läppchen unterscheiden.

7.6.6 Der mikroskopische Aufbau

Der Thymus ist von einer Kapsel aus **kollagenhaltigem** Bindegewebe umgeben. Von dieser Kapsel ausgehend, ziehen Bindegewebssepten in den Thymus und führen so zu einer unvollständigen Teilung in Läppchen. Sowohl die **Rinde** als auch das **Mark** bestehen überwiegend aus einem Netz aus retikulärem Bindegewebe. In diesem Netz befinden sich die T-Lymphozyten. Da sie in der Rinde zahl-

reicher als im Mark vorliegen, erscheint die Rinde im histologischen Präparat dunkler als das Mark. Zusätzlich kommen in der Markzone des Thymus noch die zwiebelschalenartigen **Hassall-Körperchen** vor. Ihre Funktion und Entstehung konnte bisher nur unzureichend geklärt werden.

Sie können den Thymus beim Neugeborenen und Jugendlichen an der Läppchengliederung, der dunklen Rinde und dem hellen Mark sowie den Hassall-Körperchen im Mark erkennen. Beim adulten Thymus finden sich große Mengen an Fettgewebe und große Hassall-Körperchen. Mark und Rinde sind kaum noch zu unterscheiden.

7.6.7 Die Gefäßversorgung

Aufgrund seiner Lage wird der Thymus überwiegend durch die **A. thoracica interna** versorgt, gelegentlich ziehen auch Äste von der Aorta thoracica zum Thymus.

Der Blutabfluss erfolgt direkt in die **Vv. brachiocephalicae**.

7.6.8 Die Innervation

Die parasympathische Innervation erfolgt durch Äste des N. vagus, die sympathische Innervation durch Äste des Grenzstrangs.

Klinischer Bezug

Thymom: Unter einem Thymom versteht man einen Tumor der Thymusdrüse. Dieser kann gut- oder bösartig sein, in letzterem Fall spricht man von einem malignen Thymom oder einem Thymuskarzinom. Viele Patienten sind lange Zeit asymptomatisch; Beschwerden können infolge von Kompression der benachbarten Organe, in erster Linie von Trachea und Ösophagus, entstehen. Hinweise auf ein Thymom können sich dann z. B. in der Röntgen-Thoraxaufnahme ergeben. Zur Unterscheidung zwischen gutartigen und bösartigen Tumoren ist immer die Entnahme eine Gewebeprobe und deren feingewebliche Untersuchung nötig. Die Therapie der Wahl besteht in der operativen Entfernung des Tumors. Bei bösartigen Thymomen werden ggf. zusätzlich Strahlen- und Chemotherapie eingesetzt.

Check-up

✔ **Wiederholen Sie die histologischen Besonderheiten des Thymus und machen Sie sich
die Veränderungen des Thymus im Verlauf
der Entwicklung klar.**

7.7 Das Mediastinum

 Lerncoach

**Das Herz ist die Struktur, an der sich die
Unterteilung des Mediastinums orientiert.
Prägt man sich das ein, so kann man sich
die Fragen zur Topographie und zu den
Strukturen in den einzelnen Teilen des
Mediastinums herleiten.**

7.7.1 Der Überblick

Mediastinum ist die Bezeichnung für den zylin-
derförmigen Raum zwischen den beiden Pleu-
rahöhlen mit den Lungenflügeln. Das Mediastinum
kann noch in weitere Abschnitte unterteilt werden:
oberes Mediastinum und unteres Mediastinum,
wobei das untere noch einmal in hinteres, mittleres
und vorderes Mediastinum gegliedert wird.

7.7.2 Die Entwicklung

Das Mediastinum entsteht, nachdem sich die Organe des Brustsitus entwickelt haben (vgl. S. 65).

7.7.3 Die Funktion

Das Mediastinum ist eine Art „Durchgangsstraße"
für Nerven, Gefäße und Lymphbahnen sowie verschiedene Organe (z. B. Ösophagus, Thymus). Außerdem befindet sich das Herz im Mediastinum.

7.7.4 Die Topographie

Das Mediastinum beginnt **kranial** an der oberen
Thoraxapertur und **kaudal** am Diaphragma. Die **ven-
trale Begrenzung** bildet das Sternum, die **dorsale
Begrenzung** die Wirbelsäule. Nach **lateral** grenzt
das Mediastinum an die Pars mediastinalis der
Pleura und somit indirekt auch an die Lungenflügel.
Die weitere Unterteilung des Mediastinums orien-
tiert sich am Herzen im Herzbeutel:

■ Das **obere Mediastinum** (Mediastinum superius)
  liegt oberhalb des Herzbeutels.

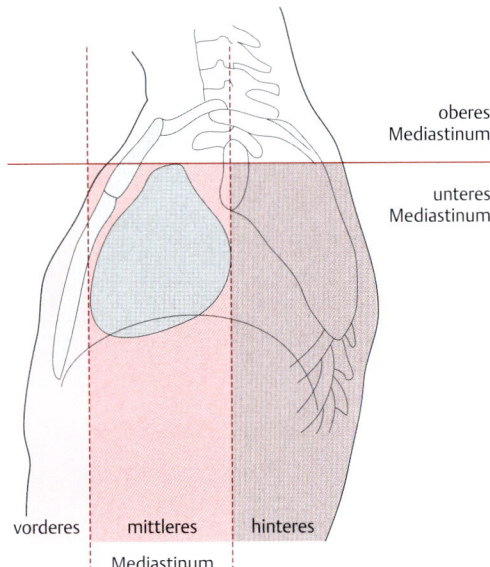

Abb. 7.12 Einteilung des Mediastinums

■ Das **untere Mediastinum** (Mediastinum inferius)
  liegt auf Höhe des Herzens und des Herzbeutels.
Da das Herz jedoch nicht das gesamte untere
Mediastinum ausfüllt, kann dieses weiter unterteilt
werden in (**Abb. 7.12**, **Tab. 7.4**):

■ **vorderes** Mediastinum (Mediastinum anterius):
  vor dem Herzbeutel zwischen Perikard und
  Sternum
■ **mittleres** Mediastinum (Mediastinum medium):
  vor allem vom Herzen und dem Herzbeutel
  ausgefüllt
■ **hinteres** Mediastinum (Mediastinum posterius):
  dorsal des Herzbeutels zwischen Perikardhinter-
  wand und Wirbelsäule.

Klinischer Bezug

Mediastinoskopie: Bei der Mediastinoskopie
wird das vordere obere Mediastinum vom
prätrachealen Raum bis zu den Hauptbronchien
in Intubationsnarkose inspiziert. Indiziert ist diese
Untersuchung zur Abklärung unklarer Media-
stinal- und Hilusveränderungen. Dabei können
auch Biopsien, beispielsweise von veränderten
Lymphknoten, durchgeführt werden. Die Instru-
menteinführung erfolgt von einem retro- oder
parasternalen Hautschnitt aus, unter stumpfer
Präparierung eines prätrachealen Weichteiltunnels.

Tabelle 7.4

Strukturen in den einzelnen Mediastinalräumen			
	Strukturen		
oberes Mediastinum	hindurch ziehen: – Ösophagus – N. vagus – N. phrenicus – Nn. cardiaci – Truncus sympathicus – Ductus thoracicus – Aorta – A. thoracica interna – V. azygos und V. hemiazygos		
	beginnen bzw. enden hier: – Trachea – N. laryngeus recurrens – Ganglion stellatum – A. carotis communis sinistra – V. subclavia sinistra – Truncus brachiocephalicus – Vv. brachiocephalicae – V. cava superior – Truncus pulmonalis		
	Thymus		
	vorderes Mediastinum	**mittleres Mediastinum**	**hinteres Mediastinum**
unteres Mediastinum	Lymphknoten Fettgewebe A. thoracica interna kleinere Blut- und Lymphgefäße	Herz mit Herzbeutel Aorta ascendens Truncus pulmonalis Vv. pulmonales V. cava superior Vasa pericardiacophrenicae N. phrenicus	Ösophagus N. vagus Truncus sympathicus Nn. splanchnici major et minor (sympathische Äste aus Th5–Th10) Aorta thoracica V. azygos und V. hemiazygos Ductus thoracicus

Check-up

✔ Vergegenwärtigen Sie sich zum Abschluss dieses Kapitels nochmals die Einteilung des Mediastinums (oberes und unteres Mediastinum mit seinen drei Anteilen) und die durchziehenden Strukturen.

7.8 Nerven, Gefäße und Lymphbahnen

Lerncoach

In diesem Kapitel sollten Sie sich insbesondere den Verlauf des N. vagus und des N. phrenicus einprägen, da sowohl in mündlichen als auch in schriftlichen Prüfungen häufig danach gefragt wird.

7.8.1 Der N. vagus

Der N. vagus ist der X. Hirnnerv (s. S. 119, 458) und zieht in das obere Mediastinum.

■ Der rechte N. vagus verläuft zwischen Truncus brachiocephalicus und V. brachiocephalica in Richtung Trachea.
■ Der linke N. vagus verläuft zum Teil zwischen A. carotis communis und A. subclavia in Richtung Aortenbogen.

Beide Nn. vagi geben in diesem Bereich einen N. laryngeus recurrens ab, dieser schlingt sich links um den Aortenbogen (häufig auch um das Lig. arteriosum), rechts um die A. subclavia und zieht dann in der Rinne zwischen Trachea und Ösophagus wieder nach kranial zum Kehlkopf. Der N. vagus zieht in diesem Bereich nach dorsal (hinter das Lungenhilum) an den Ösophagus (mit Ästen zu Herz und Lunge). Mit dem Ösophagus und dem linken R. phrenicoabdominalis des N. phrenicus zieht der N. vagus dann durch das hintere Mediastinum und durch das Zwerchfell.

MERKE

ÖVP = Ösophagus, N. vagus, N. phrenicus ziehen durch den Hiatus oesophageus.

Durch die Magendrehung wird der linke N. vagus schließlich zum Truncus vagalis anterior, der rechte N. vagus entsprechend zum Truncus vagalis posterior (**Abb. 7.13**) (s. S. 313).

MERKE

Rr. cardiaci sind Äste des N. vagus zum Herzen. Nn. cardiaci sind Äste des Sympathicus zum Herzen.

7.8.2 Der N. phrenicus

Der N. phrenicus verläuft im Mediastinum zunächst auf der Vorderseite der Pleurakuppel, dann rechts und links im **oberen Mediastinum** an der Pars mediastinalis der **Pleura** (die er, wie auch die Pars diaphragmatica der Pleura, **sensibel** innerviert) **ventral** des Lungenhilum entlang durch den Thorax. Im **mittleren Mediastinum** innerviert er **sensibel** das **Perikard**.

Der **rechte N. phrenicus** zieht zwischen Pars mediastinalis der Pleura und V. cava superior, dem rechten Vorhof und der V. cava inferior entlang. Sein R. phrenicoabdominalis dexter zieht mit der V. cava inferior durch das **Foramen venae cavae** in den Bauchraum.

Der **linke N. phrenicus** verläuft zwischen Pars mediastinalis der Pleura und linker Herzkammer nach kaudal, sein R. phrenicoabdominalis sinister zieht mit dem Ösophagus und dem N. vagus durch den **Hiatus oesophageus**.

7.8.3 Der Sympathikus im Thorax (s. S. 418)

Der **Grenzstrang (Truncus sympathicus)** gehört zum sympathischen Teil des vegetativen Nervensystems und liegt mit 22–23 Ganglien beiderseits lateral der Wirbelsäule (paravertebrale Ganglien). Die zuführenden Neurone befinden sich in den Seitenhörnern der Rückenmarkssegmente C8–L3 (s. S. 466). Im Brustbereich liegen die thorakalen Ganglien des Grenzstrangs überwiegend auf Höhe der einzelnen Rippenköpfchen zu beiden Seiten der Wirbelsäule. Sie sind durch Rr. interganglionares miteinander verbunden und geben die Nn. cardiaci thoracici,

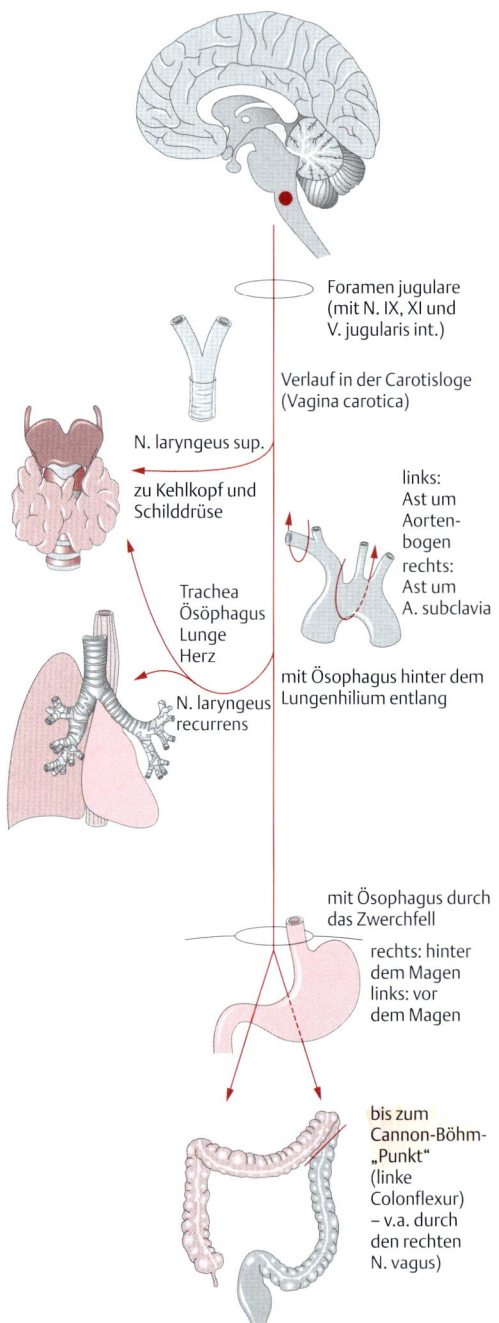

Abb. 7.13 N. vagus und seine wichtigsten Äste

die Nn. pulmonales sowie die Nn. splanchnici major und minor (sie entspringen von Th5–10 [major] bzw. von Th10–11 [minor]) für die Versorgung

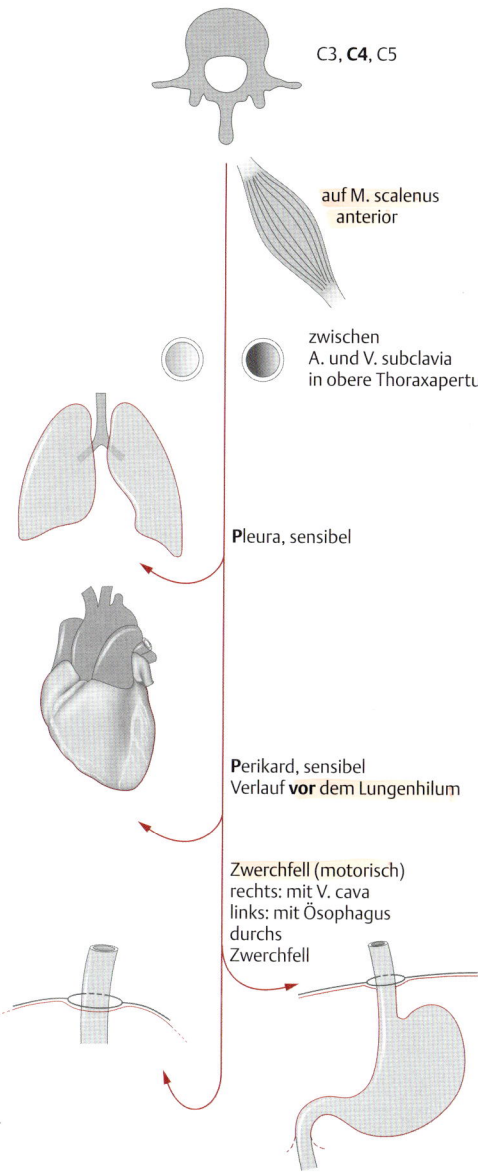

C3, **C4**, C5

auf M. scalenus anterior

zwischen A. und V. subclavia in obere Thoraxapertur

Pleura, sensibel

Perikard, sensibel
Verlauf **vor** dem Lungenhilum

Zwerchfell (motorisch)
rechts: mit V. cava
links: mit Ösophagus
durchs
Zwerchfell

Peritoneum, sensibel

Abb. 7.14   N. phrenicus und seine wichtigsten Äste

der Baucheingeweide ab. Der Grenzstrang verlässt den Thorax durch die laterale Zwerchfelllücke (Lumbalspalt zwischen mittlerem und lateralem Zwerchfellschenkel, s. S. 171).

7.8.4 Die Aorta im Thorax
7.8.4.1 Der Verlauf
Die Aorta stammt aus der linken Herzkammer. Sie zieht zunächst als Aorta ascendens dorsal des Truncus pulmonalis nach kranial. Bereits am Beginn der Aorta ascendens gehen kurz oberhalb der Aortenklappe im Sinus aortae die Herzkranzgefäße ab (s. S. 285). Da die Aorta in diesem Bereich etwas ausgebuchtet erscheint, nennt man diesen Teil auch Bulbus aortae.

An die Aorta ascendens schließt sich etwa auf Höhe des Ansatzes der 2. Rippe der Aortenbogen an (Arcus aortae). Er verläuft von ventral zunächst über die linke A. pulmonalis, dann über den linken Hauptbronchus nach dorsal. In seinem Verlauf gibt er in der Regel nach rechts einen Truncus brachiocephalicus, nach links eine A. carotis communis sinister und eine A. subclavia sinister ab. Im weiteren Verlauf weist er eine kleine Enge auf (Isthmus aortae). Diese Enge endet an der Einmündung des Lig. arteriosum (s. S. 69).

An den Aortenbogen schließt sich die Aorta descendens an, die man nach ihrem Verlauf noch in eine Aorta thoracica und eine Aorta abdominalis unterteilt. Die Aorta descendens verläuft zunächst links und dann vor der Wirbelsäule. Sie hinterlässt dabei einen Sulcus aorticus auf der linken Lungenfläche. Die Aorta thoracica gibt in ihrem Verlauf folgende Äste ab:

Unpaare, viszerale Äste:
- Rr. bronchiales
- Rr. oesophagei
- Rr. pericardiaci
- Rr. mediastinales

Paarige Äste:
- Aa. intercostales posteriores (III-XI)
- Aa. subcostales der 12. Rippen
- Aa. phrenicae superiores.

Die Aorta thoracica zieht dann zusammen mit dem Ductus thoracicus durch den Hiatus aorticus und heißt von da an Aorta abdominalis.

7

MERKE

Die Aorta ascendens liegt zwar ventral der V. cava superior, ihre Abgänge liegen im oberen Thorax aber dorsal der Vv. brachiocephalicae und der Vv. subclaviae. Deshalb haben zwar der Arcus aortae und seine Abgänge eine enge topographische Beziehung zur Trachea, die Zuflüsse der V. cava superior jedoch nicht.

7.8.4.2 Die Gefäßabgänge des Arcus aortae

Zuerst zweigt der **Truncus brachiocephalicus** nach rechts ab. Er gabelt sich in die **A. carotis communis dextra** und in die **A. subclavia dextra**.
Links gehen diese beiden Gefäße bereits getrennt aus dem Arcus aortae hervor: **A. carotis communis sinistra** und **A. subclavia sinistra**.
Die A. carotis communis gabelt sich auf Höhe von C4 in die A. carotis externa und A. carotis interna.
Die A. subclavia gibt die A. thoracica interna, die A. vertebralis und den Truncus thyrocervicalis ab. Mit dem Abgang des Truncus costocervicalis wird sie zur A. axillaris (**Abb. 7.15**).

MERKE

Auf Höhe von C4 gabeln sich die Carotiden.

Die A. carotis communis verläuft entlang der Trachea nach kranial. Die A. subclavia verläuft durch die Skalenuslücke zwischen M. scalenus anterior und M. scalenus medius (s. S. 101). Sie wird durch den M. scalenus anterius von V. subclavia und N. phrenicus getrennt.
Inkonstant entspringt außerdem die **A. thyroidea ima** aus dem Arcus aortae.

MERKE

Die Abgänge des Arcus aortae verlaufen dorsal der Zuflüsse der V. cava superior.

7.8.5 Die V. cava im Thorax
7.8.5.1 Der Verlauf
Der rechte Vorhof unterteilt die V. cava in eine **V. cava superior** und eine **V. cava inferior**. Da die V. cava inferior direkt oberhalb des Zwerchfells in den rechten Vorhof mündet, endet sie im Brustsitus.
Die V. cava superior entsteht durch den rechtwinkligen Zusammenfluss der beiden Vv. brachiocephalicae auf Höhe der 1. Rippe. Sie grenzt dorsal an den rechten Hauptbronchus, rechts an die Pars mediastinalis der Pleura der rechten Lunge und links an die Aorta ascendens und einen kleinen Teil des Aortenbogens. In die V. cava superior mündet von rechts kommend die V. azygos (s. u.).

MERKE

Die V. cava hat keine Venenklappen (s. S. 20).

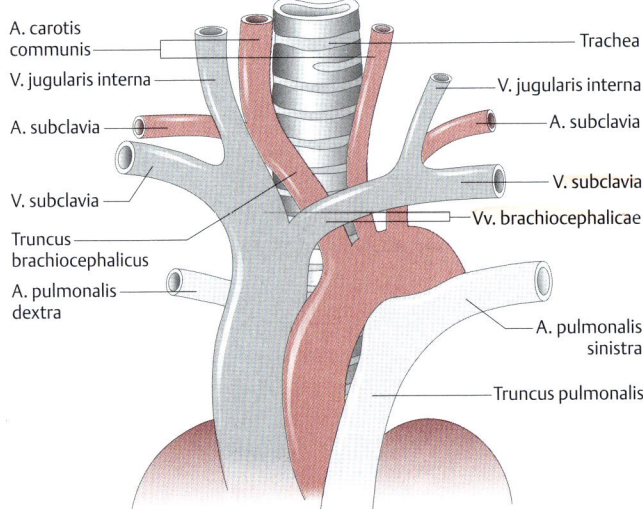

Abb. 7.15 Gefäßabgänge am Aortenbogen

7.8.5.2 Die Zuflüsse der V. cava

Die beiden **Vv. brachiocephalicae** entstehen jeweils durch den Zusammenfluss der V. subclavia und der V. jugularis interna, diese Region wird auch **Venenwinkel** genannt (am Venenwinkel mündet links auch der Ductus thoracicus, rechts der Ductus lymphaticus dexter). In sie münden die Vv. thyroideae inferiores, die Vv. thoracicae internae, die Venen des Thymus, der Trachea, des Perikards und des Ösophagus, die Vv. mediastinales, Vv. bronchiales, die V. hemiazygos accessoria und die Vv. vertebrales.

Da die V. cava superior rechts liegt, ist die linke V. brachiocephalica etwa doppelt so lang wie die rechte und verläuft zudem steiler. Beide Vv. brachiocephalicae befinden sich jeweils ventral der A. carotis communis und der A. subclavia.

Blut kann auch auf Umwegen von der V. cava inf. in V. cava sup. gelangen, man nennt dies kavokavale Anastomosen (s. S. 415).

7.8.5.3 V. azygos und V. hemiazygos

V. azygos und **V. hemiazygos** sind kavokavale Anastomosen, d. h. sie verbinden die V. cava inferior mit der V. cava superior (**Abb. 7.16**).

Im Bauchbereich entspringt beidseits aus der V. iliaca communis die **V. lumbalis ascendens**, die auf dem M. psoas major in Richtung Zwerchfell zieht. Hierbei nehmen die Vv. lumbales ascendentes noch Vv. lumbales auf. Sie ziehen durch die mediale Zwerchfelllücke in das hintere Mediastinum. Die Vene kranial des Zwerchfells heißt **rechts V. azygos**, **links V. hemiazygos**. Beide Venen verlaufen lateral der Wirbelsäule und nehmen die Vv. intercostales auf. Dorsal des Herzens, etwa auf Höhe von Th 7–8, mündet die V. hemiazygos in die V. azygos.

In die V. azygos münden außerdem die Vv. bronchiales und die Vv. oesophageales. Die V. azygos ihrerseits mündet in die V. cava superior. Das (zierliche) Äquivalent der V. hemiazygos, das weiter nach kranial zieht, heißt V. hemiazygos accessoria, sie mündet in die linke V. brachiocephalica.

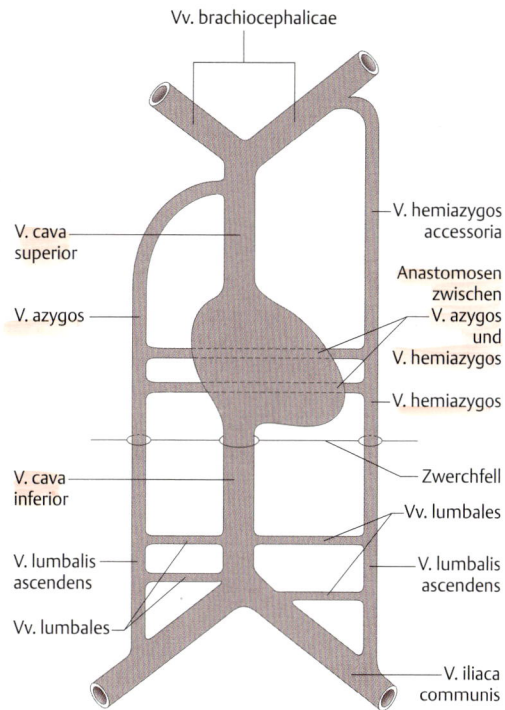

Abb. 7.16 Schematische Darstellung der V. azygos und der V. hemiazygos (Azygossystem)

Klinischer Bezug

Takayasu-Arteriitis (Aortenbogensyndrom): Bei der Takayasu-Arteriitis handelt es sich um eine entzündliche Gefäßerkrankung (Vaskulitis), die zum Verschluss der vom Aortenbogen ausgehenden großen Arterien führt. Am häufigsten ist die A. subclavia befallen. Betroffen von der Erkrankung sind vor allem junge Frauen, die Symptome sind vielfältig und können z. B. in Form von Schmerzen in den Armen, Pulsabschwächung oder Sehstörungen auftreten. Die Therapie erfolgt durch Immunsuppressiva (Glukokortikoide), ggf. müssen Stenosen operativ beseitigt werden.

7.8.6 Die Lymphabflüsse und der Ductus thoracicus

Im Brustbereich, genauer gesagt in den Venenwinkeln, mündet die Lymphflüssigkeit des gesamten Körpers. Deshalb soll das Prinzip des Lymphabflusses hier kurz erläutert werden.

Die Lymphe des gesamten Körpers fließt auf den **Venenwinkel** zu. Als Venenwinkel bezeichnet man die Stelle des Zusammenflusses der V. subclavia und der V. jugularis interna, die sich zur V. brachiocephalica vereinigen. In Richtung auf den Venenwinkel gesehen, bedeutet dies für den Weg des Lymphabflusses Folgendes: auf das jeweilige Einzugsgebiet der Lymphknoten folgen zum Venenwinkel hin die regionären Lymphknoten.

Hier an den regionären Lymphknoten erfolgt der **Lymphabfluss von oberflächlichen zu tiefen Lymphknoten** und dann weiter in die großen Lymphstraßen. Die Lymphe der unteren Extremitäten und der Bauchorgane gelangt zunächst in die **Cisterna chyli**, die etwa auf Höhe des Truncus coeliacus unterhalb des Zwerchfells liegt (s. S. 406). Von dort zieht der Ductus thoracicus (früher aufgrund der Chylomikronen, die er mit sich führt, auch Milchbrustgang oder Ductus albicans genannt) durch den Hiatus aorticus in den Thorax.

Der **Ductus thoracicus** verläuft an der linken dorsalen Thoraxwand nach kranial. Er ist in etwa vergleichbar mit einem venösen Gefäß: er verläuft kontinuierlich und erhält Zuflüsse aus den angrenzenden Regionen. Er hat keine zwischengeschalteten Lymphknoten und mündet schließlich von dorso-kranial in den **linken Venenwinkel**, der durch den Zusammenfluss der V. subclavia mit der V. jugularis interna gebildet wird. Dort mündet auch die Lymphe aus dem linken Arm sowie aus der linken Kopfhälfte.

In den **Venenwinkel auf der rechten Seite** mündet der **Ductus lymphaticus dexter**, der im mittleren Thoraxbereich entsteht und dann ähnlich wie der Ductus thoracicus verläuft. Ebenfalls in den rechten Venenwinkel münden die Lymphe des rechten Armes und der rechten Kopfhälfte.

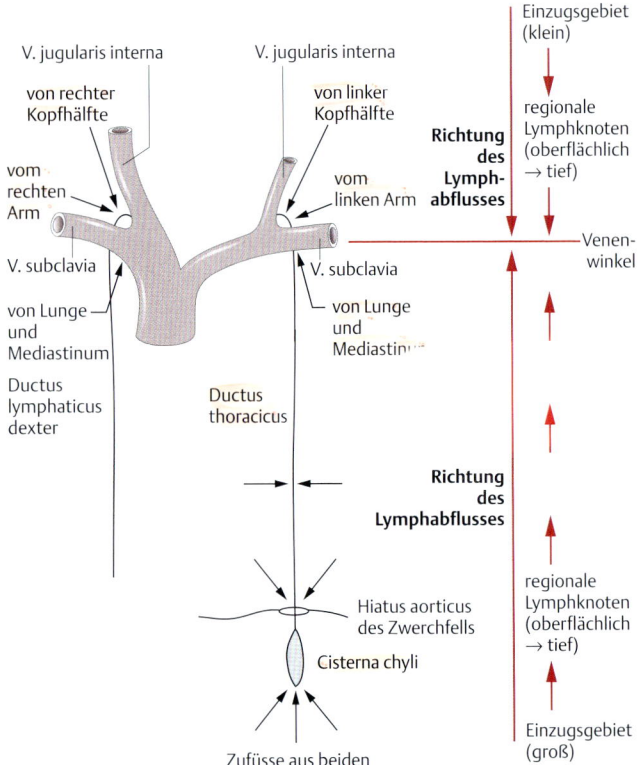

Abb. 7.17 Schema des Lymphabflusses

Da im Körper unglaublich viele Lymphknoten vorliegen, ist das Einzugsgebiet für die regionären Lymphknoten relativ klein: kaudal des Venenwinkels liegt es kaudal der regionären Lymphknoten (die i.d.R. nach ihrer Lage benannt sind), kranial des Venenwinkels liegt das Einzugsgebiet kranial der Lymphknoten (**Abb. 7.17**). So gehören zum Einzugsgebiet der inguinalen Lymphknoten ein kleiner Teil des ventralen Oberschenkels und der äußere Genitalbereich; dann erfolgt der Abfluss in die tieferen Lymphknoten. Zum Einzugsgebiet der temporalen Lymphknoten gehören die Schläfe und ein kleiner Teil der Ohrmuschel. Zur ausführlichen Darstellung der regionären Lymphknoten des Körpers. Dort finden Sie auch weitere Informationen zur Systematik des Lymphsystems.

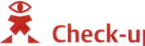 **Check-up**

✔ **Wiederholen Sie die Gefäßabgänge am Aortenbogen sowie die V. azygos und V. hemiazygos.**

7

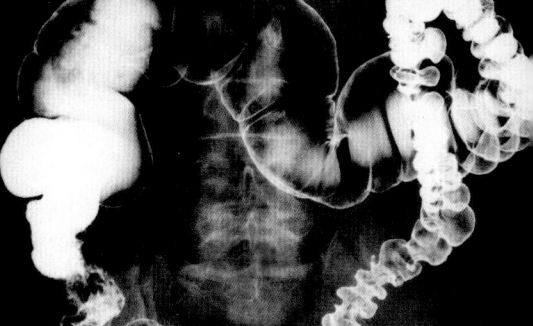

Gastrointestinaltrakt

Operation vor Sonnenaufgang

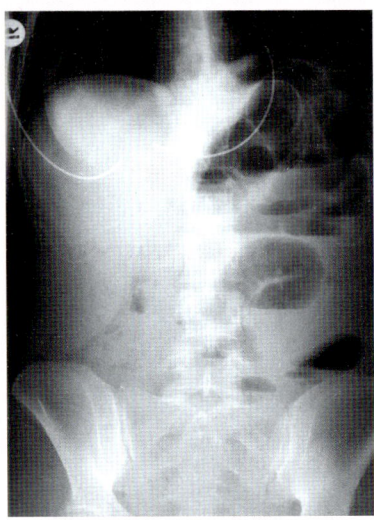

Zahlreiche Spiegel von Magen und Dünndarm (im Stehen) sind das Kennzeichen eines Ileus.

Maria G. plagen heftige Bauchschmerzen. Akutes Abdomen nennt man dieses Krankheitsbild. Fast alle Organe des Bauch- und Beckensitus (siehe folgendes Kapitel) können für die Schmerzen verantwortlich sein. Es kann sich um eine Blinddarmentzündung oder eine Entzündung der Gallenblase, aber auch um eine Nierenkolik, ein durchgebrochenes Magengeschwür oder eine Entzündung des Eileiters handeln. Bei Maria G. liegt ein Ileus (Darmverschluss) vor. Sie muss so schnell wie möglich operiert werden, denn eine alte Chirurgenweisheit besagt: „Über einem Darmverschluss darf die Sonne weder auf- noch untergehen."

Bauchschmerzen und Übelkeit

Es ist bereits Nacht, als Maria G. ins Krankenhaus eingeliefert wird. Bauchschmerzen hat sie zwar schon seit zwei Tagen, doch erst am Abend ist es richtig schlimm geworden. Zu den krampfartigen Schmerzen ist eine heftige Übelkeit gekommen. Sie hat zweimal eine übel riechende, schleimigbraune Flüssigkeit erbrochen. Gegen 20 Uhr hat sie den Dienst habenden Bereitschaftsarzt gerufen, der sie in die Klinik eingewiesen hat. Nun muss Dr. Scholz die Patientin untersuchen. Er erfährt, dass Maria G. 48 Jahre alt ist und als Erzieherin arbeitet. Sie ist noch nie ernsthaft krank gewesen

und war zuletzt vor 25 Jahren zur Blinddarmoperation im Krankenhaus. In den vergangenen Tagen hat sie normal gegessen und gestern oder vorgestern den letzten Stuhlgang gehabt. Bei der Untersuchung klagt die Patientin über Druckschmerz im Unterbauch. Als Dr. Scholz den Bauch mit dem Stethoskop abhört, kann er klingende Darmgeräusche über dem gesamten Abdomen wahrnehmen. Er schickt die Patientin in die Röntgenabteilung. Dort soll eine Abdomenübersichtsaufnahme im Stehen angefertigt werden.

Flüssigkeitsspiegel im Dünndarm

Als Maria G. vom Röntgen zurückkommt, ist die Diagnose klar: Die Patientin leidet an einem mechanischen Ileus. In der Röntgenaufnahme sieht man Flüssigkeitsspiegel im gesamten Dünndarm: Vor dem Hindernis, das den Darmverschluss verursacht hat, staut sich der Darminhalt. Aber wie kommt es zu einem solchen Darmverschluss? Meist sind verwachsene Darmschlingen nach vorhergegangenen Operationen die Ursache eines Ileus, aber auch eine inkarzerierte Hernie oder ein Tumor können einen solchen Stau verursachen. Auf jeden Fall muss ein Ileus so schnell wie möglich operiert werden. Oft weiß der Operateur vorher nicht, was ihn im Bauchraum erwartet. Der Patient muss umfassend aufgeklärt werden: Wenn die Darmwand geschädigt ist, müssen eventuell Teile des Darms entfernt werden. Möglicherweise muss ein Anus praeter, ein künstlicher Darmausgang, angelegt werden.

Verwachsene Darmschlingen

Noch in der Nacht kommt Maria G. auf den OP-Tisch. Dr. Scholz und sein Oberarzt öffnen den Bauchraum mit einer mittleren medianen Laparotomie, einem senkrechten Schnitt in der Mitte des Abdomens. Wie vermutet sind im rechten Unterbauch zahlreiche Darmschlingen miteinander verwachsen. Dies ist vermutlich eine Folge der Appendektomie vor 25 Jahren. Der Oberarzt streicht den mit Flüssigkeit gefüllten Dünndarm Richtung Magen aus. Der Anästhesist saugt die Flüssigkeit mit der Magensonde ab. Anschließend lösen Dr. Scholz und sein Oberarzt die Verwachsungen. Maria G. hat Glück: der Darm ist überall intakt. Zuletzt verschließen die Operateure den Bauchraum und Dr. Scholz klammert die Bauchhaut zusammen. Als er den OP verlässt, geht gerade die Sonne auf.

8 Gastrointestinaltrakt

8.1 Der Bauchraum und das Peritoneum

 Lerncoach
Die Definitionen der Begriffe intraperitoneal, primär retroperitoneal und sekundär retroperitoneal sind für Studium und spätere klinische Tätigkeit wichtig (z. B. operativer Zugang zum Pankreas), Sie sollten sich diese daher gut einprägen.

8.1.1 Der Überblick

Der Bauchraum wird kranial vom Zwerchfell und an den Seiten von der Bauchwand begrenzt. Wie der Thorax enthält auch der Bauchraum ein Bindegewebslager für die großen Leitungsbahnen und eine seröse Höhle für die Organe. Das Bindegewebslager steht frontal zur Bauchdecke und liegt als Retroperitonealraum hinter der serösen Bauchhöhle (Peritonealhöhle) der rückwärtigen Bauchwand an.

Als Peritonealhöhle bezeichnet man die vom Bauchfell (Peritoneum) ausgekleidete Höhle. Das Peritoneum überzieht die Bauchorgane und umgibt einen mit seröser Flüssigkeit gefüllten Spaltraum.

8.1.2 Die Funktion

Das Peritoneum ermöglicht Verschiebungen der intraperitoneal gelegenen Organe gegeneinander und schließt die Bauchhöhle luftdicht ab. Es beteiligt sich außerdem an der Immunabwehr.

8.1.3 Der Aufbau

Das Peritoneum wird nach den Strukturen, die es überzieht, als viszerales und parietales Peritoneum bezeichnet. Die Bauchfellhöhle selbst wird vom Peritoneum parietale ausgekleidet. Das viszerale Blatt des Peritoneums überzieht Organe, die im Situs liegen. Diese Organe sind zudem an einem Aufhängeband, einem Meso (Gekröse) befestigt. Das parietale Blatt wird sensibel von Ästen der Spinalnerven und des N. phrenicus innerviert und ist daher schmerzempfindlich. Das viszerale Blatt wird von vegetativen Fasern und ebenfalls stellenweise (z. B. Leber, Gallenblase) von Ästen des N. phrenicus innerviert.

8.1.4 Die Peritonealverhältnisse

Bei der Lage der Organe im Bauch- und Beckensitus unterscheidet man 3 verschiedene Lagetypen in Bezug auf das Peritoneum (Abb. 8.1).

Intraperitoneal gelegene Organe werden von viszeralem Peritoneum überzogen und sind an einem Aufhängeband, einem Meso, befestigt. Das viszerale Peritoneum geht dann an der Wurzel (Radix) des Aufhängebandes für das Meso in das die Bauchwand auskleidende parietale Peritoneum über. Intraperitoneal liegen z. B. Magen, Pars superior des Duodenums, Jejunum, Ileum, Caecum und Appen-

I. intraperitoneal

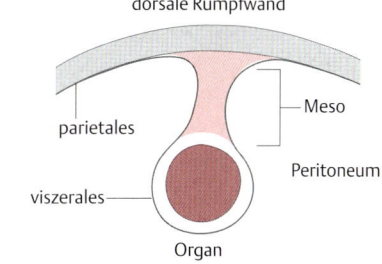

II. sekundär retroperitoneal

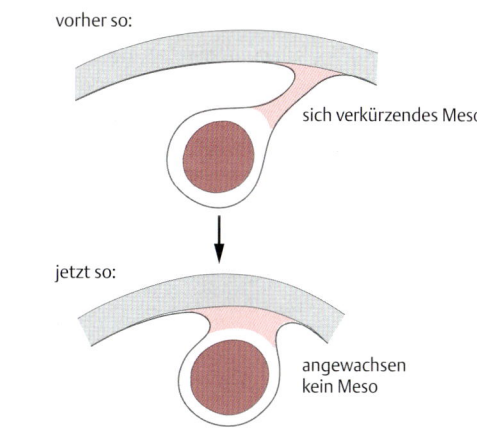

III. primär retroperitoneal

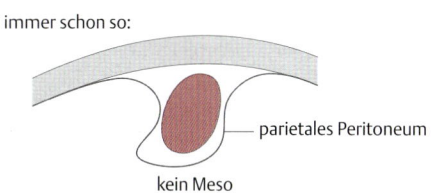

Abb. 8.1 Peritoneallage von Organen

dix vermiformis, Colon transversum, Colon sigmoideum, Leber, Gallenblase Milz, Eierstock, Eileiter und ein Teil der Gebärmutter.

Sekundär retroperitoneal liegende Organe waren ursprünglich an einem Aufhängeband in der Situshöhle befestigt. Im Lauf der Entwicklung bildete sich das Meso zurück und das Organ verlagerte sich an die Rückwand des Bauchraums. Das Meso verkümmert und verwächst mit dem Organ fest an der dorsalen Situswand. Es wird nur noch vom parietalen Blatt des Peritoneums überzogen. Sekundär retroperitoneal liegen z.B. das Duodenum (außer Pars superior), Pankreas, Colon ascendens, Colon descendens und der größte Teil des Rektums.

Primär retroperitoneale Organe sind an der Rückwand der Bauchwand fixiert und mit dem parietalen Blatt des Peritoneums überzogen. Hierzu zählen u.a. die Niere, Nebenniere und die Harnleiter. Des Weiteren liegen im Retroperitoneum die großen Leitungsbahnen: Aorta abdominalis, V. cava inferior, Grenzstrang und Ductus thoracicus.

Extraperitoneale Organe haben keine Beziehung zum Peritoneum.

Klinischer Bezug

Peritonitis: Der Begriff Peritonitis beschreibt die lokalisierte oder auch generalisierte Bauchfellentzündung. Häufig tritt diese auf bei Perforation von Hohlorganen (z.B. Blinddarmdurchbruch, Sigmaperforation), wobei Bakterien in die Bauchhöhle übertreten und eine Entzündung hervorrufen. Typische Symptome sind Bauchschmerzen, Abwehrspannung, Fieber, Exsikkose bis hin zum Schock. Bei Perforation ist die einzige Therapie die Sofortoperation, dann die ausgiebige Spülung der Bauchhöhle und ggf. erneute Laparotomie und Lavage unter antibiotischer Abdeckung.

Check-up
✔ Wiederholen Sie, welche Organe intraperitoneal und welche primär bzw. sekundär retroperitoneal liegen.

8.2 Der Magen

Lerncoach
- Prägen Sie sich im folgenden Kapitel vor allem die Lage des Magens und die Bänder, mit denen der Magen an den Nachbarorganen befestigt ist, gut ein. Wiederholen Sie ggf. auch nochmals die Magendrehung (Kapitel Embryologie, s. S. 74).
- Die Gefäße und ihre Aufteilung am Magen (und weiter zur Leber, Milz, Pankreas und Dünndarm) sind wichtig; daher lohnt sich die Mühe, auch wenn es kompliziert erscheint.

8.2.1 Der Überblick

Der Magen (Gaster) ist die größte Ausweitung im Gastrointestinaltrakt und befindet sich intraperitoneal im Epigastrium und größtenteils im linken Oberbauch. Er verbindet Ösophagus und Dünndarm miteinander. Die Speiseröhre mündet an der Kardia des Magens in den Magenfundus, an den sich Korpus und Antrum anschließen. Der Magenausgang (Pylorus) geht dann in das Duodenum über.

Der Magen ist ein sehr dehnbares Organ und hat beim Erwachsenen ein Fassungsvolumen bei maximaler Ausdehnung von 2–3 l (beim Neugeborenen ca. 30 ml). Im Magen bleibt die Speise 2–4 Stunden liegen und wird durch die Vermischung mit Magensäure in den sog. Speisebrei (Chymus) umgewandelt.

8.2.2 Die Entwicklung
(ausführliche Beschreibung s. S. 74)

Der Magen entsteht aus dem **Vorderdarm**. Die dorsale Wand der Magenanlage wächst schneller als die ventrale (Entstehung der großen und kleinen Kurvatur). Der Magen kippt im weiteren Entwicklungsverlauf um seine dorsoventrale Achse nach kaudal und vollzieht eine Drehung um 90° im Uhrzeigersinn **(Magendrehung)**

8.2.3 Die Funktion

Der Magen nimmt die Speise aus dem Ösophagus auf und **verarbeitet die Nahrung** weiter zum **Speisebrei** (Chymus). Durch Sekretion von HCl und Schleim wird der typische Magensaft produziert, der ein saures Milieu im Magen aufbaut (pH 1–3) und so neben der Weiterverarbeitung von Nahrung auch noch Keime abtöten kann.

Nach einem Aufenthalt der Speise von nur wenigen Stunden wird mittels Kontraktion der glatten Muskulatur (Stratum circulare, s. S. 311) und äußeren längs verlaufenden Muskelfasern (Stratum longitudinale, s. S. 311) der Speisebrei weitertransportiert. Die Muskelkontraktionen starten in der Mitte des Magens (enthält Schrittmacherzellen) und setzen sich weiter nach kaudal über den Magen hinaus fort.

8.2.4 Die Topographie

Der Magen liegt intraperitoneal, d. h. er ist komplett vom Peritoneum viscerale überzogen. Außerdem ist er an Aufhängebändern (dem sog. „Gekröse) frei hängend im Bauchsitus befestigt. Zusammen mit der Leber bilden sie das „Oberbauchpaket", wobei die Leber auf der rechten Seite, der Magen eher auf der linken Seite und größtenteils links der Wirbelsäule im Oberbauchsitus gelegen ist.

Mit seiner Vorderfläche grenzt der Magen an die Leber, an die ans Sternum gemeinsam im Rippenbogen verlaufenden unteren Rippen und an das Zwerchfell. Mit einem kleinen Teil hat der Magen direkt Kontakt zur Bauchwand. Die genannten Strukturen werden von der Magenvorderfläche in ganzer Ausdehnung nur bei vollständiger Füllung des Magens erreicht.

Die Rückseite des Magens grenzt an einen Hohlraum im Bauchsitus, der zwischen den Organen des Magens und der Bauchspeicheldrüse zu finden ist, die sog. Bursa omentalis (s. S. 332). Zudem hat die Magenrückseite topographische Beziehungen zur linken Niere und linken Nebenniere.

8.2.4.1 Omentum majus und Omentum minus

Omentum majus

Von der Unterseite des Magen spannt sich an der großen Magenkurvatur ansetzend das große Netz (Omentum majus) aus und legt sich vor die Darmschlingen. Es ist ein Abkömmling des Mesogastrium dorsale (s. S. 71) und verbindet den Magen durch das Lig. gastrosplenicum mit der Milz, durch das Lig. gastrophrenicum mit dem Zwerchfell, außerdem durch das Lig. gastrocolicum mit dem Colon transversum. Das Lig. gastrocolicum enthält zudem den Gefäßbogen der großen Kurvatur mit der A. gastroomentalis dextra et sinistra.

Das große Netz ist frei beweglich und enthält Ansammlungen von lymphatischem Gewebe (Maculae lutaea, Milchflecken), die Lymphozyten, Plasmazellen und Makrophagen enthalten. Die arterielle Versorgung erfolgt über Äste des Truncus coeliacus durch die Aa. gastroomentales, der venöse Abfluss in die V. portae.

Omentum minus

Ausgehend von der kleinen Magenkurvatur wird der Magen mit der Leber durch das kleine Netz (Omentum minus) verbunden. Am Aufbau des Omentum minus sind das Lig. hepatogastricum und das Lig. hepatoduodenale beteiligt. Im Lig. hepatoduodenale verlaufen wichtige Strukturen für die Leberpforte, und zwar von ventral nach dorsal: Ductus choledochus, A. hepatica propria, V. portae (in der Mitte und dorsal). Gleichzeitig bildet dieses Band den „Türsturz" für das Eingangstor (Foramen epiploicum = Winslow) in die Bursa omentalis (s. S. 332). Im Omentum minus verläuft außerdem der Gefäßbogen zur Versorgung der kleinen Kurvatur des Magens.

> **MERKE**
>
> Im Lig. hepatoduodenale verlaufen von ventral nach dorsal: Ductus choledochus, A. hepatica propria, V. portae.

8.2.4.2 Die Ausdehnung des Magens

Die Ausdehnung des Magens ist sehr variabel und von verschiedenen Faktoren abhängig (z. B. Füllungszustand, Magenform). Der konstanteste Punkt ist der Mageneingang. Hier mündet der Ösophagus, der am Zwerchfell im Hiatus oesopageus befestigt und somit in seiner Stellung am wenigstens variabel ist. Topographisch liegt der Mageneingang (Kardia) auf Höhe des 10. bis 12. Brustwirbels.

Der Magenausgang (Pylorus) ist in der Regel konstant auf Höhe des 1. und 2. Lendenwirbels anzutreffen, da sich an diesen Abschnitt das größtenteils retroperitoneal befestigte Duodenum anschließt. Durch unterschiedliche Positionen kann sich die Lage verändern. So befindet sich z. B. die Pars pylorica im Liegen weiter kranial als im Stehen.

Einleuchtend ist die variierende Ausdehnung des Magens bei unterschiedlichen Füllungszuständen.

8

Außerdem kommen verschiedene Magenformen vor (z. B. Stierhornmagen, Hakenmagen und Langmagen).

MERKE

Sowohl der Mageneingang als auch der Magenausgang stellen „fixe" Punkte des Magens dar.

8.2.5 Der makroskopische Aufbau

Der Ösophagus mündet in die **Kardia** (Mageneingang). Links von der Kardia erhebt sich kuppelförmig der **Fundus** unter das Zwerchfell. Zwischen dem in den Magen eintretenden Ösophagus und dem Fundus entsteht ein spitzer Winkel, die sog. **Incisura cardialis**. Ihr gegenüber findet man an der großen konvexen Kurvatur das sog. Magenknie (**Abb. 8.2**).
Beachte: Die beim Essen verschluckte Luft sammelt sich im Magen an seiner höchsten Stelle, dem Fundus. Dieser wölbt sich unter die linke Zwerchfellkuppel vor, die Luft stellt sich radiologisch auf Abdomenleeraufnahmen immer schwarz dar, sodass man hier von der typischen „Magenblase" im Fundus spricht (vgl. Abb. S. 287).
Die Kardia geht in den Magenkörper (**Corpus gastricum**[ventriculi]) über, dieser setzt sich nach kaudal fort in den Magenausgang mit dem Schließmuskel des Magens, den Magenpförtner (**Pars pylorica**), und einer davor gelegenen Aufweitung (**Antrum pyloricum**). Von hier aus wird bei Relaxation des ringförmigen M. sphincter pylori der Chymus

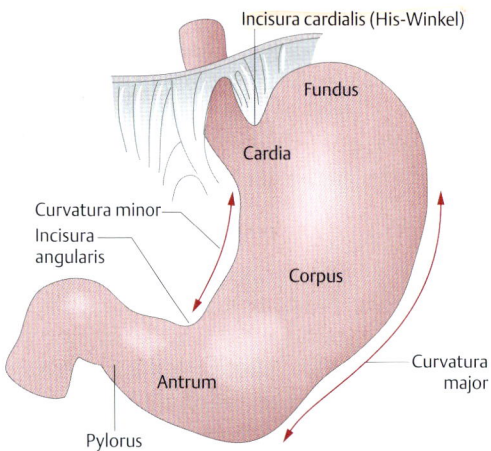

Abb. 8.2 Makroskopischer Aufbau des Magens

durch den Ausgangskanal (Canalis pyloricus) in den sich direkt anschließenden Zwölffingerdarm (Duodenum) gebracht.

Klinischer Bezug

Hypertrophe Pylorusstenose: Ist der Magenschließmuskel in der Pars pylorica von Geburt an zu kräftig ausgeprägt und verlegt dadurch den Magenausgang, spricht man von einer hypertrophen Pylorusstenose. Die Kinder fallen in den ersten Lebenswochen nach der Geburt durch schwallartiges Erbrechen im hohen Bogen auf, da die aufgenommene Nahrung nicht weiter in den Dünndarm transportiert werden kann und somit mittels Retroperistaltik erbrochen wird. Die gesteigerte Magenperistaltik kann man am Oberbauch der Kinder sehen, häufig ist der hypertrophierte Pylorus als Abdominaltumor tastbar. Die Therapie besteht in der operativen Längsinzision der verdickten Pylorusmuskulatur (Pyloromyotomie nach Weber-Ramstedt).

Am Magen unterscheidet man außerdem eine Vorderfläche (**Paries anterior**) und eine Rückfläche (**Paries posterior**) sowie eine **große Kurvatur** (Curvatura major; links unten) und eine **kleine Kurvatur** (Curvatura minor; rechts oben).

8.2.6 Der mikroskopische Aufbau

Alle Organe des gastrointestinalen Traktes sind nach einem gleichen mikroskopisch erkennbaren Muster aufgebaut. Von innen (Lumen) nach außen sind dies:

- **Tunica mucosa** (Schleimhaut, Mukosa)
  - Lamina epithelialis mucosae
  - Lamina propria mucosae
  - Lamina muscularis mucosae
- **Tela submucosa** (Submukosa) enthält u. a. den Plexus submucosus (Meissner-Plexus)
- **Tunica muscularis** (Muskularis)
  - Stratum circulare (Ringmuskelschicht)
  - Stratum longitudinale (Längsmuskelschicht)
  - (zwischen den beiden Schichten befindet sich der Plexus myentericus [Auerbach-Plexus])
- **Serosa** bei intraperitonealen Organen bzw. **Adventitia** bei extra- und retroperitonealen Organen.

Muskeltrainer

zum Kurzlehrbuch Anatomie und Embryologie

Ulrike Bommas-Ebert
Philipp Teubner
Rainer Voß

2. Auflage

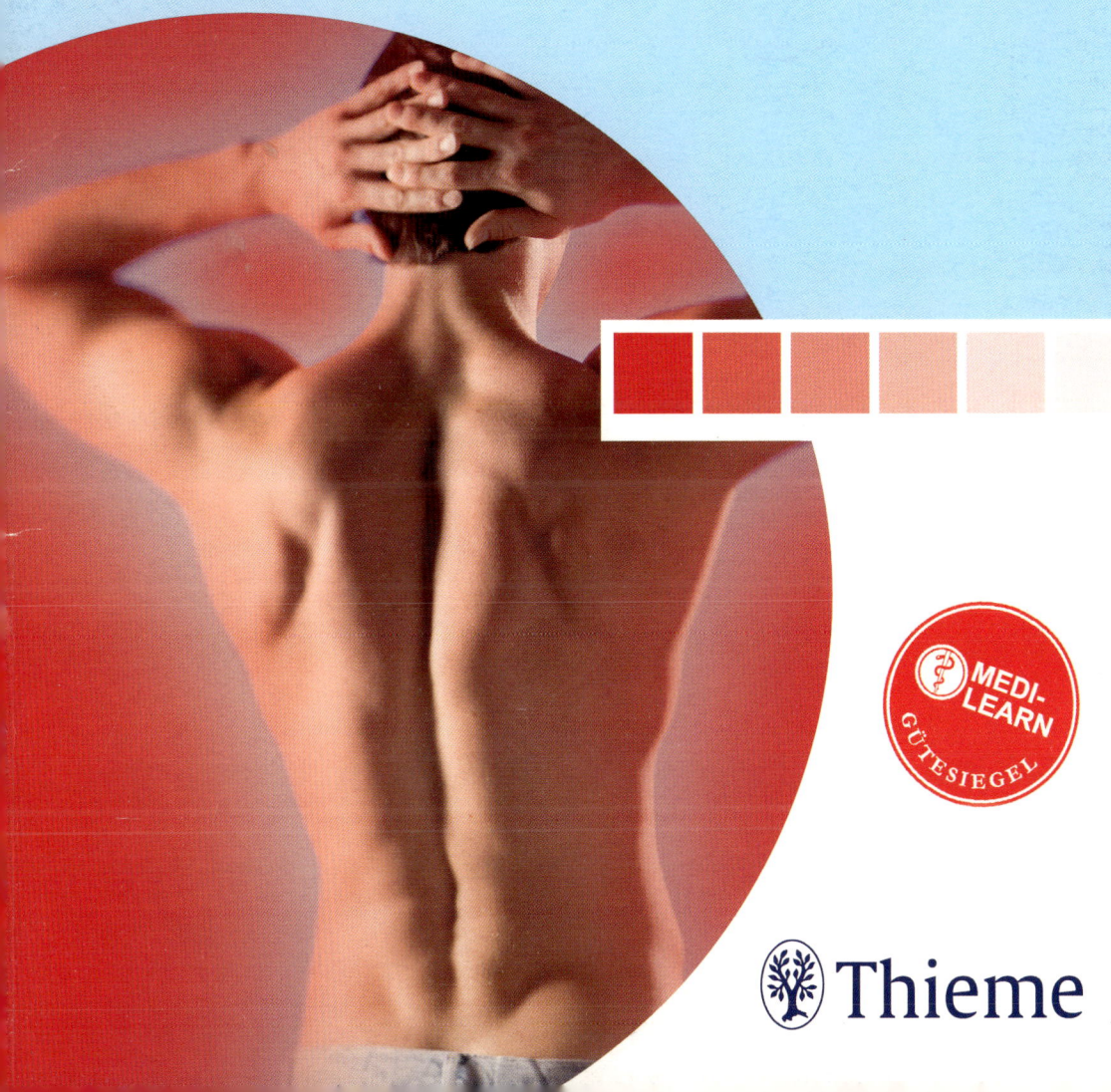

MEDI-LEARN GÜTESIEGEL

Thieme

Kopf und Hals
Die mimische Muskulatur (S. 96)

Die Muskeln der Lidspalte

Muskel	Ursprung	Ansatz	Innervation	Funktion/Besonderheiten/Klinik
M. orbicularis oculi	Die mimischen Gesichtsmuskeln befinden sich direkt unter der Haut, sie haben daher keinen genauen Ansatz und Ursprung		N. facialis	Pars orbitalis: Lidschluss/Auge zukneifen Pars palpebralis: Lidschlagreflex (z.T auch Lidschluss) Pars lacrimalis (= Pars profunda): wirkt auf den Tränensack
M. corrugator supercilii	s.o.		N. facialis	Zieht die Augenbrauen nach medial unten (wirft die Längsfalte in der Mitte der Stirn auf)

Die Muskeln des Nasenbereichs

Muskel	Ursprung	Ansatz	Innervation	Funktion/Besonderheiten/Klinik
M. nasalis	s.o.		N. facialis	Pars transversa & Pars alaris: Erweiterung der Aperturae piriformes durch Zug nach kaudal/dorsal
M. procerus	s.o.		N. facialis	kann die nasalen Anteile der Augenbrauen und den dazwischen liegenden Bereich nach kranial anheben und wirft dabei eine Querfurche über der Nasenwurzel auf
M.levator labii superioris alaeque nasi	s.o.		N. facialis	Zieht Oberlippe und Nasenflügel nach kranial und hebt bei beidseitiger Kontraktion die Nasenspitze

Die Muskeln des Mundes

Muskel	Ursprung	Ansatz	Innervation	Funktion/Besonderheiten/Klinik
M. orbicularis oris	s.o.		N. facialis	Pars labialis, Pars marginalis und vier weitere Teile, die den Mund nahezu ringförmig umschließen. Schließt die Mundfalte und schürzt die Lippen
M. labii superioris	s.o.		N. facialis	Hebt die Oberlippe und erweitert die Aperturae priformis
M. depressor anguli oris	s.o.		N. facialis	Zieht die Mundwinkel nach unten

Muskel	Ursprung	Ansatz	Innervation	Funktion/Besonderheiten/Klinik
M. depressor labii inferioris	s.o.		N. facialis	Zieht die Unterlippe nach unten
M. buccinator	s.o. Raphe pterygomandibularis, strahlt in den M. orbicularis oris ein		N. facialis	Viereckiger Muskel, wird durch das Corpus adiposum buccae vom M. masseter getrennt, wird vom Ductus parotideus durchbohrt, ermöglicht Pusten, Pfeifen, Spucken, Saugen
M. levator anguli oris	s.o.		N. facialis	Zieht die Mundwinkel nach oben
M. mentalis	s.o.		N. facialis	Zieht die Haut im Bereich des Kinns ein
M. risorius	s.o.		N. facialis	Lachmuskel
M. zygomaticus major und minor	s.o.		N. facialis	Bewegen Mundwinkel nach oben und zur Seite

Die Muskeln im Bereich des äußeren Ohres

Muskel	Ursprung	Ansatz	Innervation	Funktion/Besonderheiten/Klinik
M. auricularis anterior, posterior und superior	s.o.		N. facialis	Ziehen die Ohrmuscheln nach vorne, hinten und oben

Die mimischen Muskeln im Bereich des Schädeldachs

Muskel	Ursprung	Ansatz	Innervation	Funktion/Besonderheiten/Klinik
Galea aponeurotica (Aponeurosis epicranialis)	s.o.		N. facialis	In sie strahlen Fasern der mimischen Muskeln des Schädeldachs ein
M. epicranius: Besteht aus dem M. occipitofrontalis (Venter frontalis, posterior und occipitalis) und dem M. temporoparientalis	s.c.		N. facialis	M. occipitofrontalis: – Venter frontalis: Augenbrauen heben, – posterior und occipitalis: Stirn glätten M. temporoparientalis: spannt die Galea aponeurotica, sein dorsaler Teil wird auch M. auricularis sup. genannt

Die Kaumuskulatur (S. 97)

Muskel	Ursprung	Ansatz	Innervation	Funktion/Besonderheiten/Klinik
M. masseter	Arcus zygomaticus (Jochbogen)	Tuberositas masseterica	N. massetericus des N. mandibularis	schließt den Kiefer, löst beim Kauen Mahlbewegung aus
M. pterygoideus lateralis	Caput inferius: Proc. pterygoideus des Os sphenoidale Caput superius: Ala major des Os sphenoidale	Caput inferius: Fovea pterigoidea (Mandibula) Caput superius: Discus articularis (Kiefergelenk) und Fovea pterigoidea	N. mandibularis	Mahlbewegungen im Kiefergelenk
M. pterygoideus medialis	Lamina medialis (und -lateralis) der Fossa pterygopalatina des Os sphenoidale	Tuberositas pterygiodea der Mandibula (liegt medial an der Mandibula)	N. mandibularis	Schluss des Kiefergelenks, bildet gemeinsam mit dem M. masseter eine Muskelschlinge um den Angulus mandibulae
M. temporalis	Os temporale, Fascia temporalis, Os parietale	Processus coronoideus mandibulae	N. mandibularis	liegt in der Fossa temporalis, ist der stärkste Kieferschließer, kann den Kiefer nach dorsal schieben

Die Zungenbeinmuskulatur (S. 99)

Die oberen Zungenbeinmuskeln

Muskel	Ursprung	Ansatz	Innervation	Funktion/Besonderheiten/Klinik
M. digastricus: Venter anterior (a):	(a) Fossa digastrica der Mandibula	Bindegewebsschlaufe am Os hyoideum (Venter ant. und post.)	(a) N. mylohyoideus (Ast des N. mandibularis)	(a) Kieferöffnung
Venter posterior (b):	(b) Incisura mastoideae des Os temporale		(b) R. digastricus (Ast des N. facialis)	(b) zieht beim Schluckakt das Os hyoideum nach dorsal-kranial
M. geniohyoideus	Spina mentalis der Mandibula	Os hyoideum	Plexus cervicalis/ Ansa cervicalis (Radix superior, C1/C2), N. hypoglossus	Zieht Os hyoideum nach vorne
M. mylohyoideus	Linea mylohyoidea der Mandibula	– Os hyoideum – Raphe mylohyoidea	N. mylohyoideus des N. mandibularis	bildet den Hauptteil des Diaphragma oris, hebt das Os hyoideum, spannt den Mundboden, kann bei Fixierung des Zungenbeins durch die unteren Zungenbeinmuskeln den Mund öffnen
M. stylohyoideus	Proc. styloideus des Os temporale	Os hyoideum	N. facialis	zieht beim Schluckakt das Os hyoideum nach dorso-kranial

Die unteren Zungenbeinmuskeln

Muskel	Ursprung	Ansatz	Innervation	Funktion/Besonderheiten/Klinik
M. omohyoideus	Venter inferior: an der Margo superior der Scapula	Venter inferior: am lateralen Drittel der Unterkante des Os hyoideums	alle unteren Zungenbeinmuskeln werden aus der Ansa cervicalis (= Ansa cervicalis profunda, aus C1 & C2) des Plexus cervicalis innerviert	Er besitzt (wie auch der M. digastricus) eine Sehnenplatte mitten im Muskel, es werden so zwei Bäuche (Venter inferior und Venter superior) gebildet, die Sehnenplatte überkreuzt den Gefäß-Nerven-Strang des Halses
				Er senkt das Os hyoideum und spannt die Halsfaszie (Lamina praetrachealis), durch den Zug wird die V. jugularis interna offen gehalten, somit dient der M. omohyoideus auch der Verbesserung des Blutabflusses
				Alle unteren Zungenbeinmuskeln können das Os hyoideum nach kaudal ziehen, den Kopf nach vorne und zur Seite beugen, des Weiteren helfen sie beim Schluckakt
M. sternothyroideus:	Dorsalseite des Manubrium sterni und an der 1. Rippe kaudal des M. sternohyoideus	am Schildknorpel des Kehlkopfes	s.o.	Er senkt den Schildknorpel s.o.
M. sternohyoideus	Hinterseite des Manubrium sterni, am Acromioclaviculargelenk und an der Gelenkkapsel des Sternoclavikulargelenks	lateral an der Dorsalseite des Corpus ossis hyoidei	s.o.	zieht er das Os hyoideum nach kaudal s.o.
M. thyrohyoideus	Linea obliqua des Schildknorpels	Os hyoideum	s.o.	zieht das Os hyoideum nach kaudal und den Schildknorpel mit dem Kehlkopf nach kranial s.o.

Weitere Muskeln im Bereich des Halses (S. 101)

Die oberflächlichen Halsmuskeln

Muskel	Ursprung	Ansatz	Innervation	Funktion/Besonderheiten/Klinik
Platysma	Mandibula und an der Fascia parotidea	auf Höhe der 2. Rippe an der Haut im Brustbereich	N. facialis	ist ein Hautmuskel und als solcher fest mit der Haut verbunden, liegt zwischen der Haut und dem oberflächlichen Blatt der Fascia cervicalis, es steht mit dem M. risorius, dem M. depressor anguli oris und dem M. depressor labii inferioris in Verbindung, zieht die Mundwinkel und die Mandibula herab und spannt die Haut des Halses
M. sternocleido-mastoideus	ein Caput am medialen Anteil der Clavikula, ein Caput am Manubrium sterni	Processus mastoideus des Os temporale und an der Linea nuchalis superior. Hier besteht auch eine sehnige Verbindung zum Ursprung des M. trapezius	N. accessorius	dreht bei einseitiger Kontraktion das Kinn zur Gegenseite und die Stirn zur gleichen Seite; kontrahiert er sich beidseitig, so zieht er den Kopf etwas nach vorne und das Kinn leicht nach kranial
M. trapezius (Pars descendens, Pars horizontalis und Pars ascendens)	Protuberantia occipitalis externa (z.T. auch am Lig. nuchae), Processi spinosi von C7–Th3, bzw. an den Processi spinosi von Th3–Th12	am lateralen Drittel der Clavikula, am Acromion und an der Spina scapulae	N. accessorius	die Scapula heben, nach dorsal ziehen und senken, den Kopf zur Gegenseite drehen, die Clavikula nach dorsal ziehen und den Arm etwas über die Horizontale heben

Die tiefen Halsmuskeln

Die Scalenusgruppe

Muskel	Ursprung	Ansatz	Innervation	Funktion/Besonderheiten/Klinik
M. scalenus anterior	Processi transversi von C3–C6	1. Rippe	Rr. ventrales des 5.–7. Zervikalnerven, (Plexus cervicalis)	Alle Mm. scaleni heben die obere Thoraxapertur durch Kontraktion an und wirken bei der tiefen Inspiration als Atemmuskeln, durch die Reklination des Kopfes lässt sich ihre Wirkung verstärken. Bei einseitiger Kontraktion können sie die Halswirbelsäule seitwärts neigen Scalenuslücke: vom M. scalenus anterior und vom M. scalenus medius begrenzte dreieckige Lücke, durch sie treten der Plexus brachialis und die A. subclavia hindurch. Die V. subclavia wird von der A. subclavia durch den M. scalenus anterior getrennt. Sie liegt zwischen der Clavikula und dem M. scalenus anterior

Muskel	Ursprung	Ansatz	Innervation	Funktion/Besonderheiten/Klinik
M. scalenus medius	Processi transversi von C1–C7	1. Rippe	Rr. ventrales des 4.–8. Zervikalnerven, (Plexus cervicalis und Plexus brachialis)	s.o.
M. scalenus posterior	Processi transversi von C6 & C7	2. Rippe (gelegentlich auch an der 3. Rippe)	Rr. ventrales des 7. und 8. Zervikalnerven, (Plexus brachialis)	s.o.

Prävertebrale Muskulatur

Muskel	Ursprung	Ansatz	Innervation	Funktion/Besonderheiten/Klinik
M. longus colli (Pars recta, Pars obliqua superior und Pars obliqua inferior	unteren Hals- und oberen Brustwirbelkörper	Atlas und obere Halswirbelkörpern, bzw. deren Processi transversi	Rr. ventrales der 1.–4. Zervikalnerven.	Der M. longus colli, der M. longus capitis und der M. rectus capitis können bei einseitiger Kontraktion den Kopf zur Seite neigen und die Wirbelsäule etwas rotieren, beidseitige Kontraktion führt zu einer Inklination des Kopfes
M. rectus capitis anterior und lateralis	Massa lateralis des Atlas	Os occipitale	Rr. ventrales des 1. Zervikalnerven.	s.o.
M. longus capitis	Processi transversi der 3.–6. Halswirbels	Os occipitale	Rr. ventrales der 1.–4. Zervikalnerven.	s.o.

Leibeswand

Die Rückenmuskulatur

Die autochtone Rückenmuskulatur (S. 163)

Der laterale Trakt der autochtonen Rückenmuskulatur

Die spinotransversalen Muskeln

Muskel	Ursprung	Ansatz	Innervation	Funktion/Besonderheiten/Klinik
M. splenius cervicis	Dornfortsätze der BWKs 3–6	Querfortsätze der HWKs 1 und 2	Rr. Dorsales (C1–C8)	Extension des Kopfes (beidseitig); Rotation zur gleichen Seite (einseitig), Neigung
M. splenius capitis	Dornfortsätze des 1., 2. und 3. BWKs sowie des 4.–7. HWKs	Warzenfortsatz (= Proc. mastoideus)	Rr. Dorsales (C1–C8)	Extension des Kopfes (beidseitig); Rotation zur gleichen Seite (einseitig), Neigung

Die intertransversalen Muskeln

Muskel	Ursprung	Ansatz	Innervation	Funktion/Besonderheiten/Klinik
M. iliocostalis lumborum	Sacrum und Fascia thoracolumbalis, Dornfortsätze der LWKs	Proc. costales der LWKs und der Rippen 6/7–9/10–12	Rr. Dorsales (C4–L3)	LWS Extension, Rippensenkung, kippt das Becken nach vorne
M. iliocostalis thoracis	Rippen 6/7–12	Rippen 1–6/7, am Angulus costae	Rr. Dorsales (C4–L3)	LWS Extension, Rippensenkung
M. iliocostalis cervicis	Rippen 3–6/7	Querfortsätzen der HWKs 4–6	Rr. Dorsales (C4–L3)	Extension des Kopfes (beidseitig); Rotation zur gleichen Seite (einseitig)
M. longissimus thoracis	Os sacrum, und Querfortsätze der unteren BWKs (6.–12.) und LWKs (1.–5.)	Querfortsätze der BWKs und LWKs, Rippe 3–12	Rr. Dorsales (C1–L5)	Extension des Kopfes (beidseitig), Seitneigung und Rotation zur gleichen Seite
M. longissimus cervicis	Querfortsätze der BWK 1.–6.	Querfortsätze der HWKs 2–5	Rr. Dorsales (C1–L5)	Extension des Kopfes (beidseitig), Seitneigung und Rotation zur gleichen Seite
M. longissimus capitis	Querfortsätze der BWKs 1–3 und denen der HWKs 4–7	Proc. mastoideus	Rr. Dorsales (C1–L5)	Extension des Kopfes (beidseitig), Seitneigung und Rotation zur gleichen Seite
Mm. intertransversarii posteriores – mediales lumborum – laterales lumborum	nebeneinander gelegene Querfortsätze miteinander, im Halsbereich auf Höhe von HWK 2–7, sowie im Lumbalbereich von den Proc. mamillares der LKWs	nebeneinander gelegenen Querfortsätze miteinander, im Halsbereich auf Höhe von HWK 2–7, sowie im Lumbalbereich von den Proc. mamillares der LKWs	Rr. Dorsales (L1–L4)	LWS Extension (beidseitig), Seitneigung zur gleichen Seite

Der mediale Trakt der autochtonen Rückenmuskulatur

Das Geradsystem

Muskel	Ursprung	Ansatz	Innervation	Funktion/Besonderheiten/Klinik
M. spinalis thoracis	Dornforsätze BWK 10-LWK 3	Dornforsätze BWK 2–8	Rr. Dorsales (C2–Th10)	Extension des Kopfes und BWS Extension (beidseitig)
M. spinalis cervicis	Dornfortsätze BWK 1 und 2, HWK 6 und 7	Dornfortsätze HWK 2–4	Rr. Dorsales (C2–Th10)	Extension des Kopfes und BWS Extension (beidseitig)
M. spinalis capitis	Dornfortsätze BWK 1 und 2, HWK 6 und 7	Os occipitale, nahe Protuberantia occipitalis externa	Rr. Dorsales (C2–Th10)	Extension des Kopfes und BWS Extension (beidseitig)
Mm. interspinales cervicis	Verbindung der einzelnen Dornfortsätze der 2.–7. HWK untereinander	3. HWK bis 1. BWK	Rr. Dorsales (C1–Th3 und Th11–L5)	Extension der Wirbelsäule
Mm. interspinales thoracis	Verbindung der einzelnen Dornfortsätze untereinander: 1., 2. und 11., 12. BWK	2., 3., 12. BWK und 1. LWK	Rr. Dorsales (C1–Th3 und Th11–L5)	Extension der Wirbelsäule
Mm. interspinales lumborum	Verbindung der einzelnen Dornfortsätze der 1.–5. LWK untereinander	2. LWK bis Os sacrum	Rr. Dorsales (C1–Th3 und Th11–L5)	Extension der Wirbelsäule
Mm. intertransversarii anteriores	Zwischen Querfortsätzen der HWKs ausgespannt, und im Bereich der LWKs zwischen den Rippenrudimentfortsätzen	Zwischen Querfortsätzen der HWKs ausgespannt, und im Bereich der LWKs zwischen den Rippenrudimentfortsätzen	(C2–C6, sowie L1–L4)	

Das Schrägsystem

Muskel	Ursprung	Ansatz	Innervation	Funktion/Besonderheiten/Klinik
Mm. multifidii cervicales	Proc. ariculares der HWKs 2–7	Dornfortsätze der benachbarten Wirbelkörper, ziehen in der Regel über 2–3 Wirbelkörper hinweg	Rr. Dorsales (C3–S1)	Extension des Kopfes (beidseitig) Seitneigung zur gleichen Seite, Rotation zur Gegenseite
Mm. multifidii thoracales	Proc. transversi der BWKs 1–12	Dornfortsätze der benachbarten Wirbelkörper, ziehen in der Regel über 2–3 Wirbelkörper hinweg	Rr. Dorsales (C3–S1)	BWS Extension (beidseitig); Seitneigung zur gleichen Seite, Rotation zur Gegenseite
Mm. multifidii lumbales	Proc. mamillares der LWKs 1–5 und dorsalseitig am Os sacrum	Dornfortsätze der höhergelegenen Wirbelkörper, jedoch überspringen sie die benachbarten Wirbelkörper und ziehen in der Regel über 2–3 Wirbelkörper hinweg	Rr. Dorsales (C3–S1)	LWS Extension (beidseitig); Seitneigung und Rotation zur Gegenseite

Muskel	Ursprung	Ansatz	Innervation	Funktion/Besonderheiten/Klinik
Mm. rotatores breves et longi	Querfortsätze der HWKs, BWKs und LWKs (die Mm. rotatores breves et longi cervicis und lumborum sind selten ausgeprägt)	nächsthöhere (brevi) bzw. über-nächste (longi) Dornfortsätze vom HWK, BWK, LWK mit jeweiligem Arcus vertebrae	Rr. Dorsales (Th1–Th11 und L1–L5)	Extension des Kopfes (beidseitig) Seitneigung zur gleichen Seite, Rotation zur Gegenseite
Mm. rotatores breves et longi cervicis thoracis	Querfortsätze der HWKs, BWKs und LWKs (die Mm. rotatores breves et longi cervicis und lumborum sind selten ausgeprägt)	nächsthöhere (brevi) bzw. über-nächste (longi) Dornfortsätze vom HWK, BWK, LWK mit jeweiligem Arcus vertebrae	Rr. Dorsales (Th1–Th11 und L1–L5)	BWS Extension (beidseitig); Seitneigung zur gleichen Seite, Rotation zur Gegenseite
Mm. rotatores breves et longi lumborum	Querfortsätze der HWKs, BWKs und LWKs (die Mm. rotatores breves et longi cervicis und lumborum sind selten ausgeprägt)	nächsthöhere (brevi) bzw. über-nächste (longi) Dornfortsätze vom HWK, BWK, LWK mit jeweiligem Arcus vertebrae	Rr. Dorsales (Th1–Th11 und L1–L5)	LWS Extension (beidseitig); Seitneigung und Rotation zur Gegenseite
M. semispinalis capitis	Querfortsätze und Gelenks-fortsätze des 3. HWK bis 6. BWK	Os occipitals	Rr. Dorsales (C1–Th12)	Kopf und BWS: Extension (beidseitig). Seitneigung zur gleichen Seite; Rotation des Kopfes zur Gegenseite
M. semispinalis cervicis	Querfortsätze und Gelenks-fortsätze des 2.–6. BWK	Dornfortsätze der 2.–6. HWK (überspringen im Verlauf 5 Wirbelkörper)	Rr. Dorsales (C1–Th12)	Kopf und BWS: Extension (beidseitig). Seitneigung zur gleichen Seite; Rotation des Kopfes zur Gegenseite
M. semispinalis) thoracis	Querfortsätze und Gelenks-fortsätze des 7.–12. BWK	Dornfortsätze des 6. HWK und 3. BWK (überspringen im Verlauf 5 Wirbelkörper)	Rr. Dorsales (C1–Th12)	Kopf und BWS: Extension (beidseitig). Seitneigung zur gleichen Seite; Rotation des Kopfes zur Gegenseite

Die eingewanderten Rückenmuskeln (S. 164)

Muskel	Ursprung	Ansatz	Innervation	Funktion/Besonderheiten/Klinik
M. serratus posterior superior	Proc. spinosi vom 6. und 7. HWK und 1. und 2. BWK	1.–4. Rippe, lateral vom Angulus costae	Nn. intercostales, Rr. Ventrales (Th1–Th4)	Rotation der Rippen um die Achse; Anhebung der ventralen Rippen, hilft bei der Inspiration
M. serratus posterior inferior	Proc. spinosi BWK 11.–12. und LWK 1.–2., Fascia thoracolumbalis	9.–12. Rippe	Nn. intercostales Rr. Ventrales (Th9–Th12)	Bei Inspiration stabilisert der Muskel den dor-salen Rippenthorax und wirkt der Einengung der unteren Thoraxapertur (durch den Zug der Zwerchfellmuskelfasern bedingt) entgegen
Mm. levatores costarum brevi et longi	Querfortsätze vom HWK 7 – BWK 11	1.–11. Rippe, am Angulus costae	Rr. Dorsales (C7–Th12)	strecken und drehen und neigen die Wirbel-säule
M. rectus capitis lateralis	Vorderrand des Proc. transversus atlantis	Proc. jugularis ossis occipitalis	Rr. ventrales (C1–2)	Neigt den Kopf zur gleichen Seite

Die Brustwand

(Oberflächliche Muskeln für Schulter und Arm – siehe obere Extremität)

Die Interkostalmuskeln (S. 168)

Muskel	Ursprung	Ansatz	Innervation	Funktion/Besonderheiten/Klinik
Mm. intercostales externi	unterer äußerer Rand des Sulcus costae, 1.–11. Rippe	Kranialer Rand der nächst drunter liegenden Rippe, 2.–12.	Nn. intercostales 1–11 (Th1–11)	heben die Muskeln die Rippen, und ermöglichen die Inspiration
Mm. intercostales interni	Oberrand der Rippe 2.–12.	Unterer Rand der nächsthöheren Rippe, 1.–11.	Nn. intercostales 1–11 (Th1–11)	Expiration, cenn sie senken die Rippen
Mm. intercostales intimi	Oberrand der Rippe	Unterrand der nächsthöheren Rippe	Nn. intercostales 4–11 (Th3–11)	Expiration, indem die Rippen gesenkt werden

Weitere Zwischenrippenmuskeln (S. 169)

Muskel	Ursprung	Ansatz	Innervation	Funktion/Besonderheiten/Klinik
Mm. subcostales	Kaudale Rippe, zwischen dem Tuberculum costae und Angulus costae	Übernächst höhere Rippe, dorsalseitig	Nn. intercostales 4–11	Senken die Rippen und bewirken damit die Expiration
M. transversus thoracis	Innenseite des Proc. xiphoideus und des Corpus sterni (Innenseite)	Unterrand des 2.–6. Rippenknorpels	Nn. intercostales 2–6 (Th2–6)	Senkt die Rippen und bewirkt damit die Expiration

Zwerchfell (S. 170)

Muskel	Ursprung	Ansatz	Innervation	Funktion/Besonderheiten/Klinik
Diaphragma				
Pars sternalis	Proc. Xiphoideus und hinteres Blatt der Rektusscheide	Centrum tendineum	N. phrenicus (C3–C5)	Bei Kontraktion: Inspiration (Beachte beim Diaphragma die Zwerchfellöffnungen und die durchtretenden Strukturen)
Pars costalis	Rippenknorpel, innen an den Rippen 6–12			
Pars lumbalis	mit einem I) Crus laterale dextrum et sinistrum und einem II) Crus med ale dextrum et sinistrum von sehnigen 2 Bögen: Arcus lumbocostalis medialis, Psoasarkade od. Lig. arcuatum med. Arcus lumbocostalis lateralis, Quadratusarkade od. Lig. arcuatum lat. und 1.–4. LWK			

Die Bauchwand

Die laterale Gruppe der Bauchwandmuskeln (S. 173)

Muskel	Ursprung	Ansatz	Innervation	Funktion/Besonderheiten/Klinik
M. obliquus externus abdominis	Außenfläche der 5.–12. Rippe	Labium externum der Crista iliaca, Lig. inguinale, Linea alba, Crista pubica und Tuberculum pubicum	Nn. intercostales (Th5–Th12)	einseitige Kontraktion: Rotation des Körpers zur Gegenseite; beidseitige Kontraktion: Vorwärtsbeugen; Bauchpresse, Expiration
M. obliquus internus abdominis	Linea intermedia der Crista iliaca, Fascia thoracolumbalis, Spina iliaca anterior superior	a) kranialer Teil: 9.–12. Rippe b) mittlerer Teil: bildet die beiden Blätter der Rektusscheide c) kaudaler Teil: beim Mann der M. cremaster (innerviert durch den: R. genitalis des N. genitofemoralis (L1–L2)	Nn. intercostales (Th10–Th12)	einseitige Kontraktion: Seitwärtsbewegung zur gleichen Seite beidseitige Kontraktion: Vorwärtsbeugung; Bauchpresse, forcierte Expiration
M. transversus abdominis	7.–12. Rippenknorpelinnenfläche, Fascia thoracolumbalis, Labium internum Crista iliaca, Spina iliaca ant. superior	Oberhalb der Linea arcuata: Hinteres Blatt der Rektusscheide; Unterhalb der Linea arcuata: Vorderes Blatt der Rektusscheide; Muskelfasern bilden u.a. den M. cremaster mit aus	Nn. intercostales (Th7–12, L1)	Muskel für die Bauchpresse und forcierte Expiration

Die mediale Gruppe der Bauchwandmuskeln (S. 174)

Muskel	Ursprung	Ansatz	Innervation	Funktion/Besonderheiten/Klinik
M. pyramidalis	Os pubis, Crista pubica, Symphysis pubica	Linea alba	N. subcostalis (Th12–L1)	spannt die Linea alba (Kleiner dreieckiger Muskel, in der Rektusscheide gelegen; bei 10–15 % fehlt der Muskel)
M. rectus abdominis	5.–7. Rippenknorpelaußenfläche, Proc. xiphoideus	Crista pubica mit Tuberculum pubicum und Symphysis pubica	Nn. intercostales (Th5–Th12)	Spannt die Bauchwand; richtet bei Kontraktion der Fasern den Oberkörper aus dem Liegen auf; im Stehen beugt er den Rumpf, und kann das Becken anheben; Muskel für die Bauchpresse und forcierte Expiration

Die tiefe Gruppe der Bauchwandmuskeln (S. 176)

Muskel	Ursprung	Ansatz	Innervation	Funktion/Besonderheiten/Klinik
M. quadratus lumborum	Labium externum der Crista iliaca	12. Rippe und Proc. costalis LWK 1–3	N. subcostalis (Th12, L1–3)	Beugung des Rumpfes zur Seite, zieht die 12. Rippe nach kaudal
M. psoas major + M. iliacus = M. iliopsoas (umhüllt von der Fascia iliopsoas)	Oberflächlicher Teil: 12. BWK und 1.–4. LWK Tiefer Teil: 1.–5. LWK	Trochanter minor des Femur	Plexus lumbalis (L1–3) N. femoralis	Hüftgelenk: Beugung der Hüfte, Heben im Liegen den Oberschenkel

Die Beckenbodenmuskulatur

Diaphragma pelvis (S. 180)

Muskel	Ursprung	Ansatz	Innervation	Funktion/Besonderheiten/Klinik
M. pubococcygeus	Os pubis (Innenfläche)	Os coccygis (Seitenrand), Centrum tendineum perinei	Plexus sacralis (S3–S4)	Hält die Beckenorgane, verspannt den Beckenboden
M. iliococcygeus	Arcus tendineus musculi levatoris ani	Os coccygis, Lig. anococcygeum	Plexus sacralis (S3–S4)	entlastet das Lig. sacrospinale
M. ischiococcygeus	Spina ischiadica (Innenfläche)	Os coccygis, Os sacrum kaudaler Anteil	Plexus sacralis (S3–S4)	
M. coccygeus	Spina ischiadica	Os coccygis und Os sacrum Seitenflächen	Plexus sacralis (S4–S5)	
M. puborectalis	Os pubis	Arcus tendineus musculi levatoris ani	Plexus sacralis (S3–S4)	macht u.a. mit beim Analverschluss
M. sphincter ani externus				
Pars subcutanea	Dermis	Dermis, Subcutis	N. pudendus (S3–4)	äußerer Schließmuskel des Anus (quergestreifter Muskel = willkürlich innerviert)
Pars superficialis	Centrum tendinei perinei	Lig. anococcygeum		
Pars profunda	Muskelschlinge um Analkanal	Muskelschlinge um Analkanal		

Diaphragma urogenitale (S. 181)

Muskel	Ursprung	Ansatz	Innervation	Funktion/Besonderheiten/Klinik
M. transversus perinei profundus	Ramus ossis ischii	Quer verlaufende Muskelfaserplatte mit zentralem Centrum tendinei perinei	N. pudendus, Nn. perinealis, N. dorsalis penis/N. clitoridis (S2–S4)	Tragende Muskelplatte mit Durchtrittsöffnungen für Urethra (und Vagina)
M. transversus perinei superficialis	Ramus ossis ischii, Spina ischiadica, Tuber ischiadicum	Quer verlaufende Muskelfaserplatte mit zentralem Centrum tendinei perinei	N. pudendus, Nn. perinealis (S2–S4)	Tragende Muskelplatte mit Durchtrittsöffnungen für Urethra (und Vagina)
M. ischiocavernosus	Ramus ossis ischii	Tunica albuginea corpora cavernosa/Crus clitoris	N. pudendus, Nn. perinealis (S3–4)	Befestigt die Crura penis/clitoris am Diaphragma urogenitale
M. bulbospongiosus	Centrum tendineum perinei	Corpus spongiosum penis/Bulbus vestibuli	N. pudendus, Nn. perinealis (S3–4)	Befestigt den Bulbus penis bzw. Bulbus vestibuli am Diaphragma urogenitale

Die obere Extremität

Die Schultergürtelmuskulatur

Die Schultergürtelmuskeln mit Ansatz am Humerus (S. 195)

Die dorsalen Schultermuskeln

Muskel	Ursprung	Ansatz	Innervation	Funktion/Besonderheiten/Klinik
M. supraspinatus	Fossa supraspinata, Fascia supraspinata	Tuberculum majus humeri	N. suprascapularis (C4–C6)	Abduktion, Außenrotation des Schultergelenks
M. infraspinatus	Fossa infraspinata, Fascia infraspinata	Tuberculum majus humeri	N. suprascapularis (C4–C6)	Außenrotation, Abduktion (kranialer Teil), Adduktion (kaudaler Teil) des Schultergelenks
M. teres minor	Margo lateralis der Scapula	Tuberculum majus humeri	N. axillaris (C5–C6)	Außenrotation, Abduktion des Schultergelenks
M. deltoideus				
Pars clavicularis (a)	laterale Clavicula	Tuberositas deltoidea humeri	N. axillaris (C4–C6)	Abduktion bis 90°, Pendelbewegung des Schultergelenks.
Pars acromialis (b)	Akromion			Das Armgewicht tragen
Pars spinalis (c)	Unterrand der Spina scapula			(a)+(c): bei Adduktion (a)+(b): bei Anteversion (b)+(c): bei Retroversio
M. subscapularis	Fossa subscapularis	Tuberculum minus humeri	Nn. subscapularis (C5–C8)	Innenrotation, Adduktion des Schultergelenks
M. teres major	Margo lateralis, Angulus inferior scapulae	Crista tuberculi minoris humeri	N. thoracodorsalis (C6–C7) oder Nn. subscapularis (C5–C8)	Innenrotation, Adduktion des Schultergelenks = Retroversion nach medial
M. latissimus dorsi				
Pars vertebralis	7.–12. BWK Proc. Spinosi und Lig. supraspinale	Crista tuberculi minoris	N. thoracodorsalis (C6–C8)	Innenrotation, Adduktion des Schultergelenks (bei erhobenem Arm) und Retroversion nach medial (dreht den Arm nach hinten innen); verschiebt Scapula nach kaudal
Pars iliaca	Fascia thoracolumbalis und Crista iliaca			
Pars costalis	9./10.–12. Rippe			
Pars scapularis	Angulus inferior scapulae			

Die ventralen Schultermuskeln

Muskel	Ursprung	Ansatz	Innervation	Funktion/Besonderheiten/Klinik
M. coracobrachialis	Proc. Coracoideus scapulae	Mediale Humerusfläche	N. musculo-cutaneus (C6–C7)	Schultergelenk: Anteversion; hält Humerus-kopf im Gelenk
M. pectoralis minor	3.–5. Rippe	Proc. Coracoideus scapulae	Nn. pectorales med. + lat. (C6–C8)	Hält die Scapula am Rumpf; verschiebt die Scapula nach kaudal und medial
M. pectoralis major				
Pars clavicularis (a)	Pars clavicularis – Mediale Clavicula	Mit seinen sich überkreuzenden Muskelfasern ansetzend an der Crista tuberculi majoris humeri	Nn. pectorales med. + lat (C6–C8)	(a)+(b)+(c): Adduktion und Innenrotation
Pars sternocostalis (b)	Pars sternocostalis – Sternum ventral, 6.+7. Rippenknorpel			(a)+(b): Anteversion bei abduziertem Arm
Pars abdominalis (c)	Pars abdominalis – Rektus-scheide, vorderes Blatt			(b)+(c): Senkung der Schulter nach vorne

Die eingewanderten Rumpfmuskeln mit Ansatz am Schultergürtel (S. 199)

Die dorsalen Rumpfmuskeln

Muskel	Ursprung	Ansatz	Innervation	Funktion/Besonderheiten/Klinik
M. rhomboideus minor	6.–7. HWK, Proc. Spinosi	Margo medialis scapulae	N. dorsalis scapu-lae (C4–C5)	Fixiert die Scapula am Rumpf
M. rhomboideus major	1.–4. BWK, Proc. spinosi	Margo medialis scapulae, kaudal des M. rhomboid. minor	N. dorsalis scapu-lae (C4–C5)	Fixiert die Scapula am Rumpf
M. levator scapulae	1.–4. HWK, Tubercula post. der Proc. Transversa	Angulus superior scapulae, Margo medialis scapulae	N. dorsalis scapu-lae (C4–C5)	Hebt die Scapula und zieht sie nach kranial- und medialwärts, bei gleichzeitigem Drehen des Angulus inferior scapulae nach medial
M. serratus anterior				
Pars superior (a)	1.–9. Rippe (10 Muskelzacken)	Angulus superior	N. thoracicus longus (C5–C7)	(a)+(b)+(c) Ziehen Scapula nach vorne – dadurch wird die Anteversion des Arms möglich
Pars intermedia (b)				(c): dreht die Scapula nach aussen und zieht den Angulus inferior nach aussen vorne –
Pars inferior (c)				dadurch wird die Armelevation erst möglich

Die ventralen Rumpfmuskeln

Muskel	Ursprung	Ansatz	Innervation	Funktion/Besonderheiten/Klinik
M. subclavius	Knorpel-Knochen Grenze der 1. Rippe	Sulcus m. subclavii, an der Unterfläche der Clavicula	N. subclavius (C5–C6)	zieht die Clavicula in Richtung Sternum und sichert das Sternoclanikulargelenk, senkt Clavicula ab
M. omohyoideus Venter superior + Venter inferior	Margo superior scapulae, zwischen Incisura scapulae (mit Lig. trans. Scapulae sup.) und Angulus superior (Venter sup.)	Unterkante des Corpus ossis hyoideum, hinteres Drittel	Ansa cervicalis (C1–C3)	Spannt die Halsfazie (Lamina praetrachealis cervicis) durch Verwachsung seiner Zwischensehne mit der Vagina carotica und bewirkt Zug auf die V. jugularis interna, senkt das Os hyoideum ab

Kopfmuskeln mit Ansatz am Schultergürtel (S. 200)

Muskel	Ursprung	Ansatz	Innervation	Funktion/Besonderheiten/Klinik
M. trapezius				
Pars descendens (a)	Linea nucha sup., Lig. nuchae, Protuberantia occipitalis externa, 1.–4. HWK, Proc. spinosi	laterale Clavicula	N. accessorius (XI. Hirnnerv)	(a)+(b): Fixieren die Scapula; ziehen Scapula und Clavicula nach dorsal, drehen die Scapula, (c) Adduktion und Hebung der Schulter
Pars transversa (b)	5./6./7. HWK – 3. BWK, Proc. spinosi	Akromion		
Pars ascendens (c)	3. BWK–12. BWK, Proc.spinosi + Lig. supraspinale	Spina scapula		
M. sternocleido mastoideus				
Caput sternale	Manubrium sterni	Proc. Mastoideus, Linea nuchalis superior	N. accessorius (XI. Hirnnerv)	Bei einseitiger Innervation: Rotation zur Gegenseite; Seitneigung zur gleichen Seite Bei Kontraktion beider Muskeln: wird der Kopf gehoben (Flexion bei gebeugtem Kopf, Extension bei gesenktem Kopf)
Caput claviculare	Clavicula, medial			

Oberarmmuskeln

Die ventralen Oberarmmuskeln (Flexoren) (S. 200)

Muskel	Ursprung	Ansatz	Innervation	Funktion/Besonderheiten/Klinik
M. biceps brachialis				
Caput longum	Tuberculum supraglenoidale scapulae	Tuberositas radii, Aponeurosis m. bicipitis brachii	N. musculo-cutaneus (C5–C6)	Schultergelenk: Anteversion und Innen-rotation, Abduktion
Caput breve				Ellenbogengelenk: Beugung (= Flexior) und Supination
M. brachialis	Ventrale Humerusfläche, Septum intermusculare	Tuberositas ulnae, Ellenbogengelenkkapsel	N. musculo-cutaneus (C5–C6)	Beugung (= Flexion) des Ellenbogengelenks
M. coracobrachialis	Processus coracoideus scapulae, zusammen mit dem Caput breve des M. biceps brachii	Mediale Fläche des Humerus, in der Verlängerung der Crista tuberculi minoris	N. musculo-cutaneus (C5–C6)	Anteversion des Schultergelenks; hält den Humeruskopf in der Cavitas glenoidalis MERKE: M. coracobrachialis ist der Leitmuskel für den N. musculocutaneus !!!

Die dorsalen Oberarmmuskeln (Extensoren) (S. 202)

Muskel	Ursprung	Ansatz	Innervation	Funktion/Besonderheiten/Klinik
M. triceps brachii				
Caput longum	Tuberculum infraglenoidale scapulae	Olecranon	N. radialis (C6–C8)	Schultergelenk: Adduktion, Tragen des Armgewichts
Caput laterale	laterale u. dorsale Humerusfläche			Ellenbogengelenk: Streckung (= Extension)
Caput mediale	mediale und dorsale Humerusfläche			
M. anconaeus	Epicondylus lateralis humeri und Lig. collaterale radiale	Rückseite der Ulna, unterhalb des Olecranons und Olecranon lateralseitig	N. radialis (C7–C8)	Streckung (= Extension) des Ellenbogen-gelenks, Kapselspannung

Unterarmmuskeln

Die ventralen Unterarmmuskeln (S. 202)

Die oberflächlichen Muskeln

Muskel	Ursprung	Ansatz	Innervation	Funktion/Besonderheiten/Klinik
M. pronator teres				
Caput humerale (a)	Epicondylus medialis humeri	Tuberositas pronatoria radii, und an der lateralen und dorsalen Radiusfläche	N. medianus (C6–C7)	Ellenbogengelenk: Beugung (a), und bei gebeugtem Ellenbogengelenk: Pronation (a)+(b)
Caput ulnare (b)	Processus coronoideus ulnae			
M. flexor carpi radialis	Epicondylus medialis humeri, Fascia antebrachii	Palmare Fläche der Basis des Os metacarpale II	N. medianus (C6–C7)	Ellenbogengelenk: Beugung, Pronation Handgelenk: Beugung (= Palmarflexion), Abduktion nach radial
M. palmaris longus	Epicondylus medialis humeri, (Fascia antebrachii)	Aponeurosis palmaris	N. medianus (C7–Th1)	Ellenbogengelenk: Beugung Handgelenk: Beugung (= Palmarflexion), Spannung der Palmaraponeurose (MERKE: Muskelsehne gut zu erkennen, liegt als nächster Muskel nach radial dem M. flexor carpi radialis an)
M. flexor digitorum superficialis				
Caput humeroulnare	Epicondylus medialis humeri, Processus conoideus ulnae	Zweigeteilte Sehne im Ansatz (sog. „M. perforatus"), jeweils rechts und links an die Mittel-phalanx der Finger II.–V.	N. medianus (C7–Th1)	Ellenbogengelenk: Beugung (unbedeutend) Handgelenk: Beugung (= Palmarflexion), Abduktion nach ulnar Fingergrundgelenke II.–V.: Beugung, Adduktion, hin zum Dig III Prox. Interphalangealgelenk (PIP) II.–V.: Beugung
Caput radiale	Radius, ventralseitig			
M. flexor carpi ulnaris				
Caput humerale	Epicondylus medialis humeri	Os pisiformis, Lig. pisohamatum, Os hamatum, Lig. pisometacarpeum, Os metacarpale V	N. ulnaris (C7–C8)	Ellenbogengelenk: Beugung (= Flexion) Handgelenke: Beugung (= Palmarflexion), Abduktion nach ulnar
Caput ulnare	Olecranon, obere 2/3 Margo post. ulnae, Fascia antebrachii			

Die tiefen Muskeln

Muskel	Ursprung	Ansatz	Innervation	Funktion/Besonderheiten/Klinik
M. pronator quadratus	Distales Ende der Ulna, palmar (Margo anterior)	Distales Ende des Radius, palmar (Margo et Facies ant.)	N. interosseus pal-maris (= anterior) des N. medianus (C8–Th1)	Radioulnare Gelenke: Pronation (unabhängig von der Stellung des Ellenbogengelenks)

Muskel	Ursprung	Ansatz	Innervation	Funktion/Besonderheiten/Klinik
M. flexor digitorum profundus	Ulnamitte palmar (Facies ant.), Membrana interossea, Fascia antebrachii	Basis der Endphalangen der Finger II.–V., durch die zweigeteilte Sehne des M. flexor digitorum superficialis	N. ulnaris (C8–Th1) ulnarseitig III+IV; und N. medianus mit N. interosseus anterior, radialseitig II+III (C7–Th1)	Handgelenke: Beugung (= Palmarflexion) Fingergrund-, -mittel (PIP)-, und -endgelenke (DIP) II.–V.: Beugung, Abduktion MERKE: Mit seinen Sehnen zieht der M. flexor digitorum profundus durch den Karpalkanal (s.o.), in einer gemeinsamen Sehnenscheide mit dem M. flexor digitorum superficialis; im Verlauf zu seinen Ansatzstellen durchbohrt der tiefe Muskel (= M. perforatus) die zweigeteilten Sehne des oberflächlichen Muskels (= M. perforans) und setzt an den Endphalangen der Finger II.–V. an und ist hier gut zu identifizieren
M. flexor pollicis longus				
Caput radiale	Radius Vorderfläche, Membrana interossea	Basis der Endphalanx des Daumens (= Pollex)	N. interosseus anterior des N. medianus (C7–C8)	Handgelenke: Beugung (= Palmarflexion) Daumengelenke: Beugung, Opposition, Abduktion nach radial (gering)
Caput humerale	Epicondylus medialis humeri			

Die dorsalen Unterarmmuskeln (S. 205)

Die oberflächlichen Muskeln

Muskel	Ursprung	Ansatz	Innervation	Funktion/Besonderheiten/Klinik
M. extensor digitorum	Epicondylus lateralis humeri, Fascia antebrachii, Lig. collaterale ulnare	Dorsalaponeurose Finger II–V (Basis des Mittel- und Endglieds)	R. profundus N. radialis (C6–C8)	Ellenbogengelenk: Streckung Handgelenk: Streckung (Dorsalextension), Fingergrundgelenke II–V: Streckung Fingergelenke II–V: Streckung (spreitzt die geschlossenen und adduziert die gespreizten Finger)
M. extensor digiti minimi	Epicondylus lateralis humeri, Fascia antebrachii	Dorsalaponeurose Finger V	R. profundus N. radialis (C6–C8)	Ellenbogengelenk: Streckung Handgelenk: Streckung (Dorsalextension). Fingergrundgelenk V: Streckung Fingergelenk V: Streckung (streckt den ganzen kleinen Finger)
M. extensor carpi ulnaris				
Caput humerale	Epicondylus lateralis humeri, Fascia antebrachii	Basis Os metacarpale V	R. profundus N. radialis (C6–C8)	Ellenbogengelenk: Streckung Handgelenk: Streckung (= Dorsalextension), Ulnarabduktion
Caput ulnare	Ulna			

Die tiefen Muskeln

Muskel	Ursprung	Ansatz	Innervation	Funktion/Besonderheiten/Klinik
M. supinator	Epicondylus lateralis humeri, Crista m. supinatoris ulnae, Ligg. collaterale radiale et anulare radii	Facies anterior radii, distal der Tuberositas radii	R. profundus, N. radialis (C5–C6)	Radioulnare Gelenke: Supination (unabhängig von der Stellung des Ellenbogengelenks)
M. abductor pollicis longus (radial)	Facies dorsalis ulnae, Membrana interossea, Facies dorsalis radii	Basis Os metacarpale pollicis (Dig. I)	R. profundus, N. radialis (C7–C8)	Radioulnare Gelenke: Supination Handgelenke: Beugung (= Palmarflexion), Abduktion nach radial Daumengrundgelenk: Streckung
M. extensor pollicis brevis (radial)	Facies dorsalis radii, Membrana interossea	Grundphalanx des Daumens (= Phalanx proximalis pollicis)	R. profundus, N. radialis (C7–Th1)	Handgelenk: Beugung (= Palmarflexion), Abduktion nach radial Daumensattelgelenk: Abduktion, Reposition Daumengrundgelenk: Streckung
M. extensor pollicis longus (ulnar)	Facies dorsalis ulnae, Membrana interossea	Endphalanx des Daumens (Phalanx distalis pollicis)	R. profundus, N. radialis (C6–C8)	Handgelenk: Streckung (= Dorsalextension), Abduktion nach radial (gering) Daumensattelgelenk: Adduktion, Reposition Daumengrundgelenk: Streckung Daumengelenk: Streckung
M. extensor indicis (ulnar)	Facies dorsalis ulnae, Membrana interossea	Dorsalaponeurose des Zeigefingers (Dig. II)	R. profundus, N. radialis (C6–C8)	Handgelenk: Streckung (= Dorsalextension), Fingergrundgelenk II: Streckung Fingergelenk: Streckung (streckt den Zeigefinger)

Die radialen Unterarmmuskeln (S. 206)

Muskel	Ursprung	Ansatz	Innervation	Funktion/Besonderheiten/Klinik
M. brachio radialis	Crista supracondylaris lateralis humeri, Septum intermusculare laterale	Processus styloideus radii, radiale Seite	N. radialis (C5–C6)	Ellenbogengelenk: Beugung, bewirkt Mittelstellung des Unterarms zwischen Pronation und Supination
M. extensor carpi radialis longus	Crista supracondylaris lateralis humeri	Basis Os metacarpale II	R. profundus, N. radialis (C6–C7)	Ellenbogengelenk: Beugung Handwurzelgelenk: Dorsalextension (mit M. extensor carpi ulnaris), Radialabduktion (mit M. flexor carpi radialis)
M. extensor carpi radialis brevis	Caput commune am Epicondylus lateralis humeri	Basis Os metacarpale III	R. profundus, N. radialis (C6–C7)	Ellenbogengelenk: Beugung Handwurzelgelenke: Dorsalextension, bringt die Hand aus der Ulnarabduktion in Mittelstellung → Radialabduktion (gering)

Die kurzen Muskeln der Hand

Die Muskeln des Daumenballens (Thenargruppe) (S. 207)

Muskel	Ursprung	Ansatz	Innervation	Funktion/Besonderheiten/Klinik
M. abductor pollicis brevis	Retinaculum musculorum flexorum manus, Tuberositas ossis scaphoideum	Proximale Phalanx des Daumens am Seitenrand	N. medianus (C7–Th1)	Karpometakarpalgelenk: Abduktion, Flexion Daumengrundgelenk: Beugung Daumenendgelenk: Streckung
M. opponens pollicis	Retinaculum musculorum flexorum manus, Tuberculum ossis trapezii	Os metacarpale I, radialseitig	N. medianus (C7–Th1)	Opposition, Adduktion
M. flexor pollicis brevis				
Caput superficiale	Retinaculum musculorum flexorum manus, Os trapezium	Proximale Phalanx des Daumens	N. medianus (C7–Th1)	Abduktion, Opposition Daumengrundgelenk: Beugung Daumenendgelenk: Streckung
Caput profundum	Os trapezoideum, Os capitatum palmare, Ligg. ossa carpalia		R. profundus, N. ulnaris (C8–Th1)	
M. adductor pollicis				
Caput obliquum	Os capitatum	Proximale Phalanx des Daumens, ulnares Sesambein am Daumen	R. profundus, N. ulnaris (C8–Th1)	Adduktion, Opposition Daumengrundgelenk: Beugung Daumenendgelenk: Streckung
Caput transversum	Os metacarpale III			

Die Muskeln der Mittelhand (S. 209)

Muskel	Ursprung	Ansatz	Innervation	Funktion/Besonderheiten/Klinik
Mm. lumbricales I, II: einköpfig III, IV: zweiköpfig	Radiale Seite der Sehnen des M. flexor digitorum profundus	Dorsalaponeurose Finger II–V	N. medianus (C8–Th1) für: I, II R. profundus des N. ulnaris (C8–Th1) für: III, IV	Fingergrundgelenke II–V: Beugung Fingermittel- und -endgelenke: Streckung
Mm. interossei dorsales manus I–IV	Ossa metacarpi I–V (zweiköpfig), einander zugewandte Seite	Dorsalaponeurose Finger II–IV	R. profundus des N. ulnaris (C8–Th1)	Mittelhandgelenke/Fingergrundgelenke II–IV: Beugung Fingermittel- und -endgelenke II–IV: Streckung (spreizen 2.–4. Finger von der Mittelfingerachse ab)
Mm. interossei palmares I–III	Ossa metacarpi II (ulnar), III (radial) und V (radial)	Dorsalaponeurose Finger II, IV, V	R. profundus des N. ulnaris (C8–Th1)	Fingergrundgelenke II, IV, V: Beugung Fingermittel- und -endgelenke II, IV, V: Streckung (adduzieren 2.–4. Finger zur Mittelfingerachse hin)

Die Muskeln des Kleinfingerballens (Hypothenar) (S. 209)

Muskel	Ursprung	Ansatz	Innervation	Funktion/Besonderheiten/Klinik
M. abductor digiti minimi	Os pisiforme, Retinaculum musculorum flexorum manus	Dorsalaponeurose Finger V, Grundglied (= Phalanx proximalis)	R. profundus, N. ulnaris (C8–Th1)	Karpometakarpalgelenk V: Opposition Fingergrundgelenk V: Abduktion
M. flexor digiti minimi (brevis)	Os hamatum, Retinaculum musculorum flexorum manus	Proximale Phalanx, Finger V	R. profundus, N. ulnaris (C8–Th1)	Karpometakarpalgelenk V: Flexion und auch Opposition Fingergrundgelenk V: Beugung
M. opponens digiti minimi	Hamulus ossis hamatus, Retinaculum musculorum flexorum manus	Os metacarpale V	R. profundus, N. ulnaris (C8–Th1)	Karpometakarpalgelenk V: Opposition Fingergrundgelenk: Flexion („Wasserschöpfenstellung")
M. palmaris brevis	Aponeurosis palmaris, Retinaculum musculorum flexorum manus	Haut der Handinnenseite	R. superficialis, N. ulnaris (C7–Th1)	Hautspanner im Bereich des Hypothenars, zieht zur Palmaraponeurose; schützt Vasa ulnaria und den N. ulnaris

Die untere Extremität

Die Hüftmuskulatur

Die inneren Hüftmuskeln (M. iliopsoas) (S. 240)

Muskel	Ursprung	Ansatz	Innervation	Funktion/Besonderheiten/Klinik
M. iliacus	Fossa iliaca, Spina iliaca anterior inferior	Trochanter minor femoris	N. femoralis (L1–L4), direkte Äste des Plexus lumbalis	Beugung des Hüftgelenks: der Oberschenkel wird zum Oberkörper geneigt bzw. beim liegenden Menschen wird der Oberkörper aufgerichtet. Innen- bzw. Außenrotation des Femur; geringgradige Adduktion
M. psoas major	12. Brustwirbelkörper, 1.–4. Lendenwirbelkörper bzw. deren Processus costales	Trochanter minor femoris	N. femoralis (L1–L4), direkte Äste des Plexus lumbalis	Funktion wie M. iliacus
M. psoas minor	Laterale Seites des 12. Brustwirbelkörpers und des 1. Lendenwirbelkörpers	Trochanter minor femoris	N. femoralis (L1–L4), direkte Äste des Plexus lumbalis	Funktion wie M. iliacus; Nur bei etwa 50 % der Menschen ausgebildet

Die äußeren hinteren Hüftmuskeln (S. 241)

Muskel	Ursprung	Ansatz	Innervation	Funktion/Besonderheiten/Klinik
M. tensor fasciae latae („Sprintermuskel")	Spina iliaca anterior superior	Über den Tractus iliotibialis an der Tibia	N. glutealis superior (L4–S1)	Beugung im Hüftgelenk, Innenrotation, Abduktion im Hüftgelenk, Streckung des Kniegelenk bei der Schlussrotation (somit zweigelenkig!); spannt den Tractus iliotibialis
M. gluteaus maximus	Dorsal am Os sacrum und am Os coccygis; Ala ossis ilii, Lig. sacrotuberale, Fascia thoracolumbalis	Tuberositas glutealis femoris, Tractus iliotibialis	N. glutealis inferior (L5–S2)	Kräftigster Strecker im Hüftgelenk, verhindert Vornüberkippen des Oberkörpers in aufrechter Haltung, Außenrotation; Laterokranialer Teil: Abduktion Mediokaudaler Teil: Adduktion Bei Ausfall: Treppensteigen nicht mehr möglich

Muskel	Ursprung	Ansatz	Innervation	Funktion/Besonderheiten/Klinik
M. glutaeus medius („Tänzermuskel")	Ala ossis ilii zwischen Crista iliaca und Linea glutea anterior	Trochanter major femoris	N. glutealis superior (L4–S1)	Abduktion des Beines gegen das Becken Vordere Fasern: Innenrotation und Beugung Hintere Fasern: Außenrotation und Streckung Bei Ausfall: „Watschelgang" (Trendelenburg-Zeichen)

Die äußeren tiefen Hüftmuskeln (S. 242)

Muskel	Ursprung	Ansatz	Innervation	Funktion/Besonderheiten/Klinik
M. glutaeus minimus	Ala ossis ilii zwischen Linea glutea anterior und Linea glutea inferior	Trochanter major femoris	N. glutealis superior (L4–S1)	Entspricht der des M. gluteus medius
M. piriformis	Ventral am Os sacrum (hier: Facies pelvina)	Trochanter major femoris	Direkte Äste des Plexus sacralis	Abduktion und Außenroation des Beines Der M. piriformis unterteilt das Foramen ischiadicum majus in das Foramen suprapiriforme und das Foramen infrapiriforme
M. obturatorius internus	Innenfläche der Membrana obturatoria	Fossa trochanterica femoris	Direkte Äste des Plexus sacralis	Außenrotation des Oberschenkels Bei gestrecktem Bein: Adduktion Bei gebeugtem Bein: Abduktion Benutzt den Rand des Foramen ischiadicum minus als Hypomochlion
M. gemellus superior et inferior	M. gemellus superior: Spina ischiadica M. gemellus superior: Tuber ischiadicum	Fossa trochanterica femoris	Direkte Äste des Plexus sacralis	Außenrotation des Oberschenkels
M. quadratus femoris	Tuber ischiadicum	Crista intertrochanterica femoris	N. musculi quadrati femoris aus dem Plexus sacralis	Außenrotation und Adduktion des Oberschenkels
M. obturatorius externus	Außenfläche der Membrana obturatoria	Fossa trochanterica femoris	N. obturatorius (L2–L4)	Außenrotation und schwache Adduktion des Oberschenkels

Die Oberschenkelmuskulatur

Die Extensoren der Oberschenkelmuskulatur (S. 243)

Muskel	Ursprung	Ansatz	Innervation	Funktion/Besonderheiten/Klinik
M. sartorius	Spina iliaca anterior superior	Über Pes anserinus an der medialen Tibiafläche kaudal des Tibiakopfes	N. femoralis (L1–L4)	Besonderheit: zweigelenkig; längster Muskel des menschlichen Körpers Hüftgelenk: Beugung, Abduktion, Außenrotation Kniegelenk: Beugung, Innenrotation
M. quadriceps femoris	M. rectus femoris: Spina iliaca anterior inferior, Acetabulum	alle gemeinsam: Tuberositas tibiae (Patella als Sesambein)	N. femoralis (L1–L4)	M. rectus femoris: Beugung im Hüftgelenk, Streckung im Kniegelenk (zweigelenkig!)
	M. vastus medialis femoris: Labium mediale der Linea aspera femoris			M. vastus medialis femoris: Streckung im Kniegelenk
	M. vastus intermedius femoris: Vorderseite des Femur			M. vastus intermedius femoris: Streckung im Kniegelenk
	M. vastus lateralis femoris: Labium laterale der Linea aspera femoris, Trochanter major			M. vastus lateralis femoris: Streckung im Kniegelenk
M. articularis genus	Vorderseite des distalen Femur	Kniegelenkskapsel	N. femoralis (L1–L4)	Spannen der Kniegelenkskapsel Abspaltung des M. vastus intermedius femoris

Die Adduktoren der Oberschenkelmuskulatur (S. 244)

Die oberflächliche Adduktorengruppe der Oberschenkelmuskulatur

Muskel	Ursprung	Ansatz	Innervation	Funktion/Besonderheiten/Klinik
M. pectineus	Pecten ossis pubis	Linea pectinea femoris	N. obturatorius (L2–L4); N. femoralis (L1–L4)	Adduktion Zusätzlich Außenrotation und Beugung des Oberschenkels
M. adductor longus	Ramus superior des Os pubis	Labium mediale der Linea aspera femoris	N. obturatorius (L2–L4)	Adduktion und Beugung des Oberschenkels
M. gracilis	Ramus inferior des Os pubis, Symphyse	Über Pes anserinus an der medialen Tibiafläche kaudal des Tibiakopfes	N. obturatorius (L2–L4)	Adduktion und Beugung im Hüftgelenk; Beugung und Innenrotation im Kniegelenk (zweigelenkig)

Die mittlere Adduktorengruppe der Oberschenkelmuskulatur

Muskel	Ursprung	Ansatz	Innervation	Funktion/Besonderheiten/Klinik
M. adductor brevis	Ramus inferior des Os pubis	Labium mediale der Linea aspera femoris	N. obturatorius (L2–L4)	Adduktion im Hüftgelenk Geringgradige Außenrotation

Die tiefe Adduktorengruppe derOberschenkelmuskulatur

Muskel	Ursprung	Ansatz	Innervation	Funktion/Besonderheiten/Klinik
M. adductor magnus	Tuber ischiadicum, Ramus ossis ischii	Labium mediale der Linea aspera femoris; Epicondylus medialis femoris	N. obturatorius (L2–L4); N. ischiadicus (L4–S3)	Adduktion, Streckung im Hüftgelenk Stärkster Adduktor der Adduktorengruppe Außenrotation, Innenrotation
M. adductor minimus	Tuber ischiadicum, Ramus ossis ischii	Labium mediale der Linea aspera femoris; Epicondylus medialis femoris	N. obturatorius (L2–L4)	Adduktion und Außenrotation des Oberschenkels Abspaltung des M. adductor magnus

Die Flexoren (ischiocrurale Muskulatur) der Oberschenkelmuskulatur (S. 245)

Muskel	Ursprung	Ansatz	Innervation	Funktion/Besonderheiten/Klinik
M. biceps femoris				
Caput longum	Tuber ischiadicum	Caput fibulae	N. tibialis (L4–S3), N. ischiadicus (L4–S3)	Streckung und Außenrotation im Hüftgelenk; Beugung und Außenrotation im Kniegelenk (zweigelenkig)
Caput breve	Labium laterale der Linea aspera femoris		N. fibularis communis (L4–S2)	Beugung und Außenrotation im Kniegelenk (eingelenkig)
M. semitendinosus	Tuber ischiadicum	Über Pes anserinus an der medialen Tibiafläche kaudal des Tibiakopfes	N. tibialis (L4–S3), direkte Äste des N. ischiadicus (L4–S3)	zweigelenkig: Streckung und Adduktion im Hüftgelenk; Beugung im Kniegelenk; bei gebeugtem Knie Innenrotation
M. semimembranosus	Tuber ischiadicum	Condylus medialis tibiae Lig. popliteum obliquum	Entsprechend M. semitendinosus	Entsprechend M. semitendinosus (zweigelenkig)

Die Unterschenkelmuskulatur

Die Extensoren der Unterschenkelmuskulatur (S. 245)

Muskel	Ursprung	Ansatz	Innervation	Funktion/Besonderheiten/Klinik
M. tibialis anterior	Condylus lateralis tibiae, Membrana interossea, Fascia cruris	Os metatarsale I, Os cuneiforme mediale	N. fibularis (peronaeus) profundus	Oberes Sprunggelenk: Dorsalextension Unteres Sprunggelenk: Supination Verhindert beim Stand auf einem Bein das Abkippen des Körpers nach hinten
M. extensor hallucis longus	Lateraler Rand der Fibula, Membrana interossea, Fascia cruris	Endglied des Hallux	N. fibularis (peronaeus) profundus	Extension der Großzehe, Dorsalextension im oberen Sprunggelenk
M. extensor digitorum longus	Vorderkante der Fibula, Condylus lateralis tibiae, Membrana interossea, Fascia cruris	Dorsalaponeurose der 2.–5. Zehe	N. fibularis (peronaeus) profundus	Extension der 2.–5. Zehe, Dorsalextension im oberen Sprunggelenk, Pronation
M. peronaeus tertius	Vorderkante der Fibula, Condylus lateralis tibiae, Membrana interossea, Fascia cruris	Os metatarsale V	N. fibularis (peronaeus) profundus	Entsprechend M. extensor digitorum longus Nur selten angelegt, oftmals Muskelkopf nicht abgrenzbar, Abspaltung des M. extensor digitorum longus

Die Peronaeusgruppe der Unterschenkelmuskulatur (S. 246)

Muskel	Ursprung	Ansatz	Innervation	Funktion/Besonderheiten/Klinik
M. peronaeus longus	Caput fibulae, laterale Fibula-vorderfläche, Fascia cruris, Septum intermusculare cruris anterius et posterius	Os metatarsale I, Os cuneiforme mediale	N. fibularis superficialis	Pronation, Plantarflexion Verläuft hinter dem Malleolus lateralis unter dem Retinaculum musculorum peroneum superius, unter dem Retinaculum musculorum peroneum inferius, durch Rinne des Os cuboideum; dann Querverlauf unter dem Fuß nach medial
M. peronaeus brevis	Untere Hälfte der Fibulavorder-fläche, Septum intermusculare cruris anterius, Septum intermusculare cruris posterius	Tuberositas des Os metatarsale V	N. fibularis superficialis	Pronation, Plantarflexion

Die Flexoren der Unterschenkelmuskulatur (S. 247)

Die oberflächlichen Flexoren der Unterschenkelmuskulatur

Muskel	Ursprung	Ansatz	Innervation	Funktion/Besonderheiten/Klinik
M. triceps surae	M. gastrocnemicus (Caput mediale): Condylus medialis femoris M. gastrocnemicus (Caput laterale): Condylus lateralis femoris M. soleus: Linea solei tibiae, Caput fibulae, Arcus tendinosus solei	Tuber calcanei	N. tibialis (L4–S3)	M. gastrocnemicus (Caput mediale und Caput laterale): Beugung im Kniegelenk, Plantarflexion im oberen Sprunggelenk, Supination im unteren Sprunggelenk (zweigelenkiger Muskel) MERKE: der M. triceps surae ist der stärkste Supinator im unteren Sprunggelenk! M. soleus: Plantarflexion im oberen Sprunggelenk, Supination im unteren Sprunggelenk
M. plantaris	Condylus lateralis femoris	Tuber calcanei	N. tibialis (L4–S3)	Beugung im Kniegelenk, Innenrotation des Unterschenkels, Plantarflexion im oberen Sprunggelenk, Supination im unteren Sprunggelenk (zweigelenkiger Muskel)

Die tiefen Flexoren der Unterschenkelmuskulatur

Muskel	Ursprung	Ansatz	Innervation	Funktion/Besonderheiten/Klinik
M. flexor digitorum longus	Dorsale Tibiafläche, distale Fibula	Endphalangen der 2.–5. Zehe	N. tibialis (L4–S3)	Beugung der Zehen, Plantarflexion im oberen Sprunggelenk, Supination im unteren Sprunggelenk; Aufrechterhaltung der Fuß-Querwölbung Sehne überkreuzt im Verlauf die Sehne des M. tibialis posterior („Chiasma crurale") Sehne überkreuzt im Verlauf die Sehne des M. flexor hallucis longus („Chiasma plantare") Endsehnen („M. perforans") „durchbrechen" die Endsehnen des M. flexor digitorum brevis („M. perforatus") Endsehnen bilden Ursprung für Mm. lumbricales
M. tibialis posterior	Membrana interossea, dorsale Seite von Tibia und Fibula	Tuberositas des Os naviculare, Os cuneiforme intermedium und laterale, Ossa metatarsi II–IV	N. tibialis (L4–S3)	Supination, schwache Plantarflexion Aufrechterhaltung der Fuß-Längswölbung

Muskel	Ursprung	Ansatz	Innervation	Funktion/Besonderheiten/Klinik
M. flexor hallucis longus	Membrana interossea cruris, Fibula	Endphalanx des Hallux	N. tibialis (L4–S3)	Beugung der Großzehe, Plantarflexion im oberen Sprunggelenk, Supination im unteren Sprunggelenk; Aufrechterhaltung der Fuß-Längswölbung
M. popliteus	Condylus lateralis femoris	Dorsale Tibiafläche	N. tibialis (L4–S3)	Beugung im Kniegelenk; bei gebeugtem Knie Innenrotation; spannt die Gelenkkapsel des Kniegelenks

Die Fußmuskulatur

Die Extensoren der Fußmuskulatur (S. 249)

Muskel	Ursprung	Ansatz	Innervation	Funktion/Besonderheiten/Klinik
M. extensor hallucis brevis	Dorsalseite des Calcaneus	Grundphalanx der Großzehe	N. fibularis profundus	Streckung der Großzehe im Grundgelenk
M. extensor digitorum brevis	Dorsalseite des Calcaneus	Dorsalaponeurose der 2.–4. Zehe	N. fibularis profundus	Streckung der Zehen im Grundgelenk

Die Flexoren der Fußmuskulatur (S. 249)

Die Muskeln des Großzehenballens

Muskel	Ursprung	Ansatz	Innervation	Funktion/Besonderheiten/Klinik
M. abductor hallucis	Tuber calcanei, Aponeurosis plantaris	Grundphalanx der Großzehe	N. plantaris medialis	Abduktion und Flexion der Großzehe im Grundgelenk; Aufrechterhaltung der Fuß-Längswölbung
M. flexor hallucis brevis	Ossa cuneiformia; benachbarte Sehen und Bänder	Caput mediale: Grundphalanx der Großzehe (mit medialem Sesambein)	Caput mediale: N. plantaris medialis	Flexion der Großzehe im Grundgelenk; Aufrechterhaltung der Fuß-Längswölbung
		Caput laterale: Grundphalanx der Großzehe (mit lateralem Sesambein)	Caput laterale: N. plantaris lateralis	
M. adductor hallucis				
Caput transversum	Gelenkkapsel des 3.–5. Zehengrundgelenks	Grundphalanx der Großzehe	N. plantaris lateralis	Adduktion der Großzehe im Grundgelenk; Aufrechterhaltung der Fuß-Querwölbung
Caput obliquum	Os cuboideum, Os cuneiforme laterale, Ossa metatarsi II–IV			Adduktion der Großzehe im Grundgelenk

Die mittlere Muskelgruppe

Muskel	Ursprung	Ansatz	Innervation	Funktion/Besonderheiten/Klinik
M. flexor digitorum brevis	Tuber calcanei, Aponeurosis plantaris	Mittelphalanx der Zehen II–V	N. plantaris medialis	Flexion der Zehen II–V im Mittel- und Grundgelenk, Aufrechterhaltung der Fuß-Längswölbung
M. quadratus plantae	Calcaneus	Sehne des M. flexor digitorum longus	N. plantaris lateralis	Unterstützt die Funktion des M. flexor digitorum longus
Mm. lumbricales	Mediale Sehenenseite des M. flexor digitorum longus	Dorsalaponeurose der Zehen II–V	N. plantaris medialis (Mm. Lumbricales I und II), N. plantaris lateralis (Mm. Lumbricales III und IV)	Flexion im Grundgelenk, Extension im Mittel- und Endgelenk
Mm. Interossei dorsales (4) et plantares (3)	Ossa metatarsi	Grundphalangen der Zehen II–V (Mm. Interossei dorsales), Grundphalangen der Zehen III–V (Mm. Interossei plantares)	N. plantaris lateralis	Flexion im Grundgelenk, Extension im Mittel- und Endgelenk, Spreizung und Zusammenführung der Zehen. Die Mm. Interossei dorsales bestehen aus zwei Muskelköpfen!

Die Muskeln des Kleinzehenballens

Muskel	Ursprung	Ansatz	Innervation	Funktion/Besonderheiten/Klinik
M. abductor digiti minimi	Tuber calcanei, Aponeurosis plantaris	Grundphalanx der 5. Zehe	N. plantaris lateralis	Abduktion und Flexion der 5. Zehe
M. flexor digiti minimi	Lig. plantare longum, Os metatarsale V	Grundphalanx der 5. Zehe	N. plantaris lateralis	Flexion der 5. Zehe im Grundgelenk, Aufrechterhaltung der Fuß-Längswölbung
M. opponens digiti minimi	Lig. plantare longum	Os metatarsale V	N. plantaris lateralis	Adduktion der 5. Zehe, leichte Flexion. Nicht immer angelegt

Der Muskeltrainer
zum Kurzlehrbuch Anatomie und Embryologie

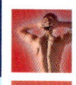

Muskeltabellen für eine einfache Prüfungsvorbereitung

- So haben Sie den Überblick: die wichtigsten Daten zu den Muskeln als **tabellarische Zusammenfassung.**
- Die Reihenfolge der Tabellen orientiert sich am Buch. Seitenangaben in den Tabellen ermöglichen Ihnen einen schnellen Zugriff auf das entsprechende Kapitel im Buch.
- Einfaches Lernen durch die klare Gliederung der Tabellen in **Ansatz, Ursprung, Innervation** und **Funktion**!

Die Muskulatur kurz und prägnant – lernen Sie ohne Ballast!

www.thieme.de

8.2.6.1 Histologische Besonderheiten

Der Magen weist histologisch einige Besonderheiten auf. Die Oberfläche der Tunica mucosa ist von kleinen trichterförmigen Vertiefungen durchsetzt (Foveolae gastricae). Sie sind von einem einschichtigen hochprismatischen Epithel (Lamina epithelialis mucosae) bedeckt. Die epithelialen Zellen schützen sich gegen das saure Magenmilieu durch einen hochviskösen neutralen Schleim, der sich als sog. Mukusbarriere auf die Zellen legt. Von jeder Foveola ziehen tubulöse Magendrüsen in die Lamina propria.

Je nach Magenabschnitt weisen die Drüsen Unterschiede auf. So sind die Drüsen in der Pars cardiaca weitlumig und stark verzweigt (Glandulae cardiacae). Sie enthalten nur einen Typ von mukösen Zellen, der die Schleimbarriere zwischen dem sauren Mageninhalt und dem Ösophagus bildet.

Die Magendrüsen in Corpus und Fundus (Glandulae gastricae propriae) enthalten Nebenzellen (bilden Muzine), Parietalzellen (Belegzellen; sezernieren Salzsäure und Intrinsic Factor) und Hauptzellen (produzieren Pepsinogene). Die Zellen sind nicht gleichmäßig verteilt: Im Drüsenhals befinden sich vor allem Nebenzellen und Parietalzellen, im Hauptteil der Drüse finden sich vor allem Hauptzellen. Außerdem sind enteroendokrine Zellen enthalten. Die Drüsen zeichnen sich durch lange, gerade, englumige Tubuli aus.

In der Pars pylorica befinden sich wie in der Pars cardiaca rein muköse Drüsen (Glandulae pyloricae). Außerdem sind enteroendokrine Zellen (G-Zellen, produzieren Gastrin) nachweisbar. Die Tubuli sind kurz und weitlumig.

Die Tunica muscularis weist im Magenkorpus neben Stratum circulare und Stratum longitudinale zusätzlich eine dritte Schicht Muskelfasern auf. Diese innerste Schicht Muskelfasern (Fibrae obliquae) verläuft quer über den Magenkörper hinweg – spart dabei aber die kleine Kurvatur aus – und münden am Pylorus in die innere Ringmuskelfaserschicht ein.

Aufgrund der intraperitonealen Lage des Magens ist die äußerste Schicht eine Serosa, aufgebaut aus einschichtigem Mesothel.

Klinischer Bezug

Magenschleimhautentzündung und Magengeschwür: Ist die Schleimproduktion gestört und die Magenwand durch fehlenden Schleimüberzug stellenweise nicht vor dem aggressiven sauren Magensaft geschützt, kann es an diesen Stellen zur Ausbildung von kleinen entzündlichen Läsionen der Schleimhaut kommen (Gastritis), die wiederum zu einem Schleimhautgeschwür des Magens (Ulcus ventriculi) führen können. Typische Beschwerden der Gastritis sind Völlegefühl, Übelkeit, Appetitlosigkeit und epigastrische Schmerzen. Beim Magengeschwür strahlen die Schmerzen oft in den rechten Oberbauch aus und treten typischerweise nach dem Essen auf.

8.2.7 Die Gefäßversorgung

8.2.7.1 Die arterielle Versorgung (Abb. 8.3)

Der Magen wird vorwiegend vom Truncus coeliacus mit Blut versorgt. Die A. gastrica sinistra ist der kleinste Ast aus dem Truncus coeliacus (s. S. 409), sie versorgt zusammen mit der A. gastrica dextra (aus der A. hepatica propria) die kleine Kurvatur. Die große Kurvatur wird von der A. gastroomentalis dextra (aus der A. gastroduodenalis) und der A. gastroomentalis sinistra (aus der A. lienalis[splenica]) versorgt. Aus der A. lienalis ziehen außerdem die 4–5 Aa. gastricae breves zum Magenfundus.

Verlauf der A. gastrica sinistra

Die A. gastrica sinistra verläuft zunächst oberhalb und dann links entlang der kleinen Kurvatur und der Hinterfläche des Magens, angrenzend an die Bursa omentalis, von dort weiter zur Kardiaregion. Nach der Aufteilung in zwei Äste im Lig. hepatogastricum an der kleinen Kurvatur zieht sie weiter zum Pylorus. In ihrem Versorgungsgebiet bildet sie mit der A. gastrica dextra Anastomosen.

Verlauf der A. gastroomentalis dextra et sinistra

Entlang der großen Kurvatur des Magens verlaufen die A. gastroomentalis dextra und sinistra (syn. A. gastroepiploica dextra et sinistra) im Omentum majus. Die A. gastroomentalis dextra verläuft nach links an der Kurvatur entlang und anastomo-

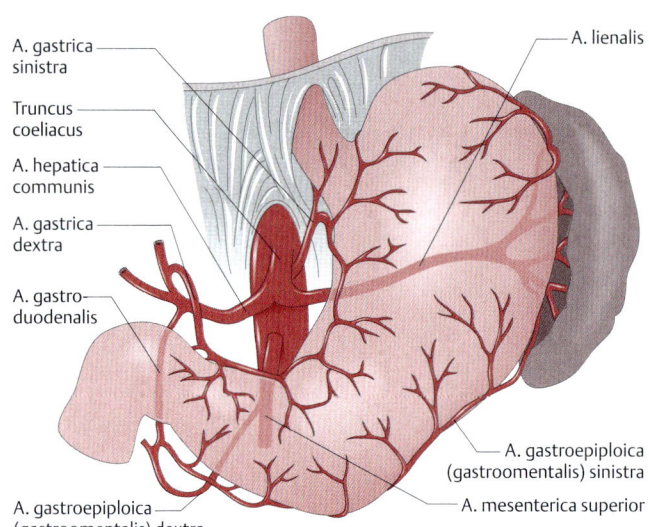

A. gastrica sinistra

Truncus coeliacus

A. hepatica communis

A. gastrica dextra

A. gastroduodenalis

A. gastroepiploica (gastroomentalis) dextra

A. lienalis

A. gastroepiploica (gastroomentalis) sinistra

A. mesenterica superior

Abb. 8.3 Arterielle Versorgung am Magen

siert dort mit der A. gastroomentalis sinistra. Sie gibt weitere Äste zu rechts gelegenen Abschnitten des Magens, dem oberen Teil des Duodenums, und dem großen Netz (Omentum majus, s. S. 309) ab. Die **A. gastroomentalis sinistra** verläuft im Lig. gastrosplenicum und zieht zur großen Kurvatur des Magens; sie endet in einer Anastomose mit der A. gastroomentalis dextra.

Verlauf der Aa. gastricae breves
Die **Aa. gastricae breves** verlaufen im Lig. gastrosplenicum und steigen auf der Magenhinterfläche zur Fundusregion auf. Dort anastomosieren sie mit der A. gastrica sinistra und der A. gastroomentalis sinistra.

8.2.7.2 Der venöse Blutabfluss

Merken Sie sich, dass die Venen des Magens parallel zu den Arterien verlaufen, die Sie soeben kennen gelernt haben. Sie sind in jeder Position und im Verlauf immer direkt neben den Magenarterien anzutreffen.

Die Magenvenen drainieren das venöse, nährstoffreiche Blut des Magens (wie auch die Venen aller anderen unpaaren Bauchorgane) in den **Pfortaderkreislauf** (s. S. 413).

In der Regel fließen die V. gastrica dextra und V. gastrica sinistra von der kleinen Kurvatur kommend direkt in die V. portae.
Die V. gastroomentalis dextra fließt für gewöhnlich in die V. mesenterica superior ab, sie kann aber auch erst in die V. splenica oder direkt in die V. portae münden.
Die V. gastroomentalis sinistra mündet in der Regel in die V. splenica, wie auch die kurzen Vv. gastricae, und von dort schließlich in die V. portae.

8.2.7.3 Der Lymphabfluss
Die Lymphgefäße des Magens verlaufen wie die Arterien **entlang der großen und der kleinen Kurvatur**. Der Magen wird in vier Regionen unterteilt, denen jeweils regionale Lymphknoten zugeordnet werden:

- Nodi lymphoidei gastrici sinistri: Curvatura minor, große Teile des Korpus
- Nodi lymphoidei gastroomentales: rechte, untere Curvatura major, teils vom Pylorus direkt in die Nodi lymphoidei pylori
- Nodi lymphoidei gastroomentales: linke, obere Curvatura major, entlang der Milzgefäße in die Nodi lymphoidei pancreaticosplenici
- Nodi lymphoidei gastrici dextri: Pylorusregion und Teil der Curvatura minor.

Die Lymphe von der Vorder- und Hinterfläche des Magens fließt über die kleine und große Kurvatur zu den dort gelegenen Nodi lymphoidei gastrici und den Nodi lymphoidei gastroomentales.

Von diesen Sammelstellen aus fließt die Lymphe weiter über Vasa efferentes entlang der großen Arterien zentropetal (d.h. in Richtung Körperzentrum) zu den Nodi lymphoidei coeliaci, welche um den Truncus coeliacus gelegen sind. Von dort aus fließt die Lymphe in die Cysterna chyli und weiter in den Ductus thoracicus (s. S. 302).

8.2.8 Die Innervation

8.2.8.1 Die sympathische Innervation

Die aus den thorakalen Grenzstrangganglien 6–9 hervortretenden sympathischen Fasern werden als **N. splanchnicus major** bezeichnet, die aus dem Ganglien 10 und 11 hervorgehenden als **N. splanchnicus minor**. Verschaltet werden sie in den prävertebralen Ganglien, die Fasern für den Magen werden im **Ganglion coeliacum** verschaltet (s. S. 417) und treten von dort an den Magen heran.

Der Sympathikus **hemmt u. a. die Magenperistaltik** und reduziert die Magensaftsekretion.

8.2.8.2 Die parasympathische Innervation

Die parasympathische Versorgung des Magens erfolgt über den linken und rechten N. vagus. Beide Nn. vagi bilden den Plexus oesophageus, aus dem der Truncus vagalis anterior und posterior hervorgeht. Beide erreichen durch den Hiatus oesophageus die Bauchhöhle und gelangen in den Magen.

Der **Truncus vagalis anterior** enthält überwiegend Fasern des linken N. vagus, die durch die Magendrehung auf der Magenvorderfläche zum Liegen kommen. Er verläuft auf der Vorderfläche des Ösophagus ins Abdomen und gibt Äste für die Mageninnervation sowie weitere Fasern für die parasympathische Versorgung der Leber und des Duodenums ab, welche u. a. im Lig. hepatoduodenale zu den Organen ziehen.

Der **Truncus vagalis posterior** enthält überwiegend die durch die Magendrehung nach dorsal verlagerten Fasern des rechten N. vagus. Er zieht auf der Rückseite der Speiseröhre ins Abdomen und zieht auf die Hinterfläche des Magens, von dort zieht er mit weiteren Ästen in Richtung Plexus coeliacus (s. S. 418).

Die parasympathischen Fasern **fördern u. a. die Magenperistaltik** und führen zu einer vermehrten Sekretion von Magensaft und Salzsäure.

Check-up
✔ **Wiederholen Sie die Abschnitte des Magens und seine arterielle Versorgung. Sie können sich dazu eine Übersichtsskizze des Magens anfertigen und entsprechend beschriften.**
✔ **Rekapitulieren Sie die benachbarten topographischen Strukturen, an die der Magen angrenzt, und die Bänder mit denen der Magen intraperitoneal aufgehängt ist.**

8.3 Der Dünndarm

Lerncoach
Prägen Sie sich beim Lernen des folgenden Kapitels vor allem die typischen Merkmale der einzelnen Dünndarmabschnitte ein (Peritoneallage, histologischer Aufbau mit Falten und Krypten).

8.3.1 Der Überblick

Der Dünndarm (Intestinum tenue) schließt sich an den Magen an. Über den Pylorus wird der Speisebrei in den Zwölffingerdarm (**Duodenum**) transportiert. Von dort geht es weiter in den Leerdarm (**Jejunum**) und schließlich in den Krummdarm (**Ileum**), bevor das Ileum sich in das **Colon** (Dickdarm) fortsetzt. Die Schlingen des Dünndarms füllen den Bauchraum fast vollständig aus und haben im ausgezogenen Zustand eine Gesamtlänge von 5–7 m.

8.3.2 Die Entwicklung

(ausführliche Beschreibung s. S. 71)

Der Dünndarm entsteht aus dem Endabschnitt des Vorderdarms und dem oberen Anteilen des Mitteldarms. Durch die Magendrehung legt sich das Duodenum als C-förmige Krümmung aus der senkrechten Achse des Darmkanals heraus und lagert sich der Rumpfwand an. Das Jejunum und das Ileum bilden sich aus dem unteren Mitteldarm, der dann u. a. auch an der Bildung des Dickdarms beteiligt ist.

8.3.3 Die Funktion

Der Dünndarm dient der enzymatischen **Verdauung** und **Resorption** der Nahrung. Die für die Verdauung notwendigen Enzyme liefert die Bauchspeicheldrüse, die mit ihrem Ausführungsgang in das Duodenum mündet. Um Fette in Fettsäuren und Glycerin abzubauen, wird Gallensäure benötigt, die über das Gallengangsystem von der Leber kommend ebenfalls das Duodenum erreicht (s. S. 338). Um die Sekretion dieser exokrinen Drüsen zu regulieren, produzieren endokrine Zellen der Dünndarmschleimhaut **Hormone**. Diese **entero-endokrinen Zellen** finden sich neben resorbierenden und sezernierenden Zellen in der Mucosa.

8.3.4 Die Topographie

Die einzelnen Abschnitte des Dünndarms liegen sowohl sekundär retroperitoneal (mit der Rückwand des Bauchraums verwachsen) als auch intraperitoneal, d. h. diese Abschnitte sind komplett vom Peritoneum viscerale überzogen und an Aufhängebändern freihängend im Bauchsitus befestigt (**Abb. 8.4**).

Orientierend können Sie sich vorstellen, dass das Duodenum bis auf einen kurzen intraperitonealen Anfangsabschnitt sekundär retroperitoneal liegt. Alle übrigen Dünndarmanteile sind am Mesenterium aufgehängt und von einer Serosa überzogen, sie befinden sich also intraperitoneal.

8.3.4.1 Das Duodenum

Das Duodenum wird in vier Abschnitte unterteilt. Der erste Abschnitt, der sich an den Magen anschließt und auf Höhe des 1. Lendenwirbels gelegen ist, ist die **Pars superior** (4–5 cm), mit einer ampullären Aufweitung (Bulbus duodeni), die topographische Beziehung zur Gallenblase hat. Der rechte Leberlappen überlagert die Pars superior, sie berührt außerdem den Lobus quadratus der Leber. Hinter der Pars superior zieht der Ductus choledochus abwärts, die V. portae aufwärts, außerdem verläuft hier die A. gastroduodenalis.

Klinischer Bezug

Zwölffingerdarmgeschwür: Durch den aus dem Magen übertretenden übersäuerten Speisebrei, eine vermehrte Säureproduktion oder auch Medikamente (typischerweise entzündungshemmende Medikamente wie Steroide, Salizylate) kann es im Bereich der Pars superior duodeni zu einem Geschwür der Schleimhaut kommen (Ulcus duodeni). Eine weitere häufige Ursache ist die Infektion mit dem Bakterium Helicobacter pylori. Typische Lokalisation ist die Vorderwand des Bulbus duodeni. Klassisch – aber nicht immer vorhanden – ist der sog. Nüchternschmerz, der dadurch zustande kommt, dass die Magensäure nicht zum Verdauen gebraucht und im Speisebrei gebunden wird, sondern ins Duodenum gelangt, wo sie mit

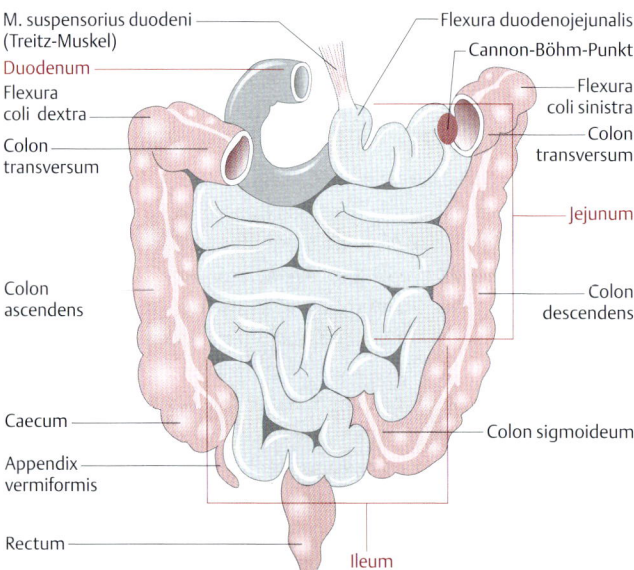

Abb. 8.4 Dünndarm und Dickdarm in der Ansicht von ventral

dem duodenalen Ulkus reagiert. Die Beschwerden bessern sich bei Nahrungsaufnahme.

Die **Pars superior** liegt **intraperitoneal** und ist am Lig. hepatoduodenale befestigt. Alle nachfolgenden duodenalen Abschnitte sind mit der dorsalen Rumpfwand verwachsen und liegen somit **sekundär retroperitoneal**.

Die Pars superior biegt in der Flexura duodeni superior in die absteigende rechts neben der Wirbelsäule verlaufende **Pars descendens** um, die 10 cm lang ist, topographische Beziehung zur rechten Niere hat und vom Aufhängeband des Colon transversum (Mesocolon transversum) überzogen wird. In diesen Abschnitt münden die Sekret ausführenden Gangsysteme von Pankreas und Leber auf der **Papilla duodeni major** (Papilla Vateri), einer längs verlaufenden Schleimhautfalte (Plica longitudinalis duodeni), auf Höhe des 2. Lendenwirbels (dieser wird C-förmig von der duodenalen Schleife umgeben).

An der Flexura duodeni inferior auf Höhe des 3. Lendenwirbels geht das Duodenum in die **Pars horizontalis** über, die quer über die Wirbelsäule von der rechten zur linken Körperseite zieht. Über die Vorderfläche verlaufen die A. mesenterica superior und die V. mesenterica superior.

An die Pars horizontalis schließt sich die **Pars ascendens** an. Auf Höhe des 2. Lendenwirbels geht sie an der Flexura duodenojejunalis in das intraperitoneale Jejunum über. Die Pars ascendens ist durch Bündel von glatten Muskelzellen mit dem Stamm der A. mesenterica superior verbunden: sie werden als **M. suspensorius duodeni** (Treitz-Muskel) bezeichnet. Die Flexura duodenojejunalis liegt – bei Projektion auf die vordere Bauchwand – oberhalb des Bauchnabels.

MERKE

Nur die Pars superior liegt intraperitoneal; die Pars descendens, Pars horizontalis und Pars ascendens befinden sich sekundär retroperitoneal.

8.3.4.2 Das Jejunum und das Ileum

Von der Flexura duodenojejunalis auf Höhe des 2. Lendenwirbels setzt sich als nächster Dünndarmabschnitt das **Jejunum** fort, das etwa 2/5 der Dünndarmschlingen bildet und im linken oberen Bauch lokalisiert ist. Das Jejunum geht dann ohne besondere Grenzmarkierung ins **Ileum** über, das etwa 3/5 des Dünndarmkonvuluts bildet und den rechten Unterbauch füllt.

Das Ileum mündet schließlich in der Fossa iliaca dextra an der **Valva iliocaecalis (Bauhin-Klappe)** in den Dickdarm. Die Valva iliocaecalis liegt rechts vom M. psoas major und projiziert sich auf den rechten Unterbauch. Sie sorgt für die anterograde Passage des Darminhalts und verhindert einen retrograden Übertritt von Keimen des Dickdarms in das mikrobiologisch anders besiedelte Ileum.

Jejunum- und Ileumschlingen liegen **intraperitoneal** und sind an einem quer über die hintere Bauchwand verlaufenden, von der Flexura duodenojejunalis bis in die Fossa iliaca dextra ziehenden Mesenterium aufgehängt, das an der hinteren Bauchwand über die **Radix mesenterii** befestigt ist. Die Radix mesenterii ist ca. 15 cm lang; das faltenartig ineinander gelegte Gekröse besitzt eine Breite von 20 cm und zieht an die Schlingen heran. Im Mesenterium verlaufen lymphatische (Lymphgefäße und Lymphknoten) und nervale Strukturen sowie Gefäßarkaden der Aa. und Vv. jejunales und ilei (s. S. 409).

8.3.5 Der makroskopische Aufbau

8.3.5.1 Das Duodenum

Das **Duodenum (Zwölffingerdarm)** stellt sich als **C-förmige Schleife** rund um den Pankreaskopf dar. Die Gesamtlänge beträgt ca. 25 cm, was hintereinander abgemessen einer Strecke von zwölf Mal einer Fingerbreite entspricht (duodeni = zwölf).

Das Duodenum ist der kürzeste und am wenigsten flexible Teil des Dünndarms, aber auch ein wichtiger Abschnitt, da hier auf der Papilla duodeni major die Ausführungsgänge für das Pankreassekret (Ductus pancreaticus) und der Gallengang (Ductus choledochus) münden. Gelegentlich findet sich oberhalb der Papilla duodeni major in der Pars descendens duodeni eine weitere, allerdings kleinere Schleimhautfalte. Dies ist die Papilla duo-

8

deni minor, an der der Ductus pancreaticus accessorius (Santorini) endet.
Die vier Abschnitte des Duodenums sind (ausführliche Beschreibung vgl. Topographie):
- Pars superior
- Pars descendens
- Pars horizontalis
- Pars ascendens.

8.3.5.2 Das Jejunum

Das **Jejunum** beginnt an der Flexura duodenojejunalis und besteht aus den Dünndarmschlingen, die von der linken oberen Hälfte des Bauchraums bis in die paraumbilikale Region reichen. Das Jejunum ist meist leer (jejunus = leer). Es ist dicker im Wandaufbau, stärker vaskularisiert und somit beim Lebenden deutlich mehr gerötet als das nachfolgende Ileum.

8.3.5.3 Das Ileum

Das Ileum liegt mit seinen Schlingen überwiegend in der rechten unteren Bauchhöhle und im großen Becken und mündet schließlich an der Valva iliocaecalis ins Colon.

Klinischer Bezug

Darmverschluss (Ileus): Je nach Ursache unterscheidet man einen mechanischen und einen paralytischen Darmverschluss (Ileus). Zum mechanischen Ileus kann es durch eine Verlegung des Darmlumens (z.B. aufgrund von Tumorwachstum), durch Kompression von außen (z.B. Verwachsungen nach Bauchoperationen) und durch Strangulation der Darmschlingen (z.B. bei Hernien) kommen. Solche Obstruktionen stellen dann ein mechanisches Hindernis dar. Klinische Zeichen des mechanischen Ileus sind neben Oberbauchschmerzen und Erbrechen typische auf einer Röntgenaufnahme sichtbare geblähte Darmschlingen mit einem Flüssigkeitsspiegel. Je nach Lage des Darmverschlusses sind davor gelegene Darmanteile gebläht, sodass man schon anhand der Lokalisation der dilatierten Darmschlingen den Ort der Obstruktion vermuten kann.

Beim paralytischen Ileus tritt eine Lähmung der Darmperistaltik auf, Ursache kann z.B. eine Mangeldurchblutung der Mesenterialgefäße sein. Typisch ist das völlige Fehlen von Darmgeräuschen beim Abhören des Bauches mit dem Stethoskop („Grabesstille").

8.3.6 Der mikroskopische Aufbau

Alle Organe des gastrointestinalen Traktes sind nach einem gleichen mikroskopischen Muster aufgebaut und auf S. 310 beschrieben.
Die mikroskopischen Besonderheiten im Dünndarm erklären sich aus der Funktion: Im Dünndarm finden vor allem Resorptionsvorgänge statt, daher muss hier eine ausreichend große Aufnahmefläche zur Verfügung stehen. Die Schleimhautoberfläche ist durch eine besondere Oberflächenstruktur um ein Vielfaches vergrößert. Zur Oberflächenvergrößerung dienen (**Abb. 8.5**):
- **Plicae circulares (Kerckring-Falten):** bis zu 1 cm hohe Schleimhautfalten; dienen der Vergrößerung der Oberfläche um das 1,8-fache; aufgebaut aus Tunica mucosa und Tela submucosa

MERKE

An der Bildung der Kerckring-Falten sind Mukosa und Submukosa, nicht jedoch die Muskularis beteiligt.

- **Villi intestinales:** 1 mm hohe Zotten, dazwischen gelegen die Krypten, aufgebaut aus Tunica mucosa
- **Krypten (Lieberkühn-Krypten):** tubulöse Epitheleinsenkungen in die Lamina propria
- **Mikrovilli** (Bürstensaum): s.S. 7.

In **Tab. 8.1** sind die histologischen Unterschiede der einzelnen Dünndarmabschnitte dargestellt.

8.3.7 Die Gefäßversorgung

8.3.7.1 Das Duodenum

Die arterielle Versorgung
Die Gefäßversorgung des Duodenums erfolgt über den **Truncus coeliacus** und die **A. mesenterica superior**. Lediglich die Pars superior erhält auch direkte Zuflüsse aus der A. supraduodenalis, der A. gastrica dextra, der A. gastroomentalis dextra und der A.

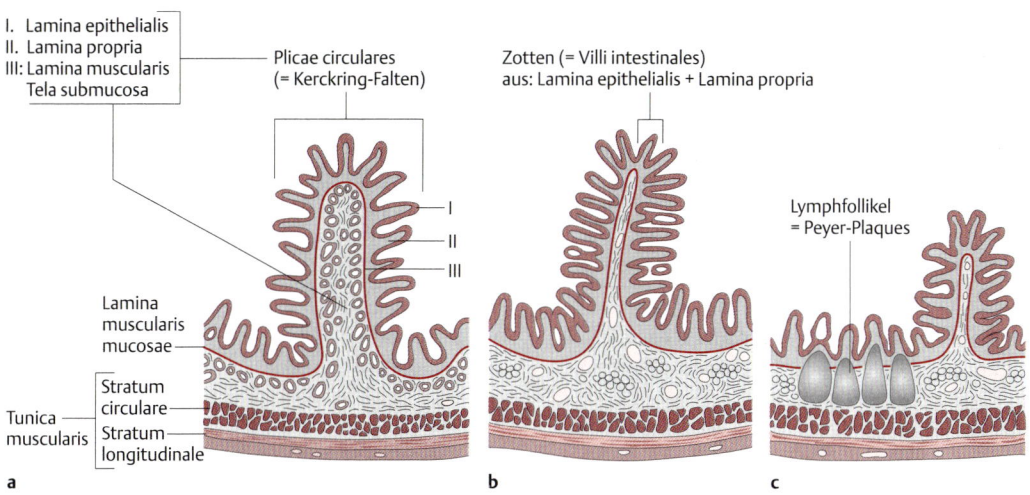

Abb. 8.5 Schleimhaut des Dünndarms mit Plicae circulares, Zotten und Krypten in den jeweiligen Abschnitten: (a) Duodenum, (b) Jejunum, (c) Ileum

Tabelle 8.1

Mikroskopischer Aufbau des Dünndarms

	Duodenum	Jejunum	Ileum
Epithel	einschichtig hochprismatisches Epithel, mit Schleim sezernierenden Becherzellen und am Krypten-grund gelegenen Paneth-Körnerzellen*; Enterozyten des Darmepithels sind untereinander durch ein Schlussleistennetz (= Haftkomplex, aufgebaut aus Zonula occludens, Zonula adhaerens, Desmosom) verbunden; typische Oberflächendifferenzierung: Bürstensaum		
Kerckring-Falten	dicht, zahlreich, sehr hoch und breit	weniger dicht, schlank, hoch	niedrig, kaum noch sichtbar
Zotten	blattförmig, lang	schlank, lang	wenig dicht stehend, flach
Krypten	flache Krypten	tiefere Krypten	tiefe Krypten
Sonstige	submuköse mukoide Drüsen: **Brun-ner-Drüsen** in der Tela submucosa		deutlich sichtbare Peyer-Plaques** (Folliculi lymphoidei aggregati)

* Paneth-Zellen: befinden sich an der Basis der Glandulae jejunales et ilei, Granula liegen apikal, färben sich azidophil, bakterizide Wirkung
** Lymphfollikel in der Wandung, liegen gegenüber dem Mesenterialansatz

gastroduodenalis. Alle diese Gefäße bilden Anastomosen untereinander aus.

Den Hauptanteil des Blutes erhält das Duodenum allerdings über die **A. pancreaticoduodenalis superior** für die proximalen Anteile des Duodenums (bis auf Höhe der Papilla duodeni major) und der **A. pancreaticoduodenalis inferior** für die distale Hälfte des duodenalen C. Die A. pancreaticoduodenalis superior geht aus der A. gastroduodenalis, die A. pancreaticoduodenalis inferior aus der A. mesenterica superior hevor. Sie bilden auf der Vorder- und Rückfläche des Duodenums Anastomosen und formen Gefäßarkaden.

Der venöse Blutabfluss

Die **Pars superior** zeigt auch beim venösen Abfluss eine Besonderheit. Hier liegen auf der Vorder- und Rückwand des Bulbus duodeni Venen, die aufgrund ihrer Nachbarschaft zum Pylorus des Magens auch als **präpylorische Venen** bezeichnet werden. Diese fließen in die V. pancreaticoduodenalis superior und von dort in die V. portae ab.

Im Allgemeinen folgen die Venen im Verlauf den Arterien. Die meisten duodenalen Venen münden zuvor aber in die V. mesenterica superior, einige münden jedoch auch direkt in die V. portae.

Der Lymphabfluss
Die Lymphe wird in vielen kleinen Lymphgefäßen auf der Vorder- und Rückseite des Duodenums gesammelt. Das vordere Lymphabflussgebiet verläuft mit den duodenalen Arterien und mündet in die Nodi lymphoidei pancreaticoduodenales, die im Bereich der A. splenica gelegen sind, und in die Nodi lymphoidei pylorici, die die A. gastroduodenalis begleiten.
Von dort aus fließt die Lymphe in die Sammellymphknoten, die Nodi lymphoidei hepatici, und weiter in die Nodi lymphoidei coeliaci, die schließlich in den Truncus intestinalis münden.
Die rückseitig abfließende Lymphe gelangt durch Gefäße hinter dem Pankreaskopf in die Nodi lymphoidei mesenterici superiores und von dort aus in die Nodi lymphoidei hepatici, dann weiter in die Nodi lymphoidei coeliaci, und schließlich ebenfalls in den Truncus intestinalis, oder direkt aus den Nodi lymphoidei mesenterici superiores in die Nodi lymphoidei coeliaci.

8.3.7.2 Das Jejunum und das Ileum
Die arterielle Versorgung
Jejunum und Ileum werden von Arterien aus der A. mesenterica superior versorgt (s. S. 409). Im Verlauf durch das Mesenterium gibt die A. mesenterica superior bis zu 18 jejunale und ileale Gefäßäste ab, die in ihrem Verlauf bogenförmige Anastomosen untereinander ausbilden, sog. Gefäßarkaden (Aa. ileales et jejunales). Von diesen Gefäßarkaden ziehen im letzten Teilstück kurze gerade Gefäße (Vasa recta) zum Darm, die keine weitere Verbindung miteinander eingehen.
Die Gefäßfülle ist im Jejunum deutlich stärker ausgeprägt als im Ileum, d. h. mengen-/zahlenmäßig kommen die Arkadenaufteilungen häufiger am Jejunum (Resorbierbarkeit $\uparrow$) als am Ileum (Resorbierbarkeit $\downarrow$) vor.
Im Ileum sind die Gefäßarkaden weniger bogig und kürzer, dafür aber stärker untereinander verbunden (komplexere Anastomosen). Das terminale Ileum wird über die A. ileocolica versorgt.

Der venöse Abfluss
Analog zur arteriellen Perfusion fließt das venöse Blut aus dem Jejunum und Ileum über die Vv. jejunales et ileales in die V. mesenterica superior, wel-

che den gleichen Verlauf wie die Arterie nimmt und das gleiche Gebiet versorgt. Von dort fließt das Blut in die V. portae (s. S. 413).

Der Lymphabfluss
Von den Lymphkapillaren in den Schleimhautfalten des Jejunums und des Ileums gelangt die Lymphe weiter in das wandständige Lymphgefäßgeflecht und von dort im Mesenterium zu den Nodi lymphoidei mesenterici. Diese Lymphknotengruppe kann im Wesentlichen nochmal in drei verschiedene Bereiche unterteilt werden: Lymphknoten in der Nähe der Dünndarmwandung, im Bereich der Gefäßarkaden und am proximalen Ursprung der A. mesenterica superior. Schließlich mündet die Lymphe aus diesen Sammelstationen in die Nodi lymphoidei mesenterici superiores.
Ausnahme ist das terminale Ileum, dessen Lymphe in die Nodi lymphoidei ileocolici mündet.

8.3.8 Die Innervation
Die sympathischen Anteile stammen von Fasern aus dem Ggl. coeliacum superius bzw. dem Ggl. mesentericum superius. Sie hemmen die Peristaltik des Dünndarms.
Die parasympathischen Fasern ziehen aus den Trunci vagales in den duodenalen Plexus. Um die A. mesenterica superior bildet sich daraus ein Nervenfasergeflecht (Plexus mesentericus). Von hier aus erfolgt die extrinsische Innervation des gesamten Dünndarms. Die parasympathischen Fasern beschleunigen die Peristaltik.

8.3.8.1 Das intramurale Nervensystem
Das intramurale Nervensystem erstreckt sich vom Mageneingang bis zum Dickdarmende. Es ist ein organeigenes, also intrinsisches Nervensystem. Zum Nervensystem zählen der Plexus submucosus (Meissner) und der Plexus myentericus (Auerbach). Sie steuern die Darmmotorik eigenständig und werden über das extrinsische vegetative Nervensystem reguliert. Bei Ausfall der äußeren vegetativen Nervengeflechtfasern können die in der Wandung gelegenen Geflechte die Peristaltik aufrechterhalten.

MERKE

Auch im Oesophagus bestehen schon solche Plexus. Sie sind dort jedoch nicht so autonom wie im aboralen Teil des Magendarmtraktes: eine Durchtrennung des N. vagus hat einen Stillstand der Oesophagusmotorik zur Folge.

 Check-up

✔ **Veranschaulichen Sie sich noch einmal die unterschiedliche Lage der Dünndarmabschnitte in Bezug auf das Peritoneum.**
✔ **Wiederholen Sie den Aufbau der Schleimhaut in Duodenum, Jejunum und Ileum.**

8.4 Der Dickdarm

 Lerncoach

In diesem Kapitel ist wieder die Lage der einzelnen Dickdarmabschnitte wichtig. Achten Sie außerdem auf die Appendix vermiformis und hier v. a. auf die typischen Symptome einer Appendizitis. Beachten Sie hierbei, dass die Lage der Appendix stark variieren kann.

8.4.1 Der Überblick

Die Schlingen des Dickdarms (Intestinum crassum) bilden den Rahmen des Bauchraums und haben eine Gesamtlänge von 1,5–1,8 m. Nachdem die Verdauung im Ileum zum Abschluss kommt, ist die Hauptfunktion des Dickdarms die Rückresorption von Wasser und Elektrolyten aus der verbleibenden unverdaulichen Nahrungsmasse.

Der Dickdarm wird in folgende Abschnitte unterteilt:

- Caecum (Blinddarm) mit dem Appendix vermiformis (Wurmfortsatz) (im Volksmund fälschlicherweise als Blinddarm bezeichnet)
- Colon (Grimmdarm) mit den Unterabschnitten Colon ascendens (aufsteigender Teil), Colon transversum (quer verlaufender Teil), Colon descendens (absteigender Teil) und Colon sigmoideum (S-förmig gebogener Teil).

Letzter Abschnitt ist das Rektum (Mastdarm) (s. S. 323).

8.4.2 Die Entwicklung

(ausführliche Beschreibung s. S. 71)

Durch den physiologischen Nabelbruch mit der folgenden Darmdrehung werden die einzelnen Darmabschnitte nach der Drehung in ihre spätere Lage gebracht. So bilden sich aus dem vorher kaudal gelegenen Schenkel der U-förmigen Darmschlingenschleife Caecum, Appendix vermiformis, Colon ascendens und der größte Teil des Colon transversum. Die folgenden Dickdarmabschnitte (Colon descendens, Colon sigmoideum und Rektum) entstehen aus dem Enddarmabschnitt des primitiven Darmkanals.

8.4.3 Die Funktion

Das Colon hat die Aufgabe Wasser und Elektrolyte aus dem Darmlumen zurückzuresorbieren, außerdem dient es als Speicher für den Darminhalt. Der im Dickdarm verbleibende unverdauliche Nahrungsrest wird eingedickt, durch Bakterien zersetzt und mittels unregelmäßiger peristaltischer Bewegung nach distal transportiert (antiperistaltische Bewegungen sind ebenfalls möglich).

Aufgaben der Immunabwehr übernimmt der Wurmfortsatz (Appendix vermiformis), in dem sich viele Lymphfollikel befinden.

8.4.4 Die Topographie (s. Abb. 8.4)

8.4.4.1 Das Caecum

Das sackartige Caecum (Blinddarm) (caecus lat. blind) bildet den ersten Abschnitt des Dickdarms und ist 5–7 cm lang. Es ist unterhalb der Valva ileocaecalis, der Einmündungsstelle des Ileums, gelegen und befindet sich in der Fossa iliaca dextra auf dem M. iliacus. Kranial geht das Caecum ins Colon ascendens über.

Auf dem Caecum sichtbar verlaufen die Taenien, drei schmale Längsmuskelstreifen (s. S. 321): die Taenia mesocolica hinten und medial, die Taenia omentalis hinten und lateral sowie dazwischen die Taenia libera, also vorn „frei" aufliegend.

Das Caecum liegt meist komplett intraperitoneal und wird dann auch als Caecum mobile bezeichnet. Wenn es mit der hinteren Rumpfwand verwachsen ist, befindet es sich sekundär retroperitoneal und wird Caecum fixum genannt.

8

MERKE

Die Bauchfellverhältnisse am Caecum sind variabel.

Zudem bestehen einige Besonderheiten: Dort wo das Ileum in das Caecum mündet, entstehen zwei peritoneale Falten (sog. Bauchfelltaschen):
- Die **Plica caecalis vascularis** (medial, enthält die A. caecalis anterior) bedeckt den Recessus ileocaecalis superior
- Die **Plica ileocaecalis** bedeckt den Recessus ileocaecalis inferior.

Häufig findet man auch hinter dem Caecum, genauer gesagt zwischen dem Caecum und dem parietalen Peritoneum, einen **Recessus retrocaecalis**. Dieser Raum ist meistens fingertief und beinhaltet bei fast 2/3 aller Menschen die Appendix vermiformis.

Die Appendix vermiformis

Die **Appendix vermiformis (Wurmfortsatz)** hängt an der posteromedialen Seitenfläche des Caecums. Sie ist komplett von Peritoneum umgeben und besitzt ein eigenes, kleines, dreieckiges Mesenterium, das Mesoappendix, das sich an das Mesenterium des Dünndarms anschließt, sie liegt also **intraperitoneal**. Im **Mesoappendix** verlaufen die A. und V. appendicularis.

Die **Länge** des Wurmfortsatzes variiert, beträgt meist jedoch um die 8 cm. Ebenso variabel ist auch die **Lage**: Am häufigsten liegt die Appendix hochgeschlagen hinter dem Caecum (64 % aufsteigende retrocaecale Lage), kann aber auch nach kaudal ins kleine Becken hineinreichen (31 % absteigende Lage) oder horizontal hinter dem Caecum verlaufen (2 % transversale retrocaecale Lage). Möglich, aber selten, ist auch die Lage vor dem Ileum (1 % aufsteigende paracaecale, praeiliakale Lage) bzw. hinter dem Ileum (0,5 % aufsteigende paracaecale, retroiliakale Lage). Weitere Varianten sind bei Zäkumhochstand die Lage im Oberbauch bzw. linksseitig bei Situs inversus .

Der Abgang der Appendix aus dem Caecum ist von der Lage jedoch relativ konstant und befindet sich auf der halben Strecke der Verbindungslinie zwischen rechter Spina iliaca anterior superior und dem Nabel **(Mc Burney-Punkt)** oder am Übergang

des rechten ins mittlere Drittel der gedachten Verbindungslinie zwischen der linken und rechten Spina iliaca anterior superior **(Lanz-Punkt)**.

Auf der Appendix verlaufen die 3 Taenien wieder zusammen und bilden eine geschlossene Längsmuskelschicht. Dieses Charakteristikum nutzt der Chirurg bei der durch die Entzündung erschwerten Suche nach dem Wurmfortsatz.

Klinischer Bezug

Appendizitis: Eine Entzündung des Wurmfortsatzes wird im Volksmund als „Blinddarmentzündung" bezeichnet, der medizinisch korrekte Ausdruck ist jedoch **Appendizitis**. Die Appendizitis ist der häufigste Grund für einen operativen abdominellen Eingriff. Zur Entzündung kommt es meist aufgrund eines Verschlusses des Appendixlumens, meist durch schon stuhlartig formierte Nahrungsbestandteile. Zur Diagnosestellung sind die o. g. Projektionspunkte wichtig, da sich die Schmerzen häufig dort lokalisieren. Daneben gibt es noch weitere klinisch relevante Zeichen, wie z. B. der kontralaterale Loslass-Schmerz (auf der Gegenseite wird die Bauchwand langsam eingedrückt und dann schnell losgelassen – dies führt in der Regel zu Schmerzen), das schmerzhafte retrograde Ausstreichen des Colons in Richtung Appendix (je näher man zum Entzündungsherd gelangt, desto stärker der Schmerz). Typisch ist auch eine Körpertemperaturdifferenz zwischen der rektalen und axillären Messung (rektal – axillär $\geq$ 1°C) sowie das Auftreten von entzündlich veränderten Laborparametern (erhöhte Leukozytenzahl, Blutsenkungsgeschwindigkeit und C-reaktives Protein). Die Therapie besteht in der operativen Entfernung des Wurmfortsatzes (Appendektomie).

8.4.4.2 Das Colon ascendens

Das **Colon ascendens** erstreckt sich unterhalb des rechten Leberlappens vom rechten Unterbauch bis zur linken Colonflexur und variiert in seiner Länge (12–20 cm).

Es ist auf der Vorderfläche und an den Seiten von Peritoneum überzogen, mit der Rückseite ist es an der Rückwand der Bauchhöhle verwachsen und liegt ihr ohne Meso direkt an, es liegt also **sekundär** retroperitoneal. Lediglich durch die im Retroperitoneum gelegenen Nieren wird es von den Muskeln der Rückwand der Bauchhöhle (M. quadratus lumborum und M. psoas major), an die es sonst angelagert ist, abgehoben.

Lateral des Colon ascendens bildet sich eine rinnenartige Einsenkung aus, die rechte parakolische Rinne (sichtbar auf Röntgenaufnahmen des Abdomens).

Ungefähr auf Höhe des 1. Lendenwirbelkörpers befindet sich die rechte Colonflexur (Flexura coli dextra), die auf der Unterseite der Leber eine Impression hinterlässt. Von hier setzt sich das Colon ascendens ins Colon transversum fort.

8.4.4.3 Das Colon transversum

👁 Denken Sie daran, dass das Colon transversum entgegen seinem Namen nicht geradlinig horizontal durch den Bauchraum verläuft, sondern bis zum Bauchnabel herunterreichen kann.

Das Colon transversum ist ca. 45 cm lang und damit der längste Abschnitt des Dickdarms. Es verläuft quer durch den Bauchraum von der Flexura coli dextra zur Flexura coli sinistra. Da es an einem Mesocolon transversum aufgehängt ist, liegt es intraperitoneal (das erklärt auch die Lagevariabilität).

In das Aufhängeband des Querkolons strahlen noch weitere peritoneale Bänder ein:
- Lig. hepatocolicum
- Lig. gastrocolicum (Teil des Omentum majus, s. S. 309).
- Lig. phrenicocolicum (zieht vom Zwerchfell zur Flexura coli sinistra).

Im Mesocolon transversum verzweigen sich die Vasa colica media und bilden Anastomosen mit den Vasa colica sinistra.

8.4.4.4 Das Colon descendens

Das Colon descendens zieht von der linken Colonflexur (Höhe des linken unteren Nierenanteils) hinab bis in die Fossa iliaca sinistra. Topographische Orientierungspunkte sind der 12. Brustwirbel bis 3. Lendenwirbel (Flexura colica sinistra) und die Crista iliaca, wo das Colon descendens ins Colon sigmoideum übergeht.

Auf seiner gesamten Länge (22–30 cm) ist das Colon descendens mit der Rückwand des Bauchraums verwachsen und liegt sekundär retroperitoneal. Es zieht am lateralen Rand der linken Niere über den M. quadratus lumborum in Richtung Becken.

8.4.4.5 Das Colon sigmoideum

Das Colon sigmoideum bildet eine S-förmige Schleife (ähnlich dem griechischen Buchstaben Sigma) auf einer Länge bis zu 40 cm. Es zieht von der linken Crista iliaca bis auf die Höhe des dritten Sakralwirbels. Das Auslaufen und Ende der 3 Taenien markiert den Beginn des Rektums.

Das Colon sigmoideum ist am Mesocolon sigmoideum befestigt und liegt intraperitoneal in der Fossa iliaca. Die Mesocolonwurzel verläuft an der rückseitigen Bauchwand ebenfalls gebogen. Durch den S-förmigen Verlauf entsteht eine Bauchfelltasche, der Recessus intersigmoideus.

8.4.5 Der makroskopische Aufbau

Der Dickdarm kann anhand seiner makroskopisch sichtbaren typischen Merkmale schnell und einfach von Dünndarmschlingen unterschieden werden:
- Taenia coli: drei längs verlaufende, ca. 1 cm breite Muskelbündel (sie entsprechen dem längs verlaufenden Stratum longitudinale der Tunica muscularis), die nach ihrer Anordnung am Colon transversum folgendermaßen bezeichnet werden:
  - Taenia omentalis: hier ist das Colon transversum mit dem Omentum majus verwachsen
  - Taenia libera: frei liegende, in der Aufsicht sichtbare Taenie
  - Taenia mesocolica: mit dem Mesocolon transversum verwachsen.
- Plicae semilunares coli: in das Lumen hineinragende, aus allen Wandschichten bestehende Kontraktionsaufwerfungen, die halbmondförmig in das Darmlumen vorspringen. Sie treten nur bei Muskelanspannung auf und verlaufen entsprechend dem inneren ringförmig angeordetem Stratum circulare der Tunica muscularis.

Zur Erinnerung: Die Plicae circulares des Dünndarms sind konstante Aufwerfungen in das Dünndarmlumen, die nur aus Mucosa und Submukosa aufgebaut sind.

8

- **Haustrae coli:** Aussackungen der Dickdarmwandung, die sich zwischen zwei Plicae semilunares coli ausbilden. Es sind also erschlaffte Muskelbereiche der Dickdarmwandung.
- **Appendices epiploicae:** zipfelförmige Fettanhängsel der Subserosa, die vor allem am Colon ascendens, dem Colon transversum und dem Colon descendens vorkommen.

8.4.6 Der mikroskopische Aufbau
Das Colon besitzt **keine Zotten** und **keine Plicae circulares**. Charakteristisch ist dagegen eine große Anzahl von hell erscheinenden **Becherzellen** und viele dicht stehende, **tiefe, unverzweigte Krypten**. Das Epithel ist zur Oberflächenvergrößerung mit Mikrovilli besetzt. Die äußere Längsmuskulatur ist zu drei Längsstreifen zusammengedrängt **(Taenien)**. Außerdem findet man vermehrt auftretende, sich zu **Lymphfollikeln** (Folliculi lymphoidei solitarii) organisierende Lymphozyten, die in der Tela submucosa liegen (**Abb. 8.6**).
Im histologischen Schnitt der **Appendix vermiformis** sind besonders viele Lymphozyten zu sehen, die vor allem in der Lamina propria mucosae liegen. Sie dehnen sich von der Mukosa bis in die Submukosa aus („Darmtonsille").

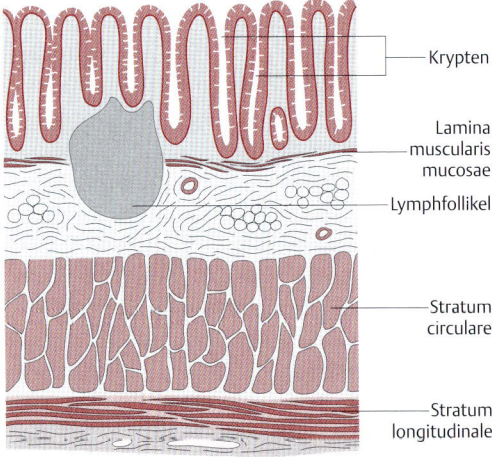

Abb. 8.6　Kolonwandschnitt

Krypten
Lamina muscularis mucosae
Lymphfollikel
Stratum circulare
Stratum longitudinale

👁 Histologische Präparate zeigen die Appendix meist als Querschnitt durch das gesamte Organ mit dem zugehörigen Mesoappendix. Auffälligstes Merkmal sind dann die Lymphfollikel in der Wandung, das kleine Lumen sowie die typische vierschichtige Wandung.

Klinischer Bezug

Colonoskopie: Um sich das Innere des Dickdarms anzuschauen, führt man eine Darmspiegelung durch (Coloskopie, syn. Colonoskopie). Hierbei wird ein flexibler Schlauch, mit Leuchtquelle und Kamera ausgestattet, über den Anus in das Colon eingeführt und durch das Lumen des Dickdarms so weit wie möglich (bis an den Übergang ins Ileum) retrograd vorgeschoben.
Beim Zurückziehen des Endoskops wird dann die gesamte Darmschleimhaut inspiziert und auf Veränderungen (Blutungen, Ulzerationen, Polypen) untersucht. Ggf. werden Biopsien entnommen oder Polypen direkt abgetragen.

8.4.7 Die Gefäßversorgung
8.4.7.1 Die arterielle Versorgung
Das **Caecum** wird durch die **A. ileocolica** (aus der A. mesenterica superior) perfundiert. Die **Appendix vermiformis** erhält Blut über die **A. appendicularis,** die im Mesoappendix verläuft und ebenfalls ein Ast der A. ileocolica ist.
Das **Colon ascendens** sowie die rechte Colonflexur werden von der **A. ileocolica** und der **A. colica dextra** versorgt (Äste der A. mesenterica superior).
Das **Colon transversum** wird arteriell vorwiegend durch die **A. colica media** gespeist (aus der A. mesenterica superior). Daneben erhält es auch noch Zuflüsse von der A. colica dextra und A. colica sinistra (aus der A. mesenterica inferior). Die A. colica dextra und die A. colica sinistra treten etwas medial der Flexura coli sinistra in Kontakt **(Cannon Böhm-Punkt)**. Eigentlich ist es kein direktes Zusammentreffen, sondern eher ein Überschneiden der jeweiligen Perfusionsgebiete; letztlich aber ist das Ergebnis gleich, es bildet sich eine Anastomose: **Riolan-Anastomose**.
Die arterielle Versorgung des **Colon descendens** erfolgt über die **A. colica sinistra** und die **Aa. sigmoideae** (beide aus der A. mesenterica inferior).

Das **Colon sigmoideum** wird über die 2–3 **Aa. sigmoideae** aus der A. mesenterica inferior perfundiert. Diese teilen sich dann nochmals in auf- und absteigende Äste auf und ziehen an das Sigma heran. Auch hier gibt es Anastomosen, z.B. mit Ästen aus der A. colica sinistra und mit der A. rectalis superior.

8.4.7.2 Der venöse Abfluss
Entsprechend dem arteriellen Zufluss sorgt eine V. ileocolica für den venösen Abfluss aus der **Appendix** und dem **Caecum**. Von hier aus gelangt das venöse Blut dann weiter in die **V. mesenterica superior**, um nach Vereinigung mit der V. splenica in die V. portae zu fließen.
Der venöse Abfluss aus dem **Colon ascendens** wird durch die V. ileocolica und die V. colica dextra gewährleistet, die ebenfalls in die V. mesenterica superior fließen. Auch das Blut aus dem **Colon transversum** fließt in die **V. mesenterica superior**.
Das venöse Blut des **Colon descendens** und des **Colon sigmoideum** wird über die **V. mesenterica inferior** der V. portae zugeführt.

Klinischer Bezug

Sigmoidoskopie: Bei der Sigmoidoskopie wird ein flexibles ca. 60 cm langes Sigmoidoskop in den After eingeführt, um die ersten 40 cm des Enddarmes beurteilen zu können. Insbesondere bei rektalen Blutabgängen (positiver Hämoculttest) wird diese Untersuchung durchgeführt, um möglichen Blutungsquellen im letzten Teil des Enddarmes auf die Spur zu kommen.

8.4.7.3 Der lymphatische Abfluss
Die Lymphe des Caecums und der Appendix fließt in die Lymphknoten des Mesoappendix, dann in die Nodi lymphoidei ileocolici und von dort weiter in die Nodi lymphoidei mesenterici superiores. Die Lymphe des Colon ascendens und Colon transversum fließt über die Nodi lymphoidei paracolici weiter in die Nodi lymphoidei mesenterici superiores. Die Lymphflüssigkeit des Colon descendens fließt in die Nodi lymphoidei paracolici, dann weiter in die Nodi lymphoidei colici sinistri entlang der A. colica sinistra (Leitstruktur). Von dort aus gelangt die Lymphe weiter in die Nodi lymphoidei

mesenterici inferiores rund um die A. mesenterica inferior. Aus dem Colon sigmoideum gelangt die Lymphflüssigkeit in die Nodi lymphoidei paracolici und weiter in die Nodi lymphoidei mesenterici inferiores.

8.4.8 Die Innervation
Die Innervation erfolgt bis zur Flexura coli sinistra (Cannon-Böhm-Punkt) über den **Plexus mesentericus superior**, der sympathische Fasern aus den Nn. splanchnici und parasympathische Fasern aus dem N. vagus erhält.
Colon descendens und Colon sigmoideum erhalten sympathische Fasern vom **Plexus mesentericus inferior** und parasympathische Fasern aus den **sakralen Rückenmarkssegmenten**.
Sympathische Impulse wirken verdauungshemmend, parasympathische Impulse wirken verdauungsfördernd.

 Check-up
✔ **Rekapitulieren Sie die arterielle Versorgung der einzelnen Dickdarmabschnitte. Dabei können Sie sich auch nochmals die Topographie vergegenwärtigen.**

8.5 Das Rektum

 Lerncoach
Entwicklung und Aufbau des Rektums unterscheiden sich vom übrigen Dickdarm. Beachten Sie diese Unterschiede und ihre Auswirkungen (z.B. Histologie).

8.5.1 Der Überblick
Das Rektum (Mastdarm) ist der Endabschnitt des Darms und beginnt im Anschluss an das Colon sigmoideum. Es endet mit der Analöffnung (Anus). Sein kranialer Abschnitt wird als Ampulla recti bezeichnet, der kaudale Abschnitt als Canalis analis.

8.5.2 Die Entwicklung
(ausführliche Beschreibung s. S. 77)
Das Rektum geht aus dem entodermalen Enddarmgewebe und ektodermaler Außenhaut hervor. Den Übergang vom einen in das andere Gewebe kann man makroskopisch direkt unterhalb der Columnae anales ausmachen.

Der Analkanal bildet sich aus zwei embryologischen Anteilen: Die oberen 2/3 entstehen aus dem distalsten Teil des Enddarms, das untere Drittel wird im Bereich des späteren Analkanals durch ektodermales Gewebe gebildet, das sich von außen nach innen einstülpt.

Der distalste Abschnitt des primitiven Darmkanals bildet eine kleine Aussackung, die sog. Kloake, die mit entodermalem Gewebe ausgekleidet und durch eine Kloakenmembran aus ektodermalen Anteilen verschlossen ist. In diese Aussackung mündet der Darmkanal.

8.5.3 Die Funktion

Das Rektum dient als **Auffang- und Vorratsraum** der nun vollständig verarbeiteten, eingedickten Nahrungsreste (Fäzes). Im oberen Abschnitt ist das Rektum sehr dehnbar, hier wird die Fäzes vor dem Ausscheiden aufbewahrt und gesammelt. Außerdem wird im Rektum durch das Zusammenspiel verschiedener Muskeln und Nervenfasern der Verschluss des Darms reguliert **(Kontinenz)**.

8.5.4 Die Topographie

Das Rektum ist im oberen Abschnitt mit der Rumpfhinterwand fest verwachsen und mit Peritoneum überzogen, es liegt also **sekundär retroperitoneal**.

Es beginnt etwa in Höhe des 3. Sakralwirbels und zieht entlang der Konkavität von Os sacrum und Os coccygeum in das kleine Becken. Dort bildet es die **Flexura sacralis recti**. Um schließlich durch den Beckenboden nach außen zu treten, macht es eine nach vorne konvexe Biegung (**Flexura perinealis** bzw. anorectalis), tritt durch das Diaphragma pelvis hindurch und endet schließlich als **Anus**. Dieser Teil des Rektums ist **extraperitoneal**, d. h. ohne jeglichen Bezug zum Peritoneum.

Neben den Krümmungen in der Sagittalebene verläuft das Rektum auch mit seitlichen Ausbuchtungen, den sog. Flexurae laterales. In eben dieser Ebene ist der Verlauf annähernd S-bogig.

Durch den Peritonealüberzug im oberen Abschnitt des Rektums entstehen beim Mann und bei der Frau unterschiedliche **Bauchfelltaschen** im kleinen Becken (bezogen auf die Urogenitalorgane). Beim **Mann** schlägt das Peritoneum in einer Falte vom Rektum auf die Harnblase um und bildet die **Excavatio rectovesicalis**.

Bei der **Frau** zieht das Peritoneum vom Rektum kommend auf den Uterus und bildet eine hintere Bauchfelltasche, die **Excavatio rectouterina**. Dies ist auch der tiefste Punkt im Bauchraum der Frau und wird als **Douglas-Raum** benannt. Danach zieht das Peritoneum unter Bildung einer weiteren Bauchfelltasche auch bei der Frau auf die Harnblase und bildet die **Excavatio vesicouterina** (s. S. 393).

8.5.5 Der makroskopische und mikroskopische Aufbau

Das Rektum ist ca. insgesamt 12–14 cm lang, davon entfallen ca. 3–4 cm auf den Canalis analis. Im Gegensatz zum Namen (rectus = lat. gerade) verläuft das Rektum wie oben schon erwähnt in Biegungen und Bögen (bei Primaten verläuft das Rektum gerade durch das Becken).

Am Rektum fehlen die typischen makroskopischen Dickdarmelemente wie Haustren, Appendices epiploicae oder isoliert sichtbare Taenien. Taenien sind zwar als längs gerichtete Muskelfaserzüge noch zu identifizieren, sie verlaufen jedoch dicht nebeneinander und bilden schließlich im Analkanal eine geschlossene Längsmuskelschicht (**Abb. 8.7**).

Ansonsten findet sich überwiegend das zylinderförmige Darmepithel in der Ampulla recti. Im Canalis analis ändert sich das Epithel je nach Zone und wird schließlich im kaudalsten Abschnitt zu verhorntem Plattenepithel.

8.5.5.1 Die Ampulla recti

Die **Ampulla recti** zieht vom Ende des Colon sigmoideum auf Höhe des 3. Sakralwirbels bis zur Muskelschlinge des Levator-Tors (s. S. 181). Sie bildet einen nach kaudal trichterförmig zulaufenden Hohlraum. Ist die Ampulle gefüllt, kommt es zum Gefühl des Stuhldrangs.

In der Ampulle sind drei aufgeworfene, konstante Querfalten sichtbar, jeweils auf Höhe der lateralen S-bogigen Flexuren. Diese Falten heißen **Plicae transversae recti** und sind aus Schleimhaut und Muskelfasern aufgebaut.

Die größte dieser Querfalten ist die sog. **Kohlrausch-Falte**. Sie befindet sich etwa 6 cm rechtsseitig oberhalb des Anus. Ihr liegt beim Mann

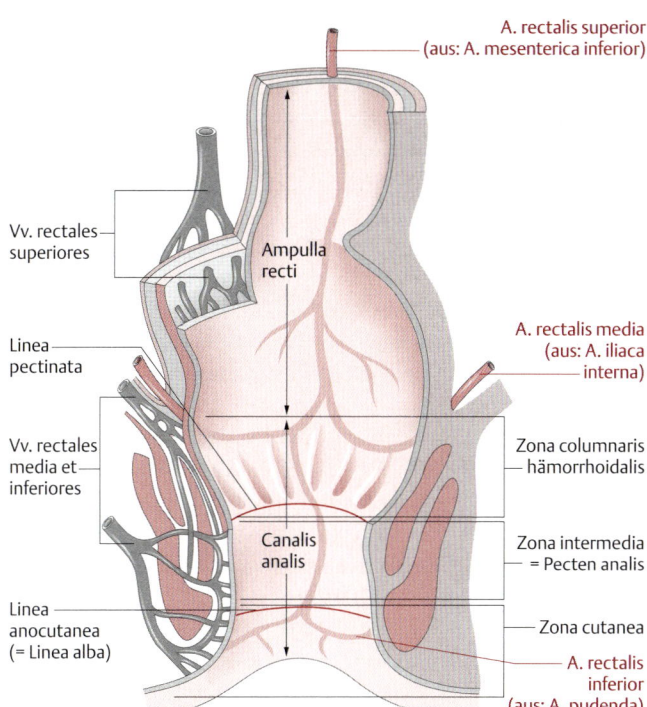

A. rectalis superior
(aus: A. mesenterica inferior)

Vv. rectales superiores

Ampulla recti

Linea pectinata

A. rectalis media
(aus: A. iliaca interna)

Vv. rectales media et inferiores

Zona columnaris hämorrhoidalis

Canalis analis

Zona intermedia = Pecten analis

Linea anocutanea (= Linea alba)

Zona cutanea

A. rectalis inferior
(aus: A. pudenda)

Abb. 8.7 Rektum mit Ampulle und Analkanal

nach vorn die Prostatarückseite an, bei der Frau befindet sich die Kohlrausch-Falte auf Höhe des Douglas-Raumes (Excavatio rectouterina), hier ist die Rückwand des Uterus tastbar. Darüber und darunter befindet sich linksseitig jeweils noch eine weitere, kleinere Querfalte.

Bei Kontraktion der Ringmuskelfasern in der Darmwandung bewegen sich die Querfalten aufeinander zu und interdigitieren, d. h. sie greifen ineinander und bewirken somit ebenfalls einen gewissen Verschluss (für die Kontinenz ist aber der Sphinkterapparat im Wesentlichen verantwortlich).

8.5.5.2 Der Canalis analis

Der Analkanal zieht schließlich als letzter Abschnitt des Rektums vom Levator-Tor nach dorsal und kaudal, um als Öffnung des Darms nach außen zu enden (Anus).

Innerhalb des Analkanals werden drei charakteristische Zonen unterteilt, die jede für sich ca. 1 cm breit sind und untereinander durch zwei Grenzlinien getrennt werden (**Tab. 8.2**).

Tabelle 8.2

Zonen und Grenzlinien des Canalis analis

Zone	Besonderheiten
Zona columnaris (Zona haemorrhoidalis)	6–10 Columnae anales; dazwischen Sinus anales Corpus cavernosum recti; Schleim produzierende Drüsen hochprismatisches Darmepithel in den Sinus anales; Plattenepithel auf den Columnae anales Klinik: innere Hämorrhoiden
Linea anorectalis	auf Höhe des Levator-Tors (M. levator ani, Teil des Diaphragma pelvis)
Pecten analis (Zona intermedia, Zona alba)	Übergang vom Zylinderepithel des Darms in das noch unverhornte mehrschichtige Plattenepithel Klinik: äußere Hämorrhoiden
Linea anocutanea (Linea alba)	am Unterrand des M. sphincter ani internus als weiße Linie sichtbar
Zona cutanea	verhorntes mehrschichtiges Plattenepithel, stärker pigmentiert, mit Schweiß- und Talgdrüsen

Zona columnaris

Die **Zona columnaris** bildet den Übergang von der Ampulla recti in den Analkanal. Hier findet man **6–10** längs verlaufende **Columnae anales** (Aftersäulen) zwischen denen sich die **Sinus anales** (After-buchten) einsenken. Es handelt sich hierbei um Schleimhauttaschen, die durch die Verbindung der einzelnen Säulen an ihrer Basis mit quer verlaufen-den Schleimhautfalten **(Valvulae anales)** entstehen und so die Linea pectinata markieren.

Die Columnae anales entstehen durch den darunter liegenden Gefäßplexus, das **Corpus cavernosum recti**, welches vom venösen Plexus rectalis und der arteriovenösen Anastomose zur A. rectalis superior gespeist wird. Die Füllung des Corpus cavernosum recti bewirkt das Aneinanderlagern der dann aufgeweiteten Aftersäulen und gleichzei-tig damit eine Verlegung des Lumens. Somit dienen die Columnae anales ebenfalls der Kontinenz.

Kommt es zu einer pathologischen Aufweitung und knotenartigen Erweiterung des Gefässplexus spricht man vom klinischen Bild „Innere Hämorrhoiden" (s. S. 327).

Die Zona columnaris besitzt – wie der übrige gas-trointestinale Trakt – das typische einschichtige hochprismatische Schleimhautepithel in den Sinus anales. Am Boden der Sinus anales befinden sich die Ausführungsgänge der schleimproduzierenden Proktealdrüsen, die durch Schleimsekretion die Defäkation erleichtern. Die Columnae anales sind von Plattenepithel bedeckt.

Pecten analis (= Zona intermedia)

Diese Zone wird auch als Zona alba bezeichnet. Sie ist an der hell erscheinenden Schleimhaut zu er-kennen (am präparierten Analkanal orientiert man sich unterhalb des M. sphincter ani internus). Auf dieser Höhe befindet sich auch ein Venengeflecht. welches bei variköser Erweiterung als äußere Hä-morrhoiden bezeichnet wird. Hier ist die Schleim-haut mit dem darunter liegenden Gewebe fest verwachsen und schmerzempfindlich (Nn. rectales inferiores).

In der Zona intermedia verändert sich das hoch-prismatische Darmschleimhautepithel: es verliert an Höhe und wird zu nicht verhorntem mehr-schichtigem Epithel. Es sind keine Drüsen zu finden.

Zona cutanea

Die **Zona cutanea** ist von verhorntem mehrschich-tigem Plattenepithel ausgekleidet und in diesem Bereich verstärkt pigmentiert. Zusätzlich kommen hier – wie auch bei der Außenhaut – apokrine Schweiß- und Talgdrüsen vor. Diese Zone ist sensi-bel sehr gut innerviert (Äste der äußeren Haut-nerven, z. B. Nn. perineales).

Um den Analkanal sind mehrere **Muskelfaserzüge** überwiegend in Ring- aber auch in Längsausrich-tung gelagert. Diese Muskeln sorgen für die Kon-tinenz.

8.5.5.3 Der Sphinkterapparat

Die Schließmuskeln des Analkanals bilden zusam-men ein kompliziertes System zur Aufrechterhal-tung der Kontinenz (Sphinkterapparat), der aus glatter (unwillkürlicher) und quergestreifter (will-kürlicher) Muskulatur besteht. Von innen nach außen sind folgende Muskeln am **muskulären Ver-schlussaparat** beteiligt:

M. sphincter ani internus: Er ist die stärkste Fort-setzung des Stratum circulare, d. h. es handelt sich um glatte Muskulatur. Sein unterer Rand ist als harter Ring an der Linea anocutanea tastbar. Der Muskel steht unter Dauerkontraktion, ist sympa-thisch innerviert und garantiert überwiegend die Kontinenz. Überwiegt die parasympthische Inner-vation nimmt der Dauertonus ab, der M. sphincter ani internus relaxiert.

M. sphincter ani externus: Der M. sphincter ani externus ist ein Ringmuskel der außen dem M. sphincter ani internus anliegt und aus **quer ge-streifter Muskulatur** besteht.

M. sphincter ani internus und externus werden durch eine Lage glatte Längsmuskelfasern getrennt („M. corrugator ani", Fortsetzung des Stratum longi-tudinale der Tunica muscularis). Die Muskelfasern strahlen fächerförmig in die perianale Haut ein.

Auch die **Muskeln des Beckenbodens**, vor allem der **M. levator ani**, sind für die Kontinenz wichtig. Der M. levator ani bildet das Levator-Tor (Teil des Dia-phragma pelvis, s. S. 181). Er lässt sich anhand sei-ner Muskelfaseranteile verschiedenen Ursprungs weiter unterteilen in den **M. puborectalis** sowie den darunter liegenden M. pubococcygeus und M. iliococcygeus, die eine muskuläre Platte bilden (quergestreifte Muskulatur). Der M. puborectalis zieht wie eine Schlinge um das Rektum und ver-schließt es bei Kontraktion.

8.5.5.4 Die Defäkation

Wenn die Ampulle mit Faezes gefüllt wird und sich zunehmend ausdehnen muss, nimmt ihre Wandspannung zu. Dadurch wird der Defäkationsreiz ausgelöst, der ein reflektorisches Erschlaffen des ansonsten dauerkontrahierten M. sphincter ani internus bewirkt. Zudem wird willkürlich der M. sphincter ani externus und der M. puborectalis entspannt und das Corpus cavernosum recti ausgepresst, damit die Aftersäulen das Lumen des Anus freilegen. Mittels Bauchpresse wird die Defäkation eingeleitet.

8.5.6 Die Gefäßversorgung

8.5.6.1 Die arterielle Versorgung

Die **A. rectalis superior** (aus der A. mesenterica inferior) teilt sich auf der Rückseite des Colons in zwei Äste auf, um von beiden Seiten an das Rektum heranzutreten. Sie versorgt das Corpus cavernosum recti, die Schleimhaut des Rektums und die Muskulatur im oberen Bereich (vereinfacht: oberes Drittel des Rektums).

Die **A. rectalis media** entspringt aus der A. iliaca interna und versorgen die Muskulatur im unteren Bereich der Ampulla recti und im oberen Bereich des Analkanals (vereinfacht: mittleres Drittel des Rektums).

Die **A. rectalis inferior** stammt aus der A. pudenda interna und versorgt die Muskulatur im Analkanal und die Sphinkteren (vereinfacht: unteres Drittel des Rektums).

Alle drei genannten Gefäße bilden außerdem untereinander Anastomosen aus.

Im Bereich der Submukosa breitet sich das **Corpus cavernosum recti** aus, das von der A. rectalis superior versorgt wird.

8.5.6.2 Der venöse Abfluss

Der venöse Abfluss erfolgt über den **Plexus venosus rectalis** und dann in die V. rectalis superior, die Vv. rectales mediae und inferiores.

Die **V. rectalis superior** fließt dann weiter in die V. mesenterica inferior und in die V. portae. Das venöse Blut aus den **Vv. rectales mediae** und **inferiores** gelangt in die V. pudenda interna und von dort in die V. iliaca interna zur **V. cava inferior**.

MERKE

Am Rektum besteht eine portokavale Anastomose (s. S. 415).

8.5.6.3 Der lymphatische Abfluss

Die Lymphe fließt etagenartig aus dem oberen Drittel des Rektums über die Nodi lymphoidei rectales superiores weiter in die Nodi lymphoidei mesenterici inferiores oder in die Nodi lymphoidei sacrales und von dort weiter in die Nodi lymphoidei retroaortici. Aus dem mittleren Drittel fließt die Lymphe in die Nodi lymphoidei iliaci interni, aus dem Analkanal in die Nodi lymphoidei inguinales superficiales.

8.5.7 Die Innervation

Die Innervation des Rektums und der für die Kontinenz maßgeblichen Muskeln erfolgt über den Sympathikus, den Parasympathikus und den N. pudendus. Der M. sphincter ani internus wird vom Sympathikus exzitatorisch, vom Parasympathikus inhibitorisch innerviert. Der M. sphincter ani externus und der M. puborectalis werden vom N. pudendus – also willkürlich – innerviert.

Klinischer Bezug

Hämorrhoiden: Hämorrhoiden sind knotenartige Erweiterungen des Plexus rectalis innerhalb der Columnae anales (innere Hämorrhoiden, sie befinden sich oberhalb des M. sphincter ani internus). Sie sind i. d. R. von rötlicher Schleimhaut bedeckt. Typischerweise führen sie zu hellroten (da arteriell) Blutauflagerungen auf dem Stuhl. Man unterscheidet 4 Stadien:

- I: innerhalb des Canalis analis liegend; leichte, äußerlich nicht sicht- und tastbare Vorwölbung
- II: beim Pressen prolabierende Hämorrhoiden mit spontaner Reposition
- III: Bestehenbleiben des Prolaps, manuelle Reposition möglich
- IV: digital nicht reponible, ständig prolabierte Knoten.

8

Äußere Hämorrhoiden sind ausgeweitete Venen, die unter der stärker pigmentierten Perianalhaut liegen. Kommt es beim Absetzen von Stuhl aufgrund eines erhöhten intraabdominellen Drucks durch die Bauchpresse zum Platzen dieser Venen, treten Einblutungen in das umliegende Gewebe auf und somit Hämatome im Bereich von Anus und Perineum. Gelegentlich kommt es dann auch zu Blutauflagerungen (dunkelrot, da venös) auf dem Stuhl.

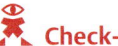 **Check-up**

✔ **Machen Sie sich die Unterschiede zwischen dem Rektum und den übrigen Colonabschnitten noch einmal klar. Wiederholen Sie dabei auch die Zonen und Grenzlinien des Canalis analis.**

✔ **Veranschaulichen Sie sich nochmals die arterielle Perfusion des Rektums und den venösen Abfluss in die beiden Venensysteme (Pfortaderkreislauf und untere Hohlvene).**

8

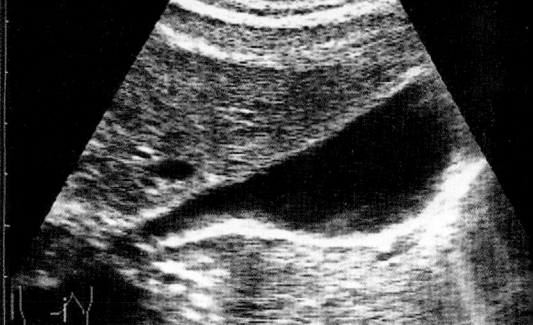

Leber, biliäres System, Pankreas und Milz

Spinnen auf der Haut

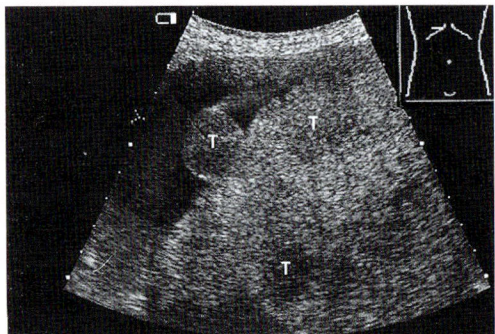

Primäres hepatozelluläres Karzinom in der Sonographie: mehrere Tumoren (T) in einer alkoholtoxisch veränderten Leber (Leberzirrhose).

Die Leber ist die Stoffwechselmaschine des Organismus. Das nährstoffreiche Blut erhält sie über die Vena portae, die Pfortader. Bei manchen Lebererkrankungen, aber auch bei Strömungshindernissen vor oder hinter der Leber, steigt der Druck in der Pfortader an, man bezeichnet dies als portale Hypertension. Dann muss das Blut an der Leber vorbei durch andere Gefäße weiter transportiert werden. Ein Teil des Pfortaderbluts strömt dabei durch die Venen des Ösophagus, die dann zu krampfaderartigen Gefäßen (Varizen) aufschwellen. Welche weiteren Folgen eine portale Hypertension haben kann, sieht Famulus Florian bei seinem ersten Patienten. Mehr Infos über die Leber finden Sie im folgenden Kapitel.

Unleserliche Abkürzungen

Den Beginn seiner ersten Famulatur hat sich Florian N. anders vorgestellt. Kaum ist er auf seiner Station eingetroffen, verabschiedet sich der Stationsarzt in den OP. „Du kannst ja mal den Patienten in Zimmer 325 aufnehmen", ruft ihm Dr. Berger noch zu, bevor sich die OP-Schleusen schließen. Florian lässt sich von der Schwester die Unterlagen des Patienten geben. Doch der Überweisungsschein des Hausarztes besteht fast nur aus Abkürzungen und ist unleserlich. Mit klopfendem Herzen geht er in Zimmer 325. Der Patient, Martin G., ist 53 Jahre alt und wirkt etwas verwahrlost. Als Aufnahmegrund gibt er an, dass die Ärzte ein Stück seiner Leber untersuchen möchten. Ansonsten sei er bisher immer gesund gewesen. In letzter Zeit habe er aber abgenommen und sei oft schlapp gewesen. So sehr Florian auch

bohrt, er kann nicht viele Informationen aus ihm herausbekommen. Vielleicht sollte er den Patienten erst einmal untersuchen.

Gefäßspinnen und andere Leberhautzeichen

Die Wangen von Martin G. sind übersät von kleinen roten Äderchen, so genannten Teleangiektasien. An der Brust findet Florian weitere Gefäßveränderungen: kleine rote Knötchen, von denen Äderchen in alle Richtungen ausstrahlen. Sie werden Spider naevi oder Gefäßspinnen genannt. Wie auch die roten Handflächen (Palmarerythem) gehören diese Hautveränderungen zu den so genannten Leberhautzeichen, die bei Lebererkrankungen auftreten können. Beim Auskultieren von Herz und Lunge kann Florian keine Auffälligkeiten feststellen. Anders bei der Palpation des Bauchraums: Die Leber ist hart und höckerig und auf der linken Körperseite kann Florian eine vergrößerte Milz tasten. Dabei wird die ganze Untersuchung dadurch erschwert, dass das Abdomen deutlich vorgewölbt ist. Florian nimmt an, dass sich bei Martin G. Flüssigkeit im Bauch angesammelt hat. Der Patient hat also einen Aszites.

Florian kommt zu dem Schluss, dass Martin G. an einer Lebererkrankung mit portaler Hypertension leidet, verursacht beispielsweise durch eine Leberzirrhose. Bei dieser Erkrankung wird die Struktur der Leber langsam zerstört. Ursache sind meist langjähriger reichlicher Alkoholkonsum oder eine chronische Virushepatitis. Als Dr. Berger aus dem OP zurückkommt, berichtet Florian von seinem Patienten. Dr. Berger nickt verstehend, als er Martins Namen hört. „Ein alter Alkoholiker mit Leberzirrhose", sagt er. „Den hatten wir kürzlich notfallmäßig in der Ambulanz wegen einer Ösophagusvarizenblutung. Was will er denn jetzt bei uns?"

Prognose: schlecht

Es stellt sich heraus, dass der Hausarzt bei Martin G. ein erhöhtes α-Fetoprotein im Blut festgestellt hat. Dieser Parameter ist spezifisch für ein Leberzellkarzinom, einen Tumor, der bei Leberzirrhose auftreten kann. Da das Karzinom noch klein ist, soll nun eine Leberteilresektion vorgenommen werden, d.h., der Teil der Leber, in der der Tumor sitzt, soll entfernt werden. Dr. Berger erklärt Florian, dass die Prognose trotz allem schlecht ist: Die meisten Patienten leben sechs Monate nach Diagnosestellung nicht mehr.

9 Leber, biliäres System, Pankreas und Milz

9.1 Die Leber

 Lerncoach

- **Achten Sie vor allem auf die makroskopischen Strukturen der Leber und welche Organe Kontakt zu ihr haben, dies wird gern geprüft.**
- **Beachten Sie außerdem, dass in der Leber ein „öffentlicher" und ein „privater" Blutkreislauf vorhanden sind, die zunächst getrennt voneinander verlaufen und sich später miteinander vermischen.**

9.1.1 Der Überblick

Die Leber bildet als größte exokrine Drüse die Gallenflüssigkeit und ist außerdem das größte Stoffwechselorgan des Körpers. Sie liegt unter der rechten Zwerchfellkuppel hinter dem rechten Rippenbogen. Die Facies diaphragmatica legt sich dem Zwerchfell an, die Facies visceralis ruht auf den Eingeweiden. Dort befindet sich auch die Leberpforte, in die zwei Äste der A. hepatica propria und die V. portae einmünden bzw. der Ductus hepaticus dexter und sinister die Leber verlassen.

9.1.2 Die Entwicklung

(ausführliche Beschreibung s. S. 72)
Die Leber entsteht aus dem Entoderm des unteren Vorderdarms am sog. hepatopankreatischen Ring (d. h. gleichzeitig befinden sich dort auch noch die Anlagen der Gallenblase und der Bauchspeicheldrüse). Die Leberknospe stülpt sich in das ventrale Meso ein, zwischen Perikardhöhle und Dottersack. Aus den entodermalen Anteilen der Leberknospe entstehen die Hepatozyten, aus dem Mesenchym die bindegewebigen Anteile der Leber (Fibroblasten) und die Makrophagen sowie die Vorstufen der blutbildenden Zellen (Zellen der Hämatopoese). Aus den embryonalen Aufhängebändern entstehen folgende Stukturen: aus dem vorderen Aufhängeband der Leber das Lig. falciforme hepatis, an dessen Unterrand verläuft die obliterierte V. umbilicalis im Lig. teres hepatis. Aus dem vorderen Aufhängeband des Magens (dem hinteren Aufhängeband der Leber) entsteht das kleine Netz

(Omentum minus), das die Leber mit dem Magen verbindet und mit dem Magen die vordere Wandung der Bursa omentalis (s. S. 332) bildet. Am Omentum minus können zwei Anteile unterschieden werden: das Lig. hepatogastricum, das die Leber mit dem Magen verbindet, und das von der Leber zum Bulbus duodeni ziehende Lig. hepatoduodenale.

9.1.3 Die Funktion

Die Leber ist die größte Drüse des menschlichen Körpers. Sie produziert Gallenflüssigkeit, die in der Gallenblase gespeichert und von dort bei Bedarf (Verdauung) ins Duodenum geleitet wird (s. S. 314). Sie ist außerdem das größte Stoffwechselorgan des Körpers und verstoffwechselt Nährstoffe, Medikamente und andere Fremdstoffe: Proteine werden in Aminosäuren zerlegt, aus dem entstehenden Ammoniak wird Harnstoff gebildet. Kohlenhydrate werden zu Glykogen umgebildet und in den Leberzellen gespeichert. Fettsäuren werden unter Bildung von Gallenflüssigkeit umgebaut. Die Leber erhält die zu verarbeitenden Stoffe über den Blutweg durch die Pfortader (V. porta), die das venöse (nähr-)stoffreiche Blut der unpaaren Bauchorgane enthält. In der Leber werden auch Vitamine gespeichert (Vitamin B12 und Vitamin A, in den sog. Ito-Zellen), außerdem ist sie am Abbau von Erythrozyten beteiligt.

9.1.4 Die Topographie

9.1.4.1 Die Ausdehnung der Leber
Die Leber liegt größtenteils auf der rechten Seite des Oberbauchsitus (von rechts nach links über die Regio epigastrica bis hin zur Regio hypochondriaca sinistra, s. S. 420).
Kranial reicht sie meist bis zur 5. Rippe, kaudal rechts bis zur 10. Rippe, kaudal links bis zur 7. Rippe. Der kaudale Teil des linken Leberlappens liegt der vorderen Bauchwand direkt an. Der kaudale Rand des rechten Leberlappens verläuft mit dem rechten Rippenbogen. Die Leber liegt hauptsächlich unter der rechten Zwerchfellkuppel und projiziert sich mit dem Zwerchfell bei maximaler Exspiration auf die 4. Rippe, bei maximaler Inspiration auf die 7. Rippe.
Weitere topographische Beziehungen zu Nachbarorganen sind ersichtlich durch die Impressionen

dieser Organe auf der Leberunterseite (Facies visceralis s. S. 333).

Klinischer Bezug

Untersuchung der Leber: Palpatorisch (tastend) und perkutorisch (klopfend) ist die Organausdehnung der Leber gut zu untersuchen. Beim Gesunden kann man bei tiefer Inspiration das Hervortreten der Leber unter dem Rippenbogen tasten. Krankhafte Prozesse lassen die Leber oftmals anschwellen, sodass hier die Leber dann ohne größere Atemexkursionen getastet werden kann.

9.1.4.2 Die Peritonealverhältnisse und Bänder

Die Leber liegt **intraperitoneal** und ist somit von viszeralem Peritoneum umhüllt. Lediglich ein kleiner Bereich, der mit dem Zwerchfell verwachsen ist, ist frei von Peritoneum und wird als **Area nuda** bezeichnet. Die Begrenzung der Area nuda bildet das **Lig. coronarium** (auch als Lig. triangulare bezeichnet), welches sich in einen rechten Schenkel **(Crus dextrum)** und einen linken Schenkel **(Crus sinistrum)** aufteilt und darin die Area nuda einschließt (**Abb. 9.1**).

Das Lig. triangulare sinistrum verbindet den linken Leberlappen mit der linken Zwerchfellseite, sodass

die Leber dadurch in ihrer Position gehalten wird und in allen Körperlagen immer direkt unter der Zwerchfellkuppel liegt.

Über das **Lig. hepatorenale** ist die Leber mit der rechten Niere verbunden.

Zur Vorderseite der Bauchwand, also nach ventral, zieht das **Lig. falciforme hepatis**, das eine Peritonealduplikatur darstellt. An dessen Unterrand liegt im Lig. teres hepatis die obliterierte V. umbilicalis.

Auf der Rückseite der Leber befindet sich das Lig. venosum hepatis, das den obliterierten Ductus venosus darstellt (Kurzschlussverbindung im Fetalkreislauf, der das maternale sauerstoffreiche Blut an der Leber vorbei zum Herzen leitet). An diese Fissura lig. venosum ziehen das Omentum minus, mit den Bändern des Lig. hepatogastricum von der Curvatura minor des Magens, und das Lig. hepatoduodenale von der Pars superior des Duodenums.

Das **Lig. hepatoduodenale** bildet als quer verlaufender Türbogen die Öffnung des Foramen epiploicum (Foramen omentale) und somit den Eingang zur Bursa omentalis. Im Lig. hepatoduodenale verlaufen auf der rechten Seite der Ductus choledochus, in der Mitte und dorsal die V. portae und auf der linken Seite und ventral die A. hepatica propria. Es spannt sich von der Pars superior duedeni zur Leberpforte (Porta hepatica).

9.1.4.3 Die Bursa omentalis

Die **Bursa omentalis** ist der Raum zwischen der Rückseite des Magens und dem Pankreas. Nach kranial wird sie durch die Facies visceralis der Leber, kaudal durch das Lig. gastrocolicum, das Colon transversum und das zugehörige Mesocolon transversum begrenzt. Der Eingang in die Bursa omentalis ist rechtsseitig das **Foramen omentale**, unterhalb des Lig. hepatoduodenale. Nach links lateral begrenzen linke Niere und Nebenniere und die Milz und ihre Anheftungsbänder die Bursa und bilden die sog. **Milzbandtasche**.

Die Bursa omentalis wird in der Chirurgie bei Eingriffen am Pankreas eröffnet, anatomisch hat sie keine Funktion. Ihre Entstehung verdankt sie der Verlagerung der Oberbauchorgane in der Embryonalzeit (s. S. 71).

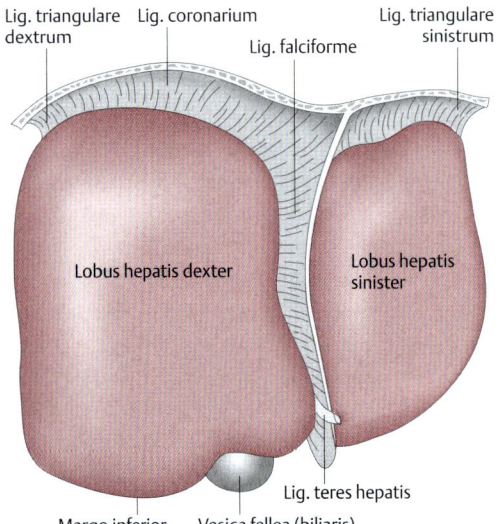

Abb. 9.1 Leber von vorn (Facies diaphragmatica)

9.1.5 Der makroskopische Aufbau

Die gesunde Leber ist ca. 1500 g schwer, hat eine rostbraune Farbe und eine glatte, spiegelnde Oberfläche, die Konsistenz ist weich. Die unter dem Zwerchfell liegende konvexe Oberfläche der Leber ist die **Facies diaphragmatica**, die zu den Eingeweiden hingewandte konkave Unterfläche ist die **Facies visceralis**.

Die Leber wird makroskopisch in einen rechten **(Lobus dexter)** und einen linken **(Lobus sinister)** Leberlappen unterteilt. Der rechte Leberlappen ist größer als der linke. Die Unterteilung erfolgt auf der konvexen Oberfläche durch das Lig. falciforme und auf der konkaven Unterfläche durch eine gedachte Linie zwischen der Fissura lig. teretis und der Fissura lig. venosi.

> **MERKE**
>
> Diese Unterteilung ist die makroskopische. Funktionell wird die Leber nach dem venösen Blutabfluss unterteilt, s. S. 335.

9.1.5.1 Die Facies diaphragmatica

Die **Facies diaphragmatica** ist nach kranial mit dem Zwerchfell verwachsen über die dreieckige **Area nuda**. In diesem Bereich besitzt die Leber also **kei-**nen **Peritonealüberzug**. Die Area nuda wird durch das **Lig. coronarium** begrenzt, das in zwei Schenkeln an der Area nuda entlang verläuft und nach rechts das Lig. triangulare dextrum bzw. nach links das Lig. triangulare sinistrum bildet. Ventral laufen die beiden Schenkel im Lig. falciforme zusammen, das wiederum eine Peritonealduplikatur darstellt und die Leber ventral mit der Bauchwand verbindet. Im hinteren Bereich der Area nuda liegt der **Sulcus v. cava inferior**, darin eingebettet die V. cava inferior. Auch das Perikard ist mit dem Zwerchfell verwachsen, das Herz liegt im Bereich dieser Verwachsung dem Zwerchfell auf und es entsteht auf der Oberfläche der Leber eine Eindellung, die **Impressio cardiaca**.

9.1.5.2 Die Facies visceralis

Die **Facies visceralis** (Unterfläche) sieht wegen der hierher ziehenden Bänder und durch die flüssigkeitsgefüllten Strukturen H-förmig aus: Verbindet man mit einer gedachten Linie die bindegewebigen Bänder, d. h. das ventral liegende **Lig. teres hepatis** mit dem dorsal gelegenen **Lig. venosum** sowie die **Vesica fellae** (Gallenblase) und die **V.cava inferior** und legt dann eine quere Linie (gebildet durch die Leberpforte = Porta hepatis) zwischen die gedachten Linien, erhält man den Buchstaben H (**Abb. 9.2**).

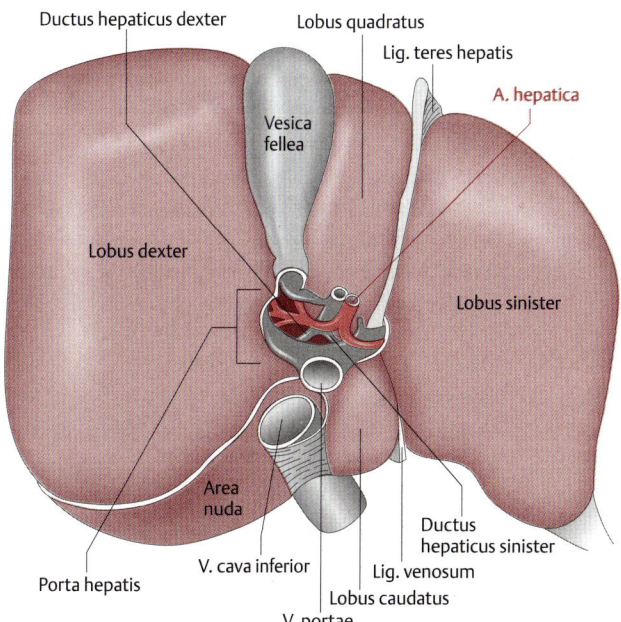

Abb. 9.2 Leber von kaudal (Facies visceralis)

An der Facies visceralis werden folgende Strukturen unterschieden: Der **Lobus dexter** und der **Lobus sinister**, dazwischen liegend der **Lobus quadratus** nach ventral (angrenzend an die Gallenblase), mittig die **Leberpforte (Porta hepatis)** und nach dorsal, die untere Hohlvene berührend, der **Lobus caudatus**. (Beachte: Bei der makroskopischen Links-rechts-Einteilung werden der Lobus quadratus und der Lobus caudatus zum rechten Leberlappen gerechnet).

Impressionen der Facies visceralis
Am linken Leberlappen (Lobus sinister) finden sich Abdrücke des Magens **(Impressio gastrica)** und der Speiseröhre **(Impressio oesophagea)**.
Auf dem rechten Leberlappen (Lobus dexter) finden sich von dorsal nach ventral die Eindellungen der Nebenniere **(Impressio suprarenalis)**, der rechten Niere **(Impressio renalis)**, der Pars superior duodeni **(Impressio duodenalis)** sowie der Flexura coli dextra und des Colon transversum **(Impressio colica)**.

Die Leberpforte
Mittig in der Facies visceralis liegt die **Leberpforte** (Porta hepatis), zwischen Lobus caudatus, Lobus quadratus, Lobus dexter und Lobus sinister. Zum Leberhilum zieht das **Lig. hepatoduodenale**, in dem die A. hepatica propria und die V. portae zur Leber hin verlaufen sowie der von der Leber wegziehende Ductus choledochus. Die A. hepatica propria dient der Eigenversorgung der Leber, die V. portae ist das Sammelgefäß für nährstoffreiches Blut aus den unpaaren Bauchorganen. Der Ductus choledochus ist der abführende Gallengang, der die Galle ins Duodenum oder durch Rückstau in den Ductus cysticus und schließlich in die Gallenblase bringt (vgl. abführende Gallenwege S. 338).

Die Gliederung der Leber in Segmente
Bei der makroskopischen Betrachtung wird die Leber wie oben beschrieben in zwei Lappen unterteilt, dabei ist der rechte Leberlappen der größere. Bei der Gliederung der Leber in Segmente erfolgt die Unterteilung anhand der Aufzweigungen der Blutgefäße (Ductus hepaticus, V. portae, A. hepatica propria), die jeweils im Zentrum der Segmente liegen, also **intra**segmental. Die Vv. hepaticae bilden die Segmentgrenzen und verlaufen somit **inter**seg-

mental. Nach ihrem intrahepatischen Verlauf treten meist drei Vv. hepaticae auf der Facia diaphragmatica aus der Leber aus und münden als ableitende venöse Gefäße nach kurzem Verlauf in die V. cava inferior. Eine makroskopische Abgrenzung der Segmente ist bei der Leber schwierig, da keine Bindegewebssepten vorhanden sind, die Orientierung erfolgt lediglich an den Vv. hepaticae.
Man unterscheidet auch bei dieser Einteilung wieder zwei Hälften, jedoch ist hier der linke Lappen der größere, da der Lobus quadratus und der größte Teil des Lobus caudatus zum linken Lappen gehören (die allerdings bei der makroskopischen Unterteilung zum rechten Leberlappen gezählt werden). Wie oben beschrieben werden die Segmentgrenzen durch die intersegmental abfließenden Lebervenen gebildet, die das venöse nährstoffarme Blut aus der Leber drainieren; insgesamt enthält die Leber **9 Segmente**. Sie werden ausgehend vom Lobus caudatus (= Segment 1) im Uhrzeigersinn und von dorsal nach ventral durchnummeriert (Segment 2 und 3 befinden sich im makroskopischen linken Leberlappen, Segment 4 ist der Lobus quadratus).

👁 **Verwechseln Sie nicht die Begriffe Leberläppchen und Lebersegment. Leberläppchen sind die 1 bis 2 mm großen sechseckigen mikroskopischen Einheiten, die im Zentrum die V. centralis enthalten (s. Abb. 9.3).**

9.1.6 Der mikroskopische Aufbau
9.1.6.1 Die Aufteilung der Leber in Leberläppchen
Die Leber ist von viszeralem Peritoneum bedeckt. Darunter liegt die straffe bindegewebige Kapsel, die **Tunica fibrosa**. Die Tunica fibrosa hält die Leber in der Form. Von der Tunica fibrosa ziehen Bindegewebsanteile in die Leber. Sie lagern sich um Gefäße und werden als Gefäßscheiden (Capsula fibrosa perivascularis) bezeichnet. Diese bilden dann die Binnenstruktur der Leber in Form von **sechseckigen Leberläppchen** (Lobuli hepatis). Die mikroskopisch in den Dreiecken zwischen den Leberläppchen sichtbaren Bindegewebsanteile werden auch als **Glisson-Dreieck** bezeichnet. Sie enthalten drei Gefäße, die sog. **Glisson-Trias**:

- die **A. interlobularis** (aus der A. arcuata, als Aufzweigung aus der A. hepatica propria)

- die **V. interlobularis** (aus der V. arcuata, als Aufzweigung aus der V. portae) und
- den **ableitenden Gallengang** (Ductuli biliferi interlobularis).

Die Leberläppchen enthalten Leberzellen (Hepatozyten), Blutsinusoide, perisinusoidale Räume (Disse-Raum), Endothelzellen, Makrophagen (tragen den Eigennamen Kupffer-Sternzellen) und Ito-Zellen (speichern Vitamin A).

9.1.6.2 Die funktionellen Einheiten im Bereich der Leberläppchen

Man kann drei funktionelle Einheiten unterscheiden: das klassische Leberläppchen, das periportale Feld und den Leberazinus (**Abb. 9.3**):

Zentralvenenläppchen, klassisches Leberläppchen (Einteilung nach dem Blutfluss): Sechseckiges Leberläppchen mit V. centralis in der Mitte, auf die das Blut zufließt.

Portalvenenläppchen, periportales Feld (Einteilung nach der exokrinen Drüsenfunktion): Hier werden drei Vv. centrales miteinander so verbunden, dass ein Dreieck entsteht, welches in der Mitte die Glisson-Trias einschließt. Ausschlaggebend ist die Flussrichtung der Galle.

Leberazinus (Einteilung nach Stoffwechselprozessen): Der Leberazinus hat eine rhomboide Form

periportales Feld (je ein Ast V. interlobularis, A. interlobularis, Ductus interlobularis = Glisson-Trias)

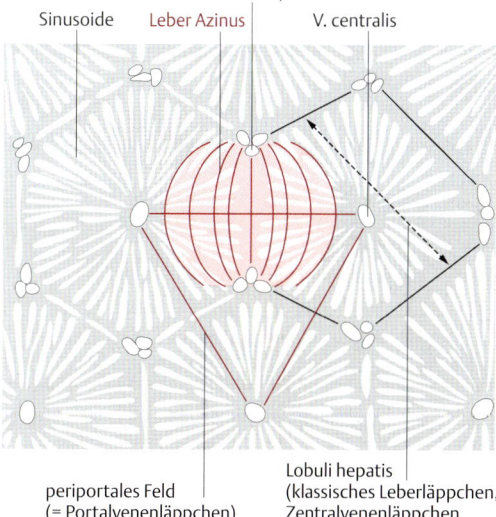

Abb. 9.3 Leberläppchen, periportales Feld und Leberazinus

und erstreckt sich ausgehend von einem bindegewebigen Seitenrand eines Leberläppchens in die jeweils angrenzenden Leberläppchen. Der Azinus wird in drei metabolische Zonen eingeteilt, so als würde man mit einem Zirkel Halbkreise ziehen: In den äußeren Ecken findet man zwei sich gegenüberliegende Vv. centrales, in den anderen Ecken, sich gegenüberliegend, zwei periportale Felder. Im Vordergrund stehen bei dieser Einteilung Stoffwechselprozesse: Die Hepatozyten in der Außenzone sind sehr stoffwechselaktiv und erhalten sehr viel Sauerstoff. In der Innenzone ist die Stoffwechselaktivität und die Sauerstoffversorgung hingegen reduziert.

9.1.7 Die Gefäßversorgung
9.1.7.1 Die venösen Zuflüsse zur Leber
Die Leber als großes Stoffwechselorgan erhält nährstoffreiches Blut aus den unpaaren Bauchorganen über die abführenden Venen des Gastrointestinaltraktes: aus den tiefen Darmabschnitten des distalen Kolons und Rektums über die **V. mesenterica inferior**, die dann in die abführende Vene der Milz, die **V. splenica** mündet. Die V. splenica (syn. V. lienalis) verläuft auf der Rückseite der Bauchspeicheldrüse und vereinigt sich hinter dem Kopf der Bauchspeicheldrüse mit der abführenden Vene aus den proximalen Darmabschnitten, der **V. mesenterica superior**, zur Pfortader, der **V. portae** (s. S. 413). Die V. portae bringt nun in ihrem kurzen Verlauf durch das Lig. hepatoduodenale das Blut zur Leberpforte und teilt sich dort in zwei Äste für den rechten und linken Leberlappen auf (= rechte und linke Portalvene). Die V. portae ist wegen des Transports von nährstoffreichem Blut zur Leber ein funktionelles Gefäß für den Gesamtorganismus und wird daher auch als **Vas publicum** bezeichnet.

9.1.7.2 Die arterielle Versorgung der Leber
Der erste unpaare arterielle Abgang aus der Aorta abdominalis ist der **Truncus coeliacus**. Hieraus entspringen die A. splenica (syn. A. lienalis) für die Milz, die A. gastrica sinister für die kleine Magenkurvatur und die **A. hepatica communis**. Aus der A. hepatica communis geht die A. hepatica propria für die Leber hervor. Die **A. hepatica propria** bringt das sauerstoffreiche Blut zur Leber und teilt sich im Bereich der Leberpforte in einen rechten Ast

9

(R. dexter) und einen linken Ast (R. sinister) auf. Die Arterien verlaufen dann jeweils intrasegmental. Da die A. hepatica propria die Leber mit Sauerstoff versorgt ist sie ein **Vas privatum**.

9.1.7.3 Der venöse Blutabfluss aus der Leber

Der gesamte Blutabfluss aus der Leber erfolgt über die kurzstreckigen intersegmental gelegenen **Vv. hepaticae**, die rasch in die V. cava inferior münden. Die Vv. hepaticae haben als Vasa privata **und** als Vasa publica ihre Funktion (nährstoffverstoffwechseltes Blut [publica] und O_2-armes, das nach der Parenchymversorgung abfließende Blut [privata]).

9.1.7.4 Der Lymphabfluss aus der Leber

In der Leber bestehen zwei Bereiche mit unterschiedlichen Lymphabflusswegen. Die Lymphe aus dem größten Teil der Leber fließt zu den Lymphknoten an der Leberpforte (Nodi lymphoidei hepatici) und von dort in die Nodi lymphoidei coeliaci in den Truncus intestinalis ab. Der zweite Abflussweg betrifft den oberflächlichen Bereich der Facies diaphragmatica und der Area nuda. Die Lymphe gelangt durch das Zwerchfell in die Nodi lymphoidei phrenici superiores und über mediastinale Lymphbahnen in den rechten Venenwinkel.

Klinischer Bezug

Leberzirrhose und portale Hypertonie: Kommt es zu Degenerationen von Zellen, so werden diese üblicherweise durch Bindegewebe ersetzt. In der Leber bedeutet dies, dass z. B. bei chronischem Alkoholabusus oder bei einer chronischen Hepatitis (einer Virusinfektion durch die Hepatitiserreger B, C oder D) zerstörte Leberzellen durch Bindegewebe ersetzt werden. Die Leber wird kleiner und knotig, wobei die Knoten von feiner oder grober Konsistenz sein können. Während bei der Palpation die gesunde Leber weich ist und eine glatte Oberfläche hat, ist die zirrhotische Leber derb und knotig. Als Folge der Schrumpfung und Knotenbildung kann das venöse Blut der V. porta nicht so gut in die Leber fließen. Als Kompensationsversuch steigt der Druck in der V. portae (normal sind 3 bis 6 mmHg), es kommt zur portalen Hypertonie (>12 mmHg). Folge der portalen Hypertonie sind Aszites (Bauchwasser) und Kollateralkreis-

läufe, z. B. Varizen (Krampfadern) im Ösophagus und Magenfundus, im Bereich der oberflächlichen Nabelvene und in den venösen Gefäßgeflechten im Rektum. Diese Kollateralkreisläufe stellen einen Kurzschluss zwischen dem Stromgebiet der V. portae und v. a. der V. cava inferior dar (= portokavale Anastomosen, s. S. 415). Sie können lebensgefährdend stark bluten, v. a. im Ösophagus. Therapeutisch versucht man die Varizen zu veröden.

9.1.8 Die Innervation der Leber

Aus dem **Plexus coeliacus** ziehen die **sympathischen Fasern** an die Leber. Ihr Ursprungsort ist das laterale Kerngebiet im thorako-lumbalen Rückenmark (die Nuclei intermediolaterales). Von dort ziehen sie als Nn. splanchnici zum Ggl. coeliacum, werden dort verschaltet und ziehen dann als Fasergeflecht an die Leber heran. Der Sympathikus bewirkt die Bereitstellung von Zucker für die Blutbahn (via Adrenalin- und Glucagonausschüttung und daraus resultierender Glykolyse in der Leber). **Parasympathische Fasern** stammen auf dieser Höhe noch aus dem Versorgungsgebiet des **N. vagus**, der alle inneren Organe bis zum Cannon-Böhm-Punkt medial der Flexura coli dextra versorgt. Sie werden in ihrem Verlauf als Truncus vagalis anterior und posterior bezeichnet und ziehen mit Fasern an die Leber. Der Parasympathikus bewirkt die verstärkte Ausschüttung von Insulin, das in der Leber für den Aufbau der Speicherform des Blutzuckers Glykogen benötigt wird.

Die **sensible Innervation** der Leberkapsel erfolgt über den R. phrenicoabdominalis des rechten N. phrenicus.

 Check-up

✔ **Verdeutlichen Sie sich nochmals den äußeren Aufbau der Leber, den Verlauf der Bänder und die Peritonealverhältnisse.**

✔ **Wiederholen Sie die funktionellen Einheiten im Bereich der Leberläppchen (z. B. periportales Feld).**

✔ **Verfolgen Sie in Gedanken den Weg des Blutes durch die Leber. Machen Sie sich dabei klar, was bei Zerstörung der Leberstrukturen im Rahmen einer Zirrhose geschieht.**

9.2 Die Gallenblase und die Gallenblasenabflusswege

 Lerncoach

Den Gallenabfluss erlernen Sie am einfachsten, wenn Sie sich die einzelnen Wegstrecken vom Produktionsort (in den Hepatozyten) bis zum Gallenflüssigkeitsspeicher (Gallenblase) bzw. dem Abgabeort in den Dünndarm (Papilla Vateri) einprägen.

9.2.1 Der Überblick

Die Gallenblase (Vesica fellea) dient als Reservoir für die Sammlung und Eindickung der von der Leber produzierten Gallenflüssigkeit. Sie ist ein birnenförmiger Sack von ca. 8–12 cm Länge und fasst 40–80 ml Flüssigkeit. Makroskopisch unterscheidet man Fundus, Corpus und Collum an der Gallenblase.

9.2.2 Die Entwicklung

(ausführliche Beschreibung s. S. 72)
Die Gallenblase entsteht aus der Leberknospe. Die Leberknospe besteht aus zwei Anteilen, welche jeweils über eigene Verbindungsstiele mit dem Lumen des Darmrohrs in Verbindung stehen. Neben der oberen Pars hepatica, aus der sich die größten Organanteile der Leber entwickeln und deren Verbindungsstiel, der sich später zum extrahepatisch verlaufenden Ductus hepatis communis umbildet, entsteht die untere Pars cystica, aus der sich die Strukturen der Gallenblase ausdifferenzieren. Der Verbindungsstiel zum Darmrohrlumen bildet sich im weiteren Verlauf zum Ductus cysticus um.

9.2.3 Die Funktion

Die Gallenblase ist ein **Auffangbehälter der Gallenflüssigkeit**. Dies geschieht über einen Rückstaumechanismus: Durch Kontraktion des M. sphincter ampullae hepatopancreaticae (auch: **M. sphincter Oddi**) kann die Galle retrograd im Ductus choledochus emporsteigen und über den Ductus cysticus in die Gallenblase fließen.

Bei Bedarf kann die Gallenblase die gespeicherte Gallenflüssigkeit wieder sezernieren. Dies geschieht über Kontraktionen der glatten Muskulatur in der Gallenblasenwand, welche durch das Hormon Cholezystokinin (aus dem Dünndarm) ausgelöst wird.

Die Leber bildet täglich bis zu 1000 ml Gallenflüssigkeit. Sie setzt sich zusammen aus:

- Gallensäure, zur Verdauung von Fetten im Darm (Rückresorption im distalen Ileum)
- Cholesterin
- Gallenfarbstoff (aus Bilirubin, einem Abbauprodukt des Hämoglobins)
- Mineralien.

9.2.4 Die Topographie

Die Gallenblase lagert sich der Fascia visceralis der Leber an und liegt in der **Fossa vesicae felleae**.

Die prall gefüllte Gallenblase ragt mit dem Gallenblasengrund (Fundus) 1–2 cm über den Leberrand hinaus und projiziert sich in etwa auf Höhe der 9. Rippe auf die Bauchwand.

9.2.5 Der makroskopische Aufbau

Die Gallenblase fasst ein Volumen von 40–80 ml, bei einer Länge von 8–12 cm und einer Breite von 4–5 cm.

Man unterteilt die Gallenblase in den Gallenblasengrund **(Fundus)**, der als einziger Wandbestandteil der Gallenblase komplett mit Peritoneum überzogen ist. Es folgt der Gallenblasenkörper **(Corpus)**, der der Leber in der Fossa vesicae felleae angelagert ist, und der Gallenblasenhals **(Collum)**, der als freie Struktur die Verbindung zum **Ductus cysticus** bildet. Der Ductus cysticus ist nur wenige cm lang und hat einen Durchmesser von < 3 mm.

Im Lumen des Ductus cysticus befinden sich zudem mehrere kompliziert angeordnete Schleimhautfalten, die sog. **Plicae spirales**. Sie bilden den Verschlussmechanismus der Gallenblase, indem sie ineinander ragen und so eine Spontanentleerung von Gallenflüssigkeit bei erhöhtem Druck im Bauchraum verhindern.

9

9.2.6 Der mikroskopische Aufbau

Die innerste Schicht der Gallenblase ist die **Tunica mucosa**. Sie ist aufgebaut aus hochprismatischem einschichtigem Epithel mit Becherzellen und darunter gelegenem Bindegewebe. Im Anschluss daran folgt die **Tunica muscularis**, die aus spiralig angeordneten glatten Muskelfaserzügen besteht, die einander verwoben sind.

> **MERKE**
>
> Die Gallenblase besitzt keine Lamina muscularis mucosae und nur eine einschichtige Tunica muscularis.

Als äußerste Schicht findet man entweder einen Überzug mit Peritoneum **(Tunica serosa)** oder das Bindegewebe, welches die Gallenblase mit der Leber verbindet **(Tunica adventitia)**.

Klinischer Bezug

Cholezystitis: Eine akute Gallenblasenentzündung (akute Cholezystitis) wird meist durch eine bakterielle Entzündung ausgelöst. Häufig liegen Gallensteine als Ursache vor. Heilt die Entzündung nicht ab, kann sie in eine chronische Cholezystitis übergehen, die durch narbige Schrumpfung der Gallenblase und eine verdickte Wand gekennzeichnet ist. Die Schleimhaut bildet sich im Verlauf zurück und wird durch Bindegewebe ersetzt, das dann auch verkalken kann (Porzellangallenblase).

9.2.7 Die Gefäßversorgung

9.2.7.1 Die arterielle Versorgung

Die Gallenblase wird von der **A. cystica** versorgt, einem Abgang aus dem R. dexter der A. hepatica propria (aus der A. hepatica communis).

9.2.7.2 Der venöse Blutabfluss

Das aus der Gallenblasenregion abfließende Blut wird über die **Vv. cysticae** in die V. portae geleitet.

9.2.7.3 Der Lymphabfluss

Der Lymphabfluss der Gallenblase ist mit dem der Leber fast identisch: die Lymphe gelangt in die Nodi lymphoidei hepatici und coeliaci.

9.2.8 Die Innervation

Die sympathischen Fasern stammen vom **Plexus hepaticus** und treten an die Leber sowie die Gallenblase heran. Parasympathische Fasern stammen auch hier aus dem Versorgungsgebiet des N. vagus. Das Peritoneum der Gallenblase wird **sensibel** vom rechten N. phrenicus innerviert.

9.2.9 Die Gallenblasenabflusswege

9.2.9.1 Die intrahepatischen Gallenwege

Die Galle wird in den Leberzellen gebildet und verläuft zwischen den einander zugekehrten Hepatozyten. Die Zellgrenzen der Hepatozyten bilden durch kleine Einfurchungen Gallenkapillaren zwischen sich aus **(Canaliculi biliferi)**. Hier findet sich keine eigene Wandung, lediglich die Zellmembran der Hepatozyten stellt die Begrenzung dar.

Die Galle fließt dann weiter in die sog. **Hering-Kanälchen** und mündet schließlich in die zwischen den Leberläppchen gelegenen **Ductuli biliferi** (Teil der Glisson-Trias im periportalen Feld), aufgebaut aus isoprismatischem Epithel.

Weiter fließt die Galle zu den **Ductus biliferi interlobulares**, die zusammen mit den intrahepatischen Blutgefäßen verlaufen, um schließlich im Bereich der Leberpforte in den **Ductus hepaticus dexter** und den **Ductus hepaticus sinister** einzumünden. Über den gemeinsamen extrahepatischen Ausführungsgang **(Ductus hepaticus communis)** wird die Gallenflüssigkeit abtransportiert.

9.2.9.2 Die extrahepatischen Gallenwege

Als extrahepatische Gallenwege werden makroskopisch gut sichtbare Strukturen bezeichnet, die die Galle aus der Leber und auch der Gallenblase in das Duodenum leiten (**Abb. 9.4**).

Der **Ductus hepaticus communis** vereinigt sich mit dem aus der Gallenblase kommenden **Ductus cysticus** zum **Ductus choledochus**. Der Ductus choledochus ist 3–10 cm lang und verläuft zusammen mit der A. hepatica propria und der V. portae im Lig. hepatoduodenale. Er verläuft dann extraperitoneal weiter (hinter dem Duodenum und dem Pankreaskopf) bis kurz vor seinem Eintritt in die dorsale Wand der Pars descendens duodeni.

Der Ductus choledochus vereinigt sich meist mit dem exokrinen Ausführungsgang der Bauchspeicheldrüse, dem **Ductus pancreaticus**, und mündet

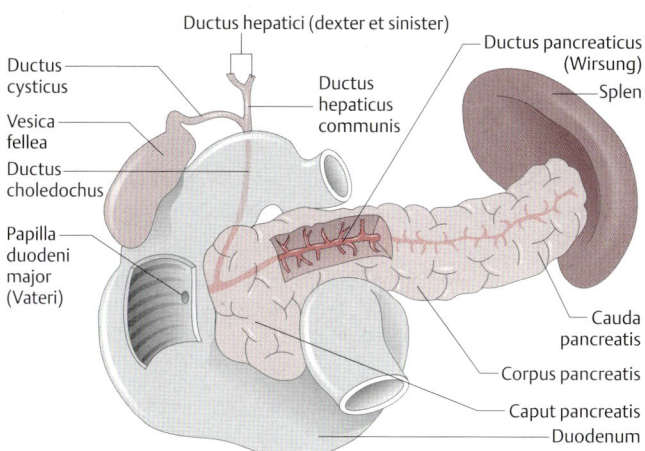

Ductus hepatici (dexter et sinister)
Ductus cysticus
Ductus hepaticus communis
Ductus pancreaticus (Wirsung)
Splen
Vesica fellea
Ductus choledochus
Papilla duodeni major (Vateri)
Cauda pancreatis
Corpus pancreatis
Caput pancreatis
Duodenum

Abb. 9.4 Gallenabflusswege mit Milz und Pankreas

in einer gemeinsamen Endstrecke (häufig erweitert: Ampulla hepatopancreatica) auf der **Papilla duodeni major** im dorsalen Bereich der Pars descendens des Duodenums. Bevor die beiden Gänge sich vereinigen, werden sie jeweils von einem Schließmuskel aus glatter Muskulatur umgeben. Des Weiteren besitzt die gemeinsame erweiterte Endstrecke noch einen eigenen Schließmuskel, den M. sphincter ampullae hepatopancreaticae (M. sphincter Oddi).

 Check-up

 Wiederholen Sie den Abfluss der Gallenflüssigkeit von intra- nach extrahepatisch.

9.3 Die Bauchspeicheldrüse

 Lerncoach
Die Bauchspeicheldrüse besteht aus einem exokrinen und einem endokrinen Anteil. Ihre Funktionen, nämlich die Bildung von Verdauungssekret und Hormonen, werden immer wieder gerne geprüft.

9.3.1 Der Überblick
Die Bauchspeicheldrüse (Pankreas) (pan = alles, kreas = fleischig) produziert sowohl exokrines Sekret als auch endokrine Signalstoffe (Hormone). Sie liegt sekundär retroperitoneal quer etwa in Höhe des 2. Lendenwirbels und wird in Kopf, Körper und Schwanz unterteilt.

9.3.2 Die Entwicklung
(ausführliche Beschreibung s. S. 73)
Die Bauchspeicheldrüse entsteht in der Zeit der 5.–8. Entwicklungswoche aus dem Entoderm des unteren Vorderdarms im hepatopankreatischen Ring. Aus der vorderen Bauchspeicheldrüsenknospe entsteht der untere Teil des Kopfes der Bauchspeicheldrüse. Durch die Darmdrehung rotiert die ventrale Knospe und verwächst schließlich mit der dorsalen Anlage, aus der sich der obere Teil des Kopfes, der Körper und der Schwanz ausbilden.

9.3.3 Die Funktion
Die Bauchspeicheldrüse ist die wichtigste Verdauungsdrüse, da durch das Sekret die Nahrungsbestandteile weiter zerlegt werden können. Sie besitzt einen exokrinen und einen endokrinen Anteil. Der endokrine Teil wird durch Zellinseln gebildet, die sich überwiegend im Pankreasschwanz verteilen und als Langerhans-Inseln bezeichnet werden. Man unterscheidet vier verschiedene hormonpoduzierende Zelltypen:

- **A-Zellen** (15 %): bilden Glukagon, welches für die Glykogenolyse wichtige Hormone stimuliert und deren Freisetzung bewirkt (Folge: Blutzuckerspiegel ↑).
- **B-Zellen** (80 %): bilden Insulin, welches den Blutzuckerspiegel senkt. Neben vielen anderen Faktoren hat auch das vegetative Nervensystem Einfluss auf die Sekretion: Der Sympathikus hemmt die Insulinausschüttung, der Parasympathikus stimuliert die Insulinausschüttung.
- **D-Zellen** (5 %): bilden Somatostatin, das die Insulin- und Glukagonsekretion hemmt
- **PP-Zellen** (1–2 %): bilden das pankreatische Polypeptid, das die Sekretion der Bauchspeicheldrüse hemmt – dadurch ist das pankreatische Polypeptid ein Gegenspieler von Sekretin, welches im Duodenum bei Säureübertritt aus dem Magen gebildet wird und im Pankreas die Bildung von Bikarbonat stimuliert.

Der **exokrine Anteil** der Bauchspeicheldrüse ist **rein serös**. Das hier produzierte Sekret dient der Zerlegung der Nahrung in weitere Bestandteile. Über den Ductus pancreaticus erreicht der Pankreassaft das Duodenum. Täglich werden 1–2 l Pankreassaft produziert. Dieser besteht größtenteils aus **Bikarbonat** (um den durch den Magen angesäuerten Speisebrei zu neutralisieren; Stimulation durch Sekretin) sowie **Enzymen**, die proteolytisch wirken (Stimulation durch Cholezystokinin) und die als inaktive Vorstufen abgegeben und erst im Darm aktiviert werden, wo sie zur Verdauung von Fetten (Lipasen), Kohlenhydraten (Amylasen) und Proteinen (Proteasen) dienen.

9.3.4 Die Topographie

Die Bauchspeicheldrüse liegt auf Höhe des **1.–2. Lendenwirbels**. Das Organ ist 12–15 cm lang, wiegt 60–80 g und hat eine typische gräuliche Eigenfarbe.

Der Pankreaskopf liegt in der **C-förmigen Krümmung des Duodenums**, Corpus und Cauda ziehen leicht nach links aufsteigend retroperitoneal am Boden der Bursa omentalis nach links. Der Pankreaskörper überquert dabei die Wirbelsäule in Höhe L1 bis L2 und zieht über die Aorta. Der Pankreasschwanz erreicht das Milzhilum.

Dort, wo die Bauchspeicheldrüse über die Wirbelsäule zieht, liegt das Tuber omentale. Oberhalb die-

ser Vorwölbung tritt der Truncus coeliacus aus der Aorta abdominalis hervor. Die davon abgehende A. hepatica communis zieht am oberen Pankreasrand weiter nach rechts lateral. Nach links lateral verläuft – ebenfalls an der Oberkante vom Pankreaskörper und -schwanz – die A. splenica.

Hinter dem Pankreaskopf entsteht die V. portae durch den Zusammenfluss von V. splenica (mit der zuvor eingemündeten V. mesenterica inferior) und der V. mesenterica superior. Das Pankreas liegt zum Teil auf der Pars horizontalis des Duodenums.

A. und V. mesenterica superior liegen zunächst an der Hinterwand des Corpus pancreatici und ziehen an der Incisura pancreatis vor den Processus uncinatus.

9.3.5 Der makroskopische Aufbau

Die Bauchspeicheldrüse wird in drei Abschnitte unterteilt:

- **Kopf** (Caput pancreatici) mit einem hakenartigen Fortsatz (Processus uncinatus), der durch die Incisura pancreatis sichtbar abzugrenzen ist
- **Körper** (Corpus pancreatici): liegt größtenteils vor der Wirbelsäule und weist im kopfnahen Bereich eine Vorwölbung auf (Tuber omentale)
- **Schwanz** (Cauda pancreatici): ragt bis ins Lig. splenorenale (Milzhilus).

Das Pankreas liegt **sekundär-retroperitoneal**, ist also mit seiner hinteren Fläche mit der dorsalen Rumpfwand verwachsen, die vordere Fläche ist überzogen vom Peritoneum und bildet so die Rückwand der Bursa omentalis (s. S. 332).

Der ca. 2 mm dicke Ausführungsgang für das Pankreassekret ist der **Ductus pancreaticus** (Wirsung-Gang). Er mündet auf der Papilla duodeni major, im Pars descendens duodeni gelegen meist gemeinsam mit dem Ductus choledochus. In seltenen Fällen können die beiden Gänge auch getrennt ins Duodenum einmünden. Selten findet man außerdem noch als Residualstruktur einen Ductus pancreaticus accessorius (Santorini-Gang). Dieser mündet dann zumeist auch auf einer eigenen kleineren Papille ins Duodenum (Papilla duodeni minor).

Am distalen Ende des Ductus pancreaticus findet man eine Erweiterung, die sog. **Ampulla**, um die sich glatte Muskelfasern lagern und den ringförmigen **M. sphincter ductus pancreatici** bilden. Dieser verschließt den Gang und verhindert den Rückstau von Darminhalt oder Galle in die Bauchspeicheldrüse.

9.3.6 Der mikroskopische Aufbau

Der endokrine Teil des Pankreas besteht aus den Langerhans-Inseln und wird anhand der Färbung der unterschiedlichen Zellarten und anhand der abgegebenen Hormone unterteilt). Die Zahl der Langerhans-Inseln beträgt zwischen 500.000–2 Mio. (2 % vom Gesamtparenchym des Organs). Sie sind gut vaskularisiert und erscheinen bei HE-Färbung als helle Inseln zwischen dem dunklem serös-exokrinen Gewebe.

Das exokrine Drüsengewebe der Bauchspeicheldrüse hat einen tubuloazinösen Bau. Ein Azinus besteht aus serösen Endstückzellen (Azinuszellen), die das eigentliche Sekret des Pankreas bilden. Über das sich anschließende Drüsenausführungsgangsystem gelangt dann der Pankreassaft bis ins Duodenum. An den Azinus schließt sich als fortleitende Struktur ein Schaltstück an (Abb. 9.5).

Die Besonderheit im Vergleich zu anderen Drüsen ist, dass sich die Zellen des Schaltstückes nicht an das Drüsenendstück anschließen, sondern sich in den Azinus hineinsenken und ihre Zellen mittig ins Zentrum eines Drüsenendstückes lagern (so wie der Stiel einer Kirsche). Somit erhalten die Drüsenendstücke im Pankreas einen charakteristischen Aufbau. Man spricht hier von zentroazinären Zellen.

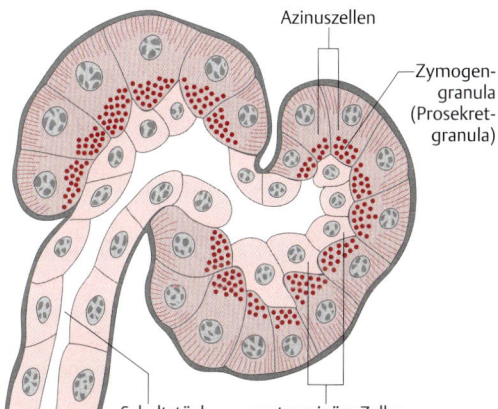

Abb. 9.5 Endstück des Pankreas mit Schaltstück

Ein weiteres Merkmal ist das Fehlen von Streifenstücken, sodass sich das Sekret von den Azini direkt in die Schaltstücke und dann weiter in kleine Ausführungsgänge ergießt, um schließlich in den Ductus pancreaticus zu gelangen.

Klinischer Bezug

Pankreatitis: Bei einer akuten Entzündung der Bauchspeicheldrüse (Pankreatitis) werden die proteolytischen Enzyme schon im Pankreas aktiviert. Folge ist die Selbstandauung des Organs, die bis zur völligen Zerstörung des Organs führen kann. Es handelt sich um ein lebensbedrohliches Krankheitsbild; die Patienten leiden an heftigen, oft gürtelförmig um den Leib ziehenden Schmerzen, Übelkeit, Erbrechen und Fieber.

Die Ursachen einer Pankreatitis sind vielfältig. Die häufigsten Gründe sind Gallensteine, die die ableitenden Gallenwege verschließen, und Alkoholabusus.

9.3.7 Die Gefäßversorgung

9.3.7.1 Die arterielle Versorgung

Der Pankreaskopf wird versorgt über Äste der A. gastroduodenalis (aus der A. hepatica communis): A. pancreaticoduodenalis superior posterior und A. pancreaticoduodenalis superior anterior. Außerdem beteiligt sich die A. pancreaticoduodenalis inferior (aus der A. mesenterica superior) an der Versorgung.

Pankreaskörper und- schwanz werden von Rr. pancreatici, A. pancreatica dorsalis A. caudae pancreatis, A. pancreatica inferior und A. pancreatica magna (aus der A. splenica) perfundiert.

9.3.7.2 Der venöse Blutabfluss

Der venöse Abfluss erfolgt über die Vv. pancreaticae, die in die V. splenica münden. Die V. splenica bildet dann im weiteren Verlauf mit der V. mesenterica superior hinter dem Pankreaskopf die V. portae.

9.3.7.3 Der Lymphabfluss

Die Lymphe des Pankreaskopfes fließt ab in die Nodi lymphoidei pancreaticoduodenales superiores et inferiores und von dort weiter in die Nodi lymphoidei coeliaci. Die Lymphflüssigkeit aus Pankreaskörper und -schwanz fließt in die Nodi lymphoidei pancreatici superiores et inferiores und ebenfalls in die Nodi lymhoidei coeliaci.

9.3.8 Die Innervation

Die sympathischen Fasern stammen aus dem Plexus coeliacus. Die parasympathische Innervation erfolgt durch den N. vagus. Die Fasern ziehen zusammen als ein Nervengeflecht zum Pankreas (Plexus pancreaticus).

Check-up

✔ Verdeutlichen Sie sich die Lage der einzelnen Pankreasabschnitte und die angrenzenden Organe und Strukturen.
✔ Wiederholen Sie die arterielle Versorgung und den venösen Abfluss am Pankreas.

9.4 Die Milz

Lerncoach
Im folgenden Kapitel sind vor allem die Lage und die Ausdehnung des Organs wichtig. Beschäftigen Sie sich außerdem mit dem Blutkreislauf der Milz.

9.4.1 Der Überblick

Die Milz ist ein lymphatisches Organ und im Gegensatz zu den Lymphknoten in den Blutkreislauf eingeschaltet. Sie befindet sich intraperitoneal unterhalb des linken Rippenbogens im Oberbauch, ist kaffeebohnenförmig und hat eine Länge von ca. 10–12 cm. Die Dicke beträgt 3–4 cm, die Breite 6–8 cm. Sie wiegt beim jungen Erwachsenen 150–200 g.

9.4.2 Die Entwicklung

Die Milz entwickelt sich ab der 5. Woche und entsteht aus proliferierendem mesenchymalem Gewebe zwischen den beiden Blättern des dorsalen Mesogastriums. Im Rahmen der Magendrehung (s. S. 74) verlagert sie sich auf die linke Oberbauchseite.

9.4.3 Die Funktion

Die Milz ist ein **lymphatisches Organ** und dient der körpereigenen Immunabwehr sowie der **Filtration von überalterten Erythrozyten**. Der Ort des Ery-

throzytenabbaus, der sog. Erythrozytensequestrierung (Blutmauserung), ist die rote Pulpa der Milz. Das Blut gelangt in die rote Pulpa und von dort über Öffnungen in der Wand der Sinus in das Lumen des Sinus. Überalterte oder deformierte Erythrozyten bleiben vor dem Übertritt in den Sinus hängen und werden von Phagozyten (mononukleäres Phagozytensystem = MPS) aufgenommen und abgebaut. Die einzelnen Bestandteile der roten Blutkörperchen werden zerlegt und das so gewonnene Eisen für die Hämoglobinsynthese erneut verwendet. Auch Thrombozyten werden in der Milz gespeichert (1/3 aller Blutplättchen).

9.4.4 Die Topographie

Die Milz liegt **intraperitoneal** im linken Oberbauch. Sie ist atemverschieblich, ist aber beim Gesunden weder vom Epigastrium aus noch unterhalb des linken Rippenbogens zu tasten. Es kann aber im Rahmen von Erkrankungen zu einer massiven Milzschwellung kommen (Splenomegalie), dann ist die Milz palpabel.
Die Milz reicht von der 9. bis zur 11. Rippe. Die Längsachse der Milz entspricht in etwa dem Verlauf der 10. Rippe.

9.4.5 Der makroskopische Aufbau

Die dem Zwerchfell zugewandte **Facies diaphragmatica** liegt direkt unter der linken Zwerchfellkuppel. Die **Facies visceralis** wird aufgrund der durch die Nachbarorgane hervorgerufenen Impressionen weiter unterteilt in eine **Facies gastrica** (an den Magen ventral oben angrenzend, auch vorderer oberer Pol genannt), eine **Facies colica** (ventral unten an die linke Colonflexur reichend, auch vorderer unterer Pol genannt) und eine **Facies renalis** (dorsal unten mit der linken Niere in Kontakt tretend) (**s. Abb. 9.4**).

MERKE

Die Milz „reitet" auf der linken Colonflexur.

Die Grenze zwischen der Facies gastrica und der Facies renalis wird durch den **Milzhilus** gebildet (Höhe 1. Lendenwirbel). Hier treten die A. splenica und die innervierenden Fasern in die Milz ein und die V. splenica aus dem Organ aus.

Die Milz liegt in der so genannten Milznische oder auch **Milzbucht**. Die Milzbucht wird durch Fixierungsbänder der intraperitoneal gelegenen Milz gebildet. Das **Lig. gastrosplenicum** (Lig. gastrolienale) zieht von der Curvatura major des Magens in Richtung Milzhilus. Es enthält die A. und V. gastrica brevis und die A. gastroomentalis sinistra.

Das **Lig. splenorenale** (Lig. lienorenale, Lig. phrenicosplenicum) verbindet den Milzhilus mit der dorsalen Bauchwand, dem Zwerchfell und dem Pankreasschwanz. Es enthält die A. und V. splenica.

Bevor diese beiden Bänder sich im Milzhilus aneinander lagern, bilden sie eine spitz zulaufende Tasche, den **Recessus lienalis** (Recessus splenicus), der die laterale Begrenzung der Bursa omentalis (s. S. 332) ist.

Den Boden der Milzbucht bildet das **Lig. phrenicocolicum**, eine bindegewebige Platte des Aufhängebandes vom Colon transversum, welches von der Flexura colica sinistra zum Zwerchfell zieht (s. S. 321). Nach lateral und dorsal begrenzt das Zwerchfell die Milzbucht.

Klinischer Bezug

Nebenmilz: Eine akzessorische Milz (Nebenmilz) kommt relativ häufig vor (10 %) und ist meist in der Nähe des Milzhilus zu finden. Bei einem durchschnittlichen Durchmesser von 1 cm hat sie genau die gleichen Funktionen wie die Milz. Daran muss man denken, wenn man mittels einer Milzentfernung die Symptome bestimmter Erkrankungen beseitigen will (z. B. einen erhöhten Abbau der Erythrozyten im Rahmen bestimmter Anämien), da dann auch die Nebenmilz mit entfernt werden muss.

9.4.6 Der mikroskopische Aufbau

Die Milz ist außen vom viszeralen Peritoneum umgeben (**Tunica serosa**). Darunter befindet sich eine kollagene Bindegewebskapsel (**Tunica fibrosa**), von der sich bindegewebige Stränge baumartig in die Milz einsenken und die sog. Balken (**Trabekel**) bilden. Innerhalb des Balkenwerks der Milztrabekel befindet sich das Grundgerüst der Milz in Form vieler kleiner **retikulärer Fasergitter**, in denen das eigentliche Milzgewebe, die Pulpa oder das Milzparenchym, zum Liegen kommt. Man unterscheidet

eine **rote** und eine **weiße Pulpa**. Die beiden Bereiche werden durch die **Marginalzone** voneinander getrennt. Sie enthält die weiten Marginalsinus, durch die u. a. Lymphozyten die Blutbahn verlassen können (überwiegend B-Lymphozyten).

9.4.6.1 Die rote Pulpa

Die **rote Pulpa** besteht aus Retikulumzellen und Retikulumfasern, den venösen Milzsinus mit gefenstertem Endothel und Blutzellen, vor allem Erythrozyten, aber auch Makrophagen und Plasmazellen. In der roten Pulpa erfolgt die Filtration des Blutes, d. h. alte oder deformierte Erythrozyten werden abgefangen und von Makrophagen phagozytiert und zerlegt.

9.4.6.2 Die weiße Pulpa

Die **weiße Pulpa** besteht aus folgenden Anteilen:
- **Periarterielle Lymphscheiden (PALS):** enthalten vorwiegend T-Lymphozyten
- **Lymphfollikel** (Milzknötchen, Malphigi-Körperchen): enthalten vorwiegend B-Lymphozyten.

9.4.7 Die Gefäßversorgung
9.4.7.1 Die arterielle Versorgung

Die arterielle Versorgung erfolgt über die **A. splenica**, dem kräftigsten der drei Abgänge aus dem Truncus coeliacus. Sie zieht am Oberrand des Pankreas und vor der linken Niere entlang und teilt sich schließlich noch außerhalb der Milz im Lig. splenorenale in mehrere Äste, die dann ins Milzhilum eintreten. Aus ihnen gehen intralienal die kleineren Äste (5–10 Balkenarterien) hervor.

Bei der arteriellen Versorgung sei noch abschließend erwähnt, dass es in der Milz keine Anastomosen zwischen den kleinen intralienal verlaufenden Gefäßen gibt. Das hat zur Konsequenz, dass der Verschluss eines kleinen Milzgefäßes immer in einem Milzinfarkt resultiert. An anderen Bauchorganen bilden die arteriellen Gefäße Anastomosen untereinander aus, so z. B. die Darmarkaden an Dünn- und Dickdarm (s. S. 410).

9.4.7.2 Der venöse Blutabfluss

Der venöse Blutabfluss erfolgt über die **V. splenica**, die dorsal am Pankreas entlang verläuft und zusammen mit der V. mesenterica superior auf der Rückseite des Pankreaskopfes die V. portae bildet.

9

9.4.7.3 Der intralienale Kreislauf

👁 **Der intralienale Kreislauf ist komplex, aber für das Verständnis der Funktion wichtig. Daher wird er hier im Detail aufgeführt.**

In den bindegewebigen Septen, die von der Kapsel ins Innere des Organs ziehen und als Trabekel bezeichnet werden, verlaufen sog. **Balkenarterien** (Trabekelarterien). Sie treten im weiteren Verlauf in die Organpulpa ein und heißen dann **Pulpaarterien**. Da sie dann mehr oder weniger zentral in den periarteriellen Lymphscheiden (PALS) der weißen Pulpa verlaufen, werden sie Zentralarterien genannt. Wenn die umlagernden lymphatischen Zellen einen runden Follikel bilden, spricht man von einem Milzfollikel (alt: Malphigi-Körperchen). Die hier verlaufende Arterie wird als **Follikelarterie** bezeichnet, weil sie durch den Milzfollikel zieht. Gelegentlich wird sie auch Zentralarterie genannt, obwohl sie bei histologischen Anschnitten selten im Zentrum zu finden ist.

Die Arterien teilen sich weiter auf in die **Pinselarteriolen** (Penicilli), die in das retikuläre Bindegewebe der Milz ziehen und in **Hülsenkapillaren** (Marginalzonenkapillaren) einmünden. Diese Gefäße sind im Verlauf kurz von einer sog. Schweigger-Seidel-Hülse umgeben, die aus Retikulumzellen besteht, bevor sie sich dann als **geschlossener Kreislauf** in den Milzsinus ergießen und von hier aus über Pulpavenen und Trabekelvenen weiter in die V. splenica abfließen.

Sie können sich auch als **offener Kreislauf** in das maschenartige Retikulum der roten Milzpulpa ergießen, von wo die Erythrozyten durch kleine Öffnungen in der Wand des Sinus wieder in das Sinuslumen gelangen können. Über die Milzsinus der roten Pulpa wird das Blut aus der Milz über Pulpavenen und Trabekelvenen drainiert und fließt schließlich über die V. splenica ab.

Klinischer Bezug

Milzruptur: Bei Verletzungen und Frakturen im Bereich des linken Rippenbogens besteht die Gefahr eines Milzeinrisses oder sogar einer kompletten Milzruptur. Die Milz besitzt nur eine dünne Kapsel und ist ansonsten aus fragilem Parenchym aufgebaut, daher kann sie leicht verletzt werden. Da die Milz zudem sehr gut durchblutet ist, führen Rupturen zu massiven intraperitonealen Blutungen. Wenn die Milz nicht erhalten werden kann, besteht die Therapie in einer sog. Splenektomie, d. h. dem Entfernen der verletzten Milz.

Wenn möglich sollte die Milz erhalten werden, weil nicht alle ihrer Funktionen von anderen lymphatischen Organen übernommen werden können. Dies spielt vor allem bei Kindern eine Rolle. Muss die Milz dennoch entfernt werden, müssen prophylaktisch Impfungen gegen Streptococcus pneumoniae, Haemophilus influenzae und Meningokokken erfolgen.

9.4.7.4 Der Lymphabfluss

Die Lymphe fließt von der Milz kommend in kleinen lymphatischen Gefäßen entlang der A. und V. splenica in die Nodi lymphoidei pancreatici, welche auf der Rückseite und Oberkante des Pankreas zu finden sind, und von dort in den Ductus thoracicus.

9.4.8 Die Innervation

Die Milz wird vegetativ von Sympathikus und Parasympathikus innerviert. Die Fasern treten gemeinsam mit den arteriellen Gefäßen in die Milz ein. Sie haben eine vasomotorische Funktion, d. h. durch Veränderungen des Wandtonus an den intralienalen Gefäßen können sie das Blutvolumen, das sich in der Milz befindet, „ausquetschen" (Gefäßkontraktion) oder für eine vermehrte Blutmauserung verantwortlich sein (Gefäßrelaxation).

 Check-up

✔ **Bei einer Milzruptur kann es zu lebensgefährlichen Blutungen kommen, wiederholen Sie daher den intralienalen Blutfluss.**

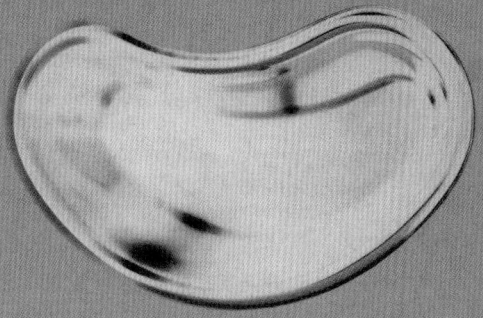

Kapitel 10

Harnorgane und Nebenniere

10.1 **Die Niere (Ren)** 347

10.2 **Der Harnleiter (Ureter)** 353

10.3 **Die Harnblase (Vesica urinaria)** 355

10.4 **Die Harnröhre (Urethra)** 359

10.5 **Die Nebenniere (Glandula suprarenalis)** 362

Kletternde Bakterien

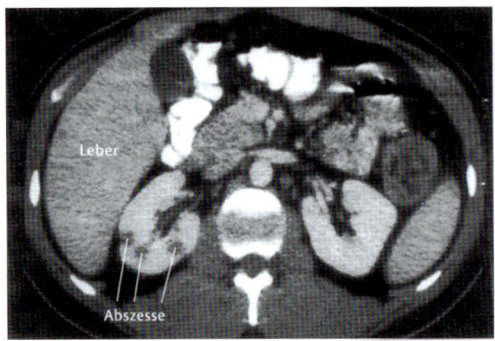

Abszedierende Pyelonephritis: In der CT finden sich nach Kontrastmittelgabe hypodense, nicht anreichernde Zonen in der rechten Niere.

Jede zweite Frau erkrankt mindestens einmal im Leben an einer Blasenentzündung, einer akuten Zystitis. So auch Sigrun S.: Sie leidet an Algurie (Schmerzen beim Wasserlassen) und Pollakisurie (häufiger Harndrang). Eine unangenehme Erkrankung, aber zum Glück leicht therapierbar: Eine unkomplizierte Harnwegsinfektion kann bereits mit einer einmaligen Antibiotikagabe behandelt werden. Ohne Therapie aber können sich die Bakterien entlang der Harnwege ausbreiten: über die Harnleiter hinauf ins Nierenbecken, ins Parenchym der Niere und schließlich sogar weiter ins Blut. Mehr über die Anatomie der Harnorgane lesen Sie im folgenden Kapitel

Blasentee statt Antibiotikum

Eigentlich kennt Sigrun S. die Symptome sehr gut: Sie muss immer häufiger auf die Toilette, mindestens dreimal in der Stunde, und es brennt beim Wasserlassen in der Harnröhre. Kein Zweifel, sie hat wieder eine Blasenentzündung. Das ist nun schon das dritte Mal in diesem Jahr. Die 23-Jährige weiß genau, was sie erwartet, wenn sie zu ihrer Hausärztin geht. Sie muss auf der Toilette in einen Becher pinkeln, die Arzthelferin hält einen Teststreifen hinein und liest darauf ab, dass sie Bakterien im Urin hat. Dann wird die Ärztin ihr wieder ein Antibiotikum verschreiben. Sigrun kennt sogar schon den Namen des Inhaltsstoffs: Cotrimoxazol. Doch diesmal wird sie nicht zum Arzt gehen. Eine Freundin hat ihr erzählt, dass sie ihre Blasenentzündungen

immer mit „Blasentee" bekämpft. Sigrun hat sich schon eine Packung davon besorgt. Und nun sitzt sie, in eine Decke gewickelt, auf dem Sofa, und trinkt eine Tasse nach der anderen von diesem scheußlichen Gebräu.

Klopfschmerz über der Niere

Nach zwei Tagen hat Sigrun Unmengen des Blasentees getrunken, aber besser geht es ihr nicht. Am Nachmittag bekommt sie plötzlich Schüttelfrost. Auch im Bett unter drei Decken wird ihr nicht richtig warm. Als sie schließlich Fieber misst, zeigt das Thermometer 39,2 °C. Sigrun fühlt sich schwach und krank. Sie bittet ihre Nachbarin, sie zu ihrer Hausärztin zu begleiten. Dr. Goppel hört sich Sigruns Geschichte an und untersucht die junge Frau ausführlich. Dabei fällt ihr sofort der Klopfschmerz über der rechten Niere auf. Die Harnuntersuchung zeigt wie erwartet Bakterien und Leukozyten als Zeichen der Entzündung im Urinsediment. Durch die Bakterien ist der sonst leicht saure Urin zudem alkalisch geworden. Sigrun hat eine Pyelonephritis, eine bakterielle Entzündung des Nierenbeckens mit Parenchymbeteiligung. Vermutlich sind die Bakterien aus der Blase über den Ureter in die Niere aufgestiegen. Eine weitere mögliche Ursache einer Pyelonephritis sind Abflusshindernisse in den ableitenden Harnwegen, z. B. durch einen Nierenstein. Um dies auszuschließen, führt Dr. Goppel eine Ultraschalluntersuchung durch. Doch alles ist unauffällig.

Antibiotikum und Blasentee

Dr. Goppel überlegt, ob sie Sigrun ins Krankenhaus einweisen soll: Mit einer Pyelonephritis ist nicht zu spaßen, denn es kann sich eine Urosepsis entwickeln. Dabei wandern die Bakterien von der Niere in die Blutbahn ein. Die Erkrankung endet in 15–25 % der Fälle tödlich! Da Sigrun jedoch jung und ansonsten gesund ist, darf sie zu Hause bleiben. Dr. Goppel verordnet ihr strenge Bettruhe. Außerdem soll Sigrun viel trinken, zum Beispiel ihren Blasentee. Zuletzt überreicht Dr. Goppel noch das Rezept für ein Antibiotikum. Sigrun kennt es schon gut: Es ist Cotrimoxazol.

10 Harnorgane und Nebenniere

10.1 Die Niere (Ren)

 Lerncoach

Betrachten Sie die Niere zunächst von außen und verdeutlichen Sie sich die einzelnen Abschnitte. Anschließend sollten Sie sich einen Überblick über den inneren Aufbau (Mark und Rinde) verschaffen.

10.1.1 Der Überblick

Die paarigen Nieren (Ren) befinden sich im Retroperitoneum. Sie dienen der Filtration des Blutes und produzieren den Urin, der über die ableitenden Harnwege nach außen gelangt. Dadurch regulieren sie die Konzentration der Elektrolyte und das Flüssigkeitsvolumen im menschlichen Körper (Wasser- und Salzhaushaltregulation).

10.1.2 Die Entwicklung

(ausführliche Beschreibung s. S. 78)
Die Nieren entwickeln sich aus dem intermediären Mesoderm. Die in den Somiten gegliederten mesodermalen Gewebeanteile (Nephrotome) verlieren ihre etagenartige Anordnung und schließen sich zusammen zu einem Gewebsblock. Aus diesen mesodermalen Gewebeanteilen entstehen zeitlich nacheinander und örtlich von kranial nach kaudal drei Nierenanlagen mit dazugehörigen weiteren Anteilen für die Harnorgane.
Das schließlich unsegmentierte, für die Ausbildung der Nierenanlagen verantwortliche intermediäre Mesoderm wird als „nephrogener Strang" bezeichnet und ist an der hinteren Wand der Bauchhöhle gelegen. Die sich entwickelnden Nierenanlagen sind: 1. Vorniere (Pronephros), 2. Urniere (Mesonephros) und 3. Nachniere (Metanephros).

10.1.3 Die Funktion

Die Nieren filtrieren das Blut und produzieren Hormone. Sie sezernieren bei Volumenmangel das Hormon Renin (RAAS = Renin-Angiotensin Aldosteron System; sog. Goldblatt-Mechanismus) und regulieren so den Blutdruck. Des Weiteren bildet die Niere das Hormon Erythropoetin für die Blutbildung. Zudem entfernen sie überschüssiges Wasser und tauschen Elektrolyte und Eiweißstoffwechsel-

produkte aus. Die Nieren regulieren somit u.a. den Blut-pH.
Die abfiltrierten Produkte werden im Urin über die beiden Harnleiter zur Harnblase und über die Harnröhre nach außen gebracht.

10.1.4 Die Topographie

Die Nieren sind retroperitoneal an der rückseitigen Bauchwand befestigt. Sie nehmen eine Position längs der lumbalen Wirbelkörper ein und erstrecken sich vom oberen Pol der Niere auf Höhe des 12. Brustwirbels bis zum unteren Pol auf Höhe des 3. Lendenwirbels. Das Nierenhilum ist in der Regel auf Höhe des 2. Lendenwirbels zu finden.
Orientiert man sich an der Crista iliaca, so ist ca. 3 Finger breit (5–6 cm) oberhalb der untere Nierenpol lokalisiert.

MERKE

Die rechte Niere steht im Regelfall ½ Wirbelkörper tiefer als die linke Niere, da von oben die Leber eine Lageverschiebung nach kaudal bewirkt.

Die Vorderfläche der Niere hat topographische Beziehungen zu verschiedenen Organen.
- Beiden Nieren sitzen von kranial die Nebennieren auf, kaudal grenzen die Flexuren des Colon transversum an.
- Die Vorderfläche der rechten Niere hat Kontakt zum Lobus dexter der Leber, sowie der Pars descendens duodeni vor dem Nierenhilum.
- Ventral an die linke Niere grenzt der Magen, die Milz und vor dem Hilum der Pankreasschwanz.
Die Rückseite der Niere grenzt an den M. psoas major, den M. transversus abdominis und den M. quadratus lumborum, außerdem an den N. subcostalis, N. hypogastricus und N. ilioinguinalis (Abb. 10.1).

10.1.5 Der makroskopische Aufbau

Die Niere ist bohnenförmig, 10–12 cm lang, 5–6 cm breit und wiegt etwa 150 g. Man unterscheidet einen oberen und einen unteren Pol, eine leicht gewölbte Vorder- und Hinterfläche sowie einen konkaven medialen und konvexen lateralen Rand. Die Niere ist von drei Hüllstrukturen umgeben und innerhalb der äußeren Hüllen lageverschieb-

10

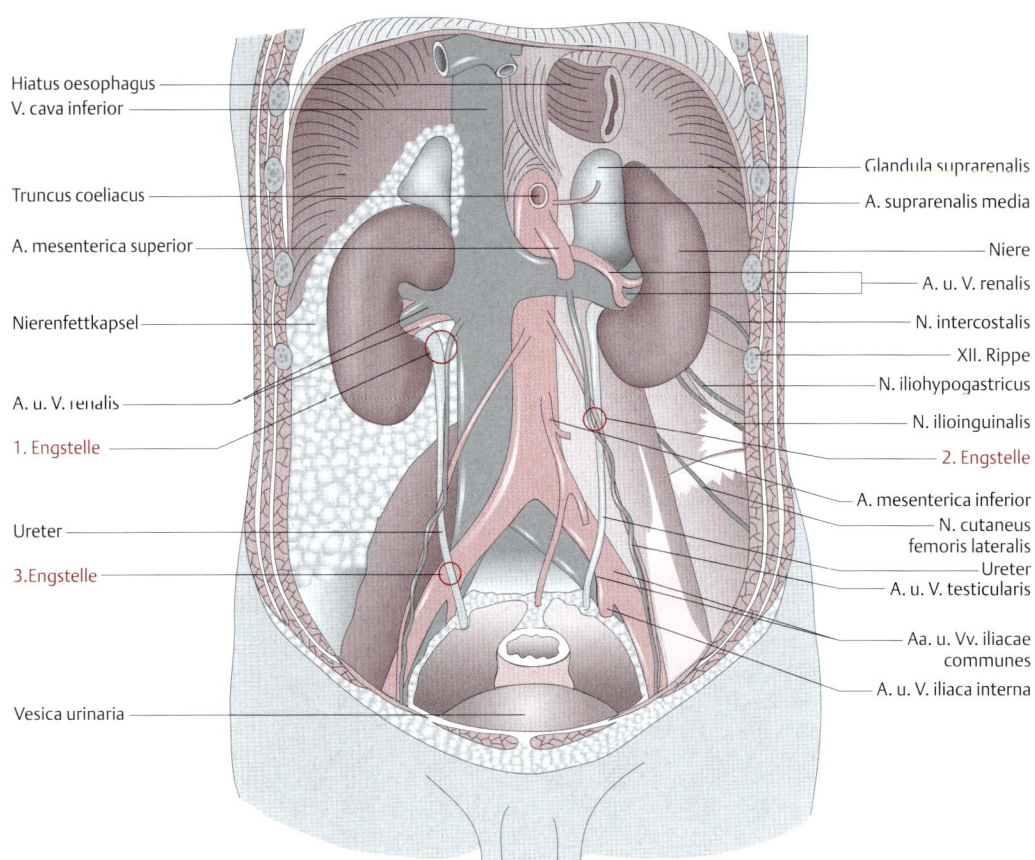

Hiatus oesophagus
V. cava inferior

Truncus coeliacus

A. mesenterica superior

Nierenfettkapsel

A. u. V. renalis

1. Engstelle

Ureter

3. Engstelle

Vesica urinaria

Glandula suprarenalis
A. suprarenalis media

Niere
A. u. V. renalis
N. intercostalis
XII. Rippe
N. iliohypogastricus
N. ilioinguinalis
2. Engstelle
A. mesenterica inferior
N. cutaneus femoris lateralis
Ureter
A. u. V. testicularis
Aa. u. Vv. iliacae communes
A. u. V. iliaca interna

Abb. 10.1 Bild der Nieren im Retroperitoneum und Ureterverlauf mit Engstellen

lich. Durch den Fasziensack und die Fettkapsel wird sie teilweise fixiert.

10.1.5.1 Die Hüllen der Niere

Capsula fibrosa
Als innerste Ummantelung findet man die **kollagenfaserige, derbe Organkapsel (Capsula fibrosa)**, welche bei Aufsicht auf eine in-situ liegende Niere glänzend erscheint. Am Nierenbeckenkelchsystem ist die Capsula fibrosa mit der Kelchwandung verwachsen und somit fixiert. Die bindegewebige Nierenkapsel ist umgeben von pararenalem Fett.

Capsula adiposa
Die **Fettkapsel (Capsula adiposa)** ist aufgebaut aus Speicherfett und umschließt die Niere und auch die Nebenniere. Sie bildet das sog. Nierenlager –

ein „Gewebsbett", in das die Niere eingelegt ist – und ist nur locker mit der Organkapsel verbunden. Fett ist weniger dicht als das darunter liegende Bindegewebe samt Nierenparenchym, dadurch kommt die Nierenkontur auf Röntgen- und CT-Bildern gut zur Darstellung.

Fascia renalis
Die äußerste Hülle der Niere ist der sog. **Fasziensack (Fascia renalis)**, der die Niere und die Nebenniere und die Fettkapsel umschließt. Der Fasziensack besteht aus einem dünnen vor und einem dickeren hinter der Niere gelegenen Blatt. Diese Faszienanteile sind am oberen (kranial zieht die Zwerchfellfaszie) und am seitlichen Rand miteinander verwachsen. Nach medial (Nierenhilum) und kaudal ist der Sack offen.

10.1.5.2 Die Gliederung

Die Niere wird bei der Aufsicht von außen eingeteilt in eine Vorderfläche (**Facies anterior**) und eine Hinterfläche (**Facies posterior**), einen oberen Pol (**Extremitas superior**) und einen unteren Pol (**Extremitas inferior**) und den dazwischen liegenden Parenchymteil.

Der konvexbogige laterale Rand der Niere wird als **Margo lateralis** bezeichnet, der mediale, konkav geformte Rand als **Margo medialis**. Am Margo medialis findet sich außerdem das Hilum der Niere (**Hilum renale**), durch das die großen Gefäße und der Harnleiter ein- bzw. austreten. An das Hilum schließt sich die von allen Seiten von Nierenparenchym umschlossene Nierenbucht an (**Sinus renalis**). Der Sinus renalis ist hinter der A. und V. renalis gelegen und beinhaltet das Nierenbecken (**Pelvis renalis**).

Schneidet man die Niere in zwei Hälften, erkennt man eine Vielzahl von Strukturen, die eine weitere Gliederung in die weiter **außen gelegene Rindenschicht** (Cortex renalis) und das **innen gelegene Nierenmark** (Medulla renalis), sowie das ganz im Zentrum des Organs gelegene **hohlräumige Nierenbeckenkelchsystem** (NBKS) ermöglichen (**Abb. 10.2**).

Cortex renalis

Die Nierenrinde umfasst den ca. 1 cm breiten Randsaum, der sich unterhalb der Capsula fibrosa anschließt. Rindengewebe lässt sich am fixierten Präparat an der rotbraunen Farbe identifizieren. Von der Rinde kommend ragen säulenartige Gewebsanteile zwischen den Markpyramiden ins Organ-

zentrum vor, die sog. **Nierensäulen (Columnae renales)**.

Medulla renalis

Das Nierenmark gliedert sich in 8–12 Markpyramiden (**Pyramides renales**), deren Basis zur Nierenoberfläche zeigt und deren Spitze in das Nierenbecken hineinragt. An den Markpyramiden fallen längliche Strukturen auf, die über die breite Basis der Pyramide als Markstrahlen in das Rindengewebe ausstrahlen – hier handelt es sich um die Fortsetzung von Markgewebe, daher auch die Bezeichnung **Markstrahlen (Radii medullares)**.

Eine Markpyramide wird zudem noch in eine dunklere äußere Zone (Zona externa) und eine hellere Innenzone (Zone interna) unterteilt.

Die Spitzen der Pyramiden sind die sog. **Markpapillen (Papillae renales)**. Diese münden jeweils in die Kelche des Nierenbeckens. In der Markpapille münden die Papillengänge (Ductus papillares).

Die Papillengänge sind letztlich zusammenfließende Sammelrohre (s. S. 351). Der aus den Papillengängen tropfende Urin wird dann von den trompetenförmigen **kleinen Nierenkelchen (Calices renales minores)** – auch Endkelche genannt – aufgefangen, und von dort in die **Hauptkelche (Calices renales majores)** geleitet, welche schließlich in das **Nierenbecken (Pelvis renalis)** münden.

> **MERKE**
>
> Die Markpyramiden mit dem umgebenden Rindenanteil stellen eine Einheit dar und werden als Lobus renalis bezeichnet.

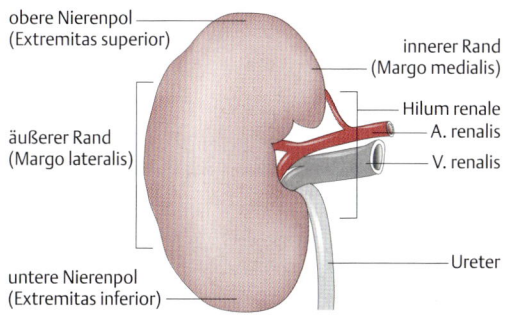

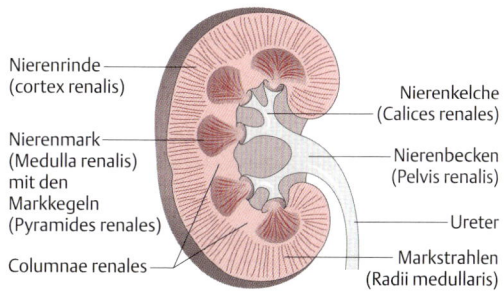

a   b

Abb. 10.2 Niere: (a) Ansicht von außen; (b) Längsschnitt mit Eröffnung des Nierenbeckens

Das Nierenbeckenkelchsystem

Als **Nierenbeckenkelchsystem** (NBKS) bezeichnet man den Urin sammelnden Hohlraum der Niere. Von den kleinen an der Papillenspitze beginnenden Endkelchen über die Hauptkelche wird der Urin im Nierenbecken gesammelt und von dort in den jeweils rechts und links aus dem Nierenhilum in Richtung Blase verlaufenden Ureter abgeleitet.

10.1.6 Der mikroskopische Aufbau

Die kleinste funktionelle Baueinheit der Niere ist das **Nephron** (**Abb. 10.3**). Ein Nephron besteht aus dem **Nierenkörperchen** (runde Elemente der Rinde) und dem dazugehörigen **Tubulussystem** (streifige Strukturen des Marks).

Bei der Zuordnung von Nierenbauelementen zu den Abschnitten des Nierenparenchyms gilt: Rindenlabyrinth: Glomeruli und Pars convoluta der distalen und proximalen Tubuli.

Markstrahlen und Außenstreifen des Nierenmarks: Pars recta der distalen und proximalen Tubuli und Sammelrohre.

Innenseite des Nierenmarks: dünne und dicke Anteile der Henle-Schleife.

Innenzone: Sammelrohre.

10.1.6.1 Das Nierenkörperchen

Im Nierenkörperchen **(Corpusculum renale)** wird das Blut filtriert und harnpflichtige Substanzen aussortiert und somit der Harn gebildet.

Es besteht aus:

- **Glomerulum:** das Kapillarknäuel, bestehend aus den Endaufzweigungen der A. renalis, die als Vas afferens-Arteriole in die Kapsel ein- und als Vas efferens wieder aus der Kapsel austritt. Dort wo die Gefäße hinein- und herausziehen, liegt der Gefäßpol; auf dem Gefäßpol aufgelagert findet sich der sog. juxtaglomeruläre Apparat, der für die Blutdruckregulation wichtig ist (s. u.).

- **Bowman-Kapsel:** äußere Ummantelung des Gefäßkonvolutes, sie besteht aus zwei Blättern, dem äußeren (parietalen) und dem inneren (viszeralen) Blatt, das den Kapillaren des Glomerulum direkt aufliegt. Das parietale Blatt besteht

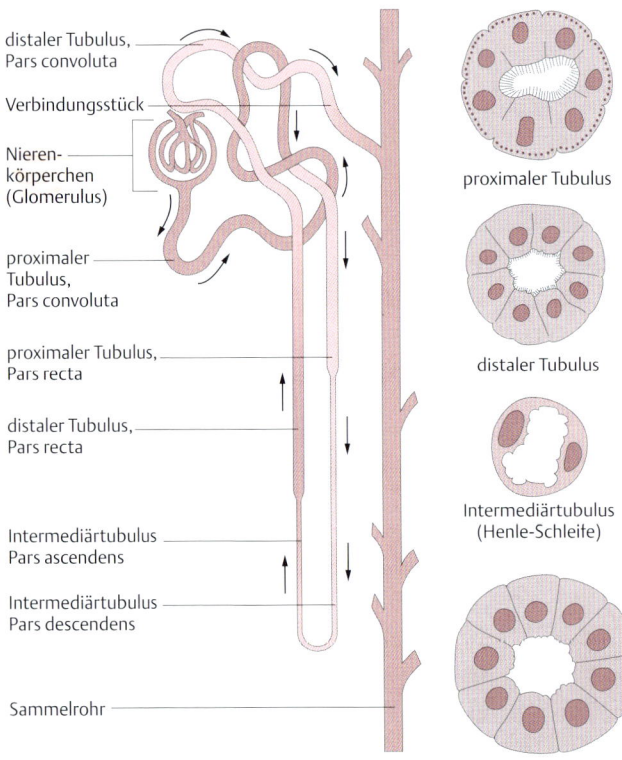

distaler Tubulus, Pars convoluta

Verbindungsstück

Nierenkörperchen (Glomerulus)

proximaler Tubulus, Pars convoluta

proximaler Tubulus, Pars recta

distaler Tubulus, Pars recta

Intermediärtubulus Pars ascendens

Intermediärtubulus Pars descendens

Sammelrohr

proximaler Tubulus

distaler Tubulus

Intermediärtubulus (Henle-Schleife)

Sammelrohr

Abb. 10.3 Glomerulum, Nierentubuli und Sammelrohr

aus einschichtigem Plattenepithel, das viszerale Blatt wird von den sog. Podozyten gebildet, die am Aufbau der Blutharnschranke beteiligt sind (s. u.).

Zum **juxtaglomerulären Apparat** zählen folgende Elemente:

- **Polkissen:** im Vas afferens liegende Epitheloidzellen, die das Enzym Renin bilden, welches über das Renin-Angiotensin-Aldosteron-System (RAAS) das Blutvolumen reguliert;
- **Macula densa:** Zellen des verdickten Mittelstücks (s. u.), die als „chemosensitiver Scanner" die Natriumkonzentration im Harn kontrollieren;
- **extraglomeruläre Mesangiumzellen:** phagozytosefähige Zellen.

Der abfiltrierte Harn wird in der Bowman-Kapsel gesammelt. Der Ort gegenüber dem Gefäßpol wird auch Harnpol genannt. Von dort gelangt der Harn dann ins nachgeschaltete Tubulussystem.

10.1.6.2 Das Tubulussystem

Das **Tubulussystem (Tubuli renales)** dient der Rückresorption und Sekretion von Stoffen, sodass aus dem abgefilterten Primärharn (180 l/Tag) der auszuscheidende Sekundärharn (1,8 l/Tag) entsteht. Die einzelnen Abschnitte sind (s. **Abb. 10.3**):

- **proximaler Tubulus (Hauptstück):** bestehend aus einem gewundenen Teil (Pars convoluta) und einem geraden Abschnitt (Pars recta), typisch ist ein einschichtiges isoprismatisches Epithel, eine basale Streifung und ein hoher Bürstensaum.
- **Intermediärtubulus (Überleitungsstück):** flaches Epithel mit wenig Zellorganellen
- **distaler Tubulus (Mittelstück):** bestehend aus einem geraden Abschnitt (Pars recta) und einem gewundenen Teil (Pars convoluta), zeigt im Querschnitt einen kleinen Durchmesser und kaum Mikrovilli. Der distale Tubulus ist wasserundurchlässig. Die basale Streifung ist auch hier (nicht immer sichtbar) vorhanden.

MERKE

Die Pars recta des Tubulus proximalis, der gesamte Tubulus intermedius und die Pars recta des Tubulus distalis bilden die sog. Henle-Schleife.

- **Verbindungsstück:** mündet in das Sammelrohr, isoprismatisches einschichtiges Epithel
- **Sammelrohr:** einschichtiges, isoprismatisches Epithel mit deutlichen Zellgrenzen, man unterscheidet helle Hauptzellen und dunkle Schaltzellen. Letztere können Wasserstoffionen sezernieren und dienen somit der pH-Regulation im Körper.

Der Harnfilter

Die Filterfunktion der Niere wird durch den sog. **Harnfilter** garantiert. Hierzu zählt man anatomisch 3 Bestandteile:

- Das **Kapillarendothel** der Glomeruluskapillaren: wie alle Gefäße sind auch die geknäulten Kapillaren im Glomerulum aus Endothel aufgebaut. Die Besonderheit in der Niere ist jedoch, dass es feine Poren enthält (70–90 nm) und diese Öffnungen nicht durch ein Diaphragma verschlossen sind
- die **glomeruläre Basalmembran (GBM)**
- Die **Podozyten** sind Zellen der Bowman-Kapsel, die mit ihren Füßchenfortsätzen auf den Kapillaren aufsitzen und mittels Schlitzmembranen ebenfalls an der Filtration mitbeteiligt sind.

10.1.7 Die Gefäßversorgung

10.1.7.1 Die arterielle Versorgung

Die **Aa. renales** sind große Gefäße, die rechtwinklig auf Höhe von LWK 1 bzw. 2 aus der Aorta abdominalis austreten. Die **rechte A. renalis** zieht **hinter der V. cava inferior** zum Nierenhilus, die linke A. renalis verläuft direkt zum Organ.

Die A. renalis dexter und sinister teilen sich im Nierenhilum jeweils in einen vorderen und hinteren Ast auf (R. anterior und R. posterior). Jeder Ramus teilt sich in 4–5 Äste auf, die als Endarterien in die Niere eintreten und sich intrarenal dann weiter aufteilen in die **Aa. interlobares**, welche in den Columnae renales zwischen den jeweiligen Markpyramiden verlaufen.

Dort, wo die Gefäße vom Mark in die Rinde übertreten und bogig von der Seite auf die Basis der Markpyramide ziehen, heißen sie **Aa. arcuatae**. Von der Basis einer Markpyramide ziehen dann Gefäße zwischen den Markstrahlen in die Rinde **(Aa. interlobulares)**. Diese Arterien geben im wei-

10

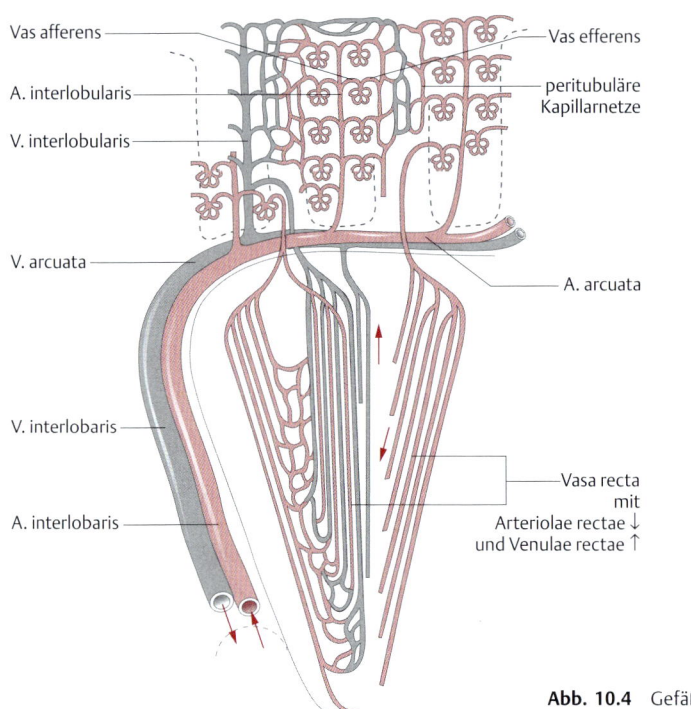

Vas afferens
A. interlobularis
V. interlobularis
Vas efferens
peritubuläre Kapillarnetze
V. arcuata
A. arcuata
V. interlobaris
A. interlobaris
Vasa recta mit Arteriolae rectae ↓ und Venulae rectae ↑

Abb. 10.4 Gefäßarchitektur in der Niere

teren Verlauf das **Vas afferens für das Glomerulum** ab (**Abb. 10.4**).

10.1.7.2 Der venöse Blutabfluss
Das Blut aus der Niere fließt entgegen der arteriellen Durchblutungsrichtung parallel wieder ab. Vom **Vas efferens** des Glomerulum kann das Blut entweder über Vv. interlobulares und weiter über Vv. arcuatae und Vv. interlobares in die rechte bzw. linke V. renalis abfließen.
Vom Glomerulum kann das Blut aber auch über die **Vasa recta** in das Mark abfließen, sodass das venöse Blut dann über Vv. rectae weiter in die Vv. interlobares und dann in die V. renalis dexter oder V. renalis sinister gelangt.
Das venöse Blut erreicht schließlich über die rechte bzw. linke **V. renalis** die V. cava inferior. Die V. renalis sinistra überkreuzt in ihrem Verlauf die Aorta. Als Besonderheit gilt hier anzumerken, dass die **V. renalis sinistra** sowohl die **V. suprarenalis sinistra** und die **V. testicularis sinistra** bzw. die **V. ovarica sinistra** aufnimmt. Auf der rechten Seite münden die V. renalis dextra, V. suprarenalis dextra, V. tes-

ticularis bzw. V. ovarica dextra direkt in die V. cava inferior ein.

10.1.7.3 Der Lymphabfluss
Die Lymphgefäße der Niere folgen dem Verlauf der venösen Nierengefäße und treten in die Nodi lymphoidei aortici laterales ein. Von dort gelangt die Lymphe über die Nodi lymphoidei iliaci interni und Nodi lymphoidei iliaci communes schließlich in den Truncus lumbalis dexter und sinister und dann in den Ductus thoracicus (s. S. 302).

10.1.8 Die Innervation
Die Innervation der Niere erfolgt über den **Plexus renalis**, bestehend aus sympathischen und parasympathischen Fasern, die hauptsächlich aus dem Plexus coeliacus stammen (s. S. 336).

Klinischer Bezug

Nephritis: Eine Entzündung der Niere wird als Nephritis bezeichnet. Je nach Lokalisation der Entzündung unterscheidet man u. a. eine Glomerulonephritis, eine interstitielle Nephritis und eine Pyelonephritis. Ganz allgemein kommen aber immer ähnliche Symptome vor wie akute Ödeme, arterieller Hypertonus, Nachweis von Protein im Urin sowie geringe, nur mikroskopisch sichtbare Blutbeimengungen im Urin (Mikrohämaturie). Die Therapie richtet sich nach der zugrunde liegenden Ursache.

Nierensteine (Nephrolithiasis): Zu Nierensteinen kommt es durch ein Ungleichgewicht von Bestandteilen im Urin. Ursächlich hierfür sind z. B. Stoffwechseldefekte, ein länger dauernder Flüssigkeitsmangel oder auch rezidivierende Harnwegsinfekte.

Schließlich fallen verschiedenste Urinbestandteile aus (Calcium, Oxalat), sie lagern sich aneinander und formen Konkremente (Steine).

Typische Symptome bei Nierensteinen treten auf, wenn der Stein seine Lage ändert und durch das ableitende Harnsystem wandert. Im akuten Anfall sind dies heftigste, anfallsweise auftretende krampfartige Schmerzen mit Ausstrahlung in den Bauchraum, die Leiste oder das Genital, begleitet von teilweise mit dem bloßen Auge sichtbaren Blutbeimengungen im Urin (Makrohämaturie).

Während eines akuten Anfalls kommt es dann häufig auch schon zum spontanen Steinabgang. Ein Spontanabgang wird weiterhin gefördert durch viel Flüssigkeitsaufnahme, körperliche Betätigung und Wärmezufuhr. Sollten konservative Maßnahmen keine Linderung bringen, ist ein interventionelles Vorgehen angezeigt; zum Einsatz kommen die extrakorporale Stoßwellen-Lithotrypsie, die Extraktion mittels einer Fasszange bzw. Schlinge oder die perkutane Nephrolithotomie.

Check-up
✔ **Machen Sie sich nochmals klar, welche topographischen Beziehungen die Niere zu ihren Nachbarorganen hat.**
✔ **Wiederholen Sie die mikroskopischen Bestandteile eines Nephrons, des Tubulussystems und wie die Filtrationsschranke aufgebaut ist.**

10.2 Der Harnleiter (Ureter)

Lerncoach
Achten Sie beim Lesen vor allem auf die Kreuzungsstellen und die physiologischen Engen der Harnleiter, dies ist ein beliebtes Prüfungsthema.

10.2.1 Der Überblick

Die Ureteren (Harnleiter) gehen als Fortsetzung des Nierenbeckens medial und kaudal trichterförmig aus dem Nierenbecken hervor. Sie leiten den Urin vom Sammelbecken der Nieren in die Harnblase.

10.2.2 Die Entwicklung

(ausführliche Beschreibung s. S. 78)

Die Ureterknospe entwickelt sich in der 4. Woche dorsomedial aus einem Teil des Urnierengangs, wächst in das metanephrogene Blastem ein und verzweigt sich dort in viele kleine Knospen. Jede dieser knospigen Aufzweigungen differenziert sich im Laufe der Entwicklung weiter aus und bildet vom Nierenbecken ausgehende Kelchstrukturen, die aussprossende Kanälchen aufweisen. Aus diesen bilden sich die Gänge der Nierenpapille und schließlich die in der Niere gelegenen Sammelrohre aus sowie ihre Verbindungsstücke zum Tubulussystem der Nieren.

10.2.3 Die Funktion

Wie der Name schon sagt, dienen die zwei Harnleiter dem Transport des Harns durch peristaltische Wellen von den beiden Nieren in die Harnblase. Das Lumen der Harnleiter ist ansonsten durch die Längsfalten der Schleimhautschicht weitgehend abgedichtet.

10.2.4 Die Topographie

Die Ureteren ziehen vom Nierenhilum (Höhe 2. Lendenwirbel) hinter die A. und V. renalis nach medio-kaudal. Sie verlaufen mit einer Gesamtlänge von 25–30 cm und einem Durchmesser von ca. 5 mm durch das Retroperitoneum, erreichen das kleine Becken und kreuzen in ihrem Verlauf verschieden Strukturen.

MERKE

Der rechte Harnleiter ist in der Regel 1 cm kürzer als der linke Harnleiter.

Schließlich münden sie von dorsal in die Harnblase, durchziehen die dicke Muskelschicht der Blasenwand und bilden in der Harnblase von innen sichtbar jeweils eine rechts und links gelegene Ureteröffnung (Ostium ureteris).

Der Harnleiter wird in folgende Abschnitte unterteilt:
- **Pars abdominalis:** retroperitoneal, senkrecht auf der Psoasfaszie nach kaudal ziehend
- **Pars pelvica:** ab der Linea terminalis des Beckens, mit der Überkreuzungsstelle der A. und V. iliaca communis im Becken verlaufend, beim Mann den Ductus deferens, bei der Frau die A. uterina unterkreuzend und lateral am Scheidengewölbe herziehend; mündet schließlich in die Blase ein
- **Pars intramuralis:** zieht durch die Harnblasenmuskelschicht.

10.2.4.1 Die Kreuzungsstellen der Ureteren

In ihrem Verlauf kreuzen die Harnleiter verschiedene Strukturen; insgesamt gibt es drei Kreuzungsstellen der Harnleiter:
- Der Ureter **unter**kreuzt die A. und V. testicularis bzw. A. und V. ovarica.
- Der Ureter **über**kreuzt die A. und V. iliaca communis.
- Der Ureter **unter**kreuzt den Ductus deferens bzw. die A. uterina.

10.2.4.2 Die Ureterengen

Die **Engstellen** der Ureteren sind physiologisch und treten an folgenden Stellen auf:
- **1.** Engstelle: Nierenhilumaustritt nach medial und Biegung um 90° nach kaudal
- **2.** Engstelle: Überkreuzung der A. und V. iliaca communis
- **3.** Engstelle: Durchtritt durch die Muskelschicht der Harnblasenwand.

10.2.5 Der makroskopische Aufbau

Der Harnleiter ist ein dickwandiges expandierbares muskuläres Rohr, welches von den Nieren in Richtung Harnblase zieht. Im Situs ziehen die Ureteren

auf der Faszie des M. psoas major und hinter dem Peritoneum (also **retroperitoneal**) nach kaudal ins Becken und schließlich schräg von lateral hinten oben in die Blase ein. Neben den o. g. Gefäßen kreuzen die Harnleiter den N. genitofemoralis.

10.2.6 Der mikroskopische Aufbau

Die Wand des Harnleiters besteht aus drei Schichten, Tunica mucosa, Tunica muscularis und Tunica adventitia.

Die **Tunica mucosa** besteht aus einem charakteristischen, mehrschichtigen Übergangsepithel **(Urothel)**. In der obersten Zelllage besteht das Urothel aus großen Deckzellen, die an ihrer apikalen Seite eine „Crusta" aufweisen und fest und dicht miteinander verbunden sind, so dass kein Urin zwischen die Zelllagen sickern kann. Die Lamina propria liegt darunter und ist aus lockerem Bindegewebe aufgebaut, welches von Gefäßen durchflochten ist.

Die **Tunica muscularis** besteht aus einer inneren Längsmuskelschicht (Stratum longitudinale internum) und einer äußeren Ringmuskelschicht (Stratum circulare). In der Pars pelvica lagert sich ganz außen noch eine weitere Muskelschicht aus längs verlaufenden Fasern an (Stratum longitudinale externum). Die jeweiligen Muskelfasern sind spiralig angeordnet und bewirken bei Kontraktion die charakteristischen peristaltischen Wellen der Harnleiter.

Die **Tunica adventitia** ist die äußerste Schicht und dient der Verankerung der Harnleiter in der Umgebung.

Klinischer Bezug

Ureterkolik: Wandert ein Nierenstein aus dem Nierenbeckenkelchsystem weiter in die ableitenden Harnwege, kann das Konkrement in einer der Engen der Harnleiter stecken bleiben. Dieses mechanische Hindernis führt zu einem Harnaufstau im Harnleiter und zurück in die Nieren. Die Ureteren bemühen sich mit einer vermehrten wellenförmigen Peristaltik, den blockierenden Stein weiterzutransportieren. Diese vermehrten Kontraktionen der Ureteren werden als sehr schmerzhaft empfunden und führen zu einer Verkrampfung der Muskelfasern, was klinisch als Ureterkolik bezeichnet wird. In einigen Fällen kommt es sogar zu einer Ureteratonie, d. h. zum Ausfall der muskulären Kontraktionen des Harnleiters.

Ein Spontanabgang des Konkrements kann durch Wärme, körperliche Betätigung und forcierte Diurese erreicht werden. Therapeutisch kommen zudem auch noch Medikamente in Frage, die die Kontraktionen des Ureters unterbinden (Spasmolytika) und somit auch der Schmerzbekämpfung dienen, bzw. ein urologischer Eingriff zur Steinextraktion (Litholapaxie).

10.2.7 Die Gefäßversorgung

Beachten Sie, dass die Gefäßversorgung der Harnleiter etagenartig angeordnet ist. Die einzelnen Abschnitte werden jeweils von Ästen der großen Gefäße im entsprechenden Gebiet perfundiert.

10.2.7.1 Die arterielle Versorgung
Der Ureter wird im **oberen Abschnitt** von der **A. renalis** über Rr. ureterici versorgt.

Im **mittleren Abschnitt** übernimmt die **A. testicularis** bzw. die **A. ovarica** die arterielle Perfusion, oder auch direkt aus der A. iliaca communis bzw. direkt aus der Aorta. Der **pelvine Teil** wird zum einen von der **A. vesicalis superior**, zum anderen beim Mann von Ästen der **A. vesicalis inferior** oder bei der Frau von Ästen der **A. uterina** perfundiert. Auch die A. pudenda gibt kleine arterielle Äste für den Harnleiter ab.

> **MERKE**
> - Oberer Ureterabschnitt → A. renalis
> - Mittlerer Ureterabschnitt → A. testicularis oder A. ovarica, A. iliaca communis, Aorta
> - Unterer Ureterabschnitt → A. vesicalis superior und A. vesicalis inferior bzw. A. uterina

10.2.7.2 Der venöse Blutabfluss
Der venöse Blutfluss erfolgt in die die Arterien begleitenden Venen. Ihre Anordnung ist ebenfalls etagenartig. Ihr Verlauf und ihre Benennung entspricht den arteriellen Gefäßen.

10.2.7.3 Der Lymphabfluss
Die Lymphe der Harnleiter fließt in die Nodi lymphoidei lumbales.

10.2.8 Die Innervation
In allen Schichten der Ureterwand gibt es **autonome Nervengeflechte**. Die sensiblen Fasern ziehen mit ihren afferenten Fasern auf Höhe von Th 11, 12 und L1 in das Spinalmark ein. Hierüber wird der **Schmerz** wahrgenommen, wenn es z. B. zum Harnaufstau im Ureter aufgrund von Uretersteinen kommt. Die spastischen Peristaltikwellen im Rahmen einer Ureterkolik sind sehr schmerzhaft.

Check-up
✔ **Wiederholen Sie den Verlauf des Ureters und seine drei physiologischen Engen. Machen Sie sich klar, warum eine vermehrte Peristaltik der Ureteren (z. B. bei Einklemmung eines Konkrements) als so schmerzhaft empfunden wird.**

10.3 Die Harnblase (Vesica urinaria)

Lerncoach
Veranschaulichen Sie sich zunächst die makroskopischen Anteile der Blase, von außen und von innen betrachtet. Beachten Sie auch das Zusammenspiel der Muskeln bei der Miktion (Harnblasenentleerung).

10.3.1 Der Überblick
Die Harnblase (Vesica urinaria) ist ein muskuläres Hohlorgan. Form und Größe ändern sich mit dem Füllungszustand. Von Peritoneum ist nur der obere Teil der Blase überzogen. Innerhalb der eröffneten Blase finden sich zahlreiche Schleimhautfalten, Ausnahme ist das sog. Trigonum vesicae, das die beiden Uretereinmündungen und den Austritt der Urethra begrenzt.

10.3.2 Die Entwicklung
(ausführliche Beschreibung s. S. 79)
Die Harnblase entwickelt sich ab der 4. Entwicklungswoche im Bereich der Kloake. In der Zeit bis zur 7. Entwicklungswoche findet dann eine Unterteilung der Kloake statt, da sich eine bindegewebige Trennwand in den Kloakenraum einsenkt –

das Septum urorectale. Dieses Septum unterteilt die Kloake in einen ventralen Sinus urogenitalis und einen dorsal gelegenen Anorektalkanal. Aus dem Sinus urogenitalis entstehen verschiedene Elemente des ausführenden Harnsystems.

10.3.3 Die Funktion

Die Harnblase ist ein Hohlorgan mit einer dicken muskulären Wandung und sammelt den von den Nieren abgefilterten und über die Harnleiter nach distal abgeleiteten Urin. Das Fassungsvermögen der Blase liegt in der Regel bei 500 ml Urin, aber schon ab einem Harnvolumen von 300 ml tritt Harndrang ein.

Die Harnblase sammelt aber nicht nur den Urin, sondern speichert diesen auch über einen gewissen Zeitraum, und verhindert den ungewollten Übertritt von Urin nach außen (Kontinenz), bis dann willkürlich durch das Zusammenspiel von Kontraktion und Relaxation der verschiedenen Muskeln der Blase das Wasserlassen (Miktion) eingeleitet wird.

10.3.3.1 Die Miktion

Die Wand der Harnblase besteht aus insgesamt drei Schichten glatter Muskulatur, die zusammenfassend als M. detrusor vesicae bezeichnet werden. Am Blasenhals bilden speziell angeordnete Muskelfasern eine Art Sphinkter („M. sphincter vesicae"), der die Blase verschließt. Der M. sphincter urethrae (externus) enthält quer gestreifte Muskulatur und kann daher willkürlich kontrolliert werden (Innervation durch N. pudendus).

Bei zunehmender Füllung der Blase relaxiert der M. detrusor, so dass der intravesikale Druck zunächst kaum ansteigt.

Gleichzeitig melden Dehnungsrezeptoren in der Harnblasenwand die zunehmende Füllung ins Sakralmark und in supraspinale Zentren. Ab einem bestimmten Füllungsgrad wird der Miktionsreflex eingeleitet: durch Kontraktion steigt der Druck in der Blase nun relativ stark an. Dieser Druckanstieg verstärkt über einen supraspinalen Reflexweg die Aktivität des Parasympathikus, sodass es zu einer Kontraktion des M. detrusor vesicae kommt und gleichzeitig die Uretereinmündungsstellen verlegt werden.

Der in der Blase entstehende Druck dient dem Auspressen des Urins aus dem muskulären Hohl-

organ in die Harnröhre. Zur Harnentleerung wird der M. sphincter urethrae internus vorwiegend mechanisch geöffnet, die Erschlaffung des durch den N. pudendus innervierten M. sphincter urethrae externus kann dagegen willkürlich kontrolliert werden.

Im Bereich des Anfangsabschnitts der Urethra liegt außerdem noch ein Venenplexus, der in die Uvula vesicae ragt, die bei Miktion retrahiert wird (das venöse Blut aus dem Plexus wird ausgepresst), sodass die Uvula die Harnröhrenöffnung nicht mehr verlegt. Parallel unterstützt außerdem noch die Bauchpresse das Entleeren der Harnblase.

Beachte: Früher wurde der M. sphincter urethrae internus als M. sphincter vesicae bezeichnet (der Begriff wird heute auch noch in der Physiologie verwendet). Zwar gibt es in der Blase zirkuläre Muskelbündel, wichtig sind aber die Urethralmuskeln: Der M. pubovesicalis und M. rectovesicalis bilden zwei Hemisphinkteren um die Urethra. Sie können mit unterschiedlichen Faseranteilen den Blasenhals sowohl öffnen als auch schließen (der Blasenhals wird in diesem Fall mit zur Urethra gerechnet). Kurz gesagt gibt es innen ein unwillkürliches System glatter Muskeln (Lissosphinkter) und außen ein willkürliches System quergestreifter Muskeln (Rhabdosphinkter).

10.3.4 Die Topographie

Die geleerte Harnblase liegt beim Erwachsenen eiförmig im kleinen Becken, hinter den Schambeinbögen. Die Harnblasenspitze reicht im entleerten Zustand ein wenig über den Symphysenoberrand des Beckens hinaus. Je größer der Füllungszustand der Blase, desto mehr steigt die Blase ins große Becken auf. Eine prall gefüllte Blase kann sogar bis auf Höhe des Bauchnabels reichen.

An der Vorderfläche der Harnblase liegt in beiden Fällen das mit lockerem Bindegewebe aufgefüllte Spatium retropubicum, welches als Gleitlager für die durch vermehrte Füllung nach kranial aufsteigende Harnblase dient. Seitlich ist der Harnblase lockeres Bindegewebe angelagert, welches auch als Paracystium benannt wird.

Beim Mann liegen der Harnblase von dorsal die Ampullen des Ductus deferens und dorsolateral die Samenbläschen an. Außerdem befindet sich zwischen der Harnblase und dem Rektum die Exca-

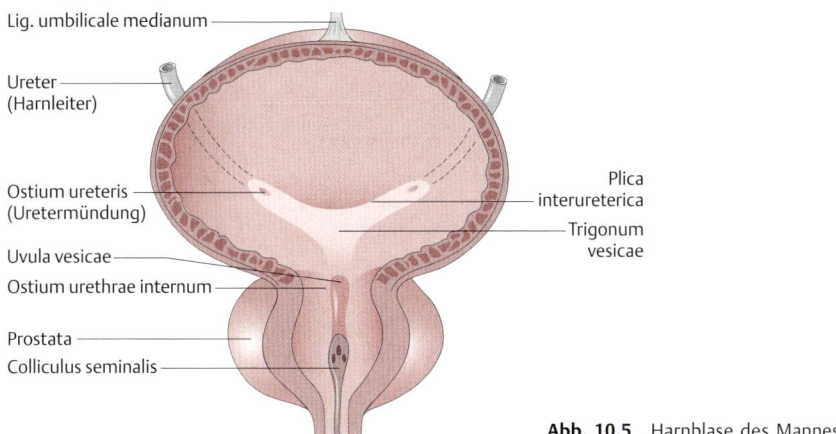

Lig. umbilicale medianum

Ureter (Harnleiter)

Ostium ureteris (Uretermündung)

Uvula vesicae

Ostium urethrae internum

Prostata

Colliculus seminalis

Plica interureterica

Trigonum vesicae

Abb. 10.5 Harnblase des Mannes

vatio rectovesicalis. Der Unterfläche der Harnblase liegt beim Mann die Prostata an (**Abb. 10.5**).
Bei der Frau liegt zwischen Harnblase und Rektum die Gebärmutter und untergliedert den Raum im weiblichen kleinen Becken in eine Excavatio vesicouterina (Raum zwischen Harnblase und Uterus) sowie eine Excavatio rectouterina (sog. Douglas-Raum, zwischen Uterus und Rektum, s. S. 388). Der Uterus liegt der Harnblase von dorsal an, überragt die Blase und lagert sich ihr schließlich von kranial oben auf.
Befestigt ist die Harnblase noch mit verschiedenen Bändern im kleinen Becken, die alle am Blasengrund (Fundus) bzw. am Blasenhals (Cervix vesicae) ansetzen, so dass sich die Harnblase bei Füllung nach kranial ausdehnen kann.
Die ventralen Haltebänder der Blase sind das
- Lig. pubovesicale: von der Symphyse zum Blasenhals (bei der Frau)
- Lig. puboprostaticum (beim Mann): von der Symphyse zur Prostata

10.3.5 Der makroskopische Aufbau
10.3.5.1 Die Außenansicht
Die Harnblase liegt subperitoneal hinter der Symphyse auf dem Beckenboden, sie wird vom Blasenscheitel bis zum Blasengrund von Peritoneum überzogen.
Man unterscheidet den Harnblasenkörper (Corpus vesicae), d. h. den Hohlraum der Blase, der durch die dicke Wandmuskulatur umschlossen wird, sowie die Harnblasenspitze (Apex vesicae). Die Harn-

blasenspitze wird auch Harnblasenscheitel genannt, es handelt sich um den nach ventral und kranial verlaufenden Teil der Blase, der sich in den obliterierten Urachus (Lig. umbilicale medianum, s. S. 178) fortsetzt und bis zum Nabel zieht (**Abb. 10.6**).
Der zum Beckenboden gerichtete Teil ist der Blasengrund (Fundus vesicae). Hier treten von dorsal die Ureteren durch die Wandmuskulatur in die Blase. Dem kaudalen Anteil des Fundus liegt beim Mann von unten die Prostata an. Er verjüngt sich nach unten zum Blasenhals, der dann in die Harnröhre übergeht.

10.3.5.2 Das Innenrelief
Das Innenrelief der Harnblase besteht aus Schleimhautfalten, welche durch die locker mit der Schleimhautschicht verbundene Wandmuskulatur aufgeworfen werden. Mit zunehmender Füllung verstreichen die Falten. Sie dienen somit der Dehnbarkeit der Harnblase.
Im Fundusbereich der Blase gibt es jedoch ein dreieckiges Areal – das Trigonum vesicae – in dem niemals Faltungen vorkommen. Hier ist die Schleimhaut mit der Muskelschicht fest verwachsen, und dadurch straff gespannt. Das Trigonum vesicae befindet sich zwischen den Einmündungen der Ureteren (Ostia ureteris), die mit einer Schleimhautfalte verbunden sind (Plica interureterica), und dem Ostium urethrae internum.
Bei genauer Betrachtung des Ostium urethrae internum fällt zudem die Uvula vesicae auf. Dieses Blasenzäpfchen ragt von dorsal in die Urethraöffnung

10

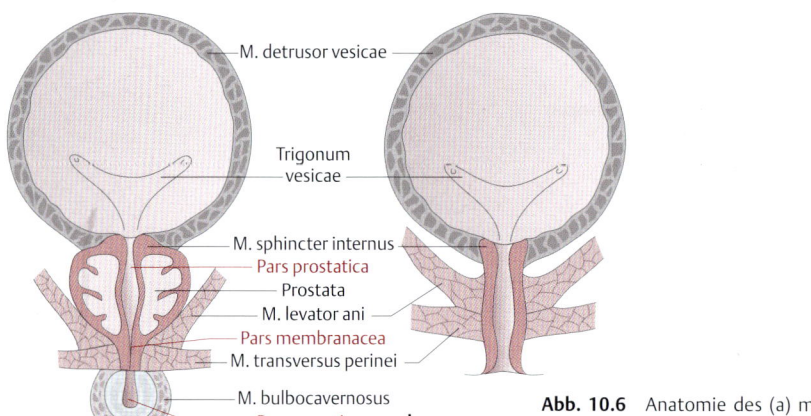

M. detrusor vesicae

Trigonum vesicae

M. sphincter internus
Pars prostatica
Prostata
M. levator ani
Pars membranacea
M. transversus perinei
M. bulbocavernosus
a
Pars spongiosa   b

Abb. 10.6 Anatomie des (a) männlichen und (b) weiblichen unteren Harntrakts

hinein und dient dem Verschluss und der Abdichtung der Harnblasenausflussbahn.

10.3.6 Der mikroskopische Aufbau

Der histologische Aufbau der Harnblase besteht aus einer 3-Schichtung.

Innen befindet sich die **Tunica mucosa**, bestehend aus **mehrreihigem Übergangsepithel (Urothel)**. Übergangsepithel weist typische Charakteristika auf, wie z.B. eine an den Füllungszustand der Blase angepasste unterschiedliche Zellhöhe (gefüllte Blase = platte Epithelzellen; geleerte Blase = prismatisch bis hochprismatische abgerundete Zellen). Zudem haben die Urothel-Deckzellen einen großen Kern und eine verdickte lumenwärts gerichtete Zellmembran, die sog. Crusta. Die Schleimhaut wirft in der Blase bei entleertem Zustand Falten auf (Ausnahme: Trigonum vesicae). Zur Tunica mucosa wird auch die **Lamina propria** gerechnet, eine Schicht aus lockerem Bindegewebe, die in der gesamten Blasenwand (außer im Trigonum vesicae) vorkommt.

Die **Tunica muscularis** besitzt ein Stratum longitudinale internum, Stratum circulare und Stratum longitudinale externum. Die dreilagige Muskelschicht stellt eine funktionelle Einheit dar und bildet den **M. detrusor vesicae** (s. o.).

Tela subserosa: ist aus Bindegewebe aufgebaut und geht seitlich in das Paracystium über. Das Bindegewebe dient der Befestigung der Blase mit der Umgebung. Das Peritoneum zieht an den oberen Anteilen der Blase über das Organ hinweg und

wird gelegentlich als Tunica serosa, damit also als 4. Schicht, angegeben.

Klinischer Bezug

Suprapubischer/transurethraler Harnblasenkatheter: Kommt es zu Urinabflussstörungen aus der Harnblase, z.B. durch Verlegung der Harnröhrenöffnung oder eine gestörte Innervation, wird zunehmend Urin reteniert, was zu stärksten Schmerzen führt. In diesem Fall besteht die Notwendigkeit einer künstlichen Harnableitung.

Da die Harnblase im gefüllten Zustand über den Oberrand der Symphyse des Beckens hinausragt und zudem direkt der ventralen Bauchwand von innen anliegt, empfiehlt sich eine Punktion der Blase oberhalb des Os pubis, um die Harnblase zu entleeren – dieser Punktionsweg wird bei der Anlage eines suprapubischen Harnblasenkatheters zur dauerhaften Urinableitung gewählt.

Häufiger wird im klinischen Alltag die transurethrale Harnableitung durchgeführt, bei der ein Katheter durch die Harnröhre bis zur Blase vorgeschoben wird. Indikationen sind auch hier Harnblasenentleerungsstörungen, aber auch im Rahmen von Operationen wird häufig ein solcher Katheter angelegt.

10.3.7 Die Gefäßversorgung
10.3.7.1 Die arterielle Versorgung
Die **A. vesicalis superior** (nicht obliterierter Anteil der A. umbilicalis) versorgt den anterio-superioren Anteil der Blase, die **A. vesicalis inferior** aus der A. iliaca interna den Blasengrund. Bei der Frau stammt die A. vesicalis inferior aus der A. vaginalis.
Kleinere Äste aus der A. obturatoria, A. rectalis media, A. pudenda interna und bei der Frau auch aus der A. uterina sind zusätzlich an der Versorgung beteiligt.

10.3.7.2 Der venöse Blutabfluss
Der **Plexus venosus vesicalis** sammelt das venöse Blut der Blase und drainiert es dann weiter in die V. iliaca interna.
Bei der **Frau** liegt der Plexus venosus vesicalis um den Blasenhals und dem Anfangsteil der Urethra herum. Das Venengeflecht der Blase kommuniziert zusätzlich noch mit der V. dorsalis clitoridis profunda und dem Plexus venosus vaginae.
Beim **Mann** ist der Harnblasenplexus verbunden mit dem Prostataplexus, welcher das venöse Blut aus Prostata, Samenbläschen und Ductus deferens aufnimmt und in die V. vesicalis inferior und dann in die V. iliaca interna abführt. Das Blut kann auch über Vv. sacrales in den Plexus venosus vertebralis abfließen.

10.3.7.3 Der Lymphabfluss
Die Lymphe vom oberen und seitlichen Teil der Blase fließt über die Nodi lymphoidei iliaci externi, der untere und hintere Teil (einschl. Trigonum vesicae) fließt ab über die Nodi lymphoidei iliaci interni, und schließlich in die Nodi lymphoidei iliaci communes.

10.3.8 Die Innervation
Die Innervation erfolgt über den **Plexus vesicalis**. Die sympathischen Fasern stammen aus den Rückenmarkssegmenten Th11–L1 (Blasenzentrum), die parasympathischen Fasern aus den Segmenten S2–S4. Der Sympathikus bewirkt eine **Kontraktion** der Blasenwandmuskulatur im Bereich von Blasenhals und oberer Urethra (gelegentlich auch als M. sphincter urethrae internus bezeichnet) und reguliert die Blasenfüllung im Sinne einer Retention von Urin. Die parasympathischen Fasern sorgen für eine **Kontrak**-

tion des **M. detrusor vesicae** und eine **Relaxation des inneren Harnröhrensphinkters** (M. sphincter urethra internus), so dass der gesammelte Urin ausgepresst werden kann.

10.3.8.1 Die willkürliche Innervation
An der Kontinenz der Blase ist auch der willkürlich durch den **N. pudendus** innervierte **M. sphincter urethrae externus** beteiligt.

 Check-up
✔ **Für eine Punktion der Harnblase sind die topographischen Beziehungen zu den Nachbarorganen wichtig, wiederholen Sie diese daher noch einmal.**
✔ **Verdeutlichen Sie sich noch einmal die Lage des Trigonum vesicae und woran man es erkennt.**

10.4 Die Harnröhre (Urethra)

 Lerncoach
Achten Sie auf die Abschnitte der Harnröhre sowie die spezifischen Unterschiede bei Mann und Frau.

10.4.1 Der Überblick
Die Harnröhre (Urethra) ist der letzte Teil des ableitenden Harnsystems und zieht von der Harnblase zur äußersten Öffnung des Urogenitalsystems. Lage und Organbeziehungen sind bei Mann und Frau unterschiedlich.

10.4.2 Die Entwicklung
(ausführliche Beschreibung s. S. 79)
Die Entwicklung der Harnröhre ist mit der Harnblase eng verbunden. Beide entstehen aus der Anlage des **Sinus urogenitalis**. Die Harnröhre bildet sich beim Mann aus dem mittleren und unteren Abschnitt des Sinus urogenitalis, die weibliche Harnröhre entsteht einzig aus dem mittleren Abschnitt des Sinus urogenitalis.

10.4.3 Die Funktion
Die Harnröhre bildet den Ausscheidungsweg des Urins von der Blase nach außen. Die männliche Harnröhre wird korrekterweise auch als „Harn-Samenweg" bezeichnet, da in die Urethra mascu-

lina die Ausführungsgänge der Samenblasen gemeinsam mit den beiden Ductus deferentes einmünden und somit der Weg durch die Harnröhre gleichzeitig auch als Strecke für die Ejakulation der Spermaflüssigkeit benutzt wird (s. S. 380).
Die Urethra der Frau dient einzig und allein dem Abfluss von Urin aus der Blase.

10.4.4 Die Topographie und der makroskopische Aufbau

10.4.4.1 Die weibliche Harnröhre (vgl. S. 387)
Die weibliche Harnröhre (Urethra feminina) ist insgesamt nur 4–5 cm lang. Sie beginnt am **Ostium urethrae internum** und zieht in einem nach vorne konkaven Bogen zwischen der Symphyse und der vorderen Wand der Vagina zum Scheidenvorhof (Vestibulum vaginae). Hier mündet sie mit dem länglich-schlitzförmigen **Ostium urethrae externum** hinter der Glans clitoris. Lateral des Ostium urethrae externum münden die ausführenden Gänge (Ductus paraurethrales, sog. Skene-Gänge). In die Harnröhre münden kleine tubuläre Schleimdrüsen (Glandulae urethrales).

10.4.4.2 Die männliche Harnröhre
Die männliche Harnröhre (Urethra masculina) ist ein ca. 25 cm langer, muskulärer Schlauch und zieht vom Boden der Harnblase **(Ostium urethra internum)** bis zur äußeren Öffnung **(Ostium urethrae externum)** an der Spitze der Glans penis. Die männliche Urethra wird in drei Abschnitte eingeteilt (**Abb. 10.6**).

Pars prostatica
Die **Pars prostatica** ist 3–4 cm lang, leicht konkav gebogen und der lumenmäßig weiteste und dehnbarste Teil der Harnröhre. An der Rückseite der Harnröhre in der Pars prostatica liegt die Crista urethralis (längs verlaufende Schleimhautfalte). Lateral münden hier in den Sinus prostaticus die vielen kleinen Ausführungsgänge der Prostata mit ihrem saurem Sekret (pH=6,4). In der Mitte der Crista urethralis liegt eine rundliche Erhebung, der Colliculus seminalis (Samenhügel) mit dem Utriculus prostaticus (der rudimentäre Rest der Uterusanlage beim Mann). Lateral ziehen die Ausführungsgänge der Samenbläschen jeweils zusammen mit dem Ductus deferens und münden als Ductus ejaculatorii in der

Mitte der Pars prostatica in die Harnröhre auf dem Samenhügel.

Pars intermedia (syn. Pars membranacea)
Die **Pars intermedia** ist die Strecke des Durchtritts durch den Beckenboden. Dieser Abschnitt ist 1–2 cm lang und wird von einem Muskelfaserring – dem **M. sphincter urethrae externus** – umschlossen. Den Beckenboden bilden das Diaphragma pelvis und das Diaphragma urogenitale (s. S. 180).

Pars spongiosa
Die **Pars spongiosa** zieht durch das Corpus spongiosum des Penis (s. S. 381). In diesem Abschnitt finden sich die Lacunae urethrales sowie die Mündung der Glandulae urethrales und Glandulae bulbourethrales. Das Lumen der Harnröhre ist hier am engsten mit einem Durchmesser von ca. 3 mm.
Die männliche als auch die weibliche Harnröhre besitzt drei typische Engstellen:
- **1. Enge** (Ostium urethrae internum): innere Öffnung der Harnröhre am Blasenaustritt
- **2. Enge** (Pars membranacea urethrae): Durchtritt durch den Beckenboden (Diaphragma urogenitale)
- **3. Enge** (Ostium urethrae externum): äußere Öffnung der Harnröhre.

Zudem weist die männliche Urethra noch drei Aufweitungen auf, nämlich in der Prostata, im Verlauf durch das Corpus spongiosum und kurz vor der äußeren Öffnung in der Glans die Fossa navicularis. In **Tab. 10.1** sind noch einmal die wesentlichen Unterschiede zusammengestellt.

10.4.5 Der mikroskopische Aufbau

Die mikroskopisch sichtbaren Wandschichten sowie das Lumen auskleidende Epithel der Harnröhre ist bei beiden Geschlechtern identisch. Die Wand besteht von innen nach außen aus folgenden Schichten:
- **Tunica mucosa:** im oberen Teil Übergangsepithel, im mittleren Teil mehrreihiges hochprismatisches Epithel und im unteren Teil mehrschichtiges unverhorntes Epithel. In der Lamina propria finden sich außerdem kräftig ausgebildete venöse Gefäßnetze und Drüsen (Glandulae urethrales).

Tabelle 10.1

Unterschiede der weiblichen und männlichen Urethra (vgl. S. 387, 381)

	Urethra feminina	Urethra masculina
Öffnung innen	Ostium urethrae internum am Harnblasenhals	Ostium urethrae internum am Harnblasenhals (Engstelle)
Verlauf	Lacunae urethrales, Glandulae urethrales, Ductus paraurethrales (Skene-Gänge)	Pars prostatica (3–4 cm): Erweiterung, dann Crista urethralis und Colliculus seminalis
		Pars intermedia (1–2 cm): M. sphincter urethrae (Engstelle)
		Pars spongiosa (20 cm): (Erweiterung) Lacuna urethrales und Mündung der Glandulae urethrales und Glandulae bulbourethrales
Öffnung außen	Ostium urethrae externum	Ostium urethrae externum (Engstelle) mit Fossa navicularis (Erweiterung)
Gesamtlänge	ca. 4–5 cm	ca. 25 cm

- **Tunica muscularis:** eine zweischichtige Muskulatur, die sich aus der Harnblase fortsetzt und zu gliedern ist in eine innere Ringmuskulatur und eine äußere Längsmuskelschicht. Insgesamt ist die Muskulatur schwach ausgebildet und fehlt teilweise bzw. ist in manchen Abschnitten nur unvollständig ausgebildet.
- **Tunica adventitia**.

10.4.6 Die Gefäßversorgung

Die arterielle Versorgung der Harnröhre erfolgt aus der A. pudenda externa über Rr. perineales. Das venöse Blut der Urethra fließt über den Plexus venosus vesicalis ab in die V. iliaca interna.

10.4.7 Die Innervation

Aus dem Plexus hypogastricus inferior (Plexus pelvicus) erfolgt die vegetative Innervation über sympathische und parasympathische Fasern der Urethra der Frau, bzw. der Pars prostatica des Mannes. Die Pars spongiosa urethrae des Mannes wird über Rr. perineales aus dem N. pudendus innerviert.

Klinischer Bezug

Urethritis: Als Urethritis bezeichnet man eine Entzündung der Harnröhre distal vom Sphincter urethrae internus. Am häufigsten kommt die nicht gonorrhoische Urethritis vor, die in der Mehrzahl der Fälle durch den Erreger Chlamydia trachomatis ausgelöst wird. Eine Infektion mit Neisseria gonorrhoeae kann ebenfalls ursächlich sein (Krankheitsbild Gonorrhoe).

Typische Symptome einer Harnröhrenentzündung sind Miktionsbeschwerden (Brennen und Jucken beim Wasserlassen) sowie Ausfluss aus der Harnröhre.
Die Therapie besteht in der Gabe von Antibiotika. Außerdem muss ggf. der Sexualpartner mitbehandelt werden.
Harnröhrenverletzungen: Durch offene bzw. geschlossene Gewalteinwirkung im Bereich des Beckens oder des Perineums, aber auch iatrogen durch eingeführte Instrumente kann die Harnröhre verletzt werden.
Typische klinische Zeichen sind Harnverhalt sowie die Blutung aus der Urethra. Um die Diagnose zu sichern, wird in der Regel eine retrograde Darstellung der Harnröhre mit Röntgenkontrastmittel durchgeführt (Urethrographie). Die Katheterisierung darf erst anschließend nach Ausschluss einer Verletzung erfolgen, da das Risiko der weiteren Verletzung bzw. Keimeinschleppung zu groß ist.

 Check-up

✔ **Benennen Sie die typischen Merkmale der männlichen bzw. der weiblichen Harnröhre.**
✔ **Wiederholen Sie auch den Verlauf der Harnröhre und ihre Beziehung zu Nachbarstrukturen im kleinen Becken.**

10.5 Die Nebenniere (Glandula suprarenalis)

 Lerncoach
Verdeutlichen Sie sich die beiden unterschiedlichen Anteile der Nebenniere (Rinde und Mark) bezüglich ihrer Entwicklung und Funktion.

10.5.1 Der Überblick
Die Nebennieren (Glandulae suprarenales) sind paarige Organe, die retroperitoneal liegen, genauer gesagt dem oberen Pol der Nieren aufgelagert sind. Die Nebenniere ist ein endokrines Organ und produziert in ihrer Rinde und in ihrem Mark lebenswichtige Hormone.

10.5.2 Die Entwicklung
Die Nebenniere entwickelt sich aus zwei Anteilen. Die Nebennierenrinde entsteht aus dem Mesoderm, das Nebennierenmark aus dem Ektoderm (s. S. 46). Die im Nebennierenmark gelegenen sympathischen Paraganglien (s. u.) stammen aus dem Neuroektoderm, genauer gesagt aus der Neuralleiste.
Zeitlich betrachtet entsteht in der 5. Entwicklungwoche eine Zellsammlung von Zölomepithelzellen, die sog. fetale Nebennierenrinde (spätere Zona reticularis), die dann anschließend von weiteren Zölomepithelzellen umgeben wird. Die außen angelagerten Zellschichten bilden die sog. definitive Nebennierenrinde (spätere Zona glomerulosa und Zona fasciculata) von Sympathikoblasten aus der Neuralleiste, die sich von medial in die ausbildende Nebennierenrindenanlage „einnisten" und traubenförmige, zentral gelegene Zellhaufen bilden. Es sind Nervenzellen ohne Fortsätze, die aus dem Sympathikus stammen, sodass sie den Namen Sympathikoblasten tragen. Sie lagern sich zu Paraganglien zusammen. Eine weitere Bezeichnung basiert auf der Färbeeigenschaft dieser Zellen – sie lassen sich gut mit Chromsalzen anfärben und heißen daher auch chromaffine Zellen.
Die fetale Nebenniere ist ca. 20-mal so groß wie die eines Erwachsenen. Perinatal erfolgt eine (Rinden-)Involution, so dass die Nebennieren schon in den ersten Wochen nach der Geburt ca. ⅓ ihres Gewichts verlieren. Die Nebenniere hat schließlich jeweils ein Gewicht von 5 g. Die einzelnen Zellschichten der Nebenniere erfahren zeitlebens stetige Veränderungen (hier v. a. in der Zona fasciculata; s. u.) im Sinne von vermehrter Neubildung bzw. Rückbildung – dies wird als progressive Transformation bezeichnet.

10.5.3 Die Funktion
Die Nebennieren produzieren lebenswichtige Hormone. Auch unter funktionellen und morphologischen Gesichtspunkten erfolgt die Einteilung in Rinde und Mark.
Die **Nebennierenrinde** produziert die sog. Corticosteroide:
- **Mineralokortikoide**, z. B. das Aldosteron. Aldosteron reguliert den Wasserhaushalt und bewirkt an den Nierenkanälchen eine vermehrte Kaliumausscheidung, sowie Natriumresorption.
- **Glukokortikoide**, z. B. Cortisol und Cortison. Glukokortikoide beeinflussen den Stoffwechsel von Fetten, Eiweißen und Kohlenhydraten. Sie erhöhen z. B. den Blutzucker. Eine weitere Funktion der Glukokortikoide ist die Entzündungshemmung sowie die Unterdrückung der Immunabwehr.
- **Geschlechtshormone**, v. a. männliche Geschlechtshormone (Androgene) und auch im geringen Ausmaß weibliche Geschlechtshormone (Östrogene). Androgene stimulieren den Proteinstoffwechsel und sorgen für einen ausgeprägten Muskelaufbau.

Die Zellen des **Niebennierenmarks** – als gewissermaßen „zweites Sympathikusneuron" (s. S. 418) – produzieren die beiden Hormone **Adrenalin** und **Noradrenalin**, aus der Gruppe der Katecholamine. Sie bewirken bei Ausschüttung in Stress- und Angstsituationen eine erhöhte Energiebereitstellung im gesamten Organismus (Fettfreisetzung und Blutzuckererhöhung) sowie einen Blutdruckanstieg.

Klinischer Bezug

Über- und Unterfunktion der Nebennierenrinde:
Eine Überfunktion wird häufig durch ein Adenom der Nebennierenrinde hervorgerufen. Dieses tumorveränderte Gewebe unterliegt nicht dem durch ACTH gesteuerten Hypophysenkreislauf, sondern produziert **unkontrolliert z. B. Kortikosteroide**, v. a. Glukokortikoide (z. B. Cortisol).

Die erhöhten Glukokortikoide rufen das sog. „**Cushing-Syndrom**" hervor, das gekennzeichnet ist durch Stammfettsucht, Büffelnacken und Vollmondgesicht (aufgrund vermehrter Fettablagerung), sowie Osteoporose und Diabetes mellitus.

Bei einer Unterfunktion der Nebennierenrinde, z. B. im Rahmen einer Nebennierenrinsuffizienz, entsteht das klinische Bild des **Morbus Addison**. Der Mangel an Nebennierenrindenhormonen fällt besonders bei den Mineralokortikoiden ins Gewicht. Hier kommt es zu Störungen im Mineralstoffwechsel sowie im Wasserhaushalt. Häufig tritt eine Hyperkaliämie auf, die mit Herzrhythmusstörungen einhergeht. Der Hypophysenkreislauf versucht durch vermehrte ACTH-Sekretion dem Mangel an Mineralokortikoiden entgegenzuwirken. Die ACTH bildenden Zellen im Hypophysenvorderlappen werden stimuliert. Sie bilden vermehrt ACTH und auch MSH (Melanozyten stimulierendes Hormon), sodass Morbus Addison-Patienten auch eine typische gräulich-bräunliche Verfärbung der Haut – gut sichtbar und erkennbar an den hyperpigmentierten Handlinien – aufweisen.

10.5.4 Die Topographie

Die Nebennieren liegen jeweils kappenartig auf dem oberen Pol der Nieren. Die Abmessungen sind in der Länge 5 cm, in der Breite 1–2 cm, die Dicke misst 4 cm. Beide Nebennieren grenzen mit der Rückfläche an das Zwerchfell.

Die linke Nebenniere ist abgerundet und liegt auf der Höhe des 12. BWK. Die rechte Nebenniere liegt ca. ½ Wirbelkörper tiefer und ist zudem durch die Anlagerung an die Leber abgeflacht. Medial der rechten Nebenniere liegt direkt die untere Hohlvene. Beide Nebennieren sind vom Fettlager der Niere mit eingefasst (s. S. 348).

10.5.5 Der makroskopische Aufbau

Die paarigen, retroperitoneal gelegenen Nebennieren werden makroskopisch eingeteilt in eine gelbliche Rinde (Cortex) und das rötlich-graue Mark (Medulla). Die Nebennierenrinde wird von einer feinen, fibrösen Kapsel umgeben. Beim Schnitt durch die Nebennierenrinde fallen zudem 3 unscharf voneinander abgrenzbare Schichten auf (s. u.). Das Nebennierenmark ist gekennzeichnet durch zahlreiche Gefäßanschnitte (Kapillaren und Drosselvenen), sowie durch Zellhaufen von granulahaltigen Zellen.

10.5.6 Der mikroskopische Aufbau

Die Nebennierenrinde gliedert sich in drei unterschiedlich breite Zellschichten, die aus hormonproduzierenden Epithelzellsträngen aufgebaut sind. Von außen nach innen sind dies die

- Zona glomerulosa – äußere schmale Zone mit kleinen, knäuelartigen Zellnestern. Die in rundlichen Zellgruppen zusammengelagerten Zellen sind azidiophil (dunkel) und Produktionsstätte von Mineralokortikoiden.
- Zona fasciculata – breite Rindenzone mit typischen Zellsäulen, die durch 2–3 Zellstränge gebildet werden. Die Zellen sind polygonal, groß und hell – aufgrund ihres blasigen Aussehens heißen sie auch „Spongiozyten". Die Fasciculata-Zellen produzieren Glukokortikoide.
- Zona reticularis – die innerste Rindenschicht, aufgebaut aus kleinem eosinophilen (dunkleren) Zellen, die zu Zellnetzen organisiert sind. Bildungsort von Geschlechtshormonen.

Die Aldosteronausschüttung der Zona glomerulosa wird von Renin (aus dem Renin-Angiotensin-Aldosteron-System [RAAS]) gesteuert. Die Hormonsekretion der mittleren und inneren Zone der Nebennierenrinde ist abhängig von dem ACTH-Spiegel, also vom Hypothalamus-Hypophysen-Kreislauf (s. S. 441).

Das Nebennierenmark enthält die sog. chromaffinen Zellen zur Bildung von Katecholaminen. Die Granula dieser Zellen enthalten Noradrenalin oder Adrenalin. Man unterscheidet die N-Zellen (20 %), die Noradrenalin, und die A-Zellen (80 %), die Adrenalin bilden. Zudem liegen im Mark multipolare sympathische Ganglienzellen, sog. modifizierte sympathische Paraganglien.

Charakteristisch ist außerdem eine Vielzahl von Gefäßanschnitten.

10

10.5.7 Die Gefäßversorgung

10.5.7.1 Die arterielle Perfusion

Die Nebenniere wird arteriell von paarig angeordneten Gefäßen versorgt:

- **A. suprarenalis superior** – aus der A. phrenica inferior
- **A. suprarenalis media** – direkt aus der Aorta abdominalis
- **A. suprarenalis inferior** – aus der Nierenarterie (A. renalis).

Damit zählt die Nebenniere zu den am besten perfundierten Organen. In den Nebennieren bilden die o. g. Gefäße subkapsulär einen Gefäßplexus, von dem aus kleine Arterienäste ins Organinnere ziehen und sich dort in Sinusoide aufzweigen bzw. im Mark Kapillarnetze bilden.

10.5.7.2 Der venöse Abfluss

Der venöse Abfluss erfolgt über muskelreiche Drosselvenen aus dem Mark. Die restlichen venösen Kapillarsystemabschnitte sammeln sich und münden gemeinsam in die **V. suprarenalis**, die in die V. renalis jeweils rechts und links einmündet und von dort weiter in die V. cava inferior fließt.

10.5.7.3 Die Innervation

Die Nebenniere enthält Nervenfasern vom N. splanchnicus major, N. vagus und vom N. phrenicus.

 Check-up

✔ **Ordnen Sie nochmals den Zellschichten in Nebennierenrinde und Nebennierenmark die dort produzierten Hormone zu.**

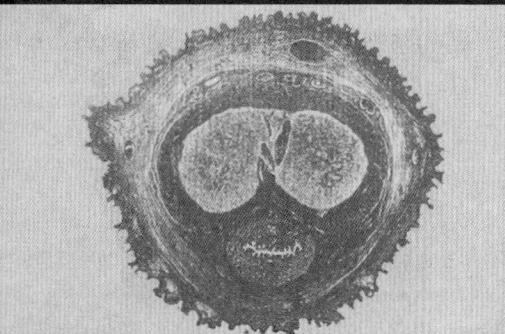

Männliche Geschlechtsorgane

Die falsche Fährte

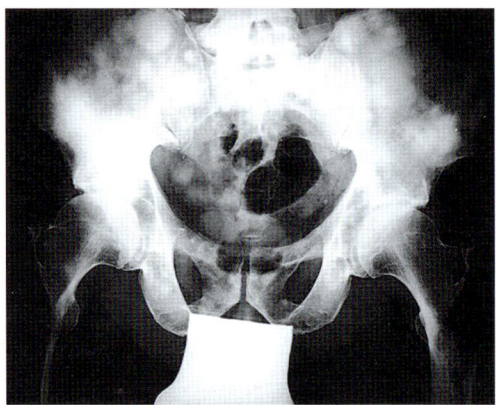

Osteoplastische Metastasen bei einem Prostatakarzinom: Die Beckenübersichtsaufnahme zeigt multiple konfluierende Sklerosierungen.

Lothar V. hat Rückenschmerzen und macht dafür seine „kaputten Bandscheiben" verantwortlich. Das klingt plausibel – doch der Patient ist auf der falschen Fährte. Eine Krebserkrankung ist Ursache der Beschwerden und der Tumor ist nicht im Rücken, sondern in der Prostata lokalisiert. Wieso eine Prostataerkrankung Rückenschmerzen verursacht, erfahren Sie in der folgenden Fallgeschichte. Mehr über die Anatomie der männlichen Geschlechtsorgane steht im nächsten Kapitel.

Rückenschmerzen …

Lothar V. hat Rückenschmerzen. Der 66-jährige ahnt, woher die Schmerzen kommen: „Meine Bandscheiben sind total im Eimer", erzählt er jedem. „Kein Wunder, nach 40 Jahren als Busfahrer." Schon vor zehn Jahren hat ihn ein Orthopäde auf seine lädierten Bandscheiben hingewiesen. Da lohne es sich nun gar nicht, wieder zum Arzt zu gehen, findet Lothar V. Er kauft einen Patientenratgeber und macht jeden Morgen gymnastische Übungen, die die Rückenmuskulatur kräftigen. Doch als die Beschwerden schlimmer werden, sucht Lothar seinen Hausarzt Dr. Kratz auf.

… und Probleme beim Wasserlassen

Dr. Kratz untersucht Lothar V. gründlich. Zuletzt bittet er den Patienten, sich auf die Liege zu legen, damit er eine rektale Untersuchung durchführen kann. „Wozu denn das", mault Lothar V. „Ich habe Rückenschmerzen und keine Stuhlgangsprobleme." Aber er lässt den Arzt gewähren. Dr. Kratz tastet eine höckrige, harte Prostata. Das hatte er befürchtet. Er fragt Herrn V., ob Schwierigkeiten beim Wasserlassen bestehen. Etwas peinlich berührt gibt Lothar zu, dass er die üblichen Altmännerprobleme habe: Er muss häufig zur Toilette und der Strahl sei in letzter Zeit immer schwächer geworden. Aber das sei doch harmlos, oder? Dr. Kratz antwortet ausweichend. Er glaubt nicht, dass bei Herrn V. eine gutartige Vergrößerung der Prostata vorliegt, die etwa die Hälfte der Männer in seinem Alter haben. Er vermutet ein Prostatakarzinom, den zweithäufigsten bösartigen Tumor bei Männern über 40 Jahren. Auch das prostataspezifische Antigen – ein Blutparameter, der beim Prostatakarzinom erhöht ist – liegt bei Herrn V. deutlich über dem Normwert.

Die richtige Fährte

Lothar V. wird zum Urologen überwiesen. Dieser bestätigt die Diagnose mit einer Gewebsentnahme durch Stanzbiopsie aus der Prostata. Die weiteren Untersuchungen klären auch die Ursache der Rückenschmerzen: Lothar V. hat bereits Knochenmetastasen in der Wirbelsäule. Eine Operation, bei der die Prostata entfernt wird (Prostatektomie) ist damit nicht mehr sinnvoll. Nur wenn der Tumor noch auf die Prostata beschränkt ist, besteht durch die Prostatektomie die Aussicht auf dauerhafte Heilung. Lothar V. erhält hingegen eine medikamentöse Therapie mit Antiandrogenen. Da die Prostata (und somit auch das Karzinom) durch den Einfluss männlicher Geschlechtshormone wächst, geht man davon aus, dass eine Therapie mit Antiandrogen das Tumorwachstum hemmt. Verschwinden wird der Tumor durch die Medikamente nicht – Lothar V. kann nur hoffen, möglichst lange und möglichst beschwerdefrei zu leben. Eine Sache wurmt den früheren Busfahrer doch: Was wäre gewesen, wenn er bei seinen ersten Kreuzschmerzen gleich zum Arzt gegangen wäre? Hätte er dann noch operiert werden können? Der Urologe schüttelt den Kopf. Zu diesem Zeitpunkt waren die Knochenmetastasen wahrscheinlich schon vorhanden. Nur durch regelmäßige Vorsorgeuntersuchungen hätte das Prostatakarzinom im Frühstadium erkannt und geheilt werden können.

11 Männliche Geschlechtsorgane

11.1 Allgemeines

Die männlichen Geschlechtsorgane werden in das innere und das äußere Genitale eingeteilt (**Abb. 11.1**). Diese Einteilung ist u.a. in der Embryologie begründet, da sich alle inneren Geschlechtsorgane aus der Urogenitalleiste (oberhalb des Beckenbodens, s.S. 79) und alle äußeren Geschlechtsorgane aus dem Sinus urogenitalis (unterhalb des Beckenbodens, s.S. 79) entwickeln.

Zu den **inneren Geschlechtsorganen** zählen Hoden (Testis), Nebenhoden (Epididymis), Samenleiter (Ductus deferens) und die akzessorischen Geschlechtsdrüsen: Vorsteherdrüse (Prostata), Bläschendrüsen (Glandulae vesiculosae), Cowper-Drüsen (Glandulae bulbourethrales) und weitere kleinere Drüsen (Glandulae urethrales, Glandulae praeputiales).

Zu den **äußeren Geschlechtsorganen** gehören das Glied (Penis), Hodensack (Skrotum) und die Hodenhüllen.

11.2 Der Hoden (Testis)

Lerncoach
Verdeutlichen Sie sich im folgenden Kapitel vor allem den Aufbau des Hodens und die Hodenhüllen. Informationen zur Spermiogenese finden Sie im Kapitel Embryologie (s.S. 37), schlagen Sie dort ggf. noch einmal nach.

11.2.1 Der Überblick

Der paarig ausgebildete Hoden (Testis) ist das Reproduktionsorgan des Mannes und der Ort der Spermienbildung. Die Spermatogenese (Spermiogenese) und Spermiohistogenese (Spermatohistognese) findet in den Tubuli seminiferi contorti ab der Pubertät statt (vgl. S. 37). Gleichzeitig ist der Hoden auch eine wichtige Hormondrüse, da in den Leydig-Zwischenzellen des Hodens das männliche Geschlechtshormon Testosteron produziert wird. Die ovalen Hoden liegen in einer extra für sie ausgebildeten Tasche, dem Hodensack (Skrotum).

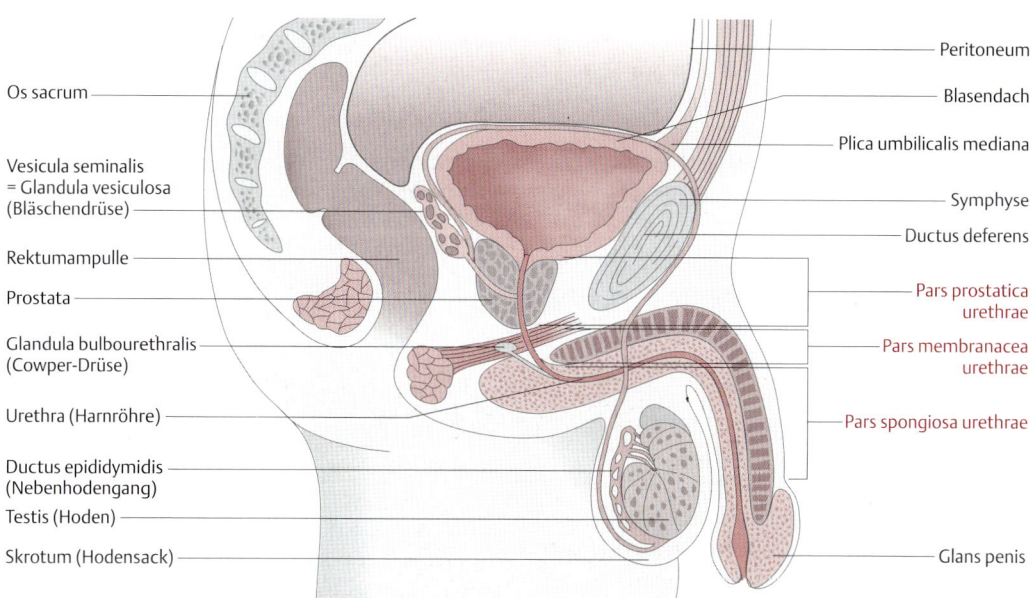

Abb. 11.1 Übersicht über die männlichen Urogenitalorgane (Medianschnitt)

11.2.2 Die Entwicklung

(ausführliche Beschreibung s. S. 80)

Die Gonaden entwickeln sich aus den Genitalleisten. Die eigentlichen Keimzellen (Spermatogonien beim Mann bzw. Oogonien bei der Frau) entstammen der Dottersackwand und wandern über das dorsale Mesenterium in die Gonadenanlage ein.

Um die 6. Entwicklungswoche ist die Einwanderung der Urkeimzellen abgeschlossen und es bilden sich in der Gonadenanlage sog. primäre Keimstränge. Zu der Zeit ist es noch nicht möglich zwischen männlichen und weiblichen Gonaden zu unterscheiden (indifferente Gonadenanlage).

Mit Beginn der 7. Entwicklungswoche bilden sich dann aber die ersten charakteristischen morphologischen Merkmale des männlichen oder weiblichen Geschlechts aus. Der Einfluss des Y-Chromosoms sorgt nun beim männlichen Embryo für die Weiterentwicklung der Gonadenanlage bis zum Hoden: Die primären Keimstränge wachsen tiefer in die Gonadenanlagen ein und bilden sog. Hodenstränge. Diese werden von einer bindegewebigen Kapsel umgeben. Innerhalb der Hodenstränge befinden sich Urkeimzellen und Epithelzellen. Die Leydig-Zwischenzellen entwickeln sich im Mesenchym zwischen den Keimsträngen.

Aus den Genitalwülsten bilden sich die Skrotalwülste, in welche zuerst die Processus vaginales testes, dann die Hoden und die begleitenden Gefäße und Nerven einwandern. Aus je einem Wulst bildet sich eine Skrotumhälfte, sichtbar voneinander durch die Skrotalnaht (Raphe scroti) abgegrenzt. Innen befindet sich das Skrotalseptum (Septum scroti). Zusammengesetzt resultiert dann daraus die Struktur des Hodensacks (Skrotum).

11.2.3 Die Funktion

Im Hoden werden die männlichen Keimzellen, die **Spermatozoen**, und die männlichen Sexualhormone, die **Androgene**, gebildet.

Die Samenbildung beginnt in den Hodenkanälchen, im Epithel der Tubuli seminiferi contorti. Hier entstehen aus einer Spermatogonie zum Lumen hin ausgerichtet ein primärer Spermatozyt, daraus ein sekundärer Spermatozyt und schließlich an das Lumen angrenzend ein Spermatid. Dieser Entwicklungsprozess wird **Spermiogenese** genannt. Daran schließt sich der Prozess der Formausbildung eines Spermatid zum Spermium an, der **Spermiohistogenese** genannt wird (s. S. 37) und vor allem im weiterführenden Hodengangsystem, im Rete testis, in den Ductuli efferentes testis und dann im Nebenhodengang stattfindet.

Die Bildung von Androgenen findet in Zellen des Gewebes zwischen den Hodenkanälchen statt. Das männliche Geschlechtshormon **Testosteron** wird in den **Leydig-Zwischenzellen** gebildet und u.a. mithilfe eines Androgen bindenden Proteins (ABP, gebildet von den Sertolizellen) über die Blut-Hoden-Schranke in die Hodenkanälchen überführt, um auf die heranreifenden Spermatozyten einzuwirken.

Klinischer Bezug

Kastration: Bei der **Kastration** werden beide Hoden chirurgisch entfernt. Dies resultiert in der Unfruchtbarkeit und führt zu Störungen im Hormonhaushalt des Mannes. Es kommt zur Abnahme der Libido (sexuelles Verlangen) und der Potenz. Eine Kastration kann trotz genannter Nebenwirkungen unausweichlich notwendig werden, z.B. als therapeutische Maßnahme bei einem bösartigen Hodentumor. Meist ist dann aber die Hemikastration ausreichend.

11.2.4 Die Topographie und der makroskopische Aufbau

Die Hoden liegen im Hodensack, jeweils **aufgehängt am Samenstrang**, dem Funiculus spermaticus (s. S. 177). Der **linke Hoden** hängt im Skrotum **etwas tiefer** als der rechte, so dass ausreichend Platz durch die unterschiedliche Höhenlage vorhanden ist.

11.2.4.1 Der Hoden von außen

Der Hoden ist ein eiförmiges Gebilde und hat beim Erwachsenen eine Länge von ca. 4–5 cm und einen Durchmesser von ca. 2–3 cm. Man unterscheidet einen oberen Pol (Extremitas superior) und einen unteren Pol (Extremitas inferior) sowie eine laterale Seite (Facies lateralis) und eine mediale Seite (Facies medialis). Nach ventral hat der Hoden einen platten, schmalen Randsaum (Margo anterior), der dorsale Rand (Margo posterior) ist dagegen breit.

Umgeben ist der Hoden von einer straffen Bindegewebskapsel, der Tunica albuginea testis (s. u.). Am oberen Pol findet sich hier das embryologische Rudiment des Müller-Ganges, die Appendix testis. Als weiteres Überbleibsel aus der Entwicklungszeit ist das Leitband des Hodens für den Hodendeszensus am unteren Hodenpol auszumachen: das Gubernaculum testis (ehemals unteres Keimdrüsenband beim männlichen Embryo; beim weiblichen Embryo entstehen daraus das Lig. ovarii proprium und das Lig. teres uteri); es befindet sich außerhalb der Tunica vaginalis testis, s. u.

11.2.4.2 Der Hoden von innen

Das Hodenparenchym wird von aus der Tunica albuginea einstrahlenden, bindegewebigen Septen (Septula testis) in Läppchen gegliedert. Es besteht aus aufgeknäuelten Samen- oder auch Hodenkanälchen, den Tubuli seminiferi contorti. Diese gewundenen Kanälchen nehmen schließlich einen gestreckten Verlauf und heißen dann Tubuli seminiferi recti, bevor sie in das gemeinsame samenableitende Netz des Hodens, das Rete testis einmünden und über die 10–20 Ductuli efferentes testis zum Nebenhoden ziehen.

11.2.4.3 Die Hodenhüllen und der Hodensack

Die Hüllen des Hodensacks leiten sich von der ventralen Bauchwand ab (vgl. S. 176). Prägen Sie sich die Schichten und ihre Herkunft gut ein, dies wird häufig geprüft.

Die Hoden sind von mehreren Schichten umgeben (Abb. 11.2). Die Tunica albuginea liegt dem Hoden als straffe bindegewebige Kapsel direkt auf. Diese Kapsel ist mit dem sackförmigen Ende des Processus vaginalis peritonei, der Tunica vaginalis testis mit ihren beiden Blättern, verschmolzen.

Der Processus vaginalis peritonei ist eine Ausstülpung des Peritoneums, das den Bauchraum und mit dem Processus vaginalis jeweils rechts und links den Hodensack auskleidet. Der Hoden verdrängt auf seiner Wanderung hinter dem Peritoneum den Processus nach vorne.

Das viszerale Blatt (Epiorchium) bildet die glatte Serosaschicht des Hodens und liegt der Bindegewebskapsel (Tunica albuginea) direkt an. Das parietale Blatt (Periorchium) ist außen mit der Fascia spermatica interna verbunden. Zwischen dem parietalen und viszeralen Blatt liegt die Cavitas scrotalis, ein mit Flüssigkeit gefüllter Gleitspalt für den Hoden im Hodensack.

11

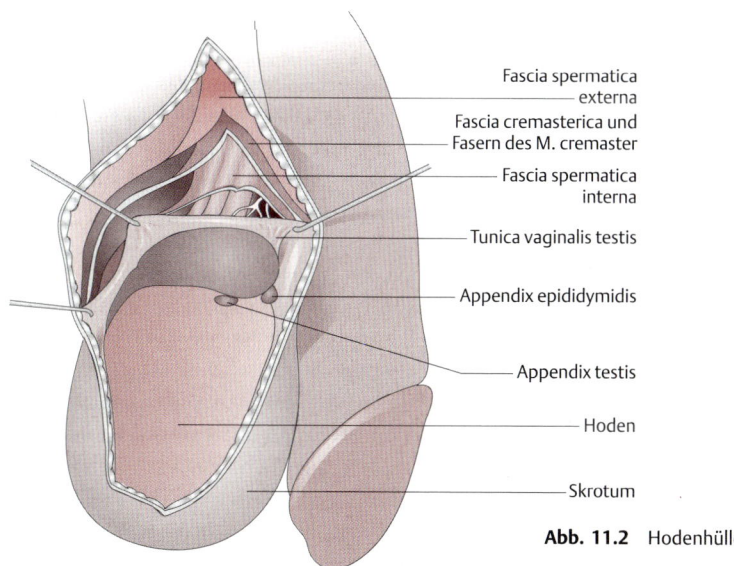

Fascia spermatica externa
Fascia cremasterica und Fasern des M. cremaster
Fascia spermatica interna
Tunica vaginalis testis
Appendix epididymidis
Appendix testis
Hoden
Skrotum

Abb. 11.2 Hodenhüllen

Klinischer Bezug

Hydrozele: Bei der **Hydrozele** kommt es zur Ansammlung von Flüssigkeit in der Cavitas scrotalis und im Processus vaginalis peritonei. Ursache ist häufig eine örtliche Entzündung oder Verletzung. Das Leitsymptom der Hydrozele ist eine prallelastische Geschwulst im Skrotum. Der diagnostische Nachweis erfolgt mittels Ultraschall, wegweisend ist aber auch schon die Diaphanoskopie, bei der man mit einer Lichtquelle durch das Skrotum leuchtet und ein typisch gleichmäßiges rotes Licht durchscheint, was nur aufgrund der Flüssigkeitsansammlung möglich ist (normalerweise würde durch den Hoden und seine angelagerten Hüllen kein Licht durchscheinen).

Die **Fascia spermatica interna** als Fortsetzung der Fascia transversalis umhüllt von innen den **M. cremaster** (aus dem M. obliquus internus abdominis); von außen übernimmt dies die **Fascia spermatica externa** (Aponeurose des M. obliquus externus abdominus).
Der **M. cremaster** dient zusammen mit der Tunica dartos der **Wärmeregulation** des Hodens.
Bestreicht man die Haut auf der Innenseite des Oberschenkels, kommt es zu einer reflektorischen Kontraktion des M. cremaster, dadurch wird der Hoden angehoben (**Cremasterreflex**, L1-L2). Die **Hautinnervation** erfolgt über den R. femoralis, die

Tabelle 11.1

Hodensackhüllen

Hodensackhülle	Bauchwand
Tunica vaginalis testis mit – Epiorchium – Cavitas scrotalis – Periorchium	Peritoneum mit – Peritoneum viscerale – Cavitas peritonealis (Bauchhöhle) – Peritoneum parietale
Fascia spermatica interna	Fascia transversalis
M. cremaster	Fasern des M. obliquus internus abdominis und M. transversus abdominis
Fascia spermatica externa	Aponeurose des M. obliquus externus abdominis
Tunica dartos	Subkutis
Skrotalhaut	Kutis

Muskelinnervation über den R. genitalis (Äste des N. genitofemoralis aus dem Plexus lumbalis).
Das Unterhautgewebe des Hodensacks ist fettfrei, besteht jedoch aus einer sog. Fleischhaut, der **Tunica dartos**. Diese Schicht ist aus glatten Muskelzellen und viel Bindegewebe aufgebaut. Die äußerste Schicht des Hodensacks, die **Skrotalhaut**, ist im Vergleich zur Außenhaut viel dunkler pigmentiert, sehr dünn und mit vielen Talgdrüsen und Haaren durchsetzt. Durch das Septum scroti wird der Hoden in zwei Teile unterteilt.

MERKE

Der Hodensack (Skrotum) ist eine mehrschichtige Hüllstruktur, die beim Descensus testis (s. S. 81) aus der Bauchwand entstanden ist. Die einzelnen Schichten der Bauchwand lassen sich den jeweiligen Hodensackhüllen zuordnen (**Tab. 11.1**).

11.2.5 Der mikroskopische Aufbau

Der Hoden besteht aus den von der Tunica albuginea einstrahlenden **Septen** (Septula testis), welche den Hoden unvollständig in 200–250 **Läppchen** (Lobuli testis) untergliedern. In den Hodenläppchen liegen die gewundenen Hodenkanälchen (**Tubuli seminiferi contorti**).
Die Hodenkanälchen sind von Bindegewebe umgeben, in dem die Androgene produzierenden **Leydig-Zwischenzellen** zu finden sind. Sie liegen in Gruppen beieinander und besitzen einen runden Zellkern, ein stark ausgebildetes glattes endoplasmatisches Retikulum und Mitochondrien vom Tubulus-Typ. Im Zytoplasma kommen stabförmige Proteinablagerungen vor (Reinke-Kristalle).
Den Hodenkanälchen liegt direkt eine dünne Schicht aus Myo- und Fibroblasten an. In den Hodenkanälchen befindet sich das **Keimepithel**, welches aus den Spermatogonien und ihren nachfolgenden Entwicklungsstufen sowie den stützenden **Sertoli-Zellen** („Ammenzellen") aufgebaut ist. Sertoli-Zellen liegen der Basalmembran breitbasig auf, bilden die Blut-Hoden-Schranke und versorgen die Keimzellen mit Nährstoffen. Sie produzieren Inhibin (hemmt die FSH-Ausschüttung) und ABP (Androgen bindendes Protein).

MERKE

Die Leydig-Zellen liegen zwischen den Hoden-kanälchen, die Sertoli-Zellen liegen in der Wand der Hodenkanälchen.

Die Spermatogonien befinden sich an der Basal-membran eines Hodenkanälchens. Die sich daraus während der Spermatogenese entwickelnden Sper-matozyten Typ I, dann Typ II, und schließlich die Spermatide wandern dann mit jeder Ausdifferen-zierung weiter lumenwärts. Die Spermatide ver-lässt das Keimepithel und tritt in die ableitenden Samenwege über. Im Rahmen der Spermiohistoge-nese erhält das Spermium schließlich seine typi-sche Form (s. S. 37).

Klinischer Bezug

Seminom: Der häufigste Hodentumor ist das **Seminom**, welches typischerweise im Alter zwischen 30 und 50 Jahren auftritt. Dieser Tumor geht von den Keimzellen aus und wird daher auch als ein germinativer Tumor bezeichnet. Seminome metastasieren lymphogen v. a. in die lumbalen bzw. paraaortalen Lymphknoten (**s. Abb. 11.3**). Die ersten Symptome eines Hoden-tumors sind die schmerzlose Hodenvergrößer-ung und ein Schweregefühl im Hoden. Diese Symptome werden aber in der Regel erst relativ spät bemerkt, so dass das Tumorwachstum schon weit fortgeschritten sein kann.
Bei Seminomen ist die Therapie der Wahl die Chemotherapie. Das Ansprechen des Tumors auf die Therapie ist relativ gut.

Die Blut-Hoden-Schranke
Die Blut-Hoden-Schranke schützt die noch undiffe-renzierten und damit sehr empfindlichen Sperma-togonien vor den im Blut zirkulierenden Schadstof-fen. Sie entsteht durch die dichten Kontakte, durch die die Sertoli-Zellen auf halber Höhe aneinander geheftet sind. Auf diese Weise bilden sich zwei Kompartimente: Im basalen Kompartiment be-finden sich Spermatogonien und Spermatozyten Typ I. Im Verlauf ihrer Entwicklung erreichen sie das apikale Kompartiment und entwickeln sich dort weiter.

11.2.6 Die Gefäßversorgung
11.2.6.1 Die arterielle Versorgung
Die arterielle Versorgung des Hodens erfolgt über die direkt aus der Aorta stammende A. testicularis. Sie bildet zudem noch Anastomosen mit der A. ductus deferentis (aus dem offenen Teilstück der A. umbilicalis), sowie mit der A. cremasterica (aus der A. epigastrica inferior).

11.2.6.2 Der venöse Blutabfluss
Das venöse Blut des Hodens fließt über den Plexus pampiniformis ab. Der Plexus pampiniformis ist ein Venengeflecht, das von den Vv. testiculares gebil-det wird. Weiter fließt das Blut dann rechts über die V. testicularis dexter direkt in die V. cava infe-rior, links fließt es über die V. testicularis sinistra in die V. renalis sinistra und von dort in die untere Hohlvene.

Klinischer Bezug

Varikozele: Die **Varikozele**, der sog. Krampf-aderbruch, entsteht bei insuffizienten Venen-klappen mit Rückstau des venösen Blutes in den Plexus pampiniformis. Als Folge kommt es zur Erweiterung des Venenflechts. In den überwie-genden Fällen ist eine Varikozele linksseitig zu finden, da die V. testicularis sinistra über den Umweg der V. renalis sinistra abfließt und dann erst in die V. cava inferior mündet. Häufig tritt die Varikozele im Alter zwischen 15 und 25 Jahren auf. Sie kann Ursache einer Infertilität sein.

11.2.6.3 Der Lymphabfluss
Der lymphatische Abfluss erfolgt über Lymph-gefäße im Samenstrang in die Nodi lymphoidei lumbales und Nodi lymphoidei praeaortales bzw. paraaortales (**Abb. 11.3**).

11.2.7 Die Innervation
Die sympathischen Fasern entstammen dem Plexus coeliacus und verlaufen gemeinsam mit den arte-riellen Gefäßen. Sie bilden ein Nervengeflecht in der Nähe der Niere, den Plexus renalis, von wo aus die Fasern an den Hoden herantreten. Die parasympathischen Fasern ziehen aus den sakralen Rückenmarksanteilen über die Nn. splanchnici pelvici teilweise in den Plexus coeliacus und dann

11

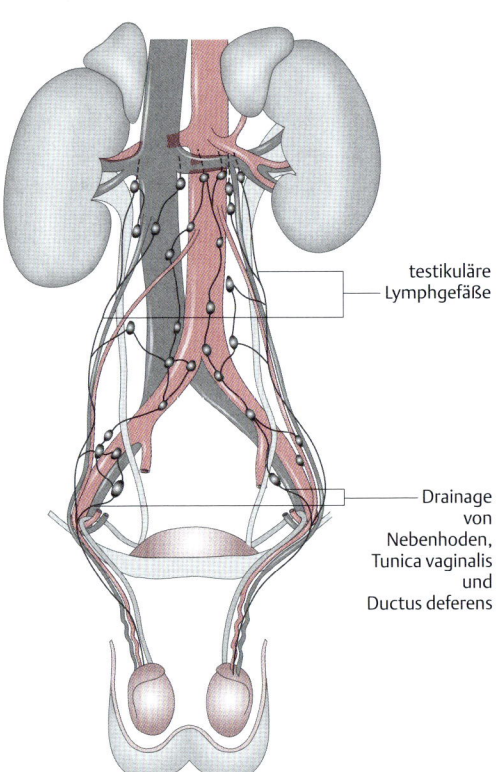

testikuläre Lymphgefäße

Drainage von Nebenhoden, Tunica vaginalis und Ductus deferens

Abb. 11.3 Lymphabfluss am Hoden

weiter als vegetative Fasern an den Hoden heran. Diese Nervenfasern bilden schließlich den Plexus testicularis und innervieren den Hoden.
Die sensible Innervation der Hodensackhaut erfolgt durch die **Nn. scrotales posteriores** aus dem N. pudendus (s. S. 255) und den Nn. scrotales anteriores aus dem N. ilioinguinalis.

 Check-up
✔ Wiederholen Sie den Aufbau des Hodens mit seinen Hüllen.
✔ Verdeutlichen Sie sich auch nochmals den Lymphabfluss des Hodens.
✔ Rekapitulieren Sie die Unterschiede zwischen Leydig- und Sertoli-Zellen.

11.3 Der Nebenhoden (Epididymis)

 Lerncoach
Das Lernen des Nebenhodens fällt leichter, wenn man sich den Weg des Spermiums vom Hoden bis zum Übertritt in die Harn-Samen-Röhre verdeutlicht – dadurch verfolgt man die einzelnen Abschnitte des Nebenhodens.

11.3.1 Der Überblick
Der Nebenhoden (Epididymis) ist der Ort der Samenzellreifung und Speicherort für die Samenzellen, außerdem zählt er zu den ausführenden Samenwegen. Er besteht aus den Ausführungsgängen des Hodens und dem Nebenhodengang. Er liegt auf dem Hoden und besteht aus einem Kopf (Caput epididymidis), Körper (Corpus epididymidis) und Schwanz (Cauda epididymidis). Die Cauda epididymidis geht in den Samenleiter über, der mit den ihn begleitenden und zum Hoden ziehenden Gefäßen und Hüllen den Samenstrang bildet (s. S. 177).

11.3.2 Die Entwicklung
Die Entwicklung der Nebenhoden ist unmittelbar mit der Hoden- und Nierenentwicklung verbunden. Nachdem die genetische Determination des Geschlechts erfolgt ist, entsteht aus der indifferenten Gonadenanlage der Hoden. In die Gonadenanlage wachsen die primären Keimstränge ein und bilden Hodenstränge, denen seitlich ein Netz aus dünnen Kanälchen angelagert ist, das später zum Rete testis ausreift.
Der Embryo besitzt zudem auf jeder Seite jeweils zwei zunächst noch indifferente Genitalgänge, den Wolff-Gang (Urnierengang) und den Müller-Gang. Aus dem Wolff-Gang entwickeln sich die ableitenden Samenwege. Der Müller-Gang bildet sich beim Mann zurück.

11.3.3 Die Funktion
Der Nebenhodengang ist Speicher und Ort der Samenzellreifung. Hier erfolgt die Spermio(histo)genese (s. S. 37). Der Nebenhoden ist zudem auch ein Abschnitt der ausführenden Samenwege, da aus dem Hoden die Spermatozoen über das Rete testis in die Ductuli efferentes und schließlich in den Nebenhodengang gelangen.

11.3.4 Die Topographie

Der Nebenhoden sitzt dem Hoden kraniodorsal auf. Über das Lig. epididymidis superior et inferior ist er fest mit der Bindegewebskapsel des Hodens verbunden. Der Nebenhoden ist von den gleichen Hüllstrukturen wie der Hoden umgeben (s. S. 176). Zwischen Hoden und Nebenhoden befindet sich ein kleiner Spaltraum, der Sinus epididymidis.

11.3.5 Der makroskopische Aufbau

Die den Nebenhoden eigentlich aufbauenden Strukturen sind die Ductuli efferentes und der Nebenhodengang (Ductus epididymidis). Er ist zusammengeknäuelt (im ausgestreckten Zustand hat er eine Gesamtlänge von 5 m) und wird in drei Abschnitte unterteilt:

Caput epididymidis: Der Nebenhodenkopf liegt oben auf dem Hoden, enthält die 10–20 Ductuli efferentes (die Länge eines ausgestreckten Ductus efferens beträgt ca. 20 cm) und den Anfangsabschnitt des ebenfalls gewundenen Ductus epididymidis.

Corpus epididymidis: Der Nebenhodenkörper ist dem Hoden überwiegend von dorsal angelagert. Hier und im Nebenhodenschwanz ist der Ort der Samenzellspeicherung.

Cauda epididymidis: Ort der Samenzellspeicherung. Durch Kontraktion der glatten Muskulatur in der Wand des Nebenhodenganges werden die Spermien in den daran anschließenden Ductus deferens (Samenleiter) abgegeben.

11.3.6 Der mikroskopische Aufbau

11.3.6.1 Die Ductuli efferentes

Die Ductuli efferentes zeigen im Anschnitt ein unregelmäßig geformtes, wellenförmiges Lumen. An das Lumen grenzt die Schleimhautschicht, aufgebaut aus unterschiedlich hohem Epithel (hochprismatisch mehrreihig mit Kinozilien bzw. ein- bis zweireihig kubisch ohne Kinozilien). Umgeben werden die Ductuli efferentes von einer Hülle aus kontraktilen Myofibroblasten.

11.3.6.2 Der Ductus epididymidis

Die Schleimhaut des Nebenhodengangs ist aus zweireihigem hochprismatischen Epithel aufgebaut, das mit verzweigten Stereozilien besetzt ist. Auch hier enthält die Wand Myofibroblasten. Nach kaudal nehmen Durchmesser und Lumen des Ductus epididymidis zu (Abb. 11.4).

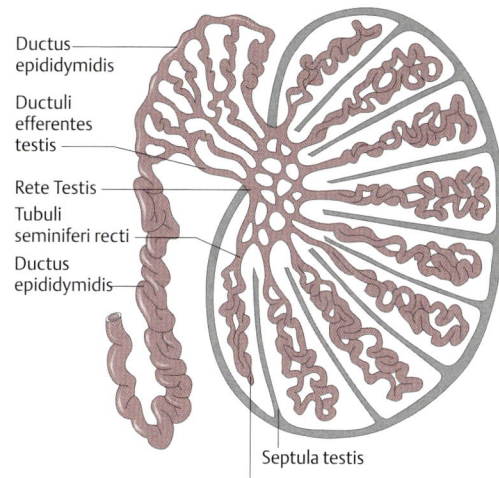

Abb. 11.4 Nebenhodengang und Hodenkanälchen

11.3.7 Die Gefäßversorgung

11.3.7.1 Die arterielle Versorgung

Der Nebenboden wird ebenfalls über die A. testicularis versorgt.

11.3.7.2 Der venöse Blutabfluss

Das venöse Blut des Nebenhodens wird über den Plexus pampiniformis abgeleitet.

11.3.7.3 Der Lymphabfluss

Der Lymphabfluss entspricht dem am Hoden (s. S. 372).

11.3.8 Die Innervation

Die Innervation entspricht dem Hoden (s. S. 371).

Klinischer Bezug

Epididymitis: Als **Epididymitis** bezeichnet man eine Entzündung des Nebenhodens, die meistens durch Fortleitung einer Entzündung von Prostata oder Urethra entsteht. Typischerweise treten akut starke Schmerzen im Bereich des Hodens auf begleitet von Fieber, Hodenschwellung und -rötung. Die Therapie besteht in antibiotischen und antiphlogistischen Maßnahmen sowie Kühlung und Hochlagerung des Hodens.

Check-up

✔ Wiederholen Sie den makroskopischen Aufbau des Nebenhodens und machen Sie sich klar, wie er dem Hoden anliegt.

11.4 Der Samenleiter (Ductus deferens)

Lerncoach

Achten Sie hier vor allem auf den Verlauf des Samenleiters.

11.4.1 Der Überblick

Der Samenleiter (Ductus deferens) ist 35–40 cm lang, wobei nur der Anfangsteil gewunden verläuft, der Rest ist gestreckt. Er setzt den Nebenhodengang fort und zieht zur Prostata. Er dient dem Transport der Spermien beim Samenerguss.

11.4.2 Die Entwicklung

Der Ductus deferens entwickelt sich aus dem Wolff-Gang (s. S. 81).

11.4.3 Die Funktion

Der Ductus deferens leitet die Samenflüssigkeit aus dem Ductus epididymis in Richtung Urethra. Durch Verkürzung und Lumenerweiterung des Ductus deferens entsteht ein Unterdruck, der dem Ansaugen des Nebenhodeninhaltes dient. Die ausgereiften Spermien gelangen dadurch in den Samenleiter und werden anschließend durch die wellenartigen Kontraktionen der glatten Wandmuskulatur in die Ductus ejaculatorii, dem gemeinsamen letzten Ausführungsendstück von Samenbläschen und Samenleiter und schließlich in die Pars prostatica der Harnröhre abgegeben.

11.4.4 Die Topographie und der makroskopische Aufbau

Der Ductus deferens (Samenleiter) ist ein 35–40 cm langer, anfänglich gewundener, später dann gestreckter Schlauch. Sein Durchmesser beträgt 3–3,5 mm, wobei im Querschnitt makroskopisch das sehr enge Lumen, welches zusätzlich durch längs verlaufende Falten fast komplett verlegt ist, und die dicke Muskelwandung auffällt.

Durch die dicke Muskelschicht ist die Konsistenz des Samenleiters sehr hart, Sie können ihn daher am anatomischen Präparat und am Lebenden im Samenstrang gut ertasten.

Der Ductus deferens beginnt an der Cauda epididymidis und zieht dann im Funiculus spermaticus (vgl. S. 177) in den Leistenkanal durch den äußeren Leistenring.

Beim Verlassen des Leistenkanals durch den inneren Leistenring in der Fossa inguinalis lateralis biegt er im Spaltraum zwischen dem Peritoneum parietale und der Fascia transversalis (subperitoneal) nach medial ab. Er überkreuzt dann die Vasa epigastrica inferiora und die Ureteren (s. S. 354).

Im Endabschnitt, kurz vor der Einmündung in die Pars prostatica der Harnröhre (s. S. 360), erweitert sich der Ductus deferens zur Ampulla ductus deferentis und bildet dann zusammen mit dem Ductus excretorius der Samenbläschen (Bläschendrüse) das englumige Spritzkanälchen (Ductus ejaculatorius).

Klinischer Bezug

Vasoresektion (Vasektomie): Die Vasoresektion beschreibt eine **Sterilisationsmethode** für den Mann. Bei diesem Eingriff wird ein 2–3 cm langes Stück des Ductus deferens entfernt bzw. unterbunden (ligiert) und somit die Kontinuität der Samenwege unterbrochen. Obwohl die Spermatogenese (Spermiogenese) weiter abläuft, können die befruchtungsfähigen Spermien nicht ausgestoßen werden.

Eine Wiederverknüpfung der beiden Enden (Reanastomose) ist z. B. bei erneutem Wunsch nach Fertilität möglich und besonders günstig bei Patienten unter 30 Jahren und einem postoperativen Zeitraum von weniger als 7 Jahren.

11.4.5 Der mikroskopische Aufbau

Die Wand des Samenleiters setzt sich von innen nach außen aus folgenden Schichten zusammen:

- **Tunica mucosa:** mehrreihiges, hochprismatisches Epithel mit Stereozilien, Längsfalten
- **Tunica muscularis:** außerordentlich dicke Schicht mit drei Lagen glatter Muskulatur (in-

nere Längsschicht, mittlere Ringschicht, äußere Längsschicht)
- **Tunica adventitia:** Bindegewebe für den Einbau des Ductus deferens in die Umgebung.

Im mikroskopischen Schnittpräparat erkennen Sie den Samenleiter an seinem kleinen sternförmigen Lumen und der dicken Muskulatur.

11.4.6 Die Gefäßversorgung

11.4.6.1 Die arterielle Versorgung
Die arterielle Versorgung erfolgt über die kleine, auf der Oberfläche des Samenleiters verlaufende A. ductus deferentis. Sie stammt aus dem offenen Teil der A. umbilicalis bzw. der A. vesicalis superior (und gelegentlich auch inferior). Häufig finden sich Anastomosen der A. ductus deferentis mit der A. testicularis, meist dorsal des Hodens gelegen.

11.4.6.2 Der venöse Blutabfluss
Das venöse Blut fließt über den Plexus pampiniformis in die V. cava inferior sowie über den Plexus vesicalis und den Plexus prostaticus in die V. iliaca interna.

11.4.6.3 Der Lymphabfluss
Die Lymphe des Samenleiters, der Prostata und der Samenbläschen fließt in die Nodi lymphoidei iliaci externi und die Nodi lymphoidei lumbales ab.

11.4.7 Die Innervation

Die vegetativen Fasern stammen aus dem Plexus hypogastricus inferior. Sie lagern sich geflechtartig um den Ductus deferens und bilden einen eigenen Plexus deferentialis.

 Check-up
✔ **Wiederholen Sie den Verlauf des Ductus deferens.**
✔ **Rekapitulieren Sie noch einmal den histologischen Aufbau der Wand des Samenleiters.**

11.5 Die Bläschendrüsen (Vesiculae seminales)

 Lerncoach
Die Bläschendrüsen münden mit ihrem Ausführungsgang in den Samenleiter und von dort wird ein gemeinsamer Abschnitt gebildet, der in die Harnröhre mündet. Verdeutlichen Sie sich vor allem die einzelnen Ganganteile.

11.5.1 Der Überblick

Die Samenbläschen (Bläschendrüsen, Vesiculae seminales) sind akzessorische Geschlechtsdrüsen, die ein fructosehaltiges, schwach alkalisches Sekret produzieren. Im Gegensatz zum Namen werden aber hier keine Samenzellen gebildet oder gespeichert. Ein gebräuchlicherer Name ist Bläschendrüse (Glandula vesiculosa), er beschreibt treffender die Funktion als akzessorische Geschlechtsdrüsen.

11.5.2 Die Entwicklung

Die Bläschendrüsen entwickeln sich aus dem Wolff-Gang (s. S. 81).

11.5.3 Die Funktion

Die Bläschendrüsen bilden den größten Teil des Ejakulatvolumens mit ihrem schwach alkalischen, fruktosehaltigen Sekret. Die Aktivität dieser Drüse wird durch das in den Hoden produzierte Hormon Testosteron gesteuert.

11.5.4 Die Topographie

Die Bläschendrüsen sind fest mit der Rückseite der Harnblase verwachsen und befinden sich unterhalb der Einmündungsstellen der Harnleiter.
Dort liegen die Bläschendrüsen jeweils seitlich der Ampulla ductus deferentis und ziehen mit dem Ductus deferens weiter kaudal in Richtung Prostata auf den in der Urethra gelegenen Colliculus seminalis (s. S. 357).
Die nach oben zulaufenden Enden der Bläschendruse sind von Peritoneum überzogen (subperitoneale Lage), welches die Excavatio rectovesicalis auskleidet und dadurch auch die Scheitel der Bläschendrüsen überzieht. Die übrigen Abschnitte der Bläschendrüsen liegen aber extraperitoneal.

11

11.5.5 Der makroskopische Aufbau

Die Bläschendrüsen sind in der Regel ca. 5–10 cm lang und 1 cm breit und hoch, und mehrfach S-förmig gewunden. Innerhalb der Drüse befindet sich ein stark gewundener Gang mit einschichtigem Epithel und weitem, durch miteinander verwobene Schleimhautfalten gegliedertem Lumen. Durch die vielen Windungen erscheint die Oberfläche des Organs bucklig vorgewölbt.

Die Wand des Ganges enthält außerdem zirkulär verlaufende Muskelfasern. Außen sind die Bläschendrüsen von einer aus straffem kollagenem Bindegewebe bestehenden Organkapsel umgeben.

Der Ausführungsgang der Bläschendrüse ist der Ductus excretorius, er mündet in die Ampulle des Ductus deferens und in der Pars prostatica urethrae mit diesem zusammen in den paarigen Ductus ejaculatorius (s. Abb. 11.5).

Klinischer Bezug

Bläschendrüsenfehlbildung: Durch Schädigung der embryologischen Anlage im Bereich des Wolff-Ganges kann es zu Fehlbildungen der Bläschendrüsen kommen. Häufigste Fehlbildung ist eine Aplasie des Ausführungsganges der Bläschendrüsen (Ductus excretorius). Möglich ist auch eine Verschmelzung der paarigen Organanlagen zu einem Organ, das sich dann unpaar ausdifferenziert.

11.5.6 Der mikroskopische Aufbau

Das Lumen begrenzende Epithel der Tunica mucosa ist ein einschichtiges, teilweise auch zweireihiges, kubisches bis hochprismatisches Epithel, welches das alkalische, fruktosehaltige Sekret bildet. Die Schleimhautfalten der Tunica mucosa ragen weit ins Lumen der Bläschendrüsen vor und bilden das charakteristisch bizarre mehrfach gefaltete Schleimhautrelief.

Die glatte Muskelschicht ist stark ausgeprägt, und wird untergliedert in eine innere Längsmuskelschicht, eine mittlere Ringmuskelschicht, eine äußere Längsmuskelschicht.

Ganz außen wird die Bläschendrüse kranial von Peritoneum im Sinne einer Tunica serosa überzogen, bzw. von einer Tunica adventitia in die Umgebung des kleinen Beckens eingebaut.

11.5.7 Die Gefäßversorgung

Die arterielle Perfusion erfolgt über die A. ductus deferentis, die A. rectalis media und über die A. vesicalis inferior (aus der A. iliaca interna).

Der venöse Abfluss erfolgt über den Plexus prostaticus in die V. iliaca interna.

11.5.8 Die Innervation

Die Innervation erfolgt über den Plexus hypogastricus inferior.

11.5.9 Weitere Geschlechtsdrüsen des Mannes

11.5.9.1 Glandulae bulbourethrales (Cowper-Drüsen)

Die Glandulae bulbourethrales (Cowper-Drüsen) sind zwei erbsgroße, im M. transversus perinei profundus (Diaphragma urogenitale, s. S. 181) gelegene Drüsen, die mit ihrem 4–5 cm langen Ausführungsgang in die Pars spongiosa der Harnröhre münden (s. S. 360).

Die Drüsen produzieren ein schleimiges Sekret, das *vor* der Ejakulation – durch Kompression der umgebenden Muskeln – in die Urethra abgegeben wird, um die Harnröhre von Harnresten zu reinigen bzw. Harnreste zu neutralisieren, sowie die Glans penis gleitfähig zu machen.

11.5.9.2 Glandulae urethrales (Littré-Drüsen)

Die Glandulae urethrales (Littré-Drüsen) befinden sich als kleine Schleimdrüsen im Bereich der Pars spongiosa und Pars intermedia (syn. [alt]: Pars membranacea) der Harnröhre.

11.5.9.3 Glandulae praeputiales

Die Glandulae praeputiales liegen auf der Innenseite der Vorhaut (s. S. 382) und bilden Talg, der zusammen mit abgeschilferten Epithelzellen das sog. Smegma praeputii bildet.

 Check-up

✔ Machen Sie sich noch einmal die Lage (mit den topographisch benachbarten Strukturen) der Bläschendrüsen im kleinen Becken klar.

11.6 Die Prostata

Lerncoach
Achten Sie im folgenden Kapitel vor allem auf die topographischen Beziehungen der Prostata im kleinen Becken, dann können Sie sich z. B. die Symptome bei einer Vergrößerung der Prostata herleiten.

11.6.1 Der Überblick
Die unpaare Prostata (Vorsteherdrüse) ist ebenfalls eine akzessorische Geschlechtsdrüse. Ihr Sekret wird bei der Ejakulation in die Urethra abgegeben und der Samenflüssigkeit beigemischt. Sie ist kastaniengroß, liegt der Ampulla recti an und kann daher bei einer rektalen Untersuchung mit dem Zeigefinger getastet werden kann. Die gesunde Prostata weist dann eine prallelastische Konsistenz auf (vergleichbar mit der Härte eines Tennisballs).

11.6.2 Die Entwicklung
(ausführliche Beschreibung s. S. 82)
Die Prostata entwickelt sich aus entodermalen Gewebsanteilen. Aus den kranialen embryologisch angelegten Urethraabschnitten treten Aussprossungen hervor, die ins umgebende Mesenchym hineinragen und die Drüsenanteile der Prostata bilden.

11.6.3 Die Funktion
Die Prostata produziert ein dünnflüssiges, milchig-trübes, schwach saures (pH = 6,4) Sekret, das zahlreiche Enzyme beinhaltet (v. a. saure Phosphatasen).

11.6.4 Die Topographie
Die Prostata liegt zwischen Harnblase und M. transversus perinei (s. S. 181) extraperitoneal. Ventral zeigt sie mit der Facies anterior in Richtung Symphyse und ist über Ligg. puboprostatica und den M. puboprostaticus mit ihr verbunden.
Nach dorsal grenzt sie mit der Facies posterior über das Lig. rectoprostaticum ans Rektum.
Lateral ziehen die Muskelfaserzüge des M. levator ani (Teil des Diaphragma pelvis, s. S. 181) sowie unten seitlich Teile des Plexus hypogastricus an die Prostata heran.
Die Oberseite der Prostata ist mit der Harnblase verwachsen, dieser Teil heißt Basis prostatae. Der zum Diaphragma urogenitale gerichtete Anteil heißt Apex prostatae.

11.6.5 Der makroskopische Aufbau
Die Prostata wird von einer derben Kapsel umgeben (Capsula prostatica).
Das darin eingebettete Stroma der Prostata besteht aus ca. 40 tubuloalveolären Einzeldrüsen umgeben von Bindegewebe und glatter Muskulatur (fibromuskuläres Stroma). Die weiterführenden Ausführungsgänge (Ductuli prostatici) münden um den Samenhügel (Colliculus seminalis, s. S. 357) in die Pars prostatica der Harnröhre (Abb. 11.5 a).
Die ältere anatomische Einteilung grenzt in der Prostata zwei Seitenlappen ab, den Lobus dexter und den Lobus sinister. Zwischen diesen beiden Strukturen liegt der Lobus medius. Der Lobus me-

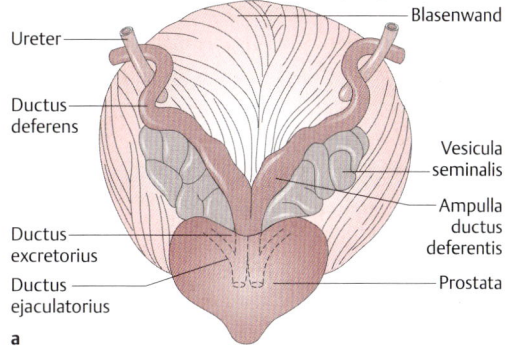

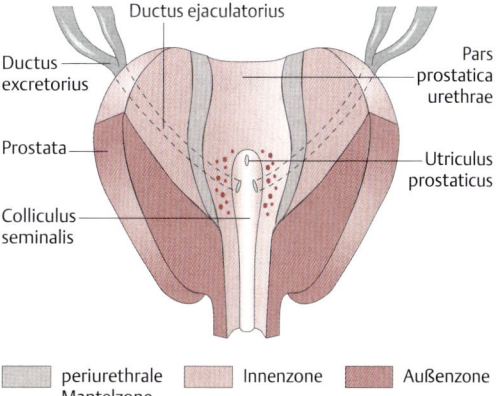

Abb. 11.5 Harnblase, Prostata und Samenbläschen: (a) Ansicht von dorsal; (b) Frontalschnitt durch Prostata und Urethra mit Zoneneinteilung

dius liegt zwischen der senkrecht durch ihn hindurchziehenden Urethra und den von dorsal durch das Organ ziehenden Ductuli ejaculatorii. Die Seitenlappen grenzen dann nach lateral an den Isthmusbereich.

Die **aktuelle, klinisch relevante Einteilung** unterscheidet eine mittig in der Prostata liegende **periurethrale Mantelzone**, welche die Harnröhre umschließt. Sie enthält vor allem Mukosazellen. Daran anschließend befindet sich die **Innenzone** (am ehesten der Bereich des Lobus medius). Ganz außen ist dann der Bereich der **Außenzone** (**Abb. 11.5 b**).

11.6.6 Der mikroskopische Aufbau

Die Prostata ist eine aus ca. 40 tubuloalveolären Drüsenläppchen zusammengesetzte akzessorische Geschlechtsdrüse. Das **Epithel** der Drüsen ist **uneinheitlich**, z.T. zwei-, aber auch mehrreihig und von unterschiedlicher Höhe (aktive Drüsenzellen sind hochprismatisch). Die Drüsenläppchen werden von einem stark ausgeprägten Bindegewebe mit zahlreichen glatten Muskelzellen umgeben (**fibromuskuläres Stroma**).

Im alveolären Drüsenlumen können sog. „Prostatasteinchen" als charakeristisches Zeichen vorkommen, die aus eingedicktem Prostatasekret und abgeschilfertem Epithel bestehen.

11.6.7 Die Gefäßversorgung

11.6.7.1 Die arterielle Versorgung

Die arterielle Perfusion erfolgt über die **A. vesicalis inferior** und über die **A. rectalis media** (z.T. auch aus Ästen der A. pudenda interna).

11.6.7.2 Der venöse Blutabfluss

Um die Prostata herum liegt ein venöses Gefäßgeflecht, der **Plexus venosus prostaticus** (Santorini-Plexus), welcher mit dem Plexus venosus vesicalis in Verbindung steht und schließlich in die V. iliaca interna abfließt.

11.6.7.3 Der Lymphabfluss

Die Lymphgefäße der Prostata führen die Lymphe hauptsächlich in die Nodi lymphoidei iliaci interni und die Nodi lymphoidei sacrales. Von der Hinterseite der Prostata ist auch ein Abfluss in die Nodi lymphoidei iliaci externi möglich.

11.6.8 Die Innervation

Die Prostata wird sympathisch über den **Plexus hypogastricus inferior** innerviert. Parasympathische Fasern erreichen als Nn. splanchnici pelvici das Organ. An der Prostata bilden beide Nervenfaseranteile den Plexus prostaticus.

Klinischer Bezug

Rektale digitale Untersuchung: Bei einer rektalen digitalen Untersuchung kann mit dem Finger etwa auf einer Höhe von 4 cm die Prostatarückseite getastet werden. Bei einem normalen Palpationsbefund ist die Oberfläche des Organs glatt, die Konsistenz prallelastisch.

Ab einem Alter von über 50 Jahren ist jedoch bei den meisten Männern die Prostata durch Hypertrophie im Bereich der Innenzone vergrößert (**Abb. 11.5**). Da in der Innenzone vor allem Drüsen liegen ist eine bessere Beschreibung durch den Begriff Prostataadenom gegeben (eigentlich Fibromyoadenom). Adenome sind Tumoren, die vom Epithelgewebe endokriner und exokriner Drüsen oder der Schleimhaut des Magen-Darm-Traktes ausgehen. Es handelt sich um eine gutartige (benigne) Hypertrophie, daher die Bezeichnung BPH (benigne Prostatahypertrophie).

Durch die Hypertrophie der zentralen Zone kommt es auf Dauer zur Einengung der Pars prostatica urethrae. Folge sind Miktionsstörungen und unvollständige Entleerung der Blase mit Restharnbildung. Die Patienten klagen typischerweise über gehäuftes Wasserlassen (Pollakisurie), nächtliches Wasserlassen (Nykturie) und einen abgeschwächten Harnstrahl.

 Check-up

✔ **Wiederholen Sie die Einteilung der Prostata in die drei Zonen, dies ist auch klinisch relevant (bevorzugte Lokalisation von Tumoren).**

11.7 Der Penis

Lerncoach
Verdeutlichen Sie sich zuerst die makro-skopische Einteilung des Penis und ver-anschaulichen Sie sich dann die Gefäßver-sorgung. Diese ist für die Funktion wichtig (Erektion und Ejakulation).

11.7.1 Der Überblick

Das äußere Genitale des Mannes besteht aus dem Hodensack (Skrotum, s. S. 370) und dem Glied (Penis). Der Penis dient als Kopulationsorgan und stellt die letzte Wegstrecke für den Harnabfluss dar (männliche Harnröhre s. S. 360). Der Penis ist aufgebaut aus den sog. Schwellkörpern. Sie stellen einen Raum dar, der in der Lage ist, durch Blutstau den Penis zu erigieren. Man unterscheidet die paarigen Penisschwellkörper (Corpora cavernosa penis) und den unpaaren Harnröhrenschwellkörper (Corpus spongiosum penis).

11.7.2 Die Entwicklung

(ausführliche Beschreibung s. S. 82)
In der 10.–12. Entwicklungswoche wächst beim männlichen Fetus der Genitalhöcker (Phallus). Vor allem das nach vorne gerichtete Längenwachstum des Genitalhöckers und das Aneinanderlagern der länglich gestreckten Urethralfalten lässt die Penis-form schon erahnen. Zwischen den beiden Ure-thralfalten befindet sich die Urethralgrube, welche sich im weiteren Verlauf zum Urethralspalt verklei-nert. Dieser Spalt schließt sich am Ende des 3. Ent-wicklungsmonat zu einer rohrförmigen Struktur zusammen und bildet die Urethra des Penis. Die Schwellkörper und die dazugehörigen Muskeln ent-stehen aus Mesenchym der Genitalanlage.

Klinischer Bezug

Hypospadie und Epispadie: Fehlmündungen der Urethra an der Unterseite des Penis (Ven-tralseite) bezeichnet man als **Hypospadie**. Ty-pische Lokalisation sind die Glans penis, entlang des Penisschaftes bzw. an der Peniswurzel. Grund der Fehlmündung ist eine unvollständige Verschmelzung der Urethralfalten während der Entwicklungszeit. Eine Extremform ist die Aus-formung eines längs verlaufenden Schlitzes entlang der Unterseite des Penisschaftes. Dazu kommt es, wenn sich die Urethralfalten gar nicht zusammenlagern.

Mündet die Harnröhre auf der Oberseite des Penis (Dorsalseite) spricht man von der **Epispa-die**. Grund ist eine Fehlanlage bzw. eine fehler-hafte Ausbildung des Genitalhöckers. Häufig ist eine Epispadie mit einer sog. Blasenekstrophie vergesellschaftet, d. h. die Blasenschleimhaut ist durch einen Defekt in der Bauchwand sichtbar. Beachte: Der Begriff Blasenektopie bezeichnet eine Vorverlegung der Blase durch die offene Bauchwand.

11.7.3 Die Funktion

11.7.3.1 Die Erektion

Die Erektion ist ein parasympathisch gesteuerter Vorgang, die über die Nn. erigentes vermittelt wird. Durch die Aa. helicinae (aus den Aa. profun-dae penis), strömt Blut in die Penisschwellkörper ein, was zu einer Spannung der den Penis umge-benden Tunica albuginea penis führt. Gleichzeitig werden die durch die Bindegewebshülle verlaufen-den Venen komprimiert, und dadurch das Blut am Wiederabfluss behindert. Es herrscht also Blut-zufuhr, bei gedrosseltem Abfluss (venöser Blutstau durch Drosselvenen). Die Penisschwellkörper sind prall gefüllt, was zur Versteifung des Penis führt. Der Harnröhrenschwellkörper wird bei Erektion auch vermehrt mit Blut gefüllt, der Innendruck ist jedoch geringer. So wird der Transport des Spermas durch die Harn-Samen-Röhre möglich.

11.7.3.2 Die Ejakulation

Die Ejakulation ist ebenfalls ein komplexer Vor-gang. Bei zunehmender mechanischer Reizung werden die Erregungen im Lendenmark auf sym-pathische Fasern umgeschaltet (Ejakulationszen-trum). Die efferenten Impulse bewirken zunächst die Kontraktion der glatten Muskulatur in den Samenbläschen und der Prostata, sowie der glatten Muskelfasern des Ductus deferens. Gleichzeitig wird die Blase verschlossen (u. a. Kontraktion des zirkulären M. sphincter urethrae internus) um den Übertritt des Ejakulats in die Harnblase zu verhin-dern. Nach Bereitstellung des Spermas (Emission) in die proximale Harnröhre (Pars prostatica) kontrahiert sich nun in Schüben die Beckenbodenmuskulatur und sorgt für einen ruckartigen Transport des Ejakulats (Sperma) durch die Harn-Samen-Röhre bis zur Harnröhrenöffnung.

11.7.3.3 Das Sperma

Sperma ist das 3–6 ml umfassende Flüssigkeitsvolumen, welches bei der Ejakulation ausgeworfen wird. Die Flüssigkeit stammt zu etwa 20 % aus der Prostata, 70 % aus den Samenbläschen, 2–3 % aus den Glandulae bulbourethrales und zu 7 % besteht es aus den Spermien.
Pro ml findet man 80–100 Mio. Spermien (Normospermie). Unter den Spermien sind in der Regel 10–20 % nicht voll entwickelt oder morphologisch verändert. Ist dieser Anteil höher, d. h. liegt eine Spermienzahl von unter 40 Mio./ml vor, spricht man von Oligospermie. Finden sich keine Spermien im Ejakulat, so liegt eine Azoospermie vor. Sperma enthält außerdem verschiedene weitere Bestandteile (z. B. Fruktose).
Insgesamt ist das Sperma schwach alkalisch (pH 7,2–7,5), was günstig für die Spermienbewegung und die Reaktion mit dem sauren Scheidenmileu ist.

11.7.4 Der makroskopische Aufbau

Der Penis des Mannes wird in eine paarige Radix penis (Peniswurzel), ein Corpus penis (Penisschaft) und eine Glans penis (Peniseichel) unterteilt. Der Penis ist aufgebaut aus kavernösen Venengeflechten, den sog. Schwellkörpern. Sie stellen einen Raum dar, der durch feine Trabekel durchzogen und in der Lage ist, durch Blutstau in den Schwellkörpern den Penis zu erigieren. Man unterscheidet die paarigen Penisschwellkörper (Corpora cavernosa penis) und den unpaaren Harnröhrenschwellkörper (Corpus spongiosum penis).

11.7.4.1 Die Radix penis

Die Radix penis ist an den unteren Ästen des Schambeinknochens befestigt und bildet hier vom rechten und linken Ramus ossis pubis inferior je einen der beiden Schwellkörperschenkel der Corpora cavernosa penis (Crus penis). Zwischen diesen beiden Crura penis befindet sich der Bulbus penis, das Anfangsstück des unpaaren Harnröhrenschwellkörpers (Corpus spongiosum penis). Jedes

Crus penis ist von einem M. ischiocavernosus, der Bulbus penis vom M. bulbospongiosus bedeckt.
Die Schwellkörper sind im Bereich der Peniswurzel von unten am Diaphragma urogenitale befestigt. Zudem ist die Radix penis mit der Bauchwand durch das Lig. fundiforme penis, das den Penis umgreift, und mit der Symphyse durch das Lig. suspensorium penis verbunden.

M. ischiocavernosus und M. bulbospongiosus
Der paarig angelegte M. ischiocavernosus zieht vom Ramus ossis ischii jeweils über das Crus penis auf den Penis und lagert sich mit dem der Gegenseite zusammen. Die Muskelfasern wirken somit auf die Schwellkörper, d. h. die Corpora cavernosa des Penis beim Mann (bei der Frau: Klitoris) ein.
Der M. bulbospongiosus umgreift den Bulbus penis, den Anfangsteil des Corpus spongiosum und vom Diaphragma urogenitale. Er entspringt vom Centrum perinei und umschließt mit seinen Muskelfasern den Bulbus penis beim Mann (bei der Frau: Bulbus vestibuli).
Die Innervation erfolgt willkürlich über den N. pudendus.

11.7.4.2 Das Corpus penis

Das Corpus penis besteht aus den beiden sich unterhalb der Symphyse zusammenlagernden Corpora cavernosa penis. Hier laufen die beiden Crura penis zusammen. Ab hier spricht man auch von einem zweikammerigen Corpus cavernosum penis. Es weist mittig das Septum penis auf und ist von einer Bindegewebshülle umgeben (Tunica albuginea corpora cavernosa). Darunter befindet sich das Corpus spongiosum penis, welches eine vergleichsweise dünnere Hülle aufweist (Tunica albuginea corporis spongiosi). Die äußerste gemeinsame Schicht ist die Fascia penis (profunda).

11.7.4.3 Die Glans penis

Die Glans penis entsteht aufgrund der distalen konischen Erweiterung des Corpus spongiosum. Der prominent vorstehende Rand der Glans, der das zweikammerige Corpus cavernosum ventral überragt, wird als Corona glandis bezeichnet. Hier findet sich an der Spitze der Glans penis die schlitzförmige, senkrecht stehende äußere Öffnung der Harnröhre, das Ostium urethrae externum (Abb. 11.6).

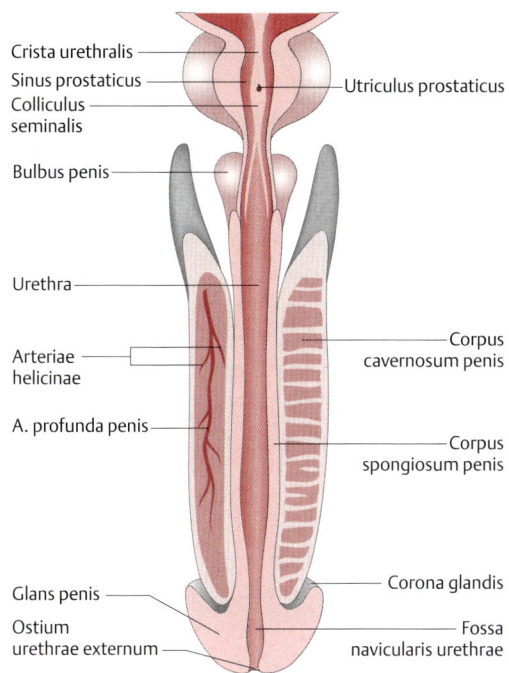

Crista urethralis
Sinus prostaticus
Colliculus seminalis
Utriculus prostaticus
Bulbus penis
Urethra
Arteriae helicinae
Corpus cavernosum penis
A. profunda penis
Corpus spongiosum penis
Glans penis
Corona glandis
Ostium urethrae externum
Fossa navicularis urethrae

a

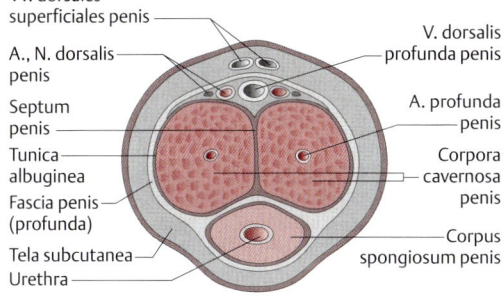

Vv. dorsales superficiales penis
V. dorsalis profunda penis
A., N. dorsalis penis
Septum penis
A. profunda penis
Tunica albuginea
Corpora cavernosa penis
Fascia penis (profunda)
Tela subcutanea
Corpus spongiosum penis
Urethra

b

Abb. 11.6 Aufbau des Penis:
(a) aufgeschnitten, von dorsal; (b) Querschnitt

11.7.4.4 Die Schwellkörper
Die Corpora cavernosa penis
Die paarigen Corpora cavernosa penis liegen dorsal.

MERKE

Die Angaben „dorsal" und „ventral" beziehen sich auf den Zustand der Peniserektion, d. h. bei erigiertem Penis liegen die Corpora cavernosa dorsal.

Sie entspringen als Crura penis von den unteren Schambeinästen und vereinigen sich nach distal zu einem zweigekammerten Corpus cavernosum. Das Corpus cavernosum bezieht aber Glans penis nicht mit ein. Die bindegewebige Kapsel ist relativ dick, so dass in ihren kavernösen von fibromuskulären Trabekeln durchsetzten Lakunen ein großes Blutvolumen gespeichert und ein hoher Druck erreicht werden kann.

Das Blut zur Füllung der Schwellkörper stammt aus den Aa. helicinae (s. u.). Diese offen endenden Arterien füllen die kavernösen Räume.

Das Corpus spongiosum penis
Das unpaare Corpus spongiosum penis (Harnröhrenschwellkörper) befindet sich auf der Ventralseite des Penis und beginnt mit dem Bulbus penis und endet mit der Glans penis. Eine relativ dünne Bindegewebsschicht umhüllt diesen Schwellkörper, so dass durch Bluteinstrom nicht so hohe Innendrücke aufgebaut werden können wie in den Corpora cavernosa. Dies ist gewollt, da bei hohem Innendruck sonst die Harnröhre komprimiert würde und somit das Lumen für den Harn-Samen-Weg verlegt und keine Ejakulation möglich wäre.

MERKE

Zwei der drei Schwellkörper liegen nebeneinander, die Corpora cavernosa, und überdecken den dritten Schwellkörper, das Corpus spongiosum, in dem die Harn-Samen-Röhre verläuft.

11.7.4.5 Die Penishäute
Das männliche Glied ist aus den drei genannten zylindrischen Schwellkörpern aufgebaut, die jeweils von einer weißen, bindegewebigen Kapsel, der Tunica albuginea penis, umschlossen sind.
Die derbe Fascia penis (profunda) umhüllt alle Schwellkörper, in ihr verlaufen die V. und Aa. dorsalis penis. Daran schließt sich die Tela subcutanea penis (alt: Fascia superficialis penis) mit den Glandulae praeputiales an (s. S. 376).

MERKE

Die Faszien dienen der Erektion. Die Tela subcutanea penis ermöglicht eine Verschiebung zwischen den Schwellkörpern und der Penishaut.

Ganz außen befindet sich schließlich die **Penishaut mit der Vorhaut** (Präputium), die über das Frenulum preputii mit der Glans penis verbunden ist. Bei der Erektion verstreicht das Präputium und gibt die Glans penis frei. Die Außenhaut des Penis ist verschieblich, sehr dünn und stark pigmentiert.

11.7.5 Der mikroskopische Aufbau

Die dehnbaren Schwellkörper sind innen von **Endothel** ausgekleidet. Im erschlafften Zustand des Penis sind sie spaltförmig klein, können aber bei Erektion bis zu mehrere Millimeter im Durchmesser groß werden. In den **kavernösen Hohlräumen** finden sich eine Vielzahl von fibromuskulären Trabekeln, aufgebaut aus **elastischen und kollagenen Fasern**, sowie **glatten Muskelzellen**. Diese kontrahieren sich zusätzlich bei Erektion und sorgen für hohen Druck und somit für eine Versteifung des Penis.

In die Schwellkörper ergießt sich das Blut über die **Rankenarterien (Aa. helicinae)**.

Das **unpaare Corpus spongiosum** besteht aus einem dichten Venenplexus mit einer dünnen Bindegewebshülle. Zudem sind hier Bindegewebe und Muskelfasern nur gering ausgeprägt, was erklärt, warum hier der Innendruck nur gering ist.

Jeder Schwellkörper wird von einer bindegewebigen Ummantelung **(Tunica albuginea)** umgeben. Die 3 Schwellkörper werden schließlich zusammen von einer weiteren bindegewebigen Kapsel umschlossen **(Fascia penis)**. Den Penis umgibt abschließend die **Tela subcutanea penis**. Als äußerste Schicht findet sich die stark pigmentierte Außenhaut.

11.7.6 Die Gefäßversorgung

11.7.6.1 Die arterielle Versorgung

Die Penisperfusion erfolgt über 3 paarig angelegte Arterien, die alle aus der **A. pudenda interna** abgehen:

- A. dorsalis penis: verläuft subfaszial auf dem Penisrücken und versorgt die Glans, das Präputium und die Haut
- A. profunda penis: verläuft jeweils zentral in den beiden Corpora cavernosa penis und füllt die Schwellkörper direkt über ihre zahlreichen, frei endenden Äste, die **Aa. helicinae** (helix, grie-

chisch = gewunden; die Aa. helicinae sind im nicht erigierten Zustand nämlich gewunden wie ein Schneckenhaus)

- A. bulbi penis: zieht zum Corpus spongiosum und zur darin verlaufenden Urethra.

11.7.6.2 Der venöse Blutabfluss

Das Blut aus den Schwellkörpern fließt in die **V. dorsalis profunda penis**, die unterhalb der Tunica albuginea penis gelegen ist, und von dort in den Plexus venosus prostaticus bzw. Plexus venosus vesicalis.

Das Blut aus den oberflächlichen Schichten des Penis drainiert in die auf der Tunica albuginea verlaufende **V. dorsalis superficialis penis**, die dann weiter in die V. pudenda externa mündet.

11.7.6.3 Der Lymphabfluss

Die Lymphe aus dem Penis fließt überwiegend zu den Nodi lymphoidei inguinales superficiales. Lediglich die Lymphflüssigkeit aus dem Bereich der Glans penis gelangt in die Nodi lymphoidei inguinales profundi.

11.7.7 Die Innervation

Die **sensible Innervation** des Penis erfolgt hauptsächlich über den **N. dorsalis penis**, einen der beiden Endäste des N. pudendus. Er zieht im Canalis pudendalis (Alcock-Kanal, s. S. 255) ins tiefe perineale Gewebe und verläuft dann auf dem Penisrücken lateral der A. dorsalis penis. Sein Versorgungsgebiet ist die Haut und die Glans penis. Besonders die Glans penis wird von vielen sensiblen Nervenendigungen innerviert. Die Haut der Peniswurzel wird vom N. ilioinguinalis, einem Ast aus dem N. cutaneus femoris posterior und vom N. scrotalis posterior innerviert.

11.7.7.1 Die sympathische Innervation

Sympathische Fasern stammen aus dem Reflexzentrum in den lumbalen Rückenmarksegmenten (L2–L3) und ziehen in den Plexus hypogastricus inferior. Der **Sympathikus** ist verantwortlich für die **Ejakulation**.

11.7.7.2 Die parasympathische Innervation
Parasympathische Fasern ziehen vom Sakralmark
(S2–S4, Reflexzentrum für die Erektion) über die
Nn. splanchnici pelvici und dann als Nn. erigentes
in Richtung Plexus hypogastricus inferior.
Der Parasympathikus ist verantwortlich für die
Erektion.

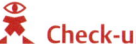 Check-up
✔ Machen Sie sich den Aufbau und die
Topographie der Schwellkörper noch
einmal klar.
✔ Rekapitulieren Sie, wie es zur Erektion
kommt.

11

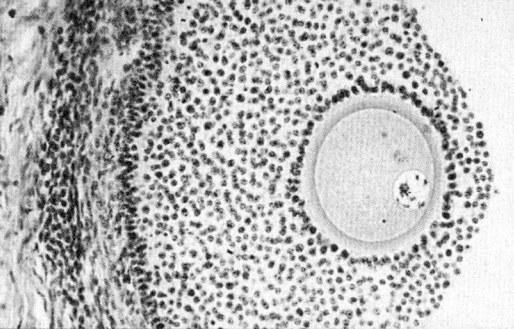

Weibliche Geschlechtsorgane

Abgerutscht!

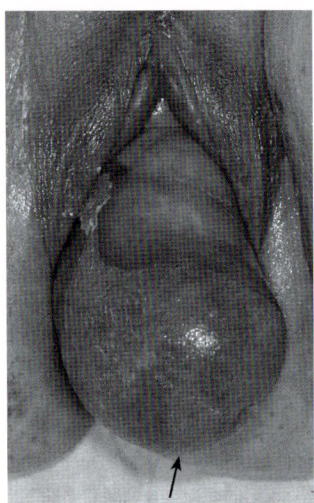

Prolaps uteri mit Ulzerationen der Vaginalschleimhaut. Die Portio uteri befindet sich bei 6 Uhr ($\rightarrow$).

Wie ein Zelt spannen sich Bindegewebszüge zwischen Beckenwand und Gebärmutterhals. Diese und zahlreiche weitere Bänder halten das innere Genitale (siehe folgendes Kapitel) an seinem Platz. Bei Gundula G. hat dieser Halteapparat nachgegeben und die Gebärmutter ist tiefer gerutscht. Deszensus oder Senkung nennt sich dieser Vorgang. Wer darunter leidet, sollte keinesfalls schwere Lasten tragen. Denn dann kann aus dem Deszensus ein Uterusprolaps werden: Die Gebärmutter rutscht durch die Scheide aus dem kleinen Becken heraus.

Schwerstarbeit für den Beckenboden

Als Gundula G. die Sprudelkästen in ihre Wohnung im dritten Stock hochschleppt, spürt sie ein seltsames Druckgefühl zwischen den Beinen. Fast kommt es ihr vor, als ob ihre Gedärme durch die Scheide nach außen fallen. Auch im Rücken bemerkt sie ein deutliches Ziehen. Gundula G. beißt die Zähne aufeinander. Sie weiß von ihrer Gynäkologin, dass sie eine schwache Beckenbodenmuskulatur hat. Schließlich hat sie vier Kinder zur Welt gebracht und arbeitet als Erzieherin in einem Heim für schwerbehinderte Kinder, die sie ständig aus dem Rollstuhl heben muss. Schwangerschaft, Geburten und körperliche Tätigkeit, hatte ihr die Gynäkologin erklärt, setzen dem Beckenboden im Laufe der Zeit zu. Die ersten Beschwerden hat die 59-Jährige schon seit einem halben Jahr bemerkt: Sie verspürt häufig Harndrang und manchmal geht auch unwillkürlich Urin ab. Gundula G. schämt sich wegen ihrer Harninkontinenz und ist deswegen auch noch nicht beim Arzt gewesen.

Eine abgerutschte Gebärmutter

Gundula G. ärgert sich. Sie hätte die Sprudelkästen nicht tragen sollen. Missmutig wählt sie die Nummer ihrer Gynäkologin, Dr. Hauzinger, und erhält einen Termin für den nächsten Tag. Die Ärztin hört sich zunächst die Geschichte ihrer Patientin an, dann bittet sie diese auf den Untersuchungsstuhl im Nebenzimmer. Dr. Hauzinger muss nicht lange untersuchen. Die Diagnose ist fast auf Anhieb klar. Gundula G. leidet an einem Descensus uteri Grad 1. Das bedeutet, dass die Gebärmutter in die Scheide heruntergerutscht ist. Ursachen sind eine schwache Beckenbodenmuskulatur und ein insuffizienter Halteapparat des Uterus: Aufgrund einer Bindegewebsschwäche haben die Bänder nachgegeben, die die Gebärmutter an ihrem Platz halten sollen. Da Blase und Rektum mit den Geschlechtsorganen verwachsen sind, können auch hier Probleme entstehen, beispielsweise Blasenentleerungsstörungen, Verstopfung oder Harninkontinenz wie bei Gundula G.

Schneiden, raffen, stabilisieren

Manchmal kann man eine Gebärmuttersenkung durch Beckenbodengymnastik behandeln. Doch bei Gundula G. ist der Deszensus zu ausgeprägt. Dr. Hauzinger schlägt ihr eine Operation vor. Zwei Wochen später sitzt Frau G. in einem Arztzimmer der städtischen Frauenklinik und lässt sich vom Oberarzt die Operationsmethode erklären. Denn unter „vaginaler Hysterektomie mit vorderer und hinterer Kolporraphie und Dammplastik" kann sie sich nicht viel vorstellen. Oberarzt Dr. Sommer erklärt, dass zunächst durch die Scheide hindurch der Uterus entfernt wird (Hysterektomie) und dann die vordere Scheidenwand und das Bindegewebe gerafft werden, so dass die Blase angehoben wird (vordere Kolporraphie). Schließlich wird auch die hintere Scheidenwand gerafft und Beckenboden- und Dammmuskulatur stabilisiert. Durch dieses Operationsverfahren wird auch die Inkontinenz behoben. Voraussetzung für eine erfolgreiche Behandlung sei allerdings, dass Gundula G. ihrem Beckenboden anschließend keine weiteren Belastungen zumute. Das Schleppen von Getränkekisten sei deshalb absolut tabu.

12 Weibliche Geschlechtsorgane

Die weiblichen Geschlechtsorgane werden in inneres und äußeres Genitale eingeteilt.

Zu den **inneren Geschlechtsorganen** zählen Eierstöcke (Ovariae), Eileiter (Tubae uterinae), Gebärmutter (Uterus) und Scheide (Vagina). Unter dem Begriff Adnexe werden in der Klinik die Eierstöcke und die Eileiter zusammengefasst.

Topographisch (und auch entwicklungsgeschichtlich) werden die äußeren Geschlechtsorgane durch das Jungfernhäutchen (Hymen) von den inneren Genitalien abgegrenzt.

Zu den **äußeren weiblichen Geschlechtsorganen** zählt man große und kleine Schamlippen (Labia majores et minores), Scheidenvorhof (Vestibulum vaginae), Vorhofdrüsen (Glandulae vestibulares) und Kitzler (Klitoris).

Der Begriff Vulva umfasst die äußeren Genitalorgane und zusätzlich noch Harnröhrenmündung, Vagina und den ventral der Beckenringsymphyse gelegenen Mons pubis (**Abb. 12.1**).

12.1 Die Eierstöcke (Ovariae)

Lerncoach
- **Achten Sie beim Lesen des folgenden Kapitels vor allem auf die Topographie und die Bänder, die zum Ovar ziehen. Dies ist ein beliebtes Prüfungsthema.**
- **Die Entwicklung der Oozyten mit ihren Follikelstadien wird im Kapitel 2, S. 34 besprochen, schlagen Sie dort ggf. noch einmal nach.**

12.1.1 Der Überblick

In den paarigen Eierstöcken, den Ovarien, werden die Oozyten gebildet (s. S. 33). Sie reifen in Follikeln heran und werden bei der Ovulation aus der rupturierten Follikelhöhle in Richtung Eileiter abgegeben. In den Ovarien werden außerdem die weiblichen Geschlechtshormone gebildet, das Östrogen und das Progesteron.

Die Ovarien liegen intraperitoneal und werden über das Mesovar (Peritonealduplikatur am Lig. latum) an der Bauchwand befestigt.

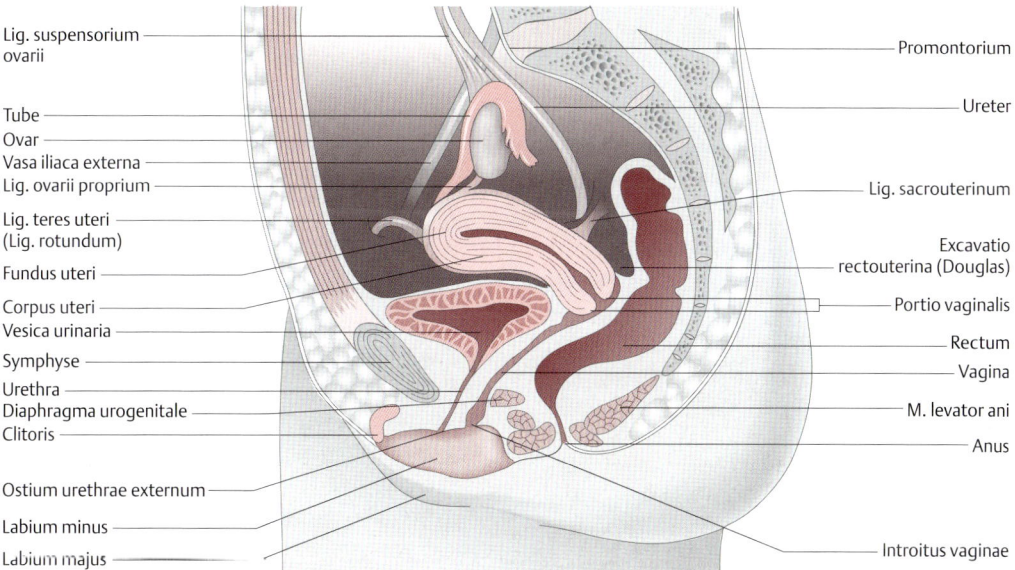

Abb. 12.1 Sagittalschnitt durch das weibliche Becken

12.1.2 Die Entwicklung

(ausführliche Beschreibung s. S. 83)

Die Entwicklung des Ovars geht von den indifferenten Gonadenleisten aus. Sie entwickeln sich bei fehlendem Y-Chromosom zu primären Keimsträngen, die sich dann als Markstränge in die Ovaranlage einsenken und später wieder zurückbilden. Das oberflächlich gelegene Gewebe der Ovaranlage proliferiert weiter und bildet die sog. Rindenstränge.

Die Rindenstränge zerfallen in der weiteren Entwicklung, ihr Gewebe lagert sich zu Zellhaufen zusammen und umgibt nun als Epithelzellschicht die vom Dottersack eingewanderten weiblichen Keimzellen im Ovar.

12.1.3 Die Funktion

In den Ovarien der Frau wachsen die **Eizellen** heran und werden ab der Pubertät bis zur Menopause in regelmäßigen Zyklen bei der Ovulation abgegeben. Die **Oogenese** ist mit der **Follikelreifung** verbunden (ausführliche Beschreibung s. S. 33).

In den Ovarien werden außerdem die weiblichen Geschlechtshormone gebildet, das Östrogen und das Progesteron. Das **Östrogen** ist wichtig für den Eitransport und die Proliferation des Endometriums in der ersten Zyklushälfte; das **Progesteron** bereitet den Organismus in der zweiten Zyklushälfte auf eine mögliche Schwangerschaft vor und erhöht die Körperkerntemperatur der Frau um ca. 0,5°C.

12.1.4 Die Topographie

Die Ovarien liegen in der **Fossa ovarica** an der Aufteilungsstelle der A. iliaca communis. Begrenzt werden sie **ventral** durch die V. iliaca interna und das Lig. umbilicale mediale, **dorsal** durch den Ureter und die A. iliaca interna sowie **lateral** durch den M. obturatorius internus. Die Ovarien sind embryologisch im Retroperitoneum angelegt, treten aber dann durch einen Descensus in das kleine Becken ein und kommen dort beidseits in der Nähe der seitlichen Beckenwand an einer Duplikatur des Peritoneums (Lig. latum uteri) zum Liegen. Sie befinden sich also **intraperitoneal**. Das Peritonealepithel ist bei jungen Frauen kubisch. Das Mesovar ist, wie jedes „Meso", von platten Mesothelzellen bedeckt. Desweiteren sind die Eierstöcke größten-

teils von den fransenartigen Fimbrien der Eileiter bedeckt.

Nicht nur die Eierstöcke sondern auch die Gebärmutter und die Eileiter werden von dieser breiten Bauchfellduplikatur, dem Lig. latum uteri, eingefasst. Bezogen auf die jeweiligen Organe unterscheidet man das **Mesovarium** (Eierstöcke), die **Mesosalpinx** (Eileiter) und das **Mesometrium** (Gebärmutter).

Die Bauchfellduplikatur unterteilt zudem das weibliche kleine Becken in eine vordere Bauchfelltasche **(Excavatio vesicouterina)** und eine hintere Bauchfelltasche (**Excavatio rectouterina**; Douglas-Raum. Weitere Bänder zur Befestigung des Ovars im kleinen Becken sind:

- **Lig. suspensorium ovarii:** vom apikalen Pol des Ovars (dort wo die Tube anliegt, Extremitas tubaria) zur seitlichen Beckenwand; im Ligamentum verläuft die A. ovarica
- **Lig. ovarii proprium:** vom unteren Pol des Ovars (Extremitas uterina) zum Tuben-Uterus-Winkel ziehend; im Ligamentum verläuft der R. ovaricus der A. uterina
- **Mesovarium:** Teil des Lig. latum uteri.

> **MERKE**
>
> - Lig. suspensorium ovarii: von der Seite mit A. ovarica (aus der Aorta)
> - Lig. ovarii proprium: vom Tuben-Uterus-Winkel mit dem R. ovaricus (aus der A. uterina) (deshalb auch synonym Lig. uteroovaricum).

> **Klinischer Bezug**
>
> **Douglas-Raum (Excavatio rectouterina):** Der Douglas-Raum ist der Raum zwischen dem Rektum und dem Uterus und der tiefste Punkt der Bauchhöhle. Klinisch relevant wird dieser Raum bei jeder Ansammlung von freier Flüssigkeit im Abdomen, z. B. bei intraabdominellen Blutungen, oder bei Entzündungen mit Ergussbildung, da sich die Flüssigkeit hier am tiefsten Punkt ansammelt. So kann beispielsweise eine Douglaspunktion die Bestimmung eines Krankheitserregers ermöglichen.

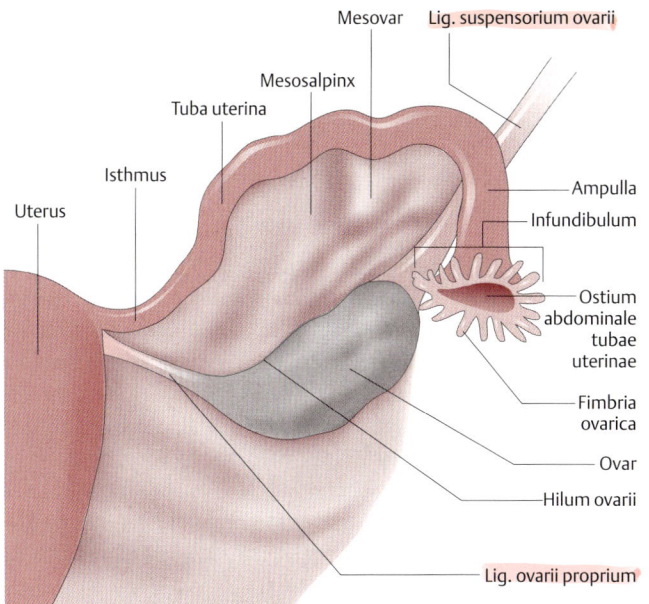

Abb. 12.2 Rechte Adnexe (Ansicht von dorsal)

12.1.5 Der makroskopische Aufbau

Das Ovar hat Pflaumenform und eine Länge von 3–4 cm, eine Breite von 1–2 cm und eine Dicke von ca. 1 cm. Der apikale Pol wird als **Extremitas tubaria**, der kaudale in Richtung Uterus rotierte Pol als **Extremitas uterina** bezeichnet.

Die zu den Beckenorganen gerichtete Seite nennt man **Facies medialis**, die zur lateralen Beckenwand gerichtete Seite **Facies lateralis**.

Das Ovar hat ein **Hilum** für ein- und austretende Gefäße und Nerven (**Abb. 12.2**), das sich an der dem Eileiter zugewandten Seite befindet. Hier setzt auch das Mesovarium an, die gegenüber liegende freie Seite ist der Margo liber ovarii.

MERKE

Anhand der Oberfläche des Ovars kann man altersspezifische Veränderungen feststellen: das kindliche Ovar ist eher glatt, das Ovar einer geschlechtsreifen Frau eher höckrig und die Eierstockoberfläche einer Frau in der Menopause weist narbige Einziehungen auf.

12.1.6 Der mikroskopische Aufbau

Das Ovar wird von einer Schicht **isoprismatischer Serosazellen** umgeben. Nach jedem Eisprung muss

die rupturierte Oberfläche wieder repariert werden. Darunter befindet sich eine Kapsel aus kollagenem Bindegewebe, die **Tunica albuginea**. Bei einem Schnitt durch das Ovar erkennt man im Inneren des Organs (Stroma ovarii) eine Rindenzone (Cortex ovarii) und eine Markzone (Medulla ovarii).

Die **Rindenzone** enthält die verschiedenen Stadien der **Follikel** (s. S. 33) sowie die **Corpora lutea** und zellreiches Bindegewebe. Ab der Pubertät bis zum Klimakterium sind hier zyklusabhängig die verschiedenen Stadien der Follikel zu finden (bei einem Neugeborenen also demnach nur Primordialfollikel).

Die **Markzone** ist mit zahlreichen Blutgefäßen und Nerven durchsetzt. In der Markzone liegen außerdem endokrin aktive Zellen.

Sie können das Ovar unter dem Mikroskop relativ einfach an den verschiedenen Follikelstadien erkennen.

12.1.7 Die Gefäßversorgung

12.1.7.1 Die arterielle Versorgung

Die **A. ovarica** entspringt beidseits direkt aus der Aorta abdominalis auf Höhe des 2. Lendenwirbels. Sie zieht dann an der dorsalen Rumpfwand entlang und überkreuzt in der Beckeneingangsebene die

A. iliaca externa. Im Lig. suspensorium ovarii zieht sie zum Hilum des rechten bzw. linken Eierstocks. Zusätzlich erfolgt die Versorgung über den R. ovaricus aus der A. uterina (aus der A. iliaca interna). Dieser Gefäßast zieht im Lig. ovarii proprium zum Eierstock. A. ovarica und R. ovaricus anastomosieren miteinander und bilden die Eierstockarkade.

12.1.7.2 Der venöse Blutabfluss

Das venöse Blut fließt über ein Geflecht (Plexus ovaricus) in die Vv. ovaricae ab. Das Blut der V. ovarica dextra fließt in die V. cava inferior, das Blut der V. ovarica sinistra über die V. renalis sinistra in die untere Hohlvene (s. S. 413).

Auch hier gibt es einen R. ovaricus zur V. uterina und von dort weiter in die V. iliaca interna. Vergleichbar dem Plexus pampiniformis beim Mann wird auch bei der Frau die A. ovarica von einem Venengeflecht umsponnen.

MERKE

Das Blut der V. ovarica dextra fließt in die V. cava inferior, das Blut der V. ovarica sinistra in die V. renalis sinistra.

12.1.7.3 Der Lymphabfluss

Die Lymphgefäße verlaufen mit den ovariellen Gefäßen und münden in die Nodi lymphoidei lumbales an der Bauchaorta bzw. an der seitlichen Beckenwand in die Nodi lymphoidei iliaci.

12.1.8 Die Innervation

Der Plexus ovaricus steuert die vegetativen Funktionen des Ovars. Seine Fasern stammen vom Plexus hypogastricus inferior et superior, Plexus renalis und Plexus aorticus und bilden ein Fasergeflecht, das um die A. ovarica gelegen zu den Eierstöcken zieht und am Hilum ovarii in die Eierstöcke eintritt.

 Check-up

✔ Machen Sie sich noch einmal klar, durch welche Haltebänder das Ovar mit den umgebenden Strukturen verbunden ist.

✔ Wiederholen Sie die arterielle Versorgung der Eierstöcke.

12.2 Der Eileiter (Tuba uterina)

 Lerncoach

Prägen Sie sich die verschiedenen Abschnitte des Eileiters gut ein, das erleichtert Ihnen das Verständnis von Funktion und Verlauf.

12.2.1 Der Überblick

Die beiden intraperitoneal liegenden Eileiter (Tubae uterinae, auch als Salpinx bezeichnet) haben eine enge topographische Beziehung zu den Eierstöcken. Eileiter und Eierstock werden im klinischen Sprachgebrauch auch als Adnexe bezeichnet. Von den Eierstöcken ziehen die Eileiter (syn. Tuben) im oberen Rand des Lig. latum uteri in Richtung Gebärmutter. Der Eileiter nimmt die beim Eisprung freigesetzte Eizelle auf und transportiert sie zum Uterus.

12.2.2 Die Entwicklung

(ausführliche Beschreibung s. S. 83)
Die Eileiter entwickeln sich aus den oberen Abschnitten der Müller-Gänge.

12.2.3 Die Funktion

Die Eileiter nehmen die durch Ovulation aus dem Ovar freigesetzte Eizelle mit Hilfe der Fimbrien auf. Die Befruchtung findet in den Eileitern statt (meist in der Ampulla), da hier die Kapazitation der Spermien erfolgt (s. S. 40).

MERKE

Die Eileiter sind der Befruchtungsort für die Eizellen.

Zugleich befördern sie das Ei in Richtung Uterus. Durch den Flimmerhärchenschlag des Tubenepithels, sowie durch uteruswärts gerichtete Tubenperistaltik wird der ca. 5-tägige Transport der befruchteten Eizelle durch den Eileiter in die Gebärmutter gewährleistet.

12.2.4 Die Topographie

Die Tuben sind jeweils rechts und links zwischen den Ovarien und dem Uterus ausgespannt. Sie befinden sich am oberen Rand des Lig. latum, also intraperitoneal. Die Eileiter erstrecken sich in ihrem Verlauf vom Uterus aus betrachtet nach posterolateral bis an die Wand des kleinen Beckens, ziehen dann bogenförmig über die Ovarien hinweg und treten mit ihren fingerähnlichen Fimbrien an den oberen Pol des Eierstocks heran. Sie haben zudem topographische Beziehung zum Ileum.

12.2.5 Der makroskopische Aufbau

Der Eileiter ist ca. 12 cm lang und zieht vom Ovar in Richtung Uterus. Das laterale Endstück wird als Infundibulum tubae uterinae bezeichnet, der sog. „Fimbrientrichter", mit der Öffnung in die Bauchhöhle (Ostium abdominale) und den daran ausgebildeten 20–30 frei beweglichen Tubenfransen (Fimbriae tubae), wovon eine besonders lange Fimbrie (Fimbria ovarica) mit dem Ovar verbunden ist. Während der Ovulation umschließen die Fimbrien das Ovar fast vollständig und nehmen dadurch die abgegebene Oozyte durch die Eileiteröffnung (Ostium abdominale) auf.

Die sich ans Infundibulum anschließenden lateralen 2/3 der Tube werden als Ampulla tubae uterinae bezeichnet. Es ist der lumenweiteste und zugleich längste Abschnitt des Eileiters (mit ca. 7 cm, mehr als die Hälfte der Gesamtlänge der Tube). Die Ampulla ist der Befruchtungsort der Eizelle durch das Spermium.

Der Isthmus tubae uterinae bildet das mediale 1/3 der Tube (ca. 2–3 cm), mit engem Lumen und dicker Wandung; dieser Abschnitt bildet zusammen mit dem Uterus den Tuben-Uterus-Winkel.

Die Pars uterina tubae uterinae ist das in der Uteruswand gelegene Teilstück der Tube mit der Öffnung in die Uterushöhle (Ostium uterinum), es bildet mit einem Durchmesser von 0,1–1 mm die engste Stelle.

Klinischer Bezug

Tubenligatur: Bei einer Tubenligatur werden die Eileiter unterbunden. Dieses Verfahren ist nur indiziert beim Wunsch nach endgültiger Empfängnisverhütung und definitiv abgeschlossener Familienplanung bzw. medizinischen Indikationen. Die Tubenligatur wird in der Regel laparoskopisch (mittels Endoskop) durchgeführt. Mit Hilfe eines Plastikclips oder Thermokoagulation wird das Lumen verschlossen. Die vom

Ovar abgegebenen Oozyten treten danach zwar weiterhin in die Tube ein, sie können diese aber nicht passieren. Sie sterben ab und werden resorbiert.

12.2.6 Der mikroskopische Aufbau

Die Wand der Tuba uterina ist aus drei Schichten aufgebaut.

- **Tunica mucosa:** besteht aus einschichtigem, hochprismatischem Flimmerepithel für den Eitransport, sowie Drüsenzellen, die zusammen mit der angesaugten Peritonealflüssigkeit die „Tubenflüssigkeit" bilden
- **Tunica muscularis:** besteht aus drei Schichten glatter Muskulatur, die durch peristaltische Kontraktionen das Ei in Richtung Uterus transportiert und auch zu Ortsverlagerungen der Tube führt (dieser Transportmechanismus sorgt gleichzeitig auch für einen Gegenstrom gegen die Ausrichtung und Bewegung der Spermien)
- **Tunica serosa:** die Umhüllung der Eileiter mit plattem Peritonealepithel.

12.2.7 Die Gefäßversorgung
12.2.7.1 Die arterielle Versorgung
Die Eileiter werden durch den R. tubarius versorgt (aus der A. ovarica bzw. der A. uterina).

12.2.7.2 Der venöse Blutabfluss
Das venöse Blut fließt in den Plexus uterovaginalis und von dort beidseits über die Vv. ovaricae ab. Die rechten Vv. ovaricae fließen in die untere Hohlvene, die linken Vv. ovaricae in die linke V. renalis und dann erst in die V. cava inferior.

12.2.7.3 Der Lymphabfluss
Die Lymphe fließt im Wegebett der ovariellen Gefäße und entlang des Fundus des Uterus ab und gelangt schließlich in die Nodi lymphoidei lumbales.

12.2.8 Die Innervation
Vegetative Fasern für den Eileiter entspringen aus dem Plexus hypogastricus superior et inferior, dem Plexus renalis und dem Plexus aorticus, sowie aus dem Plexus uterovaginalis. Sensible afferente Fasern der Tuba uterina treten in die Rückenmarksegmente Th11, Th12 und L1 ein.

12

Klinischer Bezug

Salpingitis (Adnexitis): Als Salpingitis bezeichnet man eine Entzündung des Eileiters, meist ausgelöst durch eine aus der Gebärmutter aufsteigende Infektion (z. B. mit Chlamydien). Bei der akuten Salpingitis kommt es typischerweise zu plötzlich auftretenden Unterbauchschmerzen, Übelkeit, Erbrechen und eitrigem, teils mit Schmierblutung durchsetzten Vaginalfluor. Die Entzündung kann in der Regel mit Antibiotika und Antiphlogistika gut behandelt werden.

Als Folge der Infektion kann es zu Verwachsungen der Tubenwandung mit Verlegung des Lumens kommen, so dass die Durchgängigkeit aufgehoben und der Eitransport in Richtung Uterus nicht mehr möglich ist. Dies ist ein möglicher Grund für eine Infertilität.

Check-up

✔ Wiederholen Sie die Funktion des Eileiters und welche Mechanismen diese Funktion garantieren. Machen Sie sich klar, warum eine Entzündung des Eileiters zur Infertilität führen kann.

12.3 Die Gebärmutter (Uterus)

Lerncoach
Achten Sie beim Lesen vor allem auf die Topographie: die Lage des Uterus, sein Halteapparat und die von ihm abgegrenzten Räume im kleinen Becken werden gerne geprüft. Auch die zyklischen Veränderungen der Gebärmutterschleimhaut sind für viele andere Fächer relevant (z. B. Physiologie, Histologie).

12.3.1 Der Überblick

Die Gebärmutter (Uterus) ist ein aus glatter Muskulatur aufgebautes muskuläres Hohlorgan und befindet sich im kleinen Becken zwischen der Blase und dem Rektum. Die oberen 2/3 des Uterus bilden den Corpus uteri, das untere 1/3 die Cervix uteri. Dazwischen befindet sich der Isthmus uteri.

Der Uterus stellt für 40 Wochen die „Brutkammer" des heranwachsenden Kindes dar und sorgt am Ende der Schwangerschaft mit muskulären Kontraktionen, den Wehen, für das Gebären des Fetus. In der schwangerschaftsfreien Zeit unterliegt die Schleimhaut des Uterus den hormonell bedingten Zyklusveränderungen von Proliferation, Sekretion und Desquamation.

12.3.2 Die Entwicklung

(ausführliche Beschreibung s. S. 83)

Die Gebärmutter entwickelt sich ebenfalls aus dem Müller-Gang. Durch Verschmelzung der beiden kaudalen Abschnitte entsteht der Uterovaginalkanal, aus dem sich u. a. das Corpus uteri und die Cervix uteri ausbilden. Um den Kanal herum liegen mesenchymale Zellen, die in der weiteren Entwicklung die Uterusmuskulatur und das den Uterus überziehende Peritoneum (Perimetrium) ausbilden.

Klinischer Bezug

Uterus bicornis: Kommt es in der Embryonalzeit zu einer unvollständigen Verschmelzung der Müller-Gänge, resultiert daraus eine Fehlbildung des Uterus. Eine häufige Doppelfehlbildung ist der Zweihöhlen- bzw. Zweihörner-Uterus (Uterus bicornis): es sind zwei Uteruskörper und eine Zervix vorhanden. Eine Therapie ist nur bei Beschwerden angezeigt und besteht in der Spaltung des medianen Septums. Da bei Fehlbildungen des Uterus häufig auch Fehlbildungen des Harntraktes vorliegen, ist zusätzlich eine urologische Diagnostik empfehlenswert.

12.3.3 Die Funktion

Die Schleimhaut des Uterus unterliegt den regelmäßigen, hormonell bedingten Zyklusveränderungen von Proliferation (Aufbau der Schleimhaut), Sekretion (Schleimhaut in maximaler Höhe) und Desquamation (Abstoßen der Schleimhaut → Regelblutung) (s. S. 395).

Kommt es zur Befruchtung, gelangt die Eizelle in den Uterus und lagert sich der Uterusschleimhaut an (Nidation), senkt sich in diese ein und wird schließlich komplett von ihr umgeben (Implantation). Aus der mütterlichen Uterusschleimhaut und aus kindlichen Zellen wird dann die Plazenta gebildet (vgl. S. 42).

Gegen Ende der Schwangerschaft tritt dann die Funktion der Uterusmuskulatur in den Vordergrund. Die glatten Muskelzellen des Myometriums vergrößern sich durch Hypertrophie und Hyperplasie um den Faktor 10 und können so durch kräftige Kontraktionen den Fetus herausbefördern (Wehen).

12.3.4 Die Topographie
Der Uterus liegt mittig im kleinen Becken zwischen Harnblase (ventral) und Rektum (dorsal). Zwischen Rektum und Uterus befindet sich die Excavatio rectouterina (Douglas-Raum), zwischen Harnblasenoberseite und Vorderfläche des Uterus die Excavatio vesicouterina. An die Excavatio rectouterina grenzt unten das hintere Scheidengewölbe. Der Uterus wird vom Peritoneum überzogen, jedoch nicht vollständig darin eingefasst.

Die Position des Uterus beschreibt zum einen die Stellung von Uteruskörper und -hals zueinander (Flexio) bzw. die Stellung des Uterus insgesamt im Beckenraum (Versio).

- Flexio: Winkel zwischen Corpus uteri und Cervix uteri, normalerweise ca. 100° nach vorn (Anteflexio).

- Versio: Winkel der Achsen von Cervix uteri und Vagina, normalerweise neigt sich die Zervixachse gegen die Scheidenachse in einem Winkel von 90° nach vorn (Anteversio).

12.3.4.1 Die Befestigung
Die Haltebänder
Der Uterus wird durch verschiedene Bänder befestigt (Abb. 12.3). Das Lig. latum uteri (breites Mutterband) zieht von der Seitenfläche der Portio supravaginalis cervicis seitlich als quer gestellte Bauchfellduplikatur in Richtung laterale Beckenwand. Es ist frontal gestellt und unterteilt das kleine Becken in die ventral gelegene Excavatio vesicouterina und dorsal gelegene Excavatio rectouterina.

Im kranialen Rand des Lig. latum uteri verläuft der Eileiter, das Lig. teres uteri (s. u.) und das Lig. ovarium proprium. Das Lig. latum uteri dient auch als Aufhängeband („Meso") für drei Organe: Mesovarium für das Ovar, Mesosalpinx für die Tuben und Mesometrium für die Gebärmutter. An der Basis dieses ausgedehnten Bandes ziehen die A.

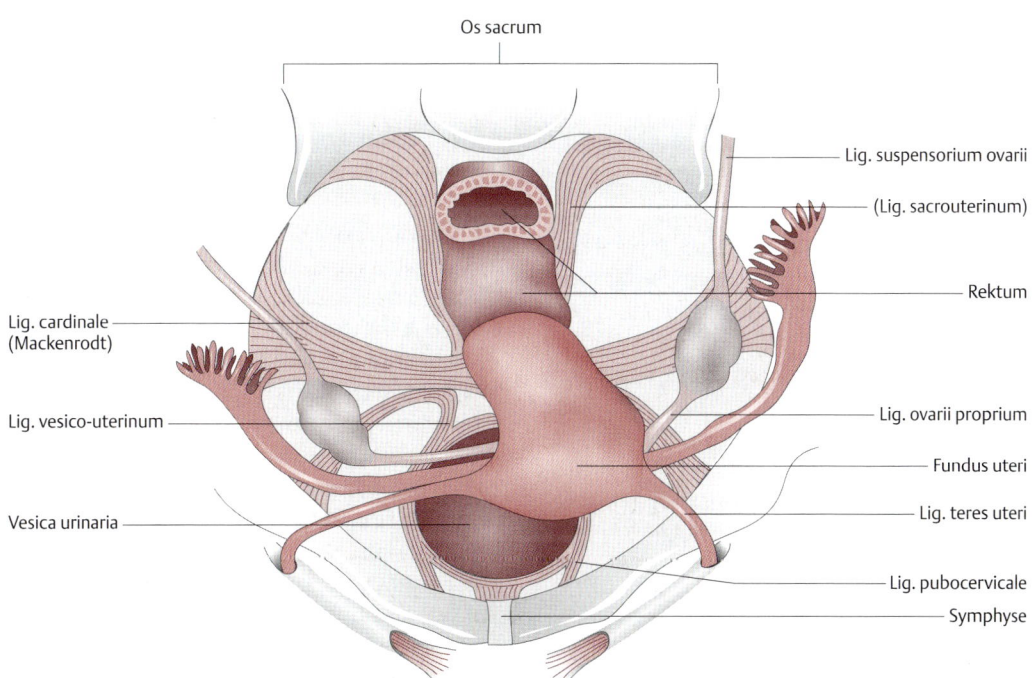

Abb. 12.3   Halteapparat zur Befestigung der inneren Genitalorgane im kleinen Becken

und V. uterina, sowie die dazugehörigen Lymphgefäße.

Das **Lig. teres uteri** (alt: Lig. rotundum) ist das sog. runde Mutterband und zieht ventral vom Tuben-Uterus-Winkel über die Vorderwand des Lig. latum uteri zum inneren Leistenring, dann weiter **durch den Leistenkanal** bis in die großen Schamlippen (s. S. 176). Es enthält glatte Muskulatur, Blut- und Lymphgefäße und ist für die Anteflexio des Uterus mit verantwortlich, die Haltefunktion des Lig. teres uteri für den Uterus ist jedoch gering.

Bei retroflektierter Gebärmutter werden beidseits die Bänder gekürzt, um den Uterus in die anatomische Lage zurückzubringen.

Das **Lig. ovarii proprium** zieht vom Uterus an das Ovar und sorgt für die kraniale Befestigung des Uterus (s. S. 388).

Das **Lig. cardinale** (syn. Lig. transversum cervicis) zieht auf Höhe der Cervix uteri fächerförmig in der Basis des Lig. latum uteri an die seitliche Beckenwand heran.

Die Parametrien

Die Gebärmutter wird durch verschiedene Verstärkungszüge des Beckenbindegewebes im Bereich der Cervix uteri fixiert **(Parametrium)**.

- **Lig. vesicouterinum:** Fortsetzung des **Lig. pubovesicale**, zieht von der Cervix uteri zum Blasenhals und zur Symphyse; zusammen werden beide Bänder als Lig. pubocervicale bezeichnet
- **Lig. sacrouterinum:** verbindet Cervix uteri und Os sacrum, hält den Uterus in seiner Position (Ansatz dorsal); ein Teil des Lig. sacrouterinum bildet die Verbindung zwischen Rektum und Cervix (Lig. rectouterinum)
- **Lig. rectouterinum (+ M. rectouterinus):** Sie bilden zusammen mit dem Lig. sacrouterinum eine Falte auf der Rückseite des Lig. latum uteri, die sog. **Plica rectouterina.** Sie verbindet Rektum und Kreuzbein mit dem Uterus und grenzt beidseits lateral die Excavatio rectouterina ab.

12.3.4.2 Die Beckenbodenmuskulatur
s. S. 180

Klinischer Bezug

Myome: Myome sind gutartige mesenchymale Tumoren der glatten Muskulatur. Sie gehören zu den häufigsten Tumoren der Frau. In vielen Fällen machen sie keine Beschwerden, können aber je nach Lokalisation und Größe auch verschiedene Symptome verursachen. Typisch sind Blutungsstörungen (verlängerte und verstärkte Menstruationsblutung), aber auch Miktionsbeschwerden, Rückenschmerzen oder Obstipation sind als Folge von Verdrängungs- und Druckerscheinungen möglich. Die Therapie erfolgt nur bei symptomatischen Patientinnen, und dann in der Regel operativ. Hier besteht die Möglichkeit der organerhaltenden Operation (meist laparoskopisch) oder der Entfernung der gesamten Gebärmutter (Hysterektomie). Die Hysterektomie kann über einen Bauchschnitt, also abdominal, aber auch durch die Scheide hindurch, also vaginal, erfolgen.

12.3.5 Der makroskopische Aufbau

Der Uterus einer nicht schwangeren Frau ist ein dickwandiges, muskuläres Hohlorgan mit den Ausmaßen 7–8 cm Länge, 5–7 cm Breite und 2–3 cm Dicke. Charakteristisch ist seine **abgeplattete Birnenform**, die sich während der Schwangerschaft vergrößert.

Die oberen 2/3 des Uterus werden als **Corpus uteri** (Gebärmutterkörper) bezeichnet. Die Vorderfläche (Facies vesicalis bzw. Facies anterior) liegt der Harnblase auf bzw. an, die konvexe Hinterfläche (Facies intestinalis bzw. Facies posterior) hat Beziehung zum Rektum.

Der **höchste Punkt** des Uterus ist der **Fundus uteri**. Er wölbt sich kuppelartig über die Einmündungsebene der Eileiter, die in das rechte und linke Uterushorn (Cornu uteri dextra et sinistra) ziehen.

Am Übergang zum unteren 1/3 findet sich eine **ringförmige Verengung, der Isthmus uteri**. Besonders gut zu erkennen ist diese seichte Einschnürung an der Gebärmutter bei einer Nullipara, d. h. eine Frau, die kein Kind geboren hat.

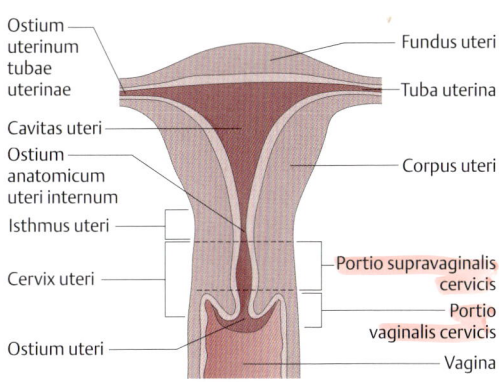

Ostium uterinum tubae uterinae — Fundus uteri

Tuba uterina

Cavitas uteri

Ostium anatomicum uteri internum — Corpus uteri

Isthmus uteri

Cervix uteri — Portio supravaginalis cervicis

Portio vaginalis cervicis

Ostium uteri — Vagina

Abb. 12.4 Uterus und Vagina (s. S. 397) im Frontalschnitt

Das untere 1/3 der Gebärmutter bildet die dünnwandige, runde **Cervix uteri** (Gebärmutterhals). Sie ist nach hinten unten gerichtet und wird in zwei Bereiche eingeteilt (**Abb. 12.4**):

- **Portio supravaginalis cervicis:** oberhalb der Vagina liegender Teil, umfasst den oberen Abschnitt der inneren Uterusenge (Ostium anatomicum uteri internum), die auch als **innerer Muttermund** bezeichnet wird.
- **Portio vaginalis cervicis:** in die Vagina hineinreichender Teil, enthält die äußere Öffnung der Gebärmutterhöhle. Dieser sog. **äußere Muttermund** (Ostium uteri) wird gebildet von einer vorderen und einer hinteren Muttermundlippe (Labium anterius et posterius).

Der Organinnenraum des **Corpus uteri** wird gebildet durch das dreieckige, nach unten spitz zulaufende **Cavum uteri** (Gebärmutterhöhle). Im Bereich der **Cervix uteri** findet man den **Canalis cervicis** (Zervikalkanal), einen spindelförmigen mit Falten durchsetzten Kanal. Zudem befinden sich hier die schleimproduzierenden Zervikaldrüsen (Glandulae cervicales), die mit ihrem Sekret den Zervikalkanal pfropfartig verschließen und so eine Barriere gegen von außen aufsteigende Infektion bilden.

Das gesamte Uteruslumen steht über den Canalis cervicis und das Ostium uteri mit dem Vaginalkanal in Verbindung. Die Eileiter verbinden das Uteruslumen mit der freien Bauchhöhle. Somit besteht bei der Frau physiologischerweise ein Durchgang von der äußeren Umgebung durch die genannten Strukturen bis in die Bauchhöhle.

12.3.6 Der mikroskopische Aufbau

Am Uterus werden drei Schichten unterschieden. Das **Endometrium** (= Tunica mucosa) bildet die innere Schicht des Cavum uteri. Diese wird weiter unterteilt in das ans Lumen angrenzende **Stratum functionale** mit einer einschichtigen iso- bis hochprismatischen Zellschicht, und ein darunter liegendes **Stratum basale**, mit vielen schlauchförmigen Drüsen (Glandulae uterinae) umgeben von zellreichem Bindegewebe (Lamina propria) und Blutgefäßen. Das Stratum functionale des Endometriums unterliegt den zyklusbedingten Veränderungen und wird bei der Menstruation abgestoßen, vom Stratum basale ausgehend erfolgt nach der Monatsblutung die Neubildung der endometrialen Schleimhaut.

Das **Myometrium** (= Tunica muscularis) ist die breiteste der drei Schichten und besteht überwiegend aus glatten Muskelfasern sowie Bindegewebe und Gefäßen. Die Muskelschicht wird weiter unterteilt in 3 Lagen, die zusammen ein dreidimensionales Netzwerk bilden und mehrfach miteinander verflochten, aber parallel zur Uterusoberfläche ausgerichtet sind. Die innere und äußere Muskellage sind dünn, die mittlere ist die dicke Muskellage und unter der Geburt der „Austreibungsmotor".

Das **Perimetrium** (= Tunica serosa) stellt den mesothelialen Überzug der Gebärmutter mit Peritoneum dar.

Die **Schleimhaut der Cervix uteri** unterliegt nicht den zyklusbedingten Schleimhautveränderungen. Ihr Epithel ist hochprismatisch mit sekretorischen Zellen und Flimmerzellen. Die Drüsen sezernieren alkalischen Schleim. Lediglich das Epithel an der **Portio vaginalis cervicis** ist aus **mehrschichtigem unverhorntem Plattenepithel** aufgebaut.

MERKE

Die Schleimhaut der Cervix uteri zeigt keine wesentlichen zyklusbedingten Schleimhautveränderungen.

12.3.6.1 Die Uterusschleimhaut während des Zyklus

Unter dem zyklischen Einfluss der Gonadotropine und der Sexualhormone reift jeden Monat ein befruchtungsfähiges Ei heran. Der Menstruations-

12

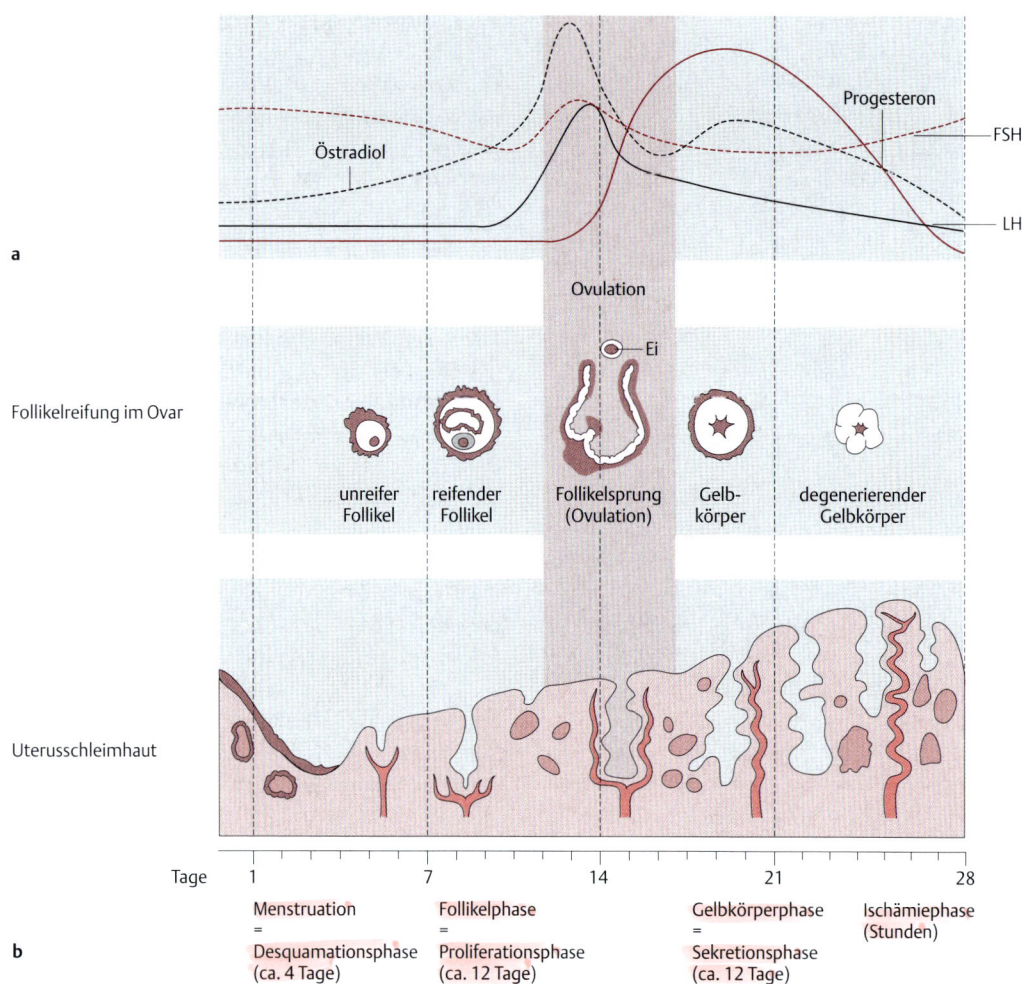

Abb. 12.5 Hormonelle Vorgänge während des weiblichen Zyklus

zyklus dauert im Durchschnitt 28 Tage (21–35 Tage). Der 1. Teil des Menstruationszyklus **(Follikelphase)** hat eine variable Dauer. Die 2. Phase **(Lutealphase)** beträgt regelmäßig ca. 14 Tage. Zwischen den beiden Phasen liegt der Eisprung. Innerhalb des Zyklus werden am Endometrium verschiedene Veränderungen beobachtet (**Abb. 12.5**).

Die Desquamationsphase (1.–4. Tag)
Wenn das Corpus luteum zugrunde geht, fällt der Progesteronspiegel ab. Als Folge kann das **Stratum functionale** nicht mehr erhalten werden und wird **abgestoßen**. Es kommt zur Menstruationsblutung, die eigentlich eine Hormonentzugsblutung dar-

stellt. Das **Stratum** basale bleibt erhalten und dient als Ausgangsgewebe für den Wiederaufbau des Stratum functionale.

Die Proliferationsphase (5.–14. Tag)
In der Proliferationsphase wird das Stratum functionale wieder aufgebaut aus dem Epithel der Drüsenreste im Stratum basale, die **Schleimhautdicke nimmt** deutlich **zu**. Die tubulären Uterusdrüsen nehmen an Länge zu (sog. **„Korkenzieherform"**). Die Proliferationsphase steht unter dem Einfluss von Östrogen.

Die Sekretionsphase (15.–28. Zyklustag)
In der zweiten Zyklushälfte wird das Endometrium unter dem Einfluss von Progesteron sekretorisch transformiert. Es bilden sich die charakteristischen Spiralarterien und geschlängelten Drüsen aus, um möglichst optimale Bedingungen für die Eieinnistung (Nidation) zu schaffen. Die Blutgefäße in der Schleimhaut vermehren sich und die uterinen Drüsen nehmen an Größe weiter zu („Sägeblattform"). Die Zellen des Stromas lagern in dieser Phase Glykogen und Fett ein und vergrößern sich zu den sog. „Prädezidualzellen". Dieser Vorgang beginnt in der oberen Schicht des Stratum functionale und setzt sich nach unten weiter fort. Das Stratum functionale wird in ein oberflächlich gelegenes Stratum compactum und ein darunter gelagertes Stratum spongiosum unterteilt.

Die Ischämiephase
Am Ende der Sekretionsphase kontrahieren sich die Spiralarterien. Es kommt zu einer Ischämie des Stratum functionale, die Zellen sterben ab. Das geschädigte Gewebe wird dann in den folgenden Tagen mit der Monatsblutung – auch Progesteronentzugsblutung genannt – abgestoßen (Desquamationsphase, s. o.). Mit Einsetzen der Menstruation beginnt der Zyklus wieder von vorne, man zählt wieder den 1. Tag

12.3.7 Die Gefäßversorgung
12.3.7.1 Die arterielle Versorgung
Die A. uterina (aus der A. iliaca interna) versorgt die Gebärmutter. Sie verläuft von der seitlichen Beckenwand in der Basis des Lig. latum uteri zur Cervix uteri und zieht dann geschlängelt am Uterus seitlich aufwärts zum Tubenwinkel. Sie gibt folgende Äste ab: A. vaginalis, R. ovaricus, R. tubarius. Am Fundus anastomosiert sie mit der A. uterina der Gegenseite. Zudem tritt von hier aus der R. ovaricus in Richtung Ovar in das Lig. ovarium proprium, sowie der R. tubarius für den Eileiter ein. Die A. ovarica und die A. uterina anastomosieren im Bereich der Adnexe über den R. ovaricus miteinander. Über diese Anastomosen werden Uterus, Ovar und Tube versorgt.

12.3.7.2 Der venöse Blutabfluss
Um die Gebärmutter liegt ein klappenloser Venenplexus, der Plexus venosus uterinus, der mit den Vv. uterinae in die Vv. iliacae internae abfließt.

12.3.7.3 Der Lymphabfluss
Die Lymphe vom Fundus fließt mit den Lymphgefäßen des Ovars zu den Nodi lymphoidei lumbales entlang der Aorta; einige Lymphgefäße ziehen zu den Nodi lymphoidei iliaci externi oder entlang der Parametrien zu den Nodi lymphoidei inguinales superficiales.
Vom Corpus uteri ziehen Lymphgefäße zu den Nodi lymphoidei iliaci externi. Die Lymphe der Cervix uteri fließt in die Nodi lymphoidei ilica interni und Nodi lymphoidei sacrales.

12.3.8 Die Innervation
Vegetative Fasern stammen vom Plexus hypogastricus inferior sowie den Nn. splanchnici pelvici und ziehen durch das Lig. latum uteri von lateral an die Gebärmutter heran und bilden dort den Plexus uterovaginalis (Frankenhäuser-Plexus). Die zahlreichen in das Geflecht eingeschalteten Ganglienzellgruppen werden als Ganglia pelvica bezeichnet.
Sensible Fasern ziehen zu den Rückenmarksegmenten Th10–12 und L1.

 Check-up
✔ Machen Sie sich noch einmal klar, welche Neigungs- und Beugeachse am Uterus unterschieden werden.
✔ Rekapitulieren Sie die Haltestrukturen und Bänder des Uterus.
✔ Wiederholen Sie die zyklusabhängigen Veränderungen der Uterusschleimhaut.

12.4 Die Vagina

 Lerncoach
Beachten Sie in diesem Kapitel neben den makroskopischen Merkmalen vor allem die Histologie – und hier besonders die verschiedenen Wandschichten.

12.4.1 Der Überblick

Die Scheide (Vagina) ist ein 7–9 cm langer fibromuskulärer Schlauch und das weibliche Kopulationsorgan. Außerdem ist sie ein Teil des Geburtskanals. Ihre Öffnung mündet ebenso wie die äußere Öffnung der Harnröhre in den Scheidenvorhof (Vestibulum vaginae). Eingefasst wird der Scheidenvorhof von den äußeren weiblichen Geschlechtsorganen, den großen und kleinen Schamlippen und dem Kitzler (s. S. 399).

12.4.2 Die Entwicklung

(ausführliche Beschreibung s. S. 83)
Die Vagina bildet sich aus zwei verschiedenen Strukturen: Das Scheidengewölbe (Fornix vaginae) entsteht aus der Verschmelzung der kaudalen Abschnitte der Müller-Gänge. Die übrigen Anteile der Vagina entwickeln sich aus dem Sinus urogenitalis mit seiner dazugehörigen Vaginalplatte. Durch das Hymen (Jungfernhäutchen) ist die Vagina vom Sinus urogenitalis getrennt.

12.4.3 Die Funktion

Die Vagina ist gleichzeitig Ausführungsgang für die abgestoßenen Endometriumsbestandteile am Ende des Menstruationszyklus, Teil des Geburtskanals und Kopulationsorgan.

12.4.4 Die Topographie

Von den Seitenrändern der Vagina und des Uterus zieht das Lig. latum als transversale Bindegewebsplatte quer durch das Becken (s. S. 394) und teilt das kleine Becken in eine vordere Excavatio vesicouterina und eine hintere Excavatio rectouterina. Ventral liegen Harnblase und Urethra, dorsal befinden sich Rektum und Analkanal.
Im unteren Abschnitt grenzen die Glandulae vestibulares majores (Bartholini-Drüsen) und der Bulbus vestibularis an die Scheide. Der Bulbus vestibularis ist ein venöser Schwellkörper unterhalb der großen Schamlippen.
Oberhalb dieser Ebene umschließen die Muskelfasern des M. levator ani (hier: M. pubococcygeus, s. S. 180) die Vagina und verkleinern ihr Lumen.

12.4.5 Der makroskopische Aufbau

Die Vagina ist ein 7–9 cm langer fibromuskulärer Schlauch. Sie erstreckt sich von der Cervix uteri bis zur äußeren Scheidenöffnung (Ostium vaginae) im Scheidenvorhof (Vestibulum vaginae). Das Ostium vaginae wird unvollständig von einer Hautfalte, dem Hymen (Jungfernhäutchen), verschlossen.
Ebenso wie die Beckenachse verläuft auch die Vagina nach vorne-unten. Die Vorder- und Hinterwand der Vagina sind aneinandergedrückt, u.a. durch die von ventral angrenzende Harnblase und das von dorsal angrenzende Rektum, wobei die hintere Wand in der Längsausdehnung 1–2 cm länger ist als die Vorderwand.
Der obere Anteil der Vagina umschließt den äußeren Muttermund des Uterus und bildet das Scheidengewölbe (Fornix vaginae) mit einer vorderen flachen Pars anterior und einer tieferen hinteren Pars posterior (Angrenzung an den Douglas-Raum) sowie der seitlichen Pars lateralis. Das Scheidengewölbe ragt über die Einmündung der Cervix uteri ins Becken hinein (s. Abb. 12.4).
Der untere Abschnitt der Vagina reicht durch den Levatorspalt des Beckenbodens nach außen und endet im Scheidenvorhof.

12.4.6 Der mikroskopische Aufbau

Die Vagina besteht aus folgenden Wandschichten:
- Tunica mucosa:
  - Mehrschichtiges unverhorntes Plattenepithel. Es enthält folgende Schichten, die zyklischen Veränderungen unterliegen: Stratum basale (Basalzellen), Stratum spinosum profundum (Parabasalzellen) und Stratum spinosum superficiale (Intermediärzellen und Superfizialzellen).
  - Lamina propria mucosae: Bindegewebe-Schicht mit Gefäßen und Querfalten (Rugae vaginales) sowie durch einen Venenplexus aufgeworfene Längserhebungen (Columnae rugarum). Durch die ventral ziehende Harnröhre an der Vorderwand der Vagina entsteht eine besonders prominente Längsfalte, die Carina urethralis vaginae.

MERKE

Die Vaginalschleimhaut besitzt keine Drüsen.

- **Tunica muscularis:** dünne Muskelschicht aus gitterartig angeordneter glatter Muskulatur mit eingeflochtenen elastischen Fasern
- **Tunica adventitia:** Bindegewebe um die Vagina (sog. Parakolpium).

12.4.6.1 Das Scheidensekret
Das saure Scheidensekret (pH 4–4,5) besteht aus dem **Sekret der Drüsen** der Cervix uteri, einem **Transsudat** aus der Vaginalwand und **abgeschilferten Epithelzellen**. Die Epithelzellen der Tunica mucosa sind sehr **glykogenreich** und unterliegen zyklusbedingten Veränderungen (z.B. vermehrte Glykogenaufnahme der Epithelzelle). Milchsäurebakterien (sog. Döderlein-Bakterien) zersetzen das Glykogen der Vaginal-Epithelzellen und bilden so die **Milchsäure**, die das Scheidensekret ansäuert und gegen Krankheitskeime schützt.

Klinischer Bezug

Vaginalzytologie (Kolpozytologie): Abstriche vom Muttermund zur zytologischen Untersuchung werden im Rahmen der Krebsvorsorge und bei verdächtigen Veränderungen entnommen. Routinemäßig erfolgen zwei Abstriche: Der erste von der Oberfläche der Portio vaginalis (Ektozervix), der zweite aus dem Zervikalkanal (Endozervix). Die Abstriche werden mit einer speziellen Methode angefärbt (nach Papanicolaou) und unter dem Mikroskop beurteilt.
Die Vaginalzytologie liefert u.a. auch Informationen über den Zyklusverlauf. In der Proliferationsphase (Follikelphase) finden sich überwiegend flach ausgebreitete große Intermediär- und Superfizialzellen. In der Sekretionsphase kommt es zur typischen Abschilferung der Epithelien in großer Zahl mit charakteristischer Anhäufung, Abfaltung und Einrollung. In der Menstruationsphase sieht man zusätzlich zahlreiche Erythrozyten.
Veränderungen am Zellkern (z.B. Polymorphie, vermehrte Mitosen) und am Zytoplasma (z.B. Vakuolisierung) liefern Hinweise auf das Vorliegen von Atypien und sind verdächtig.

12.4.7 Die Gefäßversorgung
12.4.7.1 Die arterielle Versorgung
In der Regel erfolgt die arterielle Perfusion über die **Rr. vaginales** aus der A. uterina, gelegentlich gehen diese aber auch direkt aus der A. iliaca interna hervor. Die Rr. vaginales anastomosieren miteinander und bilden ein Gefäßgeflecht mit Zuflüssen aus der **A. pudenda** und der **A. vesicalis inferior**.

12.4.7.2 Der venöse Blutabfluss
Die vaginalen Venen bilden den seitlich der Vagina innerhalb der Submukosa gelegenen **Plexus venosus vaginalis**. Von hier fließt das Blut in die V. iliaca interna ab.

12.4.7.3 Der Lymphabfluss
Der lymphatische Abfluss aus dem oberen Scheidendrittel erfolgt entlang der A. uterina in die Nodi lymphoidei iliaci interni, aus der Mitte der Vagina in die Nodi lymphoidei iliaci externi und aus dem Scheidenvorhof in die Nodi lymphoidei inguinales superficiales, Nodi lymphoidei sacrales und Nodi lymphoidei iliaci communes.

12.4.8 Die Innervation
Die vegetativen Fasern ziehen aus dem **Plexus uterovaginalis** in Richtung Scheide. Die Nervenfasern dieses Plexus innervieren die Cervix uteri und den oberen Anteil der Vagina. Der untere Anteil der Vagina wird über den **N. pudendus** innerviert.

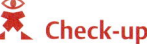 **Check-up**
✔ **Wiederholen Sie den Aufbau der Vaginalschleimhaut.**

12.5 Äußere weibliche Geschlechtsorgane

 Lerncoach
Neben den inneren Genitalen ist es wichtig, sich einen Überblick über die äußeren Geschlechtsorgane zu verschaffen. Details hierzu werden allerdings eher wenig geprüft.

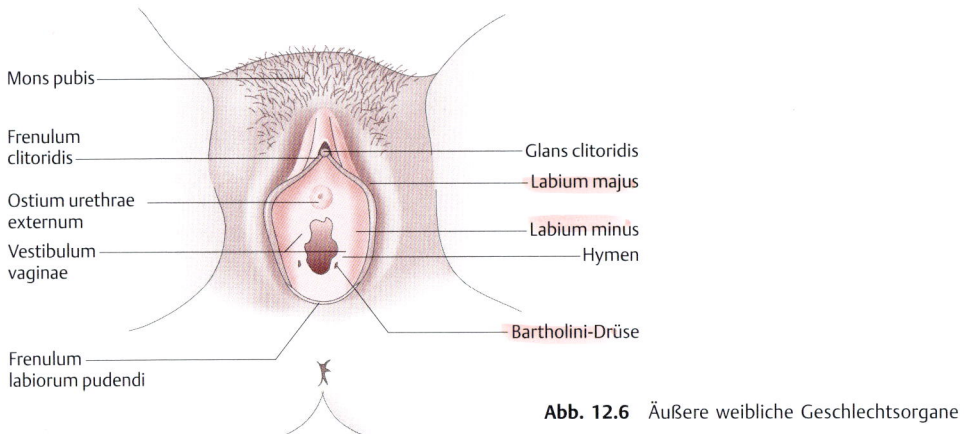

Mons pubis
Frenulum clitoridis
Ostium urethrae externum
Vestibulum vaginae
Frenulum labiorum pudendi

Glans clitoridis
Labium majus
Labium minus
Hymen
Bartholini-Drüse

Abb. 12.6 Äußere weibliche Geschlechtsorgane

12.5.1 Der Überblick

Zu den äußeren Genitalien der Frau zählen die großen und kleinen Schamlippen (Labia majores et minores), der Scheidenvorhof (Vestibulum vaginae) sowie der im ventralen Bereich der Schambeinregion gelegene Schamberg (Mons pubis), ein Haut-Fett-Polster. Diese Strukturen werden zusammen mit dem Kitzler (Clitoris) auch als Vulva bezeichnet (**Abb. 12.6**). Weiterhin gehören die Glandulae vestibulares zu den äußeren Geschlechtsorganen sowie die äußere Öffnung der weiblichen Harnröhre.

12.5.2 Die Entwicklung

(ausführliche Beschreibung s. S. 84)
Beim weiblichen Embryo entwickelt sich aus dem sich länglich verformenden Genitalhöcker die Klitoris. Die Urethralfalten differenzieren sich zu den kleinen Schamlippen aus und umschließen den offen bleibenden Urogenitalspalt. Der Urogenitalspalt wird zum späteren Vestibulum vaginae. Das Skrotum des Mannes entspricht den großen Schamlippen der Frau; als ursprüngliche Struktur dienen die Labioskrotalwülste (Genitalwülste). Der Bulbus vestibuli der Frau entspricht dem Harnröhrenschwellkörper (Corpus spongiosum) des Mannes.

12.5.3 Die Funktion

Die Haut des Mons pubis und der Labia majores ist durchsetzt mit vielen sensorischen Tastkörperchen, den sog. Genitalnervenkörperchen, die bei taktiler Reizung zur Auslösung der sexuellen Erregung beitragen.

Der paarige Schwellkörper des Bulbus vestibuli, der an der Basis der beiden kleinen Schamlippen liegt, ist in der Funktion ähnlich dem Penisschwellkörper.
Die Clitoris ist ein sensibles Organ mit erektiler Funktion. Der dazugehörige Schwellkörper mit den Crura clitoridis füllt sich mit Blut, wenn es zu sexueller Erregung kommt.

12.5.4 Die Topographie und der makroskopische Aufbau

Die äußeren Geschlechtsorgane der Frau erstrecken sich vom Unterrand der Symphyse bis zum Dammbereich, dem Perineum.

12.5.4.1 Der Mons pubis

Der Mons pubis (Schamberg) ist ein Haut-Fett Polster auf Höhe der Symphyse des Beckenrings und am ehesten durch die geradlinig verlaufende Schambehaarung (Pubes) zu identifizieren. Diese mit der Pubertät einsetzende geschlechtsreife Terminalbehaarung setzt sich dann weiter fort und findet sich ebenfalls auf den großen Schamlippen.

12.5.4.2 Die Labia majores

Die Labia majores (große Schamlippen) sind längliche Hautfalten, die vom Mons pubis in Richtung Perineum ziehen. Sie umschließen wallartig die Schamspalte (Rima pudendi) und bedecken sie. Deutlich auffallend ist ihre dunkle Pigmentierung an der behaarten Außenseite. An der Innenseite finden sich keine Haare. Die Labia majores enthalten Fettgewebe und Venenplexus. Diese Venenplexus sind in ihrer Gesamtheit von einer Faszie umhüllt und bilden den weiblichen Genitalschwellkörper, den Bulbus vestibuli. Die Schwellkörper beider Seiten treffen sich ventral der Rima pudendi und sind dort über ein Pars intermedia bulborum miteinander verbunden. Überzogen wird der Bulbus vestibuli vom M. bulbospongiosus (s. S. 380).

12.5.4.3 Die Labia minores

Die Labia minores (kleine, fettfreie Schamlippen) begrenzen den Scheidenvorhof (Vestibulum vaginae). In das Vestibulum vaginae eröffnen sich die weibliche Urethra, das Ostium vaginae und die Glandulae vestibulares minores sowie die Glandula vestibularis major (Bartholini-Drüse) mit ihren Ausführungsgängen.

Am vorderen Ende verlaufen die beiden kleinen Schamlippenhautfalten als Frenulum clitoridis nach ventral zur Clitoris. Am hinteren Ende verlaufen die beiden Schamlippenhautfalten als Frenulum labiorum pudendi. Dieses Frenulum reißt nach der ersten vaginalen Entbindung durch die Dehnung des Geburtskanals. Zusätzlich findet sich vor der Clitoris das Praeputium clitoridis, welches ebenfalls von den kleinen Schamlippen ausgeht.

12.5.4.4 Die Clitoris

Die Clitoris (Kitzler) enthält zwei erektile Corpora cavernosa clitoridis. Sie besteht aus zwei Schenkeln (Crura), die in einen Körper (Corpus) mit Glans übergehen und mit einem Präputium überzogen sind. Die Crura haben ihren Ursprung an den beiden unteren Schambeinästen. Das Lig. suspensorium clitoridis befestigt den Kitzler am Symphysenunterrand.

12.5.4.5 Die Glandulae vestibulares

Auf der Innenseite der kleinen Schamlippen münden neben den freien Talgdrüsen die Ausführungsgänge der Glandulae vestibulares minores und der paarigen Glandula vestibularis major in das Vestibulum vaginae. Die Glandulae vestibulares minores sind Schleim produzierende Drüsen.

Die erbsgroße Glandula vestibularis major (Bartholini-Drüse) liegt von außen dem Diaphragma urogenitale an. Mit einem ca. 1,5 cm langen Ausfüh-

rungsgang mündet die Drüse zu beiden Seiten der Vaginalöffnung im Vestibulum vaginae. Sie sondert ein alkalisch-schleimiges Sekret ab, die Sekretion nimmt bei sexueller Erregung zu.

Klinischer Bezug

Bartholinitis: Eine Entzündung des Ausführungsganges der Glandula vestibularis major wird als Bartholinitis bezeichnet. Ursache sind meistens bakterielle Erreger (Staphylokokken, Gonokokken), klinisch bestehen starke Schmerzen und eine zunehmende einseitige Schwellung. Bei der Inspektion findet sich eine bis zu hühnereigroße abgekapselte Eiteransammlung an typischer Stelle. Therapeutisch erfolgt im Regelfall die Gabe von Antibiotika, ggf. ist die Inzision des Abszesses zur Eiterentleerung erforderlich. Im Anschluss an die Inzision wird die Abszessmembran ausgekrempelt und mit der äußeren Haut vernäht (Marsupialisation).

12.5.5 Der mikroskopische Aufbau

Der Mons pubis ist von Außenhaut überzogen (s. S. 7) und mit Terminalhaaren bedeckt.

Fettgewebe, dunkle Hautpigmentierung, glatte Muskelzellen, Schweiß-, Duft- und Talgdrüsen und Schambehaarung kennzeichnen histologisch die Außenseite der großen Schamlippen. Innen befinden sich keine Haare. Das Epithel ist schwach verhornt. Freie Talgdrüsen finden sich nur vereinzelt.

Die Haut der kleinen Schamlippen ist aus viel Bindegewebe aufgebaut, mit einigen Talgdrüsen durchsetzt, und von einer unverhornten mehrschichtigen Plattenepithelzellschicht bedeckt.

Clitoris und Penis sind histologisch und auch embryologisch homologe Gebilde und vergleichbar strukturiert: Die Clitoris enthält zwei erektile Corpora cavernosa clitoridis (vgl. S. 381). Bedeckt ist sie von unverhorntem Plattenepithel.

12.5.6 Die Gefäßversorgung

12.5.6.1 Die arterielle Versorgung

Die arterielle Versorgung der äußeren Geschlechtsorgane erfolgt über die A. pudenda interna (aus der A. iliaca interna).

12.5.6.2 Der venöse Abfluss

Der venöse Abfluss erfolgt in die **Vv. pudendae externae**, die **V. pudenda interna** und die **V. dorsalis clitoridis profunda** (diese fließt dann in den Plexus venosus vesicalis ab).

12.5.6.3 Der Lymphabfluss

Die Lymphflüssigkeit fließt in die Nodi lymphoidei inguinales.

12.5.7 Die Innervation

12.5.7.1 Die sensible Innervation

Das äußere Genitale wird von vielen sensiblen Nerven durchzogen, welche an sog. **Genitaltastkörpern** enden. Die Reizweiterleitung erfolgt dann über den N. ilioinguinalis (Nn. labiales anteriores), den N. genitofemoralis (R. genitalis) und den N. pudendus (Nn. perineales, Nn. labiales posteriores, N. dorsalis clitoridis) – alles Äste des Plexus lumbalis (s. S. 252).

12.5.7.2 Die sympathische und die parasympathische Innervation

Die vegetativen Fasern entstammen dem **Plexus uterovaginalis** und ziehen u. a. als N. cavernosi clitoridis z. B. zur Clitoris.

Check-up

✔ **Wiederholen Sie die Strukturen des äußeren Genitale im Einzelnen.**

✔ **Überlegen Sie noch einmal, wo die Glandulae vestibulares münden.**

12

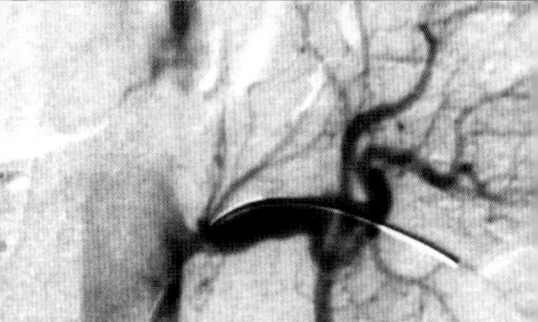

Bauch- und Beckenorgane: Große Leitungsbahnen, vegetatives Nervensystem und Topographie

Fette Würmer

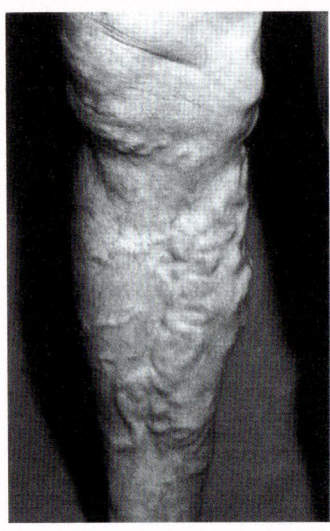

Stammvarikose der V. saphena magna mit Seitenastvarizen am Unterschenkel.

Das Herz treibt das Blut durch die Arterien hinunter bis in die kleine Zehe. Doch der Rückweg durch die Venen ist nicht immer unproblematisch, schließlich muss das Blut „bergauf" gegen die Schwerkraft ankämpfen. Venenklappen fördern den Rückfluss des Blutes Richtung Herz. Doch wenn die Venenklappen nicht mehr richtig schließen, kann sich das Blut in den oberflächlichen Beinvenen stauen. Es entstehen Krampfadern, auch Varizen genannt. So auch bei Lena F.

Krampfadern

Lena F. hat ausgeprägte dunkelblauen Krampfadern, die sich wie fette Würmer an ihren Unterschenkeln über die Kniekehlen bis hinauf zu den Oberschenkeln schlängeln. Die Veranlagung dazu hat sie von ihrer Mutter geerbt. Diese hatte nicht nur Krampfadern, sondern sogar Geschwüre an den Beinen, die gar nicht mehr abheilten. So weit möchte es Lena F. nicht kommen lassen. Deshalb hat sie sich entschlossen, die Krampfadern entfernen zu lassen. Ihr Hausarzt hat sie in eine darauf spezialisierte Klinik überwiesen.

Von Krampfadern zum Geschwür

Dr. Rosenthal, Facharzt für Chirurgie, sieht sich Lenas Beine genau an. Er findet ausgeprägte Varizen im Bereich der Vena saphena magna und der Vena saphena parva. Die Knöchel sind geschwollen und die Haut ist verdickt und bräunlich pigmentiert. Oberhalb der Sprunggelenke finden sich auch einige weißliche Areale, in denen die Haut atrophiert, also zurückgebildet, ist. Frau F., so stellt er fest, leidet nicht nur an einer Varikose, sondern bereits an einer chronisch-venösen Insuffizienz (CVI). So nennt man die Hautveränderungen am Unterschenkel, die eine Folge von Krampfadern sein können.

Dr. Rosenthal fragt Lena F., was sie bisher gegen ihre Krampfadern unternommen habe. Sie erzählt, dass ihr Kompressionsstrümpfe verschrieben worden seien, die sie während der Arbeit trage. Im Sommer seien diese Strümpfe allerdings eine wahre Tortur und sie habe sie oft nicht angezogen. Dr. Rosenthal nickt: Die wenigsten Patienten halten eine konsequente Therapie mit Kompressionsstrümpfen durch. Während des Gesprächs hat er das Duplexgerät eingeschaltet. Mithilfe der Duplexsonographie kann man die Strömung in den Venen darstellen und klären, ob die Venenklappen tatsächlich insuffizient sind und ob die tiefen Venen durchgängig sind. Denn wenn diese beispielsweise wegen einer Thrombose verschlossen sind, dürfen die oberflächlichen Venen keinesfalls operativ entfernt werden.

Venenstripping

Einige Wochen später liegt Lena F. auf dem Operationstisch. Bei ihr wird ein „Venenstripping" mit einer Babcock-Sonde durchgeführt. Dafür wird die Vena saphena magna am Knöchel und in der Leiste freipräpariert. Dann wird am Knöchel ein flexibler Draht in die Vene eingeführt und bis zur Leiste hochgeschoben. In der Leiste wird die Vene an der Sonde befestigt, so dass sie sich beim Zurückziehen des Drahtes nach innen einstülpt und somit herausgezogen wird. Einige weitere Venen werden zusätzlich unterbunden. Anschließend erhält Lena F. einen festen Druckverband.

Mit dem Operationsergebnis ist Lena F. sehr zufrieden. Bis auf einige kleine Besenreiser-Varizen – ein fein verzweigtes, oberflächliches Netz von Venenerweiterungen – sind fast alle Varizen verschwunden und die Narben sind kaum zu sehen.

13 Bauch- und Beckenorgane: Große Leitungsbahnen, vegetatives Nervensystem und Topographie

13.1 Das Lymphsystem

Lerncoach
Ziel dieses Kapitels ist, dass Sie den Lymphabfluss verstehen und das Einflussgebiet des Ductus thoracicus bzw. Ductus lymphaticus dexter zuordnen können. Schlagen Sie ggf. noch einmal auf S. 302 nach.

13.1.1 Der Überblick
Die Lymphe ist eine weißgelbe Flüssigkeit, die u. a. Zellen der Immunabwehr und Plasmaproteine enthält. Sie entsteht durch Filtration von Blutplasma (ca. 2 l effektives Transsudat pro Tag) aus den Kapillaren (arterieller Teil) in das umliegende Gewebe. Die Lymphflüssigkeit fließt zuerst in sog. Gewebsspalten, dann durch **Lymphkapillaren** (Vasa lymphocapillaria) und **Lymphsammelgefäße** (Vasa lymphatica) zu den regionären Lymphknotenstationen, die der Lymphe Lymphozyten und immunologische Faktoren hinzufügen.
Über größere **Lymphstämme** (Trunci lymphatici) fließt die Lymphflüssigkeit zu den zentralen Sammelgefäßen, den **Ductus lymphaticus dexter** bzw. den linksseitig verlaufenden **Ductus thoracicus**, zurück in das venöse System und mündet dort am Venenwinkel ein (vgl. S. 302).

13.1.2 Die Entwicklung
Die Lymphgefäße gehen aus 5 primären Lymphgefäßstämmen hervor: zwei jugulare Stämme, zwei iliakale Stämme, ein retroperitonealer Stamm sowie ein Zusammenfluss in der Cisterna chyli. Zudem werden ein rechter und ein linker Ductus thoracicus ausgebildet. Die kaudalen Anteile verschmelzen miteinander, so dass ein endgültiger Ductus thoracicus entsteht. Aus dem kranialen rechten Anteil bildet sich dann der Ductus lymphaticus dexter aus.

13.1.3 Die Funktion
Drei wichtige Funktionen werden der Lymphflüssigkeit zugeordnet:
- **Abwehr:** die Lymphe enthält zirkulierende Abwehrzellen, vor allem Lymphozyten
- **Transport:** mit dem Lymphfluss werden viele Proteine und Fette transportiert
- **Filterung:** in den Lymphknoten wird die Lymphe beim Durchfluss durch den Sinus gefiltert.

13.1.4 Die Systematik (vgl. S. 302)
Die große Sammelstelle der Lymphe aus den unteren Körperpartien und dem Körperstamm ist die **Cisterna chyli** auf Höhe des 2. Lendenwirbels. Der **Ductus thoracicus** zieht dann auf der Vorderkante des 1. Lendenwirbels **rechts paraaortal** weiter nach kranial und mündet schließlich von dorsal in den linken Venenwinkel. Auch die Lymphe des linken Arms und der linken Lunge fließt über den Ductus thoracicus ab (**Abb. 13.1**).
Der Lymphabfluss aus dem rechten Arm, der rechten Lunge und der Kopf-Hals-Region erfolgt über den **Ductus lymphaticus dexter** in den rechten Venenwinkel.
In **Tab. 13.1** sind wichtige Lymphkoten mit ihren jeweiligen Einzugsgebieten aufgeführt.

13.1.5 Der mikroskopische Aufbau
Das Lymphsystem beginnt mit **blind endenden Kapillaren**, welche die Lymphe aus den Gewebsspalten aufnehmen. Die dann folgenden Gefäße nehmen an Größe stetig zu und erhalten zudem eine deutlichere Wandbegrenzung. Eingebaut in den Lymphabflussweg sind die Lymphknoten.
Lymphkapillaren: flache Endothelzellschicht, keine durchgehende Basalmembran, gute Durchlässigkeit (hohe Permeabilität) wegen interendothelialer Lücken.
Lymphgefäße: Wandbau wie bei kleinen Venen (s. S. 20), Endothel mit Basallamina, jedoch dünnschichtiger, keine Abgrenzung von Intima, Media oder Adventitia möglich, Klappen in den Lymphgefäßen sorgen für gerichteten Lymphfluss.
Lymphknoten: s. S. 22.

13

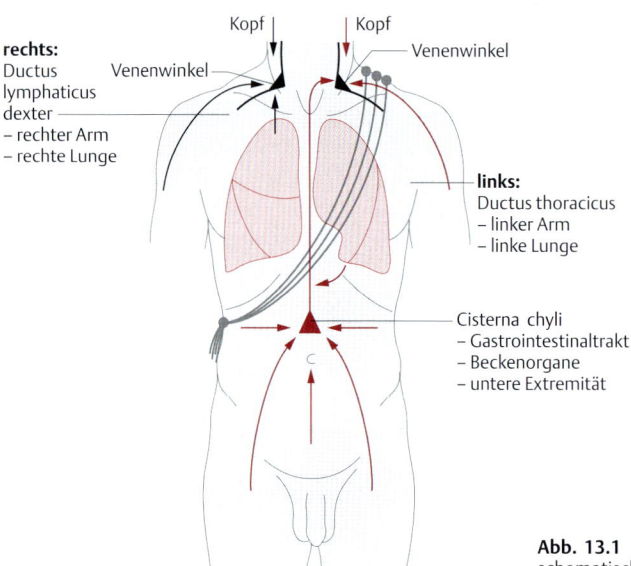

rechts:
Ductus lymphaticus dexter
– rechter Arm
– rechte Lunge

Venenwinkel

Kopf — Kopf — Venenwinkel

links:
Ductus thoracicus
– linker Arm
– linke Lunge

Cisterna chyli
– Gastrointestinaltrakt
– Beckenorgane
– untere Extremität

Abb. 13.1 Das „Scherpenmännchen" – vereinfachte, schematische Darstellung des Lymphabflusses

Tabelle 13.1

Lymphknoten

Nodi lymphoidei (Nll.)	Ort	Einzugsregion	Truncus*
Kopf und Hals			
Nll. occipitales	Hinterkopf	Nacken	
Nll. mastoidei (alt: Nll. retroauriculares)	Processus mastoideus	Ohrmuschel	
Nll. parotidei	Glandula parotidea	Auge, Nase	
Nll. submentales	Kinn	Lippe, Kinn	
Nll. submandibulares	Unterkiefer	Zunge, Zähne	
Nll. retropharyngeales	Nasopharynx	Rachen	Truncus jugularis
Nll. cervicales profundi	V. jugularis int.	Tonsilla palatina → **S****	
Nll. cervicales superficiales			
Arm und Brustwand			
Nll. axillares superficiales	V. axillaris	Arm	Truncus subclavius
Nll. axillares profundi – Nll. apicales – Nll. humerales (= laterales) – Nll. subscapulares (= posteriores) – Nll. pectorales (= anteriores) – Nll. centrales	Axilla	Axilla Brustdrüse Arm → **S**	
Brustsitus			
Nll. parasternales	A. thoracica interna	Brustdrüse	Truncus parasternalis
Nll. intercostales	Wirbelsäule	Pleura, Perikard	
Nll. phrenici	Zwerchfell	Zwerchfell, Leber	
Nll. mediastinales anteriores	vorderes Mediastinum	Thymus	Truncus mediastinalis
Nll. mediastinales posteriores	hinteres Mediastinum	Ösophagus	
Nll. tracheobronchiales, Nll. broncho-pulmonales, Nll. intrapulmonales	Bifurcatio tracheae, Hilum, Bronchienwand	Lunge → **S**	

Tabelle 13.1

(Fortsetzung)			
Nodi lymphoidei (Nll.)	**Ort**	**Einzugsregion**	**Truncus**[*]
Bauchsitus und Beckensitus			
Nll. paratracheales	Trachea	Trachea	Truncus broncho-mediastinalis
Nll. iliaci externi	A. iliaca interna	Harnblase → **S**	
Nll. iliaci interni	A. iliaca interna	Beckenorgane	
Nll. iliaci communes	A. iliaca communis	→ **S**	
Nll. lumbales	Aorta und V.cava	Niere → **S**	Trunci lumbales
Nll. sacrales	Os sacrum	Rektum	
Nll. coeliaci	Truncus coeliacus	Magen → **S**	
Nll. mesenterici	Mesenterium	Dünndarm	
Nll. mesocolici	Colon transversum	Dickdarm	
Nll. colici	Colon ascendens und descendens	Dickdarm	
Nll. gastrici, Nll. gastroomentales, Nll. pylorici	kleine Kurvatur, große Kurvatur, Pylorus	Magen	Trunci intestinales
Nll. splenici, Nll. pancreatici	A. linealis	Milz, Pankreas	
Nll. hepatici	Leberpforte	Leber → **S**	
Bein			
Nll. inguinales superficiales	Lig. inguinale	Bein oberflächlich	
Nll. inguinales profundi	A. femoralis	Bein tief	
Nll. poplitei	Kniekehle	V. saphena magna → **S**	
Nll. tibialis anterior	Membrana interossea	V. saphena magna	

[*] Truncus = gemeinsamer Abfluss- bzw. Einmündungsort der vorgeschalteten LK-Station
[**] **S** = Sammelstelle

13

MERKE

Die Lymphgefäße besitzen Klappen, die für einen gerichteten Lymphfluss sorgen.

Klinischer Bezug

Lymphödem: Bei behindertem Lymphabfluss kommt es zum Aufstau der Lymphflüssigkeit. Die daraus resultierende Schwellung bezeichnet man als Lymphödem. Klinisch ist die Haut blass und eher kühl, im Gegensatz zu Ödemen anderer Genese ist die Schwellung schwer eindrückbar und die Zehen sind vom Ödem mit betroffen.
Die Ursache für ein Lymphödem kann z. B. eine angeborene Aplasie oder Hypoplasie von Lymphgefäßen (primäres Lymphödem) oder ein durch Bestrahlung, chirurgische Eingriffe und Entzündungen geschädigtes Lymphgefäßsystem sein (sekundäres Lymphödem). Therapieoptionen sind u. a. die Lymphdrainage und/oder die

Kompressionsbehandlung, wodurch der Abfluss der aufgestauten Lymphe verbessert werden soll.
Lymphangitis: Als Lymphangitis bezeichnet man eine Entzündung von Lymphgefäßen, wobei meist eine bakteriell infizierte Wunde die Ursache ist (Staphylokokken, Streptokokken). Von der infizierten Verletzung zieht eine streifenförmige Rötung in Richtung Lymphknoten, die benachbarten Lymphknoten (meist in der Axillar- oder Inguinalregion) können ebenfalls druckdolent und vergrößert sein. Therapeutisch erfolgt die Gabe von Antibiotika. Eine Ruhigstellung der betroffenen Region und ggf. eine Ableitung von Eiter durch Inzision und Drainage ist angezeigt. Im Volksmund wird die Lymphangitis übrigens fälschlicherweise oft „Blutvergiftung" genannt.

13.1.6 Die Gefäßversorgung und die Innervation

In den Wänden der größeren lymphatischen Leitungsstrukturen kommen – wie bei den großen Arterien und Venen – sog. **Vasa vasorum** vor, d. h. kleine Gefäße für die Blutversorgung und den Blutabfluss aus der Wandung des Lymphgefäßes.

Die Lymphgefäße werden außerdem von einem **dichten Geflecht** aus parasympathischen und sympathischen Fasern umgeben und so innerviert.

 Check-up

✔ Verdeutlichen Sie sich noch einmal das Prinzip des Lymphabflusses (schlagen Sie ggf. auf S. 302 nach).

13.2 Die Arterien

 Lerncoach

▪ Bei der arteriellen Versorgung des Abdomens können Sie sich folgendes Prinzip merken: Alle unpaaren Bauchorgane werden von unpaaren Arterienabgängen aus der Aorta versorgt.

▪ Bevor Sie die Arterien des Abdomens lernen, rekapitulieren Sie ggf. noch einmal den typischen Aufbau einer Arterie und verdeutlichen Sie sich die unterschiedlichen Arterienarten (s. S. 19).

13.2.1 Der Überblick

Die Abdominalorgane werden von Ästen der Aorta abdominalis versorgt, die Beckeneingeweide von Ästen der A. iliaca interna.

13.2.2 Die Entwicklung

(ausführliche Beschreibung s. S. 61)

Die Arterien entwickeln sich aus den segmental angelegten Kiemenbogenarterien und aus den Gewebsresten der ventralen und dorsalen Aorten.

13.2.3 Pars abdominalis aortae (unpaarige Äste)

Die Bauchaorta gibt paarige Äste zur hinteren Leibeswand, zum Zwerchfell und Organen des Urogenitalsystems sowie unpaarige Äste zu den Verdauungsorganen ab. Die wichtigsten Äste sind in **Abb. 13.2** dargestellt.

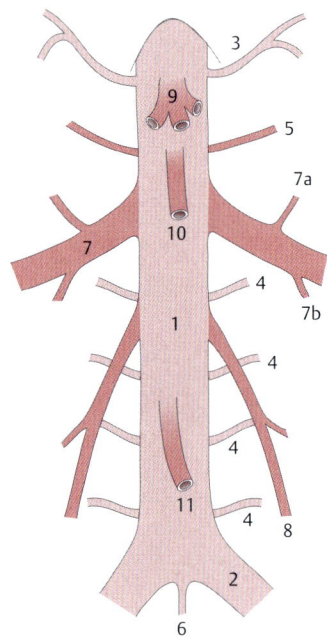

Die wichtigsten Gefäßabgänge aus dem Truncus coeliacus, der A. mesenterica superior und A. mesenterica inferior werden regelmäßig und gerne geprüft, Sie müssen sie auswendig lernen. Das Gleiche gilt für die Gefäßabgänge aus der A. iliaca interna (s. S. 257).

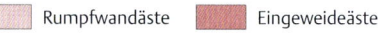
Rumpfwandäste   Eingeweideäste

Abb. 13.2 Pars abdominalis aortae: 1 = Pars abdominalis aortae, 2 = A. iliaca communis, 3 = A. phrenica inferior, 4 = Aa. lumbales I–IV, 5 = A. suprarenalis media, 6 = A. sacralis mediana, 7 = A. renalis, 7a = A. suprarenalis inferior, 7b = R. uretericus, 8 = A. testicularis/A. ovarica, 9 = Truncus coeliacus, 10 = A. mesenterica superior, 11 = A. mesenterica inferior

13.2.3.1 Truncus coeliacus (Tripus Halleri) (Abb. 13.3)

Der Truncus coeliacus hat eine Länge von < 1 cm und teilt sich nur in 25 % der Fälle in 3 Äste.

A. gastrica sinistra: für Kardia und obere Hälfte der kleinen Kurvatur des Magens

- Rr. oesophageales zu den unteren Ösophagusabschnitten

A. hepatica communis: nach rechts, teilt sich oberhalb des Pylorus in

- **A. hepatica propria:** im Lig. hepatoduodenale, ventral der Vena portae
  - A. gastrica dextra: kleine Kurvatur des Magens, untere Hälfte
  - R. dexter hepaticae mit A. cystica: rechter Leberlappen, Gallenblase
  - R. sinister hepaticae: linker Leberlappen
  - R. intermedius zum Lobus quadratus
- **A. gastroduodenalis:** hinter der Pars superior duodeni absteigend
  - A. pancreaticoduodenalis superior posterior et anterior: Duodenum und Pankreas
  - Aa. retroduodenales
  - A. gastroomentalis dextra (alt: A. gastroepiploica dextra): große Magenkurvatur, unterer Teil

A. lienalis (A. splenica): stärkster Ast; verläuft am Oberrand des Pankreas durch das Lig. splenorenale nach links zum Milzhilum

- Rr. pancreatici, A. pancreatica dorsalis, A pancreatica magna, A. caudae pancreatis: Äste für Pankreaskopf, -körper und -schwanz
- A. gastrica posterior: entlang der Magenhinterfläche
- Aa. gastricae breves: durch Lig. gastrosplenicum zum Magenfundus
- A. gastroomentalis sinistra (alt: A. gastroepiploica sinistra): große Magenkurvatur, oberer Teil

13.2.3.2 A. mesenterica superior (Abb. 13.4)

Die A. mesenterica superior entspringt auf Höhe des 1. Lendenwirbels aus der Bauchaorta. Sie verläuft hinter dem Pankreasschwanz nach kaudal und überkreuzt die Pars horizontalis duodeni. Ihr Versorgungsgebiet reicht vom Duodenum bis zur Flexura coli sinistra. Sie gibt folgende Äste ab:

- **A. pancreaticoduodenalis inferior:** mit 2 Ästen für Pankreaskopf und Duodenum, Anastomose mit A. pancreaticoduodenalis superior (aus A. gastroduodenalis, s. o.)
- **Aa. jejunales:** Jejunum

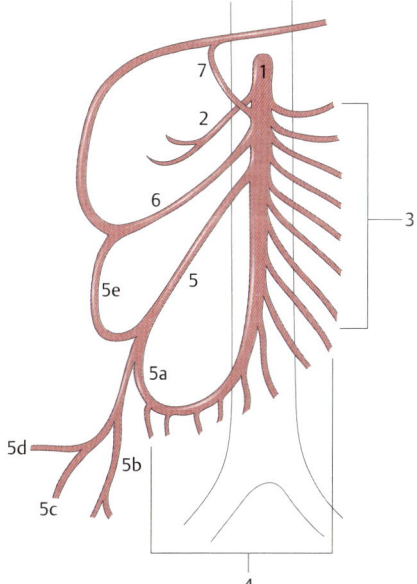

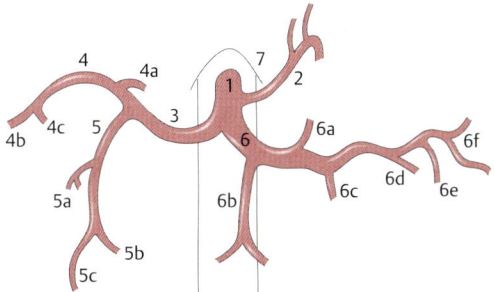

Abb. 13.3 Truncus coeliacus: 1 = Truncus coeliacus, 2 = A. gastrica sinistra, 3 = A. hepatica communis, 4 = A. hepatica propria, 4a = A. gastrica dextra, 4b = R. dexter hepaticae, 4c = R. sinister hepaticae, 5 = A. gastroduodenalis, 5a = Aa. retroduodenales, 5b = A. gastroomentalis dextra, 5c = A. pancreaticoduodenalis superior anterior, 6 = A. lienalis, 6a = A. gastrica posterior, 6b = A. pancreatica dorsalis, 6c = A. pancreatica magna, 6d = A. caudae pancreatis, 6e = A. gastroomentalis sinistra, 6f = Rr. splenici, 7 = Lig. arcuatum medianum

Abb. 13.4 A. mesenterica superior: 1 = A. mesenterica superior, 2 = A. pancreaticoduodenalis inferior, 3 = Aa. jejunales, 4 = Aa. ileales, 5 = A. ileocolica, 5a = R. ilealis, 5b = A. appendicularis, 5c = A. caecalis anterior, 5d = A. caecalis posterior, 5e = R. colicus, 6 = A. colica dextra, 7 = A. colica media

- **Aa. ileales:** Ileum, außer Ileozäkalregion
- **A. iliocolica mit A. appendicularis:** verläuft über den rechten Ureter u.a. zur Appendix und mit **A. caecalis anterior et posterior** für den Zökalpol sowie R. colicus und R. ilealis für den ileozäkalen Übergang.
- **A. colica dextra:** Colon ascendens
- **A. colica media:** im Mesokolon zum Colon transversum, Verbindung zur A. colica sinistra (s.u.), sog. „Riolan-Anastomose".

13.2.3.3 A. mesenterica inferior (Abb. 13.5)

Die A. mesenterica inferior verlässt auf Höhe des 3. Lendenwirbels die Aorta abdominalis oberhalb der Bifurcatio aortae und gibt folgende Äste ab:

- **A. colica sinistra:** Colon descendens, verläuft ventral des linken Ureter mit dem aufsteigenden Gefäß der A. ascendens.
- **Aa. sigmoideae:** verläuft im Mesocolon sigmoideum zum Colon sigmoideum

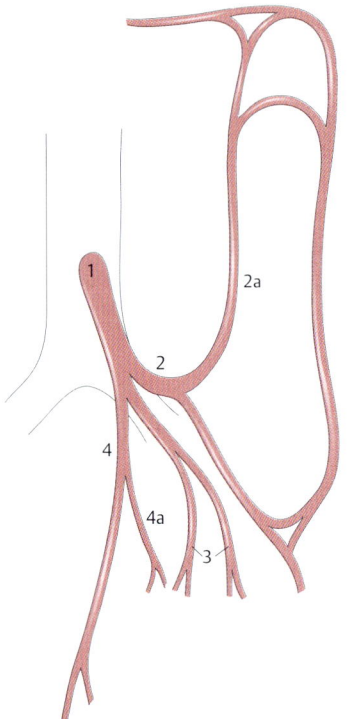

Abb. 13.5 A. mesenterica inferior: 1 = A. mesenterica inferior, 2 = A. colica sinistra, 2a = A. ascendens, 3 = Aa. sigmoideae, 4 = A. rectalis superior, 4a = A. sigmoidea ima

- **A. rectalis superior:** überkreuzt die Vasa iliaca communis für das obere 1/3 des Rektums und der A. sigmoidea ima.

13.2.4 Pars abdominalis aortae (paarige Äste) (s. Abb. 13.2)

- **A. phrenica inferior** (paarig) zur Unterseite des Zwerchfells
  • A. suprarenalis superior
- **A. suprarenalis media** (paarig)
- **A. renalis dextra et sinistra:** Höhe LWK 2, rechts hinter V. cava inferior
  • A. suprarenalis inferior
  • Rr. ureterici
- **A. testicularis bzw. ovarica** (paarig) zu den Keimdrüsen, auf dem M. psoas, überkreuzt den Ureter (s. S. 354)
  • Rr. ureterici, Rr. tubarii bzw. Rr. epididymales
- **Aa. lumbales:** 4 paarige Arterien zum Wirbelkanal und Rücken (Muskeln, Haut)
- **A. sacralis mediana:** kaudalster, **unpaarer** Abgang.

13.2.5 A. iliaca communis

Auf Höhe des 4./5. Lendenwirbels teilt sich die Aorta **(Bifurcatio aortae)** in die A. iliaca communis dexter et sinistra auf, die sich jeweils wiederum in eine A. iliaca externa und eine A. iliaca interna verzweigt. Die A. iliaca communis gibt keine Äste ab.

13.2.5.1 A. iliaca externa

Die **A. iliaca externa** setzt die Verlaufsrichtung der A. iliaca communis fort und zieht am medialen Psoasrand nach kaudal in die Lacuna vasorum (s. S. 263). Unterhalb des Leistenbandes setzt sie sich als A. femoralis fort (s. S. 258). Kranial des Leistenbandes gibt sie zwei Äste ab:

- **A. epigastrica inferior:** verläuft in der Plica umbilicalis lateralis und trennt die beiden Leistengruben (Fossa inguinalis medialis und lateralis) voneinander (s. S. 178). Hinter dem M. rectus abdominis anastomosiert sie mit der A. epigastrica superior (s. S. 107). Sie gibt folgende Äste ab:
  • A. cremasterica: beim Mann im Samenstrang bis ins Skrotum ziehend

- A. lig. teretis uteri: bei der Frau bis in die großen Schamlippen ziehend
- R. pubicus (Corona mortis): nahe dem Anulus femoralis zur A. obturatoria

Beachte: Corona mortis = „Todeskranz": In früheren Zeiten war die Anastomose zwischen A. iliaca externa und A. iliaca interna noch nicht bekannt. Kam es bei Operationen in der Leistengegend zu Verletzungen dieses arteriellen Gefäßkreises, wurde oft nur ein Zufluss unterbunden. So konnte es zum Auftreten einer lebensbedrohlichen Blutung kommen.

- **A. circumflexa ilium profunda:** zieht nach lateral oben zur Spina iliaca anterior superior.

13.2.5.2 A. iliaca interna

Die zahlreichen Äste der **A. iliaca interna** werden der Übersichtlichkeit wegen in parietale und viszerale Äste eingeteilt. Die Äste sind in **Abb. 13.6** dargestellt.

Parietale Äste
- **A. iliolumbalis:** schräg aufwärts ziehend, aufgeteilt zum M. psoas major und M. iliacus

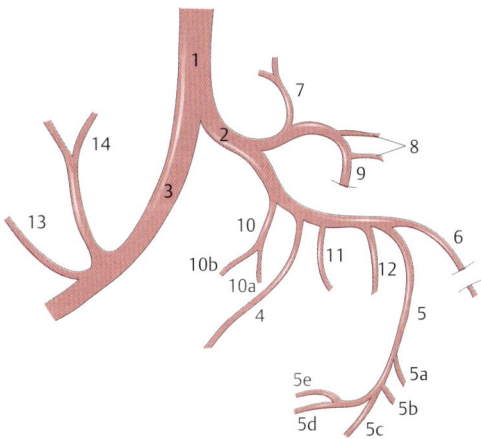

Abb. 13.6 A. iliaca interna: 1 = A. iliaca communis, 2 = A. iliaca interna, 3 = A. iliaca externa, 4 = A. obturatoria, 5 = A. pudenda interna, 5a = A. rectalis inferior, 5b = A. perinealis, 5c = A. bulbi penis/vestibuli, 5d = A. profunda penis/clitoridis, 5e = A. dorsalis penis/clitoridis, 6 = A. glutea inferior, 7 = A. iliolumbalis, 8 = Aa. sacrales laterales, 9 = A. glutea superior, 10 = A. umbilicalis, 10a = A. ductus deferentis, 10b = Aa.vesicales superiores, 11 = A. vesicalis inferior, 12 = A. rectalis media, 13 = A. epigastrica inferior, 14 = A. circumflexa ilium profunda

- **Aa. sacrales laterales** auf dem Os sacrum nach kaudal ziehend
- **A. glutea superior:** Endast der A. iliaca interna; zieht durch das Foramen suprapiriforme zur Glutäalmuskulatur (s. S. 264)
- **A. glutea inferior:** zieht durch das Foramen infrapiriforme (s. S. 264); mit N. cutaneus femoris post. zum M. glutaeus maximus
- **A. obturatoria:** verlässt das Becken durch den Canalis obturatorius (s. S. 264)
  - R. pubicus (Corona mortis, s. o.) und R. anterior: zu den Adduktoren und zum Os pubis
  - R. posterior: zu den äußeren Hüftmuskeln
  - R. acetabularis: zieht im Lig. capitis femoris
- **A. pudenda interna:** für äußere Geschlechtsorgane, Damm und Teile des Rektums, verläuft durch das Foramen infrapiriforme und später im Canalis pudendalis zur Regio urogenitalis (s. S. 255)
  - A. rectalis inferior: zum unteren 1/3 des Rektums und zum Analkanal
  - A. urethralis: zur Harnröhre
  - A. perinealis: für Muskeln des Diaphragma urogenitale
  - Rr. scrotales/Rr. labiales posteriores: für Skrotalhaut bzw. dorsalen Teil der großen Schamlippen
  - A. bulbi penis/A. bulbi vestibuli: zum Bulbus penis bzw. Bulbus vestibuli
  - A. dorsalis penis/A. dorsalis clitoridis: Rückseite des Penis bzw. zum Präputium clitoris
  - A. profunda penis/A. profunda clitoridis.

Viszerale Äste
- **A. umbilicalis:** Ihre Verlaufsstrecke obliteriert nach der Geburt zum Lig. umbilicale mediale. Durchgängig bleiben nur zwei Äste:
  - Aa. vesicales superiores: zum Harnblasenscheitel und -körper
  - A. ductus deferentis: beim Mann zum Samenleiter
- **A. vesicalis inferior:** Harnblasenfundus, außerdem beim Mann Äste zur Prostata und den Samenbläschen
- **A. rectalis media:** zur Ampulla recti sowie mit Ästen zur Prostata bzw. Vagina, anastomosiert mit A. rectalis superior und inferior.

- **A. uterina:** im Lig. latum stark geschlängelt aufsteigend zum Tuben-Uterus-Winkel, überkreuzt den Harnleiter (s. S. 354)
  - A. vaginalis: zum oberen Scheidenabschnitt.
  - Rr. vaginales
  - R. ovaricus: im Lig. ovarium proprium zum Ovar
  - R. tubarius: in der Mesosalpinx zum Eileiter.

13.2.6 Die Gefäßversorgung und die Innervation

In den Wänden der großen Arterien sorgen Vasa vasorum für die Blutversorgung und den Blutabfluss.

Die vegetativen Fasern, die an die Arterien heranziehen, innervieren dort die glatten Muskelfasern, die sich je nach Bedarf kontrahieren (Sympathikus) oder relaxieren (Parasympathikus) können. So wird der Gefäßtonus reguliert, wobei besonders die Arteriolen relevant sind, da sie durch Verengung oder Erweiterung des Gefäßlumens die Durchblutung des nachfolgenden Kapillargebietes variieren.

Klinischer Bezug

Aneurysma: Der Begriff Aneurysma umschreibt die umschriebene Ausweitung eines arteriellen Gefäßes aufgrund angeborener oder erworbener Gefäßwandveränderungen. Ursache können z. B. eine angeborene Fehlbildung, arteriosklerotische Wandveränderungen, Entzündungen der Arterie (Arteriitiden), aber auch gefäßchirurgische oder interventionelle radiologische Eingriffe sein.

Anhand seiner Morphologie unterscheidet man ein sackförmiges (A. sacciforme), ein spindelförmiges (A. fusiforme), ein kahnförmiges (A. naviculare), ein geschlängeltes (A. serpentinum) oder ein Rankenaneurysma (A. cirsoideum). Zudem werden nach pathologischen Gesichtspunkten folgende Formen unterschieden

- echtes Aneurysma (Aneurysma verum): alle Wandschichten sind ausgeweitet
- falsches Aneurysma (Aneurysma spurium): ein paravasales Hämatom ist mit dem Gefäßlumen verbunden
- dissektiertes Aneurysma (Aneurysma dissecans): Einriss der Intima und Lumenbildung in der Media

- arteriovenöses Aneurysma (Aneurysma arteriovenosum): Verbindung zwischen Arterie und Vene.

Aneurysmen werden häufig zufällig entdeckt und können lange asymptomatisch bleiben. Klinisch können je nach Lokalisation verschiedenste Symptome bestehen, z. B. Pulsationen, Kompressionssymptome oder Schmerzen aufgrund von Durchblutungsstörungen. Eine gefürchtete Komplikation ist die Ruptur des Aneurysmas, die zu lebensbedrohlichen Blutungen führen kann.

Check-up
✔ Wiederholen Sie die Hauptabgänge der unpaaren Äste an der Aorta abdominalis und die Äste der A. iliaca interna.

13.3 Die Venen

Lerncoach
Im folgenden Kapitel lernen Sie die Systematik der Venen kennen, die das Blut aus den Bauch- und Beckenorganen zur Hohlvene transportieren. Achten Sie beim Lernen vor allem auf die möglichen Umgehungskreisläufe, die bei portaler Hypertension klinisch sehr relevant sind und häufig geprüft werden.

13.3.1 Der Überblick

Das Blut aus den unpaaren Abdominalorganen fließt über die Vena portae (Pfortader) in die Leber und erst dann in die untere Hohlvene. Das venöse Blut der übrigen Bauch- und Beckenorgane fließt über die V. cava inferior ab.

Einen ausführlichen Überblick über den mikroskopischen und makroskopischen Aufbau der Venen finden Sie in Kapitel 1, S. 19.

13.3.2 Die Entwicklung

Die Entwicklung der Venen verläuft wie die der arteriellen Gefäße (s. S. 408).

13.3.3 Die Systematik

13.3.3.1 V. cava inferior (Abb. 13.7)

Die **V. cava inferior** entsteht rechts auf Höhe des 5. Lendenwirbelkörpers aus dem Zusammenfluss der Vv. iliacae communes. Sie steigt rechts der Aorta aufwärts und mündet ca. 1 cm oberhalb des Zwerchfells in den rechten Vorhof ein. Sie erhält folgende direkte Zuflüsse:

- **Vv. phrenicae inferiores:** Unterseite des Zwerchfells
- **Vv. lumbales:** Begleitvenen der Lumbalarterien, segmental verlaufend
- **Vv. hepaticae:** 3 Venengruppen aus der Leber (sog. Lebervenenstern)
- **V. renalis dextra:** rechte Nierenvene

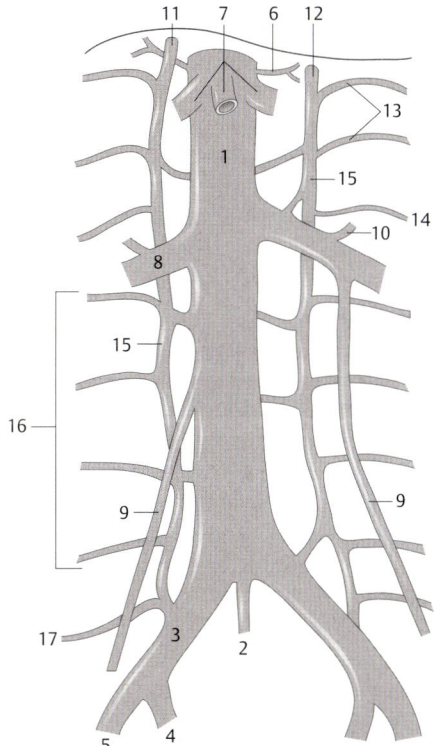

Abb. 13.7 V. cava inferior: 1 = V. cava inferior, 2 = V. sacralis mediana, 3 = V. iliaca communis, 4 = V. iliaca interna, 5 = V. iliaca externa, 6 = V. phrenica inferior, 7 = Vv. hepaticae, 8 = V. renalis, 9 = V. testicularis/V. ovarica, 10 = V. suprarenalis media, 11 = V. azygos, 12 = V. hemiazygos, 13 = Vv. intercostales posteriores, 14 = V. subcostalis, 15 = V. lumbalis ascendens, 16 = Vv. lumbales, 17 = V. iliolumbalis

- **V. renalis sinistra:** linke Nierenvene (mit 7–8 cm länger als die rechte Nierenvene), überkreuzt die Aorta
  - V. suprarenalis sinistra: von linker Nebenniere in die linke Nierenvene
  - V. testicularis/ovarica sinistra: Einmündung in linke Nierenvene
- **V. suprarenalis dextra**
- **V. testicularis dextra** bzw. **V. ovarica dextra**

V. iliaca communis dextra et sinistra: Vereinigung auf Höhe des Iliosakralgelenks.

13.3.3.2 V. iliaca communis

Die V. iliaca communis entsteht vor dem Iliosakralgelenk durch Zusammenfluss der **V. iliaca interna** und **V. iliaca externa**. Außerdem münden die **Vv. iliolumbales** und – in die linke V. iliaca communis – die **V. sacralis mediana**. Die Äste der Beckenvenen entsprechen den gleichnamigen Arterien (s. S. 410). Da es sich meist um Begleitvenen handelt, sind sie oft verdoppelt (d. h. eine Arterie wird von 2 Venen begleitet).

Die viszeralen Venen im kleinen Becken erhalten ihr Blut über verschiedene venöse Geflechte, sog. **Plexus venosus**. In ihnen kann das Blut gestaut werden, sie dienen dann als venöse Polster zwischen den Beckenorganen und dem Beckenboden. Folgende Plexus sind zu finden: Plexus venosus vesicalis (am Blasengrund), Plexus venosus prostaticus (um die Prostata), Plexus venosus vaginalis (um die Scheide), Plexus venosus uterinus (im Lig. latum uteri), Plexus venosus rectalis (Venengeflecht in den Columnae anales, s. S. 325) und Plexus venosus sacralis.

13.3.3.3 Vena portae (Pfortader) (Abb. 13.8)

Die Pfortader entsteht hinter dem Pankreaskopf durch Zusammenfluss der V. lienalis und der V. mesenterica superior. Im Lig. hepatoduodenale erreicht die Vena portae die Leberpforte (s. S. 334).

V. mesenterica superior: durch die Incisura pancreatici, hinter dem Pankreaskopf

- Vv. jejunales et ileales: aus Jejunum und Ileum
- V. gastroomentalis dextra (syn.: V. gastroepiploica dextra): große Magenkurvatur
- Vv. pancreaticae: vom Pankreas
- Vv. pancreaticoduodenales: vom Duodenum und Pankreaskopf

13

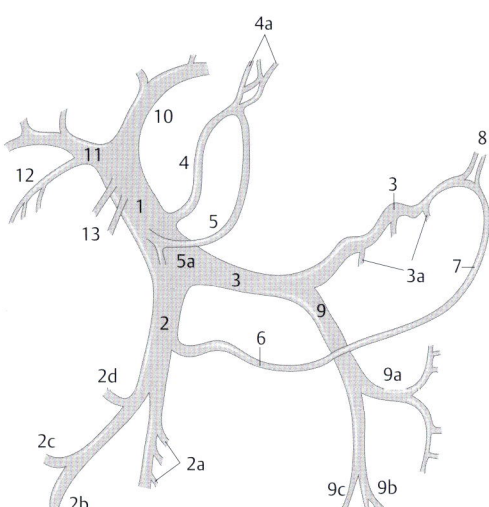

Abb. 13.8 Vena portae hepatis: 1 = V. portae hepatis, 2 = V. mesenterica superior, 2a = Vv. jejunales, 2b = V. ileocolica, 2c = V. colica dextra, 2d = V. colica media, 3 = V. splenica, 3a = Vv. pancreaticae, 4 = V. gastrica sinistra, 4a = Anastomosen mit Vv. oesophageales, 5 = V. gastrica dextra, 5a = V. praepylorica, 6 = V. gastroomentalis dextra, 7 = V. gastroomentalis sinistra, 8 = Vv. gastricae breves, 9 = V. mesenterica inferior, 9a = V. colica sinistra, 9b = Vv. sigmoideae, 9c = V. rectalis superior, 10 = R. dexter v. portae hepatis, 11 = R. sinister v. portae hepatis, 12 = V. cystica, 13 = Vv. paraumbilicales

■ V. ileocolica: aus Ileozäkalregion und Appendix vermiformis
■ V. colica dextra: vom Colon ascendens
■ V. colica media: vom Colon transversum
V. mesenterica inferior: mündet in der Regel in die V. lienalis
■ V. colica sinistra: vom Colon descendens
■ Vv. sigmoideae: vom Colon sigmoideum
■ V. rectalis superior: vom Plexus venosus rectalis
V. lienalis: von Milzhilum, verläuft an der Hinterfläche des Pankreas
■ Vv. pancreaticae: aus der Bauchspeicheldrüse
■ Vv. gastricae breves: vom Magenfundus im Lig. gastrosplenicum
■ V. gastroomentalis sinistra: große Magenkurvatur
V. gastrica sinistra et dextra: entlang der kleinen Kurvatur des Magens
V. praepylorica: ventral vom Magenpförtner.
Vv. paraumbilicales: verlaufen mit dem Lig. teres hepatis

V. cystica: von der Gallenblase
Die letztgenannten Venen münden direkt in die V. portae hepatis.

> **MERKE**
>
> Die Vena portae setzt sich aus drei großen Venen zusammen: V. lienalis, in die die V. mesenterica inferior einmündet, und V. mesenterica superior.

> **Klinischer Bezug**

Die portokavalen und kavokavalen Anastomosen

Die portokavalen Anastomosen: Zwischen dem Einzugsgebiet der V. cava inferior und der Vena portae bestehen Umgehungskreisläufe, die **portokavalen Anastomosen** (**Abb. 13.9**). Wenn der Blutabfluss aus den unpaaren Bauchorganen in der Vena portae gestört ist (z. B. im Rahmen einer Leberzirrhose), kommt es zunächst zu einem erhöhten Druck in der Vena portae. Man bezeichnet diesen Zustand als **portale Hypertension**. Als Folge staut sich das Blut in die Umgehungskreisläufe zurück, um so in die obere oder untere Hohlvene zu gelangen. Das zusätzliche Blutvolumen in den Venen führt zu einer Erweiterung der venösen Gefäße, die dann klinisch auffallen können, z. B. als Ösophagusvarizen, als Hämorrhoiden oder auch als „Caput medusae"

Anastomose über den Plexus oesophagealis
V. portae → V. gastrica sinistra, V. gastrica dextra, V. praepylorica → Plexus oesophagealis → Vv. oesophageales → V. azygos → V. cava superior
Folge: **Ösophagusvarizen** (① in **Abb. 13.9**)

Anastomose über die paraumbilikalen Venen
V. portae → V. umbilicalis (eigentlich obliteriert als Lig. teres hepatis) → Vv. paraumbilicales →
■ (A): V. epigastrica superficialis → V. femoralis → V. iliaca externa → V. iliaca communis → V. cava inferior
■ (B): V. epigastrica inferior → V. iliaca externa → V. iliaca communis → V. cava inferior

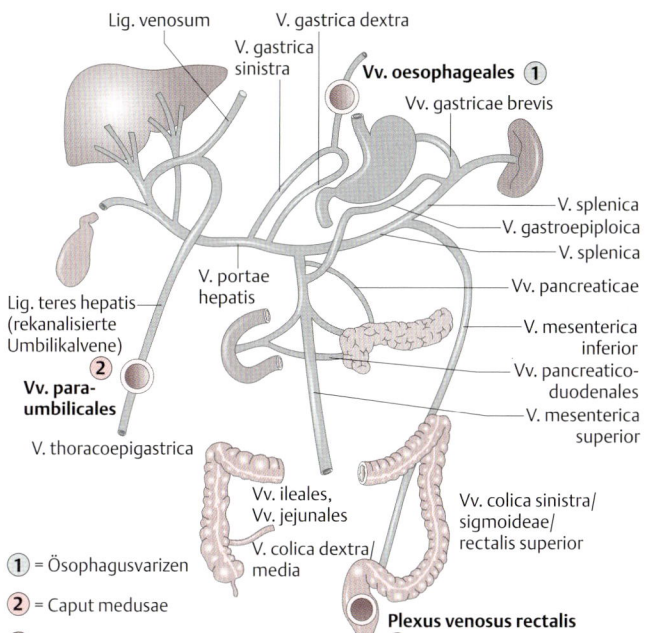

Lig. venosum
V. gastrica dextra
V. gastrica sinistra
Vv. oesophageales ①
Vv. gastricae brevis
V. splenica
V. gastroepiploica
V. splenica
Vv. pancreaticae
V. portae hepatis
Lig. teres hepatis (rekanalisierte Umbilikalvene)
V. mesenterica inferior
Vv. pancreaticoduodenales
V. mesenterica superior
② **Vv. para-umbilicales**
V. thoracoepigastrica
Vv. ileales, Vv. jejunales
Vv. colica sinistra/ sigmoideae/ rectalis superior
V. colica dextra/ media
① = Ösophagusvarizen
② = Caput medusae
③ = Hämorrhoiden
Plexus venosus rectalis ③

Abb. 13.9 Portokavale Anastomosen

■ (C): V. thoracoepigastrica → V. axillaris → V. brachiocephalica → V. cava superior
Folge: **Caput medusae** (paraumbilikale Venenerweiterung in der Bauchdecke, ② in **Abb. 13.9**)

Anastomose über den Plexus venosus rectalis
V. portae → V. lienalis → V. mesenterica inferior → V. rectalis superior → Plexus venosus rectalis → V. rectalis media und V. rectalis inferior → V. pudenda interna → V. iliaca interna → V. iliaca communis → V. cava inferior
Folge: **Hämorrhoiden** (③ in **Abb. 13.9**)

Die kavokavalen Anastomosen: Kommt es zu einer Verlegung der unteren Hohlvene, werden ebenfalls Umgehungskreisläufe ausgebildet, um weiterhin den Zufluss aus der Körperperipherie in Richtung rechtes Herz aufrechtzuerhalten. Man bezeichnet diese Umgehungskreisläufe als **kavokavale Anastomosen.**
Der Abfluss kann über die V. cava inferior in die Vv. lumbales erfolgen, von dort in die **V. lumbalis ascendens** und dann in die **V. azygos bzw. V. hemiazygos** und von dort weiter in die V. cava superior (Azygossystem s. S. 301).

Eine weitere Möglichkeit für eine kavokavale Anastomose besteht über die V. iliaca communis. Dabei fließt das Blut aus der V. cava inferior über die V. iliaca communis in die V. iliaca externa und von dort weiter in die **Vv. epigastricae inferiores**. Über die **Vv. epigastricae superiores** erreicht das venöse Blut dann die V. thoracica interna, von da aus die V. brachiocephalica und zuletzt die V. cava superior. Der Abfluss kann auch über die V. iliaca externa in die V. femoralis und dann in die **V. epigastrica superficialis** erfolgen. Von dort erreicht das Blut die **Vv. thoracoepigastricae**, fließt weiter in die V. axillaris und von dort in die V. subclavia (→ V. cava superior).

13.3.4 Die Gefäßversorgung und die Innervation

Vasa vasorum sorgen für die Blutversorgung und den Blutabfluss. Die vegetativen Fasern innervieren die glatte Muskulatur in der Tunica media. Der Parasympathikus bewirkt eine Relaxation und erweitert das Gefäßlumen (Beckenorgane, Herz, ZNS). Der Sympathikus wirkt entgegengesetzt.

13

Klinischer Bezug

Oberflächliche Thrombophlebitis: Bei der Thrombophlebitis kommt es zu einer Entzündung oberflächlich verlaufender Venen mit thrombotischer Verlegung. Klinisch bestehen die klassischen Entzündungszeichen Rötung, Schwellung, Druck- und Spontanschmerz. Die entzündete Vene kann als derber Strang tastbar sein. Häufige Ursache sind mechanische Reize, z. B. Venenkatheter oder Braunülen, aber auch Insektenstiche oder gefäßreizende Medikamente. Im Gegensatz zur tiefen Venenthrombose besteht keine Schwellung der Extremität. Therapeutisch ist es wichtig, den Patienten zu mobilisieren, da die Entzündung sonst auf das tiefe Venensystem übergreifen kann mit der Gefahr der Ausbildung einer tiefen Venenthrombose. Zusätzlich kommt die Gabe von Antiphlogistika in Betracht. Antibiotika sind nur bei schweren Verlaufsformen indiziert.

 Check-up

✔ Wiederholen Sie die portokavalen und kavokavalen Anastomosen und machen Sie sich klar, welche Probleme bei einem Hochdruck in der Pfortader zu erwarten sind.

13.4 Das vegetative Nervensystem

 Lerncoach

Im folgenden Kapitel wird der Einfachheit halber das gesamte vegetative Nervensystem besprochen, nicht nur das des Abdomens. Man beginnt am besten bei den Kerngebieten im Rückenmark, geht dann über die zugehörigen Verschaltungen der vegetativen Fasern im Ganglion bis schließlich zur Innervation des Erfolgsorgans.

13.4.1 Der Überblick

Das autonome (unwillkürliche) oder auch vegetative Nervensystem besteht aus drei Anteilen: dem Sympathikus, dem Parasympathikus und dem enterischen Nervensystem. Seine Aufgabe besteht darin, die Organfunktionen den äußeren Bedingungen

und Situationen anzupassen. Man unterscheidet afferente (viszeroafferente, viszerosensible) und efferente (viszeromotorische, sekretorische) Bahnen. Die sensiblen Nervenzellen (Afferenz) befinden sich in den Spinalganglien (s. S. 121), die Efferenzen bilden im Körper verstreute Zellhaufen, die vegetativen Ganglien.

13.4.2 Die Funktion und der Aufbau

Das vegetative Nervensystem wird auch als **autonomes Nervensystem** bezeichnet, da es sich der Beeinflussung durch den eigenen Willen entzieht und **„unwillkürlich"** Organe steuert und Organfunktionen an die äußeren Umstände anpasst.

Der **Aufbau** des vegetativen Nervensystems entspricht folgendem Prinzip (**Abb. 13.10**):

In den **Seitenhörnern des Rückenmarks** und im **Hirnstamm** liegen etagenartig angeordnet die Ursprungskerngebiete des Sympathikus (Pars sympathica) und des Parasympathikus (Pars parasympathica). Das Kerngebiet wird als **Nucleus intermedius** bezeichnet und beinhaltet das **1. Neuron**.

Von hier ziehen die Fasern zu verschiedenen Nervenzellansammlungen im Körper, den sog. **Ganglien** (Ganglia visceralia). Dort werden sie verschaltet. Die Faser vom 1. Neuron im Ursprungskerngebiet bis zum Ganglion wird daher als **präganglionäre Faser** bezeichnet. Der Transmitter in den Ganglia visceralia ist präganglionär sowohl für den Sympathikus als auch für den Parasympathikus das **Acetylcholin**.

Vom Ganglion, dem Ort des 2. Neurons, zum Organ verlaufen dann die **postganglionären Fasern**. Um das Erfolgsorgan herum bilden die Fasern ein Nervengeflecht (Plexus viscerales).

MERKE

Sympathikus und Parasympathikus bilden in Brust, Bauch und Becken so genannte Plexus (Geflechte). Im Regelfall heißen diese Plexus so wie das Erfolgsorgan (z. B. Herz = Plexus cardiacus).

13.4.3 Der Parasympathikus

Die parasympathischen Kerngebiete liegen im Hirnstamm, genauer gesagt in der **Rautengrube** (Ncll. accessorii nervi oculomotorii, Ncl. salivatorius

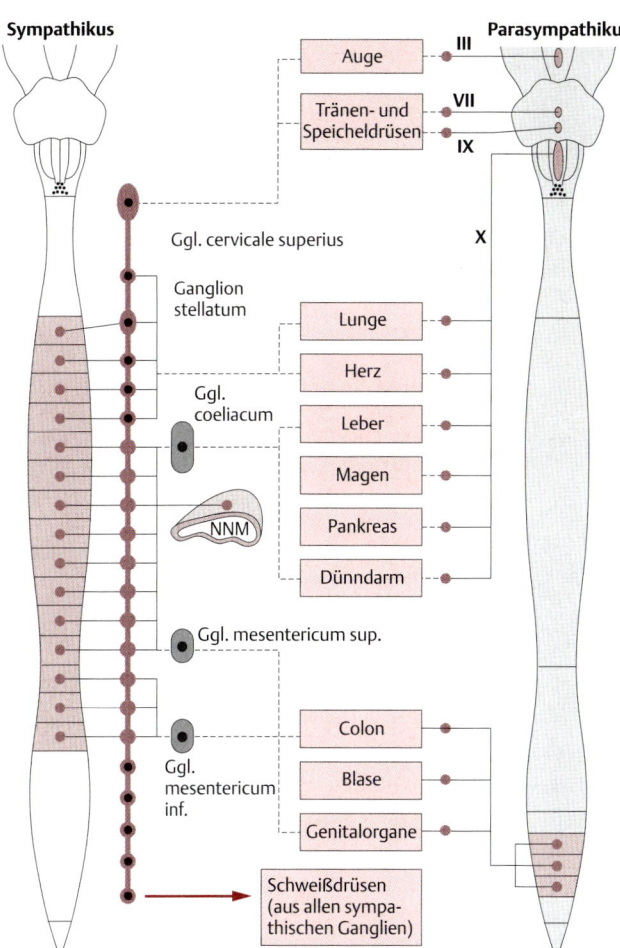

Abb. 13.10 Aufbau des vegetativen Nervensystems

superior, Ncl. salivatorius inferior, Ncl. dorsalis n. vagi, vgl. S. 457) und in den **Seitenhörnern der Sakralregion** des Rückenmarks (Ncl. intermedius). Von dort ziehen die parasympathischen Fasern mit den Hirnnerven (vgl S. 111):
- N. oculomotorius (III)
- N. intermediofacialis (VII)
- N. glossopharyngeus (IX)
- N. vagus (X)

und den ventralen Ästen, den **Nn. sacrales**, der Rückenmarksegmente S2–4, als **Nn. splanchnici pelvici** (präganglionär) in Richtung viszerales Ganglion und werden dort verschaltet.

Die in den parasympathischen Nervenverlauf der Hirnnerven III, VII, IX und X eingebauten Ganglien liegen **organnah** und heißen:

- Ganglion ciliare (für den N. oculomotorius, s. S. 125)
- Ganglion pterygopalatinum und Ganglion submandibulare (für den N. intermediofacialis, s. S. 125)
- Ganglion oticum (für den N. glossopharyngeus, s. S. 126)
- verschiedene kleinere Ganglien, die im Situs liegen (für den N. vagus).

Die Ganglien für die Nn. splanchnici pelvici heißen Ganglia pelvica.

Von den o. g. Ganglien ziehen dann die **postganglionären Fasern** in die Organnervengeflechte ein und bilden zusammen mit den sympathischen Fasern den Organplexus, z. B. am Herzen den Plexus cardiacus, an der Lunge den Plexus pulmonalis oder den Truncus vagalis für den Magen. Der N. vagus ist für die parasympathische Innervation der Eingeweide bis zum Cannon-Böhm-Punkt (s. S. 314) zuständig. Ab dort ziehen vom Sakralmark ausgehend Fasern für die Organe Rektum, Blase und Genitale zuerst in den parasympathischen Plexus hypogastricus. Dort verflechten sich die parasympathischen mit sympathischen Fasern um an das zu versorgende Organ heranzutreten.

👁
Prägen Sie sich einen der grundsätzlichen Unterschiede gegenüber dem Sympathikus gut ein: die Umschaltung von prä- auf postganglionär findet beim Parasympathikus erst am oder sogar erst im Erfolgsorgan statt.

13.4.4 Der Sympathikus

Die Ursprungskerngebiete des Sympathikus liegen in den **Seitenhörnern des Thorakal- und Lumbalmarks**. Von dort ziehen die Fasern über die Vorderwurzel aus dem Rückenmark heraus und in den Spinalnerv ein, um über einen präganglionären Ramus communicans albus (s. S. 121) in das dem jeweiligen Segment entsprechende Grenzstrangganglion zu ziehen. Von dort zieht dann wieder ein postganglionärer Ramus communicans griseus zurück zum Spinalnerv und weiter zum Erfolgsorgan oder direkt über die Gefäße in die Organe.

Die Umschaltung des Sympathikus erfolgt dann entweder **paravertebral im Grenzstrangganglion** (Acetylcholin) oder es ziehen Fasern unverschaltet durch den Grenzstrang hindurch und die Verschaltung erfolgt in **prävertebralen Ganglien**.

Die Zellkörper des 2. efferenten Neurons des Sympathikus findet man im Grenzstrang (Truncus sympathicus) und in den sog. prävertebralen Ganglien, die vor der Bauchaorta liegen.

13.4.4.1 Der Truncus sympathicus

Der Grenzstrang (Truncus sympathicus) ist eine Leiste bestehend aus 22 paarigen Ganglien, die links und rechts neben der Wirbelsäule von der Schädelbasis bis zum Steißbein verläuft. Dort vereinigt sich der Grenzstrang beider Seiten zum unpaaren Ganglion impar. Die Ganglien sind über **Rr. interganglionares** miteinander verbunden.

Der Halsteil (s. S. 123)
- Ganglion cervicale superius: Fasern verlaufen mit der A. carotis und von dort an ihre Erfolgsorgane
- Ganglion cervicale medium: Fasern für die Schilddrüse, den Larynx und das Herz
- Ganglion cervicale inferius (oft mit dem obersten Thorakalganglion zum Ggl. cervicothoracicum [Ggl. stellatum] verschmolzen): Fasern für Herz (Plexus cardiacus), Arm (Plexus brachialis) und Lunge (Plexus pulmonalis)

Klinischer Bezug

Stellatumblockade: Bei bestimmten Indikationen führt man eine sog. Stellatumblockade durch. Zu diesem Zweck wird in das Ganglion stellatum (Ganglion cervicothoracicum) ein Lokalanästhetikum injiziert. Das Ganglion stellatum befindet sich am medialen Rand des M. sternocleidomastoideus auf halber Strecke zwischen der Verbindungslinie vom Larynx zum Sternum. Durch die Stellatumblockade werden die vegetativen Leitungsbahnen vom Halsteil des Sympathikus zum Plexus brachialis (C5–Th1) vorübergehend ausgeschaltet. Dadurch erreicht man eine Verbesserung der Armdurchblutung, da eine Kontraktion der Gefäßwandmuskulatur nicht mehr möglich ist.

Da eine selektive Faserblockade aber nicht möglich ist, muss u. a. der Ausfall der sympathischen Innervation z. B. am Auge in Kauf genommen werden (Horner-Trias, s. S. 125).

Der Brustteil
Die Nervenfasern ziehen zu den Brustganglien des Grenzstrangs (Ganglia thoracica) und von dort dann weiter als
- N. splanchnicus major (5.–9. Brustganglion) → Ggl. coeliaca, Ggl. aorticorenalia
- N. splanchnicus minor (10.–11. Brustganglion) → Ggl. aorticorenalia.

Der Bauchteil
Nn. splanchnici für den Plexus coeliacus (syn. Plexus solaris), Plexus renalis, Plexus aorticus und Plexus hypogastricus superior. Die Fasern ziehen

Tabelle 13.2

Unterschiede zwischen Sympathikus und Parasympathikus

	Parasympathikus	Sympathikus
Rücken- marksegmente	kraniosakral	thorakolumbal
Transmitter präganglionär	Acetycholin	Acetylcholin
Transmitter postganglionär	Acetylcholin	Noradrenalin, Adrenalin*
Lage Ganglion	organnah	organfern
Funktion	„Rest and Digest"	„Fright and Flight"

* Ausnahme: Schweißdrüsen → Transmitter Acetylcholin

Tabelle 13.3

Wirkung von Sympathikus und Parasympathikus auf verschiedene Organe

Erfolgsorgan	Parasympathikus	Sympathikus
Herz	Herzfrequenz ↓, Überleitungs- geschwindigkeit ↓, Verengung des Gefäßlumens	Herzfrequenz ↑, Überleitungs- geschwindigkeit ↑, Erweiterung des Gefäßlumens
Gefäßsystem	Erweiterung (Beckenorgane, Herz, ZNS)	Verengung (Zentralisation)
Lunge	Kontraktion, d. h. Verengung der Bronchien	Relaxation, d. h. Erweiterung der Bronchien
Gastrointes- tinaltrakt	Peristaltik ↑, Se- kretion ↑, Relaxa- tion des Sphinkters (Defäkation)	Peristaltik ↓, Sekretion ↓, Tonus ↑ (Kontinenz)
Niere	Diurese	Antidiurese
Harnblase	Entleerung (Miktion)	Harnverhalt (Kontinenz)
M. spincther urethrae int.	Relaxation	Kontraktion
M. detrusor vesicae	Kontraktion	Relaxation
Penis	Erektion	Ejakulation
Auge		
M. ciliaris	Kontraktion des Muskels, relaxierte Zonulafasern, kugelige Linse (Nahakkommo- dation)	Entspannung des Muskels, Zug der Zonulafasern, Abflachung der Linse (Fern- akkommodation)
Iris	Miosis (enge Pupille)	Mydriasis (weite Pupille)

über die genannten Plexus weiter zu den in allen Richtungen im Situs verteilten Erfolgsorganen und bilden dann am Organ das typische Organgeflecht.

Der Beckenteil
Fasern für den Plexus sacralis und als Nn. splanch- nici sacrales zum Plexus hypogastricus inferior. Zudem findet sich hier das unpaarige letzte Gang- lion, das Ganglion impar, welches vor dem Os coccygeum liegt. Der Plexus hypogastricus inferior liegt seitlich von Rektum, Prostata bzw. Cervix uteri.

 Denken Sie daran, dass beim Sympathikus die Verschaltung von prä- auf postganglionär in den para- und prävertebralen Ganglien, also organfern stattfindet.

In **Tab. 13.2** und **Tab. 13.3** sind die Unterschiede und Wirkungen von Sympathikus und Parasympathikus noch einmal zusammengefasst.

13.4.5 Das enterische Nervensystem
In den Wänden des Magen-Darm-Kanals befinden sich intramurale Geflechte, die ein weitgehend autonomes Nervensystem bilden. Es kann jedoch von Sympathikus und Parasympathikus beeinflusst werden. Die Neurone dieses Nervensystems be- finden sich im **Plexus submucosus** (Meißner) und **Plexus myentericus** (Auerbach) (vgl. S. 310).

 Check-up
✔ Machen Sie sich noch einmal den Aufbau von Sympathikus und Parasympathikus klar und wiederholen Sie die grundlegen- den Unterschiede dieser beiden Nerven- systeme z. B. in Bezug auf die Verschaltung oder die Wirkung an den Organen.

13.5 Die Topographie

Lerncoach
Prägen Sie sich hier vor allem ein, welches Organ sich auf welche Stelle der Bauch- wand projiziert.

13.5.1 Oberflächenanatomie
13.5.1.1 Die Regionen
Die ventrale Bauchwand wird anhand von sicht- baren bzw. tastbaren Strukturen, (z. B. Rippenbogen oder Linea alba) in verschiedene Regionen einge- teilt (**Abb. 13.11**). Im klinischen Sprachgebrauch wer-

den Oberbauch, Mittelbauch und Unterbauch unterschieden – Grenzlinien sind die horizontale Verbindungslinie (a) zwischen dem tiefsten Punkt des rechten und linken Rippenbogens sowie die horizontale Verbindungslinie (b) zwischen rechtem und linkem Darmbeinkamm.

Die weitere Unterteilung in die Regionen erfolgt anhand der zwei senkrecht verlaufenden Verbindungslinien zwischen Schlüsselbeinmitte und Leistenbandmittelpunkt (C' und C''). Im Oberbauch werden die lateralen Bereiche als **Regiones hypochondriaca dextra et sinistra** und die mittig gelegene als **Regio epigastrica** bezeichnet. Der Mittelbauch hat die **Regiones laterales dextra et sinistra**, sowie zentral um den Bauchnabel die **Regio umbilicalis**. Der Unterbauch wird eingeteilt in die **Regiones inguinales dextra et sinistra**, sowie die mediane **Regio pubica**.

Klinischer Bezug

Hypochondrie: Der Begriff Hypochondrie leitet sich aus dem Griechischen ab und bedeutet ursprünglich „aus bzw. unter dem Knorpel". Gemeint ist der Rippenknorpel, in dieser Region (Regio hypochondrica) vermutete man auch den Sitz der Melancholie. Bei der Hypochondrie besteht eine anhaltende übermäßige Angst, an einer schweren körperlichen Erkrankung zu leiden, obwohl für die Symptome keine organische Ursache gefunden wird. Die hypochondrischen Befürchtungen beziehen sich vor allem auf das Herz, den Magen-Darm-Trakt und die Geschlechtsorgane sowie das ZNS. Häufig haben Krankheitsfälle bei Angehörigen oder Medienberichte Einfluss auf die Entstehung der Beschwerden. Auch durch falsch verstandene und fehlgedeutete Äußerungen des Arztes können hypochondrische Befürchtungen aktiviert werden. Der Verlauf ist meist langwierig, verhaltenstherapeutische Methoden stehen im Vordergrund der Behandlung.

Die Grundlage der Verknüpfung von Organ und Hautareal liegt in der embryologischen **metameren Gliederung** der Somiten des Rumpfes und der daraus resultierenden Querverbindungen zwischen somatischen Nerven, die bestimmte Hautareale (Dermatome, z.B. den Bauchnabel auf Höhe des Dermatoms Th10) versorgen, und vegetativen Ner-

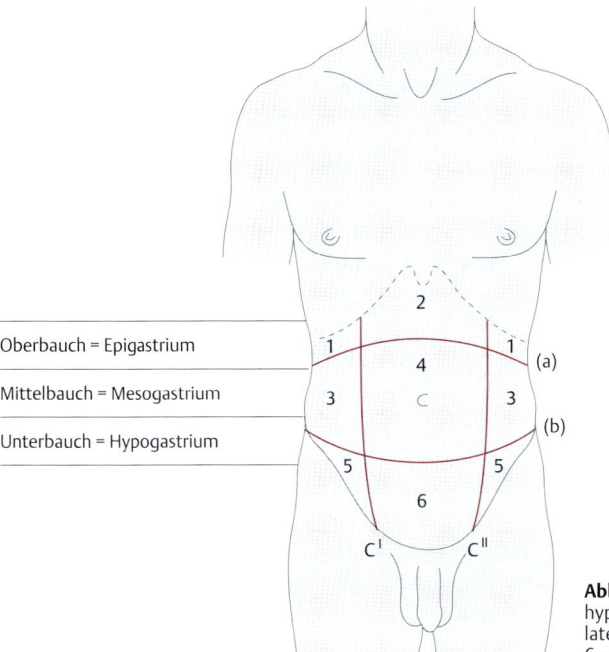

Oberbauch = Epigastrium
Mittelbauch = Mesogastrium
Unterbauch = Hypogastrium

Abb. 13.11 Regiones abdominales: 1 = Regio hypochondriaca, 2 = Regio epigastrica, 3 = Regio lateralis, 4 = Regio umbilicalis, 5 = Regio inguinalis, 6 = Regio pubica

ven, die zu bestimmten Eingeweideabschnitten ziehen (vgl. S. 46). Wenn ein inneres Organ erkrankt, dann werden auch die entsprechenden Hautareale irritiert. Das Gehirn selbst kann dann keine Differenzierung vornehmen **(viszerokutaner Reflex)** (**Abb. 13.12**).

Eine Umkehr des Reflexes, also ein kutiviszeraler Reflex, ist ebenfalls möglich (z.B. Auflegen einer Wärmflasche auf den Bauch bei Abdominalschmerzen).

13.5.2 Organprojektionen auf die Bauchwand

Die einzelnen abdominellen Organe projizieren sich auf bestimmte Bauchwandstellen, so dass bei Druck auf Organprojektionsstellen Rückschlüsse auf pathologische Prozesse am Organ möglich sind.

Magen: Regio epigastrica, sowie z.T. in der Regio hypochondriaca sinistra typischer Druckschmerz im sog. epigastrischen Winkel (unter dem Xiphoid).

Leber/Gallenblase: Regio hypochondriaca dexter, Regio epigastrica und z.T. bis in die Regio hypochondriaca sinistra reicht der linke Leberlappen. Die Gallenblase liegt mit ihrem Fundus auf dem Schnittpunkt zur rechten Medioklavikularlinie und der 9. Rippe.

Dünndarm: der Mittelbauch (= Mesogastrium) und der Unterbauch (= Hypogastrium) mit den jeweiligen Regionen ist der Ort der Organprojektion des Dünndarms. Die Schmerzen bei Dünndarmerkrankungen sind eher diffus über den gesamten Bauch verteilt.

Dickdarm: der Zäkalpol mitsamt der Appendix projiziert sich in den rechten Unterbauch. Zur Appendizitis-Diagnostik werden der McBurney-Punkt (Mitte der Linie zwischen Spina iliaca anterior superior und Bauchnabel) und der Lanz-Punkt (Übergang vom ersten Drittel ins zweite Drittel der gedachten Linie zwischen den beiden Spinae iliacae anteriores superiores) als Druckpunkt verwandt.

Milz: die Milz projiziert sich zwischen der 9.–11. Rippe links. Beim Gesunden ist die Milz nicht tastbar.

Harnblase: die Harnblase projiziert sich bei schon mäßiger Füllung in die Regio pubica. Druckschmerz in dieser Region ist ein Hinweis für eine Zystitis (= Harnblasenentzündung).

Klinischer Bezug

Head-Zonen: Mit dem Begriff **Head-Zonen** werden Hautbezirke bezeichnet, auf die sich bei Erkrankungen innerer Organe Schmerzen projizieren bzw. in denen es in diesem Fall zu einer gesteigerten Empfindlichkeit (Hyperalgesie) kommt. Man spricht in diesem Zusammenhang vom „übertragenen Schmerz".

13.5.3 Die Gliederung der Bauchhöhle

Die Cavitas peritonealis (Bauchhöhle) wird in den Ober- und den Unterbauch unterteilt. Im Oberbauch liegen Leber, Gallenblase, Milz, Pankreas, Magen und der Anfang des Dünndarms. Den Unterbauch füllen die Dünndarmschlingen und der Dickdarm aus. Die Grenze zwischen beiden Teilen bildet das Mesocolon transversum. An vielen Stellen bildet das Peritoneum Taschen und Spalten aus, die nachfolgend aufgeführt sind.

Zwischen Leberoberfläche und Zwerchfell finden sich die **Recessus subphrenici**. Weitere Spalten befinden sich zwischen Leberunterseite und Colon transversum, die **Recessus subhepatici**, die sich in den **Recessus hepatorenalis** (zwischen Leberunter-

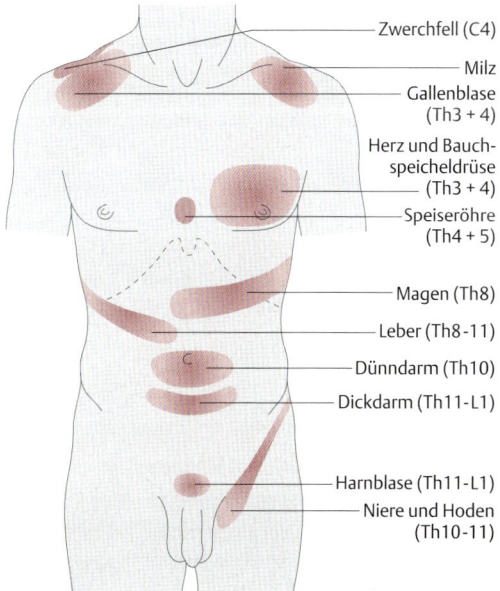

Zwerchfell (C4)
Milz
Gallenblase (Th3 + 4)
Herz und Bauchspeicheldrüse (Th3 + 4)
Speiseröhre (Th4 + 5)
Magen (Th8)
Leber (Th8-11)
Dünndarm (Th10)
Dickdarm (Th11-L1)
Harnblase (Th11-L1)
Niere und Hoden (Th10-11)

Abb. 13.12 Head-Zonen

seite und Zwerchfell und der rechten Nebenniere und Niere rechts) fortsetzen.

Hinter dem Magen und dem Omentum minus (s.S. 309) befindet sich ein spaltförmiger Nebenraum der Peritonealhöhle, die **Bursa omentalis**. Sie ist vor dem Pankreas gelegen; kranial befindet sich die Leber, kaudal das Colon transversum. Der Eingang in die Bursa omentalis ist das Foramen epiploicum (= Foramen omentale), welches u.a. vom Lig. hepatoduodenale begrenzt wird (s.S. 332).

Zwei weitere Recessus befinden sich im Bereich der Flexura duodenojejunalis: **Recessus duodenalis superior et inferior**. Sie entstehen durch ihre eigenen Falten (Plica duodenalis superior et inferior). Hier können Dünndarmschlingen eingeklemmt werden (Treitz-Hernie). Weitere kleine Bauchfellfalten (Plica caecalis vascularis, Plica ileocaecalis) und -taschen **(Recessus ileocaecalis superior et inferior)** existieren oberhalb und unterhalb der Einmündung des Ileum ins Kolon. Gelegentlich findet man rechts hinter dem Caecum einen **Recessus retrocaecalis**. Seitlich von Colon ascendens und Colon descendens befinden sich die **Recessus paracolici**. Der **Recessus intersigmoideus** entsteht durch den S-förmigen Verlauf des Colon sigmoideum mit dem Mesocolon sigmoideum.

13.5.4 Die Gliederung des Cavum pelvis
s.S. 179

13.5.5 Regio perinealis

Die **Dammregion (Regio perinealis)** liegt zwischen den Sitzbeinhöckern und der Symphyse. Eine weitere Untergliederung der Dammregion erfolgt in die ventral gelegene Regio urogenitalis und die dorsale Regio analis:

- **Regio urogenitalis:** zwischen der Symphyse und den Schambeinästen gelegen. Die Urogenitalregion beinhaltet die äußeren Geschlechtsorgane.
- **Regio analis:** um den Anus liegt die Analregion, begrenzt durch das Steißbein und eine gedachte Linie zwischen den Sitzbeinhöckern.

13.5.6 Die Schwangerschaft und der Geburtsvorgang

Während der 40 Wochen dauernden Schwangerschaft vergrößert sich der Uterus, um dem wachsenden Fetus ausreichend Platz zur Verfügung zu stellen. Dieses Größenwachstum – durch Hypertrophie der glatten Muskelfasern – findet v.a. in Richtung Bauchhöhle statt, da im Zervixbereich durch Bänder eine Befestigung vorliegt.

Der **Fundus des Uterus** steht zu verschiedenen Schwangerschaftszeitpunkten (hier angegeben in SSW = Schwangerschaftswochen) auf unterschiedlichen **Höhen:**

- 12. SSW – Symphyse
- 20. SSW – zwischen Symphyse und Bauchnabel
- 24. SSW – Bauchnabel
- 32. SSW – zwischen Bauchnabel und Processus xiphoideus
- 36. SSW – Rippenbogen
- 40. SSW – zwischen Bauchnabel und Processus xiphoideus.

In den letzten Schwangerschaftswochen neigt sich der Fundus nach vorne und senkt sich somit zurück auf die Höhe, die er zur Zeit der 32. SSW hatte. Der Zervixbereich verändert sich erst ab der 36. Woche, da hier durch das Tiefertreten des kindlichen Kopfes die Portio verstreicht und für die bevorstehende Geburt aufgelockert wird.

Der **Geburtsvorgang** beginnt mit der regelmäßigen Kontraktion der Uterusmuskulatur (Wehen). Gleichzeitig wird der Geburtskanal zu einem Kanal durch sich einsenkendes Chorion und Amnion erweitert (Stadium I, **Eröffnungsperiode**).

Mit der vollständigen Eröffnung des Geburtskanals und der Ruptur der Fruchtblase beginnt Stadium II **(Austreibungsperiode)**, das bis zur Geburt des Kindes andauert. Presswehen und die Bauchpresse sowie verschiedene Drehungen des kindlichen Kopfes in den Beckeneingangs- und Beckenausgangsebenen ermöglichen eine reibungslose Geburt.

Stadium III **(Nachgeburtsperiode)** beschreibt die Zeit nach der Geburt des Kindes bis zur Geburt der Nachgeburt, d.h. dem vollständigen Lösen und Ausstoßen der Plazenta.

 Check-up

✔ **Rekapitulieren Sie die einzelnen Regionen des Abdomens und die dafür typischen Organprojektionen. Dieses Wissen kann Ihnen bei der Diagnosefindung helfen, wenn der Patient Ihnen mitteilt, wo es ihm weh tut.**

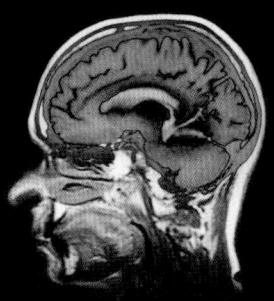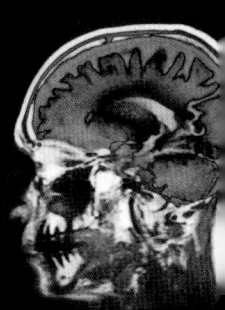

Zentrales Nervensystem ZNS

Ein enges Zeitfenster

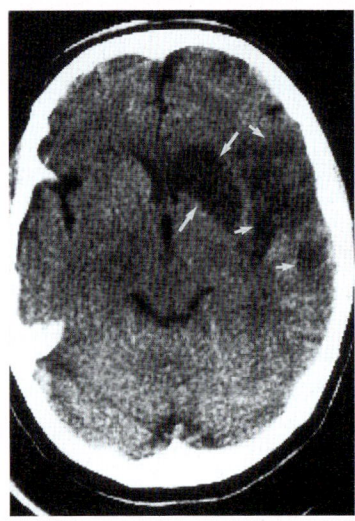

24 h alter Infarkt links im Versorgungsgebiet der A. cerebri media: Die Infarktzonen markieren sich in der CT hypodens (kleine Pfeile). Zusätzlich alter Infarkt (große Pfeile).

Der Notarzt findet eine verwirrte ältere Dame in der Wohnung vor. Leidet sie an einer Demenz, z. B. Morbus Alzheimer, einer psychischen Erkrankung oder ist Alkohol im Spiel? Das Gehirn gibt den Ärzten oft viele Rätsel auf. Im folgenden Kapitel werden Sie die Anatomie des zentralen Nervensystems (ZNS) kennen lernen, von der Großhirnrinde bis zu den untersten Anteilen des Rückenmarks.
Bei der älteren Dame ist übrigens Eile geboten. Der Notarzt erkennt rechtzeitig, dass sie an einem Schlaganfall (auch Hirninfarkt oder Apoplex genannt) leidet. Nun muss sie innerhalb eines engen Zeitfensters von nur drei Stunden behandelt werden.

Eine verwirrte alte Dame

Gertrud J. ist 74 Jahre alt und lebt allein in ihrer Wohnung. Um die Mittagszeit bringt ein Zivi Essen auf Rädern und gegen drei Uhr schaut Gertruds Tochter vorbei und kümmert sich um ihre Mutter. Normalerweise macht diese dann gerade das Kreuzworträtsel aus der Tageszeitung, denn Gertrud J. möchte sich geistig fit halten. An diesem Tag sitzt Gertrud jedoch im Sessel und schaut kaum auf, als ihre Tochter hereinkommt. Als die Mutter auch auf Ansprache nur mit undeutlichem Murmeln reagiert, ruft die Tochter den Notarzt. Dieser findet eine offensichtlich verwirrte alte Dame, die auf seine Fragen mit unverständlichen Sätzen antwortet. Bei einer orientierenden neurologischen Untersuchung stellt der Notarzt fest, dass die linke Körperhälfte gelähmt ist. Nun ist höchste Eile geboten. Gertrud J. hat vermutlich einen Schlaganfall erlitten. Und mit jeder Minute, die sie später in die Klinik kommt, können mehr Gehirnzellen zugrunde gehen.

Zu wenig Blut im Hirn – oder zu viel?

85 % der Schlaganfälle sind ischämische Insulte, d. h., ein Blutgerinnsel verstopft eine Hirnarterie. Verantwortlich dafür sind meist Ablagerungen an den Gefäßinnenwänden. Die in diesem Gebiet liegenden Gehirnzellen werden nicht mehr ausreichend mit Sauerstoff versorgt. Es kommt zu Ausfallerscheinungen: Lähmungen, Sehstörungen, Sprach- und Bewusstseinstörungen. Die Lähmungen bei einem Apoplex treten meist als Hemiparesen auf, d. h. nur eine Körperhälfte ist betroffen. Bei den restlichen 15 % der Schlaganfälle handelt es sich um intrazerebrale Blutungen. Ursache ist meist ein zu hoher Blutdruck. Dadurch können die Arterien im ZNS platzen; es kommt zu einer Massenblutung ins Gehirn. Die Symptome können ähnlich wie bei einem ischämischen Insult sein – die Therapie ist jedoch eine völlig andere. Daher muss so rasch wie möglich festgestellt werden, woran Gertrud J. leidet.

Nur drei Stunden Zeit!

Eine Viertelstunde später wird Gertrud J. in das städtische Klinikum eingeliefert und sofort in die radiologische Abteilung gebracht. Dort wird eine Computertomographie (CT) durchgeführt. Mithilfe des CTs können die Ärzte feststellen, dass es sich bei Gertrud J. um einen ischämischen Infarkt handelt. Die A. cerebri media ist verschlossen. Nun muss schnell gehandelt werden. Da Gertrud J. gegen ein Uhr noch ihr Mittagessen zu sich genommen hat, sind vermutlich erst knapp drei Stunden seit dem Schlaganfall vergangen. Damit kann eine Lysetherapie durchgeführt werden, um den Thrombus aufzulösen: Diese ist nur in den ersten drei Stunden nach dem Infarkt sinnvoll. Gertrud J. erhält sofort rt-PA, ein gentechnisch hergestelltes Medikament, das Blutgerinnsel auflösen kann. Da die Behandlung innerhalb des Zeitfensters von drei Stunden erfolgt ist, hat sie vielleicht das Glück, zu dem Drittel der Schlaganfallpatienten zu gehören, die anschließend wieder völlig gesund werden.

14 Zentrales Nervensystem (ZNS)

Lerncoach

Vorneweg einige Hinweise, wie Sie sich die Lerninhalte zum ZNS am besten erarbeiten: Verdeutlichen Sie sich zunächst die Lage und charakteristischen Merkmale der verschiedenen Hirnteile. Lernen Sie anschließend die einzelnen Hirnteile im Detail; dabei sind Ihnen auch die Hirnschnitte hilfreich (s. S. 470). Erst zum Schluss sollten Sie sich mit dem Thema Systeme beschäftigen, da diese durch das gesamte ZNS ziehen und somit die einzelnen Hirnteile Grundvoraussetzung zum Verständnis der Systeme sind.

14.1 Allgemeines

Das zentrale Nervensystem stellt das komplexeste und bis heute am wenigsten verstandene Organ des menschlichen Organismus dar. Man vermutet, dass es aus etwa 10 bis 40 Milliarden Neuronen (Nervenzellen) besteht, die durch Gliazellen ergänzt werden. Das Hirngewicht schwankt zwischen 1250 und 1600 g. Es ist abhängig vom Körpergewicht und beim Mann im Allgemeinen etwas schwerer. Intellektuelle Leistungen sind nicht vom Gewicht des ZNS abhängig.

Das zentrale Nervensystem lässt sich vom peripheren Nervensystem abgrenzen. Das ZNS befindet sich innerhalb der knöchernen Hülle Schädel bzw. Wirbelkanal. Das periphere Nervensystem beginnt entsprechend an den Durchtrittsstellen (Foramina) neuronaler Strukturen (periphere Nerven) aus der knöchernen Umhüllung: dies sind die Foramina der Schädelbasis und die Foramina intervertebralia des Wirbelkanals.

Das gesamte ZNS ist zudem von Hirn- bzw. Rückenmarkshäuten (Meningen) umgeben. Liquorflüssigkeit (Liquor cerebrospinalis) des Subarachnoidalraums dient zudem als mechanische Polsterung der ZNS-Anteile innerhalb seiner knöchernen Umgebung.

14.1.1 Die ZNS-Anteile

Man unterscheidet am ZNS in Abhängigkeit von der Lage zunächst einen intrakraniellen (Gehirn) und einen extrakraniellen Anteil (Rückenmark).

Das eigentliche Gehirn umfasst Großhirn (Telencephalon), Kleinhirn (Cerebellum), Zwischenhirn (Diencephalon), Mittelhirn (Mesencephalon), Brücke (Pons) und verlängertes Mark (Medulla oblongata). An die Medulla oblongata schließt sich das Rückenmark (Medulla spinalis) an.

Zum sogenannten Hirnstamm (Truncus encephali) werden Mesencephalon, Pons und Medulla oblongata gezählt (Hirnmantel). Das Stammhirn umfasst Diencephalon, Mesencephalon, Pons und Medulla oblongata. Das Vorderhirn (Prosenzephalon) beinhaltet Diencephalon und Telencephalon.

14.1.2 Die ZNS-Achsen

Eine wichtige Besonderheit in der Nomenklatur stellen die ZNS-Achsen dar. Es werden prinzipiell zwei Achsen verwendet, je nach besprochenem Hirnteil (**Abb. 14.1**). Die Längsachse des Hirnstamms entspricht der allgemeinen Körperachse (Meynert-Achse). Da aber Diencephalon und Telencephalon im Rahmen der Entwicklung „nach vorne kippen", verändert sich auch die Achse der beiden Hirnteile. Man hat deshalb für Diencephalon und Telencephalon eine eigene Achse definiert: Forel-Achse.

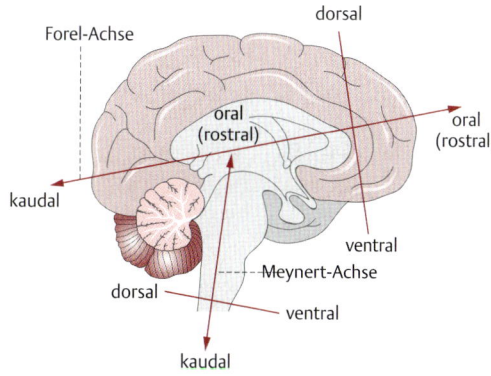

Abb. 14.1 Topographische Achsen des Gehirns

14

14.1.3 Die Entwicklung

(Zur ausführlichen Beschreibung der Entwicklung des ZNS s. S. 55).

Das Zentralnervensystem stammt vom Ektoderm ab. In der 3. Woche bildet sich die Neuralplatte, sie faltet sich auf und verschließt sich zum Neuralrohr. Aus dem Neuralrohr entsteht das Rückenmark und das Gehirn. Das Gehirn entwickelt sich aus drei bläschenartigen Erweiterungen: Rhombenzephalon (Rautenhirn), Mesenzephalon (Mittelhirn) und Prosenzephalon (Vorderhirn).

14.2 Das Telencephalon

 Lerncoach

- **Verschaffen Sie sich zunächst einen Überblick über Großhirnrinde und Großhirnmark. Machen Sie sich dabei zunächst mit deren Funktionen vertraut. Die genaue anatomische Lage können Sie dann in einem zweiten Schritt erlernen (siehe auch Hirnschnitte S. 470).**
- **Die funktionelle Bedeutung der einzelnen Rindenbereiche können Sie sich leichter einprägen, wenn Sie sich die Ausfallerscheinungen der entsprechenden Zentren klarmachen.**

14.2.1 Der Überblick und die Funktion

Das Telencephalon (auch Großhirn oder Endhirn) macht den größten Teil des ZNS aus und trägt mit 85 % zum ZNS-Gesamtgewicht bei. Im Vergleich zu den anderen Hirnteilen hat das Telencephalon eine besonders ausgeprägte Weiterentwicklung erfahren, vor allem im Bereich des Frontal- und Temporallappens. Es gilt heute als der am weitesten differenzierte Hirnteil des Menschen, der in seiner Funktion die höchsten integrativen und kognitiven Fähigkeiten umfasst.

14.2.2 Die Gestalt

Beim Blick auf das Telencephalon lassen sich zwei Hemisphären unterscheiden, die rechte und die linke Großhirnhälfte. Die beiden Hemisphären werden durch den Interhemisphärenspalt (Fissura longitudinalis cerebri) voneinander getrennt. Am Interhemisphärenspalt stehen sich die beiden Mantelkanten, der Bereich, in dem der nach außen zur

Kalotte gewandte Kortex rechtwinklig in den nach medial zur gegenüberliegenden Hemisphäre gewandten Kortex übergeht, gegenüber.

In der Tiefe der Fissura longitudinalis cerebri verbindet der Balken (Corpus callosum) als wichtigste Kommissurenbahn (s. S. 435) die beiden Hemisphären miteinander und gewährleistet einen Informationsaustausch zwischen den Hirnhälften. Bei einem medianen Sagittalschnitt (auch Medianschnitt genannt) wird der Balken durchtrennt und imponiert als weiße, myelinisierte Struktur (s. S. 474).

Weiterhin wird das Telencephalon in verschiedene Großhirnlappen unterteilt, wobei diese nur teilweise durch definierte Strukturen (z. B. Sulci) voneinander abzugrenzen sind:

- Der Frontallappen (Lobus frontalis) macht den vorderen Teil des Großhirns aus und findet sich in der vorderen Schädelgrube.
- Der Okzipitallappen (Lobus occipitalis) liegt zusammen mit dem Kleinhirn in der hinteren Schädelgrube.
- Der Temporallappen (Lobus temporalis) ist in der mittleren Schädelgrube lokalisiert und grenzt an den unmittelbar über ihm liegenden
- Parietallappen (Lobus parietalis).

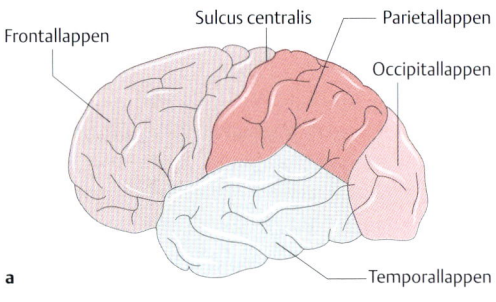

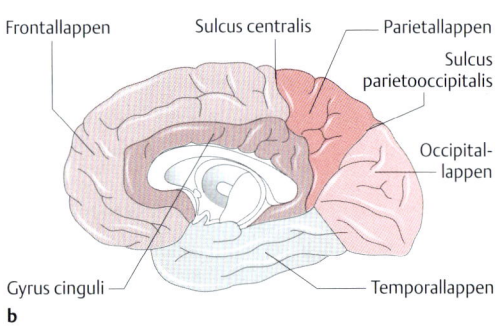

Abb. 14.2 Großhirnlappen der linken Hemisphäre: (a) Seitenansicht; (b) Medianansicht

In der Tiefe des Sulcus lateralis (s. u.) findet sich ein weiterer Lappen, die **Insula** (auch Lobus insularis). Er bleibt im Rahmen der Entwicklung zurück und wird von den weiter wachsenden anderen vier Lappen überlagert. Die Funktion der Insula ist bis heute nicht vollständig geklärt, u. a. ist sie für die Verarbeitung viszeraler Impulse verantwortlich (z. B. Magenperistaltik) (s. **Abb. 14.7**).

Die **Polbereiche** des Telencephalon werden nach ihrer Lappenzugehörigkeit benannt: der **Frontalpol**, der **Temporalpol** und der **Okzipitalpol**.

Ein Frontalschnitt durch das Telencephalon zeigt neben den beiden Hemisphären nochmals die wichtigste Verbindungsbahn zwischen den Hirnhälften, das Corpus callosum (s. Abb. S. 471). Weiterhin kann man die **außen liegende Rindenregion** (Kortex) und die **innen liegende Markregion** voneinander unterscheiden. Diese beinhaltet neben einer Reihe von Kernkomplexen (Basalganglien) auch die Assoziations-, Kommissuren- und Projektionsbahnen (s. S. 434).

14.2.3 Der Cortex
14.2.3.1 Die Sulci
Die Großhirnrinde ist charakteristischerweise von einer Reihe von Furchen **(Sulci)** durchzogen, wobei man Primär-, Sekundär- und Tertiärfurchen voneinander unterscheiden kann (**Abb. 14.3**).

Die Primärfurchen
Die **Primärfurchen** trennen die Großhirnlappen voneinander und sind bei allen Menschen identisch. Folgende Primärfurchen sind von Bedeutung:
- **Sulcus centralis** (Rolando-Furche): trennt den Frontal- vom Parietallappen
- **Sulcus lateralis:** trennt den Temporal- vom Frontal- und Parietallappen
- **Sulcus parietooccipitalis:** liegt an der Medialseite des Kortex (also der der unmittelbar gegenüberliegenden Hemisphäre zugewandten Kortexseite) und trennt den Parietal- vom Okzipitallappen
- **Sulcus calcarinus:** liegt ebenfalls an der Medialseite des Kortex im Bereich des Okzipitallappens, er verläuft horizontal. Die tiefe Einsenkung des Sulcus calcarinus entspricht einem Wulst, der die Wand des okzipitalen Seitenventrikels vorwölbt (Calcar avis).

Die Sekundärfurchen und die Tertiärfurchen
Sekundärfurchen sind variabel ausgebildet und unterteilen die einzelnen Großhirnlappen. Ihre Namen leiten sich aus der Lappenzugehörigkeit und der genauen Lage im Lappen ab. **Tertiärfurchen** entspringen den Sekundärfurchen, sind bei jedem Menschen individuell ausgebildet und werden nicht näher benannt.

14.2.3.2 Die Gyri
Auf der Großhirnrinde finden sich eine Vielzahl von **Hirnwindungen (Gyri)**. Sie werden durch die Sulci voneinander abgegrenzt und lassen sich den unterschiedlichen Großhirnlappen zuordnen (**Abb. 14.3**).

Die wichtigsten **Gyri des Frontallappens** sind der Gyrus praecentralis, der Gyrus frontalis superior, der Gyrus frontalis medius und der Gyrus frontalis inferior. Der Gyrus frontalis inferior wird noch in eine Pars orbitalis, Pars tringularis und Pars opercularis unterteilt.

Auf dem **Parietallappen** sind insbesondere der Gyrus postcentralis, der Lobulus parietalis superior und der Lobulus parietalis inferior von Bedeutung. Weiterhin finden sich der Gyrus supramarginalis und der Gyrus angularis. Der **Temporallappen** umfasst den Gyrus temporalis superior, den Gyrus temporalis medius und den Gyrus temporalis inferior.

14.2.3.3 Die Einteilung
Entwicklungsgeschichtlich unterscheidet man drei Anteile des Cortex cerebri:
- **Palaeocortex:** ältester Bereich, enthält Teile des Riechhirns (Rhinencephalon) und das Corpus amygdaloideum
- **Archicortex:** besteht hauptsächlich aus der Hippocampusformation und Teilen des limbischen Systems (s. S. 436)
- **Neocortex:** jüngster und größter Teil (ca. 90%) des Cortex cerebri.

Nach dem histologischen Aufbau unterscheidet man außerdem **Isocortex** (6 Schichten), **Allocortex** (3 Schichten) und **Mesocortex** (Übergang zwischen Iso- und Allocortex).

14

14

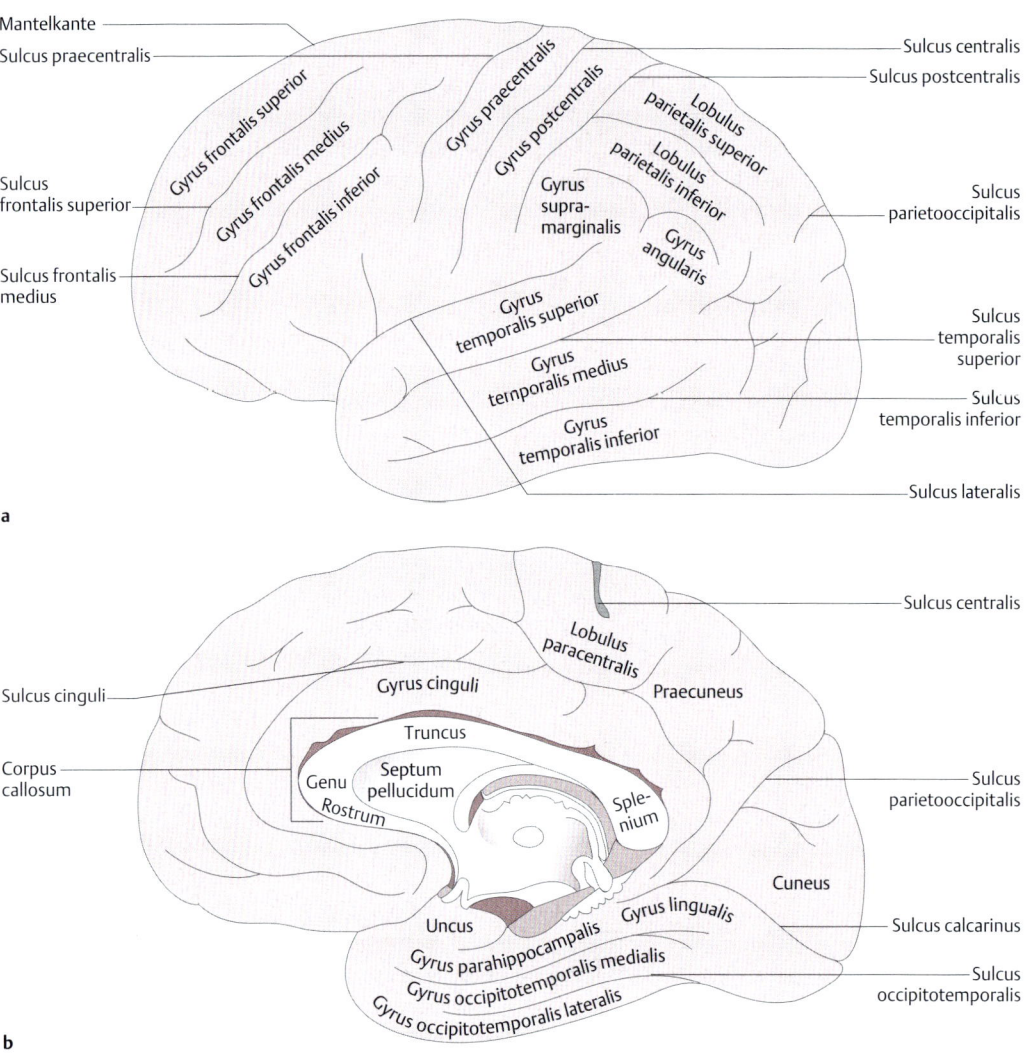

Abb. 14.3 Sulci und Gyri des Telencephalon: (a) lateral; (b) medial

14.2.4 Die Rindenzentren nach Brodmann

Durch den Neurologen Brodmann wurde eine Unterteilung der telencephalen Rindenregion unter histologischen Gesichtspunkten vorgenommen. Er stellte signifikante Unterschiede in der histologischen Struktur des Telencephalon fest und teilte den Neocortex in 52 verschiedene Rindenfelder (Areae) ein. Vielen dieser Areale kann man inzwischen spezifische Funktionen zuordnen.

Ganz allgemein können Sie sich einprägen, dass die Rindenzentren des Frontallappens in erster Linie eine direkte oder indirekte motorische Funktion (efferent) haben, während Parietal-, Okzipital- und Temporallappen eine eher somatosensorische Funktion (afferent) besitzen.

14.2.4.1 Der Frontallappen

Das frontale Assoziationsgebiet (Area 9–11)
Das frontale Assoziationsgebiet befindet sich rund um den Frontalpol. Man geht davon aus, dass diesem Bereich höhere psychische, psychosoziale und geistige Fähigkeiten zuzuschreiben sind (**Abb. 14.4**).

Klinischer Bezug

Schädigungen des frontalen Assoziationsgebietes führen zu schweren Persönlichkeitsveränderungen (z. B. enthemmtes Verhalten, Gleichgültigkeit) und intellektuellen Einschränkungen (Konzentrationsstörungen, Antriebsschwäche).

Das frontale Augenfeld (Area 8)
Das frontale Augenfeld wird auch als frontales Blickzentrum bezeichnet, seine Funktion liegt in der Steuerung willkürlicher Augenbewegungen. Besonders wichtig ist hierbei, dass die Augenbewegungen beider Bulbi konjugiert, also synchron ablaufen. Ist dies nicht gewährleistet, resultieren Doppelbilder, die eine normale Sehfunktion unmöglich machen (**Abb. 14.4**).

Das motorische Sprachzentrum (Broca-Region, Area 44 und 45)
Das **motorische Sprachzentrum (Broca-Region)** befindet sich in der Pars triangularis und Pars opercularis des Gyrus frontalis inferior. Es ist nur einseitig angelegt, in der Regel auf der dominanten linken Hemisphäre (s. S. 435). Seine Aufgabe besteht in der Koordination der an der Sprachbildung beteiligten Muskelgruppen (Muskulatur von Kehlkopf, Zunge, Gesicht, Pharynx etc.) (s. **Abb. 14.4**).

Klinischer Bezug

Broca-Aphasie: Bei **Schädigung und Ausfall** des motorischen Sprachzentrums resultiert eine motorische Aphasie: die Patienten sind nicht mehr fähig, Worte zu artikulieren und zusammenhängende Sätze zu formen („Telegrammstil"), das Sprachverständnis bleibt allerdings erhalten.

Der primäre somatomotorische Kortex (Area 4)
Der **primäre somatomotorische Kortex** befindet sich beidseits auf dem **Gyrus praecentralis**. Hier werden alle unmittelbar für die periphere Muskulatur bestimmten **willkürlich-motorischen Befehle** generiert und „losgeschickt". Der Befehlsgenerierung im motorischen Kortex sind eine ganze Reihe komplexer motorischer Verarbeitungsvorgänge vorgeschaltet (z. B. in Kleinhirn oder Basalganglien), der motorische Kortex ist dann lediglich die „letzte Instanz" (s. **Abb. 14.4**).
Am primären somatomotorischen Cortex hat der der Begriff der **Somatotopik** eine besondere klinische Bedeutung: Bestimmten Körperpartien („Soma") sind spezielle Orte („Topos") des Gyrus praecentralis funktionell zugeordnet – Bewegungen der Glutealregion gehen also beispielsweise grundsätzlich vom Bereich der Mantelkante aus. Diese Repräsentation der Muskulatur im primär-motorischen Kortex wird in Form des sogenannten **„motorischen Homunkulus"** dargestellt (**Abb. 14.5**).
Die starke Ausprägung bestimmter Körperpartien (z. B. Hand und Gesicht) im motorischen Kortex erklärt sich mit den funktionellen Ansprüchen: die differenzierten Bewegungsmuster der Hand oder

14

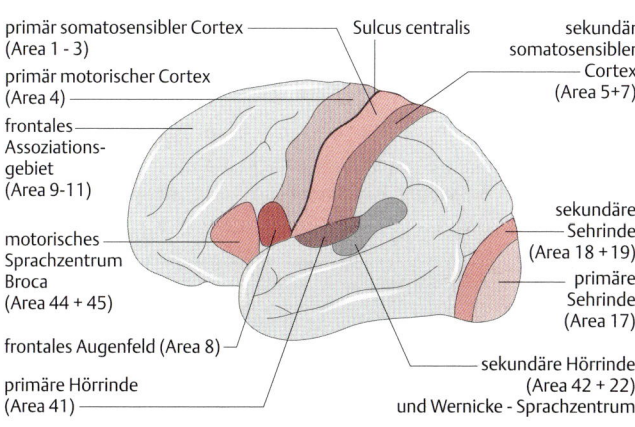

primär somatosensibler Cortex (Area 1 - 3)
Sulcus centralis
primär motorischer Cortex (Area 4)
frontales Assoziationsgebiet (Area 9-11)
motorisches Sprachzentrum Broca (Area 44 + 45)
frontales Augenfeld (Area 8)
primäre Hörrinde (Area 41)
sekundär somatosensibler Cortex (Area 5+7)
sekundäre Sehrinde (Area 18 + 19)
primäre Sehrinde (Area 17)
sekundäre Hörrinde (Area 42 + 22) und Wernicke - Sprachzentrum

Abb. 14.4 Funktionelle Rindenzentren

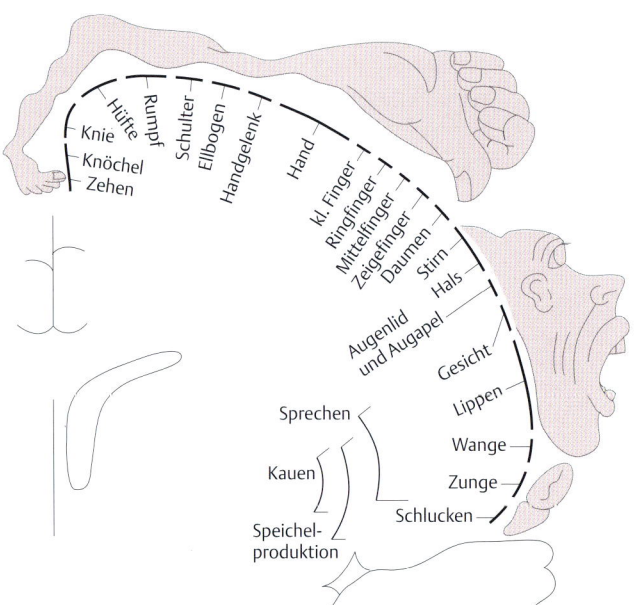

Abb. 14.5 Motorischer Homunkulus: bestimmte Körperpartien sind im motorischen Kortex besonders stark ausgeprägt

des Gesichts verarbeiten mehr Ein- und Ausgänge und erfordern entsprechend komplexe Rechenvorgänge und damit relativ mehr Kortexbereich.

👁 **Merken Sie sich, dass die Glutealregion des Homunkulus im Bereich der Mantelkante lokalisiert ist und dass die untere Extremität auf der medialen Kortexseite repräsentiert ist, dann können Sie sich die ungefähre Lage der übrigen Bereiche leichter herleiten.**

Die **efferente Informationsübermittlung** vom motorischen Kortex nach peripher erfolgt über die **Pyramidenbahn** (Tractus pyramidalis; **Tractus corticospinalis** und Tractus corticonuclearis, **s. S.** 486), die motorischen Befehle der rechten **Hemisphäre** gelangen dabei zur linken Körperhälfte und **umgekehrt – sie kreuzen** also zur anderen Körperhälfte. Der Gyrus praecentralis erhält **afferente Informationen** vor allem vom somatosensorischen Kortex, von den Basalganglien und dem Thalamus.

Klinischer Bezug

Schädigungen des motorischen Gyrus praecentralis führen zu schweren motorischen Störungen (Lähmungen).

14.2.4.2 Der Parietallappen
Der primäre somatosensible Kortex (Area 1–3)
Der **primäre somatosensible Kortex** befindet sich auf dem **Gyrus postcentralis** (s. **Abb. 14.4**). Hier enden die sensiblen Nervenfasern mit Impulsen aus der Haut (Schmerz, Temperatur, Druck, Berührung), von Muskelspindeln, Gelenk- und Sehnenrezeptoren, aber auch aus dem Gleichgewichtsorgan. Die sensiblen Informationen stammen jeweils von der kontralateralen Körperhälfte und enden in somatotopischer Ordnung. Auch hier wird die Somatotopik in Form des **sensorischen Homunkulus** verdeutlicht (**Abb. 14.6**).

Klinischer Bezug

Bei **einem Ausfall** des somatosensiblen Kortex treten **Sensibilitätsstörungen** der kontralateralen Körperhälfte mit Herabsetzung der sensiblen Diskrimination bis hin zum völligen Sensibilitätsverlust auf. Unter dem Begriff sensible Diskrimination versteht man die Fähigkeit, verschiedene sensible Reize voneinander unterscheiden zu können (z. B. 2-Punkt-Diskrimination). Ein Ausfall unterschiedlicher sensibler Reize führt zu einer Dissoziation der Empfindung (s. S. 469).

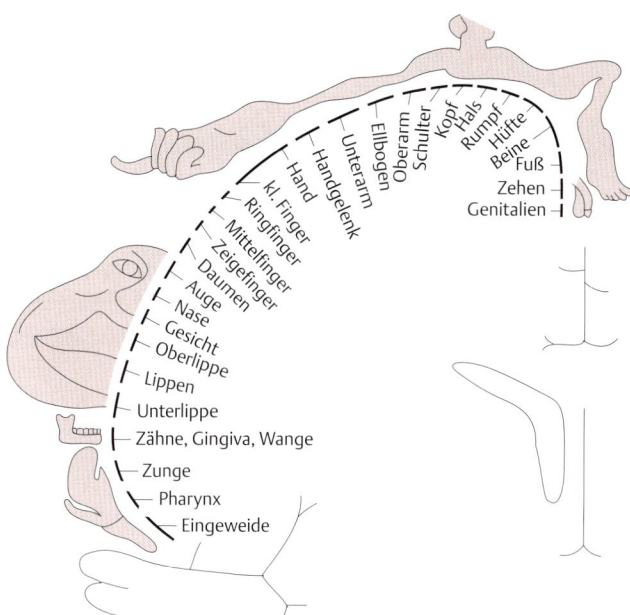

Abb. 14.6 Repräsentation der Körperregionen auf dem primären sensorischen Kortex (sensorischer Homunkulus)

Sekundär somatosensibler Kortex (Area 5 und 7)
Der sekundär somatosensible Kortex ist für die interpretative Zuordnung sensibler Informationen zuständig, die zuvor den primär somatosensiblen Kortex erreicht haben.

Klinischer Bezug

Bei einem **Ausfall** des somatosensiblen Kortex können sensible Wahrnehmungen nicht mehr ausreichend interpretiert werden, so dass z. B. ein Erkennen von Gegenständen durch Betasten nicht mehr möglich ist (taktile Agnosie).

14.2.4.3 Der Okzipitallappen
Die primäre Sehrinde (Area 17)
Am Okzipitalpol und an der medialen Wand des Okzipitalpols rund um den Sulcus calcarinus (s. S. 427) befindet sich die **primäre Sehrinde** (s. **Abb. 14.4**). Beim genaueren Betrachten sieht man einen in der grauen Substanz liegenden, makroskopisch sichtbaren weißen Streifen **(Gennari- oder Vicq-d'Azur-Streifen)**, der parallel zum Kortex verläuft. Der Streifen hat dieser Region auch den Namen **Area striata** eingetragen.
In der primären Sehrinde endet die **Sehbahn**, sie stellt somit die Kortexregion dar, die die Wahrneh-

mung von visuellen Informationen überhaupt erst ermöglicht.

Klinischer Bezug

Kortikale Blindheit: Eine Zerstörung der primären Sehrinde führt zur Blindheit.

Machen Sie sich klar, dass in der primären Sehrinde keine Interpretation der visuell wahrgenommen Informationen erfolgt. Hier entsteht lediglich ein Seheindruck.

Die sekundäre Sehrinde (Area 18 und 19)
Die **sekundäre Sehrinde** liegt in unmittelbarer Nachbarschaft zur primären Sehrinde und dient der Interpretation der Seheindrücke (s. **Abb. 14.4**).

Klinischer Bezug

Seelenblindheit: Ein **Ausfall** führt zur visuellen Agnosie („Seelenblindheit"): Seheindrücke werden zwar (durch die primäre Sehrinde) wahrgenommen, allerdings ist keine Interpretation mehr möglich. So können z. B. Gegenstände oder Personen visuell nicht mehr voneinander unterschieden und benannt werden.

14

14.2.4.4 Der Temporallappen

Die primäre Hörrinde (Area 41)
Im Bereich des **Gyrus temporalis superior** findet sich die primäre Hörrinde. Zwei auf dem Gyrus temporalis quer verlaufende Hirnwindungen (Gyri temporales transversii) bezeichnet man nach ihrem Erstbeschreiber als **Heschl-Querwindungen**. Hier endet die **Hörbahn**, hier werden analog zur primären Sehrinde akustische Informationen ohne weitergehende Interpretation verarbeitet und wahrgenommen. Die primäre Hörrinde ist dabei **tonotopisch** aufgebaut, d. h. tiefe Frequenzen werden eher im rostralen Bereich, hohe Frequenzen hingegen eher im kaudalen Bereich der Hörrinde verarbeitet (s. **Abb. 14.4**).

Die sekundäre Hörrinde (Area 42)
Die sekundäre Hörrinde (Area 42) umgibt die primäre Hörrinde und dient vor allem der Interpretation der akustischen Informationen. Die enge nachbarschaftliche Beziehung des sekundären zum primären Hörkortex lässt eine schnelle interpretative oder „assoziierende" Verarbeitung zu.

Das sensorische Sprachzentrum (Wernicke-Zentrum, Area 22)
Das **sensorische Sprachzentrum (Wernicke-Zentrum)** kommt in beiden Hemisphären vor und dient dem Sprachverständnis und der Wortfindung, wobei dies auf der dominanten Seite möglich ist. Sprachmelodie (Prosodie) wird aber auf der jeweils gegenüberliegenden Seite verarbeitet. Das sensorische Sprachzentrum ist **Teil der sekundären Hörrinde**. Mit dem Broca-Areal ist das Wernicke-Zentrum über den Fasciculus arcuatus (syn.: Fasciculus longitudinalis superior) verbunden (s. **Abb. 14.4**).

Klinischer Bezug

Wernicke-Aphasie: Ein **Ausfall** des sensorischen Sprachzentrums führt zur **sensorischen Aphasie** (Wernicke-Aphasie) mit Verlust des Sprachverständnisses. Die Patienten realisieren zwar, dass mit ihnen kommuniziert wird, allerdings ohne den Sinn zu begreifen. Die Sprache der Patienten ist flüssig, sinnentleert und somit unverständlich.

14.2.5 Die subkortikalen Kerne

Im Großhirnmark finden sich vor allem zwei anatomische Strukturelemente von Wichtigkeit: die Faserbahnen (Assoziations-, Kommissuren- und Projektionsbahnen) und die Basalganglien.

14.2.5.1 Die Basalganglien

Die grauen Kerne innerhalb der weißen Substanz sind in der Regel an motorischen Vorgängen beteiligt. Folgende Kerne werden zu den Basalganglien gezählt (**Abb. 14.7**):
- Ncl. caudatus
- Putamen
- Pallidum
- (Claustrum)
- (Corpus amygdaloideum)
- Ncl. subthalamicus
- Substantia nigra.

Zu beachten ist, dass Ncl. subthalamicus und Substantia nigra zwar von den meisten Neuroanatomen zu den Basalganglien gezählt werden, jedoch nicht zum Telencephalons gehören. Sie sollen

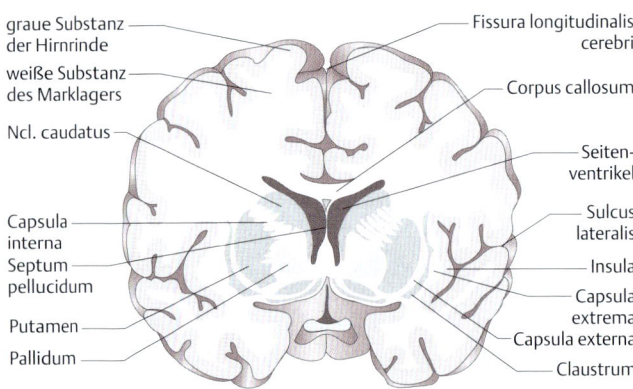

graue Substanz der Hirnrinde
weiße Substanz des Marklagers
Ncl. caudatus
Capsula interna
Septum pellucidum
Putamen
Pallidum

Fissura longitudinalis cerebri
Corpus callosum
Seitenventrikel
Sulcus lateralis
Insula
Capsula extrema
Capsula externa
Claustrum

Abb. 14.7 Basalganglien im Frontalschnitt

daher an anderer Stelle näher besprochen werden (s.S. 440, 447). Das Corpus amygdaloideum wird heute zum limbischen System gerechnet. Das Claustrum, dessen Funktion immer noch unbekannt ist, grenzt basal an das Corpus amygdaloideum.

👁️ **Die Basalganglien und ihre Verschaltungen sind nicht nur in der Anatomie ein beliebtes Prüfungsthema, sondern auch in der (Neuro-) Physiologie.**

Putamen und Ncl. caudatus (Striatum)
Putamen und **Ncl. caudatus** bildeten ursprünglich eine anatomische Einheit, wurden aber im Rahmen der Hirnentwicklung durch die Capsula interna voneinander getrennt. Dies ist noch heute ansatzweise zu erkennen, denn als Zeichen ihrer ehemals anatomischen Verbundenheit lassen sich noch heute **graue Streifen** zwischen den beiden Kernen ausmachen. Dies führte zur Namensgebung des Kernkomplexes: Streifenkörper (Striatum).
Das **Putamen** wird lateral von der **Capsula externa** und medial von der **Capsula interna** begrenzt, der Ncl. caudatus grenzt ebenfalls an die Capsula interna und begleitet bogenförmig den Seitenventrikel des Telencephalons.
Das Striatum wirkt inhibitorisch auf motorische Impulse. Dabei steht das Striatum afferent und efferent mit mehreren wichtigen motorischen Zentren in Verbindung (z.B. motorischer Kortex, Cerebellum, Thalamus, Pallidum, Formatio reticularis). Besonders wichtig ist die Verbindung des Striatums zur Pars compacta der Substantia nigra (s.S. 447), da von hier hemmende dopaminhaltige Fasern zum Striatum ziehen.
Zur Lage von Putamen und Ncl. caudatus s. **Abb. 14.8**.

Das Claustrum
Das **Claustrum** erhielt seinen Namen wegen seiner eingeschlossenen, „versperrten" Lage zwischen Capsula externa und Capsula extrema. Es liegt somit lateral des Putamen. Über seine genaue Funktion ist nichts bekannt. Es bietet sich allerdings als Orientierungspunkt bei der Identifikation von Hirnschnitten an (s.S. 471).

Das Pallidum
Das **Pallidum** (auch Globus pallidus) entstammt ursprünglich dem Zwischenhirn, wurde aber im Rahmen der Hirnentwicklung durch die Capsula interna nach außen in das Telencephalon verlagert. Heute wird es zum Telencephalon gezählt.
Es besteht aus einem inneren und äußeren Pallidumglied und wird medial durch die Capsula interna begrenzt. Lateral befindet sich durch einen dünnen Streifen weißer Substanz getrennt das Putamen.
Das Pallidum hat eine bahnende Funktion für motorische Impulse durch Disinhibition (Hemmung der Hemmung). Es kann also als funktioneller Gegenspieler des Striatums aufgefasst werden. Dabei steht es mit anderen wichtigen motorischen Zentren in Verbindung, beispielsweise dem Striatum, dem Thalamus (über die Ansa lenticularis und den Fasciculus lenticularis) und dem Ncl. subthalamicus. **Pallidum** und **Putamen** werden zusammenfassend auch als **Ncl. lentiformis** (Linsenkern) bezeichnet. Die makroskopische, linsenförmige Erscheinung der beiden Kerne im Frontalschnitt führte zu diesem Namen.

Der Ncl. basalis Meynert
Der **Ncl. basalis Meynert** wird nicht zu den Basalganglien gezählt, er liegt an der ventralen Seite des Frontallappens, unmittelbar ventral des Pallidums (deshalb wird er in diesem Kapitel aufgeführt). Er besitzt einen hohen Anteil (90 %) **cholinerger Neurone** und hat viele Faserverbindungen zum limbischen System bzw. zum Neokortex.

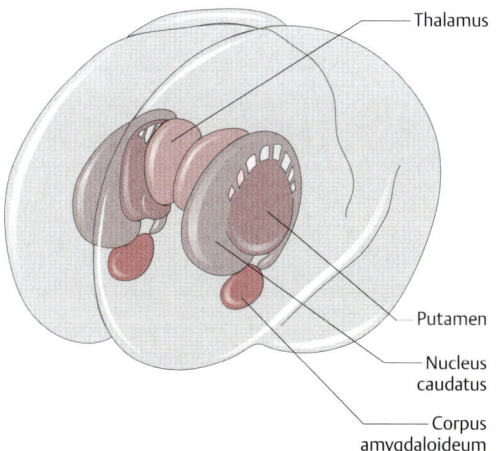

Thalamus

Putamen

Nucleus caudatus

Corpus amygdaloideum

Abb. 14.8 Lage der Basalganglien im Telencephalon

MERKE

Die Basalganglien sind an der Erstellung von Bewegungsprogrammen beteiligt. Vor allem komplexe Bewegungen (z. B. Essen mit Besteck) werden so kontrolliert und koordiniert. Bei Schädigung der Basalganglien kommt es entsprechend zu Störungen des Muskeltonus und unwillkürlichen Bewegungen.

Die Transmitter der Basalganglien
An den Basalganglien spielen vor allem die Neurotransmitter GABA, Dopamin und Glutamat eine wesentliche Rolle, ebenso Acetylcholin. Glutamat wirkt exzitatorisch, GABA wirkt als inhibitorischer Transmitter. Dopamin stammt aus den Neuronen der Substantia nigra (pars compacta) und besitzt modulierende Funktion auf die Bewegungsimpulse des Striatums.

Klinischer Bezug

Chorea Huntington: Der Untergang von GABAergen Neuronen im Striatum führt zur Huntington-Krankheit (Chorea Huntington). Es handelt sich um eine Polyglutaminkrankheit. Die Proteine wirken neurotoxisch und behindern das Transportersystem für Wachstumsfaktoren, die vom Striatum nicht selbst produziert werden. Die Erkrankung manifestiert sich im mittleren Lebensalter. Im Gegensatz zum Morbus Parkinson (s. S. 447) tritt eine hyperkinetische Bewegungsstörung auf, da es durch den GABA-Mangel zur Enthemmung des Globus pallidus kommt und zu einer Hemmung des Ncl. subthalamicus. Die Krankheit äußert sich durch plötzlich einschießende unkoordinierte Bewegungen und Sprachstörungen (durch unwillkürliche Bewegungen der Sprech- und Atemmuskulatur). Den schweren, für die Patienten sehr belastenden Bewegungstörungen gehen häufig psychopathologische Beeinträchtigungen voraus (verschlechterte kognitive Fähigkeiten, depressive Verstimmungen). Eine kausale Therapie der Erkrankung ist bis heute nicht möglich. Die Patienten werden mit Neuroleptika, Antidepressiva und psychotherapeutischer Behandlung symptomatisch betreut. Die Nachkommen Erkrankter haben aufgrund der autosomal-dominanten Vererbung ein Erkrankungsrisiko von 50 %. Eine direkte Genanalyse ist möglich.

14.2.6 Die Faserbahnen im Telencephalon

Von der Großhirnrinde ausgehende myelinisierte Faserbahnen gelangen durch das Großhirnmark zu anderen Regionen des Telencephalons und verbinden die Rinde entweder mit subkortikalen Bereichen oder mit anderen Rindenabschnitten. Dabei erfolgt der neuronale Informationsfluss in beide Richtungen. Die Faserbahnen bestehen aus einer Vielzahl von Neuronenfortsätzen, die von Neuroglia, also Oligodendrozyten und Astrozyten, umgeben sind (s. S. 15). Durch kleinste Blutkapillaren wird die Funktion der Faserbahnen sichergestellt.

MERKE

Man kann die Faserbahnen des Telencephalons in drei Gruppen unterteilen: Assoziationsbahnen, Kommissurenbahnen und Projektionsbahnen.

14.2.6.1 Die Assoziationsbahnen

Assoziationsbahnen verbinden definitionsgemäß verschiedene Rindenfelder innerhalb der gleichen Hemisphäre miteinander und stellen den größten Teil der weißen Hirnsubstanz dar. Sie stellen sicher, dass beispielsweise akustische Reize mit Informationen anderer Art (taktil, visuell) innerhalb einer Hemisphäre abgeglichen und interpretiert werden können.

Assoziationsbahnen bestehen aus kurzen U-förmigen Fasern (Fibrae arcuatae breves) oder langen, ganze Hirnlappen überbrückenden Fasern (Fibrae arcuatae longae). Je nach Länge verbinden diese Bahnen benachbarte Strukturen wie beispielsweise den Gyrus praecentralis und den Gyrus postcentralis oder weit auseinanderliegende Bereiche wie z. B. den Sehkortex und das Frontalhirn.

Folgende lange Assoziationsbahnen sind von besonderer Relevanz:

- Der Fasciculus longitudinalis superior (syn.: Fasciculus arcuatus) ist ein besonders stark ausgeprägtes Assoziationsfaserbündel, das den Frontallappen mit Parietal-, Okzipital- und Temporallappen verbindet.
- Der Fasciculus longitudinalis inferior erstreckt sich zwischen Okzipital- und Temporallappen.

14

- Der **Fasciculus uncinatus** zieht vom Frontallappen zum Schläfenlappen.
- Das **Cingulum** zieht im Mark des Gyrus cinguli bogenförmig über den Corpus callosum und verbindet den Frontallappen mit dem Temporallappen. Es ist ein Teil des Papez-Neuronenkreis (s. S. 488).

MERKE

Assoziationsbahnen verbinden verschiedene Rindenfelder innerhalb der gleichen Hemisphäre miteinander.

14.2.6.2 Die Kommissurenbahnen

Kommissurenbahnen verbinden die Rindenfelder der **rechten und der linken Hemisphäre** miteinander, sie verlaufen also zwischen den Großhirnhälften. Kommissurenverbindungen zwischen gleichen, sich exakt gegenüberliegenden Kortexarealen nennt man **orthotop**, erfolgt die Verbindung zwischen funktionell und topographisch unterschiedlichen Bereichen nennt man sie **heterotop**.

Über Kommissurenbahnen erfolgt ein Informationsaustausch zwischen den Großhirnhälften. Grundsätzlich geht man davon aus, dass den Hemisphären verschiedene Aufgabenspektren zukommen. So schreibt man der dominanten (in der Regel linken) Hemisphäre eher analytische, abstrakte und verbale Funktionen zu, während die nicht dominante (meist rechte) Hemisphäre vor allem mit musischen und synthetischen Aufgaben betraut ist.

MERKE

Kommissurenbahnen verbinden die Rindenfelder der rechten und der linken Hemisphäre miteinander.

Das Corpus callosum
Das **Corpus callosum** (Balken) stellt die faserreichste und wichtigste Kommissurenbahn dar. Die Fasern strahlen in den gesamten Kortex aus, entsprechend spricht man von der Balkenstrahlung **(Radiatio corporis callosi)**.

Das Corpus callosum liegt in der Tiefe der Fissura longitudinalis und ist an seiner Oberseite von grauer Substanz bedeckt (Indusium griseum). Das Corpus callosum lässt sich in vier Teile einteilen: das ante-

rior liegende Rostrum (Schnabel), das Genu (Knie), den Truncus (Stamm) und das Splenium (Wulst) am hinteren Ende. Unmittelbar unterhalb des Corpus callosum erstreckt sich der **Fornix**.

Im Horizontalschnitt durch den Balken fällt auf, dass sich die Fasern des vorderen und hinteren Balkenbereiches U-förmig nach vorn bzw. hinten erstrecken. Die ventralen Fasern verbinden die beiden Frontallappen und werden als **Forceps minor** bezeichnet, die Fasern im hinteren Abschnitt verbinden die beiden Okzipitallappen **(Forceps major)**.

Die Commissura anterior
Die kleine Commissura anterior findet sich an der Grenze zwischen vorderem und mittlerem Drittel des Telencephalons, unmittelbar über dem Chiasma opticum. Sie verbindet in erster Linie die beiden Temporallappen miteinander, außerdem verbindet sie Bereiche des olfaktorischen Systems.

Die Commissura fornicis
In der Commissura fornicis kreuzen Teile des Hippocampus. Sie liegt zwischen den Fornixschenkeln.

Die Commissura epithalamica (posterior)
s. S. 437.

14.2.6.3 Die Projektionsbahnen

Projektionsbahnen verbinden den Cortex cerebri mit **subkortikalen Hirnabschnitten** (z. B. Basalganglien, Rückenmark). Die Informationen können afferent (sensible Informationen, Seh- und Hörinformationen) zum Kortex oder efferent (motorische Impulse) vom Kortex weggeleitet werden. Der größte Teil der Projektionsbahnen verläuft in der Capsula interna, einige wenige Anteile auch in Capsula externa und Capsula extrema.

MERKE

Projektionsbahnen verbinden den Kortex mit subkortikal gelegenen Hirnabschnitten.

Die Capsula interna
Die **Capsula interna** ist eine wichtige Leitstruktur, in der viele **Projektionsbahnen** verlaufen. Im Horizontalschnitt bildet die Capsula interna einen nach lateral offenen Winkel (Knie = **Genu capsulae**

14

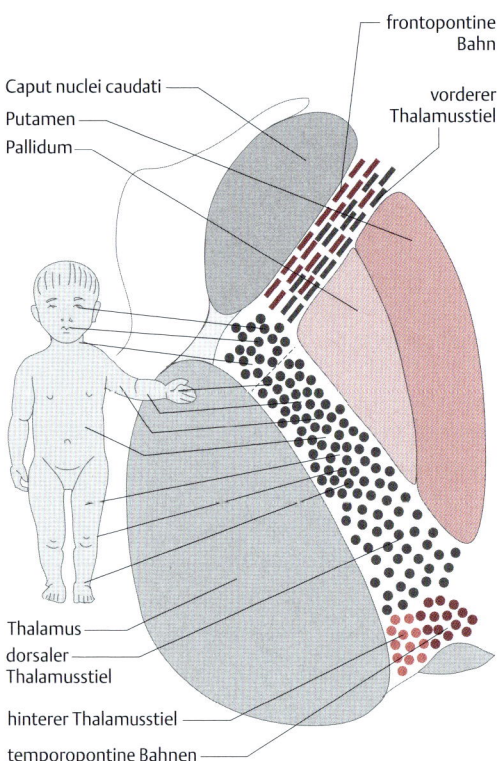

frontopontine Bahn

Caput nuclei caudati

Putamen

Pallidum

vorderer Thalamusstiel

Thalamus

dorsaler Thalamusstiel

hinterer Thalamusstiel

temporopontine Bahnen

Abb. 14.9 Horizontalschnitt durch die Capsula interna mit Genu, Crus anterius und Crus posterius. Der topographische Verlauf ist als Projektion verdeutlicht.

internae), an das sich die beiden Schenkel **(Crus anterius** und **Crus posterius)** anschließen. In diesen drei Anteilen verlaufen zahlreiche auf- und absteigende Faserbahnen (Abb. 14.9). Das Crus anterius wird vom Caudatumkopf, Pallidum und Putamen begrenzt, das Crus posterius vom Thalamus, Pallidum und Putamen.

Die Capsula externa und die Capsula extrema
Die Capsula externa befindet sich zwischen Putamen und Claustrum. Die Capsula extrema verläuft lateral des Claustrums.

14.2.7 Das limbische System
Das limbische System ist ein funktionelles System, das sich aus Strukturen des Telencephalons und Diencephalons zusamensetzt. Es gibt auch einen Anschluss an das Mesencephalon. Es ist an der Verarbeitung emotionaler, motorischer und vegetativer Prozesse beteiligt und hat unmittelbaren Ein-

fluss auf das Verhalten. Folgende Strukturen gehören zum limbischen System: Hippocampus, Corpus amygdaloideum, Fornix, Gyrus cinguli, Gyrus parahippocampalis, Hypothalamus, Epithalamus und Teile des Thalamus.
Der Fornix ist Teil des limbischen Systems und verbindet den Hippocampus mit dem Hypothalamus. Er hat als informationsleitendes Faserbündel entscheidende Bedeutung im Papez-Neuronenkreis (s. S. 488). Der Fornix besteht von hinten nach vorne aus einer Crus fornicis, einer Commissura fornicis, einem Corpus fornicis und einer Columna fornicis.

Check-up
✔ **Wiederholen Sie anhand der Seitansicht des Großhirns die wichtigsten Rindenfelder. Machen Sie sich klar, welche Ausfälle bei einer Schädigung einzelner Bereiche jeweils zu erwarten sind.**
✔ **Rekapitulieren Sie nochmals die Basalganglien und verdeutlichen Sie sich deren Topographie. Es kann hilfreich sein, wenn Sie hierzu eine Skizze anfertigen.**

14.3 Das Diencephalon

Lerncoach
Berücksichtigen Sie beim Lesen, dass sich das Zwischenhirn in vier funktionell weitgehend voneinander unabhängige Einheiten unterteilen lässt. Lernen Sie diese jeweils einzeln. Achten Sie besonders auf die Funktionen von Thalamus und Hypothalamus, diese werden häufig geprüft.

14.3.1 Der Überblick und die Funktion
Das Diencephalon (Zwischenhirn) liegt zwischen dem Telencephalon und dem Mesencephalon und umgibt den 3. Ventrikel (s. S. 493). Es gewährleistet elementare Funktionen des ZNS. Wahrnehmungsprozesse werden modifiziert (Thalamus), Kreislauf, Temperatur, Atmung und Stoffwechsel werden reguliert (Hypothalamus) und auch Teile der sogenannten „Inneren Uhr" sind im Zwischenhirn lokalisiert (Epithalamus).
Das Diencephalon lässt sich in **vier Einheiten** unterteilen. Dabei bezieht man sich auf die in der Größe dominierende Struktur: den **Thalamus**. Oberhalb

des Thalamus befindet sich der **Epithalamus**, unterhalb des Thalamus der **Subthalamus** und medial am tiefsten liegt der **Hypothalamus**.

14.3.2 Die Topographie

Das Zwischenhirn wird praktisch vollständig von Strukturen des Telencephalons umgeben. Dies hängt mit der relativ starken Größenzunahme des Telencephalons im Rahmen der ZNS-Entwicklung zusammen. Entsprechend sind am unpräparierten Hirn nur einige wenige, basal liegende Strukturen des Diencephalons erkennbar. Diese gehören ausnahmslos zum Hypothalamus: Chiasma opticum, Corpora mammillaria, Tuber cinereum, Infundibulum und Hypophyse. Anhaltspunkt für die Grenze zum Telencephalon ist das Foramen interventriculare, kaudal wird das Diencephalon durch die Colliculi superiores und die Pedunculi cerebri des Mesencephalons begrenzt.

14.3.3 Der Epithalamus

Der **Epithalamus** befindet sich oberhalb des Thalamus, leicht nach hinten versetzt. Folgende Strukturen werden zum Epithalamus gezählt:
- Corpus pineale
- Habenulae
- Commissura epithalamica (posterior).

14.3.3.1 Das Corpus pineale

Das **Corpus pineale** (Epiphyse, Glandula pinealis, Zirbeldrüse) liegt am Hinterrand des 3. Ventrikels, unmittelbar über bzw. vor dem Tectum (Lamina quadrigemina, s. S. 446). Es handelt sich um ein zapfenförmiges, unpaares Organ, das mit seinen endokrinologisch-sekretorischen Neuronen die Fähigkeit zur **Melatoninproduktion** besitzt. Dieses Hormon wirkt **zirkadian**, d. h. es steuert den Aktivitätsgrad des Körpers in Abhängigkeit von der Tageszeit („Innere Uhr"). Hierfür steht das Corpus pineale in engem funktionellem Kontakt mit dem **Ncl. suprachiasmaticus** des Hypothalamus (s. S. 442).

14.3.3.2 Die Habenulae

Die **Habenulae** befinden sich an der Stelle, wo sich die Striae medullares thalami beider Seiten zügelartig vereinen. Sie beinhalten die Nuclei habenulares (Zügelkerne), die an der Vermittlung von Geruchsempfindungen aus dem Riechhirn beteiligt sind. Die olfaktorischen Afferenzen gelangen über die Stria medullaris (Faserstruktur, die vom Hypothalamus am Thalamus vorbei zum Epithalamus verläuft) zu den Habenulakernen. Die efferenten Bahnen ziehen in das Mittelhirn.

14.3.3.3 Die Commissura epithalamica (posterior)

Die **Commissura epithalamica** ist eigentlich eine „unechte", kleine Kommissurenbahn, in ihr kreuzen Faserzüge des Tectum (Lamina quadrigemina), der Formatio reticularis und der Area praetectalis (v. a. optische Reflexe) zur Gegenseite. Es werden Mittelhirnkerne und keine Rindenabschnitte verbunden.

14.3.4 Der Thalamus

14.3.4.1 Die Gestalt

Der **Thalamus** ist ein großer, ovaler, in beiden Hemisphären jeweils einmal vorkommender Kern des Dienzephalons. Er projiziert sich jeweils, wenn man das Telencephalon und Diencephalon der Länge nach betrachtet, auf das mittlere Drittel. Die Lage des Thalamus im ZNS ist in **Abb. 14.8** auf S. 433 dargestellt.

Der Thalamus ist kein homogener Kern, sondern eine in sich geschlossene **Ansammlung verschiedener Kerne**. Diese haben eigene Namen, unterschiedliche Funktionen und lassen sich im Schnitt voneinander abgrenzen.

Zwischen den beiden Thalami liegt der dritte Ventrikel, die laterale Begrenzung des dritten Ventrikels erfolgt also durch die beiden Thalamuskerne. Diese beiden liegen so dicht beieinander, dass sie sich in einem Punkt berühren und den dritten Ventrikel dabei unterbrechen **(Adhesio interthalamica)**.

MERKE

Die Adhesio interthalamica stellt nur einen Berührungspunkt dar, hier werden keine Fasern bzw. Informationen ausgetauscht.

14

Lateral wird der Thalamus durch die Capsula interna begrenzt. Die vielen Faserbahnen, die sich zwischen Kortex und Thalamus erstrecken, werden als **Radiatio thalami** bezeichnet, sie verlaufen durch die Capsula interna und machen dort einen wesentlichen Anteil aus. Als stärkere Bündel kann man die Radiatio anterior thalami (syn. Pedunculus thalami anterior, **vorderer Thalamusstiel**, zum Frontallappen), die Radiatio centralis thalami (syn. Pedunculus thalami superior, **oberer Thalamusstiel**, zum Parietallappen), die Radiatio posterior thalami (syn. Pedunculus thalami posterior, **hinterer Thalamusstiel**, zum Okzipitallappen) und die Radiatio inferior thalami (syn. Pedunculus thalami inferior, **unterer Thalamusstiel**, zum Temporallappen) abgrenzen.

14.3.4.2 Die Sinnesfunktion

Man unterscheidet innerhalb des Thalamus prinzipiell zwei Kerngruppen: Die **spezifischen Thalamuskerne** sind eng mit dem Cortex cerebri verbunden **(Palliothalamus)**. Die **unspezifischen Thalamuskerne** sind v. a. mit Kerngebieten im Zwischenhirn und Hirnstamm verbunden **(Truncothalamus)**.

Alle **Informationen**, die wahrgenommen werden, müssen durch einen Teil des Thalamus – den **Palliothalamus** (s. u.) – hindurch, daher auch der Name „**Tor zum Bewusstsein**". Es handelt sich hierbei z. B. um Schmerz-, Temperatur-, Berührungs-, Druck-, Vibrations-, Geschmacks-, Hör- und Sehinformationen. Diese Informationen werden im Thalamus verschaltet und an das zugehörige Kortexareal weitergeleitet.

MERKE

Eine Ausnahme stellen nur die Riechempfindungen dar, sie erreichen den Riechkortex ohne den Thalamus zu passieren.

Dem Thalamus schreibt man in diesem Zusammenhang eine Filterfunktion zu: offensichtlich ist es möglich, auf thalamischer Ebene die Weiterleitung von peripheren Sinnesreizen zu fördern bzw. zu unterdrücken. Auf diese Weise soll die Fokussierung auf bestimmte Reize möglich sein bzw. eine kortikale Reizüberflutung unterbunden werden.

14.3.4.3 Die spezifischen Thalamuskerne (Palliothalamus)

Die **spezifischen Thalamuskerne** projizieren mit ihren Fasern direkt in definierte Kortexbereiche. Von dort empfangen sie gegenläufige Faserbahnen. So ist jedem spezifischen Kern ein bestimmter Kortexbereich bzw. Bereich des Hirnmantels (Pallium) zugeordnet. Daher der Name: Palliothalamus.

Die palliothalamische Anbindung an den Kortex ist von immenser funktioneller Bedeutung. Dies wird durch die Tatsache klar, dass eine Zerstörung der Axone im Rindengebiet zu einer retrograden Degeneration der entsprechenden Thalamuskerne führt.

Alle peripheren Sinnesinformationen (z. B. Schmerz-, Temperatur-, Hör- und Sehinformationen) werden im Palliothalamus verschaltet, also von einem Neuron auf ein anderes umgeschaltet. Dieses letztere Neuron verläuft vom Palliothalamus zur Großhirnrinde (Kortex), wo es endet.

MERKE

Im Palliothalamus werden Sinnesinformationen auf das letzte Neuron umgeschaltet, bevor sie den Cortex cerebri erreichen.

Der Ncl. medialis

Der Ncl. medialis nimmt den medialsten Teil des Thalamus ein. Er berührt den Ncl. medialis des gegenüberliegenden Thalamus und bildet auf diese Weise die Adhesio interthalamica. Er besitzt gegenläufige Fasern zum Frontallappen.

Der Ncl. anterior

Der Ncl. anterior strahlt mit seinen efferenten Fasern in den oberhalb des Balkens liegenden Gyrus cinguli aus, von dort erhält er auch afferente Fasern. Diese kortikale Anbindung des Ncl. anterior stellt eine wichtige funktionelle Verbindung des Papez-Neuronenkreises dar (s. S. 488).

Die ventrale Kerne

Zu den ventralen Kernen zählen der **Ncl. ventralis anterior, Ncl. ventralis lateralis und Ncl. ventralis posterior**. Ihrer Lage entsprechend (von anterior nach posterior) projizieren diese Kerne in den Cortex cerebri:

Der **Ncl. ventralis anterior** besitzt gegenläufige Faserverbindungen zum **prämotorischen Kortex**.
Der **Ncl. ventralis lateralis** ist funktionell eng mit dem **motorischen Kortex** verbunden. Die Bahnen verlaufen dabei in einer somatotopischen Gliederung, so wie der eigentliche motorische Kortex auch somatotopisch aufgebaut ist (s. S. 430). Der Ncl. ventralis lateralis erhält afferente Fasern vor allem aus dem Cerebellum.
Der **Ncl. ventralis posterior** besitzt efferente und afferente Verbindungen zum **sensiblen Kortex** des Telecephalons. Im Ncl. ventralis posterior werden die gekreuzten sensiblen Faserbahnen (s. S. 483) auf das letzte Neuron verschaltet. Letztlich laufen

alle sensiblen Informationen in diesem Kern zusammen. Die sensiblen Informationen umfassen dabei die der Extremitäten und des Rumpfes (Tractus spinothalamicus anterior und lateralis = Lemniscus spinalis; Fasciculus gracilis und cuneatus = Lemniscus medialis, s. S. 483, 484) genauso wie die von Gesicht und Kopf (Tractus trigeminothalamicus = Lemniscus trigeminalis, s. S. 484).

Das Pulvinar
Das **Pulvinar** nimmt das kaudale Drittel des Thalamus ein und besteht aus mehreren Kernen (dorsale oder hintere Gruppe). Man nimmt an, dass das Pulvinar efferent mit dem Kleinhirn, dem Hirnstamm

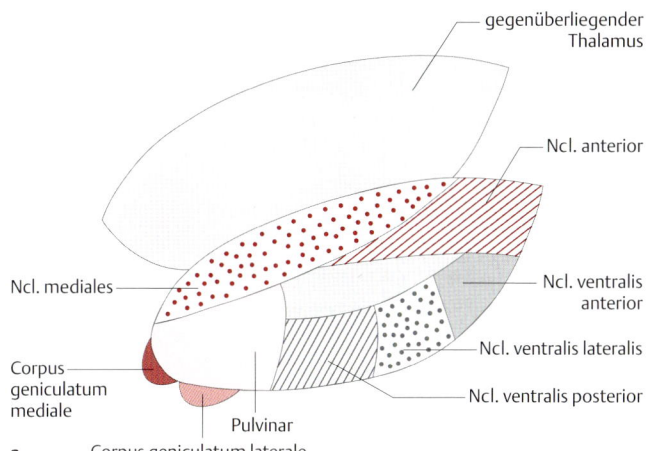

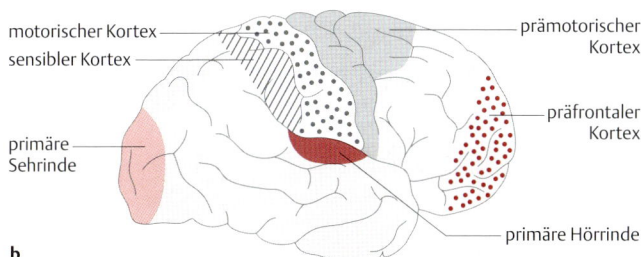

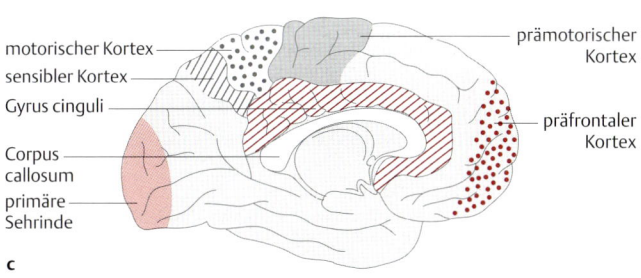

Abb. 14.10 Spezifische Thalamuskerne und ihre Rindenprojektion

Tabelle 14.1

Spezifische Thalamuskerne

Kern	Efferenzen	Funktion
Ncl. medialis	präfrontaler Kortex	Verarbeitung psychischer Vorgänge, des sozialen Verhaltens und der Persönlichkeit
Ncl. anterior	Gyrus cinguli	Teil des limbischen Systems (Teil des Papez-Neuronenkreises, s. S. 488)
Ncl. ventralis anterior	prämotorischer Kortex	Verarbeitung von Bewegungsentwürfen Abstimmung mit dem prämotorischen Kortex
Ncl. ventralis lateralis	motorischer Kortex	motorische Informationen des Kleinhirns werden zum motorischen Kortex weitergeleitet
Ncl. ventralis posterior	sensibler Kortex	Umschaltstation und Filterung sensibler Faserbahnen
Pulvinar	Parietal- und Temporallappen	keine genaue Funktion bekannt, gilt als Integrationskern des Palliothalamus
Corpus geniculatum laterale	Sehrinde (Area striata)	Teil der Sehbahn (s. S. 479)
Corpus geniculatum mediale	Hörrinde	Teil der Hörbahn (s. S. 480)

und mit anderen thalamischen Kernen verbunden ist. Es projiziert auf Rindenabschnitte des Parietal- und Temporallappens.

Der Metathalamus
Unter dem Begriff Metathalamus werden das **Corpus geniculatum laterale** und **Corpus geniculatum mediale** zusammengefasst.
Das **Corpus geniculatum laterale** ist ein Teil der **Sehbahn** (s. S. 479), in dem gekreuzte und ungekreuzte Fasern des Tractus opticus verschaltet werden, um von dort über die Sehstrahlung (Radiatio optica) die Area striata zu erreichen. Das Corpus geniculatum laterale ist (wie auch die Sehbahn insgesamt) somatotopisch aufgebaut.
Das **Corpus geniculatum mediale** stellt die vorletzte Station der **Hörbahn** dar. Hier werden die akustischen Informationen auf das letzte Neuron umgeschaltet bevor sie die Hörrinde über die Hörstrahlung (Radiatio acustica) erreichen (s. S. 480).

14.3.4.4 Die unspezifischen Thalamuskerne
Die unspezifischen Thalamuskerne (Truncothalamus) tauschen Informationen mit dem Hirnstamm, Zwischenhirnkernen und dem Striatum aus. Im Gegensatz zum Palliothalamus sind sie **rindenunabhängig**. Der größte Kern des Truncothalamus ist der **Ncl. centromedianus**. Er ist funktionell mit dem ARAS-System der Formatio reticularis verbunden (s. S. 450).

14.3.5 Der Subthalamus
Der Subthalamus liegt zwischen dem Thalamus und dem Hypothalamus. Die wichtigste Struktur des Subthalamus ist der **Ncl. subthalamicus**. Ursprünglich wurde das Globus pallidus auch zum Subthalamus gezählt. Allerdings wurde das Globus pallidus im Verlauf der Entwicklung durch die Capsula interna immer weiter nach lateral verdrängt, so dass man es heute zum Telencephalon zählt.

14.3.5.1 Der Ncl. subthalamicus
Der ventromedial des Pallidum liegende **Ncl. subthalamicus** wird zu den **Basalganglien** gezählt (s. S. 432) und hat in erster Linie eine Funktion bei motorischen Verschaltungen. Er ist afferent und efferent mit dem ipsilateralen Pallidum verknüpft und hat in Bezug auf das Pallidum in erster Linie eine motorisch hemmende Funktion.

Klinischer Bezug

Ballismus: Bei **Schädigung** des Ncl. subthalamicus entfällt dessen hemmende Wirkung auf das Pallidum und es kommt zum Auftreten hyperkinetischer Symptome (ballistisches Syndrom, Ballismus). Die Patienten zeigen plötzlich ausfahrende „ballistische" Bewegungen einer Extremitätenseite (Hemiballismus). Da die motorische Endstrecken in ihrem Verlauf kreuzen, zeigen sich die Symptome kontralateral zur geschädigten Seite.

14.3.6 Der Hypothalamus

Der Hypothalamus bildet den **Boden des Zwischenhirns** und ist als einziger Teil des Zwischenhirns am unpräparierten Gehirn mit folgenden Strukturen sichtbar: Corpora mammillaria, Tuber cinereum, Infundibulum, Hypophyse. Eingefasst wird er vom Chiasma opticum und dem Tractus opticus. Diese Strukturen befinden sich alle basal.

Tuber cinereum, Infundibulum, Chiasma opticum bilden zudem den Boden des dritten Ventrikels und dessen vordere (Lamina terminalis) bzw. untere seitliche Begrenzung (verschiedene Kerne).

14.3.6.1 Die Funktion

Der Hypothalamus ist **Steuerzentrum für vegetative Funktionen** und spielt eine wichtige Rolle im **neuroendokrinen System**. Offensichtlich umfasst er mit seinen Kerngebieten eine Vielzahl verschiedener regulatorischer Funktionen, die zunächst im Überblick dargestellt werden sollen. Es finden sich Regulationszentren für:

- vegetative Funktionen (Sympathikus versus Parasympathikus, vgl. S. 419)
- hypothalamisch-hypophysäres Hormonsystem
- Atmung, Kreislauf, Wasser- und Elektrolythaushalt
- Stoffwechsel
- Körpertemperatur
- Nahrungsaufnahme und Reproduktionsverhalten
- Schlaf- und Wachrhythmus.

Entsprechend führen pathologische Prozesse (z.B. Tumoren) im hypothalamischen Kerngebiet unter Umständen zu entsprechenden Veränderungen (z.B. sexuelle Frühreife, Fettsucht, Störungen des Hormonsystems).

14.3.6.2 Die Gestalt

Der Hypothalamus besteht in erster Linie aus Kerngebieten, die in Teilen über eine funktionelle Verknüpfung mit der Hypophyse sowohl neural (Neurosekretion) als auch humoral (Pfortadersystem) in Verbindung stehen.

Man kann einen markarmen und einen markreichen Hypothalamus unterscheiden:

- **markarmer Hypothalamus:** Ncl. supraopticus, Ncl. paraventricularis, Ncll. tuberales, Ncl. suprachiasmaticus, Ncl. preopticus
- **markreicher Hypothalamus:** Ncll. mammillares.

Weiterhin gibt es die Unterteilung in eine **vordere, mittlere und hintere Kerngruppe** (**Abb. 14.11**):

- **vordere Kerngruppe:** Ncl. supraopticus, Ncl. paraventricularis, Ncl. suprachiasmaticus, Ncl. preopticus
- **mittlere Kerngruppe:** Ncll. tuberales
- **hintere Kerngruppe:** Ncll. mammillares.

14.3.6.3 Die vordere Kerngruppe

Der Ncl. supraopticus

Der Name dieses Kerns lässt sich auf seine Lage unmittelbar über dem N. opticus zurückführen. Der Ncl. supraopticus ist ein **neuroendokriner Kern**,

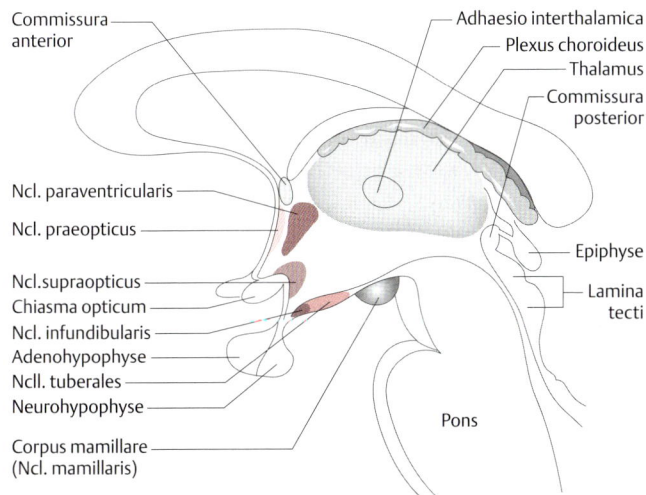

Commissura anterior
Adhaesio interthalamica
Plexus choroideus
Thalamus
Commissura posterior
Ncl. paraventricularis
Ncl. praeopticus
Epiphyse
Ncl.supraopticus
Chiasma opticum
Lamina tecti
Ncl. infundibularis
Adenohypophyse
Ncll. tuberales
Neurohypophyse
Pons
Corpus mamillare (Ncl. mamillaris)

Abb. 14.11 Hypothalamische Kerngruppen in der Seitansicht

d. h. in enger Anbindung an den Hypophysenhinterlappen schüttet er das Hormon **Vasopressin** (Adiuretin, ADH) aus. Zu einem geringen Anteil produziert der Ncl. supraopticus auch Oxytocin.

Mit ihren Axonen ziehen die Neurone des Ncl. supraopticus bis in den Hypophysenhinterlappen (Neurohypophyse, s. S. 444). Über diese Fortsätze wird das Vasopressin durch den Hypophysenstiel (Infundibulum) bis in den Hypophysenhinterlappen transportiert, dort zunächst gespeichert, bei Bedarf freigesetzt und ins Blut abgegeben.

ADH bewirkt eine vermehrte Rückresorption von Wasser am Sammelrohr der Niere zudem erhöht es den Blutdruck durch Vasopression (Name!).

MERKE

Eine Zelle des Ncl. supraopticus kann jeweils nur ADH oder Oxytozin synthetisieren. Das gilt auch für den Ncl. paraventricularis.

Der Ncl. paraventricularis
Der **Ncl. paraventricularis** befindet sich seitlich des unteren Anteils des dritten Ventrikels, also paraventrikulär. Er produziert in erster Linie **Oxytocin** und nur in geringen Konzentrationen Vasopressin (ADH). Genau wie der Ncl. supraopticus sendet der Ncl. paraventricularis seine Axone bis in die Neurohypophyse, wo das dort zunächst gespeicherte Oxytocin bei Bedarf freigesetzt wird.

Oxytocin steigert die Kontraktilität des Uterus und löst eine Kontraktion der Myoepithelien der Brustdrüse aus, außerdem fördert es das Bindungsverhalten („Treuehormon").

Der Ncl. suprachiasmaticus
Der **Ncl. suprachiasmaticus** liegt unmittelbar über dem Chiasma opticum. Er hat eine wichtige Rolle bei der Regulation des **zirkadianen Rhythmus** (u. a. Schlaf-Wach-Rhythmus). Optische Afferenzen erhält der Ncl. suprachiasmaticus direkt über retinohypothalamische Faserbahnen.

Der Ncl. preopticus
Der **Ncl. preopticus** reguliert die Körpertemperatur, das Sexualverhalten und die Ausschüttung gonadotroper Hormone in der Hypophyse (bei Mann und Frau unterschiedlich ausgeprägt).

14.3.6.4 Die mittlere Kerngruppe
Ncll. tuberales
Die **Ncll. tuberales** liegen im Tuber cinereum und sind der Produktionsort für **Releasinghormone**. Diese erreichen über das hypothalamo-hypophysiäre System (s. S. 444) die Hypophyse und steuern dort die Hormonproduktion und -sekretion des Hypophysenvorderlappens (Adenohypophyse).

14.3.6.5 Die hintere Kerngruppe
Ncll. mammillares
Die in ihrer Form charakteristischen **Ncll. mammillares** liegen in den Corpora mammillaria. Diese sind am unpräparierten Gehirn basal, hinter dem Chiasma opticum als paarige, runde Gebilde zu erkennen. Die Kerne stehen über verschiedene Fasciculi bzw. Tractus mit anderen Kernen in Verbindung:
- Über den Fornix erhalten die Corpora mammillaria Informationen aus dem Hippocampus.
- Der Fasciculus mammillothalamicus (Vicq d'Azyr) stellt die Verbindung zum Ncl. anterior des Thalamus her (s. S. 488, 438).

Fasciculus longitudinalis posterior
Der Fasciculus longitudinalis posterior (Schütz-Bündel, s. S. 451) gilt als wichtigste afferente und efferente Faserverbindung des Hypothalamus zum Hirnstamm. Über diese Bahn können sich die vegetativen Kerne des Hypothalamus mit den vegetativen Zentren in Hirnstamm und Rückenmark austauschen und diese kontrollieren.

14.3.7 Die Hypophyse
Die Hypophyse (Hirnanhangdrüse) befindet sich direkt unterhalb des Hypothalamus, mit dem sie in enger funktioneller Verbindung steht. Sie liegt in der Fossa hypophysialis der Sella turcica, einer knöchernen Mulde des Os sphenoidale (s. S. 89). Aufgehängt ist sie am Infundibulum (Hypophysenstiel). Zwischen Hypothalamus und Hypophyse erstreckt sich eine dünne Faserplatte der Dura mater (s. S. 489), das **Diaphragma sellae**.

Direkt anterokranial der Hypophyse befindet sich das **Chiasma opticum**, lateral liegt der **Sinus cavernosus** (s. S. 500). Die Nähe der Hypophyse zum Chiasma opticum hat klinische Bedeutung, da es hier im Rahmen raumfordernder Prozesse zur Kompri-

mierung des Chiasma opticum mit entsprechenden Gesichtsfeldausfällen kommen kann (s. S. 480).
Die Hypophyse wird in den **Hypophysenvorderlappen (Adenohypophyse)** und den etwas kleineren **Hypophysenhinterlappen (Neurohypophyse)** unterteilt.

14.3.7.1 Die Adenohypophyse

Die Adenohypophyse (Hypophysenvorderlappen) entsteht embryologisch durch die Ausstülpung der Rathke-Tasche und ist daher kein eigentlicher Anteil des ZNS, sondern hat sich dem ZNS lediglich angelagert. Gemäß ihrer Herkunft enthält die Adenohypophyse kein Nervengewebe, sondern **Drüsenepithelien**.

MERKE

Die Adenohypophyse ist eine endokrine Drüse.

Die Adenohypophyse besteht aus einer **Pars distalis, Pars tuberalis** und **Pars intermedia**, die an die Neurohypophyse angrenzt.
Die endokrinen Zellen lassen sich histologisch in drei Gruppen einteilen:
- **azidophile Zellen:** rote Anfärbung
  - mammotrope Zellen (Prolaktin)
  - somatotrope Zellen (STH)

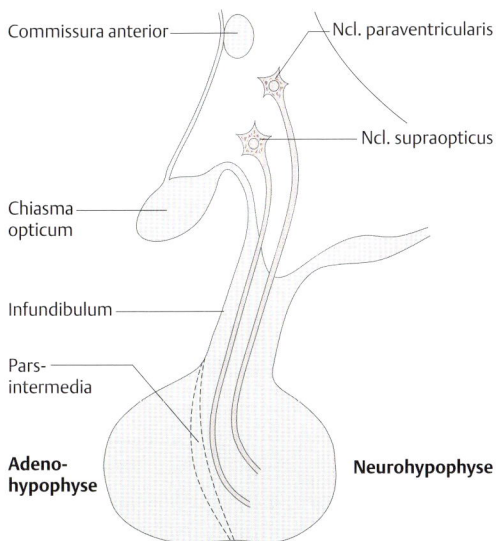

Abb. 14.12 Kerne und Axonverlauf in der Hypophyse

Commissura anterior
Ncl. paraventricularis
Ncl. supraopticus
Chiasma opticum
Infundibulum
Pars-intermedia
Adeno-hypophyse
Neurohypophyse

- **basophile Zellen:** dunkelblau-violette Anfärbung
  - kortikotrope Zellen (ACTH)
  - thyreotrope Zellen (TSH)
  - gonadotrope Zellen (FSH, LH)
- **chromophobe Zellen:** wenig anfärbbar, entsprechen vermutlich „erschöpften" endokrinen Zellen und Stammzellen.

Die Hormone verlassen über ein spezielles Venengeflecht die Adenohypophyse und erreichen die peripheren Organe. **Glandotrope Hormone** stimulieren in nachgeschalteten peripheren Hormondrüsen die Ausschüttung effektorischer Hormone (z. B. bewirkt TSH an der Schilddrüse die Ausschüttung von fT_3 und fT_4). **Effektorhormone** wirken hingegen direkt auf periphere Organe ohne Zwischenschaltung einer Drüse (z. B. Prolaktin).
Glandotrope Hormone und Effektorhormone stehen unter der Regulation von **Releasing- und Inhibiting-Hormonen** des Hypothalamus. Diese werden vor allem in Kernen (Ncll. tuberales, ventromedialis, dorsomedialis, infundibularis = arcuatus) nahe dem Tuber cinereum gebildet (**Abb. 14.12**). Über den **Tractus hypothalamohypophysealis** erreichen die Hormone das Infundibulum und gelangen über ein eigenes Pfortadersystem in die Adenohypophyse **(tuberoinfundibuläres System)**.

MERKE

Die Ausschüttung der Hormone der Adenohypophyse erfolgt unter dem Einfluss von Releasing-Hormonen (to release = freisetzen), eine Hemmung der Ausschüttung durch Inhibiting-Hormone (to inhibit = hemmen). Releasing-Hormone und Inhibiting-Hormone werden im Hypothalamus gebildet.

Klinischer Bezug

Hypophysenadenome: Ein relativ häufiger gutartiger Tumor der Adenohypophyse ist das Hypophysenadenom. Man unterscheidet endokrin inaktive von endokrin aktiven Tumoren. Je nachdem welche endokrinen Zellen der Adenohypophyse betroffen sind, kann ein Prolaktinom (40 %), STH-Zell-Adenom (20 %) oder ein ACTH-Zell-Adenom auftreten. Sehr selten können auch TSH- und Gonadotropin-(FSH/LH) produzierende Zellen betroffen sein.

Durch den Druck des sich ausbreitenden Hypophysenadenoms auf das unmittelbar benachbarte Chiasma opticum kann es zu Einschränkungen des Gesichtsfeldes kommen (Scheuklappenphänomen, s. S. 480). Außerdem treten je nach Tumor verschiedene endokrinologische Störungen auf.

In Abhängigkeit von Tumorart und -größe kommen verschieden Therapieformen in Betracht. Ein intraselläres Adenom kann z. B. mit einer mikroinvasiven transphenoidalen Tumorresektion (durch den Sinus sphenoidalis und dessen Hinterwand zur Sella) behandelt werden.

14.3.7.2 Die Neurohypophyse

Die Neurohypophyse ist eine Ausstülpung des basalen Zwischenhirns, sie stellt somit einen originären Hirnteil dar. In der Neurohypophyse **enden die Axone** des Ncl. supraopticus und des Ncl. paraventricularis (**Abb. 14.12**).

MERKE

Die Neurohypophyse enthält keine Nervenzellperikaryen. Sowohl der Ncl. supraopticus als auch der Ncl. paraventricularis schicken ihre Axone über das Infundibulum direkt bis in die Neurohypophyse (Neurosekretion).

Das vom Ncl. supraopticus gebildete ADH (bzw. Oxytocin vom Ncl. paraventricularis) wird in den Hypophysenhinterlappen transportiert und bei Bedarf wie Transmitter ausgeschüttet, aber ins Blut abgegeben.

Klinischer Bezug

Diabetes insipidus: Beim Diabetes insipidus kommt es zu einem absoluten oder relativen Mangel an antidiuretischem Hormon (ADH). Ursache kann eine Schädigung des Ncl. supraopticus oder der Hypophyse sein (zentraler Diabetes insipidus) oder ein fehlendes Ansprechen der Nieren auf ADH (renaler Diabetes insipidus). Es kommt zu Störungen der renalen Wasserrückresorption, die Patienten scheiden bis 20 Liter unkonzentrierten Urin pro Tag aus (Polyurie) und müssen dies durch ständige

Flüssigkeitsaufnahme kompensieren (Polydipsie). Die Therapie erfolgt nach Möglichkeit kausal, z. B. durch Entfernung eines Hypophysentumors. Symptomatisch kann beim zentralen Diabetes insipidus Desmopressin, ein Vasopressinanalogon, verabreicht werden.

14.3.7.3 Die Gefäßversorgung

Die **A. hypophysialis superior** versorgt als Ast der A. carotis interna Teile des Hypothalamus und das Infundibulum. Dem Arteriolensystem im Infundibulum schließt sich ein erstes **venöses Netz** (primäres Kapillargebiet) an, das die Aufgabe hat, die an dieser Stelle ausgeschütteten Releasing- und Inhibitinghormone aufzunehmen, sodass diese in Richtung Adenohypophyse weitertransportiert werden können. Dem venösen Netz im Infundibulum schließt sich dann ein zweites Netz (sekundäres Kapillargebiet) in der Adenohypophyse an. Es „verteilt" die aufgenommenen Releasing- und Inhibitinghormone auf die verschiedenen Zellen der Adenohypophyse. Diese Aneinanderreihung zweier venöser Netze wird als **hypothalamo-hypophysiäres Pfortadersystem** bezeichnet.

Die **Neurohypophyse** ist vom hypophysären Pfortadersystem weitgehend unabhängig. Sie wird von einem Ast der **A. hypophysialis inferior** gespeist und besitzt ein eigenständiges Kapillargebiet.

 Check-up

✔ **Wiederholen Sie, aus welchen vier wesentlichen Einheiten sich das Zwischenhirn zusammensetzt.**

✔ **Machen Sie sich klar, welche Folgen die einseitige Zerstörung des Ncl. ventralis posterior des Thalamus hätte und wiederholen Sie die wichtigsten Kerngruppen des Thalamus noch einmal.**

✔ **Wiederholen Sie anhand folgenden klinischen Szenarios die Hypophyse: Aufgrund einer Vergiftung kommt es bei einem Patienten zur selektiven Zerstörung aller Neurone im unteren Drittel des Infundibulums: Welche Hormonsysteme der Hypophyse wären hiervon betroffen? Welche Folgen zeigen sich beim Patienten?**

14.4 Der Hirnstamm

 Lerncoach

Der Hirnstamm gehört zu den kompliziertesten Bereichen des ZNS. Er wird von zahlreichen Strukturen durchzogen, deren funktionelle Bedeutung sich aus der Lage im Hirnstamm allein nicht erklärt. Zudem können einige Strukturen aufgrund ihrer sehr ähnlichen Namensgebung leicht verwechselt werden. Orientieren Sie sich zunächst an den rein anatomischen Merkmalen der verschiedenen Hirnstammanteile. Verdeutlichen Sie sich im zweiten Schritt die funktionellen Aspekte.

14.4.1 Der Überblick und die Funktion

Der Hirnstamm (Truncus cerebri) erstreckt sich zwischen Diencephalon und Medulla spinalis und besteht aus drei Anteilen: **Mesencephalon** (Mittelhirn), **Pons** (Brücke) und **Medulla oblongata** (verlängertes Mark).

Die verschiedenen Anteile des Hirnstamms werden entwicklungsgeschichtlich bedingt teilweise mit anderen Hirnteilen zusammengefasst, wobei eine neue Bezeichnung entsteht:

- **Rhombencephalon:** Metencephalon und Medulla oblongata
- **Metencephalon:** Pons und Cerebellum.

Die Lage des Hirnstamms macht eine grundlegende Funktion desselben deutlich: Informationen jeglicher Art, die vom Telencephalon kommend Richtung Medulla spinalis ziehen müssen zwangsläufig durch das „Nadelöhr" Hirnstamm hindurch. Dasselbe gilt für alle Informationen, die in gegenläufiger Richtung ziehen. Entsprechend finden sich im Hirnstamm eine Vielzahl myelinisierter Faserbahnen.

Weiterhin finden sich über den ganzen Hirnstamm verteilt verschiedene **Hirnnervenkerne**.

14.4.2 Die Topographie

Der Hirnstamm hat einen etagenartigen Aufbau (**Abb. 14.13**):

- Ventral (basal) liegen die vom Großhirn absteigenden Bahnen, die über den Hirnstamm das Cerebellum bzw. die Medulla spinalis erreichen. Diese vor allem motorischen Bahnen bilden auf

Höhe des Mesencephalon die Crura cerebri, im Pons den Brückenfuß und in der Medulla oblongata die Pyrames (Pyramiden).

- Direkt hinter den absteigenden Bahnen liegt das Tegmentum (Haube), ein entwicklungsgeschichtlich alter Teil des Hirnstamms. Es ist ebenfalls in allen drei Anteilen des Hirnstamms zu finden und enthält unter anderem die Hirnnervenkerne.
- Dem Tegmentum schließt sich dorsal im Mesencephalon das Tectum, im Pons und in der Medulla oblongata die Rautengrube und das Cerebellum an.

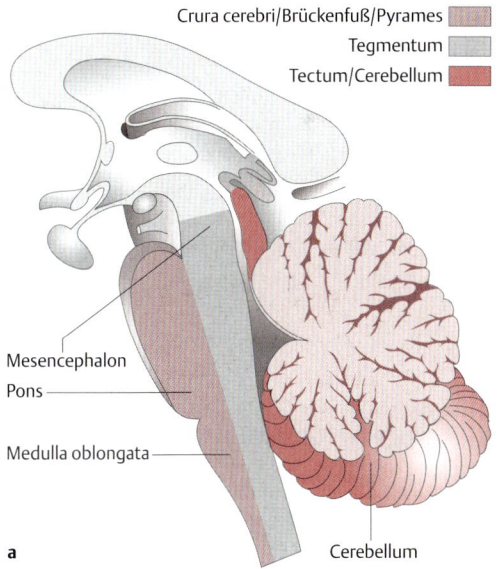

Crura cerebri/Brückenfuß/Pyrames
Tegmentum
Tectum/Cerebellum

Mesencephalon
Pons
Medulla oblongata
a
Cerebellum

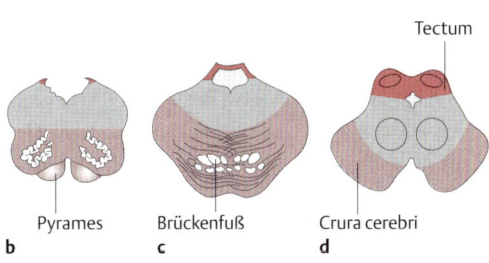

Tectum

Pyrames   Brückenfuß   Crura cerebri
b   c   d

Abb. 14.13 Hirnstamm: (a) in der Seitansicht; Querschnitt von (b) Medulla oblongata, (c) Pons und (d) Mesencephalon

14.4.3 Das Mesencephalon
14.4.3.1 Der Überblick
Das Mesencephalon lässt sich in drei Etagen unterteilen, die im Querschnitt besonders gut zu erkennen sind (vgl. S. 477): Dorsal liegt das **Tectum**, auch **Vierhügelplatte**, gebildet durch jeweils zwei **Colliculi superiores** und **Colliculi inferiores**.
Direkt darunter befindet sich das **Tegmentum (Haube)**, getrennt werden die beiden Strukturen durch den Aquaeductus mesencephali (s. S. 493).

👁 **Achten Sie darauf, dass Sie die Begriffe Tectum und Tegmentum nicht verwechseln.**

Die unterste Etage wird durch die **Crura cerebri (Großhirnschenkel)** gebildet. Unter dem Begriff **Pedunculi cerebri (Großhirnstiele)** werden Crura cerebri und Tegmentum zusammengefasst.

👁 **Im Querschnitt erscheint das Mesencephalon wie das Gesicht einer auf dem Kopf stehenden Mickey-Mouse: der Aquaeductus mesencephali stellt dabei den Mund, der Ncl. ruber die Augen und die Crura cerebri die Ohren dar (s. S. 477).**

14.4.3.2 Das Tectum
Das **Tectum (Dach)** wird auch als **Vierhügelplatte** (**Lamina quadrigemina** = Lamina tecti) bezeichnet. Im Querschnitt stellt es die oberste (dorsale) Etage des Mesencephalons dar. Das Tectum besteht aus vier Hügeln (Colliculi): den beiden Colliculi superiores und den beiden Colliculi inferiores.

Die Colliculi superiores
Die Colliculi superiores sind ein optisches Reflexzentrum. Bei niederen Vertebraten sind sie das wichtigste optische Reflexzentrum, beim Menschen haben sie nur noch folgende Funktionen:
- Verschaltung von schnellen Augeneinstellbewegungen bei der Fokussierung eines Objektes (Sakkaden)
- reflektorische Lidschlussbewegungen (wenn beispielsweise ein Objekt ins Auge zu fliegen droht)
- Orientierungsbewegungen von Kopf und Augen (z. B. schützendes Abwenden oder orientierendes Zuwenden nach einem Knall)

Afferent werden die oberen Zweihügel von Fasern des Tractus corticotectalis erreicht. Der Tractus corticotectalis führt Fasern aus dem Sehkortex, dem frontalen Augenfeld und der Hörrinde. Außerdem stehen die Colliculi superiores mit dem Corpus geniculatum laterale des Thalamus in direkter Verbindung (Information der Fehlbahn).
Efferenzen ziehen vor allem zu den okulomotorischen Hirnnervenkernen (Ncl. n. abducentis, Ncl. n. trochlearis und Ncl. n. oculomotorii) und zum motorischen Facialiskern (Lidschlussbewegungen).

Die Colliculus inferiores
Die Colliculus inferiores sind ein akustisches Reflexzentrum und ein Teil der Hörbahn (s. S. 480).

14.4.3.3 Das Tegmentum mesencephali
Das **Tegmentum** liegt unmittelbar ventral des Tectums. Der Aquaeductus mesencephali, der von der **Substantia griseum centrale** (zentrales Höhlengrau) umgeben ist, bildet dabei die Grenze zwischen den beiden Strukturen. Die prominentesten Strukturen des Tegmentum sind der **Ncl. ruber** und die **Substantia nigra**.

MERKE

Von der Substantia griseum centrale ziehen u. a. Bahnen ins Rückenmark, die das Schmerz hemmende System (Opioidsystem) des Rückenmarks aktivieren (Umschaltung über Raphekerne [Transmitter Serotonin] und Ncl. caeruleus [Transmitter Noradrenalin]).

Der Ncl. ruber
Der große, runde Ncl. ruber hat im frischen Nativschnitt aufgrund des hohen Eisengehaltes der Perikaryen eine rötliche Farbe, daher der Name (ruber lat. = rot). Er ist Bestandteil des **extrapyramidalen Systems**.
Afferent erreichen ihn Fasern des Tractus dentatorubralis vom Kleinhirn, Fasern des Tractus tectorubralis von den Colliculi superiores, Fasern des Tractus pallidorubralis vom inneren Pallidum und Fasern des Tractus corticorubralis ipsilateral vom frontalen und motorischen Kortex.

14

Efferent ist der Ncl. ruber über den Tractus rubroreticularis, Tractus rubroolivaris und Tractus rubrospinalis verbunden.

Die Substantia nigra

Die Substantia nigra enthält den Pigmentfarbstoff Melanin und erscheint daher im Schnitt dunkel. Sie lässt sich in eine **Pars compacta** und eine **Pars reticularis** unterteilen. Die Substantia nigra wird zu den Basalganglien gezählt (s. S. 432), gehört zum extrapyramidal-motorischen System und dient der Kontrolle und Modulation rasch einsetzender Bewegungen und unwillkürlicher Mitbewegungen.

Afferent ist sie mit dem Cortex cerebri und dem Putamen (Teil des Striatum) verbunden, efferent mit dem Thalamus. Weiterhin existiert über die **Fibrae nigrostriatales** (Tractus nigrostriatalis) eine wichtige efferente Verbindung mit dem Striatum: das in der Pars compacta gebildete **Dopamin** übt dort eine **hemmende Funktion** aus.

Klinischer Bezug

Morbus Parkinson: Der Morbus Parkinson ist gekennzeichnet durch einen Untergang dopaminerger Neurone der Substantia nigra (pars compacta). Als Folge kommt es zu einem Dopamin-Mangel, was ein Überwiegen des indirekten, motorik-hemmenden Ablaufs zur Folge hat. Klinisch fällt eine typische Trias auf:

- feinschlägiger Tremor oder Ruhetremor (Zittern) v. a. der Hände
- Rigor (Hypertonus der Muskulatur mit charakteristischer Steifigkeit [Starre] bei passiven Bewegungen)
- Akinese-Hypokinese (Bewegungsarmut, fehlende Mitbewegungen).

Eine mögliche Behandlungsstrategie ist die Gabe von L-Dopa, einer Dopamin-Vorstufe, die von den noch vorhandenen dopaminergen Neuronen aufgenommen und zu Dopamin decarboxyliert wird. So wird das Dopamin-Angebot im Striatum erhöht. Dopamin selbst ist als Medikament ungeeignet, da es nicht die Blut-Hirn-Schranke zu überwinden vermag.

Weitere Strukturen

Das Tegmentum des Mesencephalon wird – so wie das Tegmentum von Pons und Medulla oblongata – von einigen Strukturen durchzogen, die sich über den ganzen Hirnstamm erstrecken. Diese werden auf S. 479 ff. gesondert besprochen. Der Übersicht halber werden sie hier aber aufgeführt:

- Lemniscus medialis
- Lemniscus lateralis
- Fasciculus longitudinalis medialis und dorsalis
- Formatio reticularis mit ARAS
- Tractus tegmentalis centralis (zentrale Haubenbahn)

Die Hirnnervenkerne des Mesencephalon finden sich alle im Tegmentum, sie werden auf S. 454 ff. gesondert behandelt, der Übersichtlichkeit halber werden hier aber die Hirnnervenkerne des Mesencephalons schon einmal aufgeführt:

- Ncl n. oculomotorii
- Ncl. accessorius n. oculomotorii (Edinger-Westphal)
- Ncl. n. trochlearis
- Ncl. mesencephalicus n. trigemini.

14.4.3.4 Die Crura cerebri

Die **Crura cerebri (Hirnschenkel)** sind zwei große myelinisierte Faserstränge, die sich im Mesencephalon basal befinden. Zwischen ihnen liegt die Fossa interpeduncularis, die an ihrem Boden charakteristische Perforationen aufweist, die **Substantia perforata posterior**. Die Crura cerebri beinhalten die großen, vom Cortex cerebri absteigenden Bahnen: Tractus corticopontocerebellaris und die Pyramidenbahn (s. S. 486).

Der Tractus corticopontocerebellaris

Der Tractus corticopontocerebellaris führt über den Pons Fasern vom Kortex zum Cerebellum (syn. corticopontine Bahnen). Im Mesencephalon verläuft der Tractus corticopontocerebellaris medial als Tractus frontopontinus (mit Fasern vom Frontallappen) und lateral als Tractus occipitotemporopontinus (mit Fasern vom Okzipital- und Temporallappen).

Die Pyramidenbahn

Die Pyramidenbahn hat eine direkte Verbindung zur motorischen Endstrecke. Der Verlauf wird ausführlich auf S. 486 beschrieben.

14

14.4.4 Der Pons

Der Pons (Brücke) lässt sich unterteilen in die **Brückenhaube** (Tegmentum pontis) und den **Brückenfuß** (Pars basilaris oder Pars anterior pontis).

Er grenzt kranial an das Mesencephalon und kaudal an die Medulla oblongata. Dorsal ist er durch das Cerebellum bedeckt. Zwischen Pons und Cerebellum befinden sich Teile des vierten Ventrikels und der Rautengrube.

Der Pons ist am Hirnstamm durch seine brückenartige ventrale Wölbung leicht identifizierbar (pons = lat. Brücke). Die ventrale Ponsoberfläche zeigt deutliche, quer verlaufende Fasern, lateral entspringt der dicke Stamm des N. trigeminus (s. S. 456).

Im Querschnitt zeigt der Pons eine **ausgeprägte Querstreifung** (Lamellierung) durch querlaufende Fasern **(Fibrae pontis transversae)**. Weiterhin lassen sich viele kleine, diffus im Tegmentum verteilte weißliche Kerne **(Nuclei pontis)** und das **Corpus trapezoideum** erkennen.

Ein Querschnitt durch den Pons ist auf S. 477 dargestellt.

Der Ncl. caeruleus

Eine wichtige Struktur im Tegmentum des Pons ist der **Ncl. caeruleus** (alt: Locus coeruleus). Es handelt sich um einen Kern der Formatio reticularis (s. S. 450), der besonders viele **noradrenerge Neurone** enthält. Weiterhin soll er auch peptiderge Neurone enthalten, die Neurotensin und Enkephalin produzieren.

Der Ncl. caeruleus liegt am **Boden der Rautengrube**, und ist aufgrund seines Pigmentgehaltes oftmals **bläulich schimmernd** zu erkennen. Dem Ncl. caeruleus schreibt man im Zusammenspiel mit dem ARAS eine Funktion bei der Entstehung des Schlaf-Wach-Rhythmus zu. Weiterhin wird ihm eine Funktion im Rahmen von Stresssituationen zugeschrieben (z. B. Schmerzhemmung). Er besitzt außerdem nicht näher benannte Faserverbindungen zum Kortex, zum limbischen System und zum Hypothalamus.

Der Colliculus facialis

Auf Höhe des Pons gibt es in der Rautengrube eine kleine, paramedian liegende Erhöhung, die als **Colliculus facialis** bezeichnet wird. An dieser Stelle zie-

hen Fasern des Ncl. n. facialis bogenförmig um den Ncl. n. abducentis (s. S. 477). Der bogenförmige Verlauf wird als **inneres Facialisknie** (Genu internum n. facialis) bezeichnet. Das äußere Facialisknie (Genu externum n. facialis) findet sich im Os temporale (s. S. 115) und beinhaltet das Ganglion geniculi.

Weitere Strukturen

Die Hirnnervenkerne des Pons liegen ausschließlich im Tegmentum und werden auf S. 479 ff. gesondert behandelt, der Übersichtlichkeit halber werden hier aber die pontinen Hirnnervenkerne schon einmal aufgeführt:

- Ncl. motorius n. trigemini
- Ncl. principalis n. trigemini
- Ncl. n. abducentis
- Ncl. n. facialis

Das Tegmentum der Pons wird ebenso wie Mesencephalon und Medulla oblongata von einigen Strukturen durchzogen, die sich über den ganzen Hirnstamm erstrecken. Diese werden auf S. 456 ff. gesondert besprochen. Der Übersicht halber werden sie hier aber aufgeführt

- Lemniscus medialis
- Lemniscus lateralis
- Fasciculus longitudinalis medialis und dorsalis
- Tractus tegmentalis centralis (zentrale Haubenbahn)
- Formatio reticularis mit ARAS.

14.4.4.1 Die Pars basilaris pontis

Der **Brückenfuß (Pars basilaris pontis)** enthält die Ncll. pontis, Fibrae pontis transversae und die Pyramidenbahn.

Die Fibrae pontis transversae

Die **Fibrae pontis transversae** geben dem Brückenfuß seine typische, von querverlaufenden Lamellen bestimmte Gestalt. Dazwischen befinden sich die **Nuclei pontis**, mit denen sie in funktionellem Zusammenhang stehen: Die vom **frontalen und prämotorischen Kortex** kommenden „Bewegungsentwürfe" gelangen nach Verschaltung an den Nuclei pontis über die Fibrae pontis transversae über den Pedunculus cerebellaris medius **zum Kleinhirn**. Diese wichtige motorische Bahn, die der Abgleichung motorischer „Konzepte" mit dem Kleinhirn dient, wird Tractus corticopontinus (bzw. Tractus corticopontocerebellaris) genannt (s. S. 461).

Die Pyramidenbahn
Der Verlauf der Pyramidenbahn wird auf S. 487 ausführlich beschrieben.

14.4.5 Die Medulla oblongata
Die Medulla oblongata erstreckt sich zwischen Pons und Medulla spinalis. Kraniale Begrenzung ist der Hinterrand des Pons, kaudale Grenze die Decussatio pyramidum (s. S. 487). Dorsal liegt der Medulla oblongata das Cerebellum an, zwischen Cerebellum und Medulla oblongata befindet sich jeweils der kaudale Teil von viertem Ventrikel und Rautengrube.
Im Querschnitt zeigt die Medulla oblongata eine annähernd fünfeckige From (Pentagon). Sie lässt sich in drei Teile gliedern: Dorsal liegt – unmittelbar unter dem vierten Ventrikel und der Rautengrube – das **Tegmentum**, dem sich ventral zunächst der **Olivenkern** anschließt. Der Olivenkern ist so groß und ausladend, dass er im Schnitt lateral zu einer Vorwölbung führt (Olive). Ganz basal liegt die Pyramidenbahn, die ebenfalls eine Vorwölbung verursacht: die **Pyramis**.

14.4.5.1 Das Tegmentum der Medulla oblongata
Die Raphe-Kerne
Die **Raphe-Kerne** finden sich unmittelbar paramedian neben der Raphe (Raphe, lat. Naht; die Stelle, an der die beiden Hirnhälften mittig aneinanderliegen). Ihr wichtigster Transmitter ist Serotonin. Sie sind ein Teil der Formatio reticularis (s. S. 450) und projizieren über den Fasciculus longitudinalis dorsalis (s. S. 451) vor allem zum Hypothalamus, ins limbische System, Rückenmark und „Riechhirn". Dort aktivieren sie u. a. das Schmerz hemmende Opioidsystem.

Der Ncl. gracilis und der Ncl. cuneatus
An der **dorsalen Seite** der Medulla oblongata finden sich zwei kleine Erhebungen (Tuberculum gracile und Tuberculum cuneatum), die durch die darunter liegenden Hinterstrangkerne **(Ncl. gracilis und Ncl. cuneatus)** aufgeworfen werden. An ihnen enden die aufsteigenden **Hinterstrangbahnen** (Fasciculus

gracilis und Fasciculus cuneatus, s. S. 483). Am Ncl. gracilis und Ncl. cuneatus werden sensible Informationen vom 1. auf das 2. Neuron umgeschaltet. Dabei verschaltet der Ncl. gracilis vor allem Informationen aus dem Lumbal- und Sakralbereich, der Ncl. cuneatus aus dem Thorakal- und Zervikalbereich.

Weitere Strukturen
Auch in der Medulla oblongata liegen die Hirnnervenkerne im Tegmentum. Die Hirnnervenkerne werden auf S. 456 ff. gesondert behandelt, der Übersichtlichkeit halber werden hier aber die Hirnnervenkerne der Medulla oblongata schon einmal aufgeführt:
- Ncl. tractus solitarii
- Ncl. salivatorius superior
- Ncl. spinalis n. trigemini
- Ncl. salivatorius inferior
- Ncl. cochlearis anterior und posterior
- Ncll. vestibulares bestehend aus: Ncl. vestibularis superior (Bechterew), Ncl. vestibularis inferior (Roller), Ncl. vestibularis medialis (Schwalbe), Ncl. vestibularis lateralis (Deiter)
- Ncl. ambiguus
- Ncl. dorsalis n. vagi
- Ncl. n. hypoglossi
- Ncl. n. accessorii (er liegt streng genommen mit einem großen Teil seines Kerns im Rückenmarks im Bereich C1–C5)

Das Tegmentum der Pons wird ebenfalls von einigen Strukturen durchzogen, die sich über den ganzen Hirnstamm erstrecken. Diese werden auf S. 479 ff. gesondert besprochen. Der Übersicht halber werden sie hier aber aufgeführt:
- Lemniscus medialis
- Lemniscus lateralis
- Fasciculus longitudinalis medialis und dorsalis
- Tractus tegmentalis centralis (zentrale Haubenbahn)
- Formatio reticularis mit ARAS.

14.4.5.2 Die Olive
Der Kernkomplex der Olive (**Ncl. olivaris** bestehend aus dem Complexus olivaris inferior mit Ncl. olivaris principalis) imponiert in der Medulla oblongata als grau-brauner, nach medial geöffneter Sack. Die Sacköffnung wird Hilum genannt und ermöglicht afferenten und efferenten Fasern den Zugang zum

Kernkomplex. Durch seine Größe führt der Ncl. olivaris zu einer Vorwölbung der Medulla oblongata (Olivenwölbung, im Querschnitt gut erkennbar).

Die Olive spielt eine wichtige Rolle bei der Koordination und Feinabstimmung von Bewegungsabläufen. Dabei erfüllt sie die Funktion eines „Informanten" für das Kleinhirn:

- Sie verarbeitet Informationen über motorische Befehle des motorischen Kortex an das Rückenmark. Die Olive erhält über Kollateralen des Tractus pyramidalis Impulse bezüglich motorischer Befehle des motorischen Kortex, die über die Medulla spinalis und beteiligte α-Motoneurone zur Ausführung gelangen. Diese Informationen werden von der Olive an das Kleinhirn weitergeleitet.
- Informationen über motorische Impulse des Kleinhirns an verschieden motorische Kerne und den motorischen Kortex: im Sinne einer Rückkopplung zerebellärer Impulse wird das Kleinhirn über die Olive über die von ihm selber soeben verschickten Informationen informiert. Der involvierte Neuronenkreis umfasst dabei: Cerebellum – Ncl. ruber – Olive –Cerebellum (s. S. 461).
- Informationen über den Aktivitätszustand des Bewegungsapparates (Muskeln, Sehnen, Gelenke). Der Ncl. olivaris leitet in diesem Zusammenhang sensible Rückmeldung der Medulla spinalis an das Cerebellum weiter.

Afferenzen erreichen die Olive über den Tractus spinoolivaris (Medulla spinalis), den Tractus rubroolivaris (Ncl. ruber: zentrale Haubenbahn), den Tractus nucleoolivaris (Kleinhirnkerne) und vom motorischen Kortex. Efferent werden Informationen v. a. ins Kleinhirn (Tractus olivocerebellaris) weitergeleitet.

14.4.5.3 Die Pyrames

Basal in der Medulla oblongata verläuft die Pyramidenbahn (vgl. S. 486). Die Pyramidenbahn wirft zwei Vorwölbungen auf, die **Pyrames.** Diese liegen medial der Vorwölbung durch die Oliven.

Sobald Sie die Strukturen aller Hirnstammteile kennen gelernt haben, können Sie sich diese anhand des Kapitels Querschnitte am Hirnstamm (s. S. 476) verdeutlichen.

14.4.6 Die Bahnsysteme des Hirnstamms

14.4.6.1 Die Formatio reticularis

Die **Formatio reticularis** erstreckt sich vom Diencephalon bis zur Medulla spinalis. Sie liegt im **Tegmentum** des **Hirnstamms** und besteht aus grauen, locker angeordneten Zellgruppen, die ein Netzwerk von Neuronen (reticularis lat. netzartig) bilden. Sie ist nicht als umschriebene Struktur abgrenzbar, sondern zeigt vielmehr eine diffuse Gestalt.

Die Formatio reticularis beinhaltet ein Reihe **wichtiger Funktionen bzw. Zentren**. So wird u. a. in der Formatio reticularis die **polysynaptische Verschaltung der Hirnnervenkerne** gewährleistet. Dies ist beispielsweise wichtig beim Schluckreflex und Augenbewegungen, also bei komplexen Funktionen, die die Aktivität mehrerer Hirnnervenkerne gleichzeitig erfordern.

Das **Atemzentrum** befindet sich im Bereich der Medulla oblongata. Es beeinflusst den Atmungsvorgang auf verschiedene Weise (z. B. gezielte Steuerung einzelner Hirnnerven für die Rachen- und Zungenmuskulatur). Im Atemzentrum liegen inspiratorische und expiratorische Neurone, die wechselseitig aktiv sind: während die inspiratorischen Neurone aktiv sind werden die exspiratorischen Neurone gehemmt und umgekehrt. Ihre Aktivität unterliegt peripheren Reizen (z. B. Partialdruck von O_2 und CO_2) im Blut.

Das **Kreislaufzentrum** liegt ebenfalls in der Medulla oblongata. Bei Reizung des Depressorzentrums sinkt der Blutdruck, bei Reizung der Neurone des Pressorzentrums steigt er an.

Das **Brechzentrum** befindet sich in und um die **Area postrema** am unteren Ende der Rautengrube. Es erhält Afferenzen aus dem Magen-Darm-Trakt, von den Vestibulariskernen und anderen sensorischen Kernen. Weiterhin reagiert es auf Druckveränderungen im vierten Ventrikel und auf toxische Substanzen im Blut. Über einen Reflexbogen aktiviert das Brechzentrum den eigentlichen Vorgang des Erbrechens. Da es empfindlich auf Druckschwankungen reagiert, kann erhöhter Hirndruck z. B. durch einen Tumor reflektorisches Erbrechen als Symptom auslösen.

Das **Weckzentrum**, oder auch **aufsteigendes retikuläres aktivierendes System („ARAS")** ist für die Aktivität und Wahrnehmungsfähigkeit des ZNS wichtig. Es liegt über die gesamte Formatio reticularis verteilt und erhält eine Vielzahl von Afferenzen vom Hinterhorn des Rückenmarks und von Hirnnervenkernen. Diese Afferenzen vermitteln dem ARAS sensorische Reize, die zu seiner Aktivierung führen. Zu den aktivierenden Reizen gehören vor allem akustische und schmerzhaft-sensible Wahrnehmungen. Die Aktivierung des ARAS bewirkt wiederum über efferente Projektionen zum Thalamus die Aktivierung des gesamten Kortex: der Körper wird in einen aufmerksamen Zustand versetzt (Voraussetzung für gerichtete Wahrnehmung).

Zur Formatio reticularis werden auch eine Vielzahl von **Zellgruppen** mit spezifischen Transmittern gerechnet. Wichtig sind in diesem Zusammenhang vor allem der Ncl. caeruleus und die Raphekerne (s. S. 448, 449). Die Raphekerne enthalten vorwiegend serotinerge Zellgruppen, der Ncl. caeruleus noradrenerge Zellgruppen.

14.4.6.2 Der Tractus tegmentalis centralis

Der **Tractus tegmentalis centralis (zentrale Haubenbahn)** ist die wichtigste absteigende Bahn des extrapyramidal-motorischen Systems. Er verläuft vom Mesencephalon zur unteren Olive, dort enden die meisten Fasern. Afferente Fasern stammen vom Striatum und Pallidum, dem Ncl. ruber und der Formatio reticularis. Von der Olive ziehen die Informationen über den Tractus olivocerebellaris ins Kleinhirn.

Weiterhin verlaufen im Tractus tegmentalis centralis Fasern der Geschmacksbahn vom Ncl. solitarius zum Thalamus (s. S. 456).

14.4.6.3 Der Fasciculus longitudinalis medialis

Der **Fasciculus longitudinalis medialis** erstreckt sich zwischen Mesencephalon und Medulla oblongata. Es handelt sich nicht um einen in sich geschlossenen, homogenen Trakt, sondern um eine Bahn, der sich eine Vielzahl von Fasern unterschiedlicher Höhe anlagern, da seine Aufgabe die Verknüpfung der verschiedenen Hirnnervenkerne ist. Da die Hirnnervenkerne in unterschiedlicher Höhe im Hirnstamm liegen, macht dies Sinn. Einige Beispiele für Faserbahnen des Fasciculus longitudinalis dorsalis:

- vestibulärer Anteil: verknüpft die Ncll. cochleares mit den Kernen der Augenmuskeln und ermöglicht so den vestibulo-okulären Reflex

- internukleärer Anteil: verknüpft die Kerne der Augenmuskeln miteinander und ermöglicht so eine sinnvolle Koordination der Bulbusbewegungen
- weitere Fasern zwischen anderen Hirnnervenkernen.

14.4.6.4 Der Fasciculus longitudinalis dorsalis

Der **Fasciculus longitudinalis dorsalis (Schütz-Bündel)** verbindet auf- und absteigende Bahnen zwischen Hypothalamus und Hirnstamm bzw. Medulla spinalis. Der Hypothalamus koordiniert die Informationen über den inneren Zustand des Körpers mit Informationen aus Telencephalon sowie anderen Bereichen des ZNS. Anschließend „informiert" er efferent Hirnstamm und Medulla spinalis im Sinne einer Rückkopplung und Aktion (Atemfrequenzsteigerung, Schweißbildung, etc.). Die Fasern des Fasciculus longitudinalis dorsalis erstrecken sich im Hirnstamm unterhalb des Ependyms von Aquaeductus mesencephali und viertem Ventrikel (s. S. 493). Der Tractus parependymalis verbindet dann u. a. den Sympathikus der Medulla oblongata mit der Medulla spinalis.

14.4.6.5 Der Lemniscus lateralis

Der **Lemniscus lateralis** ist ein **Teil der Hörbahn** und erstreckt sich von den Ncll. cochleares der Medulla oblongata bis zu den Colliculi inferiores des Tectums (vgl. S. 446).

14.4.6.6 Der Lemniscus medialis

Der **Lemniscus medialis** liegt im Mesencephalon lateral des Ncl. ruber. Es handelt sich um eine „Informationsautobahn sensibler Fasern", die hier als Bündel gemeinsam durch das Mesencephalon ziehen. Die **sensiblen Informationen** entstammen dabei von verschiedenen Bahnen (ausführliche Beschreibung s. S. 482). Zu ihnen zählen der Fasciculus gracilis und cuneatus, der Tractus spinothalamicus anterior und lateralis und die sensible Trigeminusbahn.

Unterscheiden Sie immer sehr genau zwischen Lemniscus medialis und Lemniscus lateralis. Diese Begriffe werden gerne verwechselt.

14.4.7 Die Hirnnerven am Hirnstamm

14.4.7.1 Der Ursprung **(Abb. 14.14)**

Die Hirnnerven und ihr Ursprung am Hirnstamm sind ein sehr beliebtes Prüfungsthema. Nicht dargestellt wird in diesem Kapitel der Gesamtverlauf und die genaue Funktion der einzelnen Hirnnerven, dies ist Thema des Kapitels Kopf und Hals (s. S. 111).

N. olfactorius

Der N. olfactorius (1. Hirnnerv) entspringt nicht direkt am Hirnstamm, sondern weiter ventral aus dem Rhinencephalon (Riechhirn), einem sehr alten Teil des ZNS. Entsprechend ist seine Funktion die der Weiterleitung olfaktorischer Impulse (Riechwahrnehmungen). Der N. olfactorius ist die Summe aller Filae olfactoriae. Sie münden in den Bulbus olfactorius, der in den **unmittelbar unter dem Frontallappen** liegenden Tractus olfactorius übergeht.

N. opticus

Der N. opticus ist der zweite Hirnnerv, er leitet Sehwahrnehmungen von der Retina zum Thalamus, von wo diese zum Sehkortex gelangen. Auch er ent-

springt nicht direkt aus dem Hirnstamm. Der N. opticus ist am leichtesten am **Chiasma opticum** (Sehnervenkreuzung) zu erkennen, das sich vor dem Hirnstamm in unmittelbarer Nachbarschaft zur Hypophyse befindet. Kaudal des Chiasmas werden die Fasern Tractus opticus genannt.

> **MERKE**
>
> Alle Hirnnerven haben ihren Ursprung im Hirnstamm. Ausnahme: die ersten beiden Hirnnerven gelten nicht als periphere Hirnnerven, sondern sind Ausstülpungen des Diencephalons. Folglich entspringen sie auch nicht direkt vom Hirnstamm und werden deshalb Tractus genannt.

N. oculomotorius

Der dritte Hirnnerv, der N. oculomotorius, hat eine okulomotorische, d. h. „augenbewegende" Funktion. Er innerviert die überwiegende Mehrzahl der an den Bulbusbewegungen beteiligten Muskeln. Der N. oculomotorius entspringt in der Fossa interpeduncularis vor dem Pons, **zwischen den Crura cerebri des Mesencephalons**. Die Austrittsstelle wird auch als Fossa interpeduncularis be-

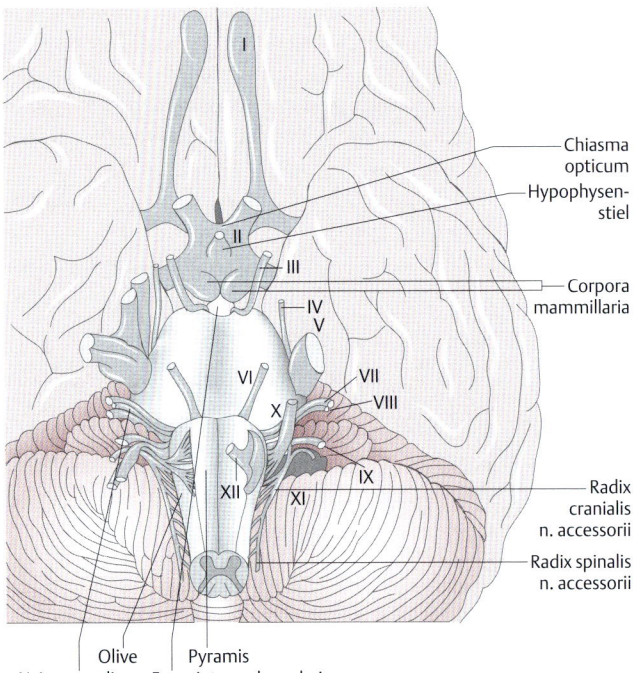

Abb. 14.14 Hirnstamm und Austrittsstellen der Hirnnerven

zeichnet. Am Boden dieser Grube befindet sich die **Substantia perforata posterior**.

N. trochlearis
Der vierte Hirnnerv heißt N. trochlearis. Er innerviert lediglich einen Muskel des Augenbulbus, den M. obliquus superior. Er entspringt charakteristischerweise aus dem Mesencephalons **dorsal** am Hirnstamm, **direkt unterhalb des Tectums**. Folglich muss er sich um den gesamten Hirnstamm nach ventral winden, um mit den anderen Hirnnerven seinen Verlauf zur Orbita zu nehmen.

MERKE

Die Hirnnerven I-XII entspringen alle entweder ventral oder ventrolateral am ZNS. Ausnahme: Der N. trochlearis entspringt als einziger Hirnnerv dorsal am Mesencephalon.

N. trigeminus
Der N. trigeminus ist der fünfte Hirnnerv und als solcher besonders leicht zu identifizieren. Er entspringt mit seinem dicken Stamm **als einziger Nerv aus dem Pons**. Er innerviert mit seinem motorischen Ast die Kaumuskulatur und versorgt den Gesichtsbereich sensibel.

N. abducens
Die Funktion des sechsten Hirnnervens wird schon durch den Namen deutlich. Er innerviert den M. rectus lateralis des Bulbus oculi und führt somit zu einer Abduktion des Augapfels (abducens, lat: abduzierend). Der Nerv hat seinen Ursprung **am Unterrand des Pons.**

N. facialis und Chorda tympani
Der siebte Hirnnerv, der N. facialis, entspringt an der **Medulla oblongata** in einem Winkel zwischen Kleinhirn und Pons. In diesem Zusammenhang spricht man auch vom **„Kleinhirnbrückenwinkel"**. Die Hauptaufgabe des N. facialis besteht in der Innervation der mimischen Muskulatur. Dem N. facialis ist ein weiterer Nerv angelagert, der N. intermedius. Auch dieser Nerv entspringt aus dem Kleinhirnbrückenwinkel.

Die Hirnnerven VII bis XI lassen sich an der Medulla oblongata von kranial nach kaudal „herunterzählen". Hat man also den N. facialis gefunden, reicht ein einfaches Abzählen nach unten, um die Hirnnerven VIII–XI zu identifizieren (zum XII. Hirnnerven s. u.).

N. vestibulocochlearis
Auch der N. vestibulocochlearis (8. Hirnnerv) entspringt im **Kleinhirnbrückenwinkel**, wenn auch ein wenig **kaudal des N. facialis**. Er besteht aus zwei Anteilen, dem N. vestibularis und dem N. cochlearis, die allerdings in einem gemeinsamen Strang verlaufen. Der N. vestibulocochlearis leitet sensorische Informationen vom Gleichgewichtsorgan und vom Hörorgan zum Hirnstamm.

Klinischer Bezug

Akustikusneurinom: Dabei handelt sich um eine häufige, gutartige Neoplasie von Schwann-Zellen mit charakteristischerweise langsam expansivem Wachstum im N. vestibulocochlearis. Das Neurinom tritt bevorzugt im Kleinhirnbrückenwinkel auf, findet sich aber auch im Bereich des N. trigeminus am Hirnstamm oder selten im Spinalkanal (Hinterwurzel). Beim Akustikusneurinom tritt einseitiger Hörverlust oder Tinnitus (Ohrenpfeifen) auf, oft kombiniert mit chronischen Kopfschmerzen. Es können als Komplikation Gleichgewichtsstörungen und Sensibilitätsstörungen im Bereich des Nervus trigeminus und eine periphere Fazialisparese durch Kompression der jeweiligen Nerven am Hirnstamm hinzukommen.

N. glossopharyngeus
Der neunte Hirnnerv, der N. glossopharyngeus, entspringt an der Medulla oblongata **dorsal der Olive.**

N. vagus
Der N. vagus hat seinen Ursprung kaudal des N. glossopharyngeus, **dorsal der Olive.**

14

N. accessorius
Der N. accessorius (11. Hirnnerv) weist eine Besonderheit gegenüber den anderen Hirnnerven auf: er entspringt mit zwei Radices vom Hirnstamm, der Radix cranialis und der Radix cervicalis, die sich zu einem Truncus vereinigen. Die Radices treten **als kaudalste Anteile der Hirnnerven lateral aus der Medulla oblongata** aus.

N. hypoglossus
Der N. hypoglossus ist der zwölfte und letzte Hirnnerv. Als „letzter Hirnnerv" zeigt er einen ungewöhnlichen Verlauf, denn er entspringt nicht als letzter am Hirnstamm, sondern hat seinen Ursprung auf Höhe von Hirnnerv 9 und 10 typischerweise zwischen **Pyramis und Olive** aus der **Medulla oblongata**.

14.4.7.2 Die Hirnnervenkerne
Vorbemerkung
Die Hirnnervenkerne gehören zu den komplexesten Bereichen des zentralen Nervensystems. Die meisten Studenten haben beim Lernen der Hirnnervenkerne Schwierigkeiten. Dies zum einen, weil die vielen Hirnnervenkerne sehr verschiedenartige Funktionen und Lagen im Hirnstamm haben. Zum anderen, weil die Hirnnervenkerne als eigenständige Strukturen praktisch nicht zu erkennen sind – ihre Anordnung im Hirnstamm bleibt somit abstrakt.
Es empfiehlt sich zunächst einen Überblick über die Hirnnervenkerne zu erarbeiten. Hierzu soll der einleitende Teil dieses Kapitels dienen. Fahren Sie erst fort, wenn Sie den einleitenden Teil beherrschen.
Erst im zweiten Schritt sollten Sie die einzelnen Hirnnervenkerne lernen. Soweit möglich sollte dies kein reines Auswendiglernen sein. Nutzen Sie vielmehr die zahlreichen Querverweise zu den zugehörigen Bahnen und erlernen Sie die Funktionen der Kerne im Kontext.

Gewöhnen Sie sich von Anfang an eine Systematik an, nach der Sie die Kerne lernen und behalten. Entsprechend ist das folgende Kapitel unterteilt in die folgenden Punkte, die immer in dieser Reihenfolge erlernt werden sollten: Lage, Funktion, Afferenzen und Efferenzen.

Der Überblick
Die Hirnnervenkerne liegen ohne Ausnahme im Hirnstamm des zentralen Nervensystems. Man findet sie also im Mesencephalon, im Pons und in der Medulla oblongata. Dabei liegen die Hirnnervenkerne grundsätzlich im Tegmentum der einzelnen Hirnteile!

MERKE

Die Hirnnervenkerne haben grundsätzlich ihre Lage im Tegmentum des Hirnstamms.

Die Hirnnervenkerne haben, je nach Funktion, eine bestimmte **Anordnung** im Hirnstamm, die sich aus der **Längszonengliederung des Neuralrohres** erklärt. Das Neuralrohr besitzt eine charakteristische ventrodorsale Anordnung mit motorischer Grundplatte, visceromotorischer Region, viszerosensibler Region und sensibler Flügelplatte. Im Rahmen der Entwicklung wird das Neuralrohr auseindergeklappt: dabei entsteht die Rautengrube und die ventrodorsale Anordnung verändert sich in eine mediolaterale Anordnung:
Die somatomotorische Region liegt dann medial, lateral davon die viszeromotorische sowie viszerosensible Region und die somatosensible Region liegt ganz lateral. Nach diesem Schema sind die Hirnnervenkerne im Hirnstamm angeordnet (**Abb. 14.15**).

14.4.7.3 Mesencephalon
Ncl. n. oculomotorii
Lage: Mesencephalon.
Funktion: Der Kern des N. oculomotorius hat eine somatomotorische Funktion; er gewährleistet mit seinem zugehörigen Kern die motorische Versorgung aller äußeren Augenmuskeln mit Ausnahme von M. obliquus superior und M. rectus lateralis. (Die Augenmuskeln werden ausführlich im Kapitel Auge S. 507 besprochen).
Afferenzen: Gemäß seiner Funktion erhält er motorische Impulse aus der Großhirnrinde vom motorischen Kortex (Gyrus praecentralis). Auf diese Weise können gerichtete, pyramidale Augenbewegungen erfolgen. Die Faserbahn zwischen motorischen Kortex und Ncl. n. oculomotorii ist der Tractus corticonuclearis.

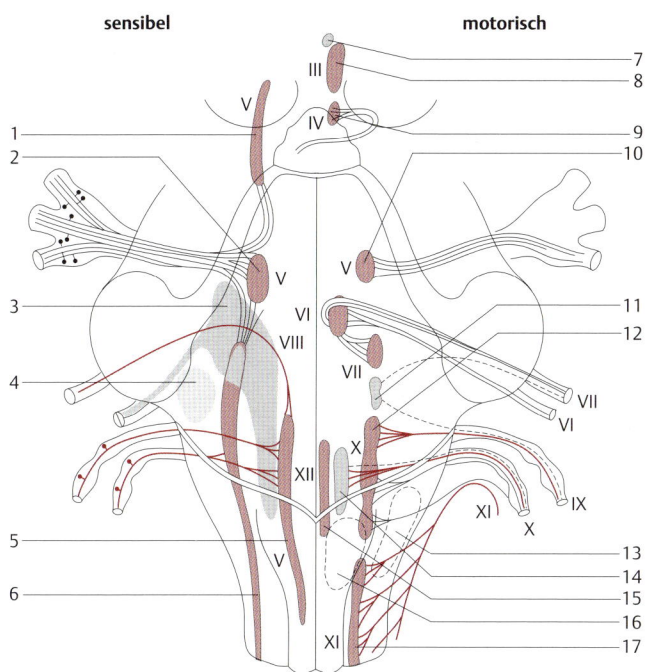

sensibel   motorisch

Abb. 14.15 Lage der Hirnnervenkerne am Hirnstamm: 1 = Ncl. mesencephalicus n. trigemini, 2 = Ncl. principalis n. trigemini, 3 = Ncl. n. vestibulares, 4 = Ncl. n. cochleares, 5 = Ncl. tractus solitarii, 6 = Ncl. spinalis n. trigemini, 7 = Ncl. accessorius n. oculomotorius, 8 = Ncl. n. oculomotorii, 9 = Ncl. n. trochlearis, 10 = Ncl. motorius n. trigemini, 11 = Ncl. salivatorius superior et inferior, 12 = Ncl. ambiguus, 13 = Ncl. cuneatus, 14 = Ncl. dorsalis n. vagi, 15 = Ncl. n. hypoglossi, 16 = Ncl. gracilis, 17 = Ncl. n. accessorii

Für ausgleichende, kompensierende Bewegungen der Bulbi im Rahmen von Kopf- und Körperbewegungen erhält der Kern direkte Impulse von den Kernen des Gleichgewichtsorgans, den Ncll. vestibulares. Zur Ausführung von reflexartigen Augenbewegungen kommen afferente Impulse von den Colliculi superiores (s. S. 446).
Efferenzen: über den N. oculomotorius.

Ncl. accessorii n. oculomotorius (Edinger-Westphal)
Lage: Mesencephalon.
Funktion: Zwei Muskeln des Bulbus werden durch parasympathische Impulse innerviert. Der parasympatische (oder viszeromotorische) Kern ist hier der Ncl. accessorii n. oculomotorius (Edinger-Westphal). Er schickt die Impulse an den M. sphincter pupillae (Pupillenverengung) und den M. ciliaris (Akkomodation).
Afferenzen: Aufgrund seiner parasympathischen Impulse bekommt der Kern seine Informationen aus dem dem Hypothalamus. Zusätzliche Afferenzen kommen von den Colliculi superiores und der Prätektalregion, die im Rahmen von Reflexverschaltungen des Auges von Bedeutung sind (s. S. 458).

Efferenzen: Efferent erreichen die Impulse des Kerns die beiden peripheren Muskeln über den N. oculomotorius.

Ncl. n. trochlearis
Lage: Mesencephalon.
Funktion: Der somatomotorische Kern des N. trochlearis versorgt den M. obliquus superior mit motorischen Impulsen.
Afferenzen: Gemäß seiner somatomotorischen Funktion erhält er motorische Impulse vom motorischen Kortex (frontales Augenfeld), sodass gerichtete, pyramidale Augenbewegungen erfolgen können. Die Fasern zwischen motorischem Kortex und Ncl. n. trochlearis verlaufen im Tractus corticonuclearis der Pyramidenbahn.
Efferenzen: Über den N. trochlearis.

Ncl. mesencephalicus n. trigemini
Lage: Mesencephalon.
Funktion: Der Trigeminuskern besteht aus drei Teilen, die sich über das Mesencephalon, den Pons und die Medulla oblongata erstrecken.
Der Ncl. mesencephalicus n. trigemini ist ein somatosensibler Kern des N. trigeminus; hier enden die

proprioceptiven Impulse des Trigeminusgebiets, das bedeutet die Tiefensensibilität (Informationen von Muskel- und Gelenkrezeptoren des Gesichts- und Mundbereiches) wird in ihm verschaltet.
Afferenzen: N. trigeminus.
Efferenzen: Über den Lemniscus medialis erreichen die sensiblen Informationen den Thalamus und werden von dort zum sensiblen Kortex (Gyrus postcentralis) weitergeleitet (s. S. 483).

14.4.7.4 Pons

Ncl. motorius n. trigemini
Lage: Pons, Boden der Rautengrube.
Funktion: Der viszeromotorische Kern des N. trigeminus innerviert die Muskeln des ersten Kiemenbogens (Kaumuskeln, Gaumenmuskeln und M. tensor tympani).
Afferenzen: Die motorischen Impulse erreichen den Kern über den Tractus corticonuclearis. Sie kommen vom motorischen Kortex (Gyrus praecentralis).
Efferenzen: N. trigeminus.

Ncl. principalis n. trigemini
Lage: Pons, Boden der Rautengrube.
Funktion: Dieser somatosensible Kern ist der zweite, pontine Teilkern des N. trigeminus. Der Hauptkern besteht, wie schon erwähnt, aus drei Teilen, die sich über das Mesencephalon, den Pons und die Medulla oblongata erstrecken.
Der Ncl. principalis n. trigemini verschaltet nur einen Teil der Sensibilität aus dem Gesichts- und Mundhöhlenbereich, nämlich feine Druck- und Berührungsinformationen. Er ist somit ein Kern der epikritischen Sensibilität (s. S. 483)
Afferenzen: Die Informationen werden über den N. trigeminus afferent zum Ncl. principalis n. trigemini geleitet.
Efferenzen: Über den Lemniscus medialis erreichen die sensiblen Informationen den Thalamus und werden von dort zum sensiblen Kortex (Gyrus postcentralis) weitergeleitet (s. S. 484)

Ncl. n. abducentis
Lage: Pons, Boden der Rautengrube.
Funktion: Dieser somatomotorische Kern verarbeitet motorische Impulse für den M. rectus lateralis des Bulbus.

Afferenzen: Aus der Großhirnrinde erreicht der Tractus corticonuclearis den Kern, er steht somit unter dem Einfluss des motorischen Kortex (frontales Augenfeld).
Zur Kompensation von Bewegungen des Kopfes und des Körpers erreichen direkte Afferenzen der Ncll. vestibulares den Kern. Auf diese Weise können durch den Kern und den von ihm innervierten Muskel kompensatorische Augenbewegungen vorgenommen werden sobald sich die Körperachse verändert. Direkte Afferenzen der Colliculi superiores und der Prätektalregion gewährleisten die Verschaltung von reflexartigen Augenbewegungen
Efferenzen: N. abducens.

Ncl. n. facialis
Lage: Pons, Boden der Rautengrube.
Funktion: Dieser viszeromotorische Kern verschaltet motorische Informationen, die die mimische Muskulatur des Gesichtes erreichen. Es handelt sich dabei um Muskulatur des zweiten Kiemenbogens (s. S. 62).
Afferenzen: Die motorischen Impulse erreichen den Ncl. n. facialis über den Tractus corticonuclearis. Sie kommen vom motorischen Kortex (Gyrus praecentralis).
Efferenzen: N. facialis.

14.4.7.5 Medulla oblongata

Ncl. spinalis n. trigemini
Lage: Medulla oblongata.
Funktion: Dieser somatosensible Kern ist der dritte sensible Teilkern des N. trigeminus. Der Ncl. spinalis n. trigemini verschaltet nur einen Teil der Sensibilität aus dem Gesichts- und Mundhöhlenbereich, nämlich die protopathische Sensibilität (Schmerz und Temperaturempfindungen).
Afferenzen: N. trigeminus.
Efferenzen: Über den Lemniscus medialis erreichen die sensiblen Informationen den Thalamus und werden von dort zum sensiblen Kortex (Gyrus postcentralis) weitergeleitet (s. S. 484).

Ncl. tractus solitarii
Lage: Medulla oblongata.
Funktion: Am viszerosensiblen Ncl. tractus solitarii mit den Ncll. solitarii (meist der Einfachheit halber Ncl. solitarius genannt) werden die Geschmacks-

14

fasern der Nerven umgeschaltet, die Geschmacksinformationen aus den verschiedenen Bereichen des Rachens und der Zunge weiterleiten:
- N. facialis (Chorda tympani) leitet die Geschmacksinformationen aus den vorderen 2/3 der Zunge
- N. glossopharyngeus leitet die Geschmachsinformationen aus dem hinteren 1/3 der Zunge
- N.vagus leitet die Geschmachsinformationen von Epiglottis und Gaumen

Afferenzen: N. facialis, N. glossopharyngeus, N. vagus.
Efferenzen: Über den Lemniscus medialis zeihen die Geschmacksinformationen zum Thalamus und werden von dort zum sensiblen Kortex (Gyrus postcentralis) weitergeleitet.

MERKE

Die Namen der Kerne Ncl. solitarius und Ncl. salivatorius superior und inferior werden immer wieder aufgrund ihrer Namensähnlichkeit durcheinandergeworfen.

Ncl. salivatorius superior
Lage: Medulla oblongata.
Funktion: Der viszeromotorische Kern verschaltet Informationen, die die Salivation (Speichelbildung) in der Glandula submandibularis und Glandula sublingualis anregen (s. S. 133). Auch die Glandula lacrimalis wird durch ihn versorgt. Speichelbildung ist ein Vorgang, der in erster Linie im Zusammenhang mit Nahrungsaufnahme von Bedeutung ist, die unter parasympathischem Einfluss geschieht. Es handelt sich demnach um einen parasympathischen Kern.
Afferenzen: Fasern vom Hypothalamus bringen parasympathische Impulse zum Kern. Weiterhin existieren direkte Afferenzen vom olfaktorischen System (deshalb läuft einem beim Riechen von gutem Essen oftmals „das Wasser im Munde zusammen").
Efferenzen: N. intermedius (N. facialis).

Ncl. salivatorius inferior
Lage: Medulla oblongata.
Funktion: Der Ncl. salivatorius inferior ist dem Ncl. salivatorius superior in seiner Funktion sehr ähn-

lich. Als viszeromotorischer Kern verschaltet er ebenfalls Informationen, die die Salivation (Speichelbildung) anregen sollen – in diesem Fall in der Glandula parotis. Es handelt sich auch hier um einen parasympathischen Kern.
Afferenzen: Vergleichbar dem Ncl. salivatorius superior: Fasern vom Hypothalamus und vom olfaktorischen System.
Efferenzen: N. glossopharyngeus.

Ncl. cochlearis anterior und posterior
Funktion: Der Ncl. cochlearis anterior und posterior ist ein sensorischer Kern des N. vestibulocochlearis und stellt eine Verschaltungsstelle der Hörbahn dar. Unmittelbar nach Eintritt des N. vestibulocochlearis in den Hirnstamm erfolgt an den beiden Nuclei eine Umschaltung auf das zweite Neuron.
Lage: Medulla oblongata; Boden der Rautengrube.
Afferenzen: Nervus cochlearis des N. vestibulocochlearis.
Efferenzen: Über den Lemnsicus lateralis zum Thalamus und zur Hörrinde (s. S. 480).

Nuclei vestibulares
Funktion: Die Nuclei vestibulares bestehen aus insgesamt vier Kernen: Ncl. vestibularis superior (Bechterew), Ncl. vestibularis inferior (Roller), Ncl. vestibularis medialis (Schwalbe) und Ncl. vestibularis lateralis (Deiters). Sie stellen die sensorischen Kerne des vestibulären Anteils des N. vestibulocochlearis dar. Hier findet die Verschaltung von Gleichgewichtsinformationen im Rahmen der Gleichgewichtsbahn statt.
Lage: Medulla oblongata, Boden der Rautengrube.
Afferenzen: N. vestibularis des N. vestibulocochlearis.
Efferenzen: Cerebellum, Augenmuskelkerne, Rückenmark (vgl. Gleichgewichtsbahn S. 481)

Ncl. ambiguus
Funktion: Der Ncl. ambiguus ist ein viszeromotorischer Kern für mehrere Hirnnerven des dritten Kiemenbogens (Schlundmuskeln) und des vierten bis sechsten Kiemenbogens (Kehlkopfmuskeln): den N. glossopharyngeus, den N. vagus und den N. accessorius. Er versorgt diese Nerven mit viszeromotorischen Impulsen.
Lage: Medulla oblongata.

14

Afferenzen: Die motorischen Impulse kommen vom motorischen Kortex (Gyrus praecentralis) und erreichen den Ncl. n. facialis über die Fibrae corticonucleares.

Efferenzen:
- N. glossopharyngeus: Muskulatur von Schlund und Gaumensegel
- N. vagus: Kehlkopfmuskulatur
- N. accessorius: M. sternocleidomastoideus und M. trapezius.

Ncl. dorsalis n. vagi

Funktion: Für die parasympathische Versorgung der Brust- und Bauchorgane (bis zum Cannon-Böhm-Punkt, s. S. 314) ist der N. vagus als wichtigster parasympathischer Nerv zuständig. Die parasympathischen Impulse erhält der N. vagus dabei von einem eigenen parasympathisch-visceromotorischen Kern: Ncl. dorsalis n. vagi.

Lage: Medulla oblongata, Boden der Rautengrube.

Afferenzen: Direkte Afferenzen des Kerns kommen vom Hypothalamus. Weiterhin existieren direkt Afferenzen vom olfaktorischen System.

Efferenzen: N. vagus.

Ncl. n. hypoglossi

Funktion: Somatomotorischer Kern der für die motorische Innervation der Zungenmuskulatur zuständig ist.

Lage: Medulla oblongata, Boden der Rautengrube.

Afferenzen: Aus dem motorischen Kortex (Gyrus praecentralis) über den Tractus corticonuclearis.

Efferenzen: N. hypoglossus.

Ncl. n. accessorii

Funktion: Der Ncl. n. accessorii ist der visceromotorische Kern des N. accessorius.

Lage: Genau genommen liegt der Kern nicht mehr in der Medulla oblongata, sondern im Vorderhorn des Rückenmarks im Bereich C1–C5 (Pars vagalis: Medulla oblongata, Pars spinalis: Medulla spinalis).

Afferenzen: Aus der Großhirnrinde erreichen Fasern des Tractus corticonuclearis den Kern, er steht somit unter dem Einfluss des motorischen Kortex (Gyrus praecentralis).

Efferenzen: N. accessorius.

14.4.8 Die Hirnstammreflexe

14.4.8.1 Die Pupillenreflexe

Optische Signale des N. opticus zweigen von der Sehbahn frühzeitig ab und gelangen über eine direkte Bahn zur Prätektalregion. Nach Umschaltung in der Prätektalregion erreicht das Signal den Ncl. accessorii n. oculomotorius. Von dort gelangen parasympathische Fasern über das Ganglion ciliare zum M. sphincter pupillae (s. S. 125): Die Pupille schließt sich. Unter dem Begriff konsensueller Pupillenreflex versteht man die gleichzeitige Verengung beider Pupillen bei Beleuchten nur eines Auges.

14.4.8.2 Der Kornealreflex

Im Rahmen des Kornealreflexes gelangt die sensible Information (z. B. Fremdkörper am Auge) über den N. ophthalmicus des N. trigeminus zum Trigeminuskern im Hirnstamm. Nach einer Verschaltung hier erreicht das Signal über die Formatio reticularis oder direkt – unter Umgehung derselben – den motorischen Fazialiskern. Der N. facialis leitet nun das motorische Signal zur mimischen Muskulatur im Augenbereich, der schützende Lidschluss erfolgt. Gleichzeitig wird die Tränensekretion stimuliert.

 Check-up
- ✔ **Wiederholen Sie nochmals alle 12 Hirnnerven und deren Ursprung am Hirnstamm.**
- ✔ **Rekapitulieren Sie auch den Pupillen- und den Kornealreflex: Welche Strukturen sind daran beteiligt und in welcher klinischen Situation würden Sie den jeweiligen Reflex prüfen?**

14.5 Das Cerebellum

 Lerncoach
- **Halten Sie sich beim Lernen des folgenden Kapitels die zentrale Funktion des Kleinhirns vor Augen: es ist ein wichtiges motorisches Integrationsorgan des ZNS.**
- **Machen Sie sich auch die strukturellen Ähnlichkeiten des Kleinhirns zum Telencephalon klar.**

14.5.1 Der Überblick und die Funktion

Das Kleinhirn (Cerebellum) besteht aus **zwei Hemisphären**, die durch den unpaaren **Kleinhirnwurm** (Vermis cerebelli) verbunden sind. Über die Kleinhirnstiele (Pedunculi cerebelli) ist das Kleinhirn mit dem Hirnstamm verbunden.

Das Cerebellum enthält mehr als die Hälfte aller Neurone des ZNS und ist ein **wichtiges motorisches Integrationsorgan**. Das bedeutet, dass im Cerebellum keine eigenständigen Bewegungen generiert werden, sondern vielmehr motorische Informationen (beispielsweise des Motorkortex oder der Basalganglien) und für die Motorik wichtige sensorische Signale (beispielsweise des Gleichgewichtsorgans oder des Rückenmarks) miteinander verrechnet und in Einklang gebracht werden (Afferenzkopie mit Efferenzkopie). Entsprechend steht das Cerebellum funktionell mit allen motorischen Zentren des ZNS und den meisten Sinnesorganen in engem Kontakt und gewährleistet somit die Modulation von Gleichgewicht, Muskeltonus und Zielmotorik.

Beachte

Bei einer Schädigung des Cerebellums kommt es nicht zum Bewegungsverlust, sondern zu Störungen des Bewegungsablaufs und des Gleichgewichts.

14.5.2 Die Topographie

Das Kleinhirn befindet sich in der hinteren Schädelgrube und ist über die drei **Kleinhirnstiele** (s. S. 461) mit dem Hirnstamm verbunden. Pons und Medulla oblongata liegen unmittelbar vor dem Kleinhirn. Überdacht wird es vom **Tentorium cerebelli**, einem Anteil der Dura mater (Duraduplikatur, s. S. 489), das es vom Telencephalon (Okzipitallappen) trennt. Die beiden Hemisphären des Kleinhirns werden durch einen schmalen Hirnanteil, den **Vermis cerebelli**, miteinander verbunden. An der Unterseite des Kleinhirns befindet sich der IV. Ventrikel. Das Cerebellum bildet mit dem Velum medullare superius und inferius (oberes und unteres Kleinhirnsegel) die hintere Begrenzung des vierten Ventrikels während Pons und Medulla oblongata die vordere Begrenzung darstellen.

14.5.3 Die Gestalt

Im Sagittalschnitt erscheint das Cerebellum wie ein baumartiges Gebilde. Aus diesem Grund wird es auch als Arbo vitae (Lebensbaum) beschrieben.

Bei der Aufsicht besteht das Cerebellum aus **zwei Hemisphären** (Hemispheria cerebelli), die durch den **Kleinhirnwurm** (Vermis cerebelli) unterteilt werden. Es ist komplett von Kleinhirnfurchen (Fissurae cerebelli) überzogen, die zur Ausbildung der Kleinhirnwindungen (Foliae cerebelli) führen. Die Faltungen dienen der Vergrößerung der Rindenfläche (**Abb. 14.16**).

Durch die **Fissura prima** wird das Kleinhirn in einen **Lobus anterior cerebelli** und **Lobus posterior cerebelli** unterteilt. Die **Fissura posterolateralis** grenzt den **Lobus flocculonodularis** ab.

Durch die drei paarigen **Pedunculi cerebellares (Kleinhirnstiele)** verlaufen alle afferenten und efferenten Bahnen des Cerebellums.

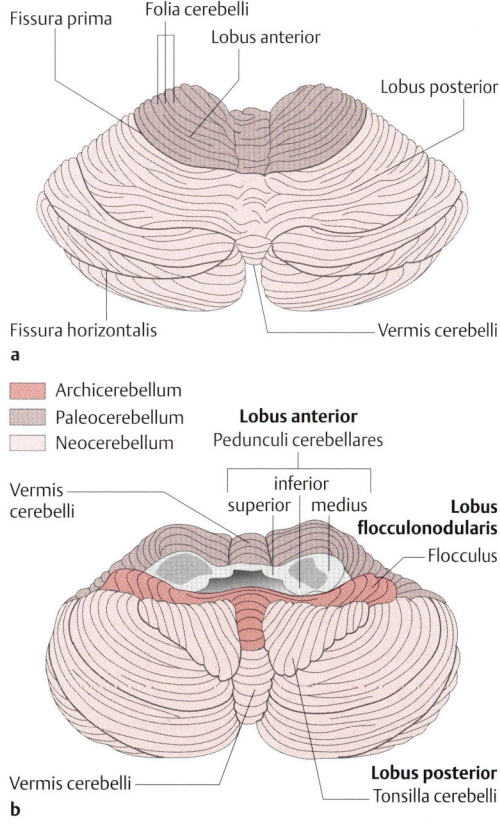

Abb. 14.16 Cerebellum: (a) von oben; (b) von unten

Der Horizontalschnitt durch das Cerebellum zeigt, dass sich dieses in **Rinde und Mark** unterteilen lässt. Der grau-braune **Rindenbereich** (Cortex cerebelli) ist perikaryenreich und gewährleistet mit seiner Vielzahl an synaptischen Verschaltungen einen Großteil der motorischen Integrationsleistung. Hier enden auch eine Vielzahl sensorischer Bahnen.

Das **Mark** (Corpus medullare) enthält die **Faserbahnen und Kerne** des Kleinhirns. Ebenso wie im Telencephalon kann man die Faserbahnen in Assoziationsfasern, Kommissurenfasern und Projektionsfasern unterteilen. In der Tiefe des Kleinhirnmarks finden sich die für das Kleinhirn charakteristischen Kleinhirnkerne: Ncll. fastigii, Ncl. globosus, Ncl. emboliformis, Ncl. dentatus.

14.5.4 Die Unterteilung

Phylogenetisch lässt sich das Kleinhirn in unterschiedlich alte Anteile unterteilen. Offensichtlich waren in Abhängigkeit von den verschiedenen Entwicklungsstadien unterschiedlich viele Kleinhirnanteile notwendig.

14.5.4.1 Archicerebellum (Vestibulocerebellum)

Das **Archicerebellum** stellt den phylogenetisch ältesten Teil des Kleinhirns dar. Es wird vor allem durch den Lobus flocculonodularis repräsentiert und gewährleistet durch seine enge funktionelle Verbindung mit dem Vestibularapparat (Ncll. vestibulares und Gleichgewichtsorgan) vor allem eine basale Integration motorischer Impulse.

Aufgrund der Verarbeitung von Signalen aus dem Gleichgewichtsorgan zur Sicherstellung motorisch sinnvoller Abläufe (v. a. Körperlage und Lokomotion) wird auch der funktionelle Begriff **Vestibulocerebellum** verwendet.

14.5.4.2 Palaeocerebellum (Spinocerebellum)

Das **Palaeocerebellum** entstand phylogenetisch nach dem Archicerebellum. Das Palaeocerebellum wird vor allem vom Lobus anterior gebildet. Funktionell ist die vermale und paravermale Zone in erster Linie mit dem Rückenmark verbunden. Somit erklärt sich der funktionelle Begriff **Spinocerebellum** (Medulla spinalis = Rückenmark). Mithilfe der Impulse aus dem Rückenmark erhält das Cerebellum vor allem Informationen zur Stellung der Extremitäten, des Rumpfes und über die Muskelspannung.

14.5.4.3 Neocerebellum (Pontocerebellum)

Das **Neocerebellum** ist der am weitesten entwickelte Teil des Kleinhirns. Es nimmt mit dem Lobus posterior den größten Teil der Kleinhirnhemisphären ein. Diesem Teil der Hemisphären werden in erster Linie motorische Signale der Großhirnrinde übermittelt, die im Kleinhirn weiter verarbeitet werden. Da die Anbindung an die Großhirnrinde über den Pons erfolgt (Tractus corticopontocerebellaris), wird das Neocerebellum auch als **Pontocerebellum** bezeichnet. Die Informationen der Großhirnrinde (Assoziationskortex und motorischer Kortex) gewährleisten vor allem die sinnvolle zerebelläre Koordination und Feinabstimmung.

> **MERKE**
>
> Die Einteilungsprinzipien nach phylogenetischen und funktionellen Prinzipien sind nicht absolut deckungsgleich! In Zukunft wird sich voraussichtlich die funktionelle Gliederung durchsetzen.

14.5.5 Die Kleinhirnkerne

Im Cerebellum lassen sich vier verschiedene Kerne unterscheiden, die in jeder Hemisphäre jeweils einmal angelegt sind. Im Horizontalschnitt liegen sie in einer von medial anterior nach lateral posterior verlaufenden Linie (**Abb. 14.17**).

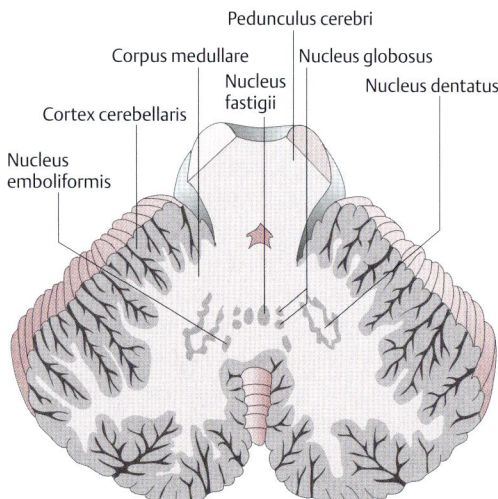

Abb. 14.17 Horizontalschnitt durch das Cerebellum

👁 Die Kleinhirnkerne lassen sich gemäß ihrer Funktion den verschieden alten Anteilen des Kleinhirns zuordnen. Als Merkhilfe gilt dabei: von medial nach lateral werden die Kerne des Kleinhirns immer jünger.

Ganz medial befindet sich der **Ncl. fastigii** (Dachkern), der funktionell dem Archicerebellum zugeordnet wird. In ihm enden vor allem Fasern aus dem Vermis cerebelli. Lateral davon liegen der **Ncl. globosus** (Kugelkern) und der **Ncl. emboliformis** (Pfropfkern), die aufgrund ihrer Verschaltung dem Paläocerebellum zugerechnet werden. Der größte Kern des Cerebellums ist der **Ncl. dentatus** (Zahnkern). Seine sackartige Erscheinung erlaubt eine leichte Identifizierung (Achtung: nicht mit der Olive verwechseln). Der Ncl. dentatus empfängt in erster Linie Fasern aus dem Neocerebellum.

14.5.6 Die Kleinhirnstiele
Alle efferenten und afferenten Informationen müssen grundsätzlich durch die Kleihirnstiele **(Pedunculi cerebellares)** verlaufen, die das Cerebellum mit dem Hirnstamm verbinden. Man unterscheidet auf beiden Seiten des Hirnstamms den Pedunculus cerebellaris superior, Pedunculus cerebellaris medius und Pedunculus cerebellaris inferior (**Abb. 14.18**).

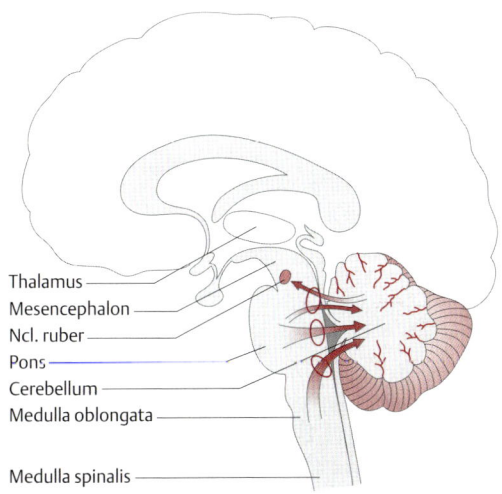

Thalamus
Mesencephalon
Ncl. ruber
Pons
Cerebellum
Medulla oblongata

Medulla spinalis

Abb. 14.18 Schematische Darstellung der Kleinhirnstiele

14.5.6.1 Pedunculus cerebellaris superior
Der **Pedunculus cerebellaris superior** verbindet den kranialen Anteil des Cerebellums mit dem **Mesencephalon**.

Tractus spinocerebellaris anterior
Der **Tractus spinocerebellaris anterior** (s. S. 485) stellt die **wichtigste afferente Bahn** des Pedunculus cerebellaris superior dar. Er vermittelt Informationen der Tiefensensibilität von Muskelspindeln, Sehnenorgane und Gelenkrezeptoren ans Kleinhirn. Da diese Informationen aus dem Rückenmark stammen, werden sie ins Spinocerebellum vermittelt.

Tractus cerebellothalamicus
Der efferente **Tractus cerebellothalamicus** vermittelt in erster Linie Informationen vom Ncl. dentatus zum Thalamus, er wird deshalb auch **Tractus dentatothalamicus** genannt. Seine Fasern ziehen vom Ncl. dentatus durch den Pedunculus cerebellaris superior, kreuzen im Mesencephalon auf die Gegenseite und ziehen zum Thalamus. Hier enden sie v. a. am Ncl. ventralis lateralis, der wiederum eng mit dem motorischen Kortex im Frontallappen verknüpft ist (s. S. 439).

Tractus cerebellorubralis
Der efferente **Tractus cerebellorubralis** hat seinen Ursprung v. a. im Ncl. dentatus, Ncl. emboliformis und Ncl. globosus. Er zieht durch den Pedunculus cerebellaris superior, kreuzt im Mesencephalon auf die Gegenseite und erreicht dort den Ncl. ruber (s. S. 446).

👁 Beachten Sie beim Pedunculus cerebellaris superior die Lage der an den beiden Tractus beteiligten extrazerebellären Kerne: Sowohl der Ncl. ruber als auch der Thalamus liegen kranial des Cerebellums. Entsprechend verlassen auch die sie verbindenden Tractus das Kleinhirn nach kranial (Tractus cerebellothalamicus und cerebellorubralis).

14.5.6.2 Pedunculus cerebellaris medius
Der **Pedunculus cerebellaris medius** stellt eine direkte Verbindung zwischen Cerebellum und Pons dar, aus diesem Grund wurde er auch als **Brachium pontis** bezeichnet. Er beinhaltet nur einen Tractus,

14

der das Kleinhirn afferent erreicht: den **Tractus corticopontocerebellaris** (auch Tractus pontocerebellaris). Dieser enthält Fasern, die vom motorischen Assoziationskortex und vom motorischen Kortex über den Pons zum Cerebellum ziehen. Bei den transportierten Informationen handelt es sich in erster Linie um Bewegungsentwürfe, die im Cerebellum weitergehend abgestimmt werden.

14.5.6.3 Pedunculus cerebellaris inferior

Der **Pedunculus cerebellaris inferior** ist der unterste der drei Kleinhirnstiele. Ein Teil von ihm wird auch als Corpus restiforme bezeichnet. In ihm verlaufen eine Vielzahl von Tractus (**Tab. 14.2**), zwei davon sollen hier näher besprochen werden.

Tractus spinocerebellaris posterior
Der afferente **Tractus spinocerebellaris posterior** vermittelt propriozeptive Signale ans Kleinhirn (Gelenkpositionen, Extremitätenlage, Muskelspannung). Sie erreichen das Kleinhirn im Spinocerebellum (v. a. Palaeocerebellum).

Tractus vestibulocerebellaris
Der afferente **Tractus vestibulocerebellaris** führt Fasern von den Vestibulariskernen zum Vestibulocerebellum (v. a. Archicerebellum). Einige Fasern des Vestibularorgans erreichen das Kleinhirn auch auf direktem Weg, ohne Umschaltung an den Vestibulariskernen.

Tabelle 14.2

Pedunculi cerebellares	
Pedunculus	**Verbindung**
Pedunculus cerebellaris superior	
Tractus spinocerebellaris anterior	afferent
Tractus cerebellothalamicus	efferent
Tractus cerebellorubralis	efferent
Pedunculus cerebellaris medius	
Tractus corticopontocerebellaris	afferent
Pedunculus cerebellaris inferior	
Tractus spinocerebellaris posterior	afferent
Tractus vestibulocerebellaris	afferent
Tratus olivocerebellaris	afferent
Tractus cuneocerebellaris	afferent
Tractus reticulocerebellaris	afferent

👁 ✍ Die Verteilung der verschiedenen Tractus auf die Pedunculi cerebellares ist ein beliebtes Prüfungsthema. Legen Sie den Schwerpunkt auf die halbfetten Markierungen in Tab. 14.2. **Bei den übrigen Tractus können Sie sich merken, dass sie durch den unteren Kleinhirnstiel verlaufen. Ursprungs- und Endgebiet lassen sich generell aus dem Namen ableiten.**

MERKE

Entscheidend ist, dass Schädigungen des Kleinhirns zu Störungen auf derselben Körperseite führen.

Klinischer Bezug

Medulloblastom: Das Medulloblastom ist ein hochmaligner Tumor, der bevorzugt in der hinteren Schädelgrube (v. a. im Kleinhirnwurm) lokalisiert ist. Er kommt wegen seiner Herkunft (Blasten) vor allem im Kleinkindesalter vor. Symptome sind plötzlich auftretende Störungen des Bewegungsablaufs (keine Lähmungen), Hydrocephalus occlusus durch Einwachsen in den IV. Ventrikel und allgemeine Hirndrucksyptomatik (Erbrechen, Stauungspapille), Nystagmus und Hirnnervenausfälle. Über den Liquor können durch Metastasierung sogenannte Abtropfmetastasen entstehen. Die Therapie besteht in der möglichst radikalen Operation und nachfolgender Strahlentherapie.

Untere und obere Einklemmung: Bei raumfordernden Prozessen in der Schädelgrube kann es zur Verschiebung von Kleinhirnanteilen durch das Foramen magnum kommen (sog. untere Einklemmung). In der Folge kommt es durch die Kompression von zerebellären Anteilen zu motorischen Störungen und zum Versagen des Atem- und Kreislaufzentrums durch Druck auf die Medulla oblongata.
Eine obere Einklemmung tritt auf, wenn Teile des Telencephalon (z. B. Uncus) durch den Tentoriumschlitz (Incisura tentorii) gedrückt werden und auf den Hirnstamm (v. a. Mesencephalon) drücken. Klinisch treten Beuge-Streckkrämpfe auf.

14

14.5.7 Die funktionelle Einbindung und Verschaltung des Cerebellums

Die Funktion des Cerebellums als wichtiges motorisches Integrationsorgan des ZNS ist von entscheidender Bedeutung, vor allem für gerichtete Bewegungen (Zielmotorik). Die Zielmotorik beinhaltet die Koordination und Feinabstimmung von Zielbewegungen. Bewegungen also, die willkürlich, zielgerichtet erfolgen. Diese Bewegungen werden als motorische Befehle vom motorischen Kortex (Gyrus praecentralis) gebildet und erreichen über die Pyramidenbahn die entsprechenden α-Motoneurone und Muskeln. Die Entsendung vieler Kollateralen auf verschiedenen Ebenen der absteigenden Bahnen versetzt das Kleinhirn in die Lage die Zielmotorik während der Bewegung abzustimmen. Beim Ausfall dieser Funktion kommt es u. a. zum Intentionstremor, d. h. ein Objekt kann nicht mehr gezielt gegriffen werden.

14.5.8 Vom Bewegungswunsch zum Bewegungsentwurf (Abb. 14.19)

Der Antriebswunsch für eine Bewegung entsteht, so vermutet man, in Teilen des limbischen Systems. Von dort erreicht der Bewegungsimpuls den prä-

motorischen Kortex (auch motorischer Assoziatonskortex), dem die Aufgabe zukommt, einen ersten Bewegungsentwurf für einen sich anschließenden motorischen Ablauf zu entwickeln.

14.5.8.1 Modifikation und Integration des Bewegungsentwurfs

Dieser erste Bewegungsentwurf bedarf weiterer Abklärung und wird daher an die Basalganglien und an das Kleinhirn weitergeleitet. Dem Kleinhirn kommt die Funktion zu, den Bewegungsentwurf (für eine Bewegungseinheit) mit weiteren Signalen (Informationen vom Gleichgewichtssystem, aus dem Rückenmark etc; Rückmeldungen aus der Pyramidenbahn) sinnvoll „unter einen Hut" zu bringen, zu integrieren.

14.5.8.2 Zusammenführung und Festschreibung des Bewegungsbefehls

Das Ergebnis dieses zerebellären Rechenvorgangs wird nun zum Thalamus geschickt. Dort treffen die Ergebnisse auf die Signale aus den Basalganglien und werden an den motorischen Kortex geleitet.

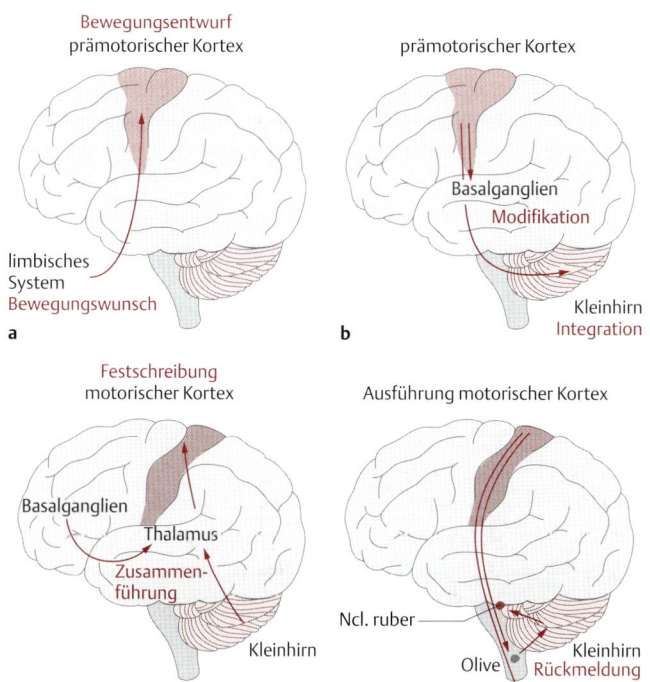

Abb. 14.19 Funktionelle Einbindung und Verschaltung der Cerebellums

14.5.8.3 Ausführung des Bewegungsbefehls und Rückmeldung an das Cerebellum

Der motorische Kortex kann nun seinen motorischen Befehl über das extrapyramidalmotorische System und die Pyramidenbahn „losschicken": die Bewegung ist virtuell auf dem Weg (s. S. 486).

Die motorischen Befehle werden als Kollateralkopie an das Cerebellum gemeldet. Außerdem ist der Ncl. ruber schon vorinformiert (über Basalganglien und Cortex). Er sendet seine Berechnungen an die Olive (zentrale Haubenbahn u. a. mit Tractus bzw. Fibrae rubroolivares), die dann eine untere Rückkopplungsschleife zum Kleinhirn bildet. Das Kleinhirn kann somit auf verschiedenen Ebenen Bewegungskorrekturen vornehmen. Außerdem kann der Mensch sehr schnell von unbewusster zu bewusster Bewegung umschalten (z. B. Autofahren).

Check-up

✔ Wiederholen Sie, welche zentrale Aufgabe das Cerebellum im ZNS wahrnimmt und überlegen Sie sich, warum es bei einer Schädigung des Cerebellums nicht zu Lähmungen kommt.

✔ Verdeutlichen Sie sich nochmals, warum das Kleinhirn verschieden alte Anteile besitzt und wie diese heißen (einschließlich der funktionellen Begriffe). Machen Sie sich die allgemeinen Funktionen dieser Anteile klar.

✔ Rekapitulieren Sie, welche Tractus im Pedunculus cerebellaris superior verlaufen und welche Bedeutung diesen im Rahmen der Kleinhirnfunktion zukommt.

14.6 Das Rückenmark

Lerncoach

Im folgenden Kapitel sollten Sie sich zunächst den Aufbau des Rückenmarks und die wichtigsten Strukturen vergegenwärtigen. Machen Sie sich im Anschluss die Verläufe der Bahnen klar. Unterscheiden Sie von Anfang an zwischen aufsteigenden und absteigenden Bahnen.

14.6.1 Der Überblick und die Funktion

Das Rückenmark (Medulla spinalis) liegt innerhalb des Wirbelkanals und stellt den kaudalsten Teil des ZNS dar. Durch seine Anbindung an die peripheren Nerven ist es die entscheidende Verbindung zwischen dem intrakraniellen ZNS und dem peripheren Nervensystem.

Neben der Weiterleitung von motorischen Signalen (von kranial nach kaudal) und sensiblen Signalen (von kaudal nach kranial) hat die Medulla spinalis auch eine Funktion als Reflexzentrum.

14.6.2 Die Topographie (Abb. 14.20)

Die Medulla spinalis (Rückenmark) liegt im Canalis vertebralis (Vertebralkanal), zwischen den ventral liegenden Wirbelkörpern und den sich dorsal anschließenden Wirbelbögen und Wirbelfortsätzen (s. S. 157). Sie ist von den Hirnhäuten (Meningen) Dura mater, Arachnoidea und Pia mater umhüllt (s. S. 489). Zwischen der Pia mater und der Arachnoidea befindet sich Liquor, zwischen der Dura mater und dem Wirbelkanal liegt Fettgewebe, Bindegewebe und ein Venenplexus. Die Medulla spinalis schließt nach kranial unmittelbar an die Medulla oblongata an. Als Grenze zwischen den beiden Strukturen gilt die Decussatio pyramidalis (s. S. 487) oder die Fila radicularia des 1. zervikalen Spinalnerven.

Das Ende des Rückenmarks ist mit seiner Lage im Vertebralkanal von besonderer Wichtigkeit: Ursprünglich haben das Rückenmark und der knöcherne Rückenmarkskanal dieselbe Länge. Entsprechend tritt jeder Spinalnerv auf Höhe seines Spinalsegmentes durch die Foramina intervertebralia aus dem Rückenmarkskanal aus. Im Laufe des Wachstumsvorgangs gewinnt jedoch die knöcherne Wirbelsäule erheblich an Länge, während das Rückenmarksgewebe weitgehend gleich lang bleibt. Dadurch verschiebt sich das Ende des Rückenmarks (Conus medullaris) im Wirbelkanal immer weiter nach oben.

MERKE

Das Rückenmark des Neugeborenen endet mit dem Conus medullaris auf Höhe von L3, beim Erwachsenen endet es auf Höhe von L1/2.

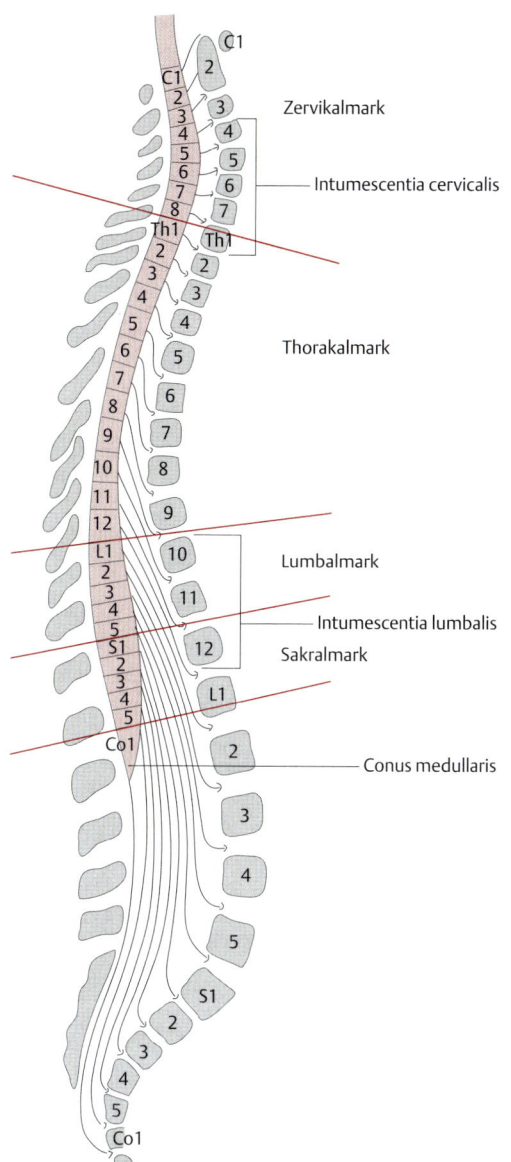

Abb. 14.20 Seitansicht der Wirbelsäule mit Rückenmark und Spinalnerven

Die Spinalnerven, die kaudalwärts aus dem Vertebralkanal austreten, müssen demzufolge im Vertebralkanal einige Zentimeter nach kaudal verlaufen bis sie durch die jeweiligen Foramina vertebralia nach außen dringen können. Das sich dabei ergebende dichte Bündel dieser Spinalnerven wird

aufgrund seines Aussehens auch als **Cauda equina** (Pferdeschweif) bezeichnet.

14.6.3 Die Gestalt

Insgesamt verlassen zu beiden Seiten **31 Spinalnervenpaare** das Rückenmark: 8 Zervikalnerven (Nn. cervicales C1–8), 12 Thorakalnerven (Nn. thoracales Th 1-12), 5 Lumbalnerven (Nn. lumbales L1–5), 5 Sakralnerven (Nn. sacrales S 1–5) und fakultativ 1 oder 2 Kokzygealnerven (Nn. coccygei). Die Spinalnervenpaare verlassen den Rückenmarkskanal über die Foramina intervertebralia (vgl. S. 157). Der erste Zervikalnerv (C1) verlässt den Wirbelkanal zwischen Okziput und Atlas (HWK1), also über dem ihm zugeordneten Wirbel; dies gilt im Übrigen für alle Zervikalnerven. Für die Thorakalnerven, Lumbalnerven, Sakralnerven und Kokzygealnerven gilt grundsätzlich, dass sie den Wirbelkanal unterhalb des zugeordneten Wirbelkörpers verlassen (s. **Abb. 14.20**).

Obwohl sich jeder Spinalnerv einem bestimmten Körperbereich (Körpersegment) zuordnen lässt, ist das Rückenmark als solches nicht segmentiert. Die Körpersegmente ergeben sich erst aus der Bündelung der an der Innervation eines Körpersegment beteiligten Nerven.

Am Rückenmarksstrang lassen sich im zervikalen und lumbalen Bereich Verdickungen ausmachen, die **Intumescentia cervicalis** bzw. **Intumescentia lumbalis** (s. **Abb. 14.20**). Sie lassen sich auf die Ansammlung besonders vieler α-Motoneurone der grauen Substanz in diesen Abschnitten des Rückenmarks zurückführen: sowohl cervikal als auch lumbal treten besonders viele motrische Neurone aus dem Rückenmarksstrang aus, die die motorische Innervation der Extremitäten gewährleisten. Die zugehörigen α-Motoneurone bewirken eine Größenzunahme des Rückenmarks und sind somit der Grund für die Intumescentia cervicalis bzw. lumbalis.

MERKE

Die Intumescentia cervicalis projiziert sich im Wirbelkanal auf Höhe von C4–Th1. Die Intumescentia lumbalis liegt im Wirbelkanal auf Höhe von Th10–Th12.

14

14.6.4 Das Rückenmark im Querschnitt

(Abb. 14.21)

Das Rückenmark ist symmetrisch aufgebaut. Der Querschnitt zeigt zunächst die schmetterlingsförmige **graue Substanz (Substantia grisea)**, deren Farbe durch die Vielzahl an Nervenzellkörpern (Perikaryen) erklärbar ist. Die graue Substanz ist von weißer Substanz (Substantia alba) umgeben. Man unterscheidet beidseits ein **Vorderhorn (Cornu anterius)** und ein **Hinterhorn (Cornu posterius)**, im **Thorakalmark** kommt noch das Seitenhorn **(Cornu laterale)** hinzu, das in den anderen Bereichen des Rückenmarks weniger stark oder gar nicht ausgebildet ist. Im Seitenhorn befinden sich vegetative Nervenzellen des Sympathikus.

In der grauen Substanz befinden sich vor allem Verschaltungen und Reflexverschaltungen zwischen verschiedenen Neuronen (sensible Neurone, motorische Neurone und Interneurone). Im Zentrum des Rückenmarks des Rückenmarkquerschnitts ist die Substantia intermedia centralis mit dem stellenweise obliterierten **Canalis centralis** zu erkennen (s. S. 55).

Die **weiße Substanz (Substantia alba)** enthält wenige Perikaryen und viele myelinisierte Faserbahnen. Sie zeigt eine charakteristische Gestalt: Ventral die **Fissura mediana anterior** (alt: ventralis) und dorsomedial das Septum medianum posterius

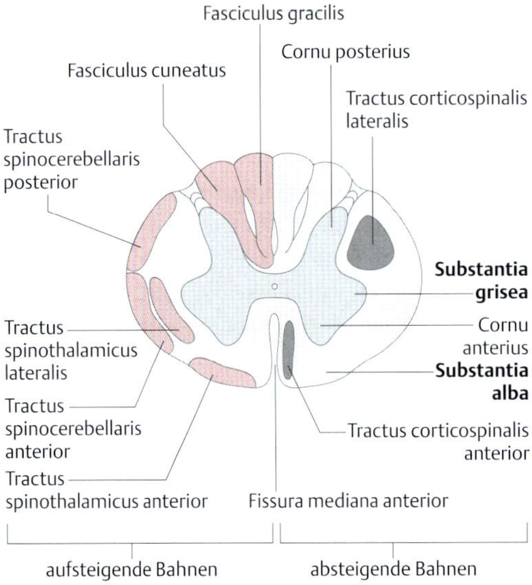

Abb. 14.21 Querschnitt durch das Rückenmark mit auf- und absteigenden Bahnen

(alt: Septum dorsale). Dieses trennt den **Hinterstrang** (Funiculus dorsalis) beider Seiten voneinander. Weiterhin ist der **Seitenstrang** (Funiculus lateralis) und der **Vorderstrang** (Funiculus ventralis) zu erkennen. Seitenstrang und Vorderstrang werden auch als Vorderseitenstrang zusammengefasst (s. S. 482). Zwischen den beiden Vordersträngen erstreckt sich die **Commissura alba anterior**.

In der weißen Substanz werden in erster Linie Informationen über aufsteigende und absteigende Bahnen transportiert.

14.6.4.1 Die Radices

Ventrolateral bzw. dorsolateral sind am Rückenmark die Hinterwurzel (Radix dorsalis, syn. Radix posterior) und die Vorderwurzel (Radix ventralis, syn. Radix anterior) zu erkennen. Die beiden Radices vereinigen sich lateral vom Rückenmark zum Spinalnerv, der durch das jeweilige Foramen intervertebrale zieht und damit den Vertebralkanal verlässt (→ vgl. Abbildung S. 121).

Radix ventralis

Über die **Radix ventralis** verlassen ausschließlich **efferente Informationen** das Rückenmark. Diese Informationen werden in der Mehrzahl über Neuriten transportiert, die ihren Ursprung aus α-Motoneuronen im Vorderhorn der grauen Substanz haben. Die Neurone ziehen also vom Vorderhorn über die Radix anterior nach lateral, vereinigen sich mit der Radix posterior zum Spinalnerven, verlassen den Wirbelkanal und erreichen peripher den von ihnen innervierten Muskel. Weiterhin treten durch die Radix ventralis Efferenzen des vegetativen Nervensystems aus dem Cornu laterale in den Spinalnerven ein.

MERKE

Die Perikaryen der α-Motoneurone befinden sich grundsätzlich im Vorderhorn der grauen Substanz.

Radix dorsalis

Über die **Radix dorsalis** erreichen ausschließlich **sensible Informationen** das Rückenmark. Dies sind beispielsweise Informationen zu Schmerz, Temperatur, Druck, Berührung und Vibration. Auch

Informationen von Gelenkrezeptoren und Muskelspindeln erreichen so das Rückenmark.

Die sensiblen Informationen werden von Neuronen „eingesammelt", die sich von peripher (z. B. von den Fingerspitzen) bis zum Rückenmark erstrecken. Ihr Verlauf sieht dabei folgendermaßen aus: die Information wird mittels Rezeptoren peripher aufgenommen, gelangt über einen peripheren Nerv in Richtung Wirbelsäule, betritt als Teil eines Spinalnervs den Wirbelkanal (via Foramen intervertebrale) und gelangt über die Radix dorsalis in das Rückenmark.

MERKE

Die Perikaryen der sensiblen Neurone liegen grundsätzlich im dorsalen Spinalganglion.

Das **Spinalganglion** ist eine weizenkorngroße, längliche Struktur, die von Dura mater umhüllt ist und sich jedem einzelnen Spinalnerv zuordnen lässt. Es enthält eine Vielzahl von Perikaryen sensibler Neurone des entsprechenden Spinalnerven.

14.6.5 Die Verschaltungen im Rückenmark

Man findet im Rückenmark eine Vielzahl von Verschaltungen zwischen Neuronen, die sich grob in zwei Arten klassifizieren lassen: allgemeine Verschaltungen und Reflexverschaltungen.

Ganz allgemein können Sie sich merken, dass die Verschaltungen im Rückenmark praktisch immer in der grauen Substanz stattfinden.

14.6.5.1 Die allgemeinen Verschaltungen

Allgemeine Verschaltungen finden in verschiedenster Form und auf jeder Höhe des Rückenmarks statt. Beispielhaft seien zwei Verschaltung für sensible und motorische Informationen genannt:

- Die meisten sensiblen Informationen werden, sobald sie über die Radix posterior und das Hinterhorn das Rückenmark erreicht haben, umgeschaltet. Vom ersten (peripheren) Neuron auf das zweite Neuron, das sich einem aufsteigenden Tractus zuordnen lässt (z. B. Tractus spinothalamicus anterior et lateralis; vgl. S. 482).
- Auch motorische Informationen werden verschaltet: da die α-Motoneurone unter supraspi-

naler Kontrolle stehen, also von einem höhergelegenen System (z. B. der Pyramidenbahn) kontrolliert werden, müssen sie Signale von anderen Neuronen empfangen. Dies wird durch den absteigenden Tractus corticospinalis anterior et lateralis gewährleistet. Zwischen einem entsprechenden Neuron und einem α-Motoneuron besteht eine Verschaltung, diese findet sich grundsätzlich im Bereich des Vorderhorns (vgl. S. 121).

14.6.5.2 Die Reflexverschaltungen

Reflexverschaltungen finden sich ebenfalls auf jeder Höhe des Rückenmarks. Sie sind funktionell als Reflexbogen aufgebaut – eine Neuronenschaltung zwischen mindestens einem afferenten und einem efferenten Nerven. Die ausgelöste Muskelreaktion bezeichnet man als eigentlichen Reflex. Man unterscheidet prinzipiell zwischen Eigenreflex und Fremdreflex:

Der Eigenreflex

Beim Eigenreflex bilden der beteiligte **Reflexsensor** (z. B. Muskelsehne) und Ort der **Reflexreaktion** (z. B. Muskel) **eine Einheit**. Bestes Beispiel ist der Patellarsehnenreflex: die Muskelspindeln im M. quadriceps femoris empfangen den Dehnungsreiz, die Information wird über ein afferentes Neuron (N. femoralis) zum Rückenmark geleitet, im Rückenmark auf das zugehörige α-Motoneuron umgeschaltet und von diesem efferent (N. femoralis) zum M. quadriceps femoris gebracht. Dort erfolgt nun die Reflexreaktion in Form einer Kontraktion. Der Eigenreflex erfolgt in diesem Beispiel **monosynaptisch**, da sich zwischen den beiden beteiligten Neuronen (afferent/efferent) nur eine Synapse befindet. Die Idee des monosynaptischen Reflexes ist dabei ein theoretisches Konstrukt, das in der Praxis kaum nachzuweisen sein wird, da bei der Auslösungen eines Eigenreflexes meist mehr als zwei Neuronen beteiligt sind.

Der Fremdreflex

Beim Fremdreflex bilden **Reflexsensor und Ort der Reflexreaktion keine Einheit**: als Beispiel sei hier die Reaktion beim Verbrennen der Finger auf einer Herdplatte beschrieben. Schmerz- und Temperaturrezeptoren der Hand registrieren den Reiz

14

und leiten diesen über das afferente Neuron zum Rückenmark weiter. Auf Rückenmarksebene wird die Information nun auf unterschiedlicher Höhe weiterverarbeitet werden müssen um zu gewährleisten, dass verschiedenste Muskelgruppen durch ihre Kontraktion eine Entfernung der Hand von der Herdplatte gewährleisten (z. B. M. extensor digitorum longum, M. biceps brachii, M. pectoralis major). Der Fremdreflex ist durch die Einbeziehung verschiedener Muskeln und Rückenmarkshöhen zwangsläufig ein **polysynaptischer** Reflex.

14.6.6 Die Bahnen des Rückenmarks

(s. Abb. 14.21)

Man unterscheidet aufsteigende und absteigende Bahnen. Aufsteigende Bahnen vermitteln in der Regel sensible Informationen, die von peripher (beispielsweise den Fingerspitzen) nach zentral (Thalamus, bzw. sensibler Kortex) „transportiert" werden (afferente Bahnen, s. S. 482). Absteigende Bahnen beinhalten motorische Informationen, die als Befehle vom motorischen Kortex nach peripher zu den einzelnen Muskeln geleitet werden (efferente Bahnen, s. S. 486).

Die folgende Übersicht zeigt die aufsteigenden und absteigenden Bahnen auf Rückenmarkshöhe im Überblick. Ihr gesamter Verlauf wird auf S. 479 ff. detailliert beschrieben.

14.6.6.1 Die aufsteigenden Bahnen (sensible Informationen)

Tractus spinocerebellaris posterior und Tractus spinocerebellaris anterior

Die beiden Tractus stellen sicher, dass das Cerebellum als wichtiges motorisches Integrationsorgan des ZNS über den sensiblen Status des Körpers informiert ist. Berührungs-, Druck-, Vibrationsempfindungen (exterozeptive Sensibilität), aber auch Informationen über die Stellung der Extremitäten im Raum (von Muskel- und Gelenksrezeptoren; propriozeptive Sensibilität/Tiefensensibilität) erreichen über diese Tractus das Cerebellum (Verlauf des Tractus s. S. 485).

Tractus spinothalamicus anterior und lateralis

Diese beiden Tractus vermitteln sensible Informationen vom Rückenmark zum Thalamus. Von dort werden sie überwiegend an den sensiblen Kortex weitergeleitet. Die beiden Tractus unterscheiden sich dabei zunächst im Verlauf: der eine verläuft im Rückenmark anterior, der andere lateral.

Weiterhin besteht ein kleiner funktioneller Unterschied: der Tractus spinothalamicus lateralis transportiert vor allem Schmerz- und Temperaturinformationen. Der Tractus spinothalamicus anterior vermittelt vor allem grobe Druck- und Berührungsinformationen. Sie werden als **protopathische Sensibilität** zusamengefasst (Verlauf des Tractus s. S. 482).

Fasciculus gracilis und Fasciculus cuneatus

Der Fasciculus gracilis und der Fasciculus cuneatus leiten ebenfalls sensible Informationen vom Rückenmark nach zentral zum Thalamus bzw. sensiblen Kortex.

- Der Fasciculus gracilis liegt medial, entsteht auf Höhe des Sakral- und Lumbalmarks und zieht durch das gesamte Rückenmark nach kranial – er beinhaltet somit sensible Informationen aus dem sakralen und lumbalen Bereich (untere Extremität).
- Der Fasciculus cuneatus entsteht durch laterale Anlagerung weiterer sensibler Bahnen an den schon vorhandenen Fasciculus gracilis auf Höhe des Thorakal- und Zervikalmarks, er beinhaltet somit sensible Informationen aus dem throakalen und zervikalen Bereich (v. a. Rumpf und obere Extremität).

Fasciculus gracilis und Fasciculus cuneatus sind somit somatotopisch geordnet. Fasciculus gracilis und Fasciculus cuneatus beinhalten die sogenannte **epikritische Sensibilität**, die sich aus zwei Anteilen zusammensetzt: exterozeptive Anteile (Berührung, Druck, Vibration) und propriozeptive Anteile (Muskel-, Sehnen- und Gelenksrezeptoren). (Verlauf des Tractus s. S. 483).

14.6.6.2 Die absteigenden Bahnen (motorische Informationen)

Tractus corticospinalis anterior und Tractus corticospinalis lateralis

Tractus corticospinalis anterior und Tractus corticospinalis lateralis stellen den Anteil der Pyramidenbahn dar, der vom Kortex bis ins Rückenmark zieht. Die beiden Tractus vermitteln motorische

Befehle vom motorischen Kortex zum Rückenmark, sie sind also funktionell identisch. Dabei macht der Tractus corticospinalis anterior auf Rückenmarksebene etwa 20% der motorischen Fasern und der Tractus corticospinalis lateralis etwa 80% der motorischen Fasern aus. Weiterhin unterscheiden sich die beiden Tractus im Verlauf:

- der Tractus corticospinalis lateralis kreuzt mit seinen motorischen Fasern schon auf Höhe der Medulla oblongata auf die kontralaterale Seite (kontralateral in Bezug auf den motorischen Kortex)
- der Tractus corticospinalis anterior kreuzt erst kurz vor Erreichen des dazugehörigen α-Motoneurons auf die andere Seite – er verläuft auf Rückenmarksebene also ungekreuzt.

(Verlauf des Tractus s. S. 486).

Der Name einer Bahn verdeutlicht in der Regel ihren Verlauf. So verläuft beispielsweise der Tractus spinocerebellaris posterior im hinteren Bereich (posterior) vom Rückenmark (spino-.....) bis zum Cerebellum (...-cerebellaris).

Klinischer Bezug

Rückenmarkverletzungen: Rückenmarkverletzungen sind in über 50% Folge von (Verkehrs-) Unfällen. Eine Querschnittslähmung tritt nach einer kompletten Durchtrennung der Medulla spinalis auf. Unmittelbar nach der Verletzung kommt es zunächst zu einer schlaffen Lähmung unterhalb des betroffenen Rückenmarksegments, die im weiteren Verlauf zunehmend spastisch wird (Spastik = pathologische Erhöhung des Muskeltonus). In Abhängigkeit von der Vollständigkeit einer Lähmung unterscheidet man Paresen (mit erhaltener Teilfunktion) und Plegien (vollständige Lähmung). Weiterhin ist die Lokalisation des Querschnitts von Bedeutung: zervikale Verletzungen führen zur Lähmung aller vier Extremitäten (Tetraparese bzw. Tetraplegie). Bei einer thorakalen Querschnittslähmung ist nur die untere Extremität betroffen (Paraparese bzw. Paraplegie). Zusätzlich treten meist Störungen der Blasen- und Mastdarmfunktion auf.

Brown-Séquard-Syndrom: Das Brown-Séquard-Syndrom beschreibt den klinischen Zustand nach halbseitiger Durchtrennung des Rückenmarks, also nur einer Rückenmarkshälfte. Die typischen Symptome nach einer linksseitigen Läsion im thorakalen Bereich sind:

- Eine linksseitige (ipsilaterale) Lähmung der unteren Extremität, da die Fasern der Pyramidenbahn zu ca. 80% schon oberhalb der Läsion die Seite gewechselt haben (Tractus corticospinalis lateralis). Die verbleibenden 20% im Tractus corticospinalis anterior können die motorischen Ausfälle nicht kompensieren (s. S. 487).
- Ein linksseitiger (ipsilateraler) Verlust der epikritischen Sensibilität: Da Fasciculus gracilis und Fasciculus cuneatus erst nach Erreichen der Medulla oblongata nach kontralateral kreuzen, die Schädigung aber auf thorakaler Ebene liegt, kommt es zum ipsilateralen Verlust der Empfindung (s. S. 483).
- Ein rechtsseitiger (kontralateraler) Verlust der protopathischen Sensibilität, da die Kreuzung von Tractus spinothalamicus anterior und Tractus spinothalamicus lateralis unterhalb der Läsion liegt (s. S. 482).

Die Kombination eines ipsilateralen Verlustes der epikritischen Sensibilität und eines kontralateralen Verlustes der protopathischen Sensibilität ist eine Form einer **dissoziierten Empfindungsstörung** (dissoziierte Empfindungsstörung: Empfindungsstörung mit beeinträchtigter Schmerz- und Temperaturempfindung bei erhaltener Berührungs- und Tiefensensibilität im betroffenen Bereich).

 Check-up
- ✔ **Wiederholen Sie den Aufbau des Rückenmarks im Querschnitt und die Lokalisation der wichtigsten im Rückenmark verlaufenden Bahnen.**
- ✔ **Machen Sie sich noch einmal klar, welche Symptome ein Patient mit einer halbseitigen Läsion des Rückenmarks zeigt.**

14

14.7 Die Hirnschnitte

Lerncoach

Hirnschnitte und deren Interpretation sind ein beliebtes Prüfungsthema. Aus diesem Grunde sollten Sie sich intensiv mit Hirnschnitten befassen und sich ein gleich bleibendes Vorgehen für die Beschreibung angewöhnen. Sie können nach folgendem Schema vorgehen:

Ein Wort vorneweg: Beginnen Sie mit den Grundlagen. Beispiel: „Dies ist ein Frontalschnitt". Erwähnen Sie auch vermeintliche Selbstverständlichkeiten , z. B. „das ist das Telencephalon und es besteht aus zwei Hemisphären".

Gehen Sie bei Ihrer Beschreibung prinzipiell in der folgenden Reihenfolge vor. Dadurch gewinnen Sie Sicherheit und machen schon zu Beginn der Prüfung deutlich, dass Sie systematisch vorgehen.

- **Schnittform:** Klären Sie in einem ersten Schritt die Schnittform (1). Handelt es sich um einen Frontal-, Sagittal- oder Horizontalschnitt?
- **Hirnteil:** Meist sind die im Schnitt getroffenen Hirnteile (2) an einigen wenigen Merkmalen leicht identifizierbar, ohne dass man alle Strukturen im Detail schon erkannt haben muss.
- **Schnittlage:** Verdeutlichen Sie sich anschließend die Lage des Schnittes (3) anhand von charakteristischen Merkmalen: achten Sie beispielsweise darauf, ob beim Frontalschnitt durch das Telencephalon Elemente des Hirnstamms oder des Kleinhirns angeschnitten sind.
- **Strukturen:**
  - Beginnen Sie zunächst mit den **einfachen, charakteristischen Strukturen** (4). Charakteristische Strukturen sind beispielsweise der Kortex und die Hemisphären des Telencephalon oder Cerebellum, die Seitenventrikel und der dritte Ventrikel oder das Corpus callosum.
  - Erst im letzten Schritt sollten alle **weitere Strukturen** (5), die schwer zu identifizieren sind, langsam erschlossen werden. Hier ist es wichtig, dass man sich nicht von seinem Gefühl leiten lässt, sondern vielmehr Beweise für die richtige Identifikation einer Struktur anführen kann. Dies verleiht nicht nur Sicher-

heit, sondern macht auch einen guten Eindruck in Prüfungen.

14.7.1 Das Telencephalon und das Diencephalon

14.7.1.1 Frontalschnitt 1 (Abb. 14.22)

Schnittform

Es handelt sich um einen **Frontalschnitt:** Dies ist zunächst daran zu erkennen, dass zwei Hemisphären und das Corpus callosum voneinander abgrenzbar sind. Diese Abgrenzung ist grundsätzlich nur auf einem Horizontalschnitt und Frontalschnitt möglich. Ein weiterer Hinweis ist die Form: der Frontalschnitt ist eher rundlich, der Horizontalschnitt eher oval lang gezogen.

Entscheidende Hinweise sind der **Interhemisphärenspalt** und der **Balken**. Nur bei einem Frontalschnitt ist der Interhemisphärenspalt mit Balken kranial zu erkennen. Basal findet sich keine vergleichbare Inzisur (auf einem Horizontalschnitt ist der Interhemisphärenspalt hingegen vorne und hinten – also im Bild oben und unten – zu erkennen, s. S. 475).

Getroffener Hirnteil auf dem Schnitt ist das **Telencephalon:** beweisend sind die beiden sichtbaren Hemisphären, die in ihrer Form so charakteristisch sind, dass sie keinen anderen Teil des ZNS repräsentieren können. Der Kortex, die Basalganglien, der Balken und die beiden angeschnittenen Seitenventrikel untermauern dies.

Lage des Schnittes

Der Schnitt wurde zwischen vorderem und mittlerem Drittel des Telencephalons gesetzt. Hierfür gibt es drei Anhaltspunkte:

- Die **beiden Seitenventrikel** sind im Schnitt sichtbar, allerdings kein dritter Ventrikel. Dies ist auf einem Frontalschnitt durch das Telencephalon nur in zwei Bereichen des Telencephalons möglich: sehr weit vorne und sehr weit hinten, da der dritte Ventrikel genau im mittleren Drittel des Telencephalons liegt.
- Im unteren Bildabschnitt ist das **Chiasma opticum** zu erkennen. Es stellt den hinteren Teil des Nervus opticus dar und ist Teil der Sehbahn. Das Chiasma opticum liegt dem vorderen Teil des Telencephalons an (direkt vor der Hypophyse).

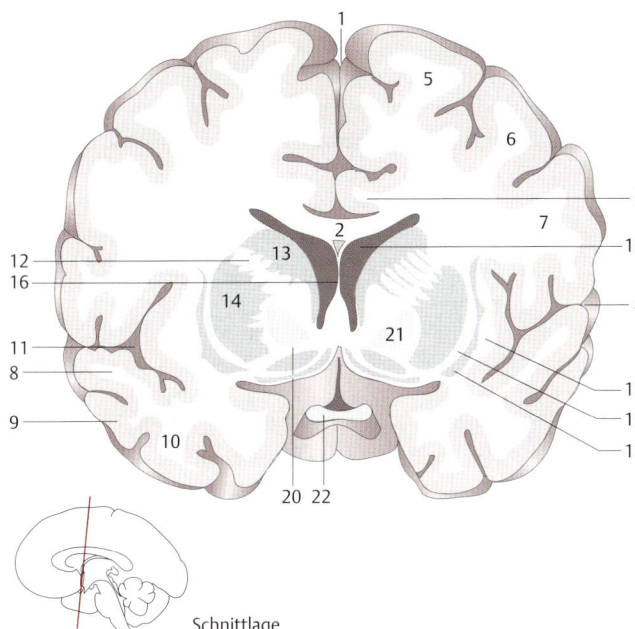

Schnittlage

Abb. 14.22 Frontalschnitt 1 zwischen vorderem und mittlerem Drittel des Telencephalon: 1 = Fissura longitudinalis cerebri, 2 = Balken, 3 = Gyrus cinguli, 4 = Sulcus lateralis, 5 = Gyrus frontalis superior, 6 = Gyrus frontalis medius, 7 = Gyrus frontalis inferior, 8 = Gyrus temporalis superior, 9 = Gyrus temporalis medius, 10 = Gyrus temporalis inferior, 11 = Fossa lateralis, 12 = Capsula interna, 13 = Ncl. caudatus, 14 = Putamen, 15 = Vorderhorn Seitenventrikel, 16 = Septum pellucidum, 17 = Claustrum, 18 = Capsula externa, 19 = Capsula extrema, 20 = Commissura anterior, 21 = Pallidum, 22 = Chiasma opticum

■ Die **Commisura anterior** ist zu sehen: sie liegt im vorderen Teil des Telencephalon.

Charakteristische Strukturen
Als eindeutige, beweisende Strukturen des Telencephalons sollten hier erkannt werden:
■ **Corpus callosum:** myelinisierte, weiße Kommissurenbahn; verbindet mit seiner typischen Bogenform die Hemisphären.
■ **Capsula interna, Capsula externa und Capsula extrema:** die Capsula interna ist auf praktisch jedem Frontalschnitt durch das Telencephalon getroffen. Es empfiehlt sich, danach zuerst zu suchen. Anschließend sucht man weiter lateral die Capsula externa und Capsula extrema auf.
■ **Claustrum:** es ist durch seine schmale Struktur oft leicht zu identifizieren und bildet immer den lateralsten Kern des Telencephalon, umschlossen von Capsula externa und Capsula extrema.
■ **Putamen:** es stellt die einzige Struktur dar, die sich medial an das Claustrum anschließen kann. Zwischen den beiden Strukturen befindet sich nur noch Capsula externa.

Der Schnitt durch den Ncl. caudatus muss hier sehr sorgfältig analysiert werden. Beweisend ist hier seine Lage lateral des Seitenventrikels.

MERKE

Der Thalamus liegt lateral des dritten Ventrikels! Der Ncl. caudatus ist ständiger Begleiter der Seitenventrikel.

Der **Ncl. caudatus** bildet zusammen mit dem Putamen Streifen, die sich zwischen den beiden Strukturen erstrecken (Striatum; Streifenkörper). Die Streifen sind im Schnitt zwar häufig sichtbar, allerdings nicht beweisend für die beiden Strukturen.
Direkt medial des Putamen können nur zwei Strukturen liegen: das Pallidum oder der Thalamus. Beweisend für den Thalamus wäre der medial von ihm liegende dritte Ventrikel, der zwischen den beiden Thalami eingeschlossen ist. Da hier kein dritter Ventrikel zu erkennen ist (dieser liegt zusammen mit den beiden Thalami etwas weiter okzipital), muss es sich hier um das Pallidum handeln. Pallidum und Putamen bilden hier übrigens eine Einheit, die aufgrund ihrer Form als Linsenkern **(Ncl. lentiformis)** bezeichnet wird.

14

14.7.1.2 Frontalschnitt 2 (Abb. 14.23)

Schnittform

Es handelt sich um einen Frontalschnitt. Deutlich ist kranial der Interhemisphärenspalt zu erkennen. Auch die eher rundliche Form weist auf einen Frontalschnitt hin.

Das Telencephalon ist anhand der beiden Hemisphären, dem Corpus callosum und den beiden Seitenventrikel eindeutig zu erkennen. Auch das Diencephalon ist mit angeschnitten.

Lage des Schnittes

Die Lage des Schnittes lässt sich anhand der **Ventrikel** bestimmen: Es sind die beiden Seitenventrikel und der dritte Ventrikel angeschnitten. Dies deutet darauf hin, dass der Schnitt im mittleren Drittel des Telencephalon erfolgt ist. Weiterhin sind auf dem Schnitt basal die ersten Strukturen des Hirnstamms zu erkennen (Substantia nigra), auch dies ist ein Hinweis, dass der Schnitt nicht besonders weit ventral angefertigt wurde. Andererseits ist basal kein Kleinhirn zu erkennen, besonders weit hinten liegt der Schnitt also auch nicht.

➤ **Achten Sie bei einem Hirnschnitt immer darauf, ob Kleinhirn oder Hirnstamm mit angeschnitten sind. Dies ist ein guter erster Anhaltspunkt, ob ein Schnitt eher anterior oder posterior erfolgt ist.**

Charakteristische Strukturen

Als für das Telencephalon charakteristische Strukturen sind Corpus callosum, Claustrum sowie Capsula interna, Capsula externa und Capsula extrema zu erkennen. Medial des Claustrum ist das **Putamen** zu erkennen.

Medial vom Putamen liegt wiederum das **Pallidum** bestehend aus zwei Pallidumgliedern, das auf diesem Schnitt nur noch als kleine Struktur angeschnitten ist.

Der **Ncl. caudatus** ist nur zu identifizieren, wenn man die schon oben erwähnte Grundregel beachtet: der Ncl. caudatus ist ständiger Begleiter des Seitenventrikels. Entsprechend findet man den Ncl. caudatus nicht nur lateral des Vorderhorns, sondern auch im Bereich des Unterhorns des Seitenventrikels.

Der dritte Ventrikel ist auf dem Schnitt klar zu erkennen, also muss die lateral von ihm liegende Struktur der jeweilige **Thalamus** sein.

MERKE

Beweisend für den Thalamus auf einem Hirnschnitt ist der medial von ihm liegende dritte Ventrikel, der zwischen den beiden Thalami eingeschlossen ist.

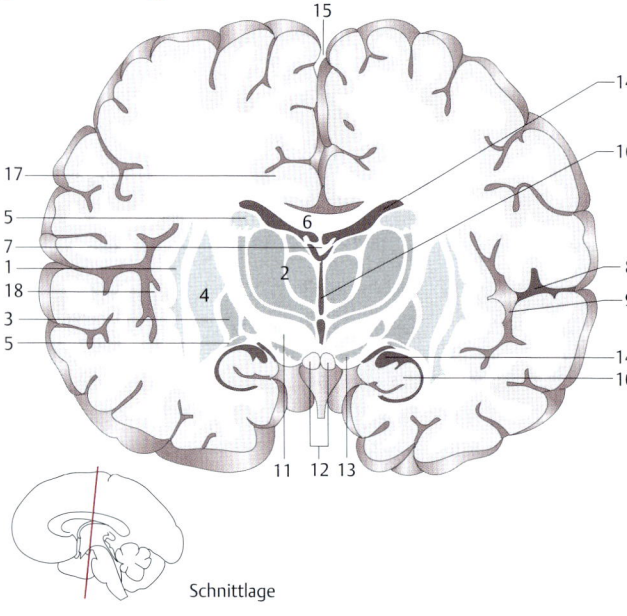

Schnittlage

Abb. 14.23 Frontalschnitt 2 in Höhe der Corpora mammillaria: 1 = Claustrum, 2 = Thalamus, 3 = Pallidum, 4 = Putamen, 5 = Ncl. caudatus, 6 = Balken, 7 = Fornix, 8 = Sulcus lateralis, 9 = Fossa lateralis, 10 = Hippocampus, 11 = Ncl. subthalamicus, 12 = Corpora mammillaria, 13 = Substantia nigra, 14 = Seitenventrikel, 15 = Fissura longitudinalis cerebri, 16 = III. Ventrikel, 17 = Gyrus cinguli, 18 = Insula

Unterhalb der beiden Seitenventrikel, direkt über den beiden Thalami, erkennt man eine weiße, myelinisierte Struktur: der **Fornix**.

👁 Achten Sie darauf, dass Sie den Fornix im Frontalschnitt nicht mit den Corpora mammillaria verwechseln. Die Corpora mammillaria liegen im Bereich des Hypothalamus.

Im Temporallappen fällt das **Ammonshorn** des Hippocampus durch seine s-förmige Struktur auf.

14.7.1.3 Frontalschnitt 3 (Abb. 14.24)
Schnittform
Auch auf diesem Schnitt ist der Interhemisphärenspalt kranial deutlich zu erkennen, es handelt sich also um einen **Frontalschnitt**. Getroffene Hirnteile sind das Telencephalon und das Diencephalon. Beweisend für des Telencephalon sind die erkennbaren Seitenventrikel. Der dritte Ventrikel ist Teil des Diencephalons, das somit ebenfalls angeschnitten sein muss. Deutlich kann man im unteren Bereich des Schnittes Anteile des Hirnstamms sehen.

Lage des Schnittes
Die erkennbaren **Anteile des Hirnstamms** geben auch einen Hinweis auf die Lage des Schnittes:

Der Hirnstamm oder das Cerebellum (hier noch nicht getroffen) sind nur dann auf einem Frontalschnitt zu erkennen, wenn das Telencephalon relativ weit dorsal angeschnitten wurde.

Charakteristische Strukturen
Die beiden **Hemisphären** sind mit dem dazwischen liegenden **Corpus callosum** wieder recht einfach zu erkennen.
Auch das **Claustrum** ist in seiner charakteristischen Form leicht zu identifizieren: grau und schmal liegt es eingeschlossen zwischen Capsula externa und Capsula extrema. Medial des Claustrums kann nur ein Kern liegen: das **Putamen**.
Medial an dieses sollte sich nun das Pallidum anschließen, allerdings ist der Schnitt so weit dorsal erfolgt, dass dieses schon nicht mehr im Schnitt getroffen wurde. Das Pallidum ist auf diesem Schnitt also nicht mehr zu erkennen.
Weitere Strukturen sind der **Ncl. caudatus**, der den Seitenventrikel nach lateral begrenzt (graue Struktur lateral des Seitenventrikels).
Dominierende Struktur dieses Schnittes ist der **Thalamus**: er liegt lateral des dritten Ventrikels und begrenzt diesen zu beiden Seiten. Hat man also den dritten Ventrikel gefunden, ist auch der Thalamus identifiziert.

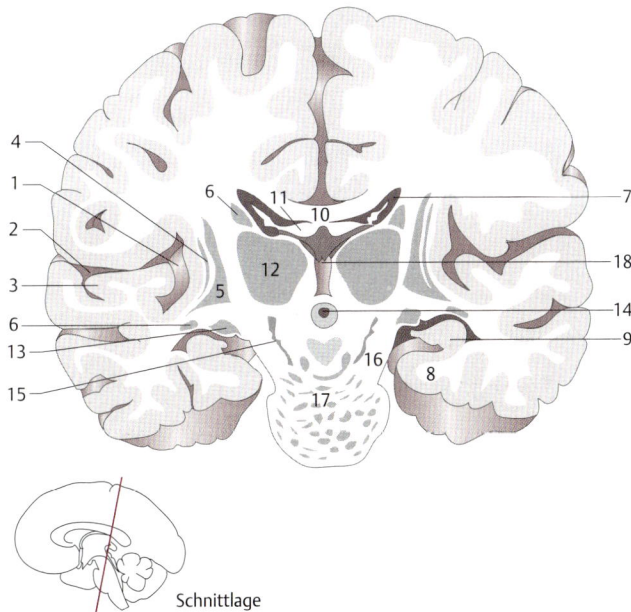

Schnittlage

Abb. 14.24 Frontalschnitt 3 in Höhe von Mesencephalon und Brücke: 1 = Fossa lateralis, 2 = Sulcus lateralis, 3 = Gyri temporales transversi, 4 = Claustrum, 5 = Putamen, 6 = Ncl. caudatus, 7 = Seitenventrikel, 8 = Gyrus parahippocampalis, 9 = Hippocampus, 10 = Balken, 11 = Fornix, 12 = Thalamus, 13 = Corpus geniculatum laterale, 14 = Aqueductus mesencephali, 15 = Substantia nigra, 16 = Pedunculi cerebri, 17 = Pons, 18 = III. Ventrikel

Der **Fornix** ist auch auf diesem Schnitt wieder zu erkennen als weiße, myelinisierte Struktur unterhalb der beiden Seitenventrikel, direkt über den beiden Thalami. Im Temporallappen liegt der Hippocampus mit seinem **Ammonshorn**.

14.7.1.4 Sagittalschnitt (Abb. 14.25)

Man unterscheidet den medianen und den paramedianen Sagittalschnitt. Der **mediane Sagittalschnitt** erfolgt genau im Median, d. h. in der Körpermitte. Auch die beiden Hirnhälften werden also exakt in der Mitte voneinander getrennt. Beim **paramedianen Sagittalschnitt** erfolgt der Schnitt etwas neben der Körpermitte, sodass zwei ungleich große Hirnhälften entstehen.

Schnittform
Es handelt sich um einen medianen Sagittalschnitt. Dies ist erkennbar an folgenden Merkmalen:
- Es fehlt die für einen Frontal- oder Horizontalschnitt üblich Symmetrie zwischen den beiden Hemisphären, auch ist kein Interhemisphärenspalt abgrenzbar.
- Der Balken (Corpus callosum) ist längs getroffen, also in seinem kompletten Verlauf von vorne nach hinten.

Getroffene Hirnteile sind Teile des Telencephalons, Diencephalons, Cerebellums und des Hirnstamms.

Lage des Schnittes und charakteristische Strukturen
Die exakte mediane Lage des Schnittes lässt sich hier folgendermaßen beweisen:
- Das genau medial liegende **Corpus callosum** ist zu erkennen.
- Der über dem Corpus callosum liegende **Gyrus cinguli** ist als graue (Farbe der Kortexrinde) und damit unversehrte Struktur erkennbar. Wäre direkt über dem Corpus callosum weiße (myelinisierte) Marksubstanz zu sehen, wäre der Gyrus cinguli angeschnitten: Dies würde auf eine paramediane Schnittführung hinweisen.
- Die **Adhesio interthalamica** ist auf dem Schnitt zu erkennen. Diese Struktur erstreckt sich sich exakt im Median zwischen den beiden Thalami.
- Die **Hypophyse** ist angeschnitten, zusammen mit dem Infundibulum. Die beiden kleinen Strukturen liegen ebenfalls genau median.

MERKE

Auf den meisten Hirnschnitten durch die Hypophyse wird diese aufgrund ihrer zarten Struktur zerstört: selbst bei einem Schnitt auf Höhe der Hypophyse ist deshalb nicht unbedingt immer die Hypophyse zu erkennen.

Weiterhin zu erkennen ist der **Thalamus**. Seine Leitstruktur ist meist der dritte Ventrikel, der ihm unmittelbar medial anliegt. Der dritte Ventrikel ist

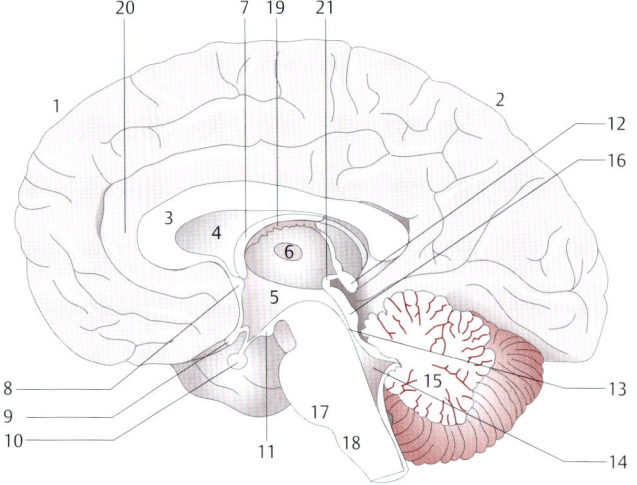

Abb. 14.25 Medianer Sagittalschnitt rechte Hemisphäre: 1 = Lobus frontalis, 2 = Lobus parietalis, 3 = Corpus callosum, 4 = Septum pellucidum, 5 = dritter Ventrikel, 6 = Adhesio interthalamica, 7 = Fornix, 8 = Commissura anterior, 9 = Chiasma opticum, 10 = Hypophyse, 11 = Corpora mammillaria, 12 = Epiphyse, 13 = Aquaeductus mesencephali, 14 = vierter Ventrikel, 15 = Kleinhirn (dargestellt als „Arbor vitae"), 16 = Lamina quadrigenuna, 17 = Pons, 18 = Medulla oblongata, 19 = Plexus choroideus, 20 = Gyrus cinguli, 21 = Commissura epithalamica (posterior)

auch auf diesem Schnitt zu erkennen, wenn auch deutlich schwieriger als auf einem Frontal- oder Horizontalschnitt. Als orientierende Struktur für den Thalamus dient hier eher der Hypothalamus, der unterhalb des Thalamus zu finden ist.

Die genaue Identifikation des Thalamus erfolgt über die **Adhesio interthalamica**.

Der **Epithalamus** liegt dem Thalamus unmittelbar posterior an. Zum Epithalamus gehört das **Corpus pineale**, das als unpaares Organ leicht zu identifizieren ist. Direkt vor dem Corpus pineale liegt die Commissura epithalamica posterior. Unterhalb des Corpus pineale befindet sich das **Tectum mesencephali** mit der Lamina quadrigemina. Diese Struktur wird vom mesencephalen Tegmentum durch den Aquaeductus mesencephali getrennt.

👁 **Der Aquaeductus mesencephali ist eine äußerst filigrane Struktur, die in einem Sagittalschnitt meist nicht genau getroffen wird.**

Entsprechend ist sie auch nur sehr selten zu finden. Allerdings sollte man den Verlauf des Aquaeductus mesencephali zwischen drittem und viertem Ventrikel in einer Prüfung zeigen können.

Vor dem Tegmentum liegen die **Corpora mammillaria**, entsprechend ist auf einem Sagittalschnitt nur ein Corpus mammillare zu erkennen. Vor der Hypophyse befindet sich das **Chiasma opticum** und die **Commissura anterior**.

14.7.1.5 Horizontalschnitt (Abb. 14.26)
Schnittform

Die Schnittform „Horizontalschnitt" lässt sich an drei Merkmalen festmachen:
- Der **Interhemisphärenspalt** ist sowohl anterior als auch posterior zu erkennen.
- Der Hirnschnitt hat eine längliche **Form**.

14

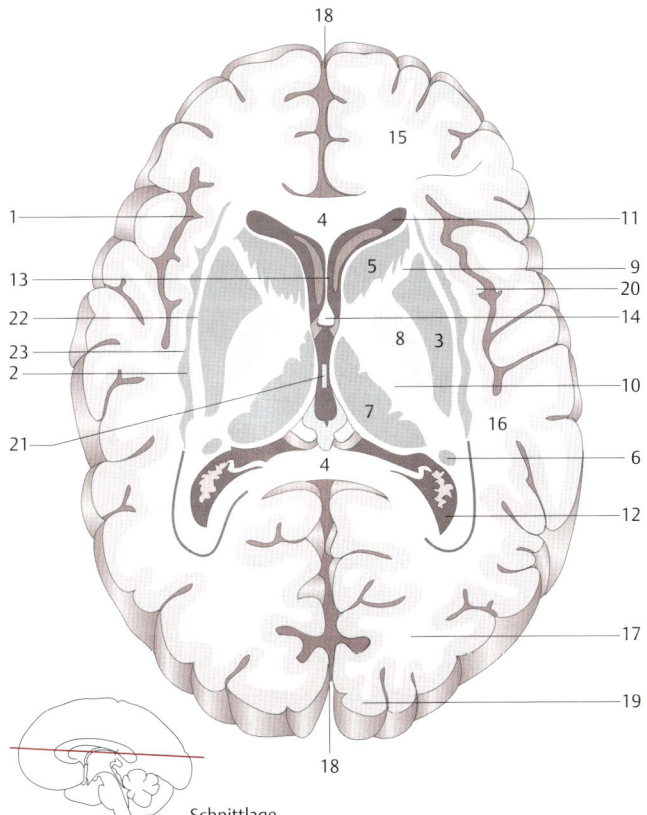

Abb. 14.26 Horizontalschnitt in Höhe des Striatum: 1 = Fossa lateralis, 2 = Claustrum, 3 = Putamen, 4 = Balken, 5 = Ncl. caudatus (rostral), 6 = Ncl. caudatus (kaudal), 7 = Thalamus, 8 = Pallidum, 9 = Capsula interna Crus anterius, 10 = Capsula interna Crus posterius, 11 = Seitenventrikel Vorderhorn, 12 = Seitenventrikel Hinterhorn, 13 = Septum pellucidum, 14 = Fornix, 15 = Frontallappen, 16 = Parietallappen, 17 = Okzipitallappen, 18 = Fissura longitudinalis cerebri, 19 = Area striata, 20 = Insula, 21 = Adhesio interthalamica, 22 = Capsula externa, 23 = Capsula extrema

- Das Corpus callosum ist in seinem Verlauf zweimal getroffen (ventral und dorsal), bedingt durch seine bogenförmig geschwungene Form.

Deutlich sind die beiden Hemisphären und die Seitenventrikel des Telencephalons zu erkennen, das auf Horizontalschnitten praktisch immer getroffen ist. Weiterhin sind Teile des Diencephalons getroffen, zu erkennen am dritten Ventrikel und am Thalamus.

Lage des Schnittes
Um die Höhe des Schnittes zu identifizieren muss man sich Folgendes klarmachen: Auf einem Horizontalschnitt im oberen Drittel sind nur die beiden Seitenventrikel zu erkennen. Auf einem Horizontalschnitt im mittleren Drittel sind die Seitenventrikel und der dritte Ventrikel zu erkennen. Auf einem Horizontalschnitt im unteren Drittel wäre dorsal das Cerebellum zu erkennen. Es handelt sich hier also um einen Schnitt in mittlerer Höhe.

Charakteristische Strukturen
Als charakteristische Strukturen sind zunächst die beiden Hemisphären und das Corpus callosum zu erkennen.

MERKE

Durch seinen bogenförmigen Verlauf ist das Corpus callosum auf einem Horizontalschnitt oft in seinem vorderen Teil und seinem hinteren Teil angeschnitten.

Ebenfalls relativ leicht zu erkennen ist das Claustrum, das sich ganz lateral als grauer und schmaler Kern gut sichtbar zwischen Capsula externa und Capsula extrema befindet. Medial des Claustrum findet sich das Putamen, medial des Putamens liegt das Pallidum. Gemeinsam bilden die beiden Strukturen den Ncl. lentiformis.
Weitere zu identifizierende Strukturen sind der Ncl. caudatus, der die beiden Seitenventrikel lateral begrenzt. Zu beachten ist, dass der Ncl. caudatus als Begleiter der Seitenventrikel zweimal getroffen ist. Der Thalamus liegt lateral des dritten Ventrikels und begrenzt diesen zu beiden Seiten. Sehr schön ist hier die die Adhesio interthalamica zu er-

kennen. Auch sie ist auf diesem Schnitt ein guter Hinweis auf den Thalamus.
Unmittelbar hinter dem Thalamus fällt als unpaare Struktur das Corpus pineale auf, das an den beiden jeweils anterolateralen Habenulae aufgehängt ist. Unter dem Corpus pineale sieht man vier kleine, symmetrisch angeordnete Hügel, die Lamina quadrigemina.
Im Bereich des hinteren Hemisphärenspalts findet sich eine Kortexregion, die durch einen ausgeprägten weißen Streifen auffällt, die Area striata.
Beachte: Horizontalschnitte sind von großer klinischer Bedeutung zur genauen Lokalisation von z.B. Blutungen oder Tumoren mittels CT oder MRT. Neben Frontalschnitten werden fast grundsätzlich Horizontalschnitte angefertigt.

14.7.2 Der Hirnstamm

Schnitte durch den Hirnstamm sind in der Regel Querschnitte oder Sagittalschnitte. Querschnitte haben eine eher rundliche Form und beschränken sich meist auf einen Teil des Hirnstamms, also Mesencephalon, Pons oder Medulla oblongata. Sagittalschnitte sind länglich und erstrecken sich oftmals über die gesamte Länge des Hirnstamms. Neben Mesencephalon, Pons und Medulla oblongata lassen sich oft auch noch andere Hirnteile wie z.B. Diencephalon oder Medulla spinalis identifizieren.

Querschnitte durch den Hirnstamm sind in Prüfungen äußerst beliebt und die einzelnen Strukturen nicht immer leicht voneinander zu unterscheiden. Im folgenden Kapitel lernen Sie die Querschnitte durch Mesencephalon, Pons und Medulla oblongata vergleichend kennen.

14.7.2.1 Mesencephalon (Abb. 14.27)
Schnittform und Lage
Es handelt sich um einen typischen Querschnitt durch den Hirnstamm. Die rundliche Form des Schnittes weist darauf hin. Getroffener Hirnteil ist das Mesencephalon. Beweisend hierfür ist, dass der Hirnteil wie das Bild einer auf dem Kopf stehende Mickey Mouse aussieht: der Aquaeductus mesencephalicus ist der Mund, der Ncl. ruber das Auge und die Crura cerebri die Ohren.

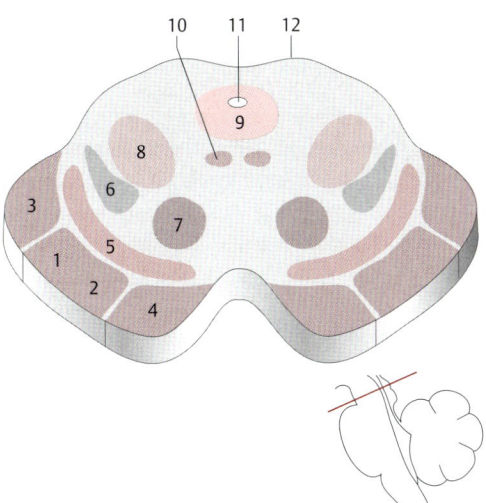

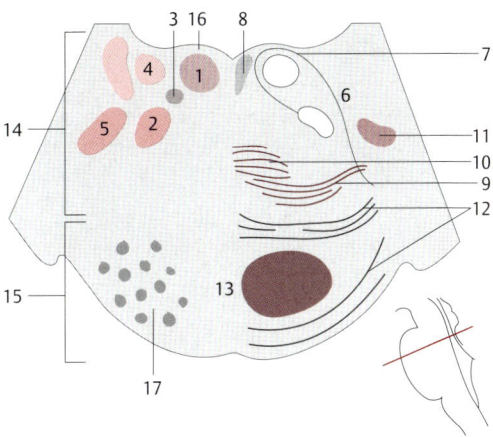

Abb. 14.28 Querschnitt durch den Pons (asymmetrische Darstellung; links Kerngebiete dargestellt, rechts Leitungsbahnen): 1 = Ncl. n. abducentis, 2 = Ncl. n. facialis, 3 = Ncl. salivatorius superior, 4 = Ncl. vestibularis, 5 = Ncl. spinalis n. trigemini, 6 = Fasern des N. facialis, 7 = Genu internum n. facialis, 8 = Fasciculus longitudinalis medialis, 9 = Corpus trapezoideum, 10 = Lemniscus medialis, 11 = Tractus spinalis n. trigemini, 12 = Fibrae pontis transversae, 13 = Pyramidenbahn, 14 = Tegmentum pontis, 15 = Pars basilaris pontis, 16 = Colliculus facialis, 17 = Ncll. pontis

Abb. 14.27 Schnitt durch das Mesencephalon in Höhe der Colliculi superiores: 1 = Tractus corticospinalis, 2 = Tractus corticonuclearis, 3 = Tractus occipitotemporopontinus, 4 = Tractus frontopontinus, 5 = Substantia nigra, 6 = Lemniscus medialis, 7 = Ncl. ruber, 8 = Formatio reticularis, 9 = Substantia grisea centralis, 10 = Ncl. n. oculomotorii, 11 = Aqueductus mesencephali, 12 = Colliculi superiores

Die Lage des Schnittes ist nicht exakt auszumachen. Zwar sind am oberen Bildende zwei Colliculi angeschnitten, es lässt sich aber nicht unterscheiden, ob dies die Colliculi superiores oder die Colliculi inferiores sind.

Charakteristische Strukturen
Zunächst lassen sich die drei charakteristischen Etagen des Mesencephalons voneinander abgrenzen: das **Tectum** wird durch den Aquaeductus mesencephalicus vom **Tegmentum** getrennt, ganz ventral liegen die **Crura cerebri**.
Das Tectum zeigt als einzige Struktur die **Colliculi**, wobei hier nicht zwischen oberen und unteren Hügeln unterschieden werden kann. Der **Ncl. ruber** ist ebenfalls klar zu erkennen, ebenso die **Substantia nigra**. Die Crura cerebri lassen sich anhand ihrer Farbe nicht weiter einteilen. Sie führen die Fasern des Tractus corticopontocerebellaris und der Pyramidenbahn. Der Tractus corticopontocerebellaris verläuft als Tractus frontopontinus und ganz lateral als Tractus occipitotemporopontinus. Dazwischen befindet sich die Pyramidenbahn.

14.7.2.2 Pons (Abb. 14.28)
Schnittform und Lage
Die schmale, rundliche Form des Schnittes weist auf einen **Querschnitt** durch den Hirnstamm hin. Angeschnitten ist der Pons. Erkennbar ist dies oftmals am benachbarten Cerebellum, das hier allerdings nicht erkennbar ist. Außerdem wird die Struktur von einer ausgeprägten Streifung dominiert, den **Fibrae pontis transversae**, die charakteristisch für den Pons sind. Zwischen den Lamellen finden sich eine Vielzahl von weißlichen Kernen, die ebenfalls in dieser Form nur im Pons auftreten: die **Nuclei pontis**.
Da der Pons nur eine recht kurze Struktur ist, lässt sich die genaue Lage des Schnittes nicht identifizieren.

Charakteristische Strukturen
Der Pons wird in Tegmentum pontis und Pars basilaris unterteilt. In der Pars basilaris pontis verläuft die **Pyramidenbahn**.

14

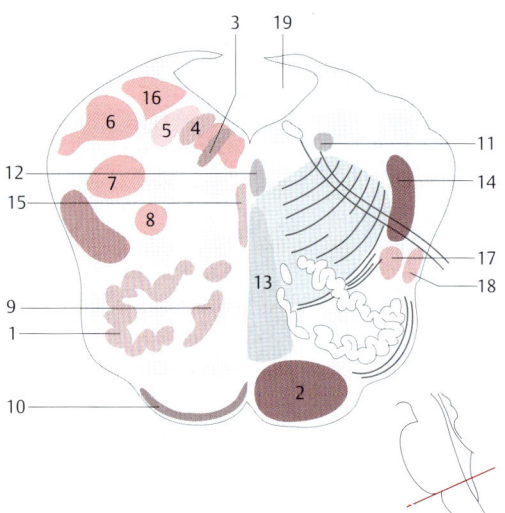

Abb. 14.29 Querschnitt durch die Medulla oblongata (asymmetrische Darstellung; links Kerngebiete dargestellt, rechts Leitungsbahnen): 1 = Olive, 2 = Pyramidenbahn, 3 = Ncl. n. hypoglossi, 4 = Ncl. dorsalis n. vagi, 5 = Ncl. solitarius, 6 = Ncl. cuneatus, 7 = Ncl. spinalis n. trigemini, 8 = Ncl. ambiguus, 9 = Ncl. olivaris medialis, 10 = Ncl. arcuatus, 11 = Tractus solitarius, 12 = Fasciculus longitudinalis medialis, 13 = Lemniscus medialis, 14 = Tractus spinalis n. trigemini, 15 = Raphekerne, 16 = Ncll. vestibulares, 17 = Tractus spinothalamicus, 18 = Tractus spinocerebellaris, 19 = IV. Ventrikel

14.7.2.3 Medulla oblongata (Abb. 14.29)

Schnittform

Die rundliche Form des Schnittes weist auf einen Querschnitt durch den Hirnstamm hin, die Form ist fast fünfeckig (Pentagon), was typisch für die Medulla oblongata ist. Ausschlaggebend für die Identifizierung sind der sichtbare **vierte Ventrikel** und der **Olivenkern**.

Charakteristische Strukturen

Die Medulla oblongata kann in vier Etagen eingeteilt werden: **IV. Ventrikel, Ncl. gracilis/cuneatus, Tegmentum und Pyramis**. Der IV. Ventrikel ist in Abhängigkeit von der Höhe des Schnittes mehr oder weniger eröffnet. Je kaudaler der Schnitt erfolgte, desto größer die Ausdehnung des vierten Ventrikels (zum Vergleich: das Mesencephalon zeigt lediglich den filigranen Aquaeductus mesencephalicus). Im Tegmentum der Medulla oblongata erkennt man den **Olivenkern** mit seiner typischen Struktur: ein grau-brauner, sackförmiger, nach medial geöffneter Kernkomplex zu beiden Seiten. Dieser Kern ist so groß und ausladend, dass er im Schnitt lateral zu einer Vorwölbung führt.

14.7.3 Das Cerebellum

Im Sagittalschnitt des Cerebellums lässt sich der Lebensbaum (Arbor vitae, s. **Abb. 14.25**) gut darstellen, im Horizontalschnitt die Kleinhirnkerne.

14.7.3.1 Horizontalschnitt (Abb. 14.30)

Schnittform und Lage

Auf dem Schnitt ist das Kleinhirn mit allen Kleinhirnkernen getroffen. Dies ist beweisend für einen **Horizontalschnitt**. Deutlich lässt sich auf dem Schnitt eine Unterteilung in **zwei Hemisphären** erkennen. Der Hirnteil lässt sich weiterhin – wie das Telencephalon – in **Rinde und Mark** unterteilen. Die Anordnung der Kerne ist für die **Kleinhirnkerne** typisch. Zuletzt liefert die **filigrane Gyrierung** der Kleinhirnrinde (Foliae cerebelli) noch einen Hinweis. Der Schnitt wurde mittig, genau durch die Kerne des Cerebellums gelegt.

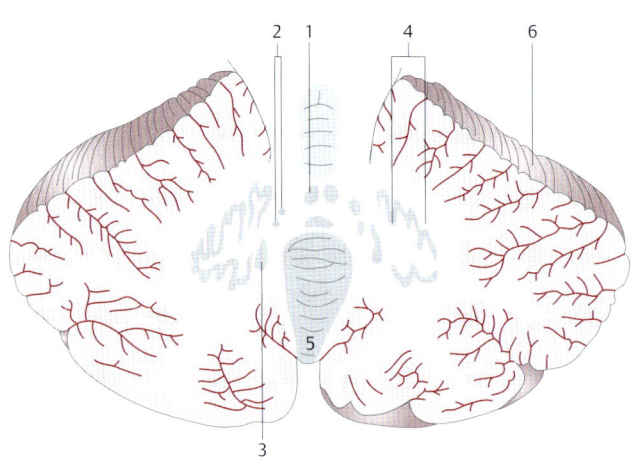

Abb. 14.30 Horizontalschnitt Cerebellum: 1 = Ncl. fastigii, 2 = Ncl. globosus, 3 = Ncl. emboliformis, 4 = Ncl. dentatus, 5 = Uvula vermis, 6 = Foliae cerebelli

Charakteristische Strukturen

Wichtig ist die Identifikation der **Kleinhirnkerne**, die in jeder Hemisphäre jeweils einmal angelegt sind. Im Horizontalschnitt liegen sie in einer von medial anterior nach lateral posterior verlaufenden Linie:

- medial liegt der Ncl. fastigii
- lateral davon der Ncl. globosus
- lateral davon der Ncl. emboliformis.

Der größte Kern des Cerebellums ist der Ncl. dentatus. Seine sackartige Erscheinung erlaubt eine leichte Identifizierung. Er liegt am weitesten lateral von allen Kleinhirnkernen.

Klinischer Bezug

Magnetresonanztomographie (MRT): Die MRT besitzt in der Neuroradiologie eine große Bedeutung und ist für fast alle Fragestellungen indiziert. Es ist das Verfahren mit dem höchsten Weichteilkontrast und daher am besten geeignet zur Beurteilung des Gehirns und des Myelons. Geringe Einschränkungen gibt es lediglich für die ganz akute Blutung, die in der Computertomographie (CT) leichter nachzuweisen ist. Tumoren und entzündliche Veränderungen weisen durch ihren erhöhten Flüssigkeitsanteil eine hohe Signalintensität auf und sind daher ebenfalls mit der MRT darstellbar.

Check-up

✔ **Führen Sie sich nochmals die verschiedenen Möglichkeiten der Schnittebenen vor Augen: Horizontalschnitt, Frontalschnitt und Sagittalschnitt.**

✔ **Gibt es in Ihrem anatomischen Institut Hirnschnitte oder Aufnahmen von MRTs bzw. CTs? Verwenden Sie diese zur Prüfungsvorbereitung und diskutieren Sie die Schnitte mit Studienkollegen.**

14.8 Die Systeme

Lerncoach

- **Lernen Sie die Systeme erst, wenn Sie die einzelnen Hirnteile des zentralen Nervensystems in ihrem Aufbau verstanden haben, da die Systeme durch alle Hirnteile hindurchziehen.**

- **Die Systeme des zentralen Nervensystems sind in ihrem Verlauf und ihren Verschaltungen komplex und uneinheitlich aufgebaut und lassen sich nicht so anschaulich darstellen wie beispielsweise ein Muskel oder ein großer Nerv. Versuchen Sie daher nicht die Systeme alle auf einmal zu lernen.**

- **Zum besseren Verständnis machen Sie sich grundsätzlich erst die allgemeine Funktion eines Systems klar und lernen Sie erst dann den Verlauf.**

14.8.1 Die Sehbahn

14.8.1.1 Die Funktion

In der Sehbahn verlaufen die optischen Informationen, die durch die Retina aufgenommen wurden, zur Sehrinde. Die Nervenfasern der Sehbahn sind **retinotop gegliedert**, d. h. die Fasern aus der oberen Hälfte der Retina liegen oben, die aus der unteren Hälfte unten, etc. Diese Gliederung setzt sich durch die **gesamte Sehbahn** bis zur primären Sehrinde fort.

14.8.1.2 Der Verlauf

Die Sehbahn besteht aus insgesamt vier Neuronen (**Abb. 14.31**):

1. Neuron: Zapfen und Stäbchen (Photorezeptoren) in der Retina

2. Neuron: bipolare Nervenzellen in der Retina (s. S. 511)

3. Neuron: multipolare Nervenzellen in der Retina, ihre langen Axone verlaufen als N. opticus zum Chiasma opticum. Dort kreuzen die **Fasern** der **medialen** Retinahälfte auf die **Gegenseite** und ziehen zum **kontralateralen Corpus geniculatum laterale**. Die Fasern der **lateralen Retinahälfte** liegen im Nervus opticus **lateral**, sie verbleiben im Chiasma auf ihrer Seite und ziehen zum **ipsilateralen Corpus geniculatum laterale**.

14

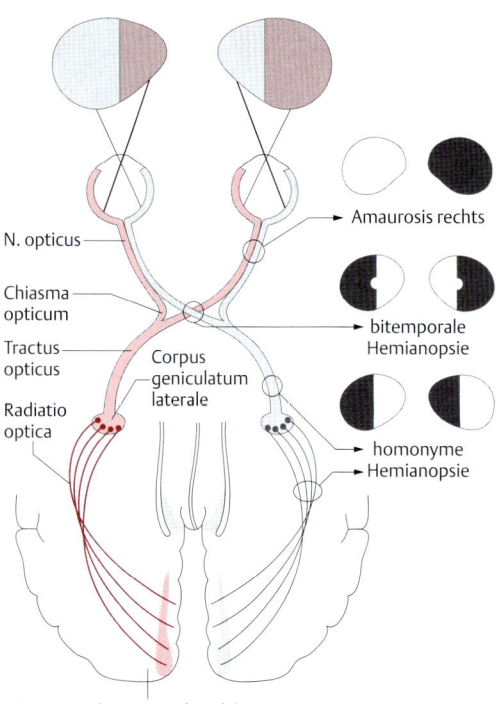

N. opticus

Chiasma opticum

Tractus opticus

Corpus geniculatum laterale

Radiatio optica

Amaurosis rechts

bitemporale Hemianopsie

homonyme Hemianopsie

Area striata (primäre Sehrinde)

Abb. 14.31 Sehbahn und Ausfälle der Sehbahn

14

4. Neuron: Im Corpus geniculatum laterale erfolgt die Umschaltung auf das 4. Neuron. Das Corpus geniculatum laterale projiziert mit seinen Fasern über die **Sehstrahlung (Radiatio optica)** in die **Area striata**, den Ort des primären Sehens (primäre Sehrinde, Area 17) im Okzipitallappen. Der primäre visuelle Kortex besteht aus retinotop gegliederten, nebeneinander liegenden **kortikalen Säulen**. Die weitere Verarbeitung der Informationen erfolgt dann in der sekundären Sehrinde (Area 18) und in den anderen höheren visuellen Hirnrindenarealen.

Verdeutlichen Sie sich die Begriffe Gesichtsfeld und Retinahälfte:
Die Hälften der Gesichtsfelder beider Augen werden auf den jeweils kontralateralen Hälften der Retina abgebildet.
Das laterale Gesichtsfeld wird (aufgrund des gekreuzten Strahlenganges durch die Pupille) auf der medialen Retinahälfte abgebildet. Entsprechend wird das mediale Gesichtsfeld auf der lateralen Retinahälfte abgebildet.

Klinischer Bezug

Schädigungen der Sehbahn: Bei Schädigungen der Sehbahn kommt es zu charakteristischen Gesichtsfeldausfällen (**Abb. 14.31**):
- Bei Unterbrechung eines **N. opticus** ist das betroffene Auge vollständig blind.
- Bei Druck auf das **Chiasma opticum** werden oftmals die Informationen der kreuzenden Nervenfasern (d. h. von den medialen Retinahälften) nicht mehr weitergeleitet. Da das laterale Gesichtsfeld aufgrund des gekreuzten Strahlenganges durch die Pupille auf der medialen Retinahälfte abgebildet wird, kommen die Sehwahrnehmungen aus dem jeweils lateralen Gesichtsfeld beider Augen nicht mehr kortikal an. Es resultiert die sogenannte **bitemporale Hemianopsie** („Scheuklappenphänomen"). Eine bitemporale Hemianopsie wird klinisch oft bei einem Hypophysenadenom beobachtet, da das Adenom sich in der knöchernen Sella turcica nur nach kranial ausbreiten kann und von kaudal gegen das Chiasma opticum drückt (s. S. 442).
- Eine **homonyme Hemianopsie** tritt bei einer einseitigen Schädigung von Tractus opticus und Corpus geniculatum laterale oder Sehrinde auf. Die Informationen der ipsilateralen Retinahälfte, d. h. des ipsilateralen nasalen und des kontralateralen temporalen Gesichtsfeldes, werden nicht mehr wahrgenommen.

Die retinotope Anordnung der Sehbahn ist von großer klinischer Relevanz, außerdem werden hierzu häufig Prüfungsfragen gestellt. Sie sollten sich die jeweiligen Ausfälle bei Schädigungen der Sehbahn daher gut einprägen.

14.8.2 Die Hörbahn

14.8.2.1 Die Funktion

Die Hörbahn leitet die von den Haarzellen in der Cochlea aufgenommenen akustischen Signale über Hirnstamm und Thalamus zum primären akustischen Kortex im Temporallappen (vgl. S. 432).

14.8.2.2 Der Verlauf (Abb. 14.32b)

Die Fasern des N. cochlearis leiten die akustischen Informationen der Cochlea im N. vestibulocochlearis zum Hirnstamm, der im Bereich des Kleinhirnbrückenwinkels erreicht wird (1. Neuron). Im Hirnstamm erfolgt eine Umschaltung der akustischen Informationen an den Ncll. cochleares auf das zweite Neuron.

Ein kleiner Teil der Hörbahn zieht nun – ohne zu kreuzen – im Lemniscus lateralis ipsilateral nach kranial zu den Colliculi inferiores.

Der überwiegende Teil der Hörbahn kreuzt jedoch auf die andere Seite. Hierbei werden einige Fasern an den Ncll. corporis trapezoidei und dem Ncl. olivaris superior verschaltet. Die Fasern erreichen über den kontralateralen Lemniscus lateralis die Colliculi inferiores (im Lemniscus lateralis befindet sich noch ein Kerngebiet: Ncl. lemniscus lateralis). In den Colliculi inferiores werden die akustischen Fasern verschaltet (3. Neuron). Weiterhin tauschen die Colliculi inferiores beider Seiten Fasern aus, die quasi die „Seite wechseln".

Die Neurone der Colliculi inferiores erreichen anschließend über das Brachium colliculi inferiores das Corpus geniculatum mediale und damit den Thalamus (Tor zum Bewusstsein).

Im Corpus geniculatum mediale werden nochmals alle Fasern auf ein letztes Neuron verschaltet (4. Neuron), das über die Radiatio acustica die primäre Hörrinde im Bereich der Heschl-Querwindungen erreicht.

MERKE

Die tonotope Ordnung der Hörbahn wird in ihrem gesamten Verlauf beibehalten, auch in den Kernen und im primären akustischen Kortex.

Im Verlauf der Hörbahn werden zudem zahlreiche Kollateralen an verschiedene Zentren des ZNS abgegeben (z.B. Fasern zu den Augenmuskelkernen).

14.8.3 Die vestibulären Bahnen (Abb. 14.32a)

14.8.3.1 Die Funktion

Die vestibulären Bahnen leiten die am Gleichgewichtsorgan aufgenommenen sensorischen Informationen zum Hirnstamm und von dort weiter in verschiedene Bereiche des ZNS.

14.8.3.2 Der Verlauf

Der N. vestibularis des N. vestibulocochlearis tritt mit seinen Fasern in Höhe des Kleinhirnbrückenwinkels in den Hirnstamm ein (1. Neuron). Die Fa-

14

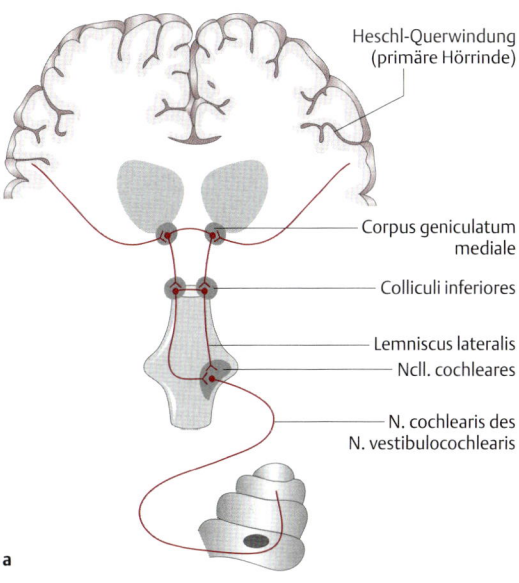

Heschl-Querwindung (primäre Hörrinde)

Corpus geniculatum mediale

Colliculi inferiores

Lemniscus lateralis

Ncll. cochleares

N. cochlearis des N. vestibulocochlearis

a

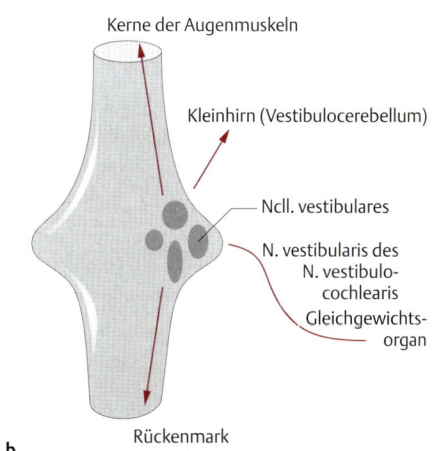

Kerne der Augenmuskeln

Kleinhirn (Vestibulocerebellum)

Ncll. vestibulares

N. vestibularis des N. vestibulocochlearis

Gleichgewichtsorgan

Rückenmark

b

Abb. 14.32 (a) Hörbahn und (b) Gleichgewichtsbahn

sern enden in den **Nuclei vestibulares**: Ncl. vestibularis superior (Bechterew), Ncl. vestibularis inferior (Roller), Ncl. vestibularis medialis (Schwalbe) und Ncl. vestibularis lateralis (Deiters).

Die Kerne beider Seiten sind durch Kommissurenfasern miteinander verbunden, sodass manche Zellen auch vom Labyrinth der Gegenseite erregt werden. Auch zerebelläre und spinale Fasern enden hier.

Die Vestibulariskerne verarbeiten die Gleichgewichtsinformationen nach Verschaltung auf das **2. Neuron** (lineare Beschleunigungen, Drehbeschleunigungen) und senden die Informationen über **sekundäre Vestibularisbahnen** an verschiedene Bereiche des ZNS:

- Zum **Cerebellum** ziehen in erster Linie Fasern vom Ncl. vestibularis inferior (Roller) und Ncl. vestibularis medialis (Schwalbe). Vor allem das Archicerebellum (s. S. 460) erhält Informationen (Vestibulocerebellum).
- Zu den **Augenmuskelkernen** verlaufen vor allem Fasern des Ncl. vestibularis superior (Bechterew) und des Ncl. vestibularis medialis (Schwalbe). Die direkte Anbindung des Vestibularapparats an die Kerne der Augenmuskeln gewährleistet die Fixation eines Gegenstandes während Bewegungen des Körpers und des Kopfes.
- Zum **Rückenmark** ziehen vor allem Fasern aus dem Ncl. vestibularis lateralis (Deiters) über den Tractus vestibulospinalis.
- Ein kleiner Tractus verbindet außerdem die Vestibulariskerne mit dem Thalamus.

14.8.4 Die Riechbahn

Die Riechbahn beginnt mit dem **Bulbus olfactorius**, der kleine **Fila olfactoria** durch die Lamina cribrosa empfängt, deren Axone im Bulbus olfactorius enden. Mitralzellen im Bulbus bilden mit den Axonen Glomeruli und ziehen als **erstes Neuron** im **Tractus olfactorius** an der basalen Seite des Frontallappens nach dorsal. Nach einigen Zentimetern teilt sich der Tractus olfactorius in eine **Stria olfactoria medialis** und eine Stria olfactoria lateralis. Zwischen den beiden Strukturen liegt das Trigonum olfactorium mit der Substantia perforata anterior. Durch die **Stria olfactoria lateralis** gelangen die Fasern zur Area praepiriformis und zum Cortex periamygdaloideus (primäres Riechzentrum) und werden auf ein **zweites Neuron** umgeschaltet. Nun gelan-

gen die Signale zum **Corpus amygdaloideum**, zur **Regio entorhinalis** und zum **Hippocampus**. Hier werden die Riechsignale sekundär verarbeitet und beispielsweise mit emotionalen Assoziationen verknüpft. Von der Strai olfactoria medialis ziehen Bahnen in die Septumregion und bewirken Einflüsse des olfaktorischen Systems auf das limbische System.

14.8.5 Tractus spinothalamicus anterior et lateralis

14.8.5.1 Die Funktion

Tractus spinothalamicus anterior und **Tractus spinothalamicus lateralis** werden zu den **sensiblen Bahnen** gezählt. Sie vermitteln sensible Informationen vom Rückenmark bis zum Thalamus und über die betreffenden Thalamusstiele weiter zum **sensiblen Kortex** (Gyrus postcentralis). Dabei unterscheiden sich die beiden Tractus geringfügig in der Qualität der sensiblen Informationen:

- Der Tractus spinothalamicus lateralis transportiert vor allem **Schmerz- und Temperaturinformationen**.
- Der Tractus spinothalamicus anterior vermittelt vor allem grobe Druck- und Berührungsinformationen.

Die genannten Informationen werden auch unter dem Begriff **protopathische Sensibilität** zusammengefasst.

Ein weiterer, anatomischer Unterschied zwischen den beiden Tractus liegt in ihrem Verlauf:

- Der Tractus spinothalamicus anterior verläuft im Rückenmark vorne.
- Der Tractus spinothalamicus lateralis verläuft im Rückenmark seitlich (daher die Namensgebung).

14.8.5.2 Der Verlauf **(Abb. 14.33)**

Die sensiblen Informationen des Tractus spinothalamicus anterior und Tractus spinothalamicus lateralis gelangen über ein sensibles Neuron Richtung Rückenmark und erreichen über die Hinterwurzel das Rückenmark. Das Perikaryon des Neurons liegt – wie bei allen sensiblen Neuronen – im dorsalen Spinalganglion.

Die beiden Tractus beginnen auf Rückenmarksebene mit dem Eintritt des peripheren Nervens über die Hinterwurzel in das Rückenmark.

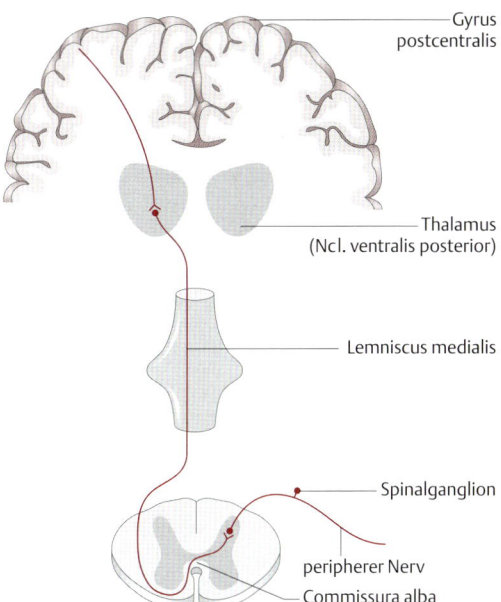

Gyrus postcentralis

Thalamus (Ncl. ventralis posterior)

Lemniscus medialis

Spinalganglion

peripherer Nerv

Commissura alba

Abb. 14.33 Tractus spinothalamicus anterior und Tractus spinothalamicus lateralis

In der **Substantia gelatinosa** des Hinterhorns wird das **erste Neuron** auf das **zweite Neuron** umgeschaltet. Anschließend **kreuzt** dieses zweite Neuron auf **Rückenmarksebene** in der Commissura alba nach kontralateral und zieht im Rückenmark nach kranial.

Im Hirnstamm (Medulla oblongata, Pons und Mesencephalon) verlaufen der Tractus spinothalamicus anterior und Tractus spinothalamicus lateralis im **Lemniscus medialis** zum Thalamus.

Die vorletzte Station einer sensiblen Bahn ist immer der **Thalamus**, das Tor zum Bewusstsein. Im Thalamus wird die sensible Information des Tractus spinothalamicus anterior und Tractus spinothalamicus lateralis im Ncl. ventralis posterior auf das **letzte (also dritte) Neuron** umgeschaltet, das anschließend zum sensiblen **Gyrus postcentralis** zieht.

MERKE

Alle sensorischen Informationen (außer die Riechinformationen!) müssen grundsätzlich durch den Thalamus hindurch, bevor sie kortikal ankommen.

14.8.6 Fasciculus gracilis und Fasciculus cuneatus

14.8.6.1 Die Funktion

Fasciculus gracilis und cuneatus leiten die so genannte **epikritische Sensibilität**: diese umfasst zwei Sensibilitätsqualitäten, exterozeptive und propriozeptive Informationen:

- **exterozeptive Informationen** betreffen die Qualität und Lokalisation einer äußeren Tastempfindung, z. B. sensible Informationen der Hautoberfläche wie Druck, Berührung und Vibration
- **propriozeptive Sensibilität** liefert Informationen zur Stellung der Extremitäten im Raum und zur Muskelspannung: Von Gelenkrezeptoren und Muskel- und Sehnenrezeptoren gelangen sensible Informationen zum zentralen Nervensystem. Auf diese Weise kann auch bei geschlossenen Augen eine Aussage über die Stellung der Extremitäten im Raum („Arm ist gebeugt") und die Spannung der Muskeln gemacht werden.

14.8.6.2 Der Verlauf (Abb. 14.34)

Die sensiblen Informationen des Fasciculus gracilis und Fasciculus cuneatus gelangen über ein erstes **sensibles Neuron** zum Rückenmark und erreichen

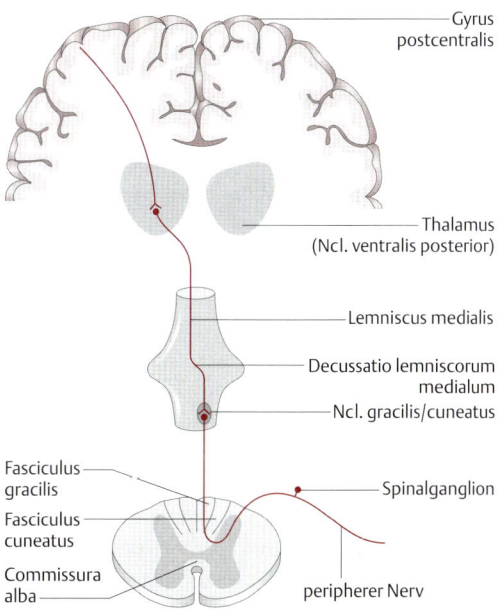

Gyrus postcentralis

Thalamus (Ncl. ventralis posterior)

Lemniscus medialis

Decussatio lemniscorum medialum

Ncl. gracilis/cuneatus

Fasciculus gracilis

Fasciculus cuneatus

Commissura alba

Spinalganglion

peripherer Nerv

Abb. 14.34 Fasciculus gracilis und Fasciculus cuneatus

über die Hinterwurzel das Rückenmark. Das Perikaryon des Neurons liegt wie bei allen sensiblen Neuronen im dorsalen Spinalganglion.

Auf Rückenmarksebene zeigen Fasciculus gracilis und Fasciculus cuneatus zwei Besonderheiten:

- Ohne umgeschaltet zu werden steigt das Neuron im Rückenmark nach kranial.
- Auf Rückenmarksebene findet kein Wechsel auf die kontralaterale Seite statt.

Diese beiden Besonderheiten sind ein spezielles Merkmal des Fasciculus gracilis und Fasciculus cuneatus, allerdings muss die Umschaltung und das Kreuzen auf die andere Seite von diesem sensiblen Trakt „nachgeholt werden". Dies geschieht auf Höhe der Medulla oblongata. Es kommt hier an eigens dafür vorgesehenen Kernen zur „verspäteten Umschaltung" auf das 2. Neuron:

- der Ncl. gracilis schaltet den Fasciculus gracilis um
- der Ncl. cuneatus schaltet die sensiblen Informationen des Fasciculus cuneatus um.

Unmittelbar anschließend wird das „zweite Versäumnis" der Rückenmarksebene nachgeholt: die Fasern von Fasciculus gracilis und Fasciculus cuneatus kreuzen in der sog. Decussatio lemniscorum medialum auf die andere Seite.

Ab diesem Punkt ist der Verlauf dieser sensiblen Bahn wieder regelrecht. Die Informationen ziehen im Lemniscus medialis nach kranial durch den Hirnstamm und erreichen den Thalamus. Im Thalamus werden sie am Ncl. ventralis posterior, der in den sensiblen Gyrus postcentralis projiziert, auf das 3. und letzte Neuron umgeschaltet und erreichen den Kortex (Gyrus postcentralis).

14.8.6.3 Der Somatotopik

Fasciculus gracilis und Fasciculus cuneatus sind somatotopisch geordnet. Dies erklärt sich aus ihrem Einzugsbereich am Körper.

Auf Rückenmarksebene versorgt der Fasciculus gracilis in erster Linie den sensiblen Bereich der unteren Extremität und des unteren Rumpfes: er besteht somit in erster Linie aus sakralen und lumbalen Elementen. Diese lagern sich dem Rückenmark auf Lumbal- und Sakralebene schichtweise von medial nach lateral an. Hinzukommende Fasern aus weiter oben generierten Regionen lagern sich immer lateral an. Auf diese Weise zeigt der Fasciculus gracilis auf Rückenmarksebene ganz medial sakrale Informationen und lateral lumbale Informationen.

Der Fasciculus cuneatus versorgt vornehmlich den Bereich der oberen Extremität und der oberen Rumpfregion. Er vereinigt somit in erster Linie thorakale und zervikale Fasern. Auch diese lagern sich im Rückenmark von medial nach lateral an: lateral des Fasciculus gracilis liegen somit zunächst thorakale und lateral davon cervikale Fasern des Fasciculus cuneatus.

In der Medulla oblongata wird die Somatotopik an den Kernen (Ncl. gracilis und Ncl. cuneatus) beibehalten. Der Ncl. gracilis liegt medial und versorgt somit sakrale und lumbale Informationen; der Ncl. cuneatus liegt lateral und ist für thorakale und zervikale Informationen zuständig.

14.8.7 Die Trigeminusbahn

14.8.7.1 Die Funktion

Der N. trigeminus versorgt neben seiner motorischen Funktion sensibel den Gesichtsbereich und einige Schleimhäute des Kopfes (vgl. S. 113). Die sensiblen Informationen erreichen über den Tractus trigeminalis und den Thalamus den sensiblen Kortex (Gyrus postcentralis).

14.8.7.2 Der Verlauf (Abb. 14.35)

Die sensiblen Fasern der drei Trigeminusäste leiten sensible Informationen aus dem Gesichts- und Schleimhautbereich zum ZNS. Der N. trigeminus ist ein Hirnnerv und hat deshalb – im Gegensatz zu peripheren Nerven des Rückenmarks – ein intrakranielles Ganglion (entsprechend den Spinalganglien am Rückenmark): das Ganglion trigeminale Gasseri (s. S. 113).

Die sensiblen Fasern des N. trigeminus erreichen mit dem 1. Neuron, nach Eintritt im lateralen Bereich des Pons, den sensiblen Trigeminuskern. Dort erfolgt die Umschaltung auf das 2. Neuron. Der sensible Trigeminuskern besteht aus drei Anteilen:

- Der Ncl. principalis n. trigemini (syn. Ncl. pontinus n. trigemini) verarbeitet vor allem Informationen der epikritischen Sensibilität (s. S. 456).
- Der Ncl. spinalis n. trigemini verarbeitet vor allem Informationen der protopathischen Sensibilität (s. S. 456).

14

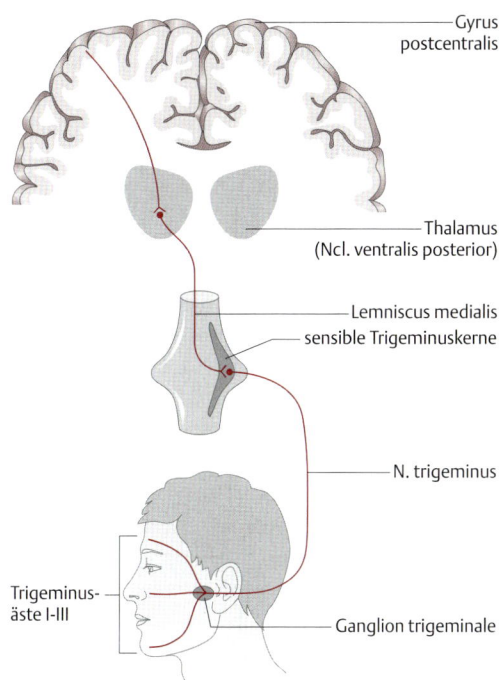

Gyrus postcentralis

Thalamus (Ncl. ventralis posterior)

Lemniscus medialis
sensible Trigeminuskerne

N. trigeminus

Trigeminus-äste I-III

Ganglion trigeminale

Abb. 14.35 Tractus trigeminalis

- Der **Ncl. mesencephalicus n. trigemini** verarbeitet vor allem Informationen der propriozeptiven Sensibilität (s. S. 455).

Danach kreuzen die Informationen auf die Gegenseite und ziehen im **Lemniscus medialis** im Hirnstamm nach kranial. Die sensiblen Informationen erreichen den Ncl. ventralis posterior des **Thalamus**. Hier werden sie auf das **3. Neuron** verschaltet und erreichen den **Gyrus postcentralis**.

14.8.8 Tractus spinocerebellaris anterior
(Abb. 14.36a)
14.8.8.1 Die Funktion
Tractus spinocerebellaris anterior und **Tractus spinocerebellaris posterior** (s. S. 461) werden als **Kleinhirnbahnen** bezeichnet. Sie erfüllen durch die Weiterleitung sensibler Informationen aus der Peripherie zum Cerebellum eine wichtige Aufgabe. Dies ist wichtig, da das Cerebellum als wichtiges motorisches Integrationsorgan zu jedem Zeitpunkt über den **Status des Bewegungsapparates** informiert sein muss. Informationen zur Stellung der Extremitäten im Raum (von Gelenkrezeptoren) und über

die Spannung von Muskeln (von Muskel- und Sehnenrezeptoren) werden von beiden Tractus weitergeleitet (Propriozeption).

Der Verlauf der Kleinhirnbahnen ist kompliziert und sie werden häufig verwechselt. Unterscheiden Sie immer zwischen Tractus spinocerebellaris anterior und Tractus spinocerebellaris posterior.

14.8.8.2 Der Verlauf
Die sensiblen Informationen werden in der Peripherie (Gelenkrezeptoren, Muskelrezeptoren etc.) generiert und gelangen in einem peripheren Nerven zum Rückenmark. Dem üblichen Verlauf eines sensiblen peripheren Nerven entsprechend liegt das Perikaryon im **Spinalganglion** und das Neuron gelangt über die **Hinterwurzel** in das Rückenmark. Sobald das **1. Neuron** das Rückenmark erreicht hat, wird die sensible Information auf das **2. Neuron** umgeschaltet.
Unmittelbar danach **kreuzt ein Teil** der Fasern nach kontralateral während die zweite Hälfte ipsilateral im Rückenmark nach oben steigt.
Die sensiblen Fasern des Tractus spinocerebellaris anterior ziehen anterolateral im Rückenmark nach oben und gelangen über den **Pedunculus cerebellaris superior** ins Kleinhirn. Im Kleinhirn **zieht der Teil der Fasern, der auf Rückenmarksebene gekreuzt hat, wieder auf die gegenüberliegende Seite** – die Ursprungsseite – und endet im **Kortex des Cerebellum**. Dort treffen die Fasern auf den ungekreuzten Teil des Tractus.

MERKE

Die Fasern des Tractus spinocerebellaris anterior kommen auf der Kleinhirnseite an, die der Körperhälfte entspricht, wo sie ihren Ursprung genommen haben. Alle links generierten Informationen erreichen also die linke Kleinhirnhemisphäre. Alle rechts generierten Informationen erreichen entsprechend die rechte Kleinhirnhemisphäre (ipsilaterale Endigung).

14

14.8.9 Tractus spinocerebellaris posterior
(Abb. 14.36b)

14.8.9.1 Die Funktion
Der **Tractus spinocerebellaris posterior** versorgt das Cerebellum ebenfalls mit **sensiblen Informationen** der Peripherie (s. S. 462).

14.8.9.2 Der Verlauf
Die sensiblen Informationen werden entsprechend dem Tractus spinocerebellaris anterior in der Peripherie (Gelenkrezeptoren, Muskelrezeptoren etc.) generiert und gelangen in einem peripheren Nerven zum Rückenmark. Dem üblichen Verlauf eines sensiblen peripheren Nerven folgend liegt das Perykarion im **dorsalen Spinalganglion**, das Neuron gelangt über die **Hinterwurzel** in das Rückenmark. Im Rückenmark wird das **1. Neuron** auf das **2. Neuron** umgeschaltet.
Die Fasern des Tractus ziehen nach der Umschaltung **ipsilateral im Rückenmark** nach kranial und erreichen über den **Pedunculus cerebellaris inferior** das Kleinhirn. Im Kleinhirn ziehen die Fasern zum **ipsilateralen Kortex des Cerebellum**.

MERKE

Vergleichbar dem Tractus spinocerebellaris anterior erreicht der Tractus spinocerebellaris posterior die Seite der Kleinhirnrinde, die der Ursprungsseite der Sensibilität entspricht (ipsilaterale Endigung).

14.8.10 Die Pyramidenbahn
14.8.10.1 Die Funktion
Die Pyramidenbahn hat eine entscheidende Funktion innerhalb des zentralen Nervensystems: sie transportiert die motorischen Befehle, die zur unmittelbaren Ausführung an den Muskel gelangen sollen, vom motorischen Kortex (Gyrus praecentralis; Ort der Befehlsentstehung für motorische Impulse) zum Hirnstamm bzw. Rückenmark.
Im **Hirnstamm** werden die motorischen Befehle auf unterschiedlicher Höhe an die Hirnnervenkerne des Hirnstamms übertragen. Über die Hirnnervenkerne und die zugehörigen peripheren Hirnnerven wird der motorische Befehl an die entsprechenden Muskeln im Kopf-Hals-Bereich weitergeleitet. Dieser Teil der Pyramidenbahn heißt **Tractus corticonuclearis** (auch: Fibrae corticonucleares).

14

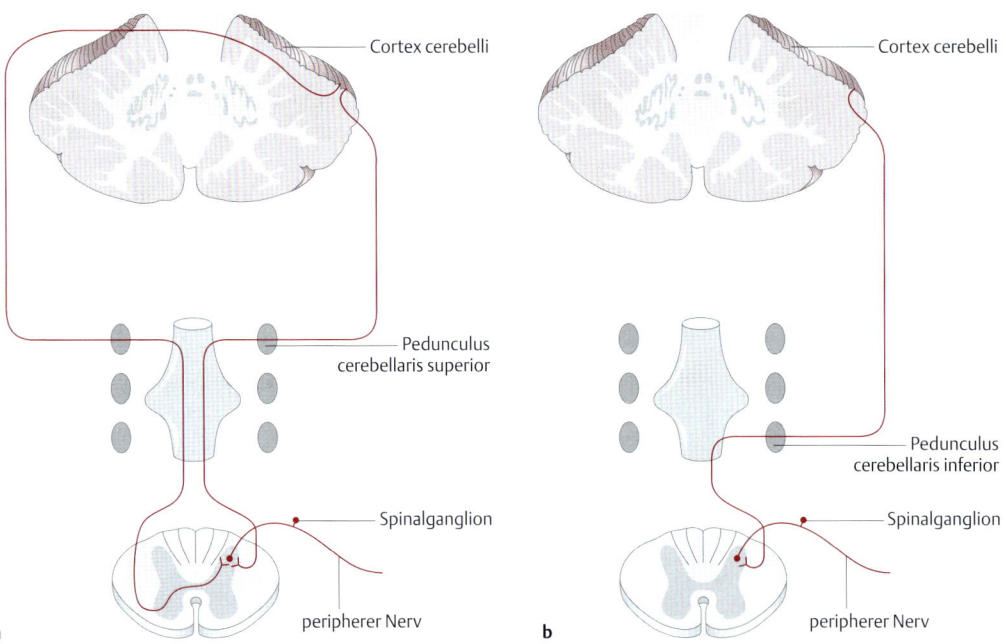

a

b

Abb. 14.36 (a) Tractus spinocerebellaris anterior und (b) Tractus spinocerebellaris posterior

Im **Rückenmark** werden die motorischen Befehle auf unterschiedlicher Höhe des Rückenmarks an α-Motoneurone übertragen, die diese wiederum an die verschiedenen Muskeln von oberer Extremität, Rumpf und unterer Extremität weiterleiten. Dieser Teil der Pyramidenbahn heißt **Tractus corticospinalis**.

14.8.10.2 Der Verlauf (Abb. 14.37)

Die Pyramidenbahn beginnt am motorischen Kortex **(Gyrus praecentralis)** mit ihren beiden Bestandteilen (Tractus corticonuclearis und Tractus corticospinalis) und gelangt mit ihren Fasern über die Capsula interna in den Hirnstamm.

Dort kreuzt der **Tractus corticonuclearis** auf die kontralaterale Seite und endet an seinen zugehörigen Hirnnervenkernen. Dies sind motorische Kerne wie z. B. der Ncl. facialis, der über seinen zugeordneten Hirnnerven (N. facialis) den motorischen Impuls nach peripher zur Muskulatur überträgt (in diesem Fall beispielsweise die mimische Muskulatur). Der **Tractus corticospinalis** bleibt zunächst auf seiner Ursprungsseite und zieht so durch den gesamten Hirnstamm in Richtung Rückenmark. Allerdings teilt sich der Tractus corticospinalis auf seinem Weg nach kaudal in zwei Anteile:

- Auf Höhe der **Medulla oblongata** ziehen ca. **80 % der Fasern nach kontralateral** (sie kreuzen also). Diese Kreuzung kann man ventral am Hirnstamm, an der Grenze zwischen Medulla oblongata und Medulla spinalis erkennen: die **Decussatio pyramidum**. Ab diesem Punkt werden die gekreuzten 80 % Bahnanteil als **Tractus corticospinalis lateralis** bezeichnet. Die Fasern ziehen im Rückenmark nach kaudal bis sie ihr zugeordnetes α-Motoneuron erreichen und dieses mit einem motorischen Impuls versorgen. Über das α-Motoneuron erreicht der motorische Impuls den peripheren Muskel.
- Hingegen verbleiben ca. **20 % der Fasern** des Tractus corticospinalis zunächst auf der Ursprungsseite. Sie ziehen **ipsilateral** durch das Rückenmark hindurch bis auf Höhe ihres α-Motoneurons. Erst in der Nähe ihres Zielsegmentes kreuzen diese Fasern auf die andere Seite um zum entsprechenden α-Motoneuron zu gelangen, das wiederum den Impuls zum peripheren Muskel weiterleitet. Diese Fasern werden als **Tractus corticospinalis anterior** bezeichnet.

14.8.10.3 Die Somatotopik

Die Pyramidenbahn zeigt in ihrem Verlauf eine typische Somatotopik, die an einigen Stellen der Bahn von Relevanz ist (**Abb. 14.38**):

- Am Ursprung durch die Bahn, dem motorischen Kortex (Gyrus praecentralis), weist die Rinde eine somatotopische Ordnung auf (Homunkulus, s. S. 430).
- Im Verlauf durch die Capsula interna findet sich die Pyramidenbahn im Genu und Crus posterior der Capsula interna (s. S. 435). Der corticonukleäre Anteil liegt dabei im Genu, die obere Extremität im vorderen und die untere Extremität im mittleren Teil des Crus posterior.
- Im Mesencephalon liegen die kranialen Bereiche der Pyramidenbahn medial (Fasern für Hirnnervenkerne, Zervikalbereich und Thorakalbereich) und die kaudalen Anteile lateral (Lumbalbereich, Sakralbereich).
- Auch in der Medulla oblongata ist eine somatotopische Ordnung erkennbar. Zervikale Fasern verlaufen auf der der Olive zugewandten Seite, sakrale Fasern verlaufen ganz basal.

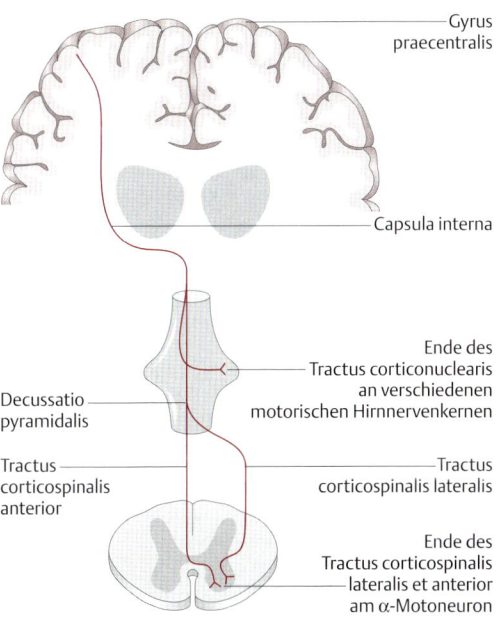

Gyrus praecentralis

Capsula interna

Ende des Tractus corticonuclearis an verschiedenen motorischen Hirnnervenkernen

Decussatio pyramidalis

Tractus corticospinalis anterior

Tractus corticospinalis lateralis

Ende des Tractus corticospinalis lateralis et anterior am α-Motoneuron

Abb. 14.37 Pyramidenbahn

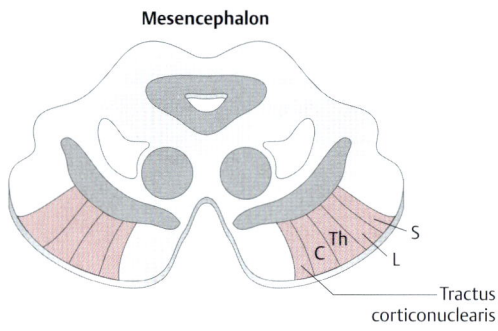

Mesencephalon

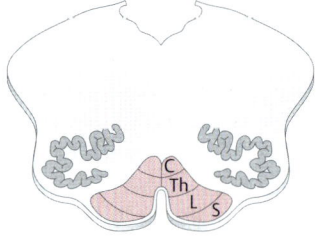

Medulla oblongata

Tractus corticonuclearis

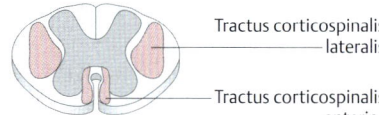

Medulla spinalis

Tractus corticospinalis lateralis

Tractus corticospinalis anterior

Abb. 14.38 Somatotopik der Pyramidenbahn

Klinischer Bezug

Läsionen der Pyramidenbahn: Entsprechend der beschriebenen Somatotopik können Schädigungen der Pyramidenbahn zu typischen Symptomen führen. Eine Läsion im Bereich der Capsula interna (häufig nach Schlaganfall) kann aufgrund der Menge an Fasern, die hier dicht gedrängt verlaufen, zunächst zu einer kompletten schlaffen Lähmung der kontralateralen Körperhälfte führen. Im Verlauf von Tagen bis Wochen wird der Muskeltonus dann spastisch.
Eine voranschreitende Zerstörung der Crura cerebri würde bei einer Schädigung von medial nach lateral zuerst zu kontralateralen motorischen Ausfällen des Gesichtes der oberen Extremität, dann des Rumpfes und schließlich der unteren Extremität führen. Bei einer progredienten Schädigung, die lateral beginnt und nach medial fortschreitet ist der Symptomverlauf andersherum.

Eine Läsion unterhalb der Pyramidenbahnkreuzung hat eine ipsilaterale Lähmung zur Folge.

14.8.11 Der Papez-Neuronenkreis
14.8.11.1 Die Funktion
Der Papez-Neuronenkreis verläuft innerhalb des limbischen Systems (s. S. 436) und hat im engen Zusammenspiel mit dem Hippocampus eine entscheidende Funktion bei der Gedächtnisbildung (vermutlich Voraussetzung für die Übernahme von Informationen in das Langzeitgedächtnis).

14.8.11.2 Der Verlauf **(Abb. 14.39)**
Der Papez-Neuronenkreis beginnt am Hippocampus, wo verschiedenste Informationen in den Neuronenkreis eingespeist werden. Über den Fornix ziehen die Fasern bogenförmig zu den Corpora mammillaria. Dort werden die Informationen auf den Tractus mamillothalamicus (Vicq d'Azyr-Bündel) umgeschaltet und erreichen den Ncl. anterior thalami. Nach Umschaltung im Thalamus projizieren die Fasern in den Gyrus cinguli, der über das Cingulum die Informationen zum Hippocampus zurückschickt. Damit ist der Papez-Neuronenkreis geschlossen.

Klinischer Bezug

Läsionen des Papez-Neuronenkreises: Bei einer Schädigung von Anteilen des Papez-Neuronenkreis treten mehr oder weniger schwere Gedächtnisstörungen im Sinne einer anterograden Amnesie auf: die Betroffenen können sich

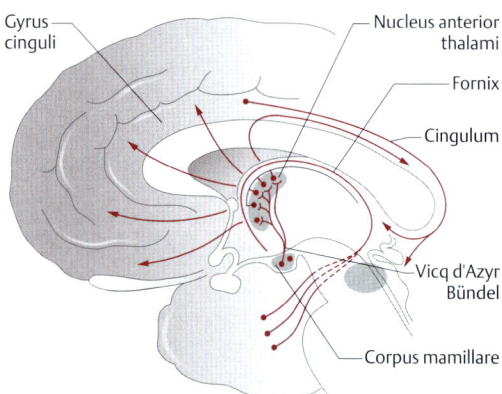

Gyrus cinguli

Nucleus anterior thalami

Fornix

Cingulum

Vicq d'Azyr Bündel

Corpus mamillare

Abb. 14.39 Papez-Neuronenkreis

verschiedenste Inhalte (Personen, Namen, Zeit, etc.) nur noch für wenige Minuten merken, dann vergessen sie sie wieder. Die Gedächtnisinhalte, die vor der Schädigung in das Gedächtnis aufgenommen wurden, bleiben dagegen unberührt.

Check-up
✔ **Wiederholen Sie den Verlauf der Sehbahn und überlegen Sie, welche Bereiche des Gesichtsfeldes bei einem Patienten mit Hypophysenadenom zuerst ausfallen werden.**
✔ **Machen Sie sich den Verlauf der sensiblen Bahnen im Rückenmark noch einmal klar.**
✔ **Verdeutlichen Sie sich die Anordnung der Fasern der Pyramidenbahn in der Capsula interna anhand eines Beispiels: Welche Ausfälle sind bei einer Läsion der Pyramidenbahn im Bereich der Capsula interna zu erwarten und welche Körperseite ist betroffen?**

14.9 Die Hirn- und Rückenmarkshäute

Lerncoach
Beachten Sie beim Lernen der Meningen vor allem die Hohlräume zwischen diesen. Sie haben eine große klinische Bedeutung und sind daher prüfungsrelevant.

14.9.1 Der Überblick und die Funktion
Gehirn und Rückenmark sind von drei Häuten (Meningen) umgeben, die nicht aus Nervengewebe, sondern aus Bindegewebe bestehen. Sie sind mesodermaler Herkunft (s. S. 46). Von außen nach innen unterscheidet man:
- Dura mater
- Arachnoidea
- Pia mater.

Die Dura mater wird auch als harte Hirnhaut oder **Pachymeninx** (pachys, griech. = hart) bezeichnet. Arachnoidea und Pia mater werden auch als **Leptomeninx** (weiche Hirnhäute) zusammengefasst.
Alle drei Meningen finden sich sowohl innerhalb des Schädelknochens als auch innerhalb des Wirbelkanals. Auch wenn der Aufbau der Meningen im Schädel und Rückenmark grundsätzlich gleich ist, gibt es dennoch Unterschiede.
In Schädel umhüllen die Hirnhäute das Gehirn und die Anfangsstrecken der Hirnnerven (Ausnahme: Der N. opticus wird in seinem gesamten Verlauf von den Hirnhäuten umhüllt), im Wirbelkanal das Rückenmark sowie die Spinalganglien und Wurzeln der Spinalnerven.

14.9.2 Die Meningen des Gehirns
14.9.2.1 Die Dura mater
Die **Dura mater** liegt dem Schädelknochen direkt an und verschmilzt dort mit dem Periost (**Abb. 14.40**). Man unterscheidet ein **äußeres und inneres Durablatt**, die durch Kollagenfasern miteinander verbunden sind, sich aber an manchen Stellen voneinander trennen und dabei Hohlräume schaffen: die **Sinus durae matris** (s. S. 499).
Die Dura mater ist beim Säugling fest mit dem Schädelknochen verwachsen, beim Erwachsenen lockert sich die Verbindung im Lauf der Zeit. Dort wo sich die beiden inneren Durablätter treffen, bilden sie die **Falx cerebri**, eine Duraplatte, die sichelförmig im Interhemisphärenspalt von der Crista galli zum Okzipitalpol verläuft und die beiden Großhirnhemisphären voneinander trennt. Über die Crista frontalis ist die Falx cerebri am Schädeldach befestigt. Eine weitere Duraplatte schiebt sich als **Tentorium cerebelli** horizontal zwischen Okzipitallappen und Kleinhirn.
Eine Aussparung, die **Incisura tentorii**, dient zum Durchtritt des Hirnstamms an dieser Stelle.
Über die Sella turcica spannt sich ein Durablatt, das **Diaphragma sellae**. Dieses besitzt eine kleine Öffnung für das Infundibulum der Hypophyse. In der mittleren Schädelgrube umschließen Duraanteile das Ganglion trigeminale Gasseri und bilden auf diese Weise das **Cavum trigeminale**.

14.9.2.2 Die Arachnoidea
Die **Arachnoidea** liegt als feine Hirnhaut von innen direkt der Dura mater an. Zwischen beiden findet sich lediglich eine verbindende Zellschicht des arachnoidalen Neurothels (subdurales Neurothel). Pia mater und Arachnoidea sind durch zahlreiche **spinnengewebsartige Fasern** verbunden, daher auch der Name (arachne, griech. = Spinne, Spinnengewebe). Die Arachnoidea bildet kleine Ausstül-

14

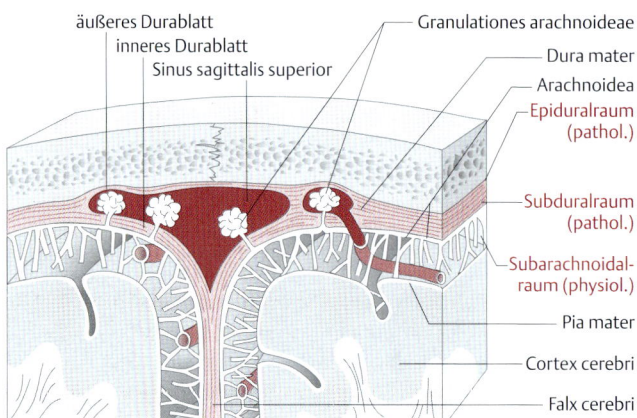

äußeres Durablatt
inneres Durablatt
Sinus sagittalis superior
Granulationes arachnoideae
Dura mater
Arachnoidea
Epiduralraum (pathol.)
Subduralraum (pathol.)
Subarachnoidal-raum (physiol.)
Pia mater
Cortex cerebri
Falx cerebri

Abb. 14.40　Meningen im Frontalschnitt

pungen, die durch die Dura mater hindurch Knochengewebe oder die Sinus durae matris erreichen: **Granulationes arachnoideae** (Pacchioni). Sie leiten Liquorflüssigkeit aus dem äußeren Liquorraum ab (s. S. 494).

Klinischer Bezug

Meningeom: Meningeome sind benigne, langsam wachsende, gut abgrenzbare Tumoren, die meist an der Dura haften und von den Arachnoidalzellen ausgehen. Es handelt sich um einen der häufigsten intrakraniellen Tumoren mit einem Häufigkeitsgipfel zwischen dem 40. und 60. Lebensjahr, wobei Frauen doppelt so häufig wie Männer betroffen sind.
Das Meningeom ist meist an der Falx cerebri, dem Keilbeinrand, der Olfaktoriusrinne oder dem Tentorium cerebelli lokalisiert. Klinisch kann es zu fokalen Anfällen, Herdsymptomatik, Hirndruckanstieg, Kopfschmerzen, Visusveränderungen und Exophthalmus bei Befall des Keilbeinrandes kommen. Weiterhin sind Wesensveränderungen und Geruchsempfindungsstörungen möglich. Die Diagnose wird durch bildgebende Maßnahmen gesichert (CT, MRT). Die Therapie besteht in der Tumorexstirpation, die Prognose ist nach chirurgischer Resektion meist günstig. Bei 15 % der Patienten tritt ein Rezidiv auf, auch eine maligne Entartung ist möglich.

14.9.2.3 Die Pia mater

Die **Pia mater** liegt als innerstes Blatt dem Gehirn direkt an und folgt den Sulci und Gyri der Hirnwindungen. Außerdem umkleidet sie die Blutgefäße, die an der Hirnoberfläche verlaufen.

14.9.2.4 Die arterielle Versorgung

Die arterielle Versorgung der Meningen erfolgt über drei Arterien, die alle in der Dura mater verlaufen:

- **A. meningea anterior:** entspringt aus der A. ethmoidalis anterior (aus der A. carotis interna), versorgt einen kleinen Durabereich in der vorderen Schädelgrube.
- **A. meningea media:** Ast der A. maxillaris (aus der A. carotis externa), zieht durch das Foramen spinosum in den Schädel und versorgt als größter Ast den überwiegenden Teil der Dura mater.
- **A. meningea posterior:** aus der A. pharyngea ascendens, versorgt gemeinsam mit Ästen aus der A. occipitalis und der A. vertebralis die Dura mater der hinteren Schädelgrube.

14.9.2.5 Die Innervation

Die Meningen sind äußerst schmerzempfindlich. Ihre Innervation erfolgt hauptsächlich durch **Äste des N. trigeminus**, lediglich ein kleiner Bereich der hinteren Schädelgrube wird durch den **N. vagus** versorgt. Die jeweiligen Rr. meningei verlaufen in der Dura mater.

14.9.2.6 Die Hohlräume

Zwischen Dura mater und dem Schädelknochen sowie zwischen Dura mater und Arachnoidea existiert normalerweise kein Hohlraum. Im Rahmen z.B. eines Schädel-Hirn-Traumas kann es jedoch zu pathologischen Blutungen zwischen die Meningen kommen (pathologischer Epiduralraum/pathologischer Subduralraum). Physiologischerweise besteht jedoch ein Hohlraum zwischen Arachniodea und Pia mater (Subarachnoidalraum). Dieser wird als **äußerer physiologischer Liquorraum** bezeichnet und ist mit Liquor cerebrospinalis gefüllt.

Klinischer Bezug

Die Epiduralblutung: Im Rahmen eines Schädel-Hirn-Traumas kann es zu Frakturblutungen (z.B. Os temporale) und/oder einer traumatischen **Ruptur von Meningealgefäßen** (meist A. meningea media) in der Dura mater kommen. In diesem Fall bildet sich zwischen Knochen und Dura mater ein pathologischer blutgefüllter Raum (Epiduralhämatom).
Typischerweise kommt es beim Schädel-Hirn-Trauma mit nachfolgender Epiduralblutung zum sog. freien Intervall: Der Patient ist posttraumatisch bewusstlos, wacht dann auf und trübt im Verlauf mehrerer Stunden durch zunehmenden Hirndruck ein. Klinisch bestehen neben der Bewusstseinsstörung zentralen Paresen und eine Mydriasis durch Einklemmung des N. oculomotorius. Die Diagnose wird durch Computertomographie gestellt, in der sich das Hämatom als bikonvexe (linsenförmige) Raumforderung darstellt. Die Therapie besteht in der Entlastungsbohrung bzw. einer Öffnung des knöchernen Schädels um den Hirndruck zu senken.
Das Subduralhämatom: Ein Subduralhämatom ensteht meist durch die Blutung aus einer **Brückenvene** (s. S. 499). Bei der chronischen Blutung (oft bei älteren Menschen) reichen ein geringfügiges Trauma, eine Antikoagulationstherapie oder Streptokinasetherapie aus. Die Entstehung des Hämatoms erstreckt sich dann über Wochen und Monate. Die Patienten klagen über Kopfschmerzen, Müdigkeit, Konzentrationsstörungen und später Hemiparesen. Akute Blutungen treten z.B. nach Schädel-Hirn-Trauma auf. Die Diagnose wird durch Anamnese (Medi-

kamente, Trauma), klinisch und mit bildgebenden Verfahren gestellt (sichelförmige Raumforderung im CT).
Die Subarachnoidalblutung: Auch im physiologisch bestehenden Subarachnoidalraum können Blutungen auftreten, dies meist im Rahmen einer **Arterienruptur im Circulus arteriosus** (s. S. 496). In der Mehrzahl der Fälle handelt es sich um Blutungen durch **Ruptur eines Aneurymas**. Die meisten Blutungen treten zwischen dem 30. und 60. Lebensjahr auf. Symptome sind vernichtend starke Kopfschmerzen, Übelkeit, Erbrechen, Schwindel, Meningismus, neurologische Symptome verschiedenster Art, Blutdruckanstieg und Bewusstlosigkeit. Die Diagnose wird durch Computertomographie gestellt. Neben allgemeinen therapeutischen Maßnahmen (z.B. Sedierung, Blutdruckeinstellung) erfolgt möglichst rasch die Operation mit Clipping des Aneurysmas: dabei wird das blutende Gefäß durch einen Gefäßclip komprimiert. Die Patienten sind in den ersten zwei Wochen vor allem durch Nachblutungen und Gefäßspasmen gefährdet.

14.9.3 Die Meningen im Wirbelkanal

Auch das Rückenmark ist von den drei Meningen Dura mater, Arachnoidea und Pia mater umgeben. Die **Pia mater (spinalis)** liegt dem Rückenmark unmittelbar an. Die **Arachnoidea mater (spinalis)** umschließt die Pia mater und ist mit dieser durch spinnennetzartige Fasern verbunden. Die derbe **Dura mater (spinalis)** befindet sich ganz außen. Die innere Wand des Wirbelkanals ist mit Periost ausgekleidet (**Abb. 14.41**).
Zwischen Dura und Periost befindet sich der **Epiduralraum** (auch: Periduralraum), der mit Fettgewebe und dem Plexus venosus vertebralis internus gefüllt ist. Der liquorgefüllte **Subarachnoidalraum** erstreckt sich wie im Schädel zwischen Pia mater und Arachnoidea.
Eine Besonderheit bilden die **Ligg. denticulata**: sie verlaufen zwischen Pia mater und Dura mater und fixieren das Rückenmark innerhalb des Wirbelkanals. Auf diese Weise verhindern sie eine Schädigungen des Rückenmarks durch Anschlagen an den knöchernen Wirbelkanal.

14

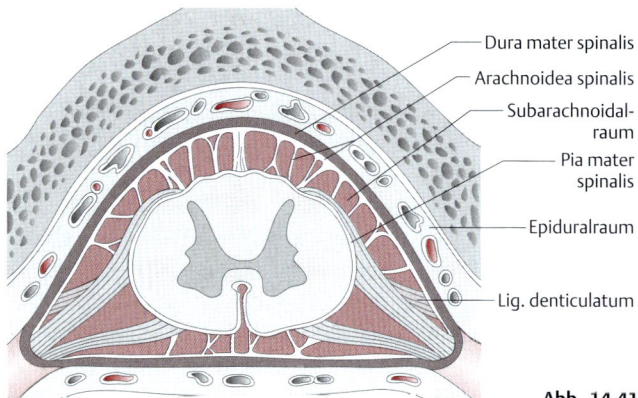

Abb. 14.41 Meningen im Wirbelkanal

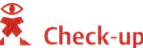

Check-up

✔ Machen Sie sich noch einmal die genauen Lokalisationen der drei Hirnhäute klar.
✔ Wiederholen Sie die möglichen Ursachen für Blutungen zwischen den Meningen.

14.10 Das Liquorsystem

Lerncoach

Beachten Sie vor allem die Topographie des inneren Liquorsystems und führen Sie sich die Strukturen, die das innere Liquorsystem begrenzen, systematisch vor Augen.

14.10.1 Die Übersicht und die Funktion

Man unterscheidet ein **äußeres Liquorsystem** und ein **inneres Liquorsystem**. Beide Systeme stehen im Bereich des vierten Ventrikels miteinander in Verbindung (**Abb. 14.42**).

Das innere Liquorsystem besteht aus vier Ventrikeln (Seitenventrikel I und II, III. Ventrikel und IV. Ventrikel) und dem Aquaeductus mesencephali, der den III. Ventrikel und den IV. Ventrikel verbindet. An den IV. Ventrikel schließt sich der Zentralkanal des Rückenmarks an, der stellenweise verödet ist.

Das Liquorsystem ist mit **Liquor cerebrospinalis** gefüllt. Dem Liquor kommt die Aufgabe zu, das Gehirn und Rückenmark durch ein umgebendes

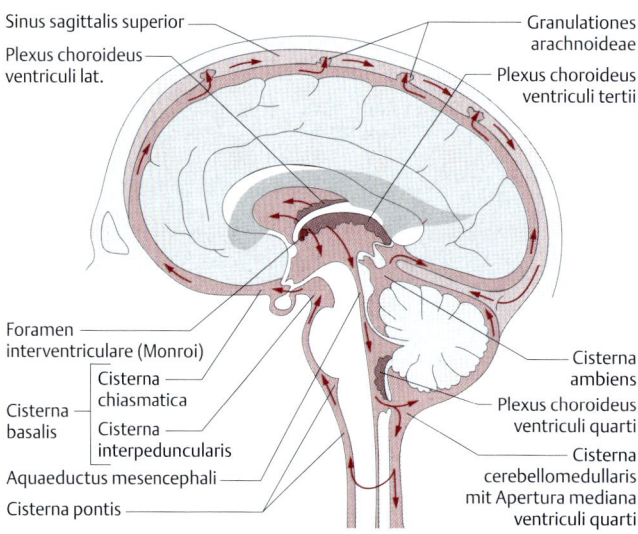

Abb. 14.42 Ventrikel und Liquorzirkulation

Flüssigkeitspolster gegen Schläge zu schützen (äußerer Liquorraum) und den Stoffwechsel des ZNS zu unterstützen (inneres Liquorsystem). Der Liquor wird im **Plexus choroideus** gebildet.

14.10.2 Das innere Liquorsystem

Das innere Liquorsystem besteht aus vier Ventrikeln und dem Aquaeductus mesencephali. Die Ventrikel sind mit Liquor cerebrospinalis gefüllte Hohlräume: Zwei Seitenventrikel (Ventrikel I und II), ein dritter Ventrikel (Ventrikel III) und ein vierter Ventrikel (Ventrikel IV). An den IV. Ventrikel schließt sich der Aquaeductus cerebri an, der sich im Rückenmark in den obliterierten Canalis centralis fortsetzt.

14.10.2.1 Die Seitenventrikel

Die **paarigen Seitenventrikel** (Ventriculi laterales) finden sich jeweils in den Hemisphären des **Telencephalons**. Jeder Seitenventrikel besteht aus einem

- Vorderhorn (Cornu frontale oder anterius) im Frontallappen
- zentralen Teil (Pars centralis) im Parietallappen
- Unterhorn (Cornu temporale oder inferius) im Temporallappen
- Hinterhorn (Cornu occipitale oder posterius) im Okzipitallappen.

Die Seitenventrikel stehen mit dem **dritten Ventrikel** jeweils über das **Foramen interventriculare** (Monroi) in Verbindung. Das Vorderhorn wird lateral und ventral durch den Ncl. caudatus, medial durch das Septum pellucidum und durch den Balken als Dach begrenzt.

Der zentrale Teil wird ebenfalls durch den Balken als Dach und medial durch den Thalamus und Fornix begrenzt. Lateral befindet sich der Ncl. caudatus.

Das Hinterhorn wird komplett durch weiße Substanz des Okzipitallappens begrenzt. Das Unterhorn wird medial und basal durch den Hippocampus, lateral und kranial durch weiße Substanz des Temporallappens begrenzt.

14.10.2.2 Der dritte Ventrikel

Der **dritte Ventrikel** ist ein schmaler Hohlraum in der Tiefe des **Diencephalon**. Die beiden Seitenventrikel gehen jeweils am rechten bzw. linken Foramen interventriculare (Monroi) in den dritten Ventrikel über. Der dritte Ventrikel wird **lateral** durch die beiden Thalami begrenzt. Im Bereich der **Adhesio interthalamica** wird der dritte Ventrikel unterbrochen.

Der dritte Ventrikel wird durch Tela choroidea bzw. Plexus choroideus und Fornix als Dach begrenzt. Die Vorderwand bilden die Commissura anterior und die Lamina terminalis, den Boden Chiasma opticum, Infundibulum, Corpora mammillaria und Tuber cinereum. Die Hinterwand wird durch die Commissura posterior und die Epiphyse gebildet. Es gibt außerdem vier Recessus:

- **Recessus opticus** direkt über dem Chiasma opticum
- **Recessus infundibularis** zieht in das Infundibulum der Hypophyse
- **Recessus suprapinealis** unmittelbar über der Epiphyse
- **Recessus pinealis** am Epiphysenansatz.

Über den **Aquaeductus mesencephali** ist der dritte Ventrikel mit dem **vierten Ventrikel** verbunden. Er wird dorsal durch das Tectum und ventral durch das Tegmentum des Mesencephalons begrenzt.

14.10.2.3 Der vierte Ventrikel

Der vierte Ventrikel liegt im Rhombencephalon. Das Cerebellum mit den Pedunculi cerebelli superiores und dem Velum medullare superius, dem Velum medullare inferius sowie dem Plexus choroideus bilden das Dach des IV. Ventrikels, den Boden bildet die Rautengrube (Fossa rhomboidea, gebildet durch Pons und Medulla oblongata). Am Boden der Rautengrube lassen sich einige kleine Erhebungen ausmachen: Colliculus facialis, Trigonum n. hypoglossi, Trigonum n. vagi, Eminantia medialis.

Der **Canalis centralis** ist die Fortsetzung des IV. Ventrikels in die Medulla spinalis. Es handelt sich hierbei um einen langen, dünnen Fortsatz, der in den größten Teilen des Rückenmarks obliteriert ist.

Im vierten Ventrikel besteht über die paarige **Apertura lateralis** (Luschka) und die unpaare **Apertura mediana** (Magendii) eine Verbindung zwischen innerem und äußerem Liquorsystem.

14

14.10.3 Das äußere Liquorsystem

Das **äußere Liquorsystem** liegt zwischen Arachnoidea und Pia mater im **Subarachnoidalraum**. Dieses System ist an den meisten Stellen äußerst schmal, an manchen Stellen jedoch zisternenartig erweitert:

- **Cisterna cerebellomedullaris (Cisterna magna):** zwischen Kleinhirnunterseite und Medulla oblongata
- **Cisterna basalis:** erstreckt sich von der Crista galli bis zum Foramen magnum und umfasst im vorderen Teil rostral der Sehnervenkreuzung die **Cisterna chiasmatica**. Im hinteren Teil enthält die Cisterna basalis die **Cisterna interpeduncularis**, die **Cisterna ambiens** und die **Cisterna pontocerebellaris**. Die Cisterna interpeduncularis liegt zwischen den Großhirnstielen (s. S. 447), enthält den N. oculomotorius und setzt sich seitlich in die Cisterna ambiens (enthält den N. abducens) fort. Die Cisterna pontocerebellaris liegt lateral der Aperturae laterales des vierten Ventrikels.

14.10.4 Plexus choroidei

Die Plexus choroidei sind zarte, zottenreiche Gebilde, die in die vier Ventrikel hineinragen und den Liquor cerebrospinalis bilden. Insgesamt werden täglich ca. 500 ml Liquor produziert. Der Plexus choroideus besteht histologisch aus einschichtigem kubischen Epithel (Ependymzellen), einer Basalmembran und einem Kapillargeflecht mit gefenstertem Endothel. Das Blut der Plexus choroidei wird vom Liquor durch die **Blut-Liquor-Schranke** getrennt, die hauptsächlich darauf beruht, dass das Plexusepithel im Gegensatz zum Ependym zahlreiche Tight junctions besitzt.

14.10.4.1 Die Lokalisation

Der Plexus choroideus findet sich in den Seitenventrikeln in der Pars centralis und dem Cornu inferius, im Foramen interventriculare, am Dach des dritten Ventrikels und im vierten Ventrikel am Velum medullare inferius. Im vierten Ventrikel ragen kleine Anteile des Plexus choroideus aus den Aperturae laterales heraus in den äußeren Liquorraum (Cisterna pontocerebellaris). Diese Plexusanteile liegen im Kleinhirnbrückenwinkel und werden als **Bochdalek-Blumenkörbchen** bezeichnet.

14.10.5 Der Liquor und die Liquorzirkulation

14.10.5.1 Der Liquor

Im gesamten Liquorsystem befinden sich ca. 150 ml des wasserklaren Liquors. Seine Funktion besteht zum einen in der Lagerung des Gehirns und des Rückenmarks in seiner knöchernen Umhüllung („Wasserbett") und zum anderen in einer Unterstützung des ZNS-Stoffwechsels. Der Plexus choroideus sorgt als sogenannte Blut-Liquor-Schranke dafür, dass die Liquorflüssigkeit durch eine ganz bestimmte Zusammensetzung charakterisiert ist: sehr wenige Zellen (u. a. Leukozyten), sehr wenig Eiweiß, sehr wenig Zucker sowie eine veränderte Ionenkonzentration gegenüber dem Blut.

14.10.5.2 Die Zirkulation des Liquors

Der Liquor fließt aus den Seitenventrikeln über das Foramen interventriculare (Monroi) in den dritten Ventrikel. Auch hier wird in einem eigenen Plexus choroideus Liquor produziert. Der Liquor gelangt über den Aquaeductus mesencephalicus in den vierten Ventrikel. Von hier erreicht der Liquor über die Aperturae laterales bzw. die Apertura mediana den Subarachnoidalraum. Im äußeren Liquorsystem umspült der Liquor Gehirn und Rückenmark und bildet auf diese Weise ein Flüssigkeitspolster. Die Resorption des Liquor cerebrospinalis erfolgt durch die **Granulationes arachnoideae (Pacchioni)**, blumenkohlartige Ausstülpungen der Arachnoidea durch die Dura mater hindurch in das System der venösen Sinus bzw. direkt in den Schädelknochen. Der größte Teil des Liquors wird auf diese Weise in das venöse System aufgenommen. Ähnliche Resorptionsstellen für den Liquor findet man an den Austrittsstellen der Spinal- und Hirnnerven.

Klinischer Bezug

Die Liquorpunktion: Die Länge des Rückenmarks und die genaue Lage des Conus medullaris ist im Rahmen der Liquordiagnostik von Bedeutung. Da das Ende des homogenen Rückenmarkstranges beim Erwachsenen mit dem Conus medullaris auf Höhe L1/2 liegt, erfolgt die **Liquorpunktion zwischen L3 und L4.** Die nach kaudal verlaufenden Spinalnerven der Cauda equina werden durch die Nadel seitlich verdrängt ohne Schaden zu nehmen (s. S. 162).

Klinischer Bezug

Hydrozephalus: Beim Hydrozephalus kommt es zu einer Erweiterung der inneren oder äußeren Liquorräume, oftmals kombiniert mit erhöhtem Hirndruck. Man unterscheidet je nach Pathogenese verschiedene Formen:

- **Hydrocephalus occlusus:** Störungen der Liquorpassage z.B. durch Entzündungen, Tumoren. Die Therapie besteht in der operativen Behebung der Abflussstörung (z.B. Tumorresektion) oder einer Shunt-Einlage.
- **Hydrocephalus malresorptivus:** Verminderung der Liquorresorption z.B. nach Subarachnoidalblutung, eitriger Meningitis, Trauma. Die Therapie besteht in der Shunt-Einlage.
- **Hydrocephalus hypersecretorius:** vermehrte Liquorsekretion als Folge von Intoxikationen, Entzündungen und Tumoren (Plexuspapillom). Auch hier besteht die Therapie in der Anlage eines Ventrikelshunts, bzw. operativer oder radiologische Tumorbekämpfung.
- **Hydrocephalus e vacuo:** primäre Hirnatrophie mit relativer Erweiterung der Liquorräume. Der Hirndruck ist bei dieser Form des Hydrocephalus nicht gesteigert!

Klinisch sind die Symptome bei den ersten drei Formen weitgehend ähnlich: durch die intrakranielle Drucksteigerung kann es zu Kopfschmerzen, Übelkeit, Erbrechen, Persönlichkeitsveränderungen, motorischen Störungen, Harninkontinenz und in schweren Fällen zu Bewusstlosigkeit und Koma kommen. Beim Säugling kommt es durch die noch nicht geschlossenen knöchernen Schädelnähte zu Veränderungen des Kopfumfangs („Wasserkopf") und erweiterten, gespannten oder vorgewölbten Fontanellen.

Check-up
✔ **Verdeutlichen Sie sich den Fluss des Liquors durch das innere und äußere Liquorsystem. Beginnen Sie im Seitenventrikel und verfolgen Sie den Fluss bis zu den Granulationes arachnoideae.**
✔ **Machen Sie sich auch nochmal die Lage der Ventrikel und ihre Begrenzungen klar.**

14.11 Die Gefäße des ZNS

Lerncoach
Achten Sie im folgenden Kapitel darauf, dass die Arterien des ZNS in ihrem Verlauf nicht korrespondierenden Venen entsprechen. Dies ist ein Unterschied zu den meisten anderen arteriellen und venösen Versorgungsgebieten des Körpers.

14.11.1 Der Überblick

Das Gehirn wird von vier Arterien versorgt: zwei **Aa. carotides internae** und zwei **Aa. vertebrales**. Um den Hypophysenstiel herum bilden sie einen Arterienring, den **Circulus arteriosus (Willisii)**. Die perikaryenreiche graue Substanz des Gehirns und Rückenmarks ist insgesamt stärker durchblutet als das perykarienarme, myelinisierte Mark.

Der venöse Abfluss erfolgt über oberflächliche und tiefe Venen sowie weitlumige venöse Blutleiter, die innerhalb der Dura mater verlaufen (sog. Sinus).

14.11.2 Die Blut-Hirn-Schranke

Im ZNS sind die Gefäße mit einem speziellen Gefäßendothel ausgestattet, das kontinuierlich Tight junctions aufweist. Astrozyten induzieren die Ausbildung dieses speziellen Endothels. Die Blut-Hirn-Schranke wirkt „selektiv" in Bezug auf die Molekülgröße und Ionenladung verschiedener Substanzen (z.B. Hormone, Medikamente, toxische Stoffe).

Klinischer Bezug

Schrankenstörung: Wenn unter pathologischen Bedingungen (z.B. nach Traumata, bei Intoxikationen, bei Entzündungen und Tumoren) die Blut-Hirn-Schranke gestört ist, spricht man von einer Schrankenstörung.

In einigen Gebieten des ZNS gibt es keine Blut-Hirn-Schranke – hier können Stoffe aus dem Blut frei durch fenestrierte Kapillaren in das ZNS übertreten:
- Eminentia mediana am Infundibulum hypophysialis
- Area postrema am Boden der Rautengrube
- Epiphyse

14

- Plexus choroideus
- Subfornikalorgan im Dach des dritten Ventrikels zwischen den Foramina interventricularia
- Organum vasculorum laminae terminalis in der Lamina terminalis, am rostralen Ende des dritten Ventrikels.

Aufgrund ihrer besonderen Lage werden einige dieser Strukturen auch als zirkumventrikuläre Organe bezeichnet: Eminentia mediana, Area postrema, Subfornikalorgan und Organum vasculorum laminae terminalis.

14.11.3 Die arterielle Versorgung

Das Gehirn wird durch die A. carotis interna und die A. vertebralis beider Seiten versorgt (**Abb. 14.43**). Die Arterien sind durch eine kreisförmige Anastomose, den Circulus arteriosus (Willisii) miteinander verbunden. Über diese Anastomose können Verengungen in gewissem Rahmen kompensiert werden.

14.11.3.1 A. carotis interna (vgl. S. 106)

Die A. carotis interna ist ein Ast der A. carotis communis und zieht ohne Abgabe weiterer Arterien durch die Schädelbasis, wobei sie einen s-förmigen Verlauf durch den Carotissiphon nimmt. Der Carotissiphon zieht dabei im letzten Stück durch den Sinus cavernosus (s. S. 500).
Zunächst gibt die A. carotis interna innerhalb des Schädels einige kleine Äste ab (A. ophthalmica, A. choroidea, A. hypophysialis superior) und teilt sich dann in die A. cerebri anterior und A. cerebri media auf.

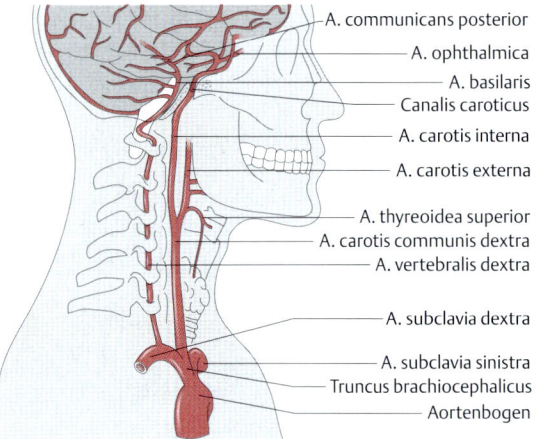

A. communicans posterior
A. ophthalmica
A. basilaris
Canalis caroticus
A. carotis interna
A. carotis externa

A. thyreoidea superior
A. carotis communis dextra
A. vertebralis dextra

A. subclavia dextra

A. subclavia sinistra
Truncus brachiocephalicus
Aortenbogen

14.11.3.2 A. vertebralis (vgl. S. 107)

Die A. vertebralis ist ein Abgang der A. subclavia. Sie verläuft durch die Querfortsätze der Zervikalwirbel und tritt zwischen Atlas und Os occipitale in den Wirbelkanal. Nach Durchtritt durch das Foramen magnum vereinigen sich die Aa. vertebrales beider Seiten am Unterrand des Pons zur A. basilaris. Die A. basilaris teilt sich dann wiederum in die beiden Aa. cerebri posteriores.

14.11.3.3 Circulus arteriosus (Willisii)

Der Circulus arteriosus Willisii wird durch die oben beschriebenen vier Arterien gespeist. Er stellt somit eine Verbindung zwischen diesen Arterien dar. Diese Gefäße sind jeweils miteinander verbunden: so kommuniziert die A. cerebri anterior beider Seiten über die A. communicans anterior, die A. cerebri media ist nach dorsal über die A. communicans posterior mit der A. cerebri posterior verbunden (**Abb. 14.44**).

👁
◄✎ **Das Lernen der Versorgungsgebiete der Arterien könnte Ihnen leichter fallen, wenn Sie sich immer deutlich machen, welche funktionellen Ausfälle bei einem Gefäßverschluss zu erwarten sind.**

A. cerebri anterior
Die A. cerebri anterior entspringt beidseits aus der A. carotis interna und verschwindet zwischen den beiden Hemisphären im vorderen Hemisphärenspalt. Dort windet sie sich um das Rostrum des Balken bis fast zum Sulcus parietooccipitalis und versorgt den basalen Kortex des Frontallappens und den gesamten medialen Kortex des Frontal- und Parietallappens bis zum Sulcus occipitoparietalis (**Abb. 14.45a**). Mit ihren kleinen Endästen greift die A. cerebri anterior über die Mantelkante hinweg und versorgt ca. 1 cm des konvexen, außen anliegende Kortex des Frontal- und Parietallappens.

Abb. 14.43 Zuführende Gefäße

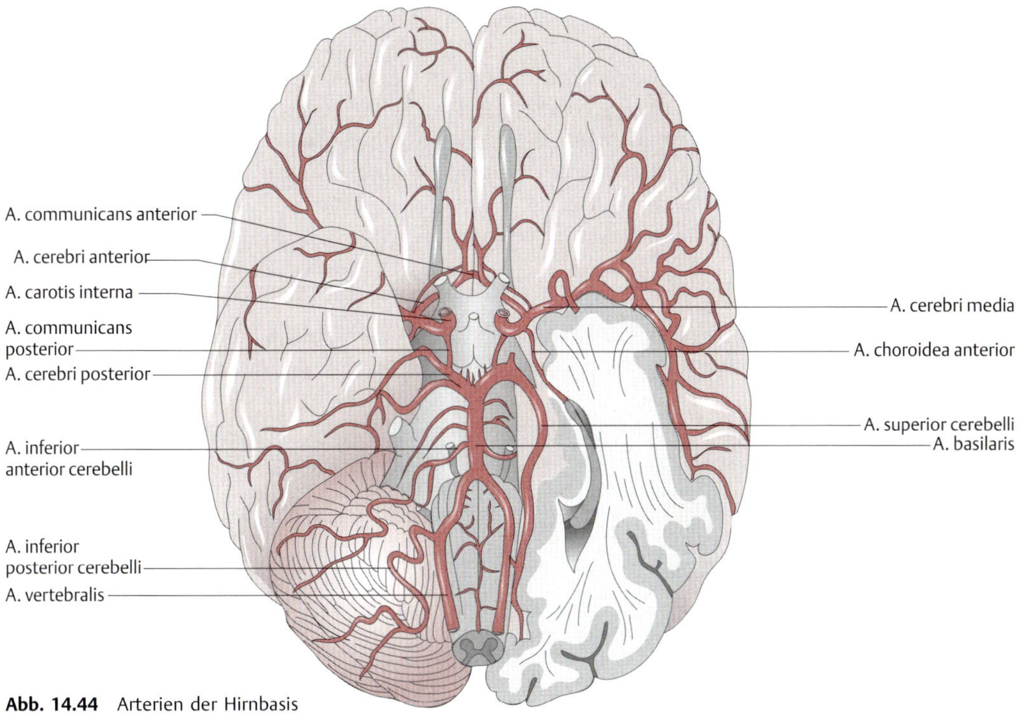

A. communicans anterior

A. cerebri anterior

A. carotis interna

A. communicans posterior

A. cerebri posterior

A. inferior anterior cerebelli

A. inferior posterior cerebelli

A. vertebralis

A. cerebri media

A. choroidea anterior

A. superior cerebelli
A. basilaris

Abb. 14.44 Arterien der Hirnbasis

Da die A. cerebri anterior einen Teil des motorischen Kortex versorgt, kommt es bei einem Verschluss der A. cerebri anterior typischerweise zu einer beinbetonten sensomotorischen Hemiparese der kontralateralen Seite und einer zentralen Blasenstörung.

A. cerebri media
Die A. cerebri media entspringt ebenfalls aus der A. carotis interna und ist die stärkste der drei großen Gehirnarterien. Sie versorgt sowohl kortikale als auch medulläre Teile des Telencephalons, außerdem Anteile des Diencephalons und die Insula (**Abb. 14.45b**). Die A. cerebri media setzt die Verlaufsrichtung der A. carotis interna fort, verschwindet

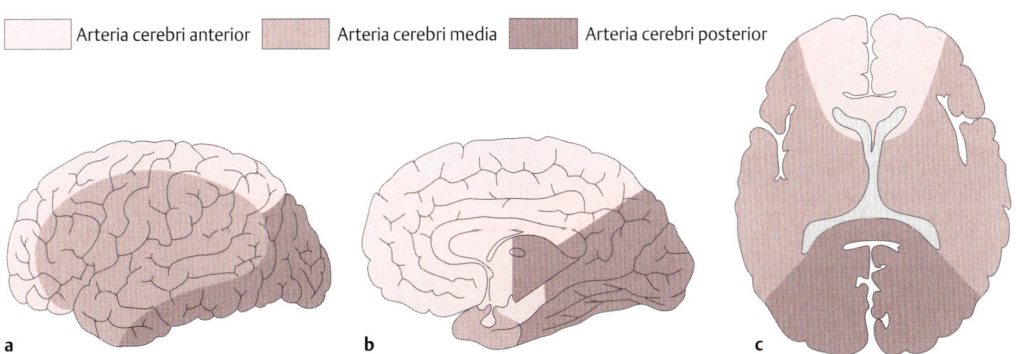

Arteria cerebri anterior   Arteria cerebri media   Arteria cerebri posterior

a   b   c

Abb. 14.45 Arterielle Versorgungsgebiete des Gehirns: (a) lateral, (b) von medial, (c) im Horizontalschnitt

lateral in der Tiefe des Telencephalons. Sie gibt dort zahlreiche Äste an die **Capsula interna** und die **Basalganglien** ab (s. S. 432) und wird erst wieder im **Sulcus lateralis** sichtbar. Sie versorgt mit ihren Ästen die obere Außenfläche des Temporallappens und die konvexen Kortexbereiche des Frontal- und Parietallappens. Ihre Endäste liegen nicht weit von den Endästen der A. cerebri anterior entfernt.

Bei einem **Verschluss der A. cerebri media** kommt es u. a. zu einer Aphasie (s. S. 432) sowie einer kontralateralen brachiofazial betonten sensomotorischen Hemiparese.

MERKE

Zwischen A. cerebri anterior und A. cerebri media bestehen keine Anastomosen.

A. cerebri posterior
Die A. cerebri posterior entspringt aus der A. basilaris und zieht nach Abgang aus dem Circulus arteriosus in Richtung Okzipitallappen. Auf ihrem Weg dorthin verläuft sie am Unterrand des **Temporallappens** (im hinteren Bereich zwischen Temporallappen und Tentorium cerebelli) und versorgt dessen basale Bereiche. Außerdem versorgt sie den **Okzipitallappen** einschließlich primärer und sekundärer Sehrinde (**Abb. 14.45c**).

Bei einem **Verschluss der A. cerebri posterior** treten dementsprechend vor allem visuelle Ausfälle auf (s. S. 480). Sind beide A. cerebri posteriores verschlossen (z. B. bei einem Verschluss der A. basilaris), kommt es zur kompletten Blindheit.

Die Arterien des Circulus arteriosus und seine Äste sowie die Venen des zentralen Nervensystems verlaufen im **Subarachnoidalraum**. Bei Blutungen (beispielsweise im Rahmen einer Aneurysmablutung) findet sich entsprechend Blut und dessen Abbauprodukte in allen Teilen des Subarachnoidalraums und ggf. auch im inneren Liquorsystem. Die Meningealgefäße verlaufen hingegen im Epiduralraum.

14.11.3.4 Die arterielle Versorgung von Hirnstamm und Cerebellum

Hirnstamm und Kleinhirn werden vornehmlich durch die **Aa. vertebrales** versorgt. Dabei gibt die A. vertebralis kleine Äste an die **Medulla oblongata**

ab. Nach Vereinigung der Aa. vertebrales zur **A. basilaris** ziehen von dieser kleine Arterien nach lateral und versorgen **Pons und Mesencephalon**.

Die arterielle Versorgung des **Cerebellums** erfolgt über die A. superior cerebelli sowie die A. inferior anterior cerebelli (beide aus der A. basilaris) und die A. inferior posterior cerebelli (aus der A. vertebralis). Die **A. superior cerebelli** versorgt den oberen, dem Okzipitallappen zugewandten Anteil des Cerebellums. Die **A. inferior anterior cerebelli** versorgt den mittleren Abschnitt, die **A. inferior posterior cerebelli** den unteren, dem Foramen magnum zugewandten Abschnitt.

14.11.3.5 Die arterielle Versorgung des Rückenmarks

Das Rückenmark wird arteriell von den Aa. vertebrales und der Aorta descendens versorgt. Längs verlaufen die **A. spinalis anterior** und die beiden **Aa. spinales posteriores** (aus der A. vertebralis). Das Blut der A. vertebralis versorgt den oberen Abschnitt des Zervikalmarks.

Segmental, d. h. quer, verlaufen die **Rr. spinales** (aus den Aa. vertebrales bzw. aus Aortenästen: Interkostal- und Lumbalarterien). Aa. spinales und Rr. spinales sind durch zahlreiche **Anastomosen** miteinander verbunden und bilden ein Geflecht um das Rückenmark (**Abb. 14.46**).

Die **Rr. spinales** entspringen im Zervikalbereich aus Ästen der A. subclavia, im Thorakalbereich aus den Aa. intercostales, im Lumbalbereich aus den Aa. lumbales, im Sakralbereich aus der A. sacralis lateralis und aus der A. iliolumbalis (aus den Aa. iliacae internae). Die Rr. spinales treten durch die Foramina intervertebralia in den Wirbelkanal ein und

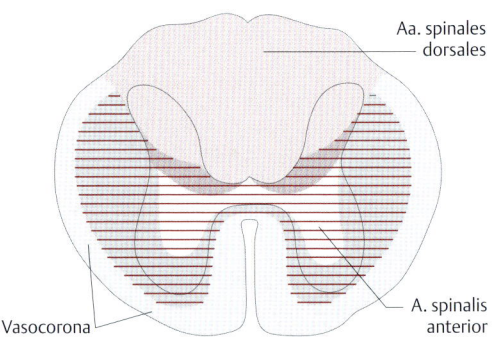

Abb. 14.46 Arterielle Versorgung des Rückenmarks

teilen sich in dorsale und ventrale Äste auf. Die Größe der Gefäße variiert; im Bereich der Intumnescentia lumbalis (Th12–L3) tritt die kaliberstärkste Arterie an das Rückenmark (**A. radicularis magna** = Adamkiewicz-Arterie).

Die A. spinalis anterior versorgt vor allem das Vorderhorn, die Basis der Hinterhörner und den Vorderseitenstrang. Die Aa. spinales posteriores versorgt die Hinterstränge und den übrigen Anteil der Hinterhörner.

14.11.4 Die venöse Versorgung

Die venöse Versorgung des Gehirns erfolgt über Venen und venöse Blutleiter (Sinus), wobei die dünnwandigen, klappenlosen Venen in die venösen Blutleiter einmünden. Das venöse Blut des Gehirns wird dann fast ausschließlich über die V. jugularis interna Richtung Herz weitergeleitet.

Die Venen des Gehirns verlaufen unabhängig von den Arterien und werden in oberflächliche (Vv. cerebri superficiales) und tiefe Venen (Vv. cerebri profundae) unterteilt.

14.11.4.1 Vv. cerebri superficiales

Die **oberflächlichen Venen** des Gehirns verlaufen alle im **Subarachnoidalraum** und leiten das venöse Blut des Kortex und des unmittelbar darunter liegenden Marks dem Sinus sagittalis superior und den basalen Sinus zu. Man unterscheidet Vv. cerebri superiores und Vv. cerebri inferiores sowie die V. cerebri media superficialis.

Die **Vv. cerebri superiores** leiten das venöse Blut der oberen lateralen und medialen Hemisphären zum Sinus sagittalis superior (s. u.). Sie verlaufen dabei entlang der Sulci. Die **V. cerebri media superficialis** leitet das venöse Blut aus dem Bereich des Sulcus lateralis in den Sinus sphenoparietalis oder in den Sinus cavernosus. Sie verläuft im Sulcus lateralis. Die **Vv. cerebri inferiores** nehmen venöses Blut aus den unteren lateralen Anteilen des Temporal- und Okzipitallappens auf, sie münden vor allem im Sinus transversus und Sinus sigmoideus.

14.11.4.2 Vv. cerebri profundae

Die **tiefen Hirnvenen** nehmen das venöse Blut des Marks und des Diencephalons auf und münden alle in die **V. cerebri magna**. Die V. cerebri magna entsteht aus dem Zusammenfluss von zwei Vv. cerebri internae und zwei Vv. basales.

Die V. cerebri magna mündet nach kurzem Verlauf unterhalb des hinteren Balkenendes im Sinus rectus. Weitere kleine Venen von der Kleinhirnoberfläche und dem Okzipitallappen münden in der V. cerebri magna.

Die **V. cerebri interna** drainiert Blut aus dem Gebiet des dorsalen Thalamus, Pallidum und Striatum.

Die **V. basalis** entsteht durch Vereinigung der V. cerebri anterior und V. cerebri media profunda. Die V. cerebri anterior nimmt Blut aus den tiefgelegenen Strukturen des Frontallappens auf. Die V. cerebri media profunda zieht von der Insula nach medial und transportiert Blut aus der Region um Pallidum und Putamen. Die V. basalis nimmt in ihrem Verlauf um den Hirnstamm zur V. cerebri magna Blut von Hypothalamus, Hirnstamm und dem basalen Temporallappen auf.

14.11.4.3 Sinus durae matris (**Abb. 14.47**)

Die **Sinus durae matris** werden auch als **venöse Blutleiter** bezeichnet. Sie entstehen durch Hohlräume, die durch die **inneren Blätter der Dura mater** gebildet werden (s. S. 489). Die Sinus durae matris nehmen das Blut von Gehirn, Hirnhäuten und Orbitae auf und führen es der **V. jugularis interna** zu.

Über sogenannte **Vv. emissariae** stehen die Sinus durae matris mit den oberflächlichen Venen der Kopfhaut in Verbindung und durchziehen das knöcherne Schädeldach. Die **Vv. diploicae** liegen in der Spongiosa der Schädelknochen und haben Verbindung zu den Vv. emissariae. Dadurch ist ebenfalls eine Verbindung zu den Sinus durae matris und den äußeren Kopfvenen gegeben.

Der dominierende Blutleiter ist der **Sinus sagittalis superior**. Er verläuft in der Basis der Falx cerebri und sammelt vor allem das Blut der Vv. cerebri superiores auf. Er mündet im Confluens sinuum.

Im unteren Teil der Falx cerebri verläuft der **Sinus sagittalis inferior**, er mündet zusammen mit der V. cerebri magna im Sinus rectus, der schließlich ebenfalls im Confluens sinuum mündet.

Der **Confluens sinuum**, ein venöser Zusammenfluss mehrerer Sinus am Okzipitalpol, setzt sich nach lateral als **Sinus transversus** nach beiden Seiten fort und geht dann in den s-förmigen **Sinus sigmoideus** über. Dieser mündet in die V. jugularis interna

14

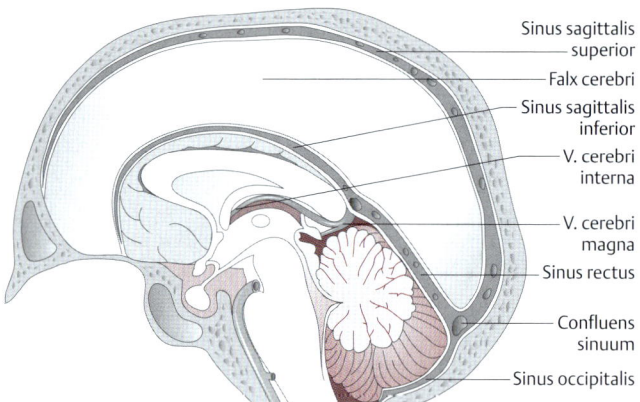

Sinus sagittalis superior
Falx cerebri
Sinus sagittalis inferior
V. cerebri interna
V. cerebri magna
Sinus rectus
Confluens sinuum
Sinus occipitalis

Abb. 14.47   Sinus durae matris

(Bulbus v. jugularis) und verlässt über das Foramen jugulare den Schädel.

Zwischen vorderer und mittlerer Schädelgrube verläuft entlang den Keilbeinflügeln der **Sinus sphenoparietalis** nach medial, er endet im Sinus cavernosus.

Der **Sinus cavernosus** ist ein venöses Geflecht, das – vom äußeren und inneren Durablatt umkammert – die Hypophyse links und rechts umschließt. Lateral des Sinus cavernosus liegt das Cavum trigeminale. Durch den **Sinus cavernosus** zieht der Siphon der A. carotis interna sowie der N. abducens. N. oculomotorius, N. trochlearis. N. ophthalmicus und N. maxillaris des N. trigeminus verlaufen an der lateralen Wand des Sinus cavernosus.

MERKE

Der Sinus cavernosus hat über die V. ophthalmica superior Verbindung zu oberflächlichen Venen des Gesichtsbereiches (V. angularis und V. facialis) (s. S. 108).

Klinischer Bezug

Sinus cavernosus-Thrombose: Erreger, die beispielsweise im Rahmen einer Furunkelbildung im Einzugsbereich der V. angularis oder V. facialis Richtung Sinus cavernosus eingeschwemmt werden, können dort zur eitrigen Sinus cavernosus-Thrombose führen. Folgen sind u. a. der Ausfall von Hirnnerven, die durch oder in der Nähe des Sinus cavernosus verlaufen, wobei der 3. Hirnnerv in der Regel zuerst betroffen ist. Die Nachbarschaft des Sinus zu den Meningen kann zudem zur eitrigen Meningitis führen. Die Therapie erfolgt mittels Antikoagulatien, im Falle einer Meningitis mit Antibiotika.

Über den **Sinus petrosus superior** hat der Sinus cavernosus Anschluss an den Sinus sigmoideus und über den **Sinus petrosus inferior** an die V. jugularis interna. Sinus petrosus superior und inferior verlaufen am oberen bzw. unteren Rand der Felsenbeinpyramide. Nach dorsal ist der Sinus cavernosus mit dem **Sinus basilaris** verbunden. Dieser mündet ebenfalls in die V. jugularis interna.

14.11.4.4 Die venöse Versorgung von Hirnstamm und Cerebellum

Das venöse Blut aus Mesencephalon, Pons und den oberen Anteilen des Cerebellum fließt vor allem über de **V. cerebri magna** ab. Der untere Anteil des Cerebellums und die Medulla oblongata geben ihr venöses Blut vor allem an den Sinus occipitalis (mündet wiederum in den Confluens sinuum), die V. spinalis posterior und V. spinalis anterior ab.

14.11.4.5 Die venöse Versorgung des Rückenmarks

Der venöse Abfluss erfolgt am Rückenmark ähnlich der arteriellen Versorgung über eine V. spinalis anterior und eine V. spinalis posterior. Diese finden ihren Blutabfluss über segmentale Venen (Vv. intercostales, Vv. lumbales) und über den epiduralen Venenplexus **(Plexus venosus vertebralis internus)**.

Der epidurale Venenplexus steht mit den Sinus durae matris, den segmentalen Venen und dem Plexus venosus vertebralis externus in Verbindung. Dieser bildet ein Geflecht um die Wirbelkörper und deren Dornfortsätze.

Klinischer Bezug

Intrazerebrale Blutungen: Intrazerebrale Blutung gehören zu den gefährlichsten und folgenschwersten Erkrankungen in der Neurologie. Ursache ist meist ein arterieller Hypertonus und Arteriosklerose. Häufig sind auch rupturierte Aneurysmen oder Angiome für die Blutung verantwortlich. Intrazerebrale Blutungen entstehen meist innerhalb von Stunden und Tagen. Klinisch können Kopfschmerzen, Erbrechen, sensomotorische Störungen und Bewusstlosigkeit auftreten. Als Komplikationen können u.a. Blutungseinbrüche in das Ventrikelsystem sowie eine Hirnstammmeinklemmung mit Atem- und Kreislaufstillstand auftreten. Kleinere Blutungen werden lediglich klinisch überwacht, größere Blutungen werden ggf. chirurgisch versorgt: Kommt es innerhalb eines Blutungsgeschehens zu einer Raumforderung mit Hirndruckanstiegs erfolgt die osteoplastische Kraniotomie (temporäre Abnahme der Knochendecke im betroffenen Areal).

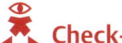 **Check-up**

✔ Machen Sie sich noch einmal klar, welche drei Arterien für die Versorgung des Telencephalon zuständig sind und welche Ausfälle jeweils bei einem Verschluss zu erwarten sind.

✔ Wiederholen Sie die venösen Blutleiter des Gehirns und überlegen Sie, warum eine Entzündung im Gesichtsbereich zu einer Meningitis führen kann. Wie ist das anatomisch zu erklären?

14

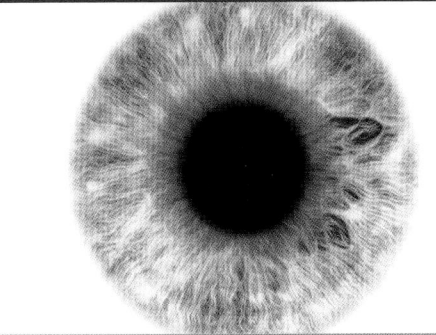

Seh-, Hör- und Gleichgewichtsorgan

Wasserfall vor dem Auge

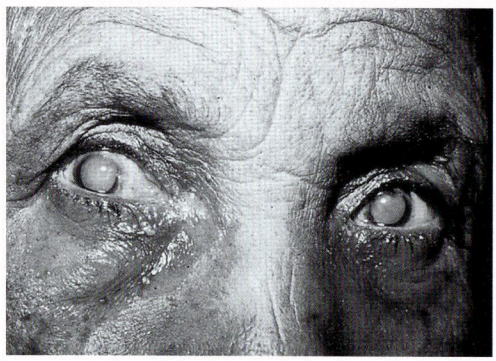

Bilaterale Katerakt.

Im Mittelalter gab es den Beruf des Starstechers. Die Mitglieder dieser Zunft hatten sich auf die Behandlung einer einzigen Krankheit spezialisiert: des grauen Stars. Sie durchstachen die Hornhaut und löffelten die beim Starleiden trüb gewordene Linse aus. Das Operationsprinzip ist bis heute im Grundsatz das Gleiche geblieben.

Einer modernen Staroperation muss sich die 68-jährige Erna W. unterziehen. Sie leidet an Altersstar, einer typischen Augenkrankheit älterer Menschen. Durch diese Erkrankung der Linse nimmt die Sehkraft ab, obwohl der eigentliche Sehapparat – Stäbchen und Zapfen der Netzhaut sowie der Sehnerv – noch intakt ist. Doch durch die getrübte Linse fällt immer weniger Licht auf die Retina. Mehr über die Anatomie des Auges erfahren Sie auf den folgenden Seiten.

Grauweiße Trübungen in der Linse

Erna W. strickt für ihr Leben gerne. Allerdings strengt es sie in letzter Zeit an. Bei komplizierten Mustern hat sie Schwierigkeiten, den richtigen Faden zu finden. Und wenn es draußen sehr hell ist, trägt sie lieber einen Sonnenhut mit breiter Krempe. Sie hat das Gefühl, dann besser sehen zu können. Schließlich geht die 68-Jährige zu ihrer Augenärztin. Diese untersucht die Augen im fokalen Licht und sieht sofort die grauweißen Trübungen in der Linse: Erna W. leidet am grauen Star, in der Medizin Katarakt (griech. Wasserfall) genannt.

Im Dunkeln besser als im Hellen

Die häufigste Starform ist der Altersstar oder Cataracta senilis. Im Laufe des Lebens wird die Linse immer härter, einzelne Fasern der Linse können trüb werden, bis schließlich die ganze Linse von weiß-grauen radiären Trübungen durchsetzt ist. Typisch für eine Katarakt ist, dass der Kranke bei weniger Licht besser sieht als bei Helligkeit: In der Dämmerung wird die Pupille weit und der Starpatient kann dann an der Linsentrübung „vorbeisehen".

Blaue Augen können eintrüben

Am grauen Star leiden nicht ausschließlich ältere Menschen: Eine Katarakt kann sogar angeboren sein, wenn die Mutter während der Schwangerschaft an Röteln oder Windpocken erkrankt war. Auch Diabetiker leiden häufiger am grauen Star. Nicht zuletzt kann eine Prellung der Augenlinse, z.B. durch einen Schlag aufs Auge, eine Linsentrübung nach sich ziehen.

Medikamente sind beim grauen Star nutzlos. Die einzige mögliche Behandlung ist die Staroperation. Dabei wird die getrübte Linse entfernt und eine Kunstlinse eingesetzt.

Auge unter dem Mikroskop

Auch Erna W. unterzieht sich nach einigen Monaten einer Staroperation. Zunächst wird ihr linkes Auge operiert. Sie erhält lediglich eine lokale Betäubung und wartet ungeduldig, bis die Ärzte unter ihren Mikroskopen das Auge operiert haben. Nach einer halben Stunde ist alles vorbei. Wenige Tage später wird sie aus dem Krankenhaus entlassen. Vom Operationsergebnis ist Erna W. so begeistert, dass sie sich in einem Jahr auch das andere Auge operieren lassen möchte.

15 Seh-, Hör- und Gleichgewichtsorgan

15.1 Das Auge

Lerncoach
- Bei den Sinnesorganen überschneiden sich die Fächer Anatomie, Histologie und Physiologie sehr stark, so dass fächerübergreifendes Lernen hier besonders wichtig für das Verständnis ist.
- Achten Sie beim Lesen besonders auf die Funktion und die Innervation der Augenmuskeln sowie auf den makroskopischen Aufbau des Bulbus.

15.1.1 Der Überblick
Zum Auge gehört der Augapfel (Bulbus oculi) einschließlich Sehnerv, die Augenlider, der Tränenapparat und die äußeren Augenmuskeln. In der Retina (Netzhaut) wandeln die Photosensoren die Lichteindrücke in elektrische Signale um. Von dort aus erreichen sie über den Sehnerv den Okzipitallappen (s. S. 426). Abb. 15.1 zeigt den Aufbau des Auges.

15.1.2 Die Entwicklung (vgl. S. 57)
Entwicklungsgeschichtlich ist das Auge eine Ausstülpung des Gehirns. Aus dem Dienzephalon, einem der fünf sekundären Hirnbläschen (welches wiederum aus dem Neuroektoderm entsteht), stülpen sich während des ersten Entwicklungsmonats die beiden Augenbläschen aus. Weitere Teile des Auges entstehen aus Oberflächenektoderm (z.B. die Linse und ein Teil der Hornhaut) und Mesenchym (z.B. die Zonulafasern und der Glaskörper).

15.1.3 Die Topographie
Jedes Auge liegt in einer pyramidenförmigen Orbitahöhle, wobei an jeden Augapfel sieben verschiedene Knochen des Gesichtsschädels grenzen (Abb. 15.2).
- medial: Os lacrimale und Os ethmoidale
- lateral: Os zygomaticum, Os sphenoidale (Ala major)
- Dach: Os frontale, Os sphenoidale (Ala minor)
- Boden: Os zygomaticum, Os maxillare und Os palatinum
- Spitze: Os palatinum und Os sphenoidale.

Nach ventral werden die Augen von den Augenlidern bedeckt.

Überträgt man das Modell in Abb. 15.2 auf ein Blatt Papier, schneidet es aus und klebt es zusammen, so erhält man ein pyramidenförmiges Modell der an die rechte Orbita angrenzenden Knochen.

15.1.4 Der makroskopische Aufbau
15.1.4.1 Der Lidapparat
Die ventrale Begrenzung des Bulbus bilden Ober- und Unterlid (Palpebra superior et inferior). Sie werden durch Faserplatten aus kollagenem Bindegewebe verstärkt (Tarsus superior et inferior). In diesen Lidplatten liegen sowohl die Meibom-Drüsen (tiefe Talgdrüsen des Lids) als auch die Moll-Drüsen (apokrine Schweißdrüsen = Duftdrüsen des Lids). Die oberflächlich am Lid gelegenen Talgdrüsen bezeichnet man als Zeiss-Talgdrüsen.

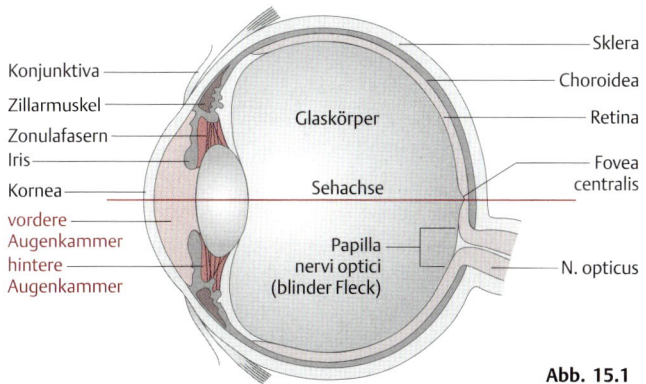

Abb. 15.1 Aufbau des Auges im Längsschnitt

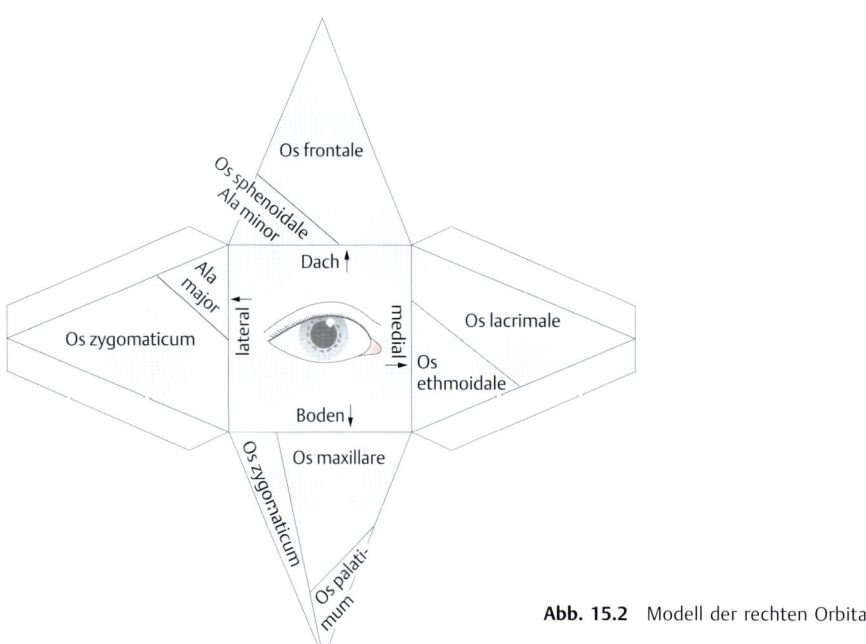

Abb. 15.2 Modell der rechten Orbita

Klinischer Bezug

Gerstenkorn: Eine akute Infektion der Liddrüsen mit schmerzhafter Schwellung bezeichnet man als Gerstenkorn (Hordeolum).

Der Lidschluss erfolgt durch den **M. orbicularis oculi** (Inn.: N. facialis), die Lidöffnung durch den **M. levator palpebrae superior** (Inn.: N. oculomotorius), die Weite der Lidspalte wird durch die **Mm. tarsales superior et inferior** (glatte Muskulatur, sympathische Innervation) reguliert.
Sowohl die Vorderseite des Bulbus als auch die Rückfläche der Lider wird von Bindehaut **(Konjunktiva)** ausgekleidet. Die Umschlagfalte der Konjunktiva vom Bulbus zum Lid wird **Fornix conjunctivae** (superior bzw. inferior) genannt. Die Tränendrüse **(Glandula lacrimalis)** liegt lateral am Oberlid, ihr Ausführungsgang mündet in den Fornix conjunctivae superior.

15.1.4.2 Der Tränenapparat

Die seröse **Glandula lacrimalis** (Tränendrüse) liegt lateral am oberen Rand der knöchernen Orbita und wird durch den M. palpebralis superior eingeteilt in eine Pars orbitalis und eine Pars palpebrae.

Die parasympathische Innervation erfolgt über das Ganglion pterygopalatinum (s. S. 125).
Die Tränenflüssigkeit wird von der Glandula lacrimalis permanent, wenn auch in schwankender Menge, sezerniert. Sie befeuchtet und reinigt die vordere Augenoberfläche. Zum Schutz vor Verdunstung ist sie von einer Lipidschicht bedeckt (Produkt der Meibom-Drüsen).
Die aus den Ductuli excretorii der Tränendrüse in die Fornix conjunctivae superior abgegebene Tränenflüssigkeit wird durch den Lidschlag gleichmäßig über das Auge verteilt. Sie sammelt sich schließlich in einem kleinen Tränensee **(Lacus lacrimalis)** medial auf dem Unterlid und läuft dann über eine kleine punktförmige Öffnung nasal am Ober- bzw. Unterlid ab **(Puncta lacrimalia)**. Die Puncta lacrimalia sind makroskopisch bei leichtem Hervorziehen der Lider sichtbar.
Von den Puncta lacrimalia führt je ein kleiner Kanal **(Canaliculi lacrimales)** zum Tränensack **(Saccus lacrimalis)**, der über den **Ductus nasolacrimalis** mit dem **Meatus nasi inferior** verbunden ist. Diese Verbindung ist auch eine Ursache dafür, dass bei starker Sekretion der Tränenflüssigkeit auch die Nase läuft (man sagt ja auch „Rotz und Wasser heulen") (**Abb. 15.3**). Beim Naseputzen verhindert eine Falte

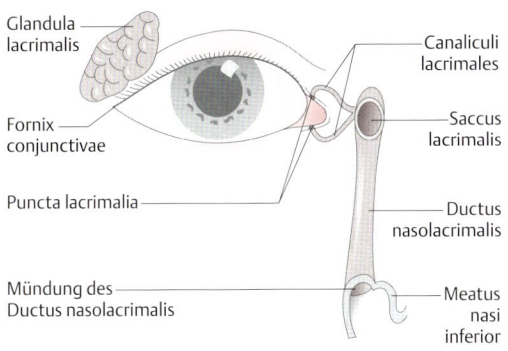

Glandula lacrimalis
Canaliculi lacrimales
Fornix conjunctivae
Saccus lacrimalis
Puncta lacrimalia
Ductus nasolacrimalis
Mündung des Ductus nasolacrimalis
Meatus nasi inferior

Abb. 15.3 Tränenwege

am Ausgang des Ductus nasolacrimalis den Rückfluss zum Auge.

> **MERKE**
>
> Spricht der „anatomische Laie" von geschwollenen Tränensäcken, meint er eine Schwellung des infraorbitalen Bindegewebes. Der eigentliche Tränensack befindet sich jedoch nasal des Auges am Os lacrimale.

15.1.4.3 Der peribulbäre Raum und die Augenmuskeln

Dorsal des Lidapparats liegt ein Fettgewebskörper **(Corpus adiposum orbitae)** um den Bulbus. Das Corpus adiposum orbitae wird durch die Vagina bulbi (= Tenon-Kapsel) vom Spatium episclerale und dem daran angrenzenden Bulbus getrennt. Spatium episclerale heißt also der Spaltraum zwischen der Vagina bulbi und dem Augapfel. Dorsal des Bulbus liegt das **Ganglion ciliare** (vgl. S. 125).

Nicht nur die das Auge und die Augenmuskeln versorgenden Nerven, sondern auch die das Auge versorgenden Gefäße und die Augenmuskeln verlaufen retrobulbär.

Für die **Augenbewegungen** sind je sechs verschiedene Muskeln zuständig, die nach ihrem Ansatz am Bulbus benannt sind (s. **Abb. 15.4**).

> **MERKE**
>
> Augenmuskeln sind nicht nach der Richtung, in die sie den Bulbus bewegen, sondern nach ihrem Ansatz am Bulbus benannt.

Die vier geraden Augenmuskeln **(Mm. rectus superior, inferior, medialis et lateralis)** entspringen vom Anulus tendinosus (bindegewebiger Ring um den Canalis opticus) und setzen, entsprechend ihrer jeweiligen Bezeichnung, ventral eines gedachten Äquators am Bulbus an.

Die schrägen Augenmuskeln **(M. obliquus superior** und **inferior)** setzen dorsal, d. h. hinter dem „Äquator", am Bulbus an (was die dem Namen entgegengesetzte Bewegungsrichtung des Auges erklärt), der **M. obliquus superior** hat seinen Ansatz *kranial*, der **M. obliquus inferior** *kaudal* an der Dorsalseite des Bulbus. Der M. obliquus inferior entspringt am Margo infraorbitalis der Orbita, der M. obliquus superior am Os sphenoidale und am Anulus tendinosus. Der Anulus tendinosus dient als Ursprungsort fast aller Augenmuskeln. Er umgibt außerdem den N. opticus, durch den Spalt ziehen die A. centralis retinae und ihr Ursprungsgefäß, die A. oph-

15

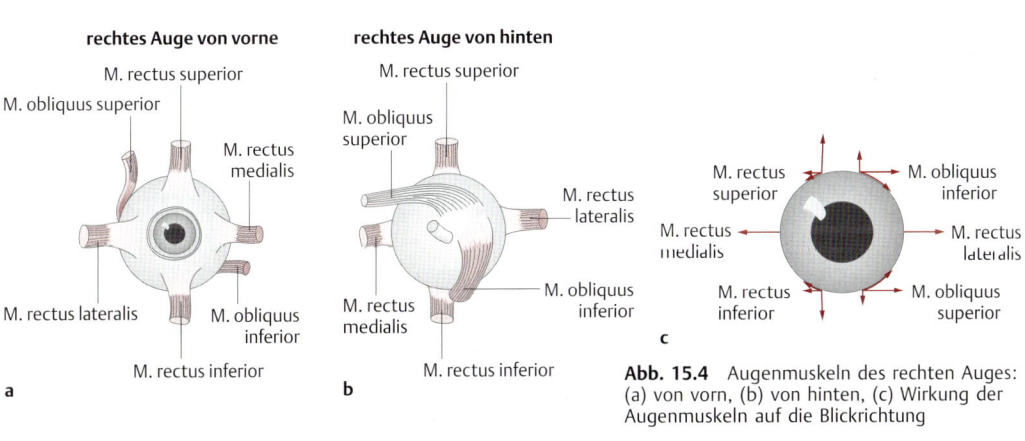

rechtes Auge von vorne

M. rectus superior
M. obliquus superior
M. rectus medialis
M. rectus lateralis
M. obliquus inferior
M. rectus inferior

a

rechtes Auge von hinten

M. rectus superior
M. obliquus superior
M. rectus lateralis
M. obliquus inferior
M. rectus medialis
M. rectus inferior

b

M. rectus superior
M. obliquus inferior
M. rectus medialis
M. rectus lateralis
M. rectus inferior
M. obliquus superior

c

Abb. 15.4 Augenmuskeln des rechten Auges: (a) von vorn, (b) von hinten, (c) Wirkung der Augenmuskeln auf die Blickrichtung

thalmica, der N. oculomotorius, der N. nasociliaris und der N. abducens.

Der M. obliquus superior hat als einziger Augenmuskel in seinem Verlauf eine Besonderheit: er zieht durch eine bindegewebige Schlaufe, die Trochlea, am *mediokranialen* Orbitarand und ändert dadurch seine Verlaufsrichtung. Somit ist die Trochlea ein sog. Hypomochlion (Umlenkrolle), die die Zugrichtung des Muskels ändert bzw. die Muskelkraft in eine andere Richtung lenkt. Die einzelnen Zugrichtungen der Augenmuskeln und ihre Innervation sind in Abb. 15.4 dargestellt.

15.1.4.4 Der Aufbau des Bulbus

Über die ventrale Seite des Bulbus sowie über die Innenseite der Lider zieht die Tunica conjunctiva. Des Weiteren befinden sich an der ventralen Seite des Bulbus die Kornea (durchsichtige Hornhaut), etwas weiter dorsal gefolgt von der Iris (Regenbogenhaut) mit der Pupillenöffnung, deren Weite durch den M. sphincter bzw. dilatator pupillae reguliert werden kann. Im Winkel zwischen Iris und Kornea (Angulus iridocornealis) liegt der sog. Schlemm-Kanal, eine Art siebähnliche Öffnung rings um die gesamte Iris, der für die Resorption des Kammerwassers zuständig ist. Dorsal der Iris und der Pupille liegt die Augenlinse (Lens), die über die Zonulafasern mit dem M. ciliaris des Corpus ciliare verbunden ist. Während Ziliarmuskel und Zonulafasern der *Akkommodation* („Scharfstellen") des Auges dienen, sind Iris bzw. Pupille auch an der *Adaptation* („Hell-Dunkel-Anpassung") mit beteiligt.

Am mittleren und hinteren Teil des Bulbus lassen sich deutlich die drei Wandschichten abgrenzen:

- Tunica fibrosa bulbi: außen die (weiße) Sklera (Lederhaut)
- Tunica vasculosa bulbi: die Uvea, die im vorderen Teil die Iris und den Ziliarkörper und im hinteren Teil die Choroidea (Aderhaut) bildet
- Tunica interna bulbi: die Retina (Netzhaut), die am weitesten innen gelegene Schicht. Die Retina wiederum lässt sich in zwei Anteile untergliedern:
  - Pars optica: dorsal gelegen, enthält Stäbchen und Zapfen.
  - Pars caeca (= blind): enthält nur Pigmentepithel, sie ist so weit ventral gelegen, dass kein

Licht auf sie fällt. Die Grenze zwischen den beiden markiert eine sichtbare gezackte Linie, die sog. Ora serrata.

Der Raum zwischen Linse und Retina wird vom Glaskörper (Corpus vitreum) ausgefüllt.

Klinischer Bezug

Augenhintergrundspiegelung: Auf der Retina verlaufen die die Uvea versorgenden Gefäße, die A. und V. centralis retinae. Dorsal wird die Retina durch die Papilla (oder Discus) nervi optici unterbrochen (auch Macula caeca = blinder Fleck genannt). Etwas *temporal* davon liegt der Punkt des schärfsten Sehens, die Fovea centralis (in der Macula lutea = gelber Fleck). Sie ist frei von größeren Gefäßen. Bei der Untersuchung des Augenhintergrunds sind außer der Retina auch die A. und V. centralis retinae, die Fovea centralis und die Papilla nervi optici zu sehen (Abb. 15.5).

Indikationen für eine Untersuchung des Augenhintergrunds (syn. Augenfundus) sind alle Visusminderungen, die nicht durch eine Untersuchung der vorderen Augenabschnitte geklärt werden können. Da der Augenfundus außerdem die einzige Stelle des Körpers ist, an der Blutgefäße nicht invasiv direkt betrachtet werden können, hat die Ophthalmoskopie (Augenhintergrundspiegelung) auch Bedeutung für die Verlaufsbeobachtung vor allem bei Hypertonie und Diabetes mellitus. Außerdem muss vor jeder Liquorentnahme eine sog. Stauungspapille als Zeichen eines erhöhten Hirndrucks durch Spiegelung des Augenhintergrundes ausgeschlossen werden.

15.1.4.5 Die Unterteilung des Augeninnenraums

Man unterscheidet innerhalb des Bulbus die vordere von der hinteren Augenkammer. Die vordere Augenkammer ist von außen fast vollständig zu sehen. Sie wird begrenzt durch das innere Kornealepithel, den Schlemm-Kanal, das vordere Irisepithel und durch den ventralen Teil der Linse (Abb. 15.6). An die hintere Augenkammer grenzen die Linse, das dorsale Irisepithel, die Zonulafasern und der Ziliarkörper.

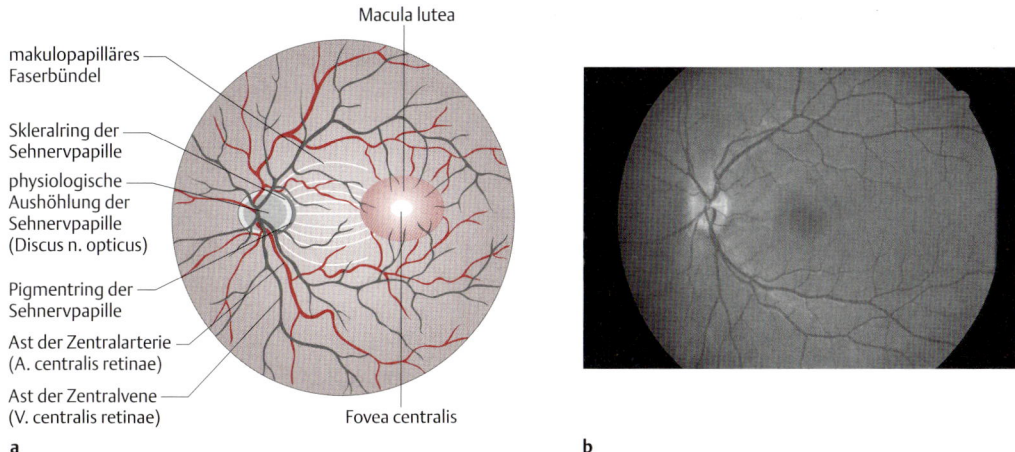

a

b

Abb. 15.5 Normaler Fundus (Augenhintergrund) linkes Auge: In der nasalen Hälfte erkennt man den Discus n. optici mit typischer Excavatio. Zentral aus dem Diskus treten die retinalen Gefäße (A. und V. centralis retinae) ein bzw. aus. Lateral (temporal) davon ist die Makula mit der Fovea centralis zu erkennen.

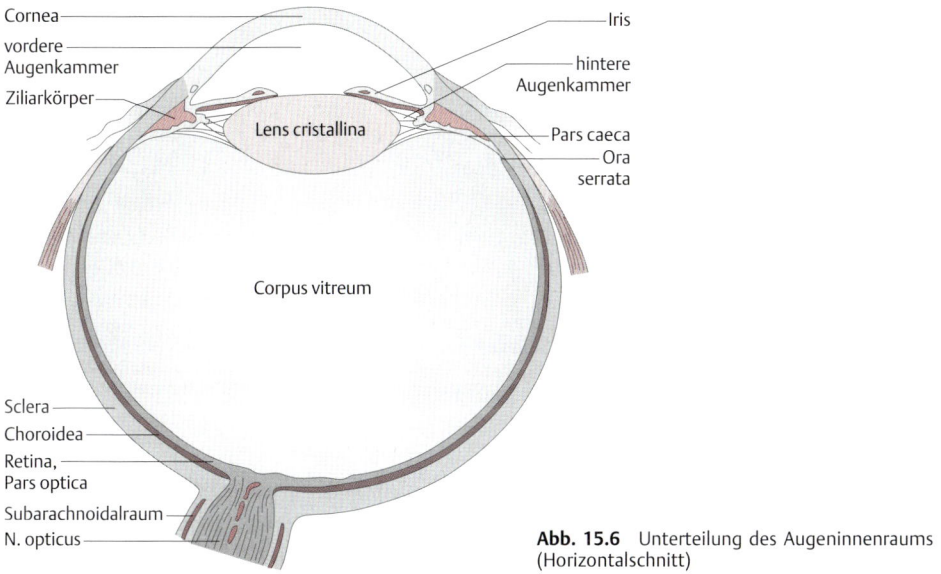

Abb. 15.6 Unterteilung des Augeninnenraums (Horizontalschnitt)

15.1.4.6 Die Linse (Lens cristallina)

Die Linse (Lens cristallina) stellt die Grenze zwischen vorderer und hinterer Augenkammer dar. Sie ist bikonvex geformt und hat eine Brechkraft von 15 Dioptrien (zum Vergleich: die Kornea hat 43 Dioptrien). Da sie gefäß- und nervenfrei ist, erfolgt ihre Ernährung durch Diffusion aus dem Kammerwasser. Über die Zonulafasern ist sie mit dem Ziliarkörper verbunden.

Klinischer Bezug

Altersweitsichtigkeit (Presbyopsie): Die gefäßfreie Linse wird ausschließlich durch Diffusion ernährt. Die zunehmende Verhärtung der Linse bewirkt eine zunehmende **Behinderung der Wölbung** der Linse bei der **Akkommodation** (Scharfstellen). Das hat zur Folge, dass das Auge nicht mehr in der Lage ist, seine Brechkraft zu verändern und an die Entfernung des zu betrachtenden Gegenstands anzupassen. Gegenstände in 30–40 cm Entfernung können dann nicht mehr ganz scharf gesehen werden. Das Sehen in die Ferne wird durch die Altersweitsichtigkeit dagegen nicht beeinträchtigt. Um die mangelhafte Nahakkommodation auszugleichen, muss der Patient beim Sehen in der Nähe eine Lesebrille aufsetzen (Sammellinsen).

15.1.4.7 Der Glaskörper (Corpus vitreum)

Der **Glaskörper (Corpus vitreum)** füllt hinter der hinteren Augenkammer den Augapfel aus. Er enthält keine Zellen sondern eine gallertige Masse aus Hyaluronsäure und kollagenen Fasern. Er ist ebenfalls gefäß- und nervenfrei, seine Brechkraft ist sehr gering.

15.1.4.8 Sklera, Uvea und Choroidea

Die Kornea geht lateral der Iris in die **Sklera** (Lederhaut), also „das Weiße des Auges", über. Nach außen grenzt die Sklera an das Spatium episclerale, gefolgt von Tenon-Kapsel und Orbitalfett. Nach innen grenzt die Sklera an die **Uvea**. Die Uvea ist der gefäßhaltige Teil des Bulbus, sie bildet ventral die Iris und den Ziliarkörper, dorsal die Choroidea.

15.1.4.9 Das Kammerwasser

Die Aufgabe des Kammerwassers ist unter anderem die Ernährung von Linse und Kornea (beide sind gefäßfrei, da Gefäße in diesem Bereich die Sehempfindung deutlich beeinträchtigen würden), die Ernährung erfolgt durch Diffusion. Kammerwasser ist ein Ultrafiltrat des Blutes. Es wird vom Ziliarkörper produziert und fließt dann von der hinteren Augenkammer durch die Pupille in die vordere Augenkammer, dort wird es vom Schlemm-Kanal wieder aufgenommen. Der Schlemm-Kanal entspricht einem **venösen Sinus,** das Kammerwasser wird **episkleralen Venen** sowie dem übrigen venösen System in unmittelbarer Nachbarschaft des Bulbus wieder zugeführt. Nur durch konstante Sekretion und Resorption kann der normale Augeninnendruck von 10–21 mmHg aufrechterhalten werden. Eine Verschlechterung des Abflusses oder eine erhöhte Sekretion von Kammerwasser führen zu einem erhöhten Augeninnendruck (Glaukom, s. S. 510).

Klinischer Bezug

Grüner Star (Glaukom): Ursache für das Glaukom ist ein **erhöhter Augeninnendruck.** Der normale Augeninnendruck beträgt 10–21 mmHg, durch zu starke Sekretion von Kammerwasser oder durch Behinderung des Abflusses kann er auf > 26 mmHg ansteigen. Der erhöhte Augeninnendruck wirkt sich auf die Gefäße im Auge sowie auf die Retina und den Sehnerv aus und kann sie, bei chronisch erhöhtem Druck, irreversibel schädigen. Da eine Pupillenverengung zur Erweiterung des Kammerwinkels und so zum besseren Abfluss des Kammerwassers führt, werden therapeutisch beim Glaukom Miotika verabreicht (z. B. Parasympathomimetika).

MERKE

Kornea und Linse sind gefäßfrei, sie werden durch das Kammerwasser ernährt.

15.1.5 Der mikroskopische Aufbau

15.1.5.1 Die Linse

Die Linse besteht aus sog. **Linsenfasern**, dabei handelt es sich um dünne, lang gestreckte Zellen, die vom Linsenäquator zeitlebens angelagert werden. Auf der Vorderfläche wird sie von einschichtigem Epithel bedeckt. Einige Zellen wandern dann zum Äquator. Allseits wird die Linse von einer besonders dicken Basallamina, der sog. **Linsenkapsel**, umschlossen.

15.1.5.2 Die Sklera

Die Sklera besteht aus **straffem kollagenem Bindegewebe**. Außen ist sie von der Bindehaut (Konjunktiva) bedeckt. Sie wirkt dem intraokulären Druck entgegen und hält den Augapfel in seiner Form.

15.1.5.3 Die Kornea

Die Kornea besteht von ventral nach dorsal aus folgenden Schichten:

- vorderes Korneaepithel: mehrschichtiges unverhorntes Plattenepithel
- Bowman-Membran: zellfreie Grenzschicht aus kollagenen Fasern
- Substantia propria: Hornhautstroma, parallel ausgerichtete Kollagenfasern

- Descemet-Membran: Basalmembran des Endothels
- Hornhautendothel: einschichtiges Plattenepithel.

Die Kornea wird von freien Nervenendigungen sensibel innerviert. Ernährt wird sie über das Kammerwasser.

15.1.5.4 Die Choroidea

Die Choroidea ist gefäßreich und enthält Melanozyten sowie kollagene und elastische Fasern. An der Ora serrata geht sie in den Ziliarkörper über. Durch die Bruch-Membran wird die Choroidea von der Retina getrennt.

15.1.5.5 Die Iris

Die Iris (Regenbogenhaut) setzt vorne am Ziliarkörper an, ragt über die Linse und bildet den Rand der Pupille. Ihre Hinterfläche ist pigmentiert, daher ist die Iris nicht lichtdurchlässig. Die unterschiedliche Pigmentierung bestimmt die Augenfarbe. Eine hohe Melaninkonzentration ergibt braune Augen, während ein geringerer Pigmentanteil die Iris grün, blau oder grau erscheinen lässt.

MERKE

Menschen mit Albinismus fehlt die Pigmentierung, die Blutgefäße können rot durchscheinen.

Das Stroma besteht aus sehr lockerem, kollagenen Bindegewebe, in das u.a. ein dichtes Gefäßnetz eingebettet ist. Die Hinterfläche der Iris wird von einem zweischichtigen Epithel bedeckt, wobei beide Schichten pigmentiert sind. Die äußere Schicht bildet mit ihrem Myoepithel den M. dilatator pupillae. Am Rand der Pupille befindet sich der M. sphincter pupillae (s. Abb. 15.6).

15.1.5.6 Der Ziliarkörper

Der Ziliarkörper (Corpus ciliare) besteht aus dem Ziliarmuskel, der eine wichtige Rolle bei der Akkommodation spielt, aus den Zonulafasern, die die Linse mit dem Ziliarmuskel verbinden, sowie aus dem Anteil, der das Kammerwasser bildet. Kontrahiert sich der ringförmige Ziliarmuskel, so wird sein Durchmesser kleiner, die Zonulafasern locker

und die Linse konvexer. Als Folge nimmt die Brechkraft zu, d.h. man sieht in der Nähe scharf. Beim In-die-Ferne-Sehen entspannt sich der Muskel, dadurch wird der Durchmesser größer, die Zonulafasern gespannt und die Linse flacher.

15.1.5.7 Die Retina

Die Retina (Netzhaut) besteht aus mehreren Schichten (Abb. 15.7). Hierbei ist besonders hervorzuheben, dass die Spitzen der Stäbchen und Zapfen zum Pigmentepithel hin gerichtet sind, während ihre Axone und die dazwischen geschalteten Zellen zum Glaskörper hin gerichtet liegen, d.h., das Licht trifft erst dann auf die Sinneszellen, wenn es die einzelnen Schichten der Retina durchdrungen hat. Insgesamt liegen in der Retina ca. 6 Millionen Zapfen (Farbensehen) sowie 120 Millionen Stäbchen

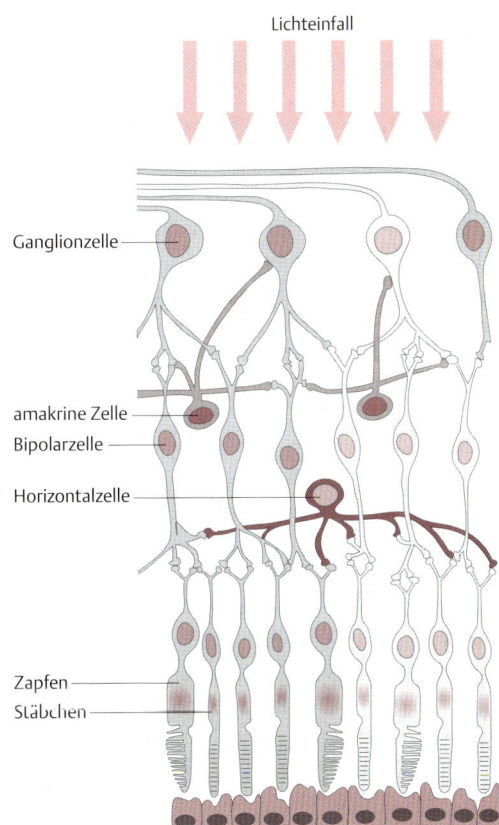

Abb. 15.7 Schema des Aufbaus der Retina

(Hell-dunkel-Sehen), wobei in der **Fovea centralis** ausschließlich **Zapfen** lokalisiert sind. In der Umgebung der Fovea centralis überwiegen ebenfalls die Zapfen, während in der Peripherie die Stäbchen überwiegen. Aufgrund der großen Anzahl von Sinneszellen kann im Auge keine Eins-zu-eins-Verschaltung der einzelnen Sinneszellen erfolgen (der N. opticus hätte dann einen Durchmesser von ca. 1 m). Um dennoch mit möglichst wenig Nervenfasern eine möglichst scharfe Sicht zu erreichen, sind mehrere Sinneszellen durch unterschiedliche Zelltypen (z. B. Horizontalzellen, amakrine Zellen) untereinander verbunden und können sich gegenseitig erregen oder hemmen, um Kontraste zu betonen. Lediglich an einer kleinen Stelle leistet sich das Auge den Luxus einer **Eins-zu-eins**-Verschaltung: an der **Fovea centralis**. Da hier die verbindenden Zellen fehlen, erscheint sie gelber als ihre Umgebung und bildet im Vergleich zur restlichen Retina auch eine kleine Einbuchtung.

Interessanterweise gibt es im Tierreich sowohl Arten, die ausschließlich Zapfen haben als auch Arten, die nur Stäbchen besitzen (z. B. Rinder und Katzen). Ein Stier ist also vollkommen farbenblind und z. B. beim Stierkampf nur an der Bewegung, nicht aber an der Farbe des Tuches interessiert. Einige v. a. nachtaktive Tiere besitzen in ihrem Pigmentepithel zusätzlich eine lichtreflektierende Schicht, um bei Dunkelheit besser sehen zu können (z. B. Katzen).

15.1.6 Die Gefäßversorgung
15.1.6.1 Die arterielle Versorgung
Alle das Auge versorgenden Gefäße stammen aus der **A. ophthalmica** (aus der A. carotis interna), da dies die **einzige Arterie** ist, die in die Orbita zieht (durch den Canalis opticus). Dort verläuft sie zunächst lateral des N. opticus und schließlich zum medialen Orbitarand.

Äste der A. ophthalmica
- **A. centralis retinae:** Sie tritt ca. 1 cm dorsal des Bulbus in den N. opticus ein und verläuft im Nerv bis zur Papille. Dort teilt sie sich in ihre Äste auf. Ihre Aufgabe ist die Versorgung der Sehzellen (gemeinsam mit den Aa. ciliares posteriores breves). Die A. centralis retinae ist eine Endarterie. Sie endet im Bereich der Ora serrata.

(Die Pars caeca retinae wird von choroidalen Gefäßen versorgt.)
- **Aa. ciliares posteriores breves:** Sie bilden das Gefäßnetz der Choroidea und versorgen die Sehzellen von außen.
- **Aa. ciliares posteriores longae:** Die beiden Arterien ziehen vom Austritt des N. opticus temporal bzw. nasal bis zum Corpus ciliare und zur Iris.
- **Aa. ciliares anteriores:** Sie verzweigen sich am ventralen Teil des Bulbus im episkleralen Gewebe und in der Konjunktiva.

Die A. ophthalmica gibt außerdem noch die Aa. conjunctivales, Aa. musculares, A. lacrimalis, Aa. palpebrales, A. ethmoidalis anterior und posterior zur Versorgung des äußeren Auges und seiner Umgebung ab. Außerdem gibt die A. ophthalmica den R. meningeus anterior zur Versorgung der Dura ab (s. S. 489).

15.1.6.2 Der venöse Blutabfluss
Der venöse Blutabfluss aus der Retina erfolgt über die **V. centralis retinae**, die parallel zur A. centralis retinae verläuft. Das übrige venöse Blut aus dem Auge fließt über die **Vv. ciliares, Vv. sclerales und die Vv. vorticosae** ab und fließt dann über die V. ophthalmica superior sowie über die V. ophthalmica inferior in die Sinus durae matris des Gehirns (s. S. 499). Die Venen der Augenlider und der Stirn münden ebenfalls in die Vv. ophtalmicae. Diese haben über die V. angularis Verbindung zur V. facialis. Hier liegt also eine Anastomose zwischen extra- und intrakraniellen Venen vor.

15.1.7 Die Innervation
Die Weiterleitung der **Sehempfindung** erfolgt über den **N. opticus** (II, s. S. 112).
Für die **sensible Innervation** des Auges ist der **N. ophthalmicus** (V_1) zuständig. Er teilt sich nach seinem Durchtritt durch die Fissura orbitalis superior in 3 Endäste:
- **N. frontalis:** teilt sich in N. supratrochlearis und N. supraorbitalis auf, versorgt die Haut der Stirn und des Oberlids, den medialen Augenwinkel und die Schleimhaut des Sinus frontalis
- **N. lacrimalis:** verläuft an der lateralen Orbitawand, gibt Rr. palpebrales für die Haut und Rr. conjunctivales für die Bindehaut am seitlichen Augenwinkel ab

15

- **N. nasociliaris:** verläuft entlang der medialen Orbitawand zwischen M. rectus medialis und M. obliquus superior. Er gibt den N. infratrochlearis, die N. ciliares longi, den N. ethmoidalis anterior et posterior ab und versorgt die Hornhaut, den medialen Teil des Unterlids, Siebbeinzellen, Stirnhöhle und Nasenrücken.

Die **sympathische Innervation** des Auges (M. dilatator pupillae) erfolgt über sympathische Fasern aus dem **Ganglion cervicale superius** (s. S. 123), die **parasympathische** Innervation (M. sphincter pupillae, M. ciliaris) übernehmen Fasern aus dem **Ganglion ciliare** (s. S. 125).

Die Innervation der Tränendrüse erfolgt über Fasern aus dem parasympathischen **Ganglion pterygopalatinum** (s. S. 125).

Die **Augenmuskeln** werden vom **N. oculomotorius**, dem **N. abducens** oder dem **N. trochlearis** innerviert.

Check-up
✔ **Rufen Sie sich die Bewegungsrichtungen der Augenmuskeln sowie deren Innervation noch einmal ins Gedächtnis. Überlegen Sie, welche Auswirkungen z. B. der Ausfall des N. abducens hat.**
✔ **Wiederholen Sie, welche Strukturen die vordere und hintere Augenkammer begrenzen.**

15.2 Das Ohr

Lerncoach
- **Auch hier überschneiden sich Anatomie, Histologie und Physiologie stark, so dass paralleles Lernen sinnvoll sein kann. In Prüfungen werden häufig fächerübergreifende Fragen gestellt.**
- **Legen Sie den Schwerpunkt auf die für den Hörvorgang sowie die für den Gleichgewichtsinn zuständigen Strukturen und ihre Funktionsweise.**

15.2.1 Der Überblick
Als äußeres Ohr bezeichnet man die Ohrmuschel und den äußeren Gehörgang. Der äußere Gehörgang endet mit dem Trommelfell, von dort aus geht es weiter in das Mittelohr mit der Pau-

kenhöhle, in dem sich die Gehörknöchelchen (Hammer, Amboss, Steigbügel) befinden. Über die Gehörknöchelchen werden die eintreffenden Schallwellen über das ovale Fenster an das Innenohr weitergegeben.

Die Sinneszellen für den Gleichgewichtssinn befinden sich ebenfalls im Innenohr. Das Gleichgewichtsorgan selbst setzt sich auf beiden Seiten zusammen aus den drei Bogengängen sowie den zwei Makulaorganen (Macula sacculi und Macula utriculi). Die Sinneszellen registrieren geradlinige Beschleunigungen und Drehbeschleunigungen.

15.2.2 Die Entwicklung (vgl. S. 58)
Die Entwicklung des Innenohrs beginnt im Ektoderm mit der Entwicklung der Ohrplakode. Diese entwickelt sich zum Ohrbläschen weiter. Aus dem Ohrbläschen entstehen Sacculus und Utrikulus, der Ductus cochlearis, das Corti-Organ, die Bogengänge und der Ductus endolymphaticus.

Das Mittelohr entsteht aus dem Entoderm. Die erste Schlundtasche ist die Basis für die Entwicklung der Paukenhöhle, der Tuba auditiva, des Epithels des Antrum mastoideum, der Cellulae mastoideae und der tympanalen Seiten des Trommelfells. Die Gehörknöchelchen stammen aus den Schlundbögen: Hammer (Malleus) und Amboss (Incus) aus dem ersten Schlundbogen, der Steigbügel (Stapes) aus dem zweiten Schlundbogen.

Der äußere Gehörgang entwickelt sich aus dem Ektoderm der ersten Schlundfurche. Die epitheliale Auskleidung des äußeren Gehörgangs ist auch an der Bildung des Trommelfells beteiligt. Der nach außen gerichtete Teil des Trommelfells entsteht aus dem Ektoderm, der zur Paukenhöhle gerichtete Teil aus dem Entoderm. In der Pars tensa liegt noch eine Schicht aus mesodermalem Bindegewebe, in der Pars flaccida ist dieses Bindegewebe nur ganz gering ausgebildet.

15.2.3 Die Topographie
Das äußere Ohr grenzt nach ventral an das Kiefergelenk, nach dorsal an das Mastoid. Das Innenohr befindet sich in der Felsenbeinpyramide und hat engen Kontakt zur A. carotis interna und zur V. jugularis interna.

15.2.4 Der makroskopische Aufbau

15.2.4.1 Das äußere Ohr (Auris externa)

Zum äußeren Ohr zählt man die Ohrmuschel (Auricula) sowie den äußeren Gehörgang (Meatus acusticus externus). Die Auricula besteht – mit Ausnahme des Ohrläppchens – aus elastischem Knorpel. Die einzelnen Wölbungen und Einbuchtungen sind in Abb. 15.8 a aufgeführt. Ihre Form wird vererbt und sieht bei jedem Menschen anders aus. Der Meatus acusticus externus verläuft in einem leicht nach dorsal geschwungenen Bogen nach medial und endet am Trommelfell (Membrana tympani). Er besteht aus einem lateral liegenden knorpeligen und einem größeren, innen liegenden knöchernen Anteil. Der Gehörgang kann in seinem äußeren Verlaufsdrittel durch Zug an der Ohrmuschel nach hinten oben in der Verlaufsrichtung verändert werden. Seine Gesamtlänge beträgt ca. 35 mm.

Bei der Inspektion der Membrana tympani durch den Meatus acusticus externus zeichnet sich durch das Trommelfell der Abdruck des Handgriffs des Hammers ab (Stria mallearis).

15.2.4.2 Das Trommelfell (Membrana tympani) (Abb. 15.8 b)

Am Trommelfell lassen sich verschiedene Areale unterscheiden. Der Abdruck des Hammers wird Stria mallearis genannt, die am deutlichsten prominente Stelle der Stria mallearis heißt auch Prominentia mallei. Der medial am stärksten eingezogene Punkt, den man von außen am Trommelfell sehen kann, wird als Umbo membranae tympanicae bezeichnet.

Kranial der Prominentia mallei liegt der lockere, rötlich durchscheinende Teil des Trommelfells, die Pars flaccida. Den Rest des Trommelfells bezeichnet man als Pars tensa; sie sieht eher grau aus und ist straff gespannt. Zwischen der äußeren Haut und der inneren Schleimhaut enthält sie eine Schicht aus festem Bindegewebe. Der knorpelige Ring um das Trommelfell herum ist der Anulus fibrocartilagineus. Der Muskel für die Spannung des Trommelfells wird, entsprechend seiner Aufgabe, M. tensor tympani (Innervation: N. musculi tensoris tympani des N. mandibularis, V_3) genannt. Er hat seinen Ursprung an der Tubenwand und setzt am Abgang des Hammergriffes an.

Die laterale Fläche des Trommelfells ist nach vorne und unten um ca. 45° und gegen die Sagittalebene um 50° geneigt.

15.2.4.3 Das Mittelohr (Auris media)

Mit Mittelohr werden im Wesentlichen die Paukenhöhle und ihr Inhalt bezeichnet.

Die Paukenhöhle (Cavitas tympani)

Die Paukenhöhle ist ein annähernd quaderförmiger Raum, der den äußeren Gehörgang mit dem Innenohr verbindet. Sie kann in drei Etagen unterteilt werden: Hypotympanon, Mesotympanon und Epitympanon. Das Epitympanon enthält den Recessus epitympanicus, ein kuppelförmiger Raum, in dem der Hammerkopf und Ambosskörper liegen.

Das knöcherne Dach der Paukenhöhle (Paries tegmentalis) grenzt in der mittleren Schädelgrube an die Oberfläche der Felsenbeinpyramide. Der Boden

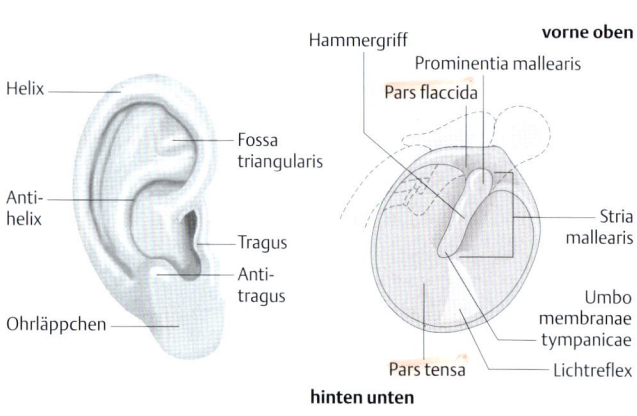

Abb. 15.8 Ohrmuschel (a) und Trommelfell (b)

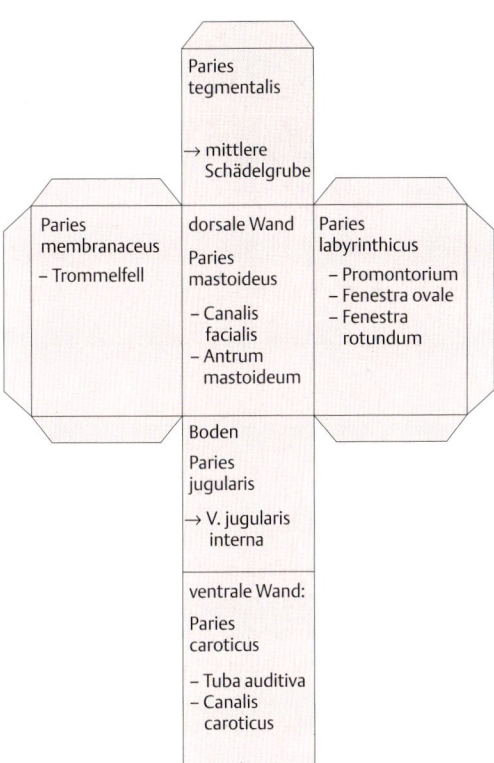

Abb. 15.9 Modell der rechten Paukenhöhle

der Paukenhöhle wird durch eine dünne Knochenschicht von der V. jugularis interna **(Paries jugularis)** getrennt. In der ventralen Wand **(Paries caroticus)** der Paukenhöhle liegt die Öffnung der Tuba auditiva, sie verbindet das Mittelohr mit der Pars nasalis des Rachens (s. S. 142). An der dorsalen Wand der Paukenhöhle **(Paries mastoideus)** befindet sich die Öffnung zum Mastoid hin, das Antrum mastoideum, und damit auch die Öffnung zu den Cellulae mastoideae. Die laterale Wand der Paukenhöhle **(Paries membranacea)** enthält das Trommelfell, die mediale Wand **(Paries labyrinthicus)** enthält das ovale (Fenestra ovale oder vestibuli) und das runde Fenster (Fenestra rotundum oder cochleae), dort ist auch das Promontorium (Vorwölbung der Basalwindung der Schnecke) zu sehen (**Abb. 15.9**). Das Fenestra cochleae ist nicht zu sehen, da es durch eine dicke Membrana tympani secundaria gegen das Mittelohr verschlossen ist.

In der mit Schleimhaut ausgekleideten Paukenhöhle liegen die von Schleimhaut überzogenen **Gehörknöchelchen** (Ossicula auditus, s. u.). Auch die ebenfalls von Schleimhaut umhüllte Chorda tympani (s. S. 116) zieht durch die Paukenhöhle.

👁 Überträgt man das Modell der Paukenhöhle in Abb. 15.9 auf ein Blatt Papier, schneidet es aus und klebt es zusammen, erhält man ein dreidimensionales Bild der Paukenhöhle.

Die Gehörknöchelchen
Die drei Gehörknöchelchen **Hammer (Malleus)**, **Amboss (Incus)** und **Steigbügel (Stapes)** gehören, gemeinsam mit dem Trommelfell, zum Schallleitungsapparat. Sie bilden eine Verbindung zwischen Trommelfell und ovalem Fenster. Der Handgriff des Hammers (Manubrium mallei) ist fest mit dem Trommelfell verbunden, der Kopf des Hammers ist mit dem Ambosskörper gelenkig verbunden (Sattelgelenk). Der Processus lenticularis des Amboss bildet die Gelenkfläche für das Steigbügelköpfchen. Der Steigbügel schließlich setzt am ovalen Fenster der Cochlea an (**Abb. 15.10**).

MERKE

Für die Reihenfolge der Gehörknöchelchen von lateral nach medial: MIS ovale (= Malleus, Incus, Stapes, Fenestra ovale)

Das Mittelohr enthält außerdem zwei quergestreifte Muskeln: Der **M. tensor tympani** reguliert die Trommelfellspannung und wird von einem Ast des N. mandibularis (V_3) innerviert. Der **M. stapedius** hat seinen Ursprung in der Eminentia pyramidalis und setzt am Steigbügelköpfchen an. Bei lauten Geräuschen kann er den Steigbügel durch die Kontraktion im ovalen Fenster etwas kippen, die Schallleitung wird dadurch abgeschwächt und das Geräusch wird leiser empfunden (Innervation: N. facialis).

Klinischer Bezug

Hyperakusis: Bei einer Lähmung des N. facialis tritt eine verstärkte Hörempfindung (Hyperakusis) auf.

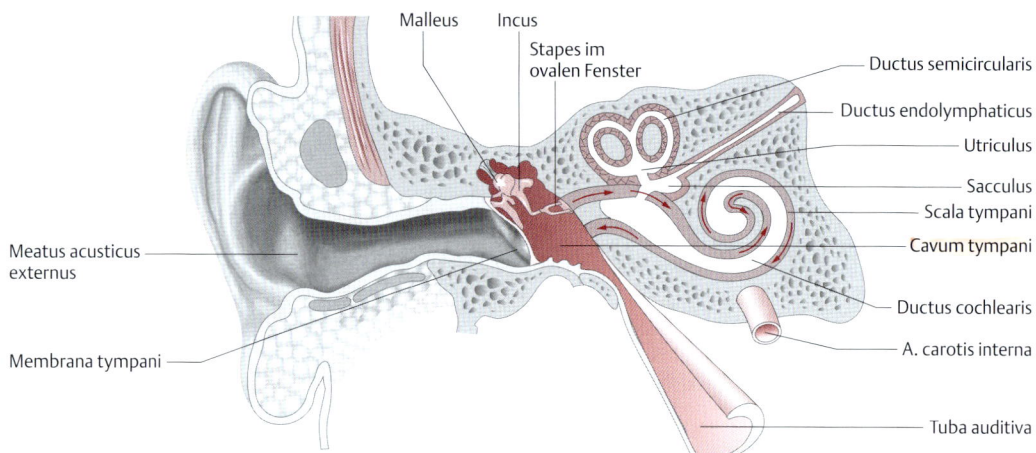

Abb. 15.10 Übersicht über Mittel- und Innenohr

> **MERKE**
>
> Die Belüftung des Mittelohrs erfolgt über die Tuba auditiva (wichtiger Ausgleichmechanismus bei Änderung des Außendrucks).

15.2.4.4 Das Innenohr
(Auris interna, Labyrinth)

Im Wesentlichen kann man das Innenohr in drei Bestandteile unterteilen (**Abb. 15.11**):

- Die Schnecke (Kochlea) für die Hörempfindung.
- Sacculus und Utrikulus für die Wahrnehmung von geradlinigen Beschleunigungen und Raumlage.
- Die Bogengänge (Ductus semicirculares) für die Empfindung von Drehbeschleunigungen und Drehbewegungen.

Sacculus, Utrikulus und Ductus semicirculares bilden das Gleichgewichtsorgan (s. S. 518).

Die Kochlea

Die Kochlea (Schnecke) wird durch den Canalis spiralis cochleae gebildet in dem sich drei Gänge befinden. Alle drei Gänge folgen gemeinsam den insgesamt 2½ Windungen der Schnecke. Die knöcherne Achse der Schnecke nennt man Modiolus, hier befindet sich auch die Lamina spiralis ossea, die wendeltreppenartig verläuft und Nervenfasern enthält (Verbindung zwischen Corti-Organ und Ganglion spirale, s. **Abb. 15.10**).

- Der erste Gang ist die Scala vestibuli. Sie beginnt am Fenestra ovale (ovales Fenster, Fenestra vestibuli) und zieht spiralig bis an die Spitze der Kochlea. Dort geht sie an einer kleinen Öffnung, dem Helicotrema, in die Scala tympani über.
- Die Scala tympani folgt den Windungen der Schnecke nun wieder nach unten und endet schließlich am Fenestra rotundum (rundes Fenster, Fenestra cochleaea).

Scala vestibuli und Scala tympani stehen an der Schneckenspitze miteinander in Verbindung (Helicotrema).

- Der Gang, der von Scala vestibuli und Scala tympani eingerahmt wird, heißt Ductus cochlearis. Er enthält u. a. das Corti-Organ, das die Sinneszellen für die Hörempfindung beherbergt (s. u.).

Die Scala vestibuli wird vom Ductus cochlearis durch die Reissner-Membran (Paries vestibularis, Membrana vestibularis) getrennt. Die Struktur, die den Ductus cochlearis von der Scala tympani trennt, heißt Lamina basilaris (Basilarmembran, nicht zu verwechseln mit der Basalmembran von Geweben) (**Abb. 15.11 a**). Scala vestibuli und Scala tympani sind mit Perilymphe gefüllt (Natriumreich), im Ductus cochlearis befindet sich Endolymphe (Kalium-reich).

Der Ductus cochlearis enthält das Corti-Organ, das der Basilarmembran aufsitzt. Die Basilarmembran ist in ihrem Verlauf unterschiedlich hoch: der apikale Teil ist etwa doppelt so breit wie der basale. An der lateralen Wand des Ductus cochlearis zie-

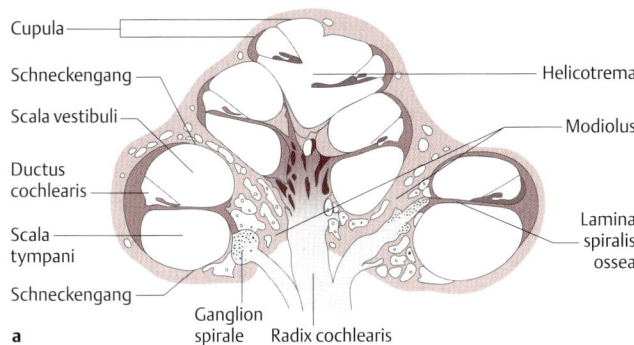

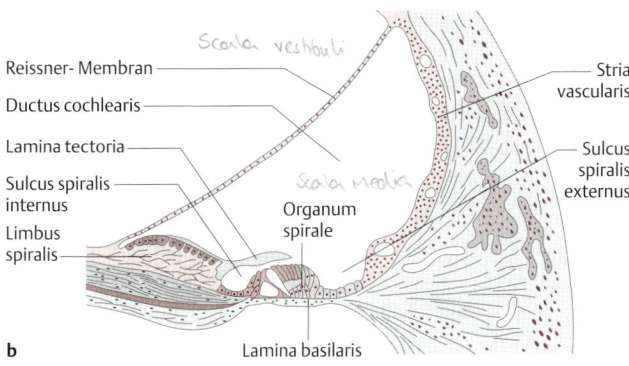

Abb. 15.11 (a) Kochlea und (b) Corti-Organ

hen die Fasern der Basilarmembran fächerförmig auseinander. Diese Formation nennt man auch **Lig. spirale**. Die laterale Wand des Ductus cochlearis enthält viele Kapillaren, weshalb sie auch **Stria vascularis** genannt wird. Die Stria vascularis bildet die Endolymphe.

Die Reissner-Membran, die den Ductus cochlearis nach kranial begrenzt, besteht aus einer doppelten Epithelschicht, zwischen den beiden Schichten befindet sich eine sehr dünne Bindegewebslage. Zwischen Reissner- und Basilarmembran liegt im Ductus cochlearis der **Limbus spiralis**, der als Fortsatz die **Lamina tectoria** (Tektorialmembran) aufweist. Sie bedeckt einen großen Teil des Corti-Organs (**Abb. 15.11 b**).

Das Corti-Organ

Das **Corti-Organ** dient der **Hörempfindung**. Es sitzt auf der Basilarmembran und zieht auf dieser spiralig von der Basal- bis zur Kuppelwindung der Kochlea.

Das Corti-Organ besteht im Wesentlichen aus **Sinnes- und Stützzellen**, des Weiteren weist es drei Hohlräume auf. Der am weitesten medial gelegene Hohlraum ist der **innere Tunnel**. Er enthält eine der Perilymphe sehr ähnliche Flüssigkeit. Der innere Tunnel wird von den inneren und äußeren Pfeilerzellen umgeben. Direkt lateral des inneren Tunnels und der äußeren Pfeilerzellen liegt ein weiterer Hohlraum, der **Nuel-Raum**. An den Nuel-Raum grenzen ebenfalls lateral die **Deiters-Stützzellen** (Phalangenzellen), die die **äußeren Haarzellen** tragen. Lateral der Deiters-Zellen liegt der **äußere Tunnel**, der von weiteren Stützzellen umgeben ist. Die **inneren Haarzellen** befinden sich zwischen dem inneren Tunnel und dem Sulcus spiralis internus und werden von den inneren Phalangenzellen getragen. Die **eigentlichen Sinneszellen** des Corti-Organs sind die inneren und die äußeren **Haarzellen**, die an ihrer Oberfläche jeweils eine Schicht aus Sinneshärchen aufweisen **(Stereozilien)**.

Während es im Corti-Organ immer nur eine Schicht aus inneren Haarzellen gibt, liegen von den äu-

15

ßeren Haarzellen in der Basalwindung drei, in der Mitte vier und in der Kuppelwindung der Kochlea fünf Reihen vor.

Kranial werden die Haarzellen von der **Tektorialmembran** bedeckt, die am Limbus spiralis befestigt ist.

MERKE

Während das Corti-Organ immer nur eine Schicht innerer Haarzelllen aufweist, liegen von den äußeren Haarzellen mehrere Reihen vor. Die äußeren Haarzellen dienen im Wesentlichen der Verstärkung der Schallenergie, die inneren Haarzellen sind für die eigentliche Hörempfindung verantwortlich.

Der Hörvorgang

Die Schwingungen treffen zunächst auf das Trommelfell und werden dann von Hammer, Amboss und Steigbügel auf das ovale Fenster übertragen. Die Schwingungen werden vom ovalen Fenster auf die Scala vestibuli, Scala tympani, die Reissner- und die Basilarmembran übertragen. Hierbei geraten die einzelnen Strukturen etwas zeitversetzt in Schwingung, die Schallwellen laufen also nicht über die Scala vestibuli bis zum Helicotrema und von dort wieder zurück.

Da die Wände um den Ductus cochlearis sehr dünn sind, geben sie bei Schwingungen in der Scala vestibuli nach und ermöglichen eine Art „Kurzschluss" über Ductus cochlearis und Scala tympani bis zum runden Fenster.

Die Schwingungen führen dazu, dass sich die Tektorialmembran und die Basilarmembran mit dem Corti-Organ gegeneinander bewegen. Dabei streicht die Tektorialmembran über die Stereozilien der Haarzellen. Die Zilienabscherung führt an diesen sekundären Sinneszellen zu einem K^+-Einstrom und zur Ausbildung eines Aktionspotenzials. Dieses wird über den N. cochlearis in das Hörzentrum weitergeleitet (s. S. 432).

Das Gleichgewichtsorgan (Vestibularapparat)

Zum Vestibularapparat zählen **Sacculus**, **Utrikulus** und die **drei** vom Utrikulus abgehenden **Bogengänge**.

Sacculus und Utrikulus sind zwei miteinander verbundene, mit Endolymphe gefüllte Höhlen, die jeweils ein **Makulaorgan** (Macula sacculi/utriculi mit Macula statica) enthalten.

Die **drei kreisförmigen Bogengänge (Ductus semicirculares)** sind ebenfalls miteinander und mit dem restlichen Innenohr verbunden. Sie stehen jeweils senkrecht in den drei Ebenen des Raumes zueinander. Sie enthalten als Sinnesorgan je eine **Ampulle (Crista ampullaris)**. Auch an dem Teil des Labyrinths, der den Vestibularapparat enthält, sind ein knöchernes und ein häutiges Labyrinth zu unterscheiden.

Wie in der Kochlea sind hier die Räume unterteilt: die äußere Grenze bildet der vom Endosteum bedeckte Knochen, den hierdurch begrenzten Raum nennt man auch **knöchernes Labyrinth**. Er ist mit **Perilymphe** gefüllt. Im knöchernen Labyrinth liegt, durch eine feste Kapsel abgetrennt, ein schlauchähnliches System, das die gleiche (aber kleinere) Form wie das knöcherne Labyrinth aufweist. Man nennt dies das **häutige Labyrinth**, es ist mit **Endolymphe** gefüllt.

MERKE

Alle Sinneszellen des Hör- und Gleichgewichtsorgans (Corti-Organ, Makulaorgan, Ampulle) liegen im mit Endolymphe gefüllten Raum.

Die Makulaorgane

Die **Makulaorgane** (Macula sacculi/utriculi) dienen der Wahrnehmung von **Linearbeschleunigungen**. Die beiden Makulaorgane von Sacculus und Utrikulus stehen annähernd senkrecht zueinander. Die **Macula utriculi** liegt horizontal, die **Macula sacculi** vertikal.

MERKE

Der Sacculus hängt senkrecht, der Utrikulus liegt unten.

Die Makulaorgane bestehen aus Stütz- und Sinneszellen. Auch hier tragen die Sinneszellen kranial Stereo- und Kinozilien. Auf den Zellen liegt eine **Gallertkuppel** und auf der Gallertkuppel befinden sich Kristalle aus **Kalziumkarbonat**, die **Statolithen (Statolithenmembran)** (**Abb. 15.12**). Durch die Ein-

15

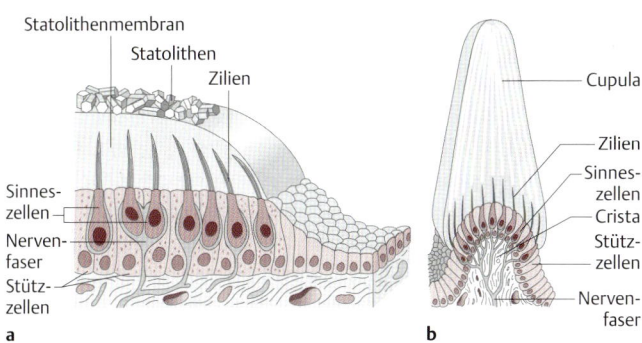

Abb. 15.12 (a) Macula statica und (b) Crista ampullaris

wirkung der Schwerkraft entsteht bei Bewegungen eine **Scherkraft** zwischen Statolithenmembran und Sinneszellen. Dies führt zur Auslenkung der Sinneszellen und damit zur Auslösung eines Aktionspotenzials.

Klinischer Bezug

Benigner paroxysmaler Lagerungsschwindel: Wie der Name sagt, ist dies eine gutartige Form des Schwindels bei Lageänderungen. Der benigne paroxysmale Lagerungsschwindel tritt auf, wenn sich Statolithen von der Gallertkuppel der Macula statica lösen und durch die mit Endolymphe gefüllte Höhle kugeln. Die Steinchen lösen so einen inadäquaten Sinnesreiz aus, der als Schwindelgefühl empfunden wird. Zur Therapie kann man den Kopf des Patienten immer wieder in bestimmte Richtungen bewegen, so dass die Steinchen von den Sinneszellen entfernt zum Liegen kommen.

Die Ampulle (Crista ampullaris)
Die Crista ampullaris dient der Wahrnehmung von **Drehbeschleunigungen**. Jeder der drei Bogengänge besitzt eine sog. Ampulle, die jeweils **quer** zum Lumen der Bogengänge steht. Die Ampullen bestehen ebenfalls aus Sinnes- und Stützzellen. Auf jeder Sinneszelle sitzt **ein Kinozilium** und ca. **50–80 Stereozilien** (Abb. 15.12 b).

MERKE

In einem Kino laufen viele Filme in Stereo.

Wie bei den Makulaorganen wird auch die Crista ampullaris von einer **Gallertkuppel** bedeckt, die jedoch wesentlich höher ist als bei den Makulaorganen **(Cupula)**.
Beginnt man, sich im Raum zu bewegen, so bleibt die Endolymphe in den Bogengängen noch einen Moment stehen und die Ampullen werden durch die Flüssigkeit hindurchbewegt. Dann gerät auch die Flüssigkeit in Bewegung. Hält man dann wieder an, bewegt sich die Flüssigkeit um die still stehenden Ampullen noch einen Moment lang herum.
Durch die Strömung der Flüssigkeit werden die Ampullen an ihrer Spitze etwas gebogen. Innerhalb einer Ampulle kann unterschieden werden, in welche Richtung die Ampulle gebogen wird. Das eine **Kinozilium** liegt **exzentrisch**, die **Stereozilien** liegen neben dem Kinozilium und sind mit ihm durch Proteinbrücken verbunden.
Generell sind die Sinneszellen in den Bogengängen **tonische Sinneszellen**, d. h. sie weisen bereits in Ruhe eine bestimmte Aktionspotenzialfrequenz auf. Durch Bewegungen der Ampulle kann die Frequenz des Aktionspotenzials **moduliert** werden, die Modulation erlaubt dem Gehirn zu unterscheiden, in welche Richtung die Bewegung ausgeführt wurde. Bei einer Bewegung werden die Stereozilien der Ampullen entweder zum exzentrisch gelegenen Kinozilium hin (wirkt erregend) oder von ihm weg (wirkt hemmend auf das Aktionspotenzial) bewegt, was an den Proteinbrücken einen Zug oder einen Druck bewirkt, dies bedingt im Endeffekt die Änderung des Aktionspotenzials. Um die Bewegung in alle drei Richtungen des Raums zu erkennen, sind drei Bogengänge notwendig.

15

15.2.5 Die Gefäßversorgung

Die Gefäßversorgung des Ohres erfolgt zu einem großen Teil über Anastomosen zwischen Ästen der A. auricularis posterior (Ast der A. carotis externa) und weiteren Ästen der A. carotis externa. Im Bereich des äußeren Ohres sind dies der R. auricularis (Ast der A. auricularis posterior) und die A. auricularis profunda (Ast der A. maxillaris). Im Mittelohr sind es die A. tympanica posterior und der R. stapedius (beide aus der A. auricularis posterior), die A. tympanica inferior (aus der A. pharyngea ascendens) und die A. tympanica anterior (aus der A. maxillaris).

Im Innenohr stammen die Äste aus der A. basilaris (aus den Aa. vertebrales): A. labyrinthi, die Äste im Meatus acusticus internus abgibt und sich dann in Äste zur Kochlea und zum Vestibularapparat aufteilt.

Der Blutabfluss des äußeren Ohres erfolgt über die V. jugularis externa, z. T. auch über die V. retromandibularis in die V. jugularis interna. Das Mittelohr gibt sein Blut ebenfalls über die V. retromandibularis in die V. jugularis interna ab. Auch das venöse Blut des Innenohrs mündet über die Sinus des Gehirns letztendlich in die V. jugularis interna.

15.2.6 Die Innervation

Ohrmuschel und Meatus acusticus externus werden motorisch vom N. facialis (VII) und sensibel durch den N. auriculotemporalis (aus dem N. mandibularis V_3), Ramus auricularis (aus dem N. vagus X), N. auricularis magnus (aus dem Plexus cervicalis) innerviert.

Das Trommelfell wird sensibel vom N. tympanicus (aus dem N. glossopharyngeus XI) über den Plexus tympanicus von medial, Ramus auricularis (X) und N. auriculotemporalis (V_3) von lateral innerviert.

Die sensible Versorgung der Paukenhöhle erfolgt über den N. tympanicus (aus dem N. glossopharyngeus IX) bzw. Plexus tympanicus. In unmittelbarer topographischer Beziehung verlaufen der N. facialis, die Chorda tympani und der Plexus tympanicus.

Kochlea: Der N. cochlearis für die Hörempfindung bildet in der Schnecke aus bipolaren Neuronen das Ganglion spirale.

Vestibularapparat: Der N. vestibularis liegt als Ggl. vestibulare am Boden des Meatus acusticus internus und setzt sich aus den Nn. ampullares, dem N. utricularis und dem N. saccularis zusammen. (Des Weiteren enthält der Meatus acusticus internus den N. facialis mit N. intermedius, den N. vestibulocochlearis und die Vasa labyrinthi.)

Klinischer Bezug

Seekrankheit: Vom Vestibularorgan ziehen Nervenfasern in den Ncl. vestibularis lateralis (Deiters-Kern, s. S. 457). Dieser hat u. a. Verbindung zur Formatio reticularis (Atem-, Schluck-, Kreislauf- und Brechzentrum, s. S. 450), dort münden auch Fasern aus dem optischen System. Kommen aus dem optischen System widersprüchliche Informationen (in geschlossenen Räumen, auch im Auto oder Flugzeug: dort bewegt sich die Umgebung ja nicht, sondern wird als ganzes im Raum bewegt) zu den Informationen aus dem Gleichgewichtsapparat, ruft dies eine Überaktivität in der Formatio reticularis hervor. Folge ist u. a. Übelkeit und Erbrechen. Mindern kann man die Übelkeit, indem man (durch Blick aus der Scheibe oder auf den Horizont) die optische Information mit der des Vestibularapparats in Einklang bringt. Tabletten gegen Reisekrankheit wirken daher auch nicht auf den Magen, sondern zentral dämpfend (sie machen aus diesem Grund auch etwas müde).

Check-up

✔ Wiederholen Sie den Aufbau der Paukenhöhle und verdeutlichen Sie sich, welche Strukturen sie begrenzen.
✔ Machen Sie sich noch einmal klar, welche anatomischen Strukturen das Gleichgewichtsorgan bilden.

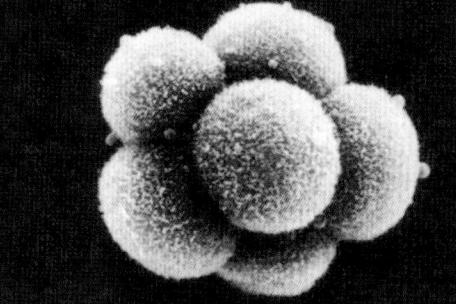

Anhang

16 Anhang

16.1 Embryologisches Glossar

Allantois: Am 16. Tag entstehende blinde Ausstülpung des Dottersacks am kaudalen Ende des Embryos, die sich u. a. zu einem Teil der embryonalen Kloake entwickelt; die hier verlaufenden Allantoisgefäße entwickeln sich zu Plazentagefäßen. Der Rest des Allantoisgangs entwickelt sich zum Urachus.

Amnionepithel: Einschichtiges plattes bis isoprismatisches Epithel, das die Chorionplatte umgibt. Das Amnionepithel entsteht im Stadium der zweiblättrigen Keimscheibe zwischen Trophoblast und Ektoderm und bildet zusammen mit dem Ektoderm des Embryos die Amnionhöhle. Während der weiteren Embryonalentwicklung stülpt sich die Amnionhöhle von dorsal nach ventral über den Embryo und bildet so die innerste Eihaut. Amnionepithelzellen sezernieren Fruchtwasser.

Blastozyste, Blastozystenhöhle: Aus der Morula entwickelt sich am 4. Tag die Blastozyste, aufgebaut aus einer formgebenden äußeren Zellschicht, den Trophoblastzellen und einer typischen, mit Flüssigkeit gefüllten Blastozystenhöhle. Innerhalb der Blastozystenhöhle befinden sich Embryoblastzellen, die sich organisieren und die späteren drei Keimblätter (Ektoderm, Mesoderm und Entoderm) ausbilden.

Canalis neurentericus (= Analkanal): Vorübergehende Verbindung zwischen der Amnionhöhle und dem Dottersack.

Chorion (syn. Zottenhaut): Aus dem extraembryonalen Mesoderm und dem Trophoblast sich entwickelnde Zotten(häute). Die Zotten an der Decidua capsularis, d. h. der Amnionhöhle mit dem Embryo zugewandten Seite, atrophieren und bilden das sog. **Chorion laeve.** Die Zotten an der Decidua basalis hypertrophieren und treten mit maternalen Strukturen in Kontakt; sie bilden als **Chorion frondosum** die Plazenta mit Chorionepithelzellen und bilden HCG, Östrogene und Progesteron.

Corpus luteum: Sog. Gelbkörper, entsteht aus den im Ovar verbleibenden Restanteilen des gesprungenen Follikels (vor allem aus den Granulosazellen, aber auch aus Zellen der Theca interna) (Zwischenstadium: Corpus rubrum). Im Corpus luteum wird Östrogen und Progesteron gebildet. Kommt es zu einer Befruchtung der Eizelle, bezeichnet man den Gelbkörper als **Corpus luteum graviditatis**; dieses wächst bis zum 3. Schwangerschaftsmonat und sezerniert schwangerschaftserhaltende Hormone, bis es sich dann zu Narbengewebe im Ovar zurückbildet. Als **Corpus luteum menstruationis** bezeichnet man den Gelbkörper, der sich bei nicht erfolgter Befruchtung der Eizelle zurückbildet. Dadurch fällt die Hormonproduktion ab und die Regelblutung setzt ein.

Corpus rubrum: Frisch eingeblutete Follikelhöhle nach dem Eisprung. Das Corpus rubrum organisiert sich dann um zum Gelbkörper (Corpus luteum).

Darmrohr (primitiver Darmkanal): Das Darmrohr zieht durch den Embryo von der Mundbucht (Stomatodeum) bis zur Analöffnung (Proktodeum). Der Kanal lässt sich in drei Abschnitte einteilen: kranial der Vorderdarm, der Mitteldarm und kaudal der Enddarm.

Dermatom: Seitlich-dorsaler Bereich eines Ursegmentes (Somit), dessen Gewebe das Ursprungsgewebe für Korium und Unterhaut darstellt. Anatomisch wird mit dem Begriff Dermatom das von einer Spinalnervenwurzel versorgte Hautsegment bezeichnet.

Dottersack: Durch Hypoblastzellen der Embryoblasten wird die Blastozystenhöhle ausgekleidet und wird so zum primären Dottersack (9. Entwicklungstag). Der Dottersack löst sich nach Bildung des extraembryonalen Mesoderms vom Zytotrophoblasten ab, zerreißt und liegt nach erneutem Schluss seiner Wände ab dem 13. Tag in der dadurch entstandenen Chorionhöhle als sekundärer Dottersack vor.

16

Ductus omphalo(mes)entericus (Ductus vitellinus): sog. Dottersackgang; bildet die Verbindung zwischen embryonalem Darm und Dottersack. Der Dottersackgang verläuft in der Nabelschnur und entsteht bei der Abschnürung des Darmrohrs vom Dottersack. Bei Rückbildungsstörungen kann hieraus eine Nabelfistel oder ein sog. Meckel-Divertikel entstehen, 60–90 cm proximal der Valva ileocaecalis (Bauhin-Klappe, Übergang vom Ileum ins Colon).

Ektoderm: Äußeres der drei embryonalen Keimblätter, aus dem sich Oberflächenstrukturen (Epidermis) und Sinnesorgane (Ohrplakode, Linsenplakode) sowie das zentrale und periphere Nervensystem (Neuroektoderm als Neuralrohr, Neuralleisten) und mesenchymale Strukturen des Kopfes entwickeln.

Entoderm: Inneres der drei embryonalen Keimblätter, aus dem sich Epithelien des primitiven Darms, der Allantois und des Dottersacks entwickeln. In der weiteren Entwicklung entstehen aus dem Entoderm die Epithelien des Magen-Darm-Trakts und des Respirationstrakts, die epithelialen Strukturen der Tonsillen, Schilddrüse, Nebenschilddrüsen, Thymus, Leber und Pankreas, die Epithelien von Harnblase und Urethra, Paukenhöhle und Tuba auditiva.

Follikelreifung, Follikelstadien: Der Begriff Follikelreifung beschreibt die Entwicklung der pränatal angelegten Primordialfollikel im Ovar. **Primärfollikel** (⌀ ca. 45 µm) bestehen aus einer primären Oozyte, umgeben von einer Schicht flacher Epithelzellen. Mit jedem Ovarialzyklus entwickeln sich mehrere Primärfollikel zu **Sekundärfollikeln**. Dabei nimmt die Oozyste an Größe zu, das umgebende Epithel wird zunächst kubisch, dann mehrschichtig und bildet eine Glykoproteinmembran um die Oozyste (Zona pellucida). In der Schicht der Follikelzellen entsteht ein flüssigkeitsgefüllter Hohlraum (Follikelhöhle), wodurch ein **Tertiärfollikel** enstanden ist. Im gereiften Tertiärfollikel (sprungreifer Graaf-Follikel, ⌀ 6 mm) liegt die Oozyste exzentrisch in einer Zellansammlung (Cumulus oophorus) des umgebenden Follikelepithels (Granulosazellen). Sie ist von zwei bindegewebigen

Schichten umgeben: Theca interna und Theca externa. In den Tagen vor der Ovulation wächst der Tertiärfollikel bis zu einem Durchmesser von ca. 15 mm heran. Nach der Ovulation entsteht aus den Resten des Follikels zunächst das Corpus rubrum und daraus das Corpus luteum. In jedem Ovarialzyklus erreicht gewöhnlich nur ein Follikel das Tertiärstadium, die übrigen entstandenen Sekundärfollikel gehen zugrunde und bilden sog. atretische Follikel.

FSH (follikelstimulierendes Hormon): FSH wird in den basophilen Zellen des Hypophysenvorderlappens gebildet. Beim Mann ist es für die Spermiogenese verantwortlich, bei der Frau fördert es das Wachstum der Granulosazellen im sprungreifen Graaf-Follikel und wird vor allem in der ersten Zyklushälfte gebildet.

HCG (humanes Choriongonadotropin): HCG wird überwiegend in der Plazenta gebildet. Es unterhält zu Beginn der Schwangerschaft das Corpus luteum graviditatis und dient zudem als diagnostischer Marker für Schwangerschaften: Die üblichen Schwangerschaftstests basieren auf dem Nachweis von HCG im Urin bzw. im Serum.

Keimscheibe: Am 8. Entwicklungstag erreicht der Keim das Stadium der zweiblättrigen Keimscheibe und bildet dann den aus zwei Keimblättern (Ektoderm und Entoderm) bestehenden Embryoblasten. In der 3. Entwicklungswoche entsteht die dreiblättrige Keimscheibe: Durch Invagination von Ektodermzellen wird das Mesoderm ausgebildet. In neueren Darstellungen besteht der Keim am 8. Entwicklungstag aus **Epiblast** und **Hypoblast** (sog. zweiblättrige Keimscheibe).

Kiemenbögen (Branchialbögen, Viszeralbögen): In der Embryonalzeit vorübergehend bestehende Bögen aus mesenchymalem Gewebe, die außen durch Schlundfurchen und innen durch Schlundtaschen voneinander getrennt sind. Sie enthalten außer Mesenchym eine Knorpelspange, eine Muskelanlage, einen Nerv und eine Arterie. Innen sind die Kiemenbögen von Entoderm, außen von Ektoderm überzogen (im Kopf-Hals-Bereich heißen sie Pharyngealbögen).

Kloake: Gemeinsames Endorgan des Enddarms und der Allantois; wird später durch das Septum urorectale in ein Harnkompartiment (Sinus urogenitalis) und die Enddarmanlage unterteilt.

LH (luteinisierendes Hormon): LH wird in den basophilen Zellen des Hypophysenvorderlappens gebildet. Beim Mann regt es das Wachstums der Leydig-Zwischenzellen und somit der Androgensynthese (Testosteron) an, bei der Frau löst es die Ovulation aus und bewirkt die Entwicklung und das Funktionieren des Corpus luteum menstruationis, welches dann seinerseits Östrogen und Progesteron synthetisiert.

Mesoderm: Mittleres der drei embyonalen Keimblätter, das sich ab dem Stadium der dreiblättrigen Keimscheibe (ca. 17. Tag) differenziert. So entsteht das **paraxiale Mesoderm** für Rumpfskelett und -muskeln, Lederhaut, Unterhautbindegewebe; das **intermediäre Mesoderm** für Nieren, Keimdrüsen mit Ausführungsgängen (außer Geschlechtszellen) und das **laterale Mesoderm**. Das laterale Mesoderm differenziert sich weiter aus in das **viszerale Mesoderm** für die glatte Muskulatur, Herz, Blutzellen, Gefäße, die viszerale Serosa, Nebennierenrinde, Milz, Bindegewebe, Trigonum vesicae, und in das **parietale Mesoderm** für parietale Serosa, Bindegewebe, glatte Muskulatur, Korium und Subkutis der ventrolateralen Körperwand und das Bindegewebe der Extremitäten sowie das Brustbein.

Morula: Die befruchtete Eizelle wird als Zygote bezeichnet. Etwa 3 Tage nach der Befruchtung erreicht sie das 16-Zell-Stadium und wird Morula genannt (morula = lat. kleine Maulbeere). Aus der Morula entsteht im weiteren Verlauf die Blastozyste.

Myotom: Myotome entwickeln sich aus den Somiten. Ein Myotom enthält die Anlage für die jeweilige segmentale Rumpfmuskulatur. Die Skelettmuskulatur der Rumpfwand wird parallel dazu von den segmental austretenden Spinalverven versorgt.

Nabelschnur (Funiculus umbilicalis): Die Nabelschnur ist ca. 50–60 cm lang und außen von Amnionepithel überzogen. Sie zieht vom Nabel des

Kindes zur Plazenta und enthält drei Gefäße: die beiden Aa. umbilicales (mit CO_2-haltigem Blut, das vom Embryo zurück zur Plazenta fließt) und eine V. umbilicalis (mit O_2-haltigem und nährstoffreichem Blut, das von der Mutter zum Embryo fließt).

Neuralrohr, Neuralleisten: Die Zellschicht des Ektoderms bildet in einem Bereich die Anlagen des Nervensystems; durch Einstülpung und Abfaltung entsteht hier eine Rinne mit an den Seiten begrenzenden Falten, die aufeinander zuwachsen und schließlich einen Hohlraum umschließen. Dieser Hohlraum ist das Neuralrohr. Es entwickelt sich weiter zum ZNS. Die links und rechts angelegten Neuralleisten entwickeln sich weiter zum peripheren Nervensystem.

Plazenta: Der sog. Mutterkuchen ist ein scheibenförmiges Organ von 15–20 cm Durchmesser, 2–3 cm Dicke und ca. 500 g Gewicht. Die Plazenta entwickelt sich aus dem Trophoblasten mit zahlreichen, vom mütterlichen Blut umgebenen Zotten (Kotyledonen) und wird unterteilt in eine Pars fetalis und eine Pars uterina (Pars materna). Der Raum zwischen den Zotten wird als intervillöser Raum bezeichnet und vom mütterlichen Blut durchströmt. Die fetalen Chorionzotten mit den kindlichen Blutgefäßen tauchen in das Blut der Mutter ein, es besteht jedoch aufgrund der Plazentaschranke keine direkte Kommunikation zwischen mütterlichem und kindlichem Kreislauf. Die Plazenta dient als Stoffwechselorgan zur Ernährung des Feten, außerdem übernimmt sie Atmungs- und Ausscheidungsfunktion und produziert Plazentahormone.

Plazentaschranke: Barriere für korpuskuläre und großmolekulare Teilchen zwischen mütterlichem und fetalem Blut. Sie ist aufgebaut aus den Schichten des Synzytiothrophoblasten, des Trophoblasten, aus dem Bindegewebe und dem Endothel der fetalen Kapillaren. In späteren Stadien gehen der Zytotrophoblast und das Zottenbindegewebe stellenweise verloren.

Progesteron: Gelbkörperhormon, das im Corpus luteum und in der Plazenta gebildet wird. Es gehört

16

zur Klasse der Gestagene und bereitet den Körper auf eine Schwangerschaft vor (bewirkt Zervixschleimveränderung und Basaltemperaturerhöhung; ermöglicht Konzeption und Nidation) bzw. hat schwangerschaftserhaltende Wirkung.

Skelerotome: Aus den Somiten (Ursegmenten) hervorgehendes Anlagematerial (Zellkomplexe) für die Bildung der Wirbelsäule.

Somiten (= Ursegmente): Das embryonale Mesoderm gliedert sich gegen Ende der 3. Woche in einzelne Segmente, diese werden als Somiten bezeichnet. Die Somiten lagern sich paarig um das Neuralrohr herum an (42–44 Paare) und lassen sich weiter unterteilen in die Bestandteile Sklerotom, Dermatom und Myotom.

Urachus: Urharngang, transportiert Urin von der Blase zum Nabel, obliteriert zur Plica umbilicalis mediana.

Zölom: Das intraembryonales Zölom ist die sekundäre embryonale Leibeshöhle, aus der später Pleura-, Perikard- und Peritonealhöhle hervorgehen. Das extraembryonale Cölom entwickelt sich später zur Chorionhöhle.

16

16.2 Literaturverzeichnis

- Baenkler, H.W. et al.: Duale Reihe Innere Medizin. Thieme, Stuttgart, 2001
- Benninghoff, A., Drenckhahn, D.: Anatomie. 16. Aufl., Urban & Fischer, München, 2003
- Drews, U.: Taschenatlas der Embryologie. Thieme, Stuttgart, 1994
- Duus, P.: Neurologisch-topische Diganostik. 7. Aufl., Thieme, Stuttgart, 2001
- Faller, A.: Der Körper des Menschen. 13. Aufl., Thieme, Stuttgart, 1999
- Feneis, H., Dauber, W.: Anatomisches Bildwörterbuch. 8. Aufl., Thieme, Stuttgart, 1998
- Frick, H., Leonhard, H., Starck, D.: Allgemeine Anatomie. Spezielle Anatomie. 4. Aufl., Thieme, Stuttgart, 1992
- Fritsch, H., Kühnel, W.: Taschenatlas der Anatomie Bd. II Innere Organe. 8. Aufl., Thieme, Stuttgart, 2003
- Henne-Bruns, D., Dürig, M., Kremer, B.: Duale Reihe Chirurgie. 2. Aufl., Thieme, Stuttgart, 2003
- Herold, G.: Innere Medizin. 2003
- Junqueira, L.C., Carneiro, J., Kelley, R.O.: Histologie. 4. Aufl., Springer, Heidelberg
- Lippert, H.: Lehrbuch Anatomie. 6. Aufl., Urban & Fischer, München, 2003
- Lippert, H.: Leitungsbahnen. 3. Aufl., Urban & Fischer, München, 2002
- Kahle, W., Frotscher, M.: Taschenatlas der Anatomie Bd. III: Nervensystem und Sinnesorgane. 8. Aufl, Thieme, Stuttgart, 2002
- Lüllmann-Rauch, R.: Histologie. Thieme, Stuttgart, 2003
- Masuhr, K.F., Neumann, M.: Duale Reihe Neurologie. 4. Aufl., Thieme, Stuttgart, 1998
- Merkle, W.: Duale Reihe Urologie. Thieme, Stuttgart, 1997
- Moore, K.L.: Embryologie. 4. Aufl., Schattauer, Stuttgart, 1996
- Moore, K.L., Dalley, A.F.: Clinically oriented Anatomy. Lippincott William & Wilkins, 1999
- Netter, F.H.: Atlas der Anatomie des Menschen. 3. Aufl., Thieme, Stuttgart, 2003
- Niethard, F.U., Pfeil, J.: Duale Reihe Orthopädie. 4. Aufl., Thieme, Stuttgart, 2003
- Platzer, W.: Taschenatlas Anatomie Bd. I Bewegungsapparat. 8. Aufl., Thieme, Stuttgart, 2003
- Pschyrembel Klinisches Wörterbuch. 259. Aufl., Walter de Gruyter, Berlin 2002
- Rauber, A., Kopsch, F.: Anatomie des Menschen. 3. Aufl., Thieme, Stuttgart, 2003
- Regli, F., Mumenthaler, F.: Basiswissen Neurologie. Thieme, Stuttgart, 1996
- Sadler, T.W.: Medizinische Emrbyologie. 10. Aufl., Thieme, Stuttgart, 2003
- Silbernagl, S., Despopoulos, A.: Taschenatlas der Physiologie. 6. Aufl., Thieme, Stuttgart, 2000
- Schiebler, T.H., Schmidt, W., Zilles, K.: Anatomie. 8. Aufl., Springer, Heidelberg, 1999
- Schwarze Reihe GK1 Anatomie. 15. Aufl., Thieme, Stuttgart, 2003
- Sobotta, J.: Atlas der Anatomie des Menschen. 21. Aufl., Urban & Fischer, München, 1999
- Stauber, M., Weyerstahl, T.: Duale Reihe Gynäkologie und Geburtshilfe. Thieme, Stuttgart, 2001
- Terminologia anatomica FCAT, Thieme, Stuttgart, 1998
- Trepel, M.: Neuroanatomie. 2. Aufl., Urban & Fischer, München, 1999
- Ulfig, N.: Kurzlehrbuch Histologie. Thieme, Stuttgart, 2003
- Waldeyer, A.: Anatomie des Menschen. 17. Aufl., Walter de Gruyter, Berlin, 2003

16

16.3 Quellenverzeichnis

Abb. 1.2 Niethard, F. U., Pfeil, J.: Duale Reihe Orthopädie. 4. Aufl., Thieme, Stuttgart, 2003

Abb. 1.3 nach Ulfig, N.: Kurzlehrbuch Histologie. Thieme, Stuttgart, 2003

Abb. 1.5 Drews, U.: Taschenatlas der Embryologie. Thieme, Stuttgart, 1994

Abb. 1.7 Lüllmann-Rauch, R.: Histologie. Thieme, Stuttgart, 2003

Tab. 1.4 Bilder nach Beske, F.: Lehrbuch für Krankenpflegeberufe. 6. Aufl., Thieme, Stuttgart, 1990

Abb. 2.8 Sadler, T. W.: Medizinische Embryologie. 10. Aufl., Thieme, Stuttgart, 2003

Abb. 2.10 Drews, U.: Taschenatlas der Embryologie. Thieme, Stuttgart, 1994

Abb. 2.11, 2.12 Sadler, T. W.: Medizinische Embryologie. 10. Aufl., Thieme, Stuttgart, 2003

Abb. 2.18 nach Sitzmann, F. C.: Duale Reihe Pädiatrie. 2. Aufl., Thieme, Stuttgart, 2002

Abb. 2.25 Drews, U.: Taschenatlas der Embryologie. Thieme, Stuttgart, 1994

Abb. 3.3, 3.4 nach Faller, A.: Der Körper des Menschen. 13. Aufl., Thieme, Stuttgart, 1999

Abb. 3.6 Whitaker, R. H., Borley, N. R.: Anatomiekompass. Thieme, Stuttgart, 1997

Abb. 3.15 nach Fritsch, H., Kühnel, W.: Taschenatlas der Anatomie Bd. II Innere Organe. 8. Aufl., Thieme, Stuttgart, 2003

Abb. 3.16 nach Töndury, G.: Angewandte und topographische Anatomie. 5. Aufl., Thieme, Stuttgart, 1981

Abb. 4.2, 4.3 nach Schünke, M.: Topographie und Funktion des Bewegungssystems. Thieme, Stuttgart, 2000

Abb. 4.4 nach Hochschild, J.: Strukturen und Funktionen begreifen Bd. II. Thieme, Stuttgart, 2002

Abb. 4.7, 4.9 nach Schünke, M.: Topographie und Funktion des Bewegungssystems. Thieme, Stuttgart, 2000

Abb. 4.10 nach Töndury, G.: Angewandte und topographische Anatomie. 5. Aufl., Thieme, Stuttgart, 1981

Abb. 4.13a nach Beske, F.: Lehrbuch für Krankenpflegeberufe. 6. Aufl., Thieme, Stuttgart, 1990

Abb. 5.5 nach Töndury, G.: Angewandte und topographische Anatomie. 5. Aufl., Thieme, Stuttgart, 1981

Abb. 5.7 nach Schwegler, J. S.: Der Mensch: Anatomie und Physiologie. 3. Aufl., Thieme, Stuttgart, 2002

Abb. 5.8 Henne-Bruns, D., Dürig, M., Kremer, B.: Duale Reihe Chirurgie. 2. Aufl., Thieme, Stuttgart, 2003

Abb. 5.9, 5.10, 5.11 nach Schwegler, J. S.: Der Mensch: Anatomie und Physiologie. 3. Aufl., Thieme, Stuttgart, 2002

Abb. 5.12 bis 5.15 Feneis, H.: Anatomisches Bildwörterbuch. 8. Aufl., Thieme, Stuttgart, 1998

Abb. 5.16 Drechsel-Buchheidt, A.: GK1 Schwarze Reihe Anatomie. 15. Aufl., Thieme, Stuttgart, 2003

Abb. 5.17 Mumenthaler, M., Stöhr, M., Müller-Vahl, H.: Kompendium der Läsionen des peripheren Nervensystems. Thieme, Stuttgart, 2003

Abb. 5.18 Niethard, F. U., Pfeil, J.: Duale Reihe Orthopädie. 4. Aufl., Thieme, Stuttgart, 2003

Abb. 5.19, 5.20 nach Fritsch, H., Kühnel, W.: Taschenatlas der Anatomie Bd. II Innere Organe. 8. Aufl., Thieme, Stuttgart, 2003

Abb. 5.21 nach Frick, H., Leonhardt, H., Starck, D.: Allgemeine Anatomie/Spezielle Anatomie I. 4. Aufl., Thieme, Stuttgart, 1992

Abb. 5.23, 5.24 nach Schröder, B.: Handtherapie. Thieme, Stuttgart, 1999

Abb. 6.2, 6.3 Feneis, H.: Anatomisches Bildwörterbuch. 8. Aufl., Thieme, Stuttgart, 1998

Abb. 6.8 nach Schwegler, J. S.: Der Mensch: Anatomie und Physiologie. 3. Aufl., Thieme, Stuttgart, 2002

Abb. 6.9 nach Töndury, G.: Angewandte und topographische Anatomie. 5. Aufl., Thieme, Stuttgart, 1981

Abb. 6.10 Schwegler, J. S.: Der Mensch: Anatomie und Physiologie. 3. Aufl., Thieme, Stuttgart, 2002

Abb. 6.11, 6.12 Feneis, H.: Anatomisches Bildwörterbuch. 8. Aufl., Thieme, Stuttgart, 1998

Abb. 6.13 nach Schünke, M.: Topographie und Funktion des Bewegungssystems. Thieme, Stuttgart, 2000

Abb. 6.16, 6.17, 6.18 nach Fritsch, H., Kühnel, W.: Taschenatlas der Anatomie Bd. II Innere Organe. 8. Aufl., Thieme, Stuttgart, 2003

Abb. 7.3 nach Töndury, G.: Angewandte und topographische Anatomie. 5. Aufl., Thieme, Stuttgart, 1981

Abb. 7.4 nach Bücker, J.: Anatomie und Physiologie. 24. Aufl., Thieme, Stuttgart, 1992

Abb. 7.7 nach Hamm, C. W., Willems, S.: Checkliste EKG. 2. Aufl., Thieme, Stuttgart, 2001

Abb. 7.8 Hahn, J. M.: Checkliste Innere Medizin. 4. Aufl., Thieme, Stuttgart, 2003

Abb. 7.9 Neurath, M., Lohse, A.: Checkliste Anamnese und klinische Untersuchung. Thieme, Stuttgart, 2004

Abb. 7.11 Schwegler, J. S.: Der Mensch: Anatomie und Physiologie. 3. Aufl., Thieme, Stuttgart, 2002

Abb. 8.2, 8.3 nach Henne-Bruns, D., Dürig, M., Kremer, B.: Duale Reihe Chirurgie. 2. Aufl., Thieme, Stuttgart, 2003

Abb. 8.5, 8.6 nach Ulfig, N.: Kurzlehrbuch Histologie. Thieme, Stuttgart, 2003

Abb. 9.3 nach Fritsch, H., Kühnel, W.: Taschenatlas der Anatomie Bd. II Innere Organe. 8. Aufl., Thieme, Stuttgart, 2003

Abb. 9.4 nach Abdolvahab-Emminger, H.: Physikum exakt. 3. Aufl., Thieme, Stuttgart, 2002

Abb. 9.5 nach Ulfig, N.: Kurzlehrbuch Histologie. Thieme, Stuttgart, 2003

Abb. 10.1 nach Jocham, D., Miller, K.: Praxis der Urologie. 2. Aufl., Thieme, Stuttgart, 2003

Abb. 10.2 nach Bücker, J.: Anatomie und Physiologie. 24. Aufl., Thieme, Stuttgart, 1992

Abb. 10.3, 10.4 nach Ulfig, N.: Kurzlehrbuch Histologie. Thieme, Stuttgart, 2003

Abb. 10.5 nach Abdolvahab-Emminger, H.: Physikum exakt. 3. Aufl., Thieme, Stuttgart, 2002

Abb. 10.6 nach Jocham, D., Miller, K.: Praxis der Urologie. 2. Aufl., Thieme, Stuttgart, 2003

Abb. 11.1 nach Sökeland, J., Schulze, H., Rübben, H.: Urologie. 13. Aufl., Thieme, Stuttgart, 2004

Abb. 11.2 nach Fritsch, H., Kühnel, W.: Taschenatlas der Anatomie Bd. II Innere Organe. 8. Aufl., Thieme, Stuttgart, 2003

Abb. 11.3 Merkle, W.: Duale Reihe Urologie. Thieme, Stuttgart, 1997

Abb. 11.5 a nach Abdolvahab-Emminger, H.: Physikum exakt. 3. Aufl., Thieme, Stuttgart, 2002

16

Abb. 11.5 b nach Fritsch, H., Kühnel, W.: Taschenatlas der Anatomie Bd. II Innere Organe. 8. Aufl., Thieme, Stuttgart, 2003

Abb. 11.6 b nach Töndury, G.: Angewandte und topographische Anatomie. 5. Aufl., Thieme, Stuttgart, 1981

Abb. 12.1, 12.2, 12.3 nach Pfleiderer, A., Breckwoldt, M., Martius, G.: Gynäkologie und Geburtshilfe. 4. Aufl., Thieme, Stuttgart, 2001

Abb. 12.4 nach Töndury, G.: Angewandte und topographische Anatomie. 5. Aufl., Thieme, Stuttgart, 1981

Abb. 12.5 nach Huppelsberg, J., Walter, K.:Kurzlehrbuch Physiologie. Thieme, Stuttgart, 2003

Abb. 12.6 nach Stauber, M., Weyerstahl, T.: Duale Reihe Gynäkologie und Geburtshilfe. Thieme, Stuttgart, 2001

Abb. 13.2 bis 13.8 nach Frick, H., Leonhardt, H., Starck, D.: Allgemeine Anatomie/Spezielle Anatomie Bd. II. 4. Aufl., Thieme, Stuttgart, 1992

Abb. 13.10 nach Schmidt, R. F., Thews, G., Lang, F.: Physiologie des Menschen. 28. Aufl., Springer, Heidelberg, 2000

Abb. 14.3 nach Duus, P.: Neurologisch-topische Diganostik. 7. Aufl., Thieme, Stuttgart, 2001

Abb. 14.5, 14.6 nach Regli, F., Mumenthaler, F.: Basiswissen Neurologie. Thieme, Stuttgart, 1996

Abb. 14.8, 14.9 Kahle, W., Frotscher, M.: Taschenatlas der Anatomie Bd. III: Nervensystem und Sinnesorgane. 8. Aufl, Thieme, Stuttgart, 2002

Abb. 14.13, 14.14 nach Kahle, W., Frotscher, M.: Taschenatlas der Anatomie Bd. III: Nervensystem und Sinnesorgane. 8. Aufl, Thieme, Stuttgart, 2002

Abb. 14.17 Feneis, H.: Anatomisches Bildwörterbuch. 8. Aufl., Thieme, Stuttgart, 1998

Abb. 14.20 aus Kunze, K.: Praxis der Neurologie. 2. Aufl., Thieme, Stuttgart, 1998

Abb. 14.31 nach Füeßl, H. S., Middeke, M.: Duale Reihe Anamnese und klinische Untersuchung. 2. Aufl., Thieme, Stuttgart, 2002

Abb. 14.38, 14.39 nach Kahle, W., Frotscher, M.: Taschenatlas der Anatomie Bd. III: Nervensystem und Sinnesorgane. 8. Aufl., Thieme, Stuttgart, 2002

Abb. 14.40, 14.41 nach Duus, P.: Neurologisch-topische Diagnostik. 7. Aufl., Thieme, Stuttgart, 2001

Abb. 14.42 nach Abdolvahab-Emminger, H.: Physikum exakt. 3. Aufl., Thieme, Stuttgart, 2002

Abb. 14.44 nach Kahle, W., Frotscher, M.: Taschenatlas der Anatomie Bd. III: Nervensystem und Sinnesorgane. 8. Aufl, Thieme, Stuttgart, 2002

Abb. 14.45 Masuhr, K.F., Neumann, M.: Duale Reihe Neurologie. 4. Aufl., Thieme, Stuttgart, 1998

Abb. 15.1 Huppelsberg, J., Walter, K.: Kurzlehrbuch Physiologie. Thieme, Stuttgart, 2003

Abb. 15.3 Dahmer, J.: Anamnese und Befund. 9. Aufl., Thieme, Stuttgart, 2002

Abb. 15.5 Füeßl, H. S., Middeke, M.: Duale Reihe Anamnese und klinische Untersuchung. 2. Aufl., Thieme, Stuttgart, 2002

Abb. 15.6 nach Lang, G.K.: Augenheilkunde. 2. Aufl., Thieme, Stuttgart, 2000

Abb. 15.7 nach Huppelsberg, J., Walter, K.: Kurzlehrbuch Physiologie. Thieme, Stuttgart, 2003

Abb. 15.10 nach Faller, A.: Der Körper des Menschen. 13. Aufl., Thieme, Stuttgart, 1999

Abb. 15.11, 15.12 Kahle, W., Frotscher, M.: Taschenatlas Anatomie Bd. III Nervensystem und Sinnesorgane. 8. Aufl., Thieme, Stuttgart, 2002

Tab. 5.6 nach Drechsel-Buchheidt, A.: Gk1 Schwarze Reihe Anatomie. 15. Aufl., Thieme, Stuttgart, 2003

Abbildungen Klinische Fälle als Kapiteleinstieg:

Kap. 1, 13: aus TIM Thiemes Innere Medizin. Thieme, Stuttgart, 1999

Kap. 2, 5:aus Henne-Bruns, D., Dürig, M., Kremer, B.: Duale Reihe Chirurgie. 2. Aufl., Thieme, Stuttgart, 2003

Kap. 3, 8: aus Hirner, A., Weise, K.: Chirurgie. Thieme, Stuttgart, 2004

Kap. 4: aus Füeßl, H. S., Middeke, M.: Duale Reihe Anamnese und klinische Untersuchung. 2. Aufl., Thieme, Stuttgart, 2002

Kap. 6: aus Schmidt, G.: Kursbuch Ultraschall. 4. Aufl., Thieme, Stuttgart, 2004

Kap. 7: aus Hamm, C.W., Willems, S.: Checkliste EKG. 2. Aufl., Thieme, Stuttgart, 2001

Kap. 9: aus Schmidt, G.: Checkliste Sonographie. 2. Aufl., Thieme, Stuttgart, 1999

Kap. 10: aus Delorme, S., Debus, J.: Duale Reihe Sonographie. Thieme, Stuttgart, 1998

Kap. 11, 14: aus Reiser, M., Kuhn, F.P., Debus, J.: Duale Reihe Radiologie. Thieme, Stuttgart, 2004

Kap. 12: aus Stauber, M., Weyerstahl, T.: Duale Reihe Gynäkologie und Geburtshilfe. Thieme, Stuttgart, 2001

Kap. 15: aus Sachsenweger, M.: Duale Reihe Augenheilkunde. 2. Aufl., Thieme, Stuttgart, 2002

Abbildungen Inhaltsübersichten:

Kap. 1, 3, 4, 5, 7, 8, 14, 15: photoDisc, Inc.

Kap. 2, 6: creativ collection, Verlag, Freiburg

Kap. 9: aus Schmidt, G.: Checkliste Sonographie. 2. Aufl., Thieme, Stuttgart, 1999

Kap. 10: Digital Vision, London

Kap. 11: aus Schwarze Reihe GK1 Anatomie. 15. Aufl., Thieme, Stuttgart, 2003

Kap. 12: aus Kühnel, W.: Taschenatlas der Zytologie, Histologie und mikroskopischen Anatomie. 11. Aufl., Thieme, Stuttgart, 2002

Kap. 13: aus Reiser, M., Kuhn, F.P., Debus, J.: Duale Reihe Radiologie. Thieme, Stuttgart, 2004

Kap. 16: aus Sadler, T.W.: Medizinische Emrbyologie. 10. Aufl., Thieme, Stuttgart, 2003

16

Sachverzeichnis

halbfette Seitenzahl = Haupttextstelle